W0275327

HANDBUCH DER ERBBIOLOGIE DES MENSCHEN

IN GEMEINSCHAFT MIT

K. H. BAUER
BRESLAU

E. HANHART
ZÜRICH

J. LANGE†
BRESLAU

HERAUSGEGEBEN VON

GÜNTHER JUST
BERLIN-DAHLEM

VIERTER BAND
ERBBIOLOGIE UND ERBPATHOLOGIE KÖRPERLICHER ZUSTÄNDE UND FUNKTIONEN
II

REDIGIERT VON K. H. BAUER · E. HANHART · G. JUST

ERSTER TEIL

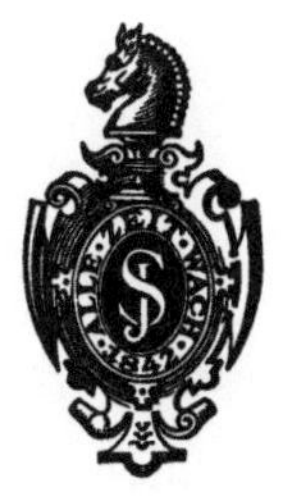

SPRINGER-VERLAG BERLIN HEIDELBERG GMBH 1940

ERBBIOLOGIE UND ERBPATHOLOGIE KÖRPERLICHER ZUSTÄNDE UND FUNKTIONEN

II

BEARBEITET VON

W. ALBRECHT · K. H. BAUER · R. DEGKWITZ · K. DIEHL
H. EULER · M. GÄNSSLEN · K. GUTZEIT · E. HANHART
T. KEMP · H. KIRCHMAIR · F. KRÖNING · K. LAMBRECHT
W. LEHMANN · R. LOTZE · R. RITTER · S. SCHERMER
O. THOMSEN · E. WEHEFRITZ · M. WERNER

MIT 397 ZUM TEIL FARBIGEN ABBILDUNGEN IM TEXT
UND AUF EINER TAFEL

INNERE KRANKHEITEN
ERSTER TEIL

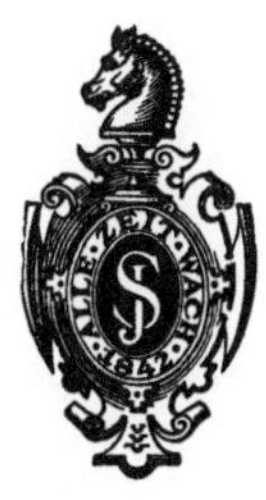

SPRINGER-VERLAG BERLIN HEIDELBERG GMBH 1940

ISBN 978-3-642-89051-2 ISBN 978-3-642-90907-8 (eBook)
DOI 10.1007/978-3-642-90907-8

URSPRUNGLICH ERSCHIENEN BEI JULIUS SPRINGER IN BERLIN 1940
SOFTCOVER REPRINT OF THE HARDCOVER 1ST EDITION 1940

Inhaltsverzeichnis.

Erster Teil (S. 1—526).

Erbbiologie und Erbpathologie des Ohres und der oberen Luftwege.

Von Professor Dr. W. ALBRECHT, Tübingen. (Mit 51 Abbildungen.)

Erbbiologie und Erbpathologie des Lungenapparates.

Von Dr. KARL DIEHL, Sommerfeld/Osthavelland. (Mit 51 Abbildungen.)

Erbbiologie und Erbpathologie des Kreislaufapparates.

Von Professor Dr. Max Gänsslen, Dr. Karl Lambrecht und Dozent Dr. M. Werner, Frankfurt a. M. (Mit 36 Abbildungen.)

Zweiter Teil (S. 527—1272).

Erbbiologie und Erbpathologie des Verdauungsapparates.

Erbpathologie des Stoffwechsels.

Von Dozent Dr. Ernst Hanhart, Zürich.
(Mit 54 Abbildungen im Text und auf einer Tafel.)

Erbbiologie und Erbpathologie des Harnapparates.

Von Dozent Dr. M. Werner, Frankfurt a. M. (Mit 38 Abbildungen).

Erbbiologie und Erbpathologie des Geschlechtsapparates.

Vererbung und Disposition bei Infektionskrankheiten.

Von Professor Dr. RUDOLF DEGKWITZ und Dr. H. KIRCHMAIR, Hamburg. (Mit 3 Abbildungen.)

Erbpathologie der Geschwülste.

Erbbiologie und Erbpathologie des Ohres und der oberen Luftwege.

Von W. ALBRECHT, Tübingen.

Mit 51 Abbildungen.

Die erblichen Leiden unseres Fachs haben erst in den letzten beiden Jahrzehnten die Beachtung gefunden, die ihrer Bedeutung zukommt. Wohl war für einzelne Affektionen die Erblichkeit als wesentliche Ursache bekannt und anerkannt, doch fehlte die genauere Bearbeitung und systematische Eingliederung. In erster Linie die Taubstummheit als besonders markantes Merkmal, dann die Otosklerose und die Ozaena weckten schon früh das Interesse an einem erblichen Faktor. Forscher wie LUNDBORG, GRADENIGO, KÖRNER, HAMMERSCHLAG seien hier genannt, die sich schon früh um die Erbfrage bemühten. Eine feste Grundlage fand unsere Forschung jedoch erst mit dem feineren Ausbau und der glänzenden Entwicklung der allgemeinen Vererbungslehre, welche auch auf unser Fach befruchtend wirkte und die Möglichkeit einer systematischen Bearbeitung geboten hat.

Es ist bei der Jugend unserer erbbiologischen Forschung verständlich, daß auch das beschränkte Gebiet unseres Fachs noch keine einheitliche Klärung erkennen läßt. Es hängt dies in der Hauptsache mit den Unstimmigkeiten zusammen, wie sie in der allgemeinen Vererbungslehre bestehen. Besonders die Lehre der *Organminderwertigkeit* und ihre Bekämpfung haben in unserem Fach zu zwei grundverschiedenen Auffassungen geführt. Die Differenzen sind besonders auf dem Gebiet der Ohrenheilkunde so einschneidend, da sich zwei grundsätzlich getrennte Anschauungen über Genese und Wesen der einzelnen Veränderungen gegenüberstehen, die nicht nur theoretische, sondern auch praktische Bedeutung besitzen.

Über die Lehre der Organminderwertigkeit wird im allgemeinen Teil dieses Handbuchs ausführlich geschrieben werden. Es ist daher nicht meine Aufgabe, hier im einzelnen das Für und Wider zu erörtern. Ich halte es aber für geboten, von unserem lokalen Gesichtspunkt aus in aller Kürze auf diese Lehre hier einzugehen, da in unserem Fach ein besonders heftiger Kampf über das vorliegende Problem entbrannte.

Bekanntlich waren es vor allem J. BAUER und C. STEIN, welche die erblichen Ohrenleiden auf eine erblich bedingte Minderwertigkeit des Gehörorgans zurückführten. Die verschiedensten Erkrankungen des inneren, mittleren und äußeren Ohres sind nach ihrer Meinung Ausdruck einer Minderwertigkeit des gesamten Gehörorgans. Als instruktives Beispiel wird eine Beobachtung von SPIRA angeführt, in welcher eine Tochter Ceruminalpfröpfe hatte, ein Sohn und der Vater an einer Mittelohrerkrankung und zwei weitere Töchter an einer degenerativen Veränderung des Hörnerven litten. In diesem Zusammentreffen der verschiedensten Affektionen in einer Familie sehen sie den Beweis für die Richtigkeit ihrer Anschauung.

Die Lehre der Organminderwertigkeit ist von den meisten Erbbiologen abgelehnt worden: LENZ, NAEGELI, SIEMENS, WEITZ, HANHART u. a. Für unser

Gebiet ist sie, wie von mir wiederholt geäußert wurde, geradezu eine Unmöglichkeit. Was wir als Gehörorgan bezeichnen, ist, biologisch betrachtet, keine Einheit, sondern setzt sich aus drei Organen zusammen: dem äußeren, dem mittleren und dem inneren Ohr. Es sind dies selbständige, anatomisch und entwicklungsgeschichtlich streng voneinander getrennte Teile. Der äußere Gehörgang gehört in das Gebiet der äußeren Haut, das Mittelohr steht mit der Rachenschleimhaut durch die Ohrtrompete in direkter Verbindung und das innere Ohr hat seinen Zusammenhang mit dem nervösen Zentralapparat. Diese Trennung läßt sich anatomisch bis ins kleinste nachweisen, sie kommt besonders deutlich in der Blutversorgung zum Ausdruck, welche streng getrennt angelegt ist und keine Verbindung mit dem Nachbarorgan besitzt. Äußeres, mittleres und inneres Ohr ist somit zu dem übergeordneten Zweck, das Hören zu vermitteln, *neben*einander gelagert, doch fehlt ihnen eine organische Einheitlichkeit. Wenn aber kein einheitliches Organ existiert, so kann von einer Organminderwertigkeit nicht gesprochen werden. Wenn in einer Familie verschiedene Ohraffektionen in gehäufter Form auftreten, so kann dies ein zufälliges Zusammentreffen sein. In einzelnen Fällen mag die allgemeine Konstitution ursächlich in Frage kommen, wie z. B. die exsudative Diathese, die sich einmal in Ekzemen (Ekzem- und Furunkulose des äußeren Gehörgangs), ein andermal in der Neigung zu katarrhalischen Entzündungen (Mittelohrentzündung) äußert. Dieses kombinierte Auftreten ist aber sicher kein Beweis für die Organminderwertigkeit.

Neben der Theorie der Organminderwertigkeit ist die Lehre von der *Einheitlichkeit der krankmachenden Gene* zu nennen, wie sie für die einzelnen Fachgebiete zum Teil von namhaften Vertretern ihres Fachs verkündet wird. Auf unserem Gebiet hat sich HAMMERSCHLAG für diese Idee eingesetzt. Er führt die Vererbung der verschiedenen erblichen Ohrenleiden, die nach seiner eigenen Erklärung „keine distinkten Krankheiten, sondern nur Glieder einer übergeordneten nosologischen Einheit sind", auf zwei Erbfaktoren zurück. Diese beiden Gene sind vielseitig. Sie haben einmal beide recessiven Charakter, dann entwickelt sich eine Otosklerose. Ein andermal hat das eine eine partielle Dominanz, dann entwickelt sich „die degenerative Taubstummheit", wie sie HAMMERSCHLAG nennt. Da aber auch diese komplizierte Vererbungsart nicht ausreicht, um die vorkommenden Möglichkeiten zu erklären, so wird die Polyallelie als Hilfshypothese zugezogen. HAMMERSCHLAG versteht hierunter den wechselnden Intensitätsgrad des dominanten Gens. Seine Valenz kann von der vollen Durchschlagskraft bis zum völligen Versagen fluktuierend alle Übergänge zeigen. Aber selbst diese, fast unbeschränkte Vielseitigkeit reicht nach HAMMERSCHLAG nicht aus, um alle Beobachtungen zu erklären, und er will, wie er schreibt, nach neuen Erklärungen suchen, die zu allen Möglichkeiten passen.

Zur Begründung seiner Lehre verweist HAMMERSCHLAG auf die anderen Gebiete der Erbbiologie, so vor allem auf die Nerven- und Augenheilkunde. In diesen Disziplinen sei die Einheitlichkeit der Erbleiden längst anerkannt. Er zieht daraus den Schluß, daß die gleichen Naturgesetze wie in anderen Disziplinen auch für die Ohrenheilkunde gelten müssen. Dieser Schluß ist an sich richtig, aber ebenso sicher ist die Behauptung falsch, daß in den anderen Fächern die Lehre von der Einheitlichkeit der Erbleiden anerkannt sei. Die von HAMMERSCHLAG vorgebrachten Beweise sind vor allem von LENZ gründlich widerlegt worden. Er kommt auf Grund seiner sehr ausführlichen Bearbeitung des vorliegenden Themas zu dem Schluß, daß die Behauptung HAMMERSCHLAGs „einfach nicht den Tatsachen entspricht".

Einen weiteren Beweis für seine Theorie sieht HAMMERSCHLAG in der Tatsache, daß hie und da verschiedenartige Erbleiden in *einem* Gehörorgan kombiniert auftreten. Es sind schon früher von verschiedener Seite Fälle veröffentlicht worden, in denen sich histologisch eine Schneckenmißbildung neben einer Otosklerose fand: ALEXANDER, DENKER, HABERMANN, BRUNNER u. a.

In letzter Zeit hat O. MAYER seine Präparate systematisch auf dieses Zusammentreffen durchgesehen. Er konnte in einem Teil der Otosklerosefälle — häufiger als man dies sonst beobachten kann — Verbildungen und Varietäten der Schneckenspindel feststellen, die er, jedenfalls teilweise, als die mildeste Form der erblichen Schneckenmißbildung ansieht. Umgekehrt fanden sich in seinen Taubstummenpräparaten in einem über die Norm erhöhten Prozentsatz Otoskleroseherde. Seine Befunde konnten jedoch von LANGE, MAX MEYER und NAGER bei Durchsicht ihrer Präparate nicht bestätigt werden. Wählen wir zusammenfassend die gesamten Präparateserien dieser vier Autoren als Grundlage unserer Berechnung, so wird der Prozentsatz des kombinierten Vorkommens ziemlich nieder werden. Aber wir wollen zugeben, daß dieser Prozentsatz immer noch etwas höher ist als es der Norm entspricht. Diese Tatsache wird von HAMMERSCHLAG in dem Sinne gedeutet, daß ein innerer Zusammenhang zwischen Otosklerose und Schneckenmißbildung, die sich in ihrer schwersten Form als Taubstummheit äußert, besteht, und er sieht in diesem kombinierten Auftreten die beste und sicherste Stütze seiner Theorie. Auf den ersten Blick mag diese Schlußfolgerung etwas Bestechendes haben, sie vermag jedoch einer scharfen Kritik nicht standzuhalten. Zunächst ist zu bemerken, daß eine andere Deutung recht viel einfacher und wahrscheinlicher ist. Wie wir schon früher ausführten, werden die Taubstummen und Schwerhörigen seit Jahrhunderten zueinander hingezogen. Sie fühlen sich unter vollsinnigen Menschen minderwertig, sind unfähig, sich gesellschaftlich in ihren Kreisen zu bewegen, und werden vielfach zurückgesetzt und vernachlässigt. Es ist eine natürliche Folge, daß die Hörgeschädigten gesellschaftlich schon immer einen abgeschlossenen Kreis bildeten und daß innerhalb dieses Zirkels die Ehen geschlossen wurden. Bedenken wir, daß sich unter den Hörgeschädigten doch recht häufig *erblich* Geschädigte befanden, so war es ganz unvermeidlich, daß sich in dem Kreis der Schwerhörigen und Gehörlosen die verschiedenen Erbleiden durch Generationen hindurch vererbten und vermischten, und es wird niemand wundernehmen, wenn sich verschiedene Ohrenleiden, von den Ahnen getrennt vererbt, auf *ein* Individuum konzentrierten. Ist so das kombinierte Auftreten verschiedener Ohrenleiden durch die gehäufte Möglichkeit der Vererbung auf durchaus natürliche Weise erklärt, so führt eine kritische Überlegung zu dem einwandfreien Schluß, daß das kombinierte Auftreten die HAMMERSCHLAGsche Lehre nicht nur nicht stützt, sondern ihr sogar widerspricht. Nach seiner Auffassung sind, wie wir ausführten, die erblichen Ohrenleiden auf zwei Gene zurückzuführen, welche verschiedene Fähigkeiten besitzen. Sind beide recessiv, so entwickelt sich eine Otosklerose, ist ein Gen dominant, eine Taubstummheit. Es handelt sich somit um ein Entweder-Oder, um eine Entscheidung nach der einen oder anderen Seite, nicht aber um eine Kombination. Für das Zustandekommen eines kombinierten Auftretens müßte das wandelbare Gen zugleich dominant und recessiv funktionieren, eine Leistung, die selbst bei der Vielseitigkeit der HAMMERSCHLAGschen Gene schlechterdings unmöglich ist.

Da nach HAMMERSCHLAGs eigener Meinung die bisherigen *klinischen* Untersuchungen für seine Theorie keine eindeutigen Ergebnisse hatten, so halten wir uns auf Grund unserer Ausführungen für berechtigt, die HAMMERSCHLAGsche Lehre von der Einheitlichkeit der erblichen Ohrenleiden als unrichtig abzulehnen. Wir halten uns um so mehr zu dieser Ablehnung berechtigt, als genau besehen eine Einheitlichkeit gar nicht existiert. Schon LENZ hat auf diese Tatsache hingewiesen, und aus unseren Ausführungen geht klar hervor, daß sich nach der HAMMERSCHLAGschen Lehre sowohl die Otosklerose wie die Taubstummheit jede für sich nach ihren eigenen Gesetzen weiter vererbt, also eine scharfe Trennung in ihrem Erbgang erkennen läßt. Hammerschlag gibt damit die erbbiologische Selbständigkeit der beiden Affektionen zu und hat die Einheitlichkeit der otologischen Erbleiden selbst preisgegeben.

In aller Kürze sei noch die Anschauung erwähnt, daß die erblichen Leiden unseres Gebiets, vor allem die Taubstummheit als Teilerscheinung einer allgemeinen Degeneration, eines *Status degenerativus,* aufzufassen sei. Von Bauer und Stein wurde bekanntlich eine große Zahl „degenerativer Stigmen" aufgestellt und nachgewiesen, daß sich solche Stigmen bei erblichen Ohrenleiden stets finden lassen. Diese Tatsache ist sicher richtig. Sehen wir uns aber diese „degenerativen Stigmen" genauer an, so sind es leichte Störungen meist des vegetativen Nervensystems, die nicht nur bei Erbleiden, sondern auch bei Erbgesunden weitverbreitet wird. Besonders in einer Großstadt wie Wien werden sich wenige Menschen finden, die solche leichte Störungen nicht erkennen lassen. Wir lehnen deshalb — wohl in Übereinstimmung mit allen ernst zu nehmenden Erbforschern — den Status degenerativus als Ursache der Erbleiden unseres Gebietes mit aller Bestimmtheit ab. Bei unseren ausgedehnten Familienuntersuchungen konnten wir bei Erbgeschädigten allgemeindegenerative Erscheinungen nicht häufiger nachweisen, als wir sie sonst zu sehen gewohnt sind.

Es mag vielleicht befremden, daß wir gleich zu Beginn unserer Darstellung diese Fragen besprochen haben. Wir möchten dazu bemerken, daß an dieser Stelle die einzige Möglichkeit ist, diese Probleme im Zusammenhang zu erörtern. Vor allem aber schien es uns zweckmäßig, von Anfang an unseren Standpunkt genau zu präzisieren und die Linie klar zu ziehen, nach der unsere Bearbeitung des vorliegenden Themas erfolgen soll.

Die Gliederung des Stoffes macht eine Trennung in zwei große Gruppen wünschenswert:

1. Die lokalen Störungen bei erblichen Allgemeinerkrankungen.
2. Die örtlich beschränkten (autonomen) Veränderungen.

Es wird sich dabei nicht vermeiden lassen, daß im ersten Teil manche Erfahrungstatsachen und Probleme, die außerhalb unseres Gebietes liegen und von anderer Seite bearbeitet werden, zur Erörterung kommen. Wir halten dies im Interesse einer übersichtlichen Darstellung für notwendig, werden uns aber bemühen, fremdes Gebiet so kurz wie möglich, nur in Form kurzer Hinweise zu behandeln. Auch sind wir uns bewußt, daß die Trennung in die beiden Gruppen sich nicht immer leicht durchführen läßt. Besonders manche Neigung zu Krankheiten kann lokal bedingt oder Teilerscheinung einer allgemeinen Disposition sein. Wir werden die Besprechung in zweifelhaften Fällen im lokalen Teil durchführen und im allgemeinen Teile hierauf verweisen.

I. Lokale Störungen bei erblicher Allgemeinerkrankung.

1. Lokale Veränderungen bei mangelhafter Anlage des Mesenchyms.

Es besteht heute kein Zweifel mehr, daß das Mesenchym nach seiner morphologischen Konsistenz und seiner inneren Kraft große Unterschiede zeigt und daß diese Unterschiede in der Anlage begründet sind. Es sei hier nur an die verschiedenen Typen der asthenischen, sthenischen und athletischen Konstitution erinnert, die — wie durch die Stammbaumforschung einwandfrei ermittelt wurde — in der Hauptsache erblich bedingt sind. Das mesenchymale Gewebe ist — wie von Hueter, K. H. Bauer u. a. gezeigt wurde — im gesamten Organismus gleichsinnig geartet, und wir können auch heute — oder besser gesagt, heute wieder — die alte Lehre des Hippokrates von einer trockenen straffen und einer feuchten schlaffen Konstitution voll anerkennen.

Klinisch betrachtet, zeigt sich die unterschiedliche Veranlagung am *Bindegewebe* besonders deutlich, dessen maßgebende Bedeutung in gesunden und kranken Tagen außer Diskussion steht. Es sei vor allem an die entzündlichen Prozesse erinnert, deren lokale Bekämpfung das Bindegewebe und seine Derivate nahezu allein zu tragen haben. Wir haben auf unserem Gebiet täglich die beste Gelegenheit, die individuelle Funktion des Bindegewebes sowohl in der Abwehr der Entzündung wie in der Wundheilung zu beobachten. Als Beweis für diese Erfahrungstatsache können wir eine Arbeit aus unserer Klinik anführen (W. ALBRECHT), aus der deutlich hervorgeht, daß die Sinuswand des Asthenikers dem Übergreifen einer Entzündung eine wesentlich geringere Abwehrkraft entgegenzusetzen vermag als die des Sthenikers. Wir fanden in Fällen, in denen bei einer Mastoidoperation der intakte Sinus absichtlich oder versehentlich freigelegt worden war, ein sekundäres Übergreifen der Entzündung auf die Wand des Blutleiters fast nur bei Asthenikern, deren gesunde Sinuswand schon durch ihre Zartheit auffiel, während die derbe Wand des Sthenikers verschont zu werden pflegt. Der Gedanke liegt nahe und erscheint berechtigt, dieses Geschehen auf andere Verhältnisse zu übertragen. Speziell für die Fenstermembranen dürfen wir annehmen, daß eine feste, derbe Struktur des Bindegewebes einem Übergreifen der Entzündung kräftigeren Widerstand entgegensetzt als ein mehr lockeres Gewebe. Daß an den Schleimhäuten der Luftwege und des Ohres das Bindegewebe große individuelle Unterschiede erkennen läßt, die sich auch klinisch auswirken, ist von M. SCHWARZ gezeigt worden. Diese Verhältnisse werden im Interesse einer geschlossenen Darstellung im zweiten Teil dieser Arbeit, bei Besprechung der Schleimhaut, eingehender behandelt werden.

Dagegen sollen hier, als Teilerscheinung einer Mesenchymstörung, die Osteogenesis imperfecta, die Chondrodystrophia foetalis und die Myotonia atrophica, die auch für unser Fach Interesse besitzen, besprochen werden.

a) Die Osteogenesis imperfecta.

Die verschiedenen Formen der Osteogenesis imperfecta, die fetale, infantile, juvenile und adulte Form sind nach neuerer Auffassung keine verschiedenartigen Veränderungen, sondern nur graduelle Unterschiede des gleichen Krankheitsgeschehens. Sie beruhen gleichsinnig auf einer Störung des Knochenumbaus in dem Sinne, daß bei normalem Abbau nur ein mangelhafter Anbau erfolgt. Es ist eine Funktionsstörung der Osteoblasten, doch sind höchstwahrscheinlich nicht nur sie, sondern das gesamte knochenbildende Gewebe erkrankt. Als Folge des ungenügenden Anbaus findet sich eine dünne, brüchige Knochensubstanz (Eierschalen- und Pergamentschädel, Knochenfrakturen).

Die Osteogenesis imperfecta wurde familiär gehäuft beobachtet (BROWNSON, V. D. HOEVE, STRAAT, RUTTIN, K. H. BAUER u. a.). Sie ist also als erblich bedingt anzusehen, Nach K. H. BAUER ist bei dem Leiden das ganze Mesenchym unterwertig, so daß die Knochenveränderungen wieder als Teilerscheinung dieses konstitutionellen Gesamtleidens anzusehen sind.

Die lokalen Veränderungen am Ohr lassen sich nur in den schweren Fällen der angeborenen Osteogenesis imperfecta nachweisen, in leichten Fällen ist das Knochengewebe, wie die Befunde RUTTINS zeigen, normal. Auf die umschriebenen Knochenherde, die in dem RUTTINschen Falle das Bild einer Otosklerose boten, werde ich bei der Bearbeitung dieses Krankheitsprozesses zu sprechen kommen.

Die histologischen Veränderungen können nach NAGER das ganze Felsenbein befallen. Im *Mittelohr* finden sich häufig keinerlei krankhaften Veränderungen, in anderen Fällen erscheint es auffallend flach, wie zusammengeklappt. Die Gehörknöchelchen zeigen nur eine dünne Knochenschale mit spärlichen Knochenbalken. Im Hammer finden sich große Hohlräume und vereinzelt Knorpelinseln.

Die *Labyrinthhohlräume* können ebenfalls normale Form haben, gelegentlich sind sie abgeflacht, zusammengedrückt oder auffallend klein entwickelt. Besonders die Schnecke kann in der Richtung der Spindel zusammengepreßt erscheinen. Die feinere Struktur des Knochens läßt, wie M. MEYER zeigen konnte, im Vergleich mit dem normalen Bau der Labyrinthkapsel qualitativ keine Unterschiede erkennen, nur quantitativ ist die Entwicklung zurückgeblieben. Die periostale Schicht ist nach dem Urteil sämtlicher Untersucher nur sehr mangelhaft entwickelt. Die Knochen bestehen stellenweise aus spärlichen Bälkchen oder geflechtartig unreifem Gewebe. Die enchondrale Schicht kann als dünne Schale mit spärlichen Knochenbälkchen erscheinen oder vollkommen fehlen. Die Knorpelkapsel ist bis auf kleine Reste abgebaut, so daß große Knochenmarksräume mit zellreichem abnormem Mark entstehen. Auch die endostale Schicht fällt durch ihre mangelhafte Entwicklung auf. An den Ossifikationszonen, die den Epiphysengrenzen des Extremitätenknochen entsprechen, läßt sich eine normal wuchernde Knorpelzone beobachten. An ihrem Rande findet man die Knorpelzellen durch primäre Markräume eröffnet, um die aber die übliche Knochenapposition ausbleibt. Der mangelhafte oder fehlende Knochenersatz läßt sich beobachten, obwohl die Osteoblasten oft in großer Zahl vertreten sind (M. MEYER).

Von J. FISCHER wurden im Gegensatz zu den anderen Autoren *Felsenbeinfrakturen* beobachtet. Nach der Beschreibung FISCHERs ist es wohl nicht zweifelhaft, daß die beschriebenen Defekte intravital entstanden sind. Es fanden sich Blutungen im umliegenden Gewebe, Verschiebungen der Bruchenden, Verlagerungen des Periosts sowie Callusbildung. Die Frakturen ließen sich beiderseitig an verschiedenen Stellen des Knochens nachweisen.

b) Die Chondrodystrophia foetalis.

Die Chondrodystrophie ist ein erbliches Leiden, das sich nach LENZ dominant und recessiv vererben kann. Ein Stammbaum von NIZHOFF zeigt deutlich die dominante Vererbung, einer von BONNEVIE die recessive (s. Abb. 1).

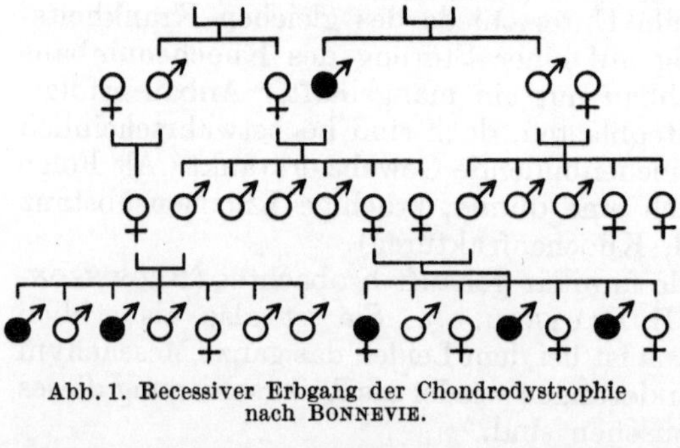

Abb. 1. Recessiver Erbgang der Chondrodystrophie nach BONNEVIE.

Das Wesen der Krankheit, die vor allem KAUFMANN und seiner Schule ihre selbständige Stellung verdankt, beruht in erster Linie auf einer mangelhaften Funktion des Knorpels, dessen Fähigkeit zu wuchern nur ungenügend entwickelt ist oder gänzlich fehlt. Die Röhrenknochen, deren Epiphysenlinie jede ernstere Wachstumstendenz vermissen läßt, bleiben deshalb im Wachstum zurück. Die mangelhafte Leistung des Knorpels wird von einem abnormen und frühzeitigen Aufhören der Ossifikation begleitet. Diese frühzeitige Verknöcherung führt am Schädel zu einer Verkürzung der Schädelbasis mit Einziehung der Nasenwurzelgegend.

Die Veränderungen am Ohr sind von NAGER beschrieben worden. Er fand — entsprechend dem oben geschilderten Wesen des Leidens — hauptsächlich eine Affektion der Teile, die durch enchondrale Ossifikation verknöchern, also speziell der enchondralen Labyrinthkapsel. Sie fiel im histologischen Schnitt durch unregelmäßig und abnorm gebaute, sowie regellos angeordnete Interglobularräume auf, die dem Knochenbild ein eigenartig unruhiges Gepräge gaben.

Bei ausgetragenen Kindern ist die Verknöcherung weiter vorgeschritten als normal, so daß das Bild einer Osteosklerose entsteht. An der Ossifikationszone fällt — entsprechend dem Befund an den Epiphysen — die geringe Wucherung der Knorpelsubstanz auf. Verkalkung und Ossifikation erfolgt in unregelmäßiger Weise.

Die endostale und periostale Kapselschicht lassen keine nennenswerten Veränderungen erkennen. Form, Größe und Weite der Labyrinthhohlräume weichen nicht von der Norm ab.

Das Hörvermögen wird durch den Prozeß nicht beeinflußt.

c) Die Myotonia atrophica.

Die atrophische Myotonie ist ein erbliches Leiden von dominantem Erbgang. Die ersten Erscheinungen pflegen nach dem 20. Lebensjahr aufzutreten und äußern sich, wie der Name besagt, in einer Atrophie und einem Krampfzustand der Muskulatur, der schon auf geringe Reize aufzutreten pflegt. Es genügt schon die willkürliche Kontraktion des Muskels (z. B. Kontraktion der Handmuskulatur zur Faust), um einen länger dauernden, krampfartigen Kontraktionszustand auszulösen. Auch ein mechanischer Reiz, z. B. ein leichter Schlag gegen den Muskel, führt zu einer länger dauernden Kontraktion. Eine Reizung durch den galvanischen Strom hat eine träge, nachdauernde Kontraktion zur Folge. Der Schwund der Muskulatur erfolgt stetig, gleichmäßig fortschreitend, ohne fibrilläre Zukkungen und ohne Entartungsreaktion. Die Knochen werden dabei nachgiebig und nehmen an Salzgehalt ab. Das Leiden ist meist von einer prämaturen Katarakt begleitet. Auch finden sich in der Regel vasomotorische und trophische Störungen.

Veränderungen auf unserem Gebiet betreffen vorzugsweise die *Muskulatur des Mundes* und des *Speiseweges*. Die Zunge ist in ihren Bewegungen langsam und schleppend. Vor allem fehlt ihr die Gewandtheit und Behendigkeit, wie sie für die feinere Artikulation nötig ist. Die Folge ist eine unartikulierte, verwaschene Sprache. Sie bekommt zudem häufig einen näselnden Charakter, da die Gaumensegel meist hochgradig atrophieren, in schweren Fällen zu einer papierdünnen Membran, die zu einem Abschluß des Nasenrachens unfähig geworden ist. Am Oesophagus finden sich spastische und atrophische Zustände vereinigt. W. ALBRECHT konnte wiederholt am Oesophagusmund einen fast unüberwindlichen Spasmus feststellen. Die spastische Kontraktion kann — entsprechend der allgemeinen Kontraktionsbereitschaft — schon durch den eingeführten Bissen hervorgerufen werden und dadurch das Essen außerordentlich erschweren. Auf den stärkeren Reiz des eingeführten Oesophagoskops erfolgt häufig eine maximale Kontraktion des Muskels. Gelingt die Überwindung dieses Hindernisses, so findet man bei weitem Lumen die Oesophaguswand schlaff, auffallend trocken und meist mit zähhaftendem Sekret bedeckt. Im Kehlkopf sind die Veränderungen, verglichen mit denen des Speiseweges, gering. Man findet gelegentlich eine Atrophie der Stimmbänder, verbunden mit einer trägen Beweglichkeit. PREYSING stellte in einem obduzierten Falle histologisch eine Atrophie der Adductoren fest. Besonders im Lateralis waren die Fasern verschmälert und zeigten hie und da eine Granulierung des Protoplasmas an den Polen der Kerne.

2. Die immunisierenden Fähigkeiten und ihre lokale Bedeutung.

Über die immunisierenden Kräfte und ihre Auswirkung wird von berufener Seite geschrieben werden. Ein kurzer Hinweis auf die geltenden Erfahrungen erscheint jedoch berechtigt, da die wichtigsten Infektionskrankheiten Diphtherie,

Masern und Scharlach teils unser Gebiet befallen, teils schwere Komplikationen in Hals, Nase und Ohr hervorrufen.

Bei der Beurteilung des Erblichkeitsfaktors müssen wir trennen:

1. Die Erkrankungsbereitschaft, die Empfänglichkeit, also das Erkranken oder Nichterkranken bei *erstmaligem* Kontakt mit dem Erreger.

2. Den Ablauf der Immunisierungsvorgänge im Körper.

Für die Krankheitsbereitschaft haben wir als Maß den „Kontagionsindex“. Bei der Beurteilung der erblichen Bereitschaft müssen wir wieder unterscheiden zwischen Infektionen mit hohem Index, also solchen, welche sehr häufig zur Erkrankung führen, und solchen mit niederem Index. Infektionskrankheiten mit hohem Index sind Masern (95%), Pocken (95%), Keuchhusten (70%). Sie kommen, da fast jedes Kind bei der ersten Berührung mit dem Erreger erkrankt, für unsere Untersuchungen nicht in Frage. Hier sind nur Infektionskrankheiten mit niedrigem Index verwertbar: Scharlach (40%), Diphtherie (10—20%), Poliomyelitis (unter 1%).

Zu der Prüfung der Empfänglichkeit gegen Scharlach und Diphtherie liegen Untersuchungen von v. VERSCHUER an Zwillingen vor. Er fand für Scharlach bei 49 eineiigen Zwillingspaaren 29mal ein konkordantes, 20mal ein diskordantes Auftreten. Bei 55 zweieiigen Zwillingspaaren fand sich 25mal Konkordanz, 30mal Diskordanz. Für die Untersuchungen auf Diphtherie waren es 52 eineiige und 43 zweieiige Zwillingspaare. Die Zahlen waren für die eineiigen Konkordanz 24, Diskordanz 28, für die zweieiigen: Konkordanz 19, Diskordanz 24.

Aus diesen Zahlen geht deutlich hervor, daß ein nennenswerter und wissenschaftlich verwertbarer Unterschied zwischen den eineiigen und zweieiigen Zwillingen nicht besteht. Die weitere Folgerung ist die, daß von einer erblich bedingten Krankheitsbereitschaft oder Nichtbereitschaft nicht gesprochen werden kann.

Dagegen stimmen die bisherigen Untersuchungsergebnisse darin überein, daß die *immunisierenden Fähigkeiten* individuell verschieden und von erblichen Einflüssen abhängig sind. Von HIRSZFELD und BROCKMANN wurden Familienuntersuchungen ausgeführt, welche den Immunitätszustand der Kinder gegen Diphtherie mit dem ihrer Eltern verglichen. Zur Prüfung wurde der SCHICKtest verwandt. Es ergab sich dabei:

In 8 Familien reagierten beide Eltern positiv. Von 14 Kindern war das Resultat 13mal positiv, einmal negativ.

In 26 Familien war die Reaktion bei dem einen der Eltern positiv, bei dem anderen negativ. 44% der 64 Kinder waren negativ.

In 82 Familien zeigten beide Eltern negative Reaktion. Von 228 Kindern waren 71% negativ.

Einen ähnlichen Befund ergaben die Untersuchungen auf Scharlach. Geprüft wurde hier mit DICKtest. Untersucht wurden 167 Kinder bei 55 Familien.

Von HIRSZFELD wurden diese Befunde speziell für Diphtherie so gedeutet, daß eine *direkte* Immunisierung von den Eltern auf die Kinder vererbt wurde. Gegen diese Anschauung spricht jedoch die Tatsache, daß am Ende des ersten Lebensjahres etwa 90% der Kinder keine Antitoxine führen. Die Annahme einer *erworbenen* Immunität erscheint deshalb recht viel mehr berechtigt. *Vererbt* wäre in diesem Fall *die Fähigkeit zum Erwerb der Immunität.* Für diese Auffassung läßt sich speziell für Diphtherie die auffallende Erscheinung ins Feld führen, daß mit zunehmenden Jahren die Ansteckungsgefahr ganz deutlich abnimmt. Wie die HIRSZFELD-BROCKMANNschen Untersuchungen gezeigt haben, ist ein positiver Test bei Erwachsenen selten. Aber auch schon im jugendlichen Alter läßt sich beobachten, daß der Diphtheriebacillus seine Schrecken mehr und mehr verliert, je älter das Kind ist.

Die Erfahrungen, die man aus den Beobachtungen bei Scharlach und Diphtherie gewonnen hat, gelten mit demselben Recht für die *unspezifischen* Erreger. Eine so genaue Beurteilung und Berechnung, wie sie für die spezifischen Krankheitskeime durchgeführt wurde, ist hier nicht möglich, doch bestätigt die klinische Beobachtung — gerade auch auf unserem Gebiet — die experimentellen Studien am spezifischen Erreger. Besonders die Fälle, in denen die immunbiologische Abwehr versagt, sind hier lehrreich. Sie beweisen, daß es bei sonst gut funktionierender Abwehr meist *ein* bestimmter Erreger ist, gegen den der Körper mehr oder weniger machtlos ist. Einen besonders charakteristischen Fall hat W. ALBRECHT mitgeteilt, bei dem die Abwehrfunktion gegen den Pneumococcus nahezu vollkommen versagte. Bei dem betroffenen Patienten fand sich eine Infektion beider Mittelohren, sowie sämtlicher Nebenhöhlen. Aus dem Eiter ließ sich der Pneumococcus WEICHSELBAUM in Reinkultur züchten. Gleichzeitig bestand eine Pneumonie. Wie der Patient berichtete, hatte er die gleiche Krankheit schon 9mal durchgemacht. Später ist er einer 10. Infektion erlegen. In einem zweiten Fall zeigte sich die Abwehr gegen den Streptococcus pyogenes nahezu machtlos. Umschriebene Furunkel oder sonst harmlose Eiterpusteln im Gehörgang, an welchen die betreffende Patientin häufig leidet, hatten schwerste Erscheinungen von Sepsis mit pyämischen Temperaturen bis zu 42° zur Folge, die wochenlang anhielten und jeglicher Therapie trotzten. Charakteristisch war dabei, daß das Blutbild auch auf dem Höhepunkt der Sepsis nahezu normal befunden wurde. Es zeigte, mit Ausnahme einer mäßig starken Leukocytenvermehrung, nach Zusammensetzung und Art der Zellen keine Unterschiede gegen die Norm.

Die Annahme erscheint berechtigt, daß auch die Entstehung *von Komplikationen bei chronischer Tonsillitis* in hohem Maße von einer immunbiologischen Schwäche abhängt. ALBRECHT und BOSSE konnten zeigen, daß Patienten, die im Verlauf einer chronischen Tonsillitis an einer Gelenkaffektion erkrankten, ein Versagen in der Bildung von Antikörpern erkennen ließen. Sie gingen bei ihren Untersuchungen so vor, daß sie den Patienten eine aus den Keimen ihrer Tonsillen gewonnene Vaccine subcutan oder intramuskulär injizierten. Es wurden auf diese Weise insgesamt 23 Fälle untersucht, 9 Patienten mit Komplikationen, 14 Fälle von chronischer Tonsillitis ohne Komplikationen. Bei den 9 Patienten mit Komplikationen versagte die Antitoxinbildung regelmäßig, bei den 14 Fällen ohne Komplikationen fand sich 13mal eine in ihrer Intensität zwar wechselnde, aber stets deutliche Antikörperbildung und nur ein Versager. Wenn die Zahl der bisherigen Beobachtungen auch gering ist, so weist die Eindeutigkeit der Befunde darauf hin, daß — neben anderen, die Entwicklung einer Komplikation begünstigenden Faktoren — die immunbiologische Leistung des Organismus die Entwicklung von Komplikationen sehr wesentlich zu beeinflussen vermag.

3. Die Diathese und ihre lokalen Erscheinungen.

a) Die lymphatische Diathese.

Unter lymphatischer Diathese verstehen wir eine über den Durchschnitt starke Entwicklung des Tonsillengewebes, die „vergrößerten Mandeln". In der Regel befindet sich das gesamte tonsilläre Gewebe, die Gaumenmandeln, die Rachenmandel und die Zungentonsille in dem Zustand eines auffallend großen Volumens. Die lymphatische Diathese bildet häufig die Teilerscheinung einer exsudativen Diathese und ihrer bekannten Erscheinungen an der Haut, an den Schleimhäuten, und dem Darm, sie kann aber auch auf das Tonsillengewebe beschränkt bleiben. Im Kindesalter tritt sie besonders deutlich in die Erscheinung.

Die „großen Mandeln“ lassen sich, wie jeder erfahrene Facharzt weiß, häufig durch Generationen hindurch bei zahlreichen Mitgliedern der Familie beobachten. Es besteht somit kein Zweifel an ihrer Erblichkeit, wenn auch Umweltseinflüsse begünstigend oder hemmend einzuwirken vermögen. Diese Erfahrungstatsache wird durch die Zwillingsuntersuchung bestätigt. Bei *eineiigen Zwillingen* konnte SIEMENS eine volle Konkordanz bei 10 eineiigen Zwillingspaaren nachweisen, während drei zweieiige Zwillinge diskordantes Verhalten zeigten, und nach WEITZ ließ sich beobachten, daß von 11 eineiigen Zwillingspaaren 10 Paare eine Hypertrophie der Tonsillen zeigten, während bei dem 11. Paar nur ein Zwilling große Mandeln hatte. Häufig zeigte sich bei den einzelnen Paaren eine genaue Übereinstimmung in Form und Größe, doch fanden sich auch bemerkenswerte Unterschiede.

Die Frage erscheint hier sehr berechtigt: was verstehen wir unter einer großen oder gar vergrößerten Mandel? Gibt es überhaupt ein Maß für die normale, d. h. durchschnittliche Größe? Diese Frage müssen wir verneinen. Die Größe der Mandeln ist so variabel, daß ihre Beurteilung — soweit es sich nicht um maximale Formen handelt — als subjektiv zu bewerten ist. Soviel darf jedoch als gesichert gelten, daß eine große Mandel nicht krank zu sein braucht. Ja von mancher Seite wird sogar angenommen, daß eine große Mandel die Norm und als solche eher günstig zu beurteilen sei. Es gründet sich diese Auffassung auf eine systematisch durchgeführte Untersuchung des Mandelgewebes bei unseren Gefallenen des Weltkrieges, die ergab, daß sich bei diesen gesunden und kräftigen Menschen recht viel häufiger eine große Mandel fand als das Gegenteil. Diese Auffassung mag übertrieben sein; allein diese Befunde beweisen so viel, daß die Größe der Mandeln über ihre gesundheitliche und biologische Bewertung nichts zu sagen vermag.

Fragen wir uns nach der *Ursache* der Hypertrophie, so könnte man sich zunächst vorstellen, daß die Größe der Tonsillen eine ererbte Eigentümlichkeit sei, die wie die Größe der Nase oder die Größe der Hände vererbt wird. Dieser Gedanke hätte zunächst etwas Bestechendes, aber gegen diese Annahme spricht die Tatsache, daß die Größe des Mandelgewebes mit den Lebensjahren sehr stark wechselt. Große Hände bleiben das ganze Leben groß, von dem Tonsillengewebe wissen wir, daß es in den ersten Lebensjahren besonders stark entwickelt ist, um sich im Laufe der Jahre mehr und mehr zurückzubilden und zum Teil ganz zu verschwinden (Rachentonsille). Dies scheint auf eine bestimmte Funktion der Tonsille hinzuweisen und drängt zu der Frage nach *Sinn und Zweck des Mandelgewebes*.

Über die Funktion der Tonsillen ist schon viel geschrieben und vermutet worden. Die geläufigste und weitestverbreitete Anschauung ist die der *Schutzwirkung*. Sie stammt ursprünglich von STÖHR, der als erster auf die Emigration der Rundzellen durch das Oberflächenepithel der Tonsillen hinwies und darin eine Schutzwirkung durch Phagocytose erblickte. Diese Auffassung ließ sich jedoch leicht widerlegen, da die ausgewanderten Blutelemente nicht Leukocyten, sondern Lymphocyten, also zur Phagocytose nicht befähigt sind. Die Abwehrtheorie wurde dann in neuer Form wieder aufgenommen. Man nahm an, daß die Tonsillen gleich einer Lymphdrüse in den Lymphstrom eingeschaltet seien und gleich ihr ein Filter für eingedrungene Giftstoffe bilden. Besonders die vom Rachendach und den hinteren Teilen der Nase aus zufließende Lymphe sollte entgiftet werden. Für diese Auffassung ließ sich vor allem die klinische Beobachtung verwerten, daß häufig nach Operationen an der Nasenschleimhaut die Gaumenmandeln entzündlich erkrankten (postoperative Angina). Man deutete diese Beobachtung in dem Sinne, daß bei der Operation Giftstoffe in die Lymphbahn gelangen, die von den Gaumenmandeln unschädlich gemacht werden, dabei aber eine Entzündung des Gewebes veranlassen. Zahlreiche Experimente, die zum Studium dieser Vorgänge ausgeführt wurden, sprachen teils für, teils gegen diese Hypothese. Eine weitgehende Klärung haben dann die Untersuchungen der Lymphbahnen durch SCHLEMMER gebracht, der nachweisen konnte, daß Lymphbahnen, die von oben her zu den Tonsillen gehen, gar nicht existieren. Damit darf die Anschauung von der lymphdrüsenähnlichen Funktion, von dem „Abwehrfilter der Tonsillen“ als erschüttert gelten.

Denn eine Gaumenmandel, die nicht in das Lymphsystem eingeschaltet ist, kann nicht die Funktion einer Lymphdrüse übernehmen.

Eine weitere Theorie ist die der *innersekretorischen Funktion*. Diese Anschauung wurde von MASINI, SCHEIER, FLEISCHMANN u. a. auf Grund ihrer chemischen Untersuchungen vertreten, von AMERSBACH und MAX MEYER abgelehnt, mit der Begründung, daß die vor allem von FLEISCHMANN gefundenen Reaktionen sich auch sonst im Organismus in den verschiedensten Geweben nachweisen ließen. Mit dieser einwandfreien Begründung schien die Lehre von der inneren Sekretion widerlegt, bis sie O. VOSS mit neuen Ideen, jetzt von der praktischen Seite her, wieder aufnahm. Er ging von der Beobachtung aus, daß Kinder nach Tonsillektomie eine auffallend rasche Größen- und Gewichtszunahme zeigten, die sich nach seiner Überzeugung nicht allein durch die Entfernung des kranken Organs erklären ließen. Er sieht deshalb in der inneren Sekretion der Tonsillen eine *wachstumshemmende Kraft*. Zur Klärung und Stützung seiner Idee benutzte er das Experiment. Er verwandte dazu Kaulquappen, an denen sich die Wachstumsverhältnisse besonders deutlich studieren ließen. Wurden sie mit getrocknetem Tonsillengewebe gefüttert, so zeigten sie im Vergleich zu Kontrolltieren, die mit Fleisch gefüttert wurden, ein deutliches Zurückbleiben im Wachstum und in der Entwicklung. Die gleichen Befunde hatte sein Schüler GRIEBEL bei 3 jungen Hühnern, die Tonsillengewebe als Futter bekamen. Er konnte ferner bei Pflanzenkeimen, die er vor der Einpflanzung in Tonsillenbrei getaucht hatte, eine Wachstumshemmung beobachten. Es ist begreiflich, daß VOSS in diesen übereinstimmenden Befunden einen Beweis für seine Theorie sah, doch kann ich ihm darin bei kritischer Betrachtung der Verhältnisse mit KAHLER, MATHÉ u. a. nicht zustimmen. Die Befunde besagen nur, daß nach Fütterung mit Tonsillengewebe die Entwicklung der Tiere im Vergleich mit den Kontrolltieren zurückblieb, über die *Ursache* dieser Tatsache geben sie keine Erklärung. Man muß doch sehr daran denken, daß der Nährwert des Tonsillengewebes — Bindegewebe und lymphatisches Gewebe — dem des zerriebenen Fleisches nicht gleichkommt und deshalb eine gedeihliche Entwicklung der Tiere verhinderte. Auch ist sehr die Frage, ob getrocknete und möglicherweise infizierte Tonsillen als verträgliche Nahrung anzusprechen sind. Besonders Kaulquappen sind erfahrungsgemäß gegen Ernährungsstörungen sehr empfindlich und reagieren prompt auf eine unzuträgliche Nahrungsweise. Gegen die GRIEBELschen Befunde läßt sich ferner anführen, daß die Befunde an 3 Tieren für die Entscheidung einer so wichtigen Frage nicht ausreichen. Was seine Experimente an Pflanzen betrifft, so kann man hier wieder nur soviel sagen, daß das Eintauchen eines Keimlings in Tonsillenbrei seiner weiteren Entwicklung wenig zuträglich ist. Worauf die Schädigung beruht, wissen wir nicht. An dieser Beurteilung ändern auch die Untersuchungen von KELEMEN nichts, der in vitro an Kulturen von Herzmuskel- und Irisgewebe 8tägiger Hühnerembryonen nachwies, daß bei Zusatz eines Extraktes aus Gaumentonsillen das Fibrocytenwachstum entweder vollkommen aufgehoben oder auf ein Mindestmaß beschränkt wurde. Auch hier können wir nur die Tatsache der Störung registrieren und sind über ihre Ursache auf Vermutungen angewiesen. Bemerkenswert ist, daß SLOBODNIK bei Fütterung von Mäusen und Ratten mit Tonsillengewebe eine Beschleunigung der Entwicklung fand. REICHMANN konnte bei Versuchen an Mäusen keine Beeinflussung des Körperwachstums feststellen.

Sind so die bisher ausgeführten Experimente in keiner Weise beweiskräftig, so lassen sich sonst gewichtige Gründe gegen die VOSSsche Theorie vorbringen. Es ist eine anerkannte Eigentümlichkeit der Hormone, daß sie in allerkleinsten Mengen zu ihrer vollen Funktion im Organismus ausreichen. Nach Entfernung der Gaumenmandeln bleibt aber doch noch sehr viel Mandelgewebe — ich erinnere nur an die Solitärfollikel der hinteren Rachenwand — im Körper zurück, das für die wachstumshemmende Funktion in genügender Weise ausreichen sollte. Ferner wäre es doch sehr auffallend, daß in den ersten Lebensjahren, in denen bekanntlich das Mandelgewebe sehr üppig entwickelt ist, eine wachstumshemmende Funktion für den Organismus besonders erwünscht wäre.

Wir müssen somit feststellen, daß nach den bisherigen sehr zahlreichen Untersuchungen eine bestimmte Funktion des tonsillären Gewebes nicht erwiesen ist. Es soll uns dies aber nicht dazu verleiten, dem Mandelgewebe jegliche Leistung abzusprechen. Eine gewisse Funktion mögen die Mandeln haben. Das geht schon deutlich aus der Tatsache hervor, daß nach Exstirpation der Gaumentonsillen die lymphatischen Solitärfollikel der Rachenschleimhaut zu hypertrophieren pflegen und damit einen Ersatz für das entfernte Organ zu bilden suchen. Aber die Funktion der Tonsillen ist nicht sehr hoch und vor allem nicht als spezifisch zu bewerten. Wir müssen annehmen, daß sie im Rahmen der gesamten Rachenschleimhaut ihr Teil an der Abwehr infektiöser Prozesse beitragen, ohne dabei etwas Besonderes zu leisten.

In ihnen eine spezifische Stätte für Antikörperbildung zu sehen, wie Digby, der in ihnen eine Art Vaccinelaboratorium sieht, und wie es auch Berggren und Hellmann für nicht unmöglich halten, möchten wir ablehnen. Für eine so wichtige Funktion der Tonsillen fehlen uns die Beweise. Wir möchten sie in ihrer physiologischen Bewertung den Plaques der Darmschleimhaut gleichsetzen, mit denen sie auch in ihrem morphologischen Aufbau verwandt sind. Erwähnenswert ist dabei, daß bei der exsudativen Diathese mit Vorliebe das Mandelgewebe und die Plaques gleichzeitig hypertrophieren.

Wir sind damit, daß eine funktionelle Hypertrophie abzulehnen ist, erneut vor die Frage gestellt: Wie ist die lymphatische Diathese zu erklären? Nach unserer Auffassung ist die Größe und Form der Tonsillen in hohem Maße von der *Gesamtkonstitution* des Organismus abhängig. Aus den Beobachtungen von M. Schwarz geht deutlich hervor, daß der Aufbau des Tonsillengewebes in einem gewissen *Abhängigkeitsverhältnis zum Körperbau steht.* Er fand bei Asthenikern vorwiegend weiche und zerklüftete, bei Sthenikern und Pyknikern eher derbe, auch kleine und an der Oberfläche glatte Tonsillen. Die Befunde stammen von Reihenuntersuchungen, die an Studenten vorgenommen wurden, also an Individuen, bei denen die physiologische Involution als abgeschlossen gelten darf. Über die Verhältnisse im Kindesalter besagen diese Befunde zunächst nicht viel, sie geben aber bestimmte Hinweise. Denn es ist ohne weiteres verständlich, daß eine weiche, zerklüftete, bindegewebsarme Tonsille sich eher aus einer großen Mandel entwickelt, als eine derbe, feste, bindegewebsreiche Tonsille, die eher eine kleine Mandel zur Voraussetzung hat. Nach unseren eigenen Untersuchungen ist die Größe der Mandel zum großen Teil von dem *Flüssigkeitsgehalt des Gewebes* abhängig. Wie wir mit Hilfe der sog. „Blasenmethode" feststellen konnten, zeigten Individuen mit großer Mandel fast ausnahmslos eine ausgesprochene Verkürzung der Blasenzeit, als Ausdruck einer *pastösen Veranlagung* des Gesamtorganismus. Diese Befunde wurden durch lokale Untersuchungen bestätigt. Wir stellten durch Austrocknung enucleierter Tonsillen ihren Flüssigkeitsgehalt fest, indem wir Gewicht und Volumen nach der Enucleation prüften, dann das Gewebe im Brutofen austrockneten und erneut auf die Waage legten. Durch den Vergleich des Ergebnisses bei großen und kleinen Mandeln ließ sich nachweisen, daß in der Mehrzahl der Fälle eine prozentuale Vermehrung des Flüssigkeitsgehaltes bei vergrößerter Mandel vorhanden war. Die Untersuchungen zeigten aber zugleich, daß der erhöhte Flüssigkeitsgehalt die Vergrößerung nicht allein bedingte, sondern daß auch eine *Vermehrung des lymphatischen Gewebes* vorlag. Diese Vermehrung ist, wie wir nach den Untersuchungen von Schütz annehmen dürfen, auf eine funktionelle Mehrleistung des lymphatischen Gewebes zurückzuführen, wie wir sie nach leichten Reizen, die das Tonsillengewebe treffen, beobachten. Solche Reize bestehen vor allem in einer leichten katarrhalischen Entzündung, die — oft in Schüben — über die Mandel wegzieht. Die Reaktion auf diese Reize wird aber je nach dem Gehalt an lymphatischem Gewebe verschieden sein. Eine Tonsille, die reich an lymphatischem Gewebe und arm an Bindegewebe ist, wird recht viel lebhafter reagieren als eine Tonsille von umgekehrter Zusammensetzung. Allein nicht nur die Art der Reaktion, sondern auch die Häufigkeit des Reizzustandes ist von dem Bau der Tonsille abhängig, denn eine pastöse stark lymphatische Tonsille wird für eine Entzündung recht viel anfälliger sein als eine bindegewebige. So rundet sich das ganze Bild in dem Sinne, daß die große Mandel in ihrer letzten Ursache durch einen pastösen, vorwiegend lymphatischen, bindegewebsarmen Bau der Tonsille bedingt wird.

Die „große Mandel" ist die Folge einer pastösen, bindegewebsarmen, vorwiegend lymphatischen Anlage, die „kleine Mandel" hat einen bindegewebsreichen Aufbau mit schwach entwickeltem lymphatischem Gewebe zur Voraussetzung.

b) Die Überempfindlichkeitsdiathese.

Die nervöse Überempfindlichkeit tritt als unspezifische und spezifische Form in Erscheinung. Bei der unspezifischen Form ist eine über das physiologische Maß erhöhte Empfindlichkeit auf die verschiedensten Reize zu beobachten, während bei spezifischer Reizbarkeit eine Reaktion nur auf bestimmte, dem Körper artfremde Stoffe erfolgt. Die beiden Formen der Überempfindlichkeit sind häufig kombiniert zu finden, wobei eine unspezifische Überempfindlichkeit die Grundlage bilden kann, auf der sich die spezifische zu ihrem hohen Grade entwickelt, wie auch umgekehrt der spezifische Reiz im Laufe der Zeit sensibilisierend auf das Gewebe einwirkt und so eine bis dahin vielleicht latente unspezifische Reizbarkeit steigert und zur Entwicklung bringt.

Die *unspezifische Überempfindlichkeit*, wie wir sie in unserem Fach beobachten, ist eine Teilerscheinung einer allgemeinen *vegetativen Neurose* und gehört damit unter die erblichen Affektionen. Da die neurotische Veranlagung vererbt wird und nicht eine bestimmte Form des Leidens, so ist es verständlich, daß die verschiedensten Erscheinungsformen in einer Familie vorkommen: Das eine Familienmitglied leidet an Darmspasmen, ein anderes an Ekzemen, ein drittes an Asthma bronchiale und ein viertes an einem nervösen Schnupfen. Nicht selten finden sich verschiedene Manifestationen auf eine Person vereinigt. Auch der Grad der Erscheinungen ist bei den einzelnen Familienmitgliedern durchaus verschieden. Die Symptome können so gering sein, daß sie nicht beachtet werden.

Die angeborene Überempfindlichkeit bleibt in der ersten Jugendzeit meist latent, nur in schweren Fällen finden wir schon im heranwachsenden Alter die ersten Erscheinungen. Erst mit zunehmender Sensibilisierung durch äußere Reize wird der Zustand der erhöhten Empfindlichkeit, meist gegen das Pubertätsalter offenbar. Als Reiz kommen die verschiedensten Faktoren in Frage. Mechanische, thermische und chemische Reize sind die häufigsten, doch können auch psychische Erregungen als auslösender Reiz wirken. Nicht selten läßt sich beobachten, daß der Patient auf bestimmte Reize besonders lebhaft anspricht, während andere Reizwirkungen ihn nur wenig stören. Der Zustand wird durch klimatische Einflüsse sehr stark beeinflußt, so daß selbst schwere Erscheinungen durch einen Klimawechsel verschwinden können. In höherem Alter ist in der Regel ein Nachlassen der Erscheinungen zu beobachten.

Die Überempfindlichkeit kann sich, wie erwähnt, in einer gesteigerten Reaktion der motorischen Nerven äußern, die zu spastischen Kontraktionen führt, oder das vasoneurotische System treffen. Die Erscheinungen sind dementsprechend verschieden.

Die spastische Kontraktion tritt an den Bronchien als Asthma, am Verdauungstractus als mehr oder weniger umschriebener Spasmus in Erscheinung. Von den verschiedenen Lokalisationen des Spasmus hat für uns die am Oesophagusmund Interesse, da der hochsitzende Oesophagospasmus in unser Gebiet gehört.

Der *Oesophagospasmus* kommt an den drei Engen der Speiseröhre, am Eingang, in der Bifurkationshöhe und an der Kardia zur Beobachtung. Der mittlere Sitz ist im Gegensatz zu der Lokalisation am Anfang und Ende der Speiseröhre selten. Ob eine Reizung des Vagus oder Sympathicus vorliegt, ist noch ungeklärt, wahrscheinlich ist eine Reizung des Vagus die Ursache der spastischen Kontraktion. Der hochsitzende Oesophagospasmus läßt sich meist oesophagoskopisch beobachten, wobei der erhöhte Tonus des Speiseröhrenmundes die Einführung des Tubus sehr erschwert oder gar unmöglich macht. Die Tonuserhöhung kann ein dauernder Zustand sein, der eine zwar wechselnd starke, doch ununterbrochene Behinderung der Passage bildet, oder sie tritt plötzlich anfallsweise auf, wobei sich die bis dahin gut durchgängige Speiseröhre schließt und schlagartig nichts mehr passieren läßt. Nicht selten sind nervöse Aufregungen für diesen plötzlichen Verschluß der Speiseröhre die auslösende Ursache. Charakteristisch ist für den Spasmus des Speisenröhrenmundes der *Wechsel* in den Erscheinungen, wobei einmal der eingeführte Bissen ohne Schwierigkeiten geschluckt werden kann, ein andermal auf einen mehr oder weniger starken Widerstand stößt.

Als eine Folge des hochsitzenden Oesophagospasmus ist — besonders bei gleichzeitiger Schwäche der Pharynxmuskulatur — das ZENKERsche *Pulsionsdivertikel* zu betrachten, so daß auf dem Umweg über den Spasmus auch diese Affektion einer vererbten Anlage ihre Entstehung verdankt.

Die vasoneurotische Form befällt mit Vorliebe die Nasenschleimhaut und kommt als *nervöser Schnupfen* zur Beobachtung. Dieser Schnupfen hat die Eigenart, plötzlich aufzutreten und nach einiger Zeit ebenso plötzlich wieder zu verschwinden. Er kann nur ganz kurze Zeit, wenige Stunden dauern oder sich über Tage und Wochen hinziehen. Er beginnt meist mit heftigen Niesattacken, die sich von Zeit zu Zeit wiederholen, und äußert sich in einer rein wässerigen, bisweilen auch schleimigwässerigen Sekretion, die dauernd besteht und den Patienten oft Tag und Nacht belästigt. Zugleich ist durch eine starke Hyperämie des Muschelgewebes die Nasenatmung behindert. Rhinoskopisch fällt eine starke Durchfeuchtung der Schleimhaut auf, die besonders in der Gegend der Muscheln dauernd von einer dünnen Feuchtigkeitsschicht bedeckt ist. Die unteren Muscheln zeigen sich meist stark geschwollen und entsprechend der vasoneurotisch bedingten Hyperämie dunkelbläulich verfärbt.

Die exponierte Lage der Nase bringt es mit sich, daß sie auf geringe Reize oft äußerst lebhaft reagiert. Kleine Mengen von Staub, feine Gewebsfasern, die auf die Nasenschleimhaut gelangen, können heftige Nießanfälle und eine starke wässerige Sekretion veranlassen. Besonders empfindlich pflegt jedoch die Nase auf thermische Einflüsse zu sein. Der rasche Wechsel von kalter und warmer Luft pflegt starke Reaktionen auszulösen. Für die Wirkung psychischer Einflüsse ist die bekannte Figur in VISCHERs „Auch Einer“ ein charakteristisches Beispiel.

Im *Ohre* sind es die Erscheinungen des *Menière* (Drehschwindel verbunden mit Ohrensausen), die nach der übereinstimmenden Auffassung aller Autoren als Folge einer Vasoneurose anzusehen sind. In seltenen Fällen kann die vasoneurotische Hyperämie des inneren Ohres so stark sein, daß die prall gefüllten Venen platzen und eine Blutung ins innere Ohr verursachen. Ist die Blutung stark, so kann das betroffene Individuum plötzlich unter lebhaftem Ohrensausen und Schwindel ertauben. Meist tritt die Ertaubung einseitig, selten doppelseitig auf. Bei einer Patientin von 40 Jahren konnten wir beobachten, daß zunächst einseitige Ertaubung unter den geschilderten alarmierenden Erscheinungen eintrat und sich ein halbes Jahr später dasselbe Geschehen auf dem anderen Ohr wiederholte. Und dies bei niederem Blutdruck und in vollkommener Ruhelage!

Eine in seiner Eigenart auffallende Form bildet das *anaphylaktische Kehlkopfödem*. Es kommt selten vor, findet sich aber in Familien, die davon betroffen sind, außerordentlich häufig. Im Gegensatz zu dem sonst üblichen Auftreten der Anaphylaxie, die — wie erwähnt — in der gleichen Familie die verschiedensten Äußerungen und Lokalisationen erkennen läßt, vererbt sich das sonst so seltene Kehlkopfödem gleichartig durch viele Generationen hindurch.

Das anaphylaktische Kehlkopfödem gehört bei seinem heimtückischen Auftreten zu den gefährlichsten Affektionen, die wir kennen. Die davon Befallenen befinden sich in dauernder Lebensgefahr. Aus oft unbekannter Ursache schwillt die Kehlkopfschleimhaut plötzlich an und kann zu schwerer Atemnot, nicht selten zum Tod durch Erstickung führen. Besonders zu fürchten ist das Ödem der subglottischen Gegend, da hier, an der engsten Stelle des Kehlkopfs, schon eine mäßig starke Schwellung den Erstickungstod herbeiführen kann. Dabei ist zu bedenken, daß das Ödem sich sehr rasch zu entwickeln pflegt. Wir haben in der Literatur zahlreiche Beispiele, in denen die Patienten in wenigen Minuten erstickt sind.

Ein klares Bild von der Vererbung des Leidens und zugleich von der Tragik des Geschehens ergeben die in der Literatur niedergelegten Befunde. OSLER konnte das Kehlkopfödem in 5 Generationen bei 28 Individuen feststellen. Nach den Mitteilungen von MENDEL waren von 12 Personen aus 4 Generationen 9 von Kehlkopfödem befallen, 6 davon an Erstickung gestorben. STREUSSLER berichtet von einer Familie, in welcher der Vater und zwei Söhne an dem Leiden gestorben waren, und ENSOR hat eine Familie durch 7 Generationen verfolgt, in welcher von 49 Personen 12 an Kehlkopfödem erstickt waren. Einen lehrreichen Überblick gibt ein Stammbaum von SCHUBIGER (Abb. 2).

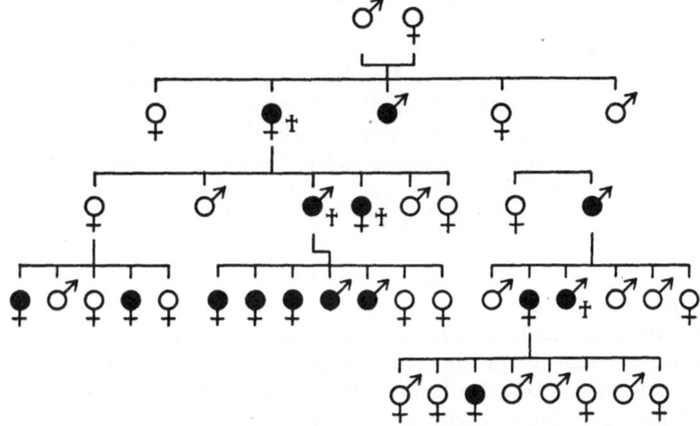

Abb. 2. Anaphylaktisches Kehlkopfödem. Stammbaum nach SCHUBIGER.

Die spezifische Überempfindlichkeit, die *Allergie,* ist eine ins krankhafte gesteigerte Reaktion auf bestimmte, dem Körper artfremde Stoffe. Diese Stoffe (Allergene) können dem Körper vom Darm aus zugeführt werden (Nahrungsmittel der verschiedensten Art wie Hühnereiweiß, Haselnüsse, Erdbeeren, Himbeeren, bestimmte Fischarten) oder bei der Einatmung von der Schleimhaut resorbiert werden (Pollenkörner, Pferde- und Hundehaare, Schimmelpilze u. a.). Auch Toxine von Krankheitserregern oder Zerfallsprodukte des eigenen Körpers, z. B. nach Röntgenbestrahlung, wirken in diesem Sinne.

Die Reaktion des Organismus ist in der Hauptsache die gleiche wie bei der unspezifischen Form und äußert sich in einer Steigerung der vegetativen Erregbarkeit, welche sich auf umschriebene Bezirke beschränken oder verschiedene Gebiete gleichzeitig befallen kann. Sie ist nach DÖRR mit einer Alteration der Capillaren verbunden, die eine deutliche Reizung mit nachfolgender Lähmung erkennen lassen. Durch den Nachweis von Antikörpern im Serum von Allergikern ist sichergestellt, daß eine Antigen-Antikörperreaktion vorliegt, also eine Abwehrreaktion, die oft ins Extreme gesteigert ist. Sie ist nicht nur individuell sehr verschieden, so daß bei dem einen Individuum schon kleinste Mengen des artfremden Stoffes zu ihrer Auslösung genügen, während bei einem anderen eine dauernde und ausgiebige Zufuhr von Allergenen nötig ist, sondern auch zeitlich sehr wechselnd. In Zeiten erhöhter nervöser Spannung ist die Reaktion lebhafter, in ruhigeren Zeiten geringer. Im Laufe der Jahre pflegen die Symptome an Intensität nachzulassen, in höherem Alter können sie ganz verschwinden.

Der Abwehrzustand des Allergikers wird durch stetige Zufuhr neuer Allergene außerordentlich gesteigert. Durch die Untersuchungen von BLOCH wissen wir, daß sich eine gesteigerte Reaktion auf bestimmte Stoffe (z. B. Primeldestillat) bei jedem vorher normal reagierenden Menschen experimentell erzeugen läßt. Und diese erworbene Sensibilisierung bleibt ein Dauerzustand genau wie die spontane Überempfindlichkeit. Ein grundlegender Unterschied besteht nur insofern, daß die künstlich erzeugte Allergie nur mit hochkonzentrierten Dosen erreicht wird, während die spontane durch kleine und kleinste Dosen hervorgerufen werden kann.

Nach den Untersuchungen von HANHART fand sich in 500 Fällen allergischer Bereitschaft in über 80% eine familiäre Häufung. Bemerkenswert ist nach seinen Befunden, daß der als Allergen wirkende Stoff bei dem gleichen Individuum wechseln kann, es kann sich eine längere Zeit bestehende Allergie aus unbekannten Gründen verlieren und an die Stelle des überwundenen Allergens ein anderes treten.

Die meistverbreitete und bekannteste Allergie ist die Empfindlichkeit gegen die Pollenkörner des blühenden Grases und Getreides, die unter dem Namen des *Heuschnupfens* bekannt ist. Das Krankheitsbild wurde zuerst von BLACKLEY beschrieben. Es zeigt die gleichen Erscheinungen, wie wir sie bei dem nicht spezifischen nervösen Schnupfen geschildert haben. In der Regel leiten heftige Niesattacken den Heuschnupfen ein, denen bald eine dauernde Sekretion wässeriger Flüssigkeit, verbunden mit starker Schwellung der Nasenschleimhaut folgt. Bei sehr ausgesprochener Empfindlichkeit beschränkt sich der allergische Zustand nicht auf die Nase, sondern ergreift auch die Bindehaut des Auges und in selteneren Fällen die Bronchien. Es ist beachtenswert, daß nicht etwa alle Gräser- und Getreidearten gleichartig als Allergene wirken, sondern daß ein Organismus nur auf bestimmte Sorten allergisch reagiert. Es läßt sich daraus die Tatsache erklären, daß manche Individuen erst sehr spät an Heuschnupfen erkranken, nämlich erst dann, wenn sie mit der auf sie abgestimmten Gräserart zum erstenmal in Berührung kommen. Durch die Sensibilisierung mit Pollenkörnern kann eine bis dahin latente Empfindlichkeit gegen andere Stoffe wie Pferdehaare, Bettfedern u. a. manifest werden.

Die Allergene werden von der Schleimhaut der Luftwege resorbiert. Eine direkte Reizung der Nasenschleimhaut durch eingeatmete Pollenkörner findet nicht statt (THOST). Ob auch vom Darm aus nach Genuß gramineenreicher Nahrung eine Sensibilisierung erfolgen kann, erscheint noch fraglich. Verschiedene Autoren haben sich in diesem Sinne entschieden. So konnte WALZER bei Heufieberpatienten die Erscheinungen einer akuten Vergiftung hervorrufen, wenn er große Mengen Pollen in Kapseln einnehmen ließ. BLACK stellte nach peroraler Verabreichung von Pollen eine präventive Wirkung fest. BENJAMINS hat auf Grund positiver Befunde bei Experimenten mit Meerschweinchen therapeutische Versuche mit gramineenfreier Kost bei Heufieberpatienten gemacht. Bei 7 Patienten hatte er 4mal gute Erfolge und 3 Versager.

Nach einer Statistik von BRAY tritt der Heuschnupfen meist zwischen dem 15. und — spätestens — 40. Lebensjahre auf, bei 5% vor dem 5., bei 24% vor dem 25. Jahre. Nach unseren Erfahrungen sind die ersten Erscheinungen hauptsächlich zur Pubertätszeit zu erwarten. Eine Erkrankung im frühen Kindesalter kommt besonders dann zur Beobachtung, wenn sich eine direkte Belastung von einem der Eltern nachweisen läßt.

Von einem bestimmten *Erbgang* läßt sich speziell für den Heuschnupfen nicht sprechen, denn nicht die lokale Anaphylaxie wird vererbt, sondern die allgemeine Bereitschaft zur allergischen Reaktion, die sich, wie erwähnt, in der verschiedensten Art äußern kann. Nicht nur Art und Lokalisation der reaktiven Äußerung sind individuell verschieden, sondern in der gleichen Familie auch das auslösende Allergen. HANHART konnte bei einem eineiigen Zwillingspaar den eigenartigen Befund erheben, daß der eine Zwilling gegen Sublimat (Sublimatekzem), der andere gegen Ziegenhaare empfindlich war. Immerhin ist es aber von Interesse festzustellen, wie häufig der Heuschnupfen in einer Familie beobachtet wird. Aus den Untersuchungen von SPAIN und COOKE geht hervor, daß bei Erkrankung beider Eltern in 69,4% das Leiden bei den Nachkommen auftrat. Bei einseitiger Belastung waren es 58%. In 41% ließ sich eine Erblichkeit nicht nachweisen. Auch die sehr sorgfältig ausgearbeiteten Stammbäume von HANHART lassen erkennen, daß in den einzelnen Familien mit allergischer Bereitschaft die Heufieberpatienten in ziemlicher Häufigkeit vertreten sind. Von *eineiigen Zwillingen* sind bisher 4 Paare in der Literatur bekannt, die gleichartig an Heuschnupfen litten: 2 Paare wurden von W. ALBRECHT mitgeteilt, je 1 Paar von HANHART und TROUSSEAU.

4. Gefäß- und Blutkrankheiten in ihrer lokalen Auswirkung.

a) Arteriosklerose.

Man darf nach den Untersuchungen von WEITZ über essentielle Hypertonie und Arteriosklerose als gesichert annehmen, daß bei der Entwicklung einer Arteriosklerose — bei voller Anerkennung der umweltlichen Einflüsse — erbliche Faktoren mitzusprechen haben.

Die klinische Auswirkung in unserem Gebiet äußert sich in Blutungen und Ernährungsstörungen.

Arteriosklerotische *Blutungen* kommen vorzugsweise in der *Nase* vor. Es ist bekannt, daß diese Blutungen gefährlich werden können, wenn es nicht gelingt, die blutende Arterie zu finden und durch Tamponade unschädlich zu machen. Leichtere Blutungen können dadurch vorteilhaft wirken, daß sie den Blutdruck senken und damit ein schützendes Ventil gegen Gehirnblutungen bilden. Es ist eine bekannte Beobachtung, daß durch dauernde Verstopfung dieses Ventils eine Apoplexie erfolgen kann.

Blutungen ins *Ohr* sind selten. Von STEINBRÜGGE wurden Ekchymosen im Labyrinth histologisch festgestellt. Hier steht die *Ernährungsstörung* im Vordergrund des Interesses. Und zwar ist es das *innere Ohr*, das unter Behinderung der Blutzufuhr zu leiden hat. Es ist bekanntlich in seiner Ernährung einzig und allein auf die Art. auditiva int. angewiesen, die mit dem N. acusticus durch den inneren Gehörgang zum Ohrlabyrinth zieht. Über ihren Verlauf und dessen Besonderheiten wissen wir durch BOZZI Genaueres. Er konnte bei 105 Obduktionen feststellen, daß das Gefäß 47mal beiderseits von der Art. basilaris abzweigt. In 39 Fällen entsprang die eine Seite von der Art. basilaris, die andere von der Art. cerebelli ant. inf. — in 19 Fällen kamen beide Seiten von der Art. cerebelli ant. inf. Die *Weite des Gefäßes* war großen *Schwankungen* unterworfen, auch zwischen beiden Seiten waren Unterschiede nachweisbar. Die Arterie spaltet sich in feine Zweige auf, welche die anliegenden Hirnpartien versorgen, ein feiner Ast zieht zum inneren Ohr. Daß eine Erkrankung dieser dünnen Endarterie schwere Ernährungsstörungen zur Folge hat, ist begreiflich, doch sind arteriosklerotische Veränderungen nach den Untersuchungen von WANGEMANN verhältnismäßig selten. Er fand bei 50 Obduktionen (31 Männern, 19 Frauen) in 29% eine Arteriosklerose der Auditiva int., während die übrigen Hirnbasisgefäße in 88% erkrankt waren. 26mal waren beide Gefäße gleichmäßig verändert, während in 3 Fällen eine isolierte Arteriosklerose einer Seite vorlag.

Die *Veränderungen im inneren Ohr* beschränken sich in der Regel auf die Schnecke, nur selten wird der Vestibularapparat ergriffen. Man findet histologisch einen Schwund der nervösen Elemente und deren Ersatz durch neugebildetes Bindegewebe. Besonders deutlich sind diese Veränderungen in den Ganglien zu beobachten. Ihre Zellen sind an Zahl oft erheblich verringert, und an ihrer Stelle beobachtet man leere Räume, die von feinen Bindegewebsfasern durchzogen oder von derben schwieligen Bindegewebsmassen ausgefüllt sind. Im Vestibularapparat sind es ebenfalls vor allem die Ganglien, welche eine mehr oder weniger starke Atrophie erkennen lassen.

Arteriosklerotisch bedingte Störungen des inneren Ohres (Ohrensausen, Schwerhörigkeit, in seltenen Fällen Drehschwindel) sind trotz den Befunden von WAGEMANN verhältnismäßig häufig. Es hat dies, wie schon erwähnt, wohl seinen Grund hauptsächlich darin, daß jede Veränderung der Auditiva zu Störungen führt, zumal ein Ausgleich durch Anastomosen unmöglich ist.

b) Das habituelle Nasenbluten.

Auf die Erblichkeit einer bestimmten Form des Nasenblutens wurde zuerst von BABBINGTON im Jahre 1865 hingewiesen. Seine Befunde fanden in den späteren Jahren zahlreiche Bestätigung.

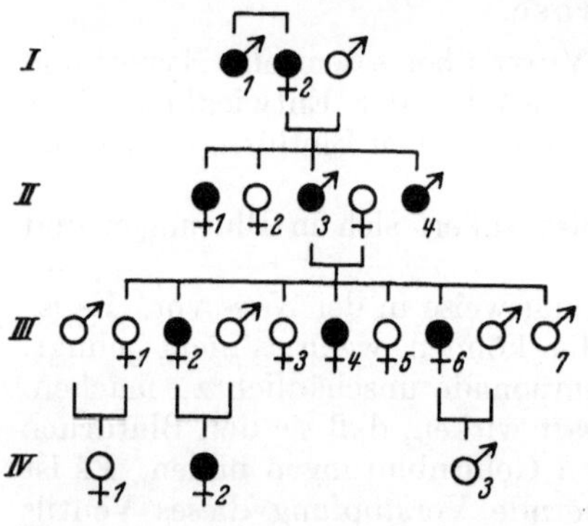

Abb. 3. Stammbaum einer Familie mit OSLERscher Krankheit. (Nach VAN EDEL, VAN GILSE und POSTMA.)

Das habituelle Nasenbluten tritt gewöhnlich um die Pubertätszeit auf und wiederholt sich von Zeit zu Zeit, oft ohne daß eine äußere Ursache bekannt ist. Wir wissen heute, daß es auf eine variköse Erweiterung der Schleimhautvenen zurückzuführen ist, wie man sie vorzugsweise im vorderen Teil des Nasenseptums (Locus KIESSELBACHII) beobachten kann.

Diese Erweiterung der Septumvenen ist, wie neuere Untersuchungen ergaben, häufig mit Venektasien an anderen Organen kombiniert. Dieser Zusammenhang mit anderen Organen wird besonders deutlich, wenn sich außer den lokalen Erscheinungen an der Nase auch an der äußeren Haut, an den Lippen, im Munde, im Pharynx diffus zerstreute, punktförmige bis erbsengroße, flache Angiome finden, die nach den vorliegenden histologischen Untersuchungen aus erweiterten Venen und Capillaren bestehen (*Teleangiektasia hereditaria,* OSLERsche Krankheit). Von VAN EDEL, VAN GILSE und POSTMA sind sechs niederländische Familien als Träger dieser Krankheit veröffentlicht worden, die in Übereinstimmung mit den Befunden von SIEMENS und CURTIUS den *dominanten* Erbgang erkennen lassen (Abb. 3). Nach SCHÖN sind 55 Familien bekannt, die von diesem Leiden befallen wurden.

Tritt diese generelle Neigung zu Varicenbildung nicht so deutlich zutage, so dürfen wir nach den Untersuchungen von CURTIUS annehmen, daß auch in diesen anscheinend lokalisierten Fällen von habituellem Nasenbluten eine allgemeine Neigung zu Varicenbildung vorliegt. Wir hätten somit kein selbständiges Krankheitsbild, sondern eine abgeschwächte Form der Teleangiektasia hereditaria vor uns. CURTIUS hat zum Beweis seiner Lehre 4000 männliche und weibliche Individuen untersucht und kommt zu dem Ergebnis, daß die Phlebektasien der menschlichen Körperoberfläche — abgesehen von den rein exogen bedingten Formen — der Ausdruck einer scharf umschriebenen, einheitlichen Konstitutionsanomalie, einer ererbten allgemeinen Venenwanddysplasie sind (Status varicosus). Die Ursache sieht er in Übereinstimmung mit K. H. BAUER und HANHART in einer ererbten Insuffizienz des Mesenchyms.

Auf Grund dieser Erkenntnis hat sich CURTIUS auch mit dem habituellen Nasenbluten eingehender beschäftigt. Von 86 Fällen zeigten 72 auch andere Merkmale des Status varicosus.

Die Erblichkeit des habituellen Nasenblutens wurde von Gertrud Reichmann an unserer Klinik untersucht. Sie fand unter 23 Fällen von varikösem Nasenbluten 15mal eine familiäre Häufung der Fälle. In einzelnen Familien ließ sich die Neigung zu Nasenbluten durch mehrere Generationen verfolgen und zeigte in Einklang mit den Befunden bei der Oslerschen Krankheit einen dominanten Erbgang (Abb. 4).

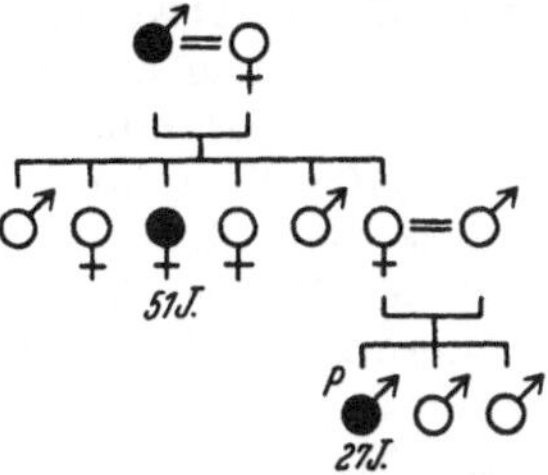

Abb. 4. Stammbaum einer Familie mit erblichem Nasenbluten. (Nach G. Reichmann.)

c) Blutkrankheiten.

Von den Krankheiten des Blutes ist auf unserem Gebiet die *Leukämie* zu nennen. Wir wissen von dieser Krankheit, daß sie in ihren beiden Formen, der myeloischen und lymphatischen Leukämie, familiär gehäuft auftritt, daß aber äußere Einflüsse wichtiger sind als erbliche. Die letzte Ursache ist noch nicht geklärt.

Die Veränderungen, welche die Leukämie verursacht, bestehen in einer Infiltration des Gewebes, die bei ihrem Zerfall zu Blutungen, oft sehr bedrohlicher Art veranlaßt. Der Prozeß entwickelt sich auf den verschiedensten Gebieten unseres Fachs: im Kehlkopf, besonders im Kehldeckel, in Mund und Rachen, in der Nasenschleimhaut und in allen Teilen des Ohres. Nach Schwabach sind bei Leukämie in 35% der Fälle Ohrkomplikationen zu erwarten. Nicht selten entwickelt sich auf dem Boden eines zerfallenden Infiltrats eine unspezifische Entzündung.

Im Beginn der Erkrankung findet sich bei der lymphatischen Form häufig eine auffallend starke *Hypertrophie der Gaumenmandeln.* Die Tonsille springt dabei kugelförmig ins Lumen vor. Die Hypertrophie kann anfangs einseitig sein, wird sie doppelseitig, so kann sie Grade erreichen, daß die Atmung nicht unerheblich behindert wird. In weiter fortgeschrittenen Fällen sind als besonders gefährlich *Blutungen aus der Nasenschleimhaut* zu nennen, die bei der dünnflüssigen Zusammensetzung des Blutes und seiner mangelhaften Gerinnungsfähigkeit schwer zu stillen sind und in besonders schweren Fällen allen Versuchen zum Trotz letal endigen. Im *Gehörorgan* sind Veränderungen im äußeren Ohr selten, doch sind auch hier schon Infiltrate beobachtet worden. Im Mittelohr sind lymphocytäre Infiltrationen und Blutungen in der Paukenhöhle und der Tube mitgeteilt worden. Von besonderem Interesse, weil meist zur Taubheit führend, sind die Veränderungen im inneren Ohr und im Hörnerven. Neben infiltrativen Schwellungen sind es wieder die meist ausgedehnten Blutungen, die zu schweren, irreparablen Zerstörungen führen. Die Blutungen entstehen meist aus den Ästen der Auditiva interna, seltener aus den Capillaren der Stria vascularis. Im letzteren Falle ist begreiflicherweise sofortige Taubheit die Folge. Neben einer direkten Zerstörung können Infiltrate und Blutungen einen Druck auf den Nerven ausüben und dadurch zu degenerativen Veränderungen veranlassen. In einem Falle Alexanders verlegte eine Blutung den Aquaeductus vestibuli und den Ductus endolymphaticus, was eine exzessive Erweitung des Sacculus, des Ductus reuniens und des Vorhofteils des Ductus cochlearis veranlaßte. Im Hörnerven sind Blutungen und Infiltrate in den Nervenscheiden und in den Kernen des Cochlearis beobachtet worden. Kommt es im inneren Ohr zu der Organisation einer Blutung, so sehen wir die bekannten Bilder der Bindegewebsneubildung und Verknöcherung.

5. Innersekretorische Störungen.

Von innersekretorischen Störungen kommt für unser Fach nur der *Diabetes mellitus* in Frage. Die kretinische Taubstummheit, an deren Besprechung man sonst noch denken könnte, ist nicht diskutabel, seitdem von EUGSTER die endemische Struma und der mit ihr verwandte Kretinismus als nicht erblich erkannt wurde.

Daß bei jedem Diabetiker infolge des erhöhten Blutzuckergehalts mit einer verminderten Abwehrkraft des Gewebes und dementsprechend mit einer verzögerten Heilung bei Infektionen zu rechnen ist, bedarf an dieser Stelle keiner besonderen Erwähnung. Wichtiger ist die Frage zu entscheiden, ob eine *Entzündung des Mittelohres* beim Diabetiker häufiger zu Komplikationen führt und ob diese Komplikationen ernster zu beurteilen sind als bei normalem Zuckergehalt des Blutes. Es ist hier zunächst zu bemerken, daß eine *chronische* Mittelohreiterung nur bei leichten Diabetesfällen beobachtet wurde und den gleichen Verlauf zeigte wie beim Nichtdiabetiker. Für die *akute Mittelohrentzündung* ist die Schwere des Diabetes entscheidend. Leichtere Fälle, die auf eine geeignete Therapie ansprechen, lassen im Verlauf einer akuten Media keine nennenswerten Unterschiede gegenüber dem Normalen erkennen. Vor allem ist zu erwähnen, daß eine Einschmelzung im Warzenfortsatz nicht häufiger vorkommt, als wir sie sonst zu sehen gewohnt sind (UFFENORDE). Bei schwereren Fällen ist dagegen, wie von HESSE auch experimentell festgestellt wurde, die Neigung zur Einschmelzung erhöht. SUCKSTORFF fand unter 18 Mittelohrentzündungen 8mal eine Knochenbeteiligung und EULENSTEIN berechnete die Komplikation durch Mastoiditis auf 40%. GROSSMANN beobachtete bei schwerem Diabetes unter 10 Mittelohreiterungen 9mal eine Warzenfortsatzeinschmelzung. Die Einschmelzung kann bei profuser Eiterung sehr rasch sich entwickeln und in kurzer Zeit zu einer ausgedehnten Zerstörung des Knochens führen, in milderen Fällen beobachtet man eher einen schleichenden Verlauf. Gelegentlich bilden sich Sequester. Relativ häufig erfolgt ein Einbruch ins innere Ohr. Nach NAUNYN sind von 100 gestorbenen Diabetikern drei an einer Mittelohreiterung zugrunde gegangen.

Neben dem komplizierenden Einfluß auf die akute Mittelohrentzündung ist die *degenerative Neuritis des Acusticus* zu nennen. Über ihre Entstehung besteht noch keine Klarheit, doch darf man wohl annehmen, daß durch die allgemeine Gewebsschwäche die Widerstandskraft des Nerven gegen Umweltreize leidet und dadurch eine frühzeitige Abnutzung begünstigt wird. Nach einer Statistik von EDGAR findet sich die Degeneration des Hörnerven in 45% der Fälle. Nach WITTMAACK läßt sich dabei eine starke Zerklüftung und Segmentierung der Nervenfasern im Bereich des Stammes nachweisen. Die Ganglienzellen des Ganglion spirale zeigen eine Zerklüftung ihres Protoplasmas, körnigen Zerfall, Vakuolisierung und Kerndegeneration. Die Zahl ihrer Zellen ist speziell in der unteren Windung deutlich reduziert. Die Affektion beschränkt sich in der Regel auf den cochlearen Teil, doch kann auch der Vestibularapparat befallen werden.

II. Die autonomen Veränderungen.

1. Vererbung anatomischer Eigenarten und Varietäten.

a) Varietäten der äußeren Form.

Für das Studium persönlicher Eigenarten ist es verständlich, daß *die äußere Nase,* welche den Ausdruck des Gesichts entscheidend mitgestaltet, erhöhtes erbbiologisches Interesse erweckte. In besonders markanten Fällen war es auch dem Laien auffällig, daß eine charakteristische Nasenform sich in Generationen wiederholte. War damit schon die Erblichkeit so gut wie erwiesen, so hat erst die neuere Zeit mit ihren genauen Forschungsmethoden wissenschaftliche Klarheit gebracht.

Die wissenschaftliche Forschung verlangt eine exakte Messung der äußeren Nase. Sie hat nach bestimmten Gesetzen zu erfolgen.

Wir verstehen nach LEICHER unter:

Nasenhöhe die gradlinige Entfernung des Nasenwurzelpunktes (der Sutura nasofrontalis) vom „Subnasale", dem Punkt, der an dem einspringenden Winkel der Nasenscheidewand und der Integumentaloberlippe gelegen ist,

Nasenbreite die gradlinige Entfernung der beiden Alaria, d. h. der Punkte der größten seitlichen Ausladungen der beiden Nasenflügel,

Nasentiefe die projektivische Entfernung der Nasenspitze vom hintersten Punkt des Ansatzes der Nasenflügel an der Wangenhaut.

Je nach dem Verhältnis der Höhe zur Breite und der Breite zur Tiefe sprechen wir von einem Höhenbreitenindex und einem Breitentiefenindex.

Die Messung hat ferner die *Form* des Nasenrückens, der Nasenwurzel, der Nasenspitze, der Nasenbasis, der Nasenlöcher und der Nasenflügel zu berücksichtigen.

Mit Hilfe dieser Messungen wurden von v. VERSCHUER und später von LEICHER Untersuchungen an eineiigen und zweieiigen Zwillingen angestellt, mit dem Ergebnis, daß bei eineiigen Zwillingen eine weitgehende Übereinstimmung in der Nasenform besteht, während diese Übereinstimmung bei zweieiigen sich nicht in diesem Maße nachweisen ließ. Bei LEICHER fand sich unter 39 eineiigen Zwillingspaaren bei 31 eine völlige Übereinstimmung zwischen den beiden Zwillingen, bei den acht restlichen Paaren im großen ganzen ebenfalls Übereinstimmung und nur in dem einen oder anderen der genannten Merkmale eine geringfügige Verschiedenheit. Von 27 zweieiigen Zwillingspaaren stimmten nur 12 vollkommen überein. Bei den übrigen 15 Paaren waren in einem oder in mehreren Merkmalen Unterschiede vorhanden, bei einigen in sehr erheblichem Grade. *Durch diese Untersuchungen ist die Erblichkeit der äußeren Nasenform eindeutig erwiesen.*

Über *Einzelheiten* in der Vererbung hat schon CHERVIN berichtet, allerdings ohne genauere Messungen vorzunehmen. Er fand, daß bei Kreuzung von bolivianischen Indianern und Negern die hohe schmale Nase über die niedere breite Nase dominiere.

Zu demselben Ergebnis kam SALAMAN bei Untersuchungen der jüdischen Nase. Er stellte eine Dominanz des schmalen hochrückigen Typus über den der breiten Nase fest.

Von besonderem Interesse sind die Beobachtungen von EUGEN FISCHER bei den Rehobother Bastarden, die zum erstenmal auf genauen Messungen beruhen. Er konnte an einem allerdings nicht sehr großen Material feststellen, daß die Vererbung des Höhenbreitenindex der Nase nach den MENDELschen Gesetzen erfolgt. Er fand, daß die Heterozygoten der Mehrzahl nach als solche erkennbar seien, da sie mittlere Indices haben. Die breite Nasenform ist recessiv, die schmale dominant. Zum Teil sind auch Heterocygoten schmalnasig.

Eine weitere, gründliche Bearbeitung dieser Fragen verdanken wir LEICHER. Er kommt auf Grund vielseitiger Untersuchungen zu dem gleichen Schluß wie die früheren Forscher, daß *die schmale Nasenform dominant, die breite recessiv* ist. Die Heterocygoten sind zum größten Teil als solche erkennbar.

LEICHER hat anschließend, zur genaueren Charakterisierung der Nasenform, auch die Vererbung des Nasenrückens, der Nasenwurzel, der Nasenspitze, der Nasenbasis, der Nasenlöcher und der Nasenflügel studiert. Für die Beurteilung dieser Verhältnisse haben wir, wie LEICHER schreibt, keine festen, einheitlichen Maße, da die Variationen zu vielgestaltig sind. Wir sind deshalb auf die subjektive Bewertung angewiesen. Es ist jedoch streng darauf zu achten, daß nur ausgewachsene Nasen, d. h. solche von Personen über 21 Jahren untersucht werden.

Auf Einzelheiten soll bei Beschreibung dieser Verhältnisse nicht eingegangen werden, da eine ausführliche Bearbeitung uns zu weit führen würde. Wir können auch um so eher darauf verzichten, da in diesen Fragen noch manches ungeklärt ist. Ein Überblick über die bisherigen Ergebnisse soll das Wesentliche in kurzen Sätzen zur Darstellung bringen.

Am *Nasenrücken* unterscheiden wir bei Profilbetrachtung den konkaven, den geraden und den konvexen Rücken, sowie die lange, mittellange und kurze Form. Bei Betrachtung von vorn erkennen wir den breiten, mittelbreiten und schmalen Nasenrücken. Nach den Beobachtungen von LEICHER, die sich auf die Befunde bei 98 Familien stützen, ist der konvexe gegenüber dem konkaven dominant. Über den geraden Nasenrücken besteht noch keine eindeutige Klarheit. Die Verbindung von Eltern mit geradem Nasenrücken zeigt eine deutliche Aufspaltung in Kinder mit konkavem, geradem und konvexem Nasenrücken. Andere Beobachtungen legen wieder den Gedanken nahe, daß der gerade Nasenrücken durch Homozygoten repräsentiert wird und sich sowohl gegenüber dem konvexen wie dem konkaven dominant vererbt. Was die *Breite* des Nasenrückens betrifft, so dominieren die schmalen über die breiten.

Die *Nasenwurzel* ist abhängig von der Gestalt der Nasenbeine und des Processus frontalis, sowie von der Ausbildung der Glabellagegend. Man unterscheidet 3 Formen: die tiefe, die mäßig hohe (mittlere) und die hohe (flache) Nasenwurzel. Ein klares Bild läßt sich bisher von der Vererbung der einzelnen Formen nicht geben. Es ist dies nach dem Gesagten ohne weiteres verständlich, denn wie erwähnt, ist die Entwicklung der Nasenwurzel von verschiedenen Faktoren abhängig. Vielleicht läßt sich aus den bisherigen Befunden folgern, daß sich die flache Nasenwurzel recessiv vererbt.

Für die *Nasenspitze,* bei der wir die schmale (spitze), mittelbreite und stumpfe Form unterscheiden, läßt sich ebenfalls kein klares Bild formen. Man kann vermutungsweise annehmen, daß sich die spitze Form dominant, die stumpfe recessiv verhält.

Die *Nasenbasis* (Lochfläche) ist darauf zu untersuchen, ob sie horizontal, nach vorn oben oder nach vorn unten gerichtet ist. Die bisherigen Untersuchungsbefunde deuten darauf hin, daß die nach vorn oben gerichtete Nasenbasis sich dominant, die nach vorn unten gerichtete recessiv vererbt. Die Verbindung zweier horizontal gerichteten Lochflächen zeigt eine Aufspaltung mit Dominanz der nach oben gerichteten Nasenbasis.

Die *Nasenlöcher,* bei denen wir längsovale, schrägovale, querovale und rundliche Formen unterscheiden, ergeben erbbiologisch betrachtet kein einheitliches Bild. Es ist bis zu einem gewissen Grade wahrscheinlich, daß sich das rundliche Nasenloch recessiv vererbt.

Bei den *Nasenflügeln* unterscheiden wir die hervortretenden, aufgeblähten und die hochstehenden Nasenflügel bei Verlängerung des häutigen Septums nach unten. Während sich für die erste Form kein bestimmter Erbgang ermitteln ließ, scheint für den Hochstand der Nasenflügel bei gleichzeitiger Verlängerung des häutigen Septums eine recessive Vererbung vorzuliegen.

Von den Varietäten der *inneren Nase* sind die Abweichungen der Apertura piriformis und des Nasenbodens (der Fossae praenasales, der Spina nasalis ant. u. a.) für uns nicht von Interesse.

Um so größere Bedeutung kommt den *Veränderungen der Nasenscheidewand* zu, wie sie sich vor allem in der bekannten Leistenbildung äußert.

Die *idiopathische Septumleiste,* die uns hier interessiert, unterscheidet sich durch ihre Form ziemlich sicher von der traumatisch bedingten Verbiegung der Nasenscheidewand. Sie tritt in zwei verschiedenen Arten in die Erscheinung. Die übliche und weitaus häufigste Form ist die der schräg nach hinten oben verlaufenden Leiste. Es läßt sich dabei beobachten, daß der knorpelige Teil des Septums entlang dem oberen Vomerrand seitlich vorspringt und so die erwähnte, mehr oder weniger scharfkantige Leiste bildet. Bei der anderen Form weicht der freie Rand des Septumknorpels von der Mittellinie ab und treibt das häutige Septum seitlich vor (Abb. 5). Von den verschiedenen Theorien, die dieses Geschehen zu erklären suchen, ist die schon von RETHI, SCHECK, KILLIAN u. a. vertretene Anschauung die beste und überzeugendste, daß es sich um eine *Wachstumsanomalie* handelt. Sie entsteht dadurch, daß die knorpelige Pars quadrangularis des Septums über ihren Rahmen hinauswächst. Sie gleitet dabei entweder am Vomerrand ab und bildet die charakteristische Septumleiste oder sie schiebt sich am freien Rande seitlich vor und verursacht die Vorwölbung des häutigen Septums.

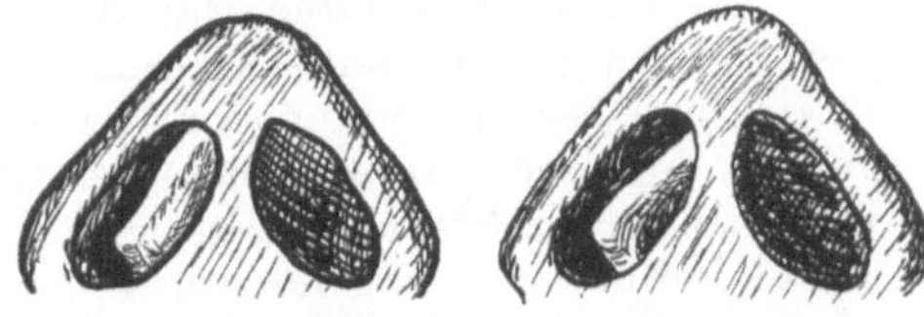

Abb. 5. Seitliche Abweichung des Nasenseptums bei einem eineiigen Zwillingspaar. (Nach LEICHER.)

Bei der Beurteilung der *Erblichkeit* ist die Tatsache als wichtig zu berücksichtigen, daß die idiopathische Septumleiste außerordentlich häufig vorkommt. Man kann sagen, daß die — wenn auch oft nur in geringem Grade — verbogene Nasenscheidewand fast die Regel, die gerade die Ausnahme bildet. Es bedeutet dies eine erhebliche Erschwerung für unser Urteil, denn wenn eine Erscheinung so häufig vorkommt, daß sie fast als Norm anzusehen ist, so besagt auch eine starke familiäre Häufung nichts über die Vererbung. Es bedarf einer strengen Sichtung und kritischen Auslese bestimmter, besonders prägnanter Formen, wenn wir uns ein klares Bild über die Vererbungsverhältnisse machen wollen.

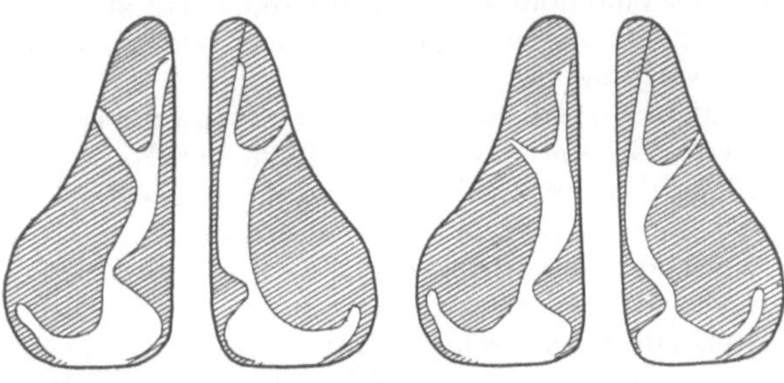

Abb. 6. Übereinstimmende Septumleiste bei einem eineiigen Zwillingspaar. (Nach M. SCHWARZ.)

Nach den Familienuntersuchungen LEICHERs fand sich bei 28 Kindern, deren beide Eltern ein gerades Septum hatten, 26mal wieder eine gerade Nasenscheidewand, 2mal eine Septumdeformität. Von 60 Kindern, deren Eltern beide eine Septumverbiegung hatten, zeigten 49 eine Leistenbildung, 11 ein gerades Septum. Von 200 Kindern, bei denen nur eines der Eltern eine Septumleiste hatte, hatten 138 eine Septumdeformität, 62 nicht.

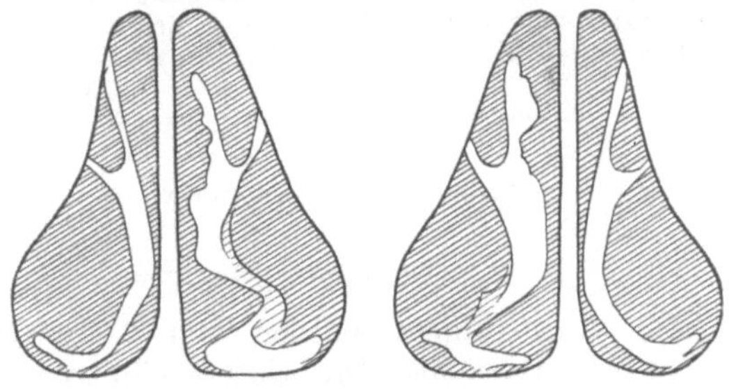

Abb. 7. Spiegelbildliche Übereinstimmung einer Septumleiste bei einem eineiigen Zwillingspaar. (Nach M. SCHWARZ.)

Bei eineiigen Zwillingen fand er bei der großen Mehrzahl eine Übereinstimmung in Gestalt und Sitz der Deformität, während bei seinen Familienuntersuchungen in dem größeren Teil der Fälle keine Ähnlichkeit bestand.

Eine weitere, sehr wesentliche Klärung brachten die Zwillingsuntersuchungen von M. SCHWARZ. Er hat 84 Zwillingspaare (53 eineiige und 31 zweieiige) auf ihre Formverhältnisse der Nasenscheidewand untersucht. Er fand unter den eineiigen Paaren in 41,5% ein fast vollkommen gleiches Bild, in weiteren 11,3% spiegelbildliche Übereinstimmung (Abb. 6 u. 7). Insgesamt bestand somit volle Konkordanz in fast 53%. Demgegenüber zeigten die zweieiigen Zwillinge ein durchaus verschiedenes Bild. Es war in 9,6% der Fälle eine übereinstimmende Formgestaltung nachweisbar, in *einem* Fall fand sich ein spiegelbildliches Verhältnis, bei 3 Zwillingspaaren war die Nasenscheidewand gerade, und 77,4% zeigten eine ausgesprochene Diskordanz. Bei Familienuntersuchungen konnte SCHWARZ, in Übereinstimmung mit LEICHER, beobachten, daß eine einheitliche Form der Septumdeformität nicht festzustellen war. Es fanden sich Leisten und Dornen in wechselnder Lage, Anordnung und Größe.

Diese Befunde lassen eindeutig erkennen, daß die Entstehung der idiopathischen Septumdeviation in hohem Maße von erblichen Faktoren abhängig ist. Besonders überzeugend sind die Ergebnisse der Zwillingsuntersuchung. Der Vergleich der eineiigen und zweieiigen Zwillingspaare ergibt so auffallende Unterschiede, daß an dem Einfluß erblicher Faktoren nicht gezweifelt werden kann. Auf den ersten Blick mag es vielleicht befremden, daß nur 53% der eineiigen Zwillinge volle Konkordanz zeigten. Bei dem erbgleichen Material möchte man eher eine höhere Zahl erwarten. Daß sie nicht erreicht wurde, läßt darauf schließen, daß neben den erblichen Faktoren auch paratypische Einflüsse auf die Gestaltung des Septums einwirken. Es ist dies sehr verständlich, wenn wir bedenken, daß es sich bei der Septumdeviation um eine Wachstumsanomalie handelt. Bei der exponierten Lage der Nase werden in den Zeiten der Entwicklung die verschiedensten Reize die Nasenscheidewand treffen und fördernd oder hemmend auf ihr Wachstum einwirken.

Varietäten der Ohrmuschel. Bei den Varietäten der Ohrmuschel müssen wir unterscheiden: Varietäten der Dimension, der Insertion und der Konfiguration (abstehende Ohrmuscheln, DARWINscher Höcker).

Für die Dimension haben wir wieder bestimmte Maße. Wir verstehen unter *Ohrbasis* (morphologische Ohrbreite) die geradlinige Entfernung zwischen dem oberen und unteren Insertionspunkt der Ohrmuschel,

Physiognomischer Ohrlänge die geradlinige Entfernung zwischen Ohrmuschelscheitel und tiefstem Punkt des Ohrläppchens,

Physiognomischer Ohrbreite die kürzeste Entfernung zwischen dem hintersten Punkt des hinteren Helixrandes und der Ohrbasis,

Länge des Ohrläppchens die geradlinige Entfernung der tiefsten Stelle der Incisura intertragica vom tiefsten Punkt des Ohrläppchens.

Das Verhältnis der einzelnen Größen zueinander ergibt dann bestimmte Indices. Es ist

$$\text{der physiognomische Ohrindex} = \frac{\text{physiognomische Ohrbreite} \times 100}{\text{physiognomische Ohrlänge}}$$

$$\text{Ohrbasis-Ohrlängen-Index} = \frac{\text{Ohrbasis} \times 100}{\text{physiognomische Ohrlänge}}$$

$$\text{Ohrläppchen-Index} = \frac{\text{Länge des Ohrläppchens} \times 100}{\text{physiognomische Ohrlänge}}.$$

Auf diese Indices wurden von v. VERSCHUER und später von LEICHER Zwillinge untersucht. Die Untersuchungen ergaben — die einzelnen Indices etwas variierend — für eineiige Zwillinge eine Konkordanz von 59—69%, für zweieiige von 44—48%. Dieses Ergebnis beweist, daß für die Gestaltung der Ohrmuschel ein erblicher Faktor maßgebend ist, daß aber zugleich auch Umweltseinflüsse von Bedeutung sind.

Zur genaueren Bestimmung der Vererbungsart hat LEICHER Familienuntersuchungen vorgenommen. Als schmalohrig galten dabei Patienten mit einem physiognomischen Ohrindex von 55 an abwärts, als breitohrig solche mit einem Index von 65 an aufwärts. Im ganzen wurden 33 Elternpaare mit insgesamt 101 Kindern untersucht, die sich folgendermaßen verteilten:

18	Elternpaare beide schmalohrig mit zusammen	53	Kindern
4	„ „ breitohrig „ „	12	„
11	„ je eines schmalohrig, eines breitohrig mit	36	„

Von den 53 Kindern aus der Kreuzung schmalohrig × schmalohrig waren 41 schmalohrig, die übrigen 12 hatten einen mittleren Index.

Die 12 Kinder aus der Verbindung breitohrig × breitohrig waren alle breitohrig.

Von den 36 Kindern aus der Kreuzung schmalohrig × breitohrig waren 18 Kinder schmalohrig, 3 breitohrig, die restlichen 15 von mittlerem Index.

LEICHER zieht aus diesen Befunden den berechtigten Schluß, daß sich *das schmale Ohr dominant, das breite recessiv vererbt.*

Von der verschiedenartigen *Insertion der Ohrmuschel* hat die *Neigung der Insertionslinie* einiges Interesse. Die abnorm hoch und abnorm tief gelagerte Ohrmuschel (Ohrmuschelhochstand und Ohrmuscheltiefstand) kommen nur ganz selten vor und sind deshalb von untergeordneter Bedeutung.

Als Maß für die Neigung der Ohrmuschel hat der Winkel zu gelten, den die vordere Insertionslinie (Ohrbasis) mit der Ohr-Augenebene bildet. Diese Ebene läuft durch den oberen Rand der Gehörgänge und den unteren Rand der Orbitae. Der durchschnittliche Insertionswinkel beträgt 77°. Als Grenze zwischen gerader und schiefer Insertion wird ein Winkel von 70° angenommen. Ist er größer, so sprechen wir von einer geraden, ist er kleiner, von einer schiefen Insertion.

Auf Grund seiner Familienuntersuchungen, die 73 Elternpaare und deren 223 erwachsene Kinder umfassen, kommt LEICHER zu folgendem Schluß: Die *gerade* Insertion vererbt sich *dominant*, die *schiefe recessiv*. Bei der verhältnismäßig geringen Zahl der schiefen Insertionen ist vielleicht mit einem dihybridrecessiven Erbgang zu rechnen.

Zu den Varietäten der Insertion ist auch das „*angewachsene Ohrläppchen*" zu rechnen. Über seine Erblichkeit lassen die Zwillingsuntersuchungen von v. VERSCHUER und LEICHER keinen Zweifel. Nach ihren Beobachtungen fand sich bei 96 eineiigen Zwillingen in bezug auf das angewachsene Ohrläppchen eine Konkordanz von 100%, während sich bei 61 zweieiigen Zwillingen 7mal eine Diskordanz nachweisen ließ.

Über den Erbgang liegen Untersuchungen von CARRIÈRE vor. Er hat 15 Familien mit 138 Personen untersucht und kam zu dem Schluß, daß sich das angewachsene Ohrläppchen dominant vererbe. Im Gegensatz zu seinen Befunden fand HILDÉN bei einer Untersuchungsreihe von 247 Personen, daß das *freie* Ohrläppchen dominante Eigenschaften habe. Seine Beobachtungen werden durch die Untersuchungen LEICHERS voll bestätigt. Er hat 76 Elternpaare mit 284 Nachkommen untersucht und kommt zu dem einwandfreien Schluß, *daß sich das frei herabhängende Ohrläppchen dominant, das angewachsene einfach recessiv vererbt.*

Von den *Varietäten der Konfiguration* sind die „*abstehenden Ohren*" zu erwähnen. Die abstehende Form der Ohrmuschel kann doppelseitig und einseitig auftreten, sie kann die ganze Ohrmuschel betreffen oder sich auf den oberen Teil beschränken (GRADENIGO). Für ihre Entstehung wurde früher die Art der Kopfbedeckung im Kindesalter verantwortlich gemacht, doch dürfen wir nach neueren Untersuchungen annehmen, daß neben Umweltseinflüssen ein erblicher Faktor maßgeblich mitwirkt. Schon das rassenmäßige Vorkommen der abstehenden Ohren weist auf die konstitutionelle Genese hin. So erwähnt TOPINARD, daß er sie auffallend häufig bei Kabylen, Kalmücken und Turkmenen angetroffen habe, und PÖCK fand sie als Merkmal der vorderasiatisch-dinarischen Rasse. Ferner spricht eine Beobachtung von BAUER für die idiotypische Bedingtheit, der bei einem eineiigen Zwillingspaar ein deutliches Abstehen der rechten Ohrmuschel fand, während die linke normale Gestalt hatte. Von LEICHER wurden 3 Familien mitgeteilt, in denen sich eine auffallende Häufung der abstehenden Ohren fand, die zum Teil schon in den ersten Lebensmonaten beobachtet wurden. Über die Art der Vererbung läßt sich bei dem kleinen Material, das bisher vorliegt, nichts Bestimmtes sagen. Nach LEICHER ist am ehesten eine recessive Vererbung anzunehmen.

Eine weitere Varietät, die schon immer reges Interesse bei den Otologen fand, ist die DARWINsche *Spitze*. Sie ist als Hemmungsbildung aufzufassen und läßt nach SCHWALBE je nach dem Grad der Entwicklung 6 verschiedene Formen erkennen. Bei der schwersten Form, die etwa der Entwicklungsstufe des 4.—6. Fetalmonats entspricht, ist der Helixrand im ganzen hinteren und oberen Teil umgefaltet, wobei die DARWINsche Spitze scharf nach hinten vorspringt (Macacusohr). Im 2. Grad ist er noch nach hinten zu umgefaltet, doch die Spitze nur noch angedeutet (Cercopithecusohr). Bei den leichteren Graden findet sich dann eine mehr oder weniger normale Faltung des Helix und nach hinten zu ein umschriebener Höcker oder auch nur eine Verdickung (Abb. 8). Das DARWINsche Ohr wird einseitig oder doppelseitig beobachtet.

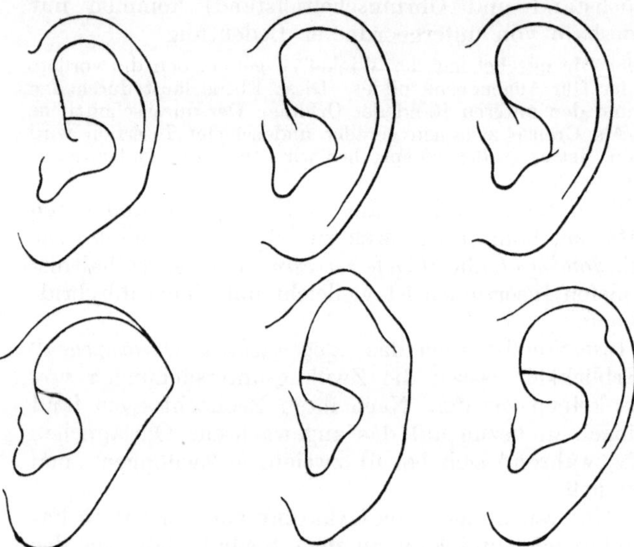

Abb. 8. Varietäten der äußeren Ohrmuschel. (Nach SCHWALBE.)

Über die Erblichkeit des DARWINschen Ohres geben Zwillingsuntersuchungen von v. VERSCHUER, die durch einige Fälle LEICHERs ergänzt wurden, Aufschluß. Untersucht wurden insgesamt 39 eineiige Zwillingspaare. Bei *einseitigem* Sitz (20 Paare) waren 11 gleichseitig, 5 spiegelbildlich konkordant, 4 diskordant. Bei *doppelseitigem* Sitz fand sich 9mal volle Übereinstimmung. Bei 5 Paaren war der DARWINsche Höcker bei dem einen Zwilling doppelseitig, beim anderen einseitig vertreten. Bei 2 Paaren fand sich eine ausgesprochene Diskordanz. Diese Befunde lassen keinen Zweifel an der Erblichkeit des DARWINschen Ohres.

Eine eigenartige Varietät der Ohrmuschel, die schon eher als Mißbildung anzusehen ist, wurde von EDITH POTTER beschrieben. Sie fand eine kleine deformierte Muschel mit eingestülptem Rand und kurzem, nach unten anstatt nach oben ziehendem Helix. Die normalerweise nach dem Kopf zu stehende Hinterfläche der Muschel bildet die Seitenfläche. Das Ohrläppchen steht rechtwinklig vom Kopf ab. Es entsteht so ein kapuzenähnliches Gebilde, das den Gehörgang vollkommen verdeckt. Dieses mißgebildete Ohr wurde in 5 Generationen bei 23 Personen doppelseitig beobachtet. Der Erbgang ist dominant.

Über die anderen Varietäten der Ohrmuschel, das „Katzenohr", das „Buschmannohr", die oben abgeplattete Ohrmuschel liegen bisher keine erbbiologischen Untersuchungen vor, die uns ein Urteil darüber erlauben, ob diese Formen als idiotypisch oder paratypisch bedingt anzusehen sind. Ich muß mich deshalb mit einer Erwähnung dieser Formen begnügen. Es gilt dies auch von dem bekannten „*Mozart*schen Ohr", einer abnormen in der Concha verlaufenden Leiste. Von diesem Ohr wissen wir allerdings, daß die Mißbildung bei *Mozart* und seinem Sohn, bei beiden auf der linken Seite vorhanden war.

b) Varianten der Schleimhaut.

Die histologische Betrachtung der Schleimhaut läßt in dem Gebiete der Luftwege und des Mittelohres grundsätzliche Verschiedenheiten erkennen. Wir sehen einmal eine ausgesprochene hohe Schleimhaut mit breiter, weitmaschiger Bindegewebsgrundlage, ein andermal ein auffallend niederes, dünnes und straffes Gewebe und ein drittesmal eine Schleimhaut, die in ihrem Aufbau etwa in der Mitte zwischen diesen beiden Extremen gelegen ist. Wir unterscheiden dementsprechend nach WITTMAACK eine *hyperplastische*, eine *hypoplastische* und eine *mesoplastische Schleimhaut*. Da der Aufbau der Schleimhaut nicht nur eine anatomisch interessante Variante darstellt, sondern auch für *ihre Funktion* und damit *klinisch* von großer Bedeutung ist, so erscheint es gerechtfertigt, die genetische Entwicklung der einzelnen Schleimhautformen gründlich zu bearbeiten.

Über das Problem der Schleimhautgenese wurde schon sehr viel geschrieben. Zu ihrem Verständnis ist die Kenntnis der embryonalen Entwicklung die notwendige Voraussetzung. Sie ist besonders gründlich im Mittelohr studiert worden; diese Studien sollen deshalb als Grundlage für unsere Darstellung benützt werden.

Die Räume des Mittelohres sind zu Beginn ihres Bestehens von embryonalem Gallertgewebe ausgefüllt. Nur ein schmaler Spalt entlang dem Trommelfell gelegen, ist frei von diesem Gewebe und bildet die erste Andeutung des späteren Hohlraumes. Das Gallertgewebe bildet sich im Laufe der nächsten Monate allmählich zurück und wird zur Schleimhaut des Mittelohres. Es läßt sich dabei beobachten, daß schon früh Einsenkungen des Oberflächenepithels entstehen, die in breiter Front oder auch fingerförmig schmal und spitz tief in das lockere weitmaschige Gewebe hineinreichen. Solche Einsenkungen treten gleichzeitig an verschiedenen Stellen auf, die einen schieben sich tiefer vor, andere weniger tief, sie können parallel, kon- oder divergent verlaufen. Bei konvergentem Verlauf hat man gelegentlich den Eindruck, daß eine Abschnürung des Füllgewebes bezweckt und erreicht wird. Zugleich lassen sich im embryonalen Füllgewebe selbst Veränderungen im Sinne einer Verfestigung und Retraktion beobachten. In den fixen Zellen des Bindegewebes kommt es, wie M. SCHWARZ gezeigt hat, zur Bildung kollagener Fäserchen, die zunächst in geringer Zahl vorhanden sind, sich aber bald vermehren und auch in der Intercellularsubstanz als lockenartige Bündel oder in wilder Verfilzung nachweisbar sind. Auch die fixen Bindegewebszellen ändern ihren Charakter, sie werden schmäler und protoplasmaärmer und nehmen mehr und mehr die Spindelform an, die für Fibroblasten typisch ist. Da sich gleichzeitig mit dieser Verfestigung des Bindegewebes die Intercellularsubstanz zurückbildet, so entwickelt sich allmählich aus dem ursprünglichen Gallertgewebe eine wechselnd dicke Schicht von locker fibrillärem Bindegewebe.

Während die passive Rückbildung des Bindegewebes, wie sie von SCHWARZ beschrieben wurde, ziemlich allgemein anerkannt wurde, besteht über die *Funktion des Epithels* bei dem Rückbildungsprozeß noch keine Übereinstimmung. Von PREYSING, WITTMAACK, W. ALBRECHT, M. SCHWARZ u. a. wird angenommen, daß das Epithel, neben der passiven Rückbildung des Gewebes, eine *aktive* Funktion im Sinne einer Einwucherung besitzt, welche die Retraktion des Füllgewebes veranlaßt und zu seiner Abschnürung führt. PREYSING spricht dementsprechend von Einsprossen des Epithels, während WITTMAACK die Epithelfurchen als Einsenkungen bezeichnet. Von SINGER und RUEDI wird die aktive Beteiligung des Epithels abgelehnt, da sich bei dem sich einsenkenden Epithel nur ausnahmsweise — RUEDI spricht von einem einzigen Fall — Epithelverdickungen und Epithelsprossungen nachweisen lassen. Sie erklären sich die Einsenkungen rein mechanisch, durch Retraktion des Bindegewebes bedingt, dem das bedeckende Epithel folgen muß. Dieser Einwand der fehlenden Epithelsprossung mag auf den ersten Blick eine gewisse Berechtigung haben, wenn auch Verdickungen und Wucherungen des Epithels — an einem größeren Material studiert — entschieden häufiger nachweisbar sind, als RUEDI annimmt. Für eine aktive Tätigkeit des Epithels läßt sich dagegen anführen, daß die Epitheleinsenkungen sich zu einer Zeit nachweisen lassen, da das Füllgewebe noch keine deutlichen Erscheinungen einer nennenswerten Verfestigung und Rückbildung erkennen läßt. Vor allem aber spricht *die Form der Epitheleinsenkung* gegen eine Retraktion durch das sich zurückbildende Bindegewebe. Wie die Abb. 9 und 10 erkennen lassen, zeigt die Einsenkung zuweilen das Bild eines ganz schmalen Spaltes, der sich — auch bei Serienbetrachtung — tief in das Gewebe hinein verfolgen läßt. Im zweiten Falle sehen wir spitz endigende, sich teilende Formen. Beide Bilder finden durch eine passive Retraktion keine befriedigende Erklärung, zumal die Abbildungen von Feten im 5.—6. Monat stammen, also ein Stadium wiedergeben, in dem die Versteifung des Bindegewebes sich in den ersten Anfängen befindet und keine nennenswerte Retraktionskraft besitzt. Eine weitere Klärung dieser strittigen Frage gibt

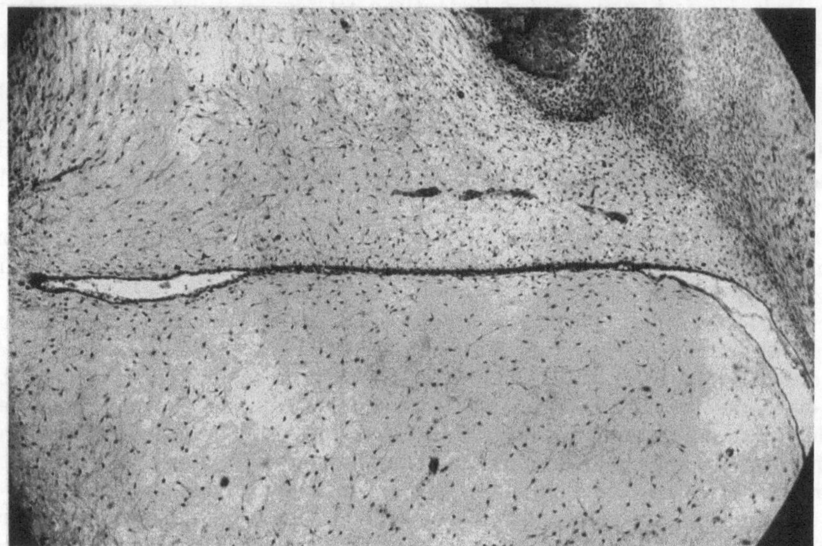

Abb. 9. Einsenkung des Epithels (5.—6. Embryonalmonat).

zuletzt — und nach unserer Auffassung maßgebend — der Vergleich mit den Verhältnissen in der Nase und ihren Nebenhöhlen. Sie werden bei der Besprechung der Pneumatisation eingehend behandelt werden, es sei hier nur kurz darauf hingewiesen, daß in der Nase dem Epithel die maßgebende Bedeutung zuerkannt werden muß, seitdem M. SCHWARZ einwandfrei zeigen konnte, daß sich die Epithelgänge nach ganz bestimmten Gesetzen aufteilen und in das Bindegewebe eindringen. Ein solches Gesetz ist für die Paukenhöhle noch nicht gefunden worden, aber wenn wir die Schnitte aus Ohr und Nase miteinander vergleichen, so finden wir in der Paukenhöhle die gleichen Bilder wie in der Nase: hier wie dort die gleichen, schmal und scharf sich einsenkenden Epithelgänge. Bezeichnenderweise sind auch in der Nase die Epithelverdickungen, von denen oben die Rede war, nur selten und nur in geringer Stärke zu sehen. Es hat dies — wie SCHWARZ gezeigt hat — seinen einfachen Grund darin, daß es sich weniger um eine Sprossung, als um eine *Teilung* handelt. Wir dürfen daher berechtigterweise annehmen, daß im Ohr grundsätzlich das gleiche Geschehen vorliegt wie in der Nase. Ja, wir können noch weiter gehen. Nicht nur in der Nase, sondern — wie HEIDENHAIN und seine Schule nachwies — auch in der Lunge, im Darm, in den Drüsen kommt dem Epithel die formgebende Funktion zu, und diese Einheitlichkeit des Geschehens im gesamten Organismus weist mit Bestimmtheit darauf hin, daß auch die Schleimhaut des Mittelohres keine Ausnahme macht.

Die Rückbildung des embryonalen Gewebes ist bei den einzelnen Individuen sehr verschieden, In dem einen Fall läßt sich schon früh eine lebhafte Tätigkeit beobachten. An verschiedenen Stellen der Oberfläche sieht man tiefe Einsenkungen des Epithels und die kollagenen Fasern treten in verhältnismäßig dichter Form in die Erscheinung. Bei einem andern gleichaltrigen Fet findet sich das entgegengesetzte Verhalten, daß das Epithel nicht die geringste Neigung zeigt sich einzusenken und das Gewebe träge, energielos, ohne alles Leben vor uns liegt. Solche Unterschiede in der Rückentwicklung lassen sich bei gleichaltrigen Feten in jedem Stadium beobachten. Zwischen den genannten Extremen kommen alle Übergänge vor.

Aus diesem Unterschied in der Rückbildungstendenz erklärt es sich, daß sich das Gewebe im einen Fall rasch, kräftig und bis auf den letzten Rest zurückbildet, während die Rückbildung in anderen Fällen träge, langsam und ungenügend erfolgt. Besonders in den Nischen der Fenster und des Recessus epitympanicus bleiben oft breite Gewebspolster zurück.

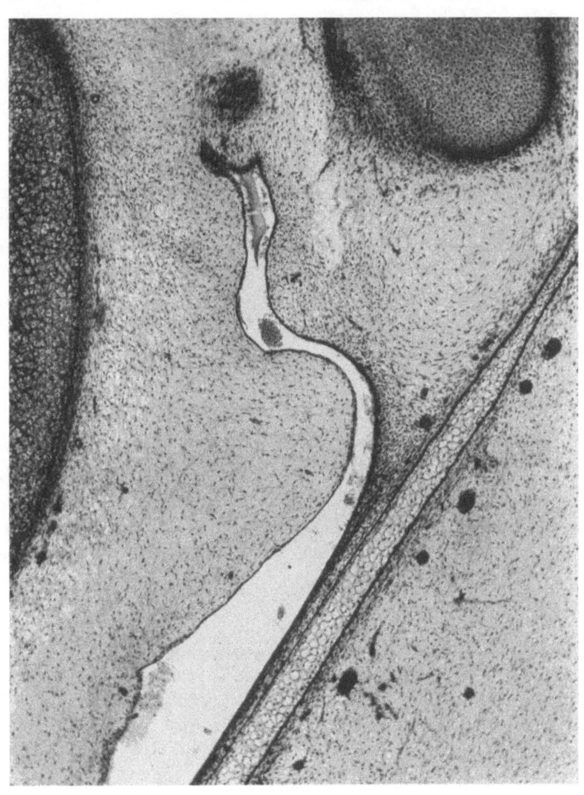

Abb. 10.
Einsenkung und Teilung des Epithels (5.—6. Embryonalmonat.)

Die Verschiedenheit im Rückbildungsprozeß ist die Ursache, daß der Aufbau der Schleimhaut im späteren Leben die Unterschiede zeigt, die wir früher erwähnt haben. Wir unterscheiden, um dies zu wiederholen, eine hyperplastische, mesoplastische und hypoplastische Form. Im Genaueren läßt sich beobachten, daß die breite subepitheliale Gewebsschicht des *hyperplastischen Typus* sehr gefäßreich ist und zum Teil noch rein myxomatöse Eigenschaften erkennen läßt. Man findet nach WITTMAACK einen Aufbau aus mehr sternförmig sich verästelnden Bindegewebszellen bei relativ weitmaschigem Gewebe, mit einem oft hohen Schleimhautepithel, schwankend vom kubischen bis zum Zylinder- oder Flimmerepithel. Das flache subepitheliale Bindegewebe der *hypoplastischen (fibrösen) Schleimhaut* zeichnet sich bei niederem kubischem Epithel durch geringen Gefäßgehalt aus und läßt straffe, nur mit wenigen, lang ausgezogenen Spindelzellen durchsetzte Gewebszüge erkennen. Die *mesoplastische (normale) Schleimhaut* liegt in der Mitte zwischen dem außergewöhnlich lockeren und straffen Gewebsaufbau (Abb. 11).

Die Rückbildungsvorgänge in der *Nase und ihren Nebenhöhlen* entsprechen im wesentlichen denen in der Paukenhöhle (M. SCHWARZ, RUNGE u. a.). Über die Gleichartigkeit der Epitheleinsenkungen wurde oben schon berichtet, und auch das Bindegewebe läßt die gleichen Vorgänge wie im Mittelohr erkennen. Ein Unterschied besteht in dem *zeitlichen* Beginn der Entwicklung, insofern die Rückbildung früher einsetzt als im Ohr. Schon im 3.—4. Embryonalmonat ist neben der Einsenkung des Epithels eine Einlagerung kollagener Fasern zu beobachten, die rasch zunimmt. Entsprechend früh rücken die Bindegewebszellen auseinander, verlieren ihren embryonalen Charakter und werden zu Fibroblasten. Das typische Bild des locker fibrillären Bindegewebes ist dadurch rasch und viel früher erreicht als im Mittelohr.

Dementsprechend finden wir im fertigen *Aufbau der Nasenschleimhaut* die gleichen Unterschiede wie im Mittelohr. Auch hier haben wir eine hyperplastische Form, von Uffenorde als ödematöse Schleimhaut bezeichnet, die sich durch den lockeren Bau ihres bindegewebigen Grundstockes auszeichnet. Sie ist, wie Runge schreibt, reich an Schleimdrüsen und Gefäßen. Ihr Gegensatz ist die *fibröse Schleimhaut*. Sie hat nur eine geringe Schichtdicke mit einer dichten Lagerung der Bindegewebsfasern. Die Dichtigkeit kann so ausgesprochen sein, daß ein narbenähnliches Bild entsteht. Charakteristisch ist eine spärliche Entwicklung der Schleimdrüsen sowie an Stelle des Flimmerepithels ein mehr flaches, kubisches Epithel. Zwischen diesen beiden Extremen steht wieder die *mesoplastische Schleimhaut*, welche der durchschnittlichen Norm entspricht.

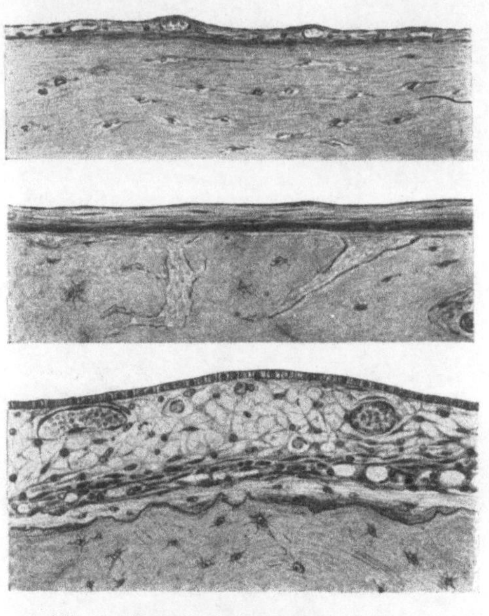

Abb. 11. Hypoplastische, mesoplastische und hyperplastische Schleimhaut.

Es erhebt sich die wichtige Frage: *Worin besteht die letzte Ursache, daß wir einmal eine lebhafte Rückbildung des embryonalen Gewebes, ein andermal eine ausgesprochene Trägheit des Gewebes beobachten?* Sind es *äußere Einflüsse*, welche die normale Entwicklung stören oder liegt das verschiedene Verhalten des Gewebes in der *Anlage* begründet? Wittmaack und Runge haben ursprünglich die Meinung vertreten, daß es Umweltseinflüsse sind, welche die Entwicklung des Gewebes bestimmen. Im intrauterinen Leben wurde dem in die Hohlräume von Nase und Ohr eingedrungenen Meconium, das sich besonders im Mittelohr in beträchtlicher Menge findet, die hauptsächliche Schuld zugesprochen. Wittmaack glaubte, daß durch den Reiz, den die Meconiumzellen ausüben, das Gewebe geschädigt und in seiner regulären Rückbildung gestört werde. Nach der Geburt war es hauptsächlich die Säuglingsotitis, welche schädigend wirkte. In seinen späteren Veröffentlichungen gibt Wittmaack eine idiotypische Beeinflussung zu, sieht aber den äußeren Einfluß als maßgebend an.

Im Gegensatz zu dieser Auffassung wurde von W. Albrecht die Meinung vertreten, daß die intrauterine Rückbildung des embryonalen Gewebes durch die individuelle Veranlagung bestimmt wird. Er konnte bei 44 Feten verschiedenen Alters nachweisen, daß das in der Paukenhöhle vorhandene Meconium auf den Ablauf des Rückbildungsprozesses keinen Einfluß hatte. Es ließ sich in seinem reichen Material beobachten, daß die Rückbildung in zahlreichen Fällen sehr lebhaft und erfolgreich voranging, obwohl sich die Paukenhöhle mit Meconiumzellen überschwemmt zeigte. In anderen Fällen war die Paukenhöhle so gut wie frei von fremden Zellen, und trotzdem ließ das Gewebe jede Tendenz zur Rückbildung vermissen. Diese Beobachtung wurde von Ruedi bestätigt. Einen Beweis für die individuelle Entwicklung sieht Albrecht in der Tatsache, daß die Art und der Grad der Rückbildung bei dem einzelnen Fet je beiderseits ziemlich genau übereinstimmte. Unter den 44 untersuchten Fällen war 39mal ein nahezu konkordantes Verhalten zwischen rechts und links nachweisbar. Bei den 5 differenten Fällen war der Unterschied nicht etwa grundsätzlicher Art, etwa in dem Sinne, daß sich auf der einen Seite eine sehr gute, auf der anderen Seite eine mangelhafte Rückbildungstendenz gefunden hätte, sondern die Differenz war nur graduell verschieden bei gleichem oder ähnlichem Rückbildungscharakter. Die Befunde, die ALBRECHT im Ohr erheben konnte, wurden von M. SCHWARZ für die Nase und ihre Nebenhöhlen bestätigt. Wir glauben somit sagen zu können, daß *die erbliche Anlage im intrauterinen Leben die Rückbildung und Gestaltung der Schleimhaut in Ohr und Nase bestimmt.* Es ist die plastische Kraft, die in dem Gewebe liegt, die einmal mit lebhafter Energie, ein andermal energielos und träge die Rückbildung gestaltet.

Mit der Geburt tritt eine gewisse Änderung ein. Jetzt bekommen auch äußere Einwirkungen, wie geburtstraumatische Blutungen, entzündliche Veränderungen u. a. einen mitbestimmenden Einfluß. Sie treffen aber ein Gewebe, das durch die intrauterine Gestaltung schon seinen Charakter erhalten hat. Ist die Schleimhaut bei energischer Gestaltungskraft zur Zeit der Geburt zurückgebildet, so wird sie als fertiges Gewebe nur wenig mehr beeinflußbar sein. Finden sich dagegen als Zeichen ungenügender Rückbildung noch breite Polster lockeren Bindegewebes, so kann die weitere Entwicklung der Schleimhaut durch äußere Einwirkungen erheblich gestört werden. Wir werden ernstere Störungen um so eher erwarten dürfen, als eine unterwertige Schleimhaut, die bei dem intrauterinen Rückbildungsprozeß wenig plastische Energie zeigte, auch gegen Umweltseinflüsse nicht sehr viel Abwehrkraft besitzen wird. Für die Art der Reaktion ist also zuletzt wieder die Veranlagung maßgebend. Ein *kräftiges, gesundes Gewebe mit lebhafter Rückbildungstendenz wird durch Umweltseinflüsse nicht oder nur wenig beeinflußt, während ein kraftloses Gewebe, das intrauterin schon wenig Energie zeigte, der Beeinflussung recht viel mehr zugänglich sein wird.*

Die Lehre von der idiotypisch bedingten Schleimhautentwicklung fand eine kräftige Stütze in den *anthropometrischen Untersuchungen* von M. SCHWARZ. Er konnte bei Reihenuntersuchungen von 250 Studenten feststellen, daß sich die gesunde Nasenschleimhaut des Sthenikers (Pyknikers und Muskulären) deutlich von der des Asthenikers unterschied. Beim Stheniker ist die Schleimhaut dick, gut durchblutet und saftreich. Das Lumen der Nase ist dementsprechend eng, das Naseninnere in seinen Einzelheiten wenig übersichtlich. Die Nasenschleimhaut des Asthenikers ist im Vergleich dazu dünn, zart, nicht gut durchblutet und deshalb eher blaß, sowie gelegentlich etwas trocken. Das Lumen ist weit, die Nase gut übersichtlich. Beachtenswert ist, daß die Schleimhautbilder um so charakteristischer waren, je deutlicher der sthenische oder asthenische Gesamthabitus ausgesprochen war. Es besteht somit kein Zweifel, daß die Schleimhäute der Nase mit dem Gesamthabitus in Zusammenhang zu bringen sind. Und der Gedanke liegt nahe, daß bei der Gleichartigkeit der Schleimhautentwicklung dieses Abhängigkeitsverhältnis für sämtliche Schleimhäute unseres Gebiets Geltung besitzt. Wie die äußere Haut des Sthenikers nach KRETSCHMER dick und derb, die des Asthenikers dünn, zart, saft- und blutarm ist, so ist — wie wir annehmen dürfen — auch die Schleimhaut des Sthenikers pastös „hyperplastisch", die des Asthenikers dünn und zart, „hypoplastisch". Diese Befunde sprechen nicht nur eindeutig für die Eigenart der Schleimhaut, sondern sie weisen zugleich darauf hin, daß das Bindegewebe der Schleimhaut zu dem Mesenchym der Persönlichkeit in einem engen Abhängigkeitsverhältnis steht.

c) Varietäten in der Pneumatisation des Knochens.

Zum Verständnis der verschiedenartigen Zellbildung, wie sie uns im Knochen des Warzenfortsatzes und der Nebenhöhlen entgegentritt, ist wieder ein eingehendes Studium der Entwicklungsgeschichte nötig. Denn nur die Entwicklung der Hohlräume weist uns den Weg, das komplizierte Zellsystem in seinem Aufbau und seiner Verschiedenheit zu verstehen.

Die Entwicklung der Hohlräume in Nase und Ohr ist außerordentlich verwickelt und in seinem letzten Geschehen noch nicht vollkommen geklärt, obwohl über dieses Thema schon sehr viel geschrieben und diskutiert wurde. Nicht nur Anatomen, sondern vor allem auch Rhino-Otologen sind an dem Problem der Pneumatisation sehr lebhaft interessiert, da die Art der Zellbildung, die Ausdehnung, die Größe, die Anordnung der Zellen nicht nur wissenschaftliches Interesse hat, sondern klinisch praktische Bedeutung besitzt. Die Verschiedenheit der Zellentwicklung speziell im Warzenfortsatz ist nicht etwa nur eine anatomische Variante, sondern ein wichtiges Problem unseres Fachs.

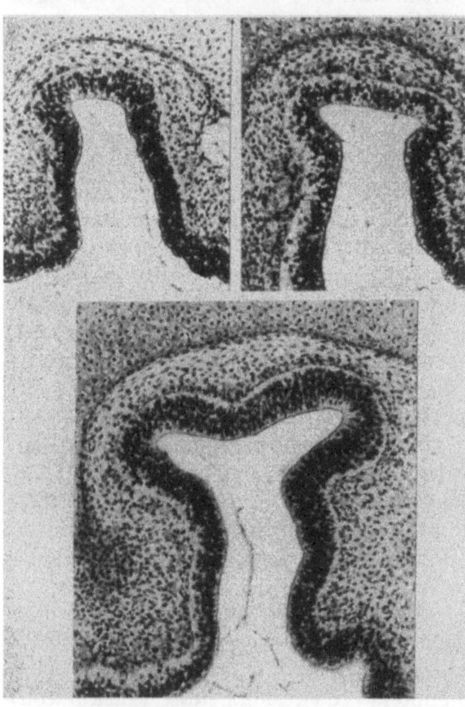

Abb. 12. Epithelteilung bei der Siebbeingestaltung. (Nach SCHWARZ.)

Am besten darf dieses Problem für die *Nase und ihre Nebenhöhlen*, im besonderen für die *Siebbeinzellen* als gelöst gelten. Von M. SCHWARZ ist nachgewiesen worden, daß sich die Siebbeinzellen, die in ihrem Aufbau und in ihrer Anordnung oft so verworren scheinen, sich nach einem ganz bestimmten Gesetz entwickeln: *nach dem Gesetz des asymmetrischen Dichotomie*.

M. SCHWARZ hat gezeigt, daß die Nasengänge und später die Nebenhöhlen durch *Einwachsen des Epithels* von der Oberfläche her zustande kommen, wobei sich das einwachsende Epithel teilt und nach verschiedener Richtung weiterwächst (Abb. 12). Diese Teilung erfolgt nach dem Gesetz der asymmetrischen Dichotomie, so daß jeweils die Zahl einer Astreihe der Summe der beiden vorhergehenden gleich ist (Gesetz des goldenen Schnittes) (Abb. 13). Das Wachstum kann so als Teilung im Vorwärtsschreiten bezeichnet werden. Im histologischen Schnitt zeigt sich zu Beginn der Teilung am sprossenden Ende zunächst eine geringe Vermehrung der Epithelzellen. Anschließend läßt sich an dieser Stelle ein transversales Wachstum beobachten, wobei sich das Lumen in quergestellter Richtung ausweitet. Statt *einer* Wachstumszone sind — unter Änderung der Wachstumsrichtung — zwei entstanden. Der Teilungsvorgang kann — wie SCHWARZ schreibt — so latent verlaufen, daß er nur aus einer entsprechenden Änderung der Verlaufsrichtung und der Form des Lumens zu erkennen ist.

Das dem Epithel anliegende Perichondrium paßt sich dem Epithelschlauch an. Seine Kerne sind an den sprossenden Enden des Epithelganges schmäler und langgestreckter und auch an Zahl geringer als an den ruhenden früheren

Gabelstrecken. Auffallend ist ferner, daß die periostale Zone am sprossenden Ende deutlich schmäler ist als sonst, auch scheint hier das Bindegewebe lockerer gefügt zu sein.

Die treibende Kraft sieht SCHWARZ in bestimmten Embryonalorganen, die durch die Fähigkeit zur Zweiteilung gekennzeichnet sind und genetische Systeme darstellen. Sie werden von ihm als *Ethmomeren* bezeichnet.

Für die *Entwicklung der größeren Hohlräume* ist es — wie SCHWARZ schreibt „aus Analogieschlüssen und Beobachtungen am Objekt" — als wahrscheinlich anzusehen, daß sie durch *Polymerisierungsvorgänge* entstehen, also als Mehrlingsbildung der Ethmomeren aufzufassen sind. Die Tochterethmomeren

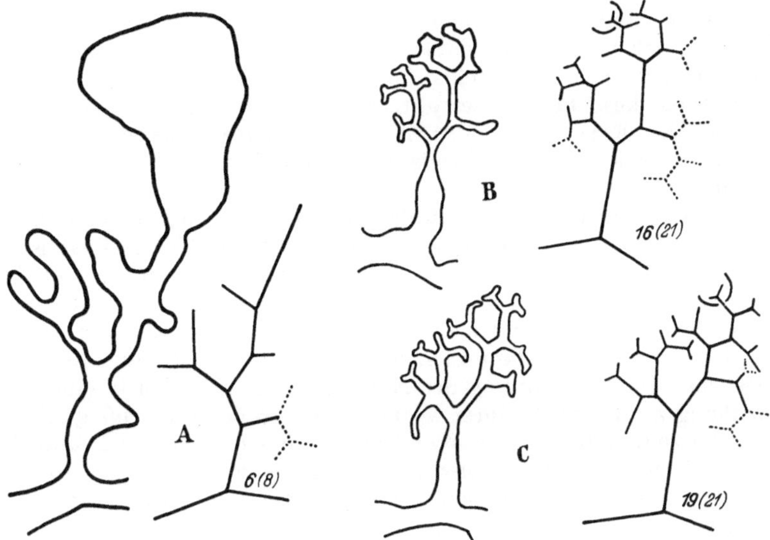

Abb. 13. Teilung nach dem Gesetz des goldenen Schnittes. (Nach SCHWARZ.)

bleiben dabei im Zusammenhang und runden sich ab, da die Anlage der Endgänge verzögert ist. Es wäre dies ein analoger Vorgang, wie wir ihn von den Darmzotten und den Drüsenbeeren des Pankreas kennen. Im genaueren hätten wir uns die Entwicklung so vorzustellen, daß von einer freien Stelle des gesetzmäßig verzweigten Gangwerks ein überstürztes Wachstum einsetzt, das die Teilungsvorgänge unvollendet läßt. Es entstehen keine Gänge, sondern unregelmäßig geformte kugelige Hohlräume, die durch ein schmales Ostium mit dem Gangsystem in Verbindung bleiben. Später erfahren die polymeren Bildungen eine größere Ausweitung und eine dem verfügbaren Raum entsprechende Form.

Diese Entwicklung ist *individuell verschieden*. Der Grad der dichotomen Aufteilung zeigt erhebliche Unterschiede. Im einen Fall ist die Verzweigung sehr lebhaft entwickelt, dementsprechend die Summe aller Teilungen sehr groß und das Verzweigungsnetz sehr ausgedehnt, im anderen Falle geht die Teilung langsam und träge von statten, mancher Zweig ist nur ungenügend entwickelt, die Zahl der Teilungen gering. Diese reduzierte Entwicklung mag zum Teil durch die jeweiligen Raumverhältnisse bedingt oder auf Widerstände der Umgebung zurückzuführen sein, in der Hauptsache aber ist die mangelnde Energie des Gewebes daran schuld. Wie überall in der Natur — HEIDENHAIN konnte z. B. individuelle Unterschiede in der Entwicklung der Blätter bestimmter Baumarten nachweisen — so ist es auch bei der Pneumatisation der Nebenhöhlen die individuell verschiedene *Entwicklungspotenz des Epithels*, welche

Ausdehnung und Form der Hohlräume bestimmt. Diese Entwicklungspotenz ist in der Anlage begründet.

Was wir bisher zur Darstellung brachten, waren die Beobachtungen über die intrauterine Entwicklung der Nebenhöhlen. Die Untersuchungen zeigten uns die Anlage für den späteren Ausbau der Hohlräume. Mit der Geburt ist aber der Ausbau der Nebenhöhlen noch nicht abgeschlossen, vor allem die Stirnhöhlen zeigen bekanntlich erst mit dem Abschluß des 6.—8. Lebensjahres ihre vollentwickelte Form. Besonders für sie beginnt mit der Geburt die Periode der sogenannten „sekundären Pneumatisation" (VAN GILSE). Über das feinere Geschehen in diesem zweiten Akt der Pneumatisation ist noch keine Klarheit vorhanden. Daß hier neben der aktiven Leistung der Schleimhaut auch mehr passive Abbauvorgänge im Knochen von Wichtigkeit sind, ist wahrscheinlich. Speziell für die Stirnhöhle wird dabei die verschieden starke mechanische Belastung des Knochens eine beachtliche Rolle spielen (ECKERT-MÖBIUS). Im einzelnen werden diese Fragen der aktiven und passiven Pneumatisierung des Knochens bei der Entwicklung des Warzenfortsatzes besprochen werden, da die sich hiebei abspielenden Vorgänge am Warzenfortsatz besonders gründlich durchforscht sind.

So viel darf als sicher gelten, daß das Bild, das die ausentwickelten Nebenhöhlen bieten, individuell sehr verschieden ist. Dieser Unterschied ist wieder besonders auffallend an der Stirnhöhle, welche nach Ausdehnung und Konfiguration außerordentlich variiert. Von einer geräumigen Höhle, die sich weit nach außen und oben ausdehnt und sich entlang dem Orbitaldach tief nach innen erstreckt, bis zu einem vollkommenen Fehlen des Hohlraums kommen alle Übergänge vor. Die Ausdehnung der Nebenhöhle steht dabei in einem inneren Zusammenhang zu der Dicke ihrer Wand. Eine große Höhle pflegt dünn- und zartwandig zu sein, während die Wand einer kleinen Höhle dick und derb erscheint. Die Form der Nebenhöhlen ist im allgemeinen rechts und links gleichartig, sie kann aber auch bei dem gleichen Individuum sehr stark variieren. Ist es doch keine Seltenheit, daß wir auf der einen Seite eine große Stirnhöhle finden, während sie auf der anderen Seite fehlt.

Für die endgültige Gestaltung der Nebenhöhlen sind neben der idiotypischen Entwicklungspotenz, zu der neben der individuellen Kraft der Schleimhaut auch die abbauende Energie des Knochens zu rechnen ist, auch *Umweltseinflüsse* maßgebend. Es sind vor allem entzündliche Veränderungen der Schleimhaut, zum Teil vielleicht auch traumatische Einwirkungen, welche einen geregelten Ablauf der Pneumatisation zu stören vermögen.

Über die Beteiligung der erblichen und Umweltsfaktoren geben die *Untersuchungen an Zwillingen*, wie sie von M. SCHWARZ, LEICHER u. a. durchgeführt wurden, Aufklärung. SCHWARZ unterscheidet die Zwillinge über und unter 10 Jahren, da bis zu diesem Lebensjahr noch keine feinere Differenzierung speziell der Stirnhöhle möglich ist. Von eineiigen Zwillingen über 10 Jahren wurden 23 Paare untersucht. Unter ihnen boten 11 Paare (47,8%) ein übereinstimmendes Bild der Nebenhöhlen in Größe, Form und Lagerung. Bei zweieiigen Zwillingen waren die Zahlen erheblich niedriger. Unter 16 Paaren zeigten nur 3 (18,6%) das gleiche Pneumatisationsbild. Bei Zwillingen unter 10 Jahren war häufiger eine Konkordanz zu beobachten. Unter 12 eineiigen Paaren fand sich 9mal eine Übereinstimmung, unter 19 zweieiigen Paaren 11mal.

Im einzelnen fand sich zuweilen eine übereinstimmende Hemmung in der Entwicklung sämtlicher Nebenhöhlen bei beiden Zwillingen. Es wurde ferner eine wechselnd starke Hemmung einzelner Höhlen oder auch eine beiderseitige Unterentwicklung nur *einer* Höhle beobachtet. Auch ein spiegelbildliches Verhalten der einen oder anderen Höhle kam vor. Besonders die Stirnhöhle und das Siebbein zeigten gröbere Unterschiede in der Entwicklung. 7mal war bei eineiigen Zwillingen die Pneumatisation dieser Höhlen ausgedehnt entwickelt und bei beiden Zwillingen übereinstimmend. 3mal fehlte die Stirnhöhle bei beiden Partnern beiderseits vollkommen, bei einem Paar war sie beiderseits je rudimentär entwickelt. LEICHER fand für die Stirnhöhle unter 39 eineiigen Zwillingspaaren nur 13mal eine Übereinstimmung in Größe und Gestalt.

Aus diesen Befunden ist einwandfrei ersichtlich, daß *die Größe und Form der Nebenhöhlen anlagemäßig bedingt ist*, daß aber den *Umweltseinflüssen eine wesentliche Bedeutung für die endgültige Gestaltung zukommt.*

Die Pneumatisation des Schläfenbeins beginnt gegen Ende der Gravidität und setzt sich nach der Geburt bis etwa zum 4.—6. Lebensjahr fort. Die drei hauptsächlichsten Angriffspunkte, an denen die Pneumatisierung einsetzt, sind das Antrum mastoideum, der Recessus epitympanicus und der Paukenboden. Vom Antrum aus erfolgt strahlenförmig die Pneumatisation des Warzenfortsatzes. Vom Recessus epitympanicus entwickeln sich die Zellen des Paukendachs und von hier fortschreitend die perilabyrinthären Zellen, die über den Hohlräumen des Labyrinths gelegen sind und sich nach hinten zu bis zur hinteren Pyramidenkante, nach vorne bis in die Gegend der Felsenbeinspitze erstrecken können. Auch vom Paukenboden aus pflegt sich die Zellbildung nach hinten und nach vorne zu auszubreiten. Nach hinten zu unterminieren die Zellen den Labyrinthboden, wobei sie oft ohne scharfe Grenze in die Zellen des Warzenfortsatzes übergehen, nach vorne zu umgrenzen sie den Kanal der Ohrtrompete (peritubare Zellen).

Bei der *histologischen Betrachtung* der Pneumatisierung läßt sich zunächst beobachten, daß sich der Hohlraum der Paukenhöhle und des Antrums erweitert. Die Erweiterung erfolgt in der Weise, daß das Knochengewebe vom freien Lumen aus schrittweise aufgezehrt wird, wobei wir an den Wänden der spongiösen Markräume eine lebhafte Tätigkeit von Osteoclasten in den HOWSHIPschen Lacunen beobachten können. Durch fortschreitende Resorption, die sich von dem erweiterten Hohlraum stetig auf die Umgebung fortsetzt, wird im Laufe der Zeit das Knochengewebe weit im Umkreis der Hohlräume abgebaut. Dabei entstehen am Rande der neugebildeten Knochenhöhle Buchten und Nischen, die durch vorspringende, noch erhalten gebliebene Knochenspangen in kleinere Fächer eingeteilt werden. Die freien Enden dieser Knochenspangen wachsen dann unter deutlichen Appositionsvorgängen wieder aufeinander zu, sie verschmelzen miteinander, und so entstehen die einzelnen Zellen. Zugleich mit dieser Rückbildung des Knochens läßt sich beobachten, daß die Markzellen aus den Markräumen verschwinden und durch Bindegewebe ersetzt werden. Die übliche Entwicklung ist dabei die, daß sich die Markzellen zurückbilden und das Bindegewebe sich an ihre Stelle setzt. In seltenen Fällen haben wir das eigenartige Bild, daß die Markzellen als kleine Häufchen noch erhalten geblieben sind, obwohl der umgebende Knochen abgebaut wurde, und mitten in dem frisch gewucherten Bindegewebe liegen. Durch Resorption des raumfüllenden Bindegewebes entsteht zuletzt die lufthaltige Zelle.

Es ist damit in knappen Strichen die Zellentwicklung gezeichnet, wie sie sich im histologischen Schnitt darbietet. Wie dieses Geschehen sich in seinen feineren Vorgängen abspielt und was dabei die treibenden Kräfte sind, darüber besteht noch keine einheitliche Meinung. Vor allem beschäftigt den Forscher noch immer die Frage: hat die Schleimhaut bei diesem Vorgang im Sinne einer an- und abbauenden Kraft aktiv mitzuwirken oder liegt hier eine mehr passive Rückbildung des Knochens vor, die in seinem Wachstum und seiner Entwicklung begründet ist? Verschiedene Theorien, die dieses Geschehen erklären sollten, sind aufgestellt worden.

Von Wittmaack wurde zuerst eine aktive Leistung der Schleimhaut angenommen, eine plastische Kraft, welche das Knochengewebe abbaut und den Weg für die Entwicklung der Zellen bahnt. Nach seiner Auffassung wird der den Hohlräumen des Mittelohres anliegende Knochen von dem subepithelialen Gewebe der Schleimhaut unter Bildung von Osteoclasten zerstört. Dadurch werden die anliegenden Markräume eröffnet und das Bindegewebe hat jetzt die Möglichkeit, durch die dabei entstehenden Lücken wie auch entlang den durch Knochenarrosion stark erweiterten Gefäßkanälen in die Markräume einzudringen. Dank seiner unwiderstehlichen Expansionskraft verdrängt es die Markzellen und setzt sich an ihre Stelle. Markraum um Markraum wird so eröffnet, neue Räume werden geschaffen, vergrößerte Räume, die sich durch Knochenapposition wieder verengen, bis zuletzt an Stelle des spongiösen Knochens ein ausgedehntes Zellsystem entstanden ist, dessen Räume von Bindegewebe erfüllt sind. Dieses Bindegewebe unterliegt jetzt dem gleichen Rückbildungsprozeß, wie wir ihn bei der Rückbildung des embryonalen Gewebes in der Pauke besprochen haben. Wieder senkt sich das Epithel in das Gewebe ein und wieder zeigt das Bindegewebe selbst die beschriebenen Verfestigungen und Retraktionen, bis zuletzt die lufthaltige Zelle, von einer schmalen Periostschicht und kubischem Epithel bekleidet, vorliegt.

Eine zweite Erklärung wurde von Krainz zu geben versucht. Er sieht die Ursache für den Knochenabbau in dem Binnendruck der Außenluft, wie er in den Mittelohrräumen nach der Geburt durch Öffnung der Tube entsteht. Durch diesen Druck wird der Epithelluftsack gegen das Gewebe angedrängt, wodurch eine hochgradige Erweiterung und Stauung in dem endostalen Gefäßnetz bedingt wird. Solche Stauungszustände setzen sich ziemlich weit in die Tiefe fort, so daß auch in den Markräumen eine Stauung und Erweiterung der Gefäße eintritt. Die durch die Stauung bedingte erhöhte Transsudation hat sowohl im Endost des Antrums als auch im Gerüstmark der Balkenräume eine Lockerung und Durchtränkung der Gewebsmaschen zur Folge, die den Eindruck eines Ödems erwecken. Dadurch gehen die Markzellen zugrunde und wird zugleich das Knochengewebe geschädigt, das einer gesteigerten lacunären Resorption unterliegt. Der Epithelluftsack wird durch den Binnendruck immer tiefer in die erweiterten und neugeschaffenen Hohlräume hineingedrängt und so der Warzenfortsatz mehr und mehr ausgehöhlt. Gleichzeitig erfolgt durch die strukturerhaltende Knochenbautendenz, die durch die funktionelle Beanspruchung des Knochens (Zug des Kopfnickers) ausgelöst wird, eine Knochenapposition. Das lufthaltige Zellsystem speziell des Warzenfortsatzes entsteht somit durch ein Ineinanderwirken von resorbierendem Binnendruck und apponierender Festigkeitserhaltung.

Die dritte Theorie, die von Eckert-Möbius aufgestellt wurde, sieht in der Pneumatisation einen Wachstumsvorgang, der durch die verschiedenartige Durchblutung und Ernährung des Knochens bestimmt wird. Er geht von dem Gedanken aus, daß — entsprechend dem Vorgang bei der Verknöcherung des Knorpels — die äußeren Schichten des Knochengewebes viel stärker durchblutet werden als die inneren Partien. Mit dem Wachstum des Knochens werden sich deshalb im Innern des Gewebes dystrophische und funktionell bedingte Stoffwechselstörungen einstellen, die im Gegensatz zu der gut durchbluteten und deshalb anbauenden Außenschicht im inneren Teil einen Abbau zur Folge haben. Dieser Vorgang wird am Warzenfortsatz nach der Geburt durch die funktionelle Beanspruchung des Knochens noch verstärkt. Die erhöhte Beanspruchung der Corticalis führt zu einer zunehmenden Verdichtung der periostalen Rindenschicht, wodurch die vorher auf das Knocheninnere sich auswirkenden funktionell trophischen Reize mehr und mehr ausgeschaltet werden. Nach seiner Auffassung erklärt sich dadurch auch die Beobachtung, daß die Resorption des Knochens an den zentralen, der Schleimhaut anliegenden Partien beginnt, da dieses Gewebe unter der zentralwärts fortschreitenden Ernährungsstörung zuerst und am meisten zu leiden hat. Bei zeitweiliger und vorübergehender Wiederherstellung des Stoffwechselgleichgewichtes wird der Abbau des Knochens durch endostale Knochenneubildungsvorgänge unterbrochen, doch wird sich die Resorption solange wiederholen, bis alle funktionell nicht beanspruchten dystrophischen Knochenbezirke eingeschmolzen sind. Die Entwicklung des Zellsystems ist also das Resultat einer dystrophisch bedingten Aushöhlung infolge mangelnder Funktion.

Wenn wir diese verschiedenartigen Anschauungen kritisch bewerten, so ist zunächst zu bemerken, daß die von Krainz vertretene Auffassung am wenigsten Anerkennung gefunden hat. Die Theorie, daß der Binnendruck des Epithelluftsackes zu Stauung und Ödembildung führen und dadurch den Abbau des Knochens hervorrufen soll, entbehrt noch der nötigen Beweise. Eckert-Möbius sieht in der relativ dicken und gefäßstrotzenden subepithelialen Gewebsschicht, die dem Epithelluftsack anliegt, geradezu einen Beweis gegen die Krainzsche Auffassung, da diese hyperämische Schicht das Gegenteil von dem darstelle, was man von einer Druckwirkung erwarten müßte. Vor allem aber läßt sich gegen die KRAINZsche Lehre anführen, daß der Knochenabbau im Recessus epitympanicus und am Paukenboden schon im intrauterinen Leben beginnt, also zu einer Zeit, da noch kein Binnendruck des Epithelluftsackes besteht. Daß aber der Knochenabbau in der Paukenhöhle und im Warzenfortsatz nach dem gleichen einheitlichen Gesetz erfolgt, darf als gesichert angenommen werden.

Die Erklärung von ECKERT-MÖBIUS, daß die Zellbildung des Warzenfortsatzes als passiver Wachstumsvorgang aufzufassen sei, enthält viel Richtiges und Beachtenswertes. Wenn er aber die das Wachstum und die Resorption bedingenden Stoffwechselunterschiede als *alleinige* Ursache für die Zellbildung

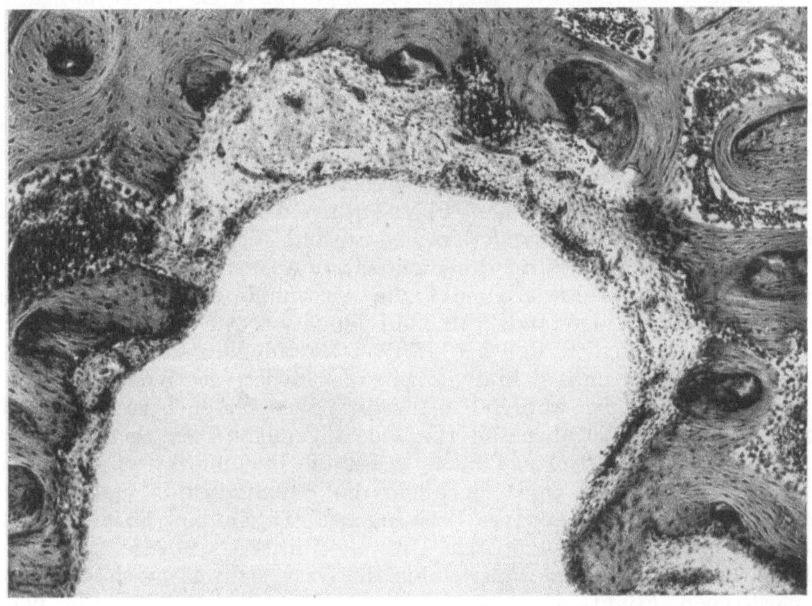

Abb. 14. Lacunäre Resorption des Knochens im Recessus epitympanicus.

ansieht, so hat diese Lehre unverkennbare Schwächen. Wie schon oben kurz erwähnt wurde, beginnt der Abbau des Knochens in der Paukenhöhle im 10. Embryonalmonat. Zu dieser Zeit ist das embryonale Füllgewebe schon weit zurückgebildet und bedeckt den Knochen als derberes Bindegewebe, meist vom Charakter des Periosts (RÜEDI). Von diesem Periost aus wird der anliegende Knochen hauptsächlich ernährt. Wir dürfen also annehmen, daß die Durchblutung des Knochens in den dem Periost anliegenden Partien voll ausreichend, ja bevorzugt günstig ist. Und doch läßt sich gesetzmäßig beobachten, daß der Abbau des Knochens in den Randpartien, direkt unter der periostalen Schicht einsetzt und sich hier in scharfer Begrenzung muldenförmig in die Tiefe fortsetzt. Der Abbau kann dabei, wie schon erwähnt wurde, im Recessus epitympanicus oder am Paukenboden seinen Anfang nehmen. Beachtenswert erscheint, daß die muldenförmige, engbegrenzte Form der Resorption mit den ausgezackten Knochenrändern durchaus den Eindruck macht, daß der Knochen hier vom Bindegewebe angenagt wurde (Abb. 14). Daß gerade auch in den Abbaupartien die Durchblutung von Knochen und Bindegewebe sehr gut ist, konnten wir wiederholt beobachten. Man hatte durchaus den Eindruck, daß Zahl und Weite der Gefäße eine gute Ernährung verbürgten. Gegen einen reinen Wachstumsvorgang läßt sich als letztes noch die Beobachtung ins Feld führen, daß zwischen dem Aufbau und der Funktion der Schleimhaut einerseits und der Pneumatisation des Knochens andererseits ein enger Zusammenhang besteht.

Dieser enge Zusammenhang wurde von WITTMAACK zuerst erkannt, von STEURER auf Grund histologischer Serienuntersuchungen bestätigt und von BROCK, W. ALBRECHT, MARX, M. SCHWARZ u. a. klinisch anerkannt. Es ließ sich nachweisen, daß einer mesoplastischen, klinisch vollwertigen Schleimhaut eine normale Pneumatisation entsprach, während die hyperplastische und hypoplastische Schleimhaut mit einem ungenügend und ungeordnet, oft gar nicht pneumatisierten Warzenfortsatz kombiniert war. Dieser Zusammenhang sprach durchaus für die WITTMAACKsche Theorie, daß die Schleimhaut durch aktive Leistung die Pneumatisation zu schaffen vermöge. Von M. SCHWARZ wurde der Vorgang so gedeutet, daß eine Schleimhaut, die sich aus dem embryonalen Zustand rasch und gründlich zurückzubilden vermag, also über eine kräftige plastische Energie verfügt, auch die Pneumatisation des Knochens in wünschenswerter Weise durchführe, während ein unterwertiges Gewebe, das sich bei der Rückbildung nicht oder nur ungenügend bewährte, auch bei der Pneumatisation versage.

Dieser enge Zusammenhang von Schleimhaut und Knochen spräche zunächst gegen die ECKERT-MÖBIUSsche Lehre, doch läßt sich auch für seine Auffassung eine einleuchtende Erklärung finden, wenn wir — von seinem Gesichtspunkt aus betrachtet — kein Abhängigkeitsverhältnis zwischen Schleimhaut und Knochen annehmen, sondern einen übergeordneten Faktor, nämlich die *Kraft des Mesenchyms* als gemeinsame Ursache sowohl für die Beschaffenheit der Schleimhaut wie für die Art der Pneumatisation ansehen. Wir wissen aus den Arbeiten von K. H. BAUER u. a., daß die Abkömmlinge des Mesenchyms in ihrer Energie und Widerstandskraft individuell als gleichartig zu bewerten sind. Es wäre also möglich, daß bei kräftiger Veranlagung des Mesenchyms die Rückbildung der Schleimhaut und die Pneumatisation des Knochens gleichermaßen günstig verläuft, während bei schwachem Mesenchym beides gleich ungünstig ausfällt. Es ist aber weiterhin eine allgemeine Tatsache — und damit kommen wir auf den kritischen Punkt —, daß die Pneumatisation durch *äußere* Einflüsse, wie Blutungen und vor allem die Säuglingsotitis, ganz erheblich gestört werden kann. Bei aktiver Leistung der Schleimhaut ist dies durchaus verständlich, denn durch ungünstige Umweltseinflüsse wird sie, zumal wenn sie vorher schon nicht sehr widerstandsfähig war, schwer geschädigt und in ihrer plastischen Funktion mehr oder weniger ausgeschaltet. Bei passiver Pneumatisation haben wir jedoch für diesen Vorgang noch keine plausible Erklärung. ECKERT-MÖBIUS sucht die mangelhafte Resorption so zu erklären, daß durch die Säuglingsotitis eine toxisch bedingte Hyperämie im Knochen entstehe, welche dem Abbau entgegenarbeite und die Pneumatisation verhindere. Dagegen ist aber zunächst zu erwähnen, daß die Säuglingsotitis sich in den obersten Schichten der Schleimhaut abzuspielen pflegt und es fraglich erscheint, ob durch diese oberflächliche Entzündung eine lebhaftere Hyperämie des Knochens zu erwarten ist. Vor allem aber geben wir zur Erwägung, daß die Säuglingsotitis in einiger Zeit abheilt und damit keinen Anlaß mehr zu einer Hyperämie des Knochens bietet. Der Knochen hätte also immer noch die Zeit zu entsprechender Pneumatisation, zumal wir durch die Untersuchungen von KNICK u. a. wissen, daß sich selbst nach einer schweren eitrigen Entzündung des Warzenfortsatzes, die eine Aufmeißlung und Ausräumung des Knochens verlangte, noch eine gute Pneumatisation entwickeln kann. Sollte da eine oberflächliche, spontan heilende Säuglingsotitis in ihrer Nachwirkung schwerer zu bewerten sein?

Wir sind auf Grund unserer Studien an über 100 Feten und Neugeborenen, welche vom 5. Fetalmonat ab alle Lebensalter umfassen, erneut zu der Überzeugung gekommen, daß wohl die Beschaffenheit des Knochens, seine Konsistenz, die Art und Anordnung seiner Markräume wie auch die Art seines Wachstums für die Pneumatisation von Bedeutung ist, *daß aber zuletzt doch die plastische Kraft der Schleimhaut für die Art und Ausdehnung der Pneumatisation der maßgebende Faktor ist.*

Welche Bedeutung das *Epithel* bei der Rückbildung des zellfüllenden Bindegewebes besitzt, können wir noch nicht entscheiden. Es fehlt uns bisher das zu einer sicheren Beurteilung nötige Material. Wir können nur vermuten, daß entsprechend den Verhältnissen, wie wir sie in der Paukenhöhle, der Nase und den meisten Organen des Körpers fanden, die formgebende Kraft des Epithels auch hier das letzte Wort zu sprechen hat.

Die *gut durchgeführte Pneumatisation* läßt im Warzenfortsatz eine ganz bestimmte Anordnung und Ausdehnung der Zellen erkennen. In der Umgebung des Antrum mastoideum findet sich eine Kette relativ engmaschiger Zellen. An sie schließt sich peripherwärts eine Reihe sich mehr und mehr vergrößernder Zellen an, und die Randzone wird durch einen Saum ziemlich großer blindsackartig erweiterter Hohlräume gebildet. Dieses Zellsystem wird durch die schon früher erwähnten Zellzüge erweitert und ergänzt, die vom Recessus epitympanicus und vom Paukenboden ausgehend nach vorn, lateralwärts und unten das kompakte Labyrinthmassiv umgeben und zum Teil ohne scharfe Grenzen in die Zellen des Warzenfortsatzes übergehen.

Wie schon berichtet, finden sich nach Grad und Art die verschiedenartigsten Abweichungen von diesem Normalzustand der Pneumatisation. Unter *gradueller Abweichung* verstehen wir die reduzierte Zellentwicklung, die von einer noch nahezu normalen Pneumatisation bis zum Fehlen jeglicher Zellbildung, am kompakten Warzenfortsatz alle Übergänge erkennen läßt. Der *Art* nach unterscheidet sich die Zellentwicklung in der Anordnung der Zellen, ob regelmäßig oder unregelmäßig, in ihrer Größe und der Dicke ihrer Wand. M. SCHWARZ hat für die verschiedenen Formen folgendes Schema aufgestellt:

Gruppe I: Warzenfortsätze mit ungewöhnlich stark entwickelter Zellbildung.

Gruppe II: Warzenfortsätze mit ausgedehnter, idealer Zellbildung. Unter diesen ist wieder zu trennen:

1. solche mit regelmäßiger Zellbildung;
2. solche mit unregelmäßiger Zellbildung.

Gruppe III: Warzenfortsätze mit mittlerer Zellbildung, wobei das Zellfeld etwa bis zur Mitte des Sinusschattens reicht.

Gruppe IV: Warzenfortsätze mit geringer Zellbildung. Der Art der Zellentwicklung nach sind sie zu trennen in

a) solche mit zartwandigem,
b) solche mit mitteldickem,
c) solche mit dickwandigem Strukturnetz.

Gruppe V: Warzenfortsätze ohne Zellbildung. Darunter unterscheiden wir

a) den diploetischen Warzenfortsatz,
b) den kompakten Warzenfortsatz.

Die Vielgestaltigkeit der Bilder weckt die Frage nach ihrer *Genese*. Nachdem die früher allgemeingültige Auffassung, daß eine chronische Entzündung des Knochens seine Umwandlung in kompaktes Gewebe verursache, durch WITTMAACK widerlegt worden war, hat heute die Meinung allgemeine Geltung, daß die Verschiedenheit des Zellbildes in der verschiedenen *Entwicklung* der Zellen ihre Ursache hat. Die grundsätzlich wichtige Frage ist die, ob die verschiedene Entwicklung in der *Anlage* begründet oder ob darin eine *Störung durch äußere Einflüsse* zu sehen ist.

Wir haben diese Frage oben schon, bei Besprechung der verschiedenen Pneumatisationstheorien, kurz gestreift und auf den Zusammenhang zwischen Schleimhaut und Zellbildung hingewiesen.

Wir haben gesehen, daß ein Abhängigkeitsverhältnis zwischen Schleimhaut und Zelle besteht und einer mesoplastischen Schleimhaut eine normale Zellentwicklung, einer hyper- und hypoplastischen Schleimhaut eine anormale Zellbildung entspricht. Diese anerkannte Tatsache wurde von WITTMAACK so gedeutet, daß die Schleimhaut — wie oben beschrieben — die Zelle schafft. Wird sie durch eine Säuglingsotitis geschädigt, so wird sie selbst in ihrer Rückbildung gestört und verliert zugleich ihre Fähigkeit zur Pneumatisation. Es ist also die *Umwelt*, welche die Pneumatisation bestimmt. Neben diesen äußeren Faktoren werden in seinen neueren Arbeiten erbliche Einflüsse anerkannt, doch nur in bescheidenen Grenzen.

Dieser Anschauung steht die Auffassung entgegen, daß es in erster Linie die *individuelle Anlage* ist, die über die Zellstruktur entscheidet. Sie wurde zuerst von MOURET ausgesprochen, der auf Grund seiner anatomischen Studien zu dieser Überzeugung kam. Sie fand in den Arbeiten von W. ALBRECHT, LEICHER und M. SCHWARZ ihre Bestätigung. Sie sind übereinstimmend der Meinung, daß die erbliche Anlage für die Pneumatisation das wesentliche Moment bedeutet, daß aber auch Umweltseinflüsse für die Entwicklung der Anlage von Wichtigkeit sind. Diese Anschauung gründet sich auf *Zwillingsuntersuchungen*, wie sie von W. ALBRECHT zuerst ausgeführt, von LEICHER bestätigt und von M. SCHWARZ an einem großen Material vervollständigt wurden.

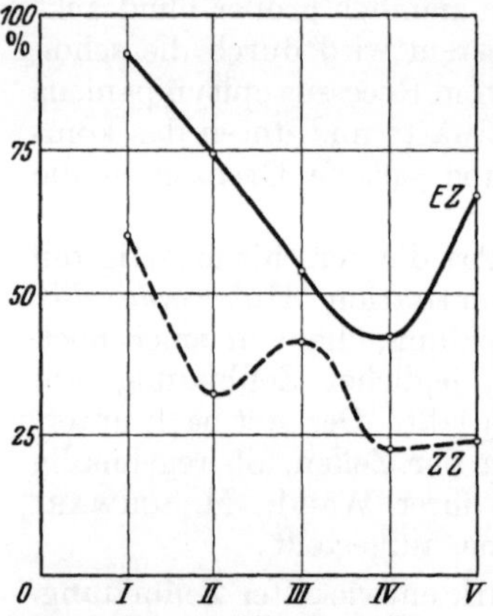

Abb. 15. Kurvenmäßige Darstellung der Übereinstimmung der Pneumatisationsgrade bei eineiigen und zweieiigen Zwillingen. (Nach SCHWARZ.)

Nach M. SCHWARZ fand sich bei *eineiigen Zwillingen* eine paarweise Übereinstimmung der Befunde in 66,1%, denen eine Übereinstimmung bei zweieiigen Zwillingen von 37,1% gegenübersteht. Diese Zahlen beweisen eindeutig die überragende Bedeutung des erblichen Faktors, sie zeigen zugleich, daß Umweltseinflüsse wie geburtstraumatische Blutungen, die Säuglingsotitis und andere nicht übersehen werden dürfen. Im einzelnen konnte SCHWARZ eine Übereinstimmung bei Eineiigen sowohl in der Ausdehnung der Pneumatisation wie in der Zellstruktur nachweisen. Es war also nicht nur die Größe und Gestalt des Zellfeldes übereinstimmend, sondern auch die Anordnung einzelner Zellgruppen. Die Übereinstimmung erstreckte sich selbst auf Irregularitäten der Zellformen und die Dicke der Zellwände, während bei Zweieiigen kaum einmal eine so auffallende, bis ins einzelne gehende Konkordanz anzutreffen war. Sehr beachtenswert ist ferner die Tatsache, daß bei den bestpneumatisierten und dann wieder den kompakten Warzenfortsätzen die Zahlen der Konkordanz viel höher liegen als bei mittelgradigen Gruppen (s. Abb. 15). So fand sich bei den Überpneumatisierten eine Übereinstimmung von 92%, bei den Gutpneumatisierten von 74,4% und bei den Kompakten von 66,6%, während bei Gruppe III und IV die Prozentzahl um 50 schwankt. SCHWARZ hat diese Befunde, wohl mit Recht, so gedeutet, daß eine kräftige Pneumatisationstendenz sich gegen Umweltseinflüsse durchzusetzen vermag und durch sie kaum beeinflußt wird, wie auf der anderen Seite bei mangelnder Fähigkeit zur Pneumatisation (kompakter Warzenfortsatz) eine ungünstige Beeinflussung gar nicht möglich ist. Der stärksten Beeinflussung sind die Gruppen von mittlerer Zellenergie ausgesetzt. Von diesen Gruppen läßt sich erwarten, daß sie, wenn der Gang der Pneumatisation nicht gestört wird, ganz brauchbare Resultate liefern. Sie werden sich aber gegen äußere Störungen nicht mit der nötigen Energie durchzusetzen vermögen.

Es ist erwähnenswert, daß die Pneumatisation in einer gewissen Abhängigkeit zur *Schädelform* und zur *Rasse* zu stehen scheint. Nach den Befunden von TURNER und PORTER, welche 1000 Schädel verschiedener Rassen röntgenologisch untersuchten, finden sich die meisten gut pneumatisierten Warzenfortsätze bei Brachycephalen, die wenigsten bei Dolichocephalen, während die Mesocephalen eine Mittelstellung einnehmen. Doch ist hervorzuheben, daß ganze Rassen von dieser allgemeinen Regel eine Ausnahme machen. Im speziellen fand sich bei Polynesiern, Melanesiern und Eskimos eine gut entwickelte Pneumatisation des Warzenfortsatzes, während sich bei Europäern, besonders bei Engländern und Iren eher eine schlechte Zellentwicklung nachweisen ließ. Nach den Erfahrungen KRETSCHMANNs hatten die Russen, die er im Kriege operierte, einen kleinen Warzenfortsatz, meist ohne Zellbildung. Die relativ reinen Rassen der Naturvölker zeichnen sich nach TURNER und PORTER durch zellreiche Warzenfortsätze aus, jedenfalls erwiesen sie sich ganz wesentlich zellreicher als man sie bei den gemischten Rassen der Europäer anzutreffen pflegt.

2. Pathologische Veränderungen.

a) Mißbildungen.

Mißbildungen des Halses. Im Bereich des Halses kennen wir als erbliche Mißbildung die *angeborene Halsfistel* und das *Diaphragma des Kehlkopfes.*

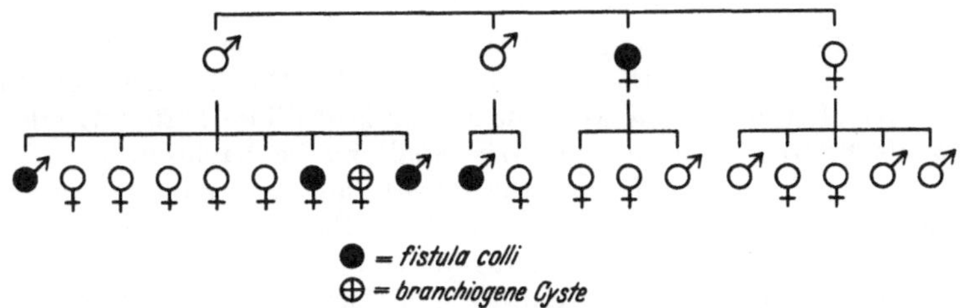

Abb. 16. Stammbaum einer Familie mit Fistula colli. (Nach PRCECHTEL.)

Die angeborene, im seitlichen Halsdreieck gelegene *Halsfistel* bildet die äußere Öffnung eines Kanals, der in kreisrunder Form nach oben verläuft, verschiedene Länge hat und blind endigt. Dieser Kanal ist normalerweise zu einem derben Strang obliteriert, bleibt er in seltenen Fällen offen, so ist dies als Mißbildung im Sinne einer Hemmungsmißbildung aufzufassen. Er ist nach der übereinstimmenden Meinung der meisten Autoren als *restierender Kiemengang* aufzufassen, nach anderer Meinung entwickelt er sich aus dem Ductus thymopharyngeus. Das kombinierte Auftreten der Fistula colli mit der Fistula auris congenita, die jedenfalls in der großen Mehrzahl der Fälle als Kiemengangsfistel anzusehen ist, spricht mit ziemlichem Nachdruck für die Kiemengangstheorie.

Man unterscheidet die *äußere* Halsfistel, die — wie erwähnt — im vorderen Halsdreieck mündet, und die recht viel seltenere Fistel mit einer Öffnung in der Tonsillengegend. Ganz selten kommt die *komplette* Fistelbildung mit beiderseitiger Öffnung und durchgehendem Kanal zur Beobachtung. Meist ist die Fistelbildung einseitig, doch kommt sie gelegentlich auch doppelseitig vor. Trotz dem häufigen Vorkommen der Fistel sind erbbiologische Untersuchungen von Wert selten durchgeführt worden. Von PAGET wurde zuerst auf das erbliche Vorkommen hingewiesen. Er veröffentlichte eine Familie, in welcher der Großvater, zwei seiner Kinder und 4 Enkel die Fistelbildung aufwiesen. In letzter Zeit wurde ein Stammbaum von PRCECHTEL veröffentlicht, der in Abb. 16 wiedergegeben wird. PRCECHTEL schließt aus diesem Stammbaum auf einen recessiven Erbgang. Ob ein solcher in dem betreffenden Fall und im allgemeinen für die Halsfistel vorliegt, erscheint uns zweifelhaft. Es ist immer eine unsichere Sache, aus *einem* Stammbaum irgendwelche Schlüsse ziehen zu wollen. Die Befunde von PAGET würden im Gegensatz dazu eher für eine Dominanz sprechen. Eine große Schwierigkeit für die erbliche Forschung ist darin zu sehen, daß die Mißbildung häufig keine Erscheinungen macht und deshalb nicht beachtet wird. Es ist darin wohl auch der Grund zu sehen, weshalb so wenig einwandfreie Untersuchungen vorliegen, so daß wir uns mit der Feststellung der Erblichkeit begnügen müssen, ohne einen bestimmten Erbmodus zu kennen.

Als *Diaphragma des Kehlkopfs* bezeichnen wir eine derbe, bindegewebige Membran, die von der vorderen Commissur ausgehend sich zwischen den Stimmbändern ausspannt und je nach ihrer Ausdehnung das Kehlkopflumen mehr oder weniger verlegt. Sie ist als *Hemmungsbildung* anzusehen. Familiäre Häufungen, die eine erbliche Ätiologie wahrscheinlich machen, sind von SEIFERT, FRÄNKEL und MEYER veröffentlicht worden. Über den Erbgang läßt sich nichts Genaueres aussagen.

Mißbildungen der Mund-Rachenhöhle und der Nase. Als erbliche Mißbildungen kommen hier nur die Spaltbildungen in Frage, welche den harten und weichen Gaumen und damit zugleich den Nasenboden betreffen (Wolfsrachen).

Spaltbildungen des Gaumens kommen in den verschiedensten Graden und Formen vor. Von einer zweigeteilten Uvula, welche als die mildeste Form der Spaltbildung aufzufassen ist, bis zu einer klaffenden Spalte, die längsgerichtet durch die ganze Mitte des weichen und harten Gaumens zieht und zuweilen auch von einer Hasenscharte begleitet wird, kommen alle Übergänge vor. Die Spaltbildung kann *einseitig* auftreten, wobei sich der Defekt im harten Gaumen seitlich von der Mittellinie, im weichen in der Mittellinie befindet, oder sie ist *doppelseitig* als breiter, median gelegener Spalt zu beobachten.

Die Gaumenspalte kommt dadurch zustande, daß die Vereinigung des mittleren Nasen- (Stirn-) fortsatzes mit den Oberkieferfortsätzen ausbleibt. Ätiologisch sind verschiedene Erklärungen veröffentlicht worden. Von verschiedenen Autoren (FRONKÖFER, KÖNIG u. a.) wurden amniotische Abschnürungen als Ursache angenommen. BENEKE führt die Spaltbildung darauf zurück, daß die Zungenanlage von unten her zwischen die Oberkieferfortsätze gepreßt und dadurch ihre Vereinigung mit dem Stirnfortsatz verhindert wird. Begünstigend soll dabei eine Raumbeengung im Amnionsack wirken. In neuerer Zeit ist der *erblichen Entstehung* erhöhte Bedeutung zuerkannt worden (HAYMANN, COENEN, BROPHY, BIRKENFELD u. a.). Wies schon die familiäre Häufung, die man einzeln in sehr ausgedehnter Form feststellen konnte (s. Abb. 17) eindeutig auf die erbliche Genese hin, so fanden diese Beobachtungen in der *Zwillingsforschung* ihre Bestätigung. Von SIEMENS wurden 3 eineiige Zwillingspaare mitgeteilt, bei denen teils genaue Übereinstimmung, teils spiegelbildliche Konkordanz bestand. Von W. ALBRECHT wurde von einem eineiigen Zwillingspaar berichtet, das übereinstimmend eine Uvula bifida hatte. Bei einem zweiten eineiigen Zwillingspaar ALBRECHTs war nur *ein* Partner betroffen, doch ließ sich bei späteren Untersuchungen feststellen, daß der anscheinend gesunde Zwilling zwischen Eck- und Schneidezahn eine deutliche Einkerbung aufwies, die mit Wahrscheinlichkeit als Zeichen einer rudimentären Form der Spaltbildung aufzufassen war. Nach den übereinstimmenden Ergebnissen der bisher vorliegenden Statistiken ist in etwa 20% der Fälle eine erbliche Ätiologie nachweisbar. Diese Zahl mag bei der Schwierigkeit des erblichen Nachweises für die tatsächlichen Verhältnisse zu nieder sein. Sie gibt aber doch einen Hinweis, daß neben der erblichen Genese auch eine erworbene mechanische Entstehung berücksichtigt werden muß.

Über den *Erbgang* läßt sich noch nichts Bestimmtes sagen. Die Schwierigkeiten, die der Forschung entgegenstehen, liegen zum Teil darin, daß — wie eben gezeigt wurde — die Spaltbildung erblich und erworben vorkommt. Vor allem aber zeigt sie Manifestationsschwankungen, die störend wirken. Die

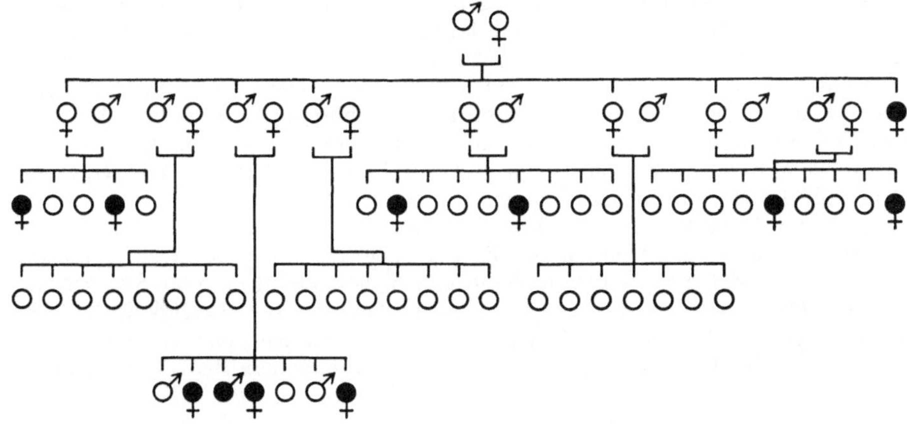

Abb. 17. Stammbaum einer Familie mit erblicher Spaltbildung des Gaumens.

Spaltbildung kann — wie in dem zitierten Falle ALBRECHTs — ausbleiben und sich nur durch eine Einkerbung im Alveolarfortsatz kenntlich machen. Oder sie beschränkt sich auf eine Spalte der Uvula, die nicht auffällt und keine Erscheinungen macht. Nach den geltenden Anschauungen ist als wahrscheinlich anzunehmen, daß *ein unregelmäßig dominanter Erbgang* vorliegt.

Mißbildungen des Ohres. *Mißbildungen des äußeren Gehörgangs.* Der äußeren Halsfistel entspricht an der Ohrmuschel die *Fistula auris congenita.* Sie hat ihren Sitz meist am aufsteigenden Helixrand, findet sich aber gelegentlich auch an anderen Stellen der Ohrmuschel, so am Helix, am Tragus oder am Ohrläppchen. Sie bildet die Öffnung eines feinen Ganges, der nur wenige Millimeter tief zu sein pflegt. Wie schon bei der Besprechung der angeborenen Halsfistel erwähnt wurde, findet sich die Ohrfistel häufig mit einer Halsfistel kombiniert und ist wie jene branchiogenen Ursprungs.

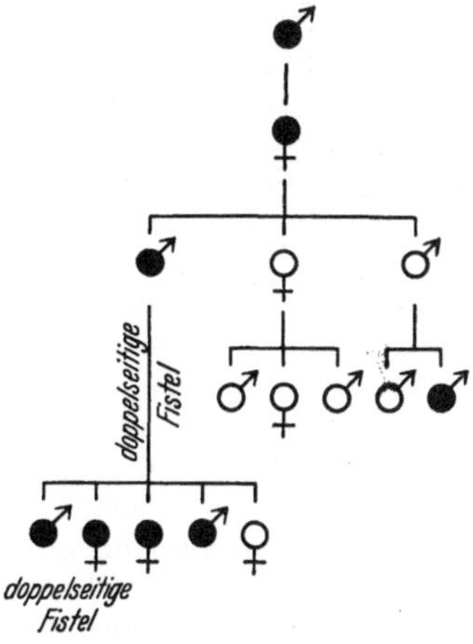

Die angeborene Ohrfistel kommt verhältnismäßig häufig vor. ONODI fand sie bei einer Untersuchung von 3200 ohrgesunden Soldaten 48mal, also in $1^1/_2$%. Die Fistel tritt meist einseitig, selten doppelseitig auf. ONODI konnte sie 25mal rechts, 16mal links und 7mal doppelseitig nachweisen.

Abb. 18. Erbliche Ohrfistel. (Nach EYLE.)

Die *Erblichkeit* der Ohrfistel darf als gesichert gelten, da von verschiedenen Seiten eine zum Teil ausgedehnte familiäre Häufung beobachtet wurde (PAGET, HARTMANN, URBANTSCHITSCH, EYLE u. a.). Bei PAGET fand sich die Fistel bei einer Mutter und ihren 5 Kindern. Die Familie litt zugleich in 3 Generationen an einer Halsfistel. EYLE konnte das Merkmal in 4 Generationen beobachten (s. Abb. 18).

Die *Exostosen* des Gehörgangs haben nicht nur bei Otologen, sondern auch bei Anthropologen und Pathologen reges wissenschaftliches Interesse gefunden (A. HARTMANN, VIRCHOW, OSTMANN, ALEXANDER, MÖLLER-HOLST u. a.). Ihr klinisches Bild ist wechselnd. Von einer flachen, eben erkennbaren Knochenwucherung bis zu großen, tumorartigen Höckern, welche den Gehörgang fast ganz verschließen, kommen alle Übergänge vor. Die Form der Auswüchse ist kugel- oder zapfenförmig, knollig, auch lappig. Nicht selten finden sich multiple Tumoren, die sich entgegenwachsen, sich zentral berühren und vom Gehörgangslumen nur einen millimeterbreiten Spalt offen lassen. Die Wucherung kann sich auf eine Seite beschränken oder sie kann beide Gehörgänge, oft in verschiedener Form und Ausdehnung befallen. Bei Männern findet sie sich häufiger als bei Frauen, nach KÖRNER 3,5mal, nach BEZOLD 11mal so häufig. Von Interesse ist, daß die Exostosen im kindlichen Alter sehr selten beobachtet werden und erst nach der Pubertätszeit zur Entwicklung kommen.

Auffallend und eigentümlich ist die *geographische Häufung* der Exostosenbildung. Sie findet sich, wie von ZSCHOKKE zuerst erwähnt, von SELIGMANN, VIRCHOW, OSTMANN u. a. bestätigt wurde, in bevorzugter Häufigkeit bei Alt-Peruanern (10—15% der Bevölkerung gegen 3% bei Europäern). Überhaupt kommt sie an der Westküste von Amerika viel häufiger zur Beobachtung als in Europa. Auch bei Ozeaniern, Ägyptern und Negern sind die Exostosen keine Seltenheit, während sie bei Asiaten selten vorkommen. OSTMANN fand an 2633 Schädeln der verschiedensten Menschenrassen 16mal Exostosenbildung, und zwar 12 Exostosen bei Peruanern, eine bei einem Mexikaner und einem Ägypter und 2 bei Mexikanern. Neger, Asiaten und Europäer waren frei. In Europa ist die Exostose in England häufiger als auf dem Kontinent.

Ätiologisch sind verschiedene Umweltseinflüsse für die Entwicklung der Exostose verantwortlich gemacht worden. Als Einzelfall ist wohl die Beobachtung von KIRCHNER zu bewerten, der Gicht als die Ursache der Erkrankung ansah, doch ist diese Beobachtung von TOYNBEE verallgemeinert und die Auffassung vertreten worden, daß eine rheumatische und gichtische Diathese die Voraussetzung für die Entwicklung der Exostose sei. Er begründet seine Anschauung damit, daß in England, dem Lande der Gicht, Exostosen viel häufiger vorkommen als auf dem Festland. Nach HELLMANN u. a. sind entzündliche Vorgänge, die eine Periostreizung hervorrufen, die Ursache. Am häufigsten jedoch werden traumatische Einwirkungen ursächlich beschuldigt. VAN GILSE sieht in dem Wellenschlag des Meeres, der beim Schwimmen das Ohr trifft, das auslösende Trauma und begründet seine Auffassung mit der oben schon zitierten Beobachtung, daß sich die Exostosen mit Vorliebe bei Küstenbewohnern finden.

Alle diese Ursachen sind als auslösende und steigernde Einwirkungen durchaus anzuerkennen. Es ist sehr wohl verständlich, daß z. B. ein Trauma zu einer chronischen Periostreizung und damit zu einer Knochenwucherung veranlassen kann. Wir dürfen aber nicht übersehen, daß den erwähnten Umweltseinflüssen sehr viele Menschen ausgesetzt sind und daß doch nur ein sehr kleiner Teil erkrankt. Wir sind deshalb mit VIRCHOW und ALEXANDER der Überzeugung, daß eine *erbliche Anlage* die Voraussetzung für die Entstehung der Exostose bildet. VIRCHOW spricht von einer Diathesis ossifica und ALEXANDER nimmt an, daß in der Anlage des periostalen Gewebes Fehler vorhanden sind, in denen die Ursache für die Exostosenbildung gelegen ist. Er spricht deshalb von Fehlbildung oder Hamartom, das aus embryonal geschädigten oder fehlerhaft gebildeten Zellen entstanden ist.

Der Nachweis der Erblichkeit ist dadurch sehr erschwert, daß die Exostosen als solche symptomlos sind. Erst durch andere Erkrankungen des Ohres (Ceruminalpfröpfe, Ekzeme des Gehörgangs, Mittelohrentzündungen) werden wir auf ihre Existenz aufmerksam. Mit einer gewissen Berechtigung ist die oben beschriebene geographische Häufung als Zeichen der Erblichkeit zu deuten, denn es ist sehr verständlich, daß sich in Inzuchtsgebieten, wie es die Alt-Peruaner bilden, ein erbliches Merkmal außerordentlich rasch verbreitet. Das bevorzugte Auftreten der Exostose in geographisch begrenzten Gebieten wäre somit nicht als Rasseeigentümlichkeit, sondern als Zeichen eines durch Inzucht weitverbreiteten erblichen Leidens aufzufassen. Sonst finden sich Hinweise auf Heredität schon bei SCHWARTZE und POLITZER. Von RUTTIN und STEIN wurde familiäre Häufung der Exostose beobachtet. Ein besonders instruktives Dokument für die Erblichkeit ist ein Stammbaum von O. KESSEL, der auf eine dominante Vererbung hinweist (Abb. 19).

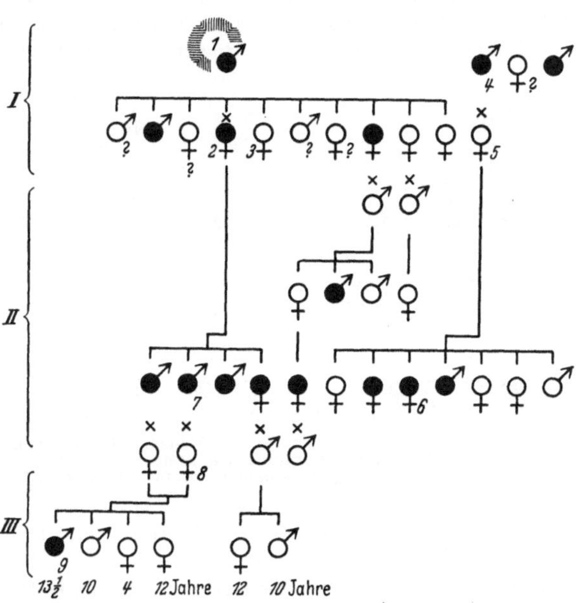

Abb. 19. Stammbaum einer Familie mit Exostosen des Gehörgangs. (Nach KESSEL.)

Die *Atresia auris congenita* kann in seltenen Fällen als erblich bedingt nachgewiesen werden, in der überwiegenden Mehrzahl der Fälle fehlt dieser Nachweis.

Anatomisch liegt eine Hemmungsbildung vor. Die Atresie kann membranös sein, doch kommt dies selten vor. Es findet sich dabei ein rudimentärer Gehörgang, der blind endigt. Meist ist die Atresie knöchern, wobei der knöcherne Gehörgang fehlt und auch der knorpelige häufig defekt ist. Die Ohrmuschel kann normal entwickelt sein, doch ist dies die Ausnahme. In der Regel ist sie verkümmert und es findet sich an ihrer Stelle ein plumper Wulst, in dessen Mitte eine blind endigende Vertiefung den Gehörgang andeutet (Mikrotie). Zugleich mit diesen Veränderungen weist auch die Paukenhöhle meist grobe Verbildungen auf. In leichteren Graden ist noch ein Trommelfell vorhanden, das als derbe, unregelmäßig gebaute Bindegewebsplatte die Paukenhöhle nach außen begrenzt. In allen schweren Fällen ist die laterale Paukenwand durch eine knöcherne Platte gebildet, die ohne sichtbare Abgrenzung in den umgebenden Knochen übergeht. Die Paukenhöhle selbst wird durch Verdickung der lateralen Knochenwand in ihrem Lumen stark eingeengt, so daß an ihrer Stelle nur ein schmaler, spaltförmiger Raum übrigbleibt. In den schwersten Fällen fehlt sie ganz. Der Hammer ist meist defekt und nur als kleine Knochenkugel noch vorhanden. Auch der Ambos ist häufig nur rudimentär entwickelt, nicht selten mit dem Hammer verwachsen. Die Mißbildung ist meist einseitig, selten doppelseitig. Nach MARX fanden sich unter 53 Fällen nur 7 doppelseitige.

Es ist wiederholt versucht worden, auf Grund der vorliegenden anatomischen Befunde die Ätiologie der Gehörgangsatresie zu erklären. Von MOLDENHAUER wurde darauf hingewiesen, daß das mittlere und äußere Ohr sich erst in verhältnismäßig später Zeit des intrauterinen Lebens entwickle, und diese Tatsache im Sinne einer *mechanischen Einwirkung* gewertet. Von BEZOLD und von ALTMANN wird die regionär beschränkte Form der Mißbildung hervorgehoben, die nur Gehörgang und Paukenhöhle befällt, während die Tubengegend und der Warzenfortsatz meist normal erscheinen. Auch dieses umschriebene Geschehen wird eher als Zeichen einer mechanischen Störung gedeutet.

Diesen Anschauungen, deren Begründung allerdings nicht sehr überzeugend ist, steht die einwandfreie und eindeutige Beobachtung von M. SCHWARZ entgegen, der in einer Familie die Erblichkeit durch Generationen nachweisen konnte (s. Abb. 20). Sonst existiert noch eine Beobachtung von KRAMPITZ, wonach Mutter und Kind von dem Leiden befallen waren. Eine weitere Veröffentlichung von TORRIGIANI berichtet, daß 2 Schwestern mit normaler Ohrmuschel eine Atresie des Gehörgangs mit stark reduzierter Pauke und fehlenden

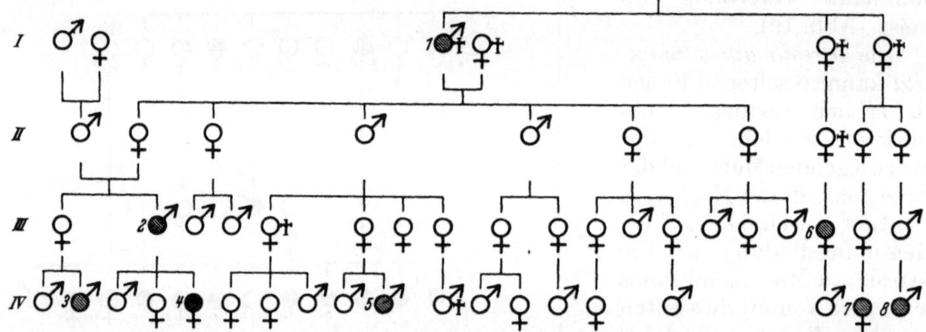

Abb. 20. Stammbaum bei Atresia auris. 1 Fehlen einer Ohrmuschel, 2 und 3 desgleichen, 4 doppelseitige Mißbildung, 5 ein Teil der linken Ohrmuschel soll fehlen, 6 leichte Mißbildung der rechten Ohrmuschel, 7 linke Ohrmuschel verkümmert, 8 eine Ohrmuschel fehlt. (Nach SCHWARZ.)

Gehörknöchelchen darboten. 4 Brüder und die Eltern der beiden Schwestern waren normal. Diese Übereinstimmung des Befundes bei beiden Schwestern ist auffallend, zumal bei beiden der seltene Befund einer intakten Ohrmuschel vorlag. Diese Konkordanz, die bis ins einzelne geht, macht in diesem Fall eine erbliche Genese wahrscheinlich. Wenn wir das *Gesamtergebnis* der erblichen Forschung überblicken, so müssen wir zugeben, daß die bisherigen Befunde sehr spärlich sind, Es ist zu bedenken, daß die Gehörgangsatresie nicht sehr selten vorkommt, es ist ferner zu erwägen, daß das Merkmal jedem Beobachter auffällt und zu erblicher Nachforschung veranlaßt. Wenn unter diesen, für die Erbforschung günstigen Verhältnissen nur 3 Familien bekannt sind, in denen eine zum Teil beschränkte familiäre Häufung beobachtet wurde, so ist dies sehr wenig. Wir müssen nach den bisherigen Beobachtungen annehmen, daß die Gehörgangsatresie erblich entstehen kann. Neben dieser erblichen Bedingtheit ist aber für die Mehrzahl der Fälle eine intrauterin erworbene Entwicklung wahrscheinlich.

Die Mißbildungen des inneren Ohres. Die pathologischen Veränderungen, denen wir als Mißbildungen des inneren Ohres begegnen, sind mannigfaltig. Wir finden Mißbildungen, die sich rein auf den Schneckennerven beschränken, wir sehen Veränderungen der Stria vascularis, in anderen Fällen fallen uns Verbildungen und Defekte des knöchernen Schneckenteils auf, und zuletzt beobachten wir Erweiterungen der häutigen Labyrinthkanäle. Diese Vielgestaltigkeit erschwert eine systematische Gliederung, zumal nicht selten die einzelnen Bilder miteinander gepaart auftreten und damit die Deutung des Befundes nicht leichter gestalten. Dabei ist zu bedenken, daß die Beurteilung der Veränderung selbst oft mit den größten Schwierigkeiten verbunden ist.

Die Entscheidung, ob eine Mißbildung oder ein anderer Prozeß vorliegt, kann geradezu unmöglich sein. Entzündliche Veränderungen zum Beispiel, die zu einer Degeneration des Nerven geführt haben, können ganz ähnliche, wenn nicht gleiche Bilder hervorrufen, wie wir sie bei einer Fehlbildung des Nerven sehen. Und zu all diesen Schwierigkeiten gesellt sich als noch besonders erschwerend die Unsicherheit, ob etwa bestehende Veränderungen als intravital entstanden, also pathologisch zu bewerten sind oder nicht.

Das CORTIsche Organ ist ein außerordentlich empfindliches Gebilde, das auf geringe Störungen mit schweren Veränderungen antwortet. Die Folge ist, daß schon während der Agone sich etwaige Ernährungsstörungen in degenerativen Erscheinungen äußern. Zudem pflegt das empfindliche Organ nach dem Tode rasch zu zerfallen. Wir müssen daher in allen Fällen, in denen der Tod nicht rasch eintrat oder zwischen Tod und Sektion einige Zeit verstrich, mit erheblichen Degenerations- und Zerfallserscheinungen rechnen (agonale und postmortale Veränderungen). Dazu kommt, daß die Vorbereitung des Schläfenbeins zur Mikrotomie (die Entkalkung, Härtung und Einbettung) unvermeidliche Kunstprodukte zur Folge hat, die zu groben Täuschungen veranlassen können (artifizielle Veränderungen). Wir sind deshalb bei der Betrachtung jeder Schnecke vor die Frage gestellt, ob die Veränderungen, die wir sehen, als intravital entstanden anzusehen oder ob sie als agonal, postmortal und artifiziell zu werten sind. Diese Frage läßt sich auch bei reicher Erfahrung nicht immer mit Sicherheit entscheiden, denn alle Versuche zur Erkennung der sekundären Veränderungen haben für die feineren Alterationen versagt.

Es ist unter den geschilderten Verhältnissen verständlich, daß die sichere Erkennung einer Mißbildung schwierig werden kann. Als vorteilhafte Unterstützung unserer Diagnose kann die *klinische* Beobachtung dienen. Wenn wir erfahren, daß bei einem Individuum die Hörstörung seit der Geburt bestand und daß sich in der Familie mehrere Fälle der gleichen Hörstörung nachweisen lassen, wenn sich ferner für das Leiden ein bestimmter Erbgang findet, so werden wir uns in zweifelhaften Fällen berechtigterweise für eine erbliche Mißbildung entscheiden können. Wir werden dazu um so mehr berechtigt sein, wenn wir in zahlreichen gleichartigen Fällen die gleichen oder ähnliche Veränderungen finden. Exakte anamnestische Forschung und reiche Erfahrung sind also für unsere Beurteilung die maßgebende Voraussetzung. Diese Voraussetzung ist leider nur in beschränktem Maße gegeben. Für die Forschung wertvolle Fälle sind gering an Zahl und genaue anamnestische Erhebungen sind selten.

Der klinischen Forschung verdanken wir auch sonst wertvolle Aufschlüsse für die Erkennung des pathologischen Prozesses. Sie hat uns gelehrt, daß die erbliche Taubstummheit kein einheitliches Geschehen ist, sondern in zwei große Gruppen eingeteilt werden muß: die *recessive Taubstummheit* und die *dominante Hörstörung* (hereditäre Innenohrschwerhörigkeit und -taubheit). Es ließ sich feststellen, daß einem bestimmten klinischen Krankheitsbild bestimmte, grundsätzlich verschiedene Veränderungen entsprechen. Aber auch innerhalb der einzelnen Gruppen der recessiven und dominanten Hörstörung sind die Veränderungen, denen wir begegnen, wieder sehr vielgestaltig, und es läßt sich eine innere Zusammengehörigkeit der verschiedenen Bilder oft nur vermuten. Als besonders erschwerend ist zu erwähnen, daß offenbar auch Überkreuzungen der beiden Formen vorkommen, wenn sich beide Arten der Taubstummheit auf ein Individuum vereinigen. Es ist dies erbbiologisch durchaus möglich, denn die beiden Formen sind selbständige, in sich abgeschlossene Prozesse, die sich auch selbständig weitervererben können. Bedenken wir, daß sich Taubstumme seit vielen Generationen mit Vorliebe gegenseitig heiraten, so liegt die Möglichkeit nahe, daß ein dominant Taubstummer zugleich Merkmalsträger einer recessiven Taubstummheit sei. Durch weitere Mischung mit einem recessiv taubstummen Individuum kann dann eine Vererbung beider Formen auf *einen* Nachkommen zustande kommen. Genau so wie wir gelegentlich eine Otosklerose mit einer Mißbildung des inneren Ohres kombiniert antreffen.

Wir werden versuchen, aus den vorliegenden Befunden unter strenger Sichtung des Materials ein Bild von den anatomischen Veränderungen zu geben und sie in ein bestimmtes System zu bringen. Wir sehen davon ab, die frühere Einteilung SIEBENMANNs nach Typen als maßgebliche Grundlage zu benützen, denn so sehr wir diese außerordentlich gründliche Bearbeitung schätzen, so geben wir doch einer Eingliederung der Fälle in unsere *klinische* Einteilung den Vorzug. Wir stehen hier eher auf festem Boden und wollen versuchen, von dem übergeordneten Gesichtspunkt der klinischen Erfahrung aus eine systematische Gliederung auch der anatomischen Veränderungen durchzuführen.

Die recessive Taubstummheit. Eine Zusammenstellung der bisher bekannten Beobachtungen umfaßt 16 Fälle:

SCHEIBE: Z. Ohrenheilk. **27**.
SIEBENMANN: Verh. dtsch. otol. Ges. **1904**.
LANGE: Arch. Ohrenheilk. **93** (1914).
OPPIKOFER: Z. Ohrenheilk. **72**.
SIEBENMANN-BING: Z. Ohrenheilk. **54**.
ALEXANDER: (1) Wien 1919.
ALEXANDER: (2) Anatomie der Taubstummheit 2. Lieferung.
GOERKE: „ „ „ 3. „
DENKER: „ „ „ 4. „
QUIX-BROWER: „ „ „ 7. „
O. MAYER: Z. Hals- usw. Heilk. **6** (Fall Treumert).
NAGER: (1) Beitr. path. Anat. **77**.
NAGER: (2) „ „ „ **77**.
W. ALBRECHT: (1) Verh. Ges. dtsch. Hals- usw. Ärzte **1937**.
W. ALBRECHT: (2) „ „ „ „ „ „ **1937**.
W. ALBRECHT: (3) „ „ „ „ „ „ **1937**.

Aus diesen 16 Fällen möchte ich zunächst die folgenden vier herausheben, da sie schwere Veränderungen des inneren Ohres, des Nervenstammes wie auch der zentralen Kerne und cerebralen Bahnen erkennen ließen und so ein umfassendes Bild des Geschehens in seiner schwersten Form darboten. Es sind dies die Fälle SIEBENMANN-BING, QUIX-BROWER und NAGER 1 und 2. Sie haben in ziemlich genauer Übereinstimmung der Befunde das Gemeinsame, daß der ganze nervöse Apparat von den zentralen Bahnen über die Cochleariskerne, den Hirnstamm, das Ganglion spirale bis zum CORTIschen Organ zum Teil fehlt, zum Teil ungenügend entwickelt ist, während der knöcherne Teil der Schnecke vollkommen intakt gefunden wurde. Im einzelnen schreiben SIEBENMANN-BING, daß die Cochleariskerne schwer alteriert sind, ihre Zellen sind äußerst spärlich und sehr klein. Die Faserzahl der Acusticuswurzel erscheint reduziert, das Kaliber schmächtig. Speziell die Cochlearisfasern sind äußerst dünn. Der Nervenstamm entspricht in seinem Dickendurchmesser wohl der Norm, ist aber sehr reich an Bindegewebe und enthält nur wenige, mit Eisenhämatoxylin sich schwärzende Fasern. Die Ganglienzellen des ROSENTHALschen Kanals sind außerordentlich spärlich. Das CORTIsche Organ fehlt in der unteren Windung vollkommen, in der mittleren Windung findet sich an seiner Stelle ein flacher Zellhaufen. Mit diesen Befunden stimmen die drei anderen Fälle, wie erwähnt, im wesentlichen und grundsätzlichen überein, wenn auch hier und dort graduelle Unterschiede vorhanden sind. Die schwerste Form bildet der Fall QUIX-BROWER. Von den Cochlearisfasern und dem ventralen Teil des Acusticuskerns ist nichts zu sehen, das Tuberculum acusticum erscheint zum größten Teil „zerstört". Auch die HESCHLsche Windung zeigt beiderseits schwere Veränderungen. In der Schnecke fehlt jegliche Nervenfaser, der Modiolus, der ROSENTHALsche Kanal und Nervenkanal sind frei und leer. Das CORTIsche Organ fehlt oder wird durch einen schmalen Zellhaufen ersetzt.

Diese 4 Fälle bilden die Grundlage für die Beurteilung der *nervösen Veränderungen*. Die anderen Beobachtungen sind als eine nicht unwichtige

Ergänzung und Bestätigung dieser Befunde anzusehen. Ihr Wert wird dadurch eingeschränkt, daß — mit Ausnahme zweier Fälle von W. ALBRECHT, auf die ich noch zu sprechen kommen werde — die Untersuchung der zentralen Teile nicht ausgeführt wurde, so daß sich die Beobachtungen auf die Schnecke beschränken. Die Befunde dieser Fälle lassen eine graduell verschiedene Aplasie des Nerven, des Ganglions und des CORTIschen Organs erkennen. Besonders in der Basalwindung läßt sich häufig beobachten, daß das CORTIsche Organ vollkommen fehlt (s. Abb. 21) in den oberen Windungen sieht man nicht selten Residuen einer verkümmerten Papille. Die schwersten Veränderungen zeigt der

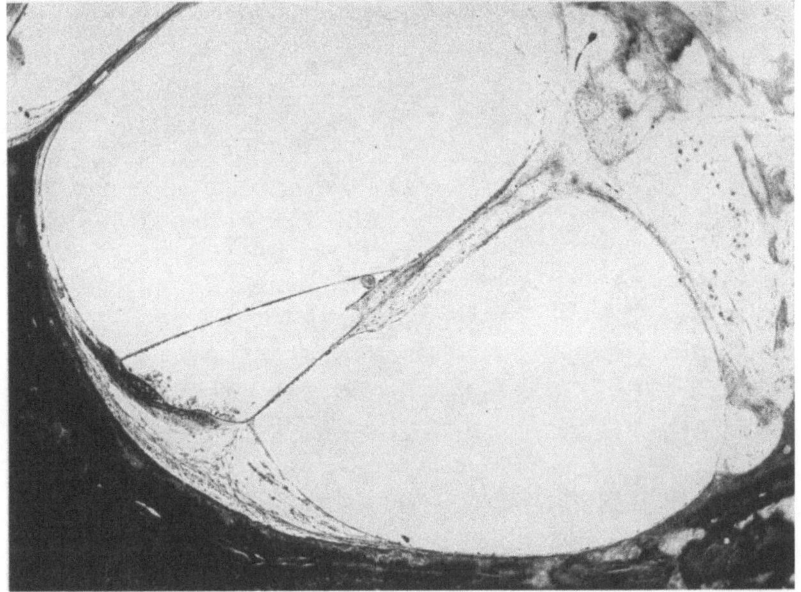

Abb. 21. Ductus cochlearis. peripherer Nervenkanal und Ganglion bei erblicher Taubheit.

Fall LANGE, in welchem wie im Falle QUIX-BROWER der N. cochlearis, das Ganglion und das CORTIsche Organ vollkommen fehlen.

Neben den nervösen Elementen finden sich im Ductus cochlearis Veränderungen der *Membrana Corti* und der *Stria vascularis.*

Die CORTIsche *Membran* kann nach Form und Größe normal entwickelt sein. Bei Störungen der Entwicklung kann sie vollkommen fehlen. In anderen Fällen ist sie — vielleicht weil sie durch die verkümmerte Entwicklung des CORTIschen Organs keinen geeigneten Halt fand — von ihrer Basis losgerissen und liegt, meist in eingerolltem Zustand, an irgendeiner Stelle des Ductus cochlearis, etwa im Sulcus internus oder an der REISNERschen Membran. Nicht selten ist sie von einer schmalen Endothelschicht bekleidet und an der Unterlage fixiert. Ihr Fehlen wird vorzugsweise dann beobachtet, wenn auch das CORTIsche Organ vollkommen fehlt.

Die *Stria vascularis* zeigt so ziemlich in allen Fällen mehr oder weniger schwere, aber doch deutliche Veränderungen. Mit Vorliebe findet man, daß sie in der unteren Windung fehlt. Die laterale Wand des Ductus cochlearis wird dann nur von einem schmalen bindegewebigen Saum gebildet, der die gewohnte Vorwölbung vermissen läßt. Bei milderen Formen ist die Stria durch einen eben sichtbaren Vorsprung ins Lumen als verkümmertes Gebilde angedeutet.

In der mittleren und oberen Windung zeigt sich das Striagewebe im Gegensatz dazu häufig gewuchert. Diese Wucherungen werden als knopf- und blasenförmig beschrieben (SCHEIBE), oder sie bilden weitvorspringende ovale Cysten (ALEXANDER) oder ein schwammartiges, plumpes, klumpiges Gebilde, das jede Differenzierung vermissen läßt und einen großen Teil des Ductus cochlearis ausfüllt (GOERKE, W. ALBRECHT) (Abb. 22). In diesen ungeordneten Zellhaufen finden sich rundliche, schollenartige, homogene Gebilde eingeschlossen, deren Inhalt — wie uns von M. HEIDENHAIN bestätigt wurde — aus kolloidalem Eiweiß besteht.

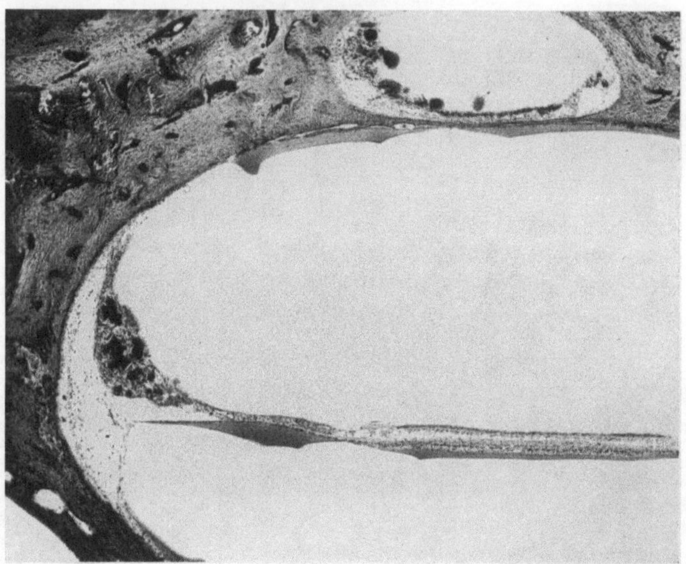

Abb. 22. Stria vascularis bei erblicher Taubheit.

Es erhebt sich hier die Frage, die nicht so ganz leicht zu beantworten ist, *wie diese Mißbildungen der Stria zu erklären sind.* Nach unserer Auffassung sind sie am ehesten aus der embryonalen Entwicklung des Striagewebes zu verstehen. Wir wissen, daß die Entwicklung der Stria in der Basalwindung zuerst beendet und hier zu einer Zeit abgeschlossen ist, in der sich das Gewebe der mittleren und oberen Windung noch mitten in der Entwicklung befindet. Diese zeitliche Differenz erklärt den Unterschied in den Befunden, den wir in der unteren Windung im Vergleich mit den beiden oberen Windungen antreffen. Die untere Windung bietet das Bild des abgeschlossenen Prozesses, der sich beim Taubstummen häufig als Aplasie des Gewebes äußert, während wir in den oberen Windungen die Persistenz eines Entwicklungsstadiums vor uns haben, wie wir es zur Zeit etwa des 5. Embryonalmonats finden. In dieser Zeit fällt in der mittleren und vor allem der oberen Windung eine oft hochgradige Hyperplasie des Striagewebes auf. Man gewinnt beim Studium der feineren Struktur den Eindruck, daß sich das Gewebe noch in einem Gärungszustand befindet. Die Zellen sind ungeordnet und liegen wie durcheinandergewürfelt im Gewebe. Es finden sich zahlreiche Vakuolen, die regellos in das Gewebe eingelagert sind und sich zum Teil in das Lumen vorwölben. Besonders eindrucksvoll lassen sich diese Befunde beim Hunde demonstrieren. Abb. 23 zeigt die starke Hyperplasie bei einem frühgeborenen Hunde in der mittleren und oberen Windung, und die Abb. 24 gibt die Bilder wieder, wie sie von FIÉANDT und SAXEN bei neugeborenen

Hunden gefunden wurden. Sie zeigen eine weitgehende Übereinstimmung mit den Befunden, wie wir sie bei unseren Taubstummen hatten, und wir werden uns nicht täuschen, wenn wir die Veränderungen der Stria als Hemmungsbildung ansehen, die sich aus einem Fortbestehen des embryonalen Zustandes entwickelt hat.

Wir stehen damit vor der weiteren Frage, ob die Veränderungen im Nerven und in der Stria in einem inneren Zusammenhang zueinander stehen. Zunächst

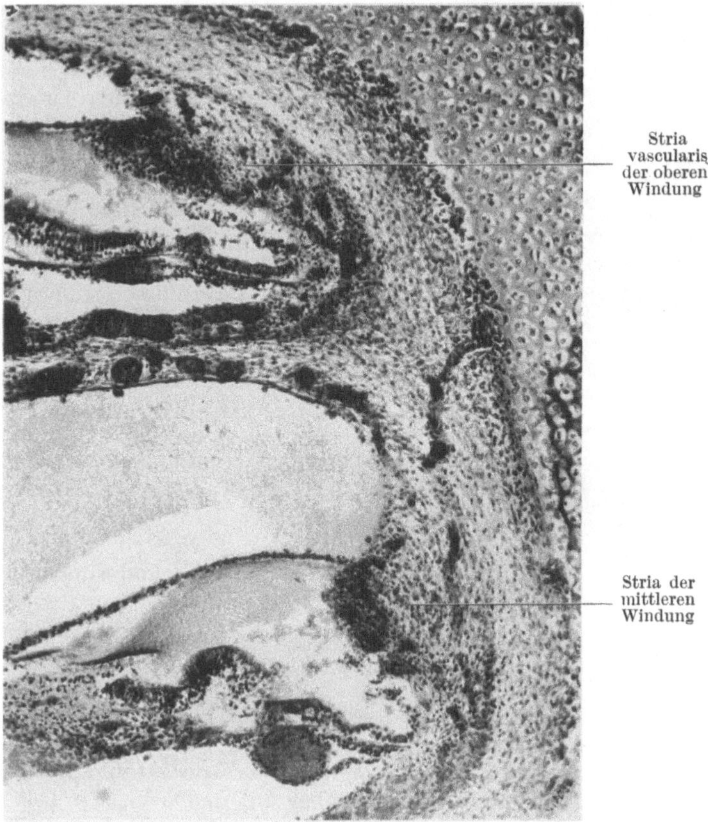

Abb. 23. Stria vascularis der oberen und mittleren Windung bei einem frühgeborenen Hund.

scheint ihre Beantwortung nicht allzu schwer zu sein, denn wir sahen, daß die Veränderungen des nervösen Apparates und der Stria gemeinsam aufzutreten pflegen. Der Gedanke liegt nahe, daß beides als der Ausdruck einer gemeinsamen Hemmungsbildung anzusprechen ist. Eine gewisse Schwierigkeit macht jedoch die Beobachtung, die in 2 Fällen beschrieben wurde (W. ALBRECHT), daß sich die Veränderungen auf das Striagewebe beschränkten. Beide Fälle ließen übereinstimmend in den zentralen Gehirnbahnen und den Cochleariskernen normale Verhältnisse erkennen, und ebenso zeigten der Nervenstamm, das Ganglion und der periphere Teil des Nerven keine Veränderungen. Nur das CORTIsche Organ war in einen schmalen Zellhügel verwandelt, eine Veränderung, die sehr wohl sekundär entstanden sein konnte.

Sind nun diese isolierten Veränderungen der Stria vascularis selbständige, in sich geschlossene Mißbildungen, die mit der Aplasie des Nerven nichts gemein

4*

haben, oder hängen beide Formen innerlich miteinander zusammen? Das isolierte Auftreten ließe zunächst daran denken, daß eine besondere und selbständige Form einer Striamißbildung vorliege. Bei der Vielgestaltigkeit der Bilder, denen wir bei der Histologie der erblichen Taubstummheit begegnen, wäre dieser Gedanke durchaus diskutabel. Wir möchten jedoch dieser Auffassung nicht das Wort reden. Vor allem spricht gegen sie die Tatsache, daß wir Veränderungen der Stria vascularis fast in allen Fällen von recessiver Taubstummheit beobachten können. Von manchen Autoren, wie z. B. QUIX wird sogar angenommen, daß die Veränderungen in der Stria als die primäre und ursächliche Mißbildung, die anderen Veränderungen als sekundär entstanden anzusehen seien. Dieser Meinung sind wir nicht, wir sind der Überzeugung, daß auch die isolierten Veränderungen der Stria in den gesamten Komplex der Mißbildung einzugliedern und als Teilerscheinung dieses Komplexes aufzufassen sind. Wie wir sahen, finden sich im histologischen Bilde der recessiven Taubstummheit weitgehende graduelle Unterschiede mit verschieden starker Betonung dieser oder jener Teilerscheinung. Wir begegnen Fällen, in denen die Aplasie des Nerven überwiegt und die Veränderungen der Stria eben nur angedeutet sind — warum soll es nicht auch Fälle geben, in denen die Striaveränderungen das Feld beherrschen und die nervösen Veränderungen zurücktreten? Wir fassen den Gesamtprozeß als eine Hemmungsbildung auf, die etwa zur Zeit des 5. Embryonalmonats zustande kommt. Sie pflegt den nervösen Apparat und die Stria vascularis gemeinsam zu treffen. Sie kann sich aber auf den nervösen Teil beschränken und die Stria verschonen und umgekehrt. Die nervöse Bahn kann in ihrer Gesamtheit ergriffen oder nur in ihrem peripheren Teil befallen sein. In den seltenen Fällen, in denen nur die Stria mißbildet ist und der nervöse Teil frei bleibt, sind die sonstigen Veränderungen im Ductus cochlearis (Kollaps der REISNERschen Membran, Zusammensintern des CORTIschen Organs) sekundär durch Störung der Sekretion und damit der Druck- und Turgorverhältnisse bedingt. Diese unsere Auffassung gewinnt an Wahrscheinlichkeit, wenn wir bedenken, daß sich in der Schnecke der nervöse Teil und die Stria vascularis etwa zu gleicher Zeit entwickeln.

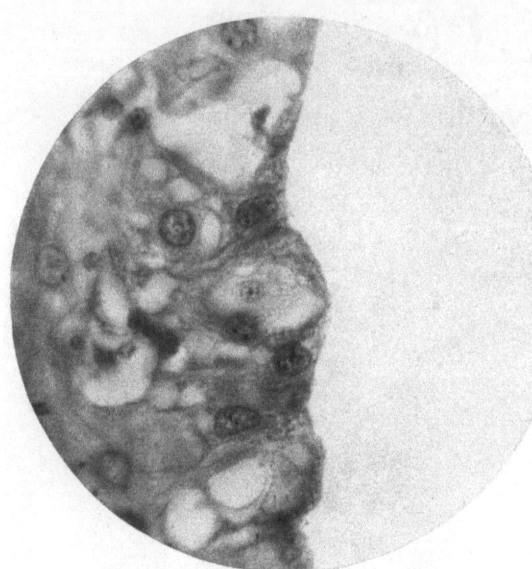

Abb. 24. Stria vascularis beim neugeborenen Hund. (Nach FIÉANDT und SAXEN.)

Der knöcherne Aufbau der Schnecke ist bei der recessiven Taubstummheit stets intakt befunden worden.

Veränderungen im Gleichgewichtsapparat sind bei recessiver Taubstummheit wiederholt beobachtet worden. LANGE fand eine Ektasie im häutigen Teil die zu einer nervösen Atrophie im Utriculus, Sacculus und in den Bogengängen geführt hatte. Die Druckerhöhung war nach LANGE zum Teil durch gestörte Abflußbedingungen (Verengerung des Meatus int.), in der Hauptsache jedoch entzündlich bedingt. Es darf also eine erworbene Veränderung als wahrscheinlich angenommen werden, die für das Bild der erblichen Taubstummheit kein Interesse besitzt. ALEXANDER fand das Sinnesepithel in den Ampullen der Bogengänge vollkommen degeneriert. Im Neuroepithel der Cristae fanden sich mehrfach große Epithellücken und Metaplasien in Cystenform. SIEBENMANN stellte eine Atrophie des Ganglion vestibulare sup. und infer. fest, *das rechts vollkommen fehlte*. Bei SIEBENMANN-BING war das Epithel der Maculae und besonders der Cristae degeneriert bei anscheinend normalem Verhalten des Ramus vestibularis mit seinen Ganglien und Zweigen. Auch die Vestibulariskerne waren unverändert. OPPIKOFER beschreibt das Sacculuslumen als völlig kollabiert. Die Macula ist nirgends von normalem Aussehen. Der zur Macula führende Nerv ist atrophisch, der Ductus reuniens ist verödet. In den beiden Fällen von NAGER und den 3 Fällen von W. ALBRECHT war der Vestibularapparat intakt.

Wenn wir diese Befunde kritisch beurteilen, so ist zu bedenken, daß auch im Vestibularapparat agonale und postmortale Veränderungen vorkommen. Sie sind im Gleichgewichtsorgan erfahrungsgemäß nicht so schwer wie in der Schnecke, aber sie müssen doch berücksichtigt werden. Daß auch beim erblich Taubstummen intravital entstandene Prozesse, vor allem entzündlicher Art zu schweren Veränderungen im Vestibulum führen können, ist ohne weiteres einleuchtend. Wenn wir unter Berücksichtigung dieser Möglichkeiten unsere Befunde betrachten, so haben wir nun 2 Fälle, in denen eine sichere Mißbildung vorliegt: Die Fälle ALEXANDER und SIEBENMANN. Im Falle OPPIKOFER bin ich im Zweifel, ob die Veränderungen im Vestibulum als eine Mißbildung oder als Residuen einer Entzündung aufzufassen sind. Besonderes Interesse verdient der Fall SIEBENMANN, bei dem — wie erwähnt — eine totale Aplasie des Ganglion vestibulare inf. festgestellt werden konnte.

Legen wir uns die Frage vor, ob die Veränderungen im cochlearen und vestibularen Teil als einheitlicher Vorgang, als eine zusammengehörige Mißbildung aufzufassen seien, so läßt sich hierüber noch keine Entscheidung fällen. Zunächst spricht die Nachbarschaft und die enge Verbindung der beiden Organe für einen gemeinsamen Prozeß. Ferner läßt sich dafür die Tatsache anführen, daß in den beiden Fällen, die wir als Mißbildung anerkannten, sich im vestibularen Teil die gleichen Veränderungen im Nerven und seinen Endstellen fanden, wie im Cochlearapparat. Bei genauerem Zusehen lassen sich aber gewisse Bedenken gegen diese Auffassung nicht unterdrücken. Zunächst ist zu beachten, daß der cochleare und vestibulare Teil zwei getrennte Organe sind, verschieden in ihrem Aufbau und ihrer Funktion. Es läßt sich nicht so leicht erklären, warum eine nervöse Aplasie als einheitliche Mißbildung zugleich den N. cochlearis und vestibularis befällt, obwohl beide Nerven verschiedenen Urpsrung haben und, wenn auch in enger Nachbarschaft so doch streng getrennt voneinander verlaufen. Dazu kommt als nicht unwesentlich, daß die vestibulare Mißbildung bei Taubstummheit verhältnismäßig selten auftritt. Wie erwähnt, fanden sich unter 16 Taubstummen nur zwei sichere Mißbildungen des Vestibularapparates. Diese Tatsachen sprechen eher dafür, daß ein zufälliges Zusammentreffen vorliegt. Ein sicheres Urteil läßt sich bei der kleinen Zahl der untersuchten Fälle nicht abgeben. Um in diesen Verhältnissen klar zu sehen, müssen wir weitere Befunde abwarten, die sich auf systematisch durchgeführte Untersuchungen des Vestibularnerven, seines peripheren und zentralen Abschnitts stützen können.

Das *klinische Bild* der recessiven, oder wie sie früher hieß, der „sporadischen" Taubstummheit läßt sich vorzugsweise in Gegenden studieren, in welchen eine alteingesessene Bevölkerung fern vom großen Verkehr seit Jahrhunderten ihr gleichmäßiges Leben verbringt. Die unter diesen Verhältnissen unvermeidliche Inzucht, die in solchen Gemeinden seit vielen Generationen blüht, ist ein außergewöhnlich günstiger Boden für die Entwicklung von erblichen Leiden. Die Abgeschlossenheit kann durch konfessionelle Schranken noch gesteigert werden, wenn — wie wir es bei uns in Württemberg gelegentlich antreffen — eine katholische Enklave in protestantischer Umgebung liegt. Wenn in einer so abgegrenzten Bevölkerung in früheren Zeiten eine Mutation und Taubstummheit vorkam, so muß sich in den späteren Generationen das Merkmal in einer sonst ungewohnten Menge häufen. Systematisch durchgeführte Familienuntersuchungen solcher Taubstummenfamilien, die meist weitverzweigte Sippen bilden, sind begreiflicherweise besonders geeignet, über das klinische Bild zu orientieren.

Solche Untersuchungen wurden zuerst von W. ALBRECHT ausgeführt, es folgten die ausgezeichneten Studien von HANHART, WERNER, METGES, SANDEL u. a. Aus diesen Untersuchungen ergab sich zunächst die einwandfreie Beobachtung, daß die sporadische Form der Hörstörung *praktisch so gut wie immer als Taubheit* auftritt. Es fehlen die fließenden Übergänge zu leichteren Graden der Hörstörung, wie wir sie bei der dominanten und endemischen Form der Hörstörung zu sehen gewohnt sind. Unter den vielen Taubstummen, die untersucht wurden, fand W. ALBRECHT nur *einen* Fall, der Umgangssprache noch auf 1 m Entfernung hörte. Bei allen anderen Fällen war wohl gelegentlich noch Vokalgehör, doch kein Wortverständnis vorhanden. Wenn sich in diesen Familien leichtere Grade von Schwerhörigkeit fanden, so ließ sich in der Regel das Leiden auf eine erworbene Ursache zurückführen. Sicherlich kamen in den taubstummen Familien leichtere Hörstörungen nicht häufiger vor, als wir sie in erbgesunden Familien antreffen. Beachtenswert ist die Beobachtung von LANGENBECK, daß bei Taubstummen mit Hörresten der Hörbefund auf beiden Seiten genau übereinzustimmen pflegt.

Die sporadische Taubstummheit vererbt sich monomer recessiv.

Dieser Erbmodus wurde schon in früheren Zeiten als wahrscheinlich angenommen. Vor allem LUNDBORG hat sich für diesen Erbgang eingesetzt. Es fehlte aber eine einwandfreie Grundlage, die einer erbbiologischen Beurteilung dienlich gewesen wäre. Fast alle Forscher schöpften aus der großangelegten Statistik des Sprachforschers FAY, der in Nordamerika durch Fragebogen, die er an alle erreichbaren Taubstummen und ihre Familien schickte, Genese und Schwere des Leidens sowie die familiäre Häufigkeit seines Auftretens zu erfahren suchte. Diese Statistik, welche tausende von Fällen umfaßt, hat manche interessante Aufklärung gebracht, für eine erbbiologische Forschung aber ist sie ungeeignet. Neben der Unzuverlässigkeit der unkontrollierbaren Angaben muß darauf verwiesen werden, daß die Taubstummheit ein *Symptom,* keine Krankheit ist, und daß dieses Symptom durch die verschiedenartigsten Ursachen und dementsprechend durch die verschiedensten Krankheitsprozesse hervorgerufen werden kann. Neben der erblichen Genese, bei der wir wieder die recessive und dominante Form unterscheiden, kennen wir als Ursache den Kretinismus, die intrauterin erworbene Lues, das Geburtstrauma, sonstige Traumen, die das Ohr im ersten Lebensjahr treffen, sowie entzündliche Prozesse, wie wir sie besonders schwer bei Scharlach und Masern beobachten. Aus dieser Fülle von Ursachen in einer Statistik, die auf Grund von Fragebogen, ohne jegliche Untersuchung der Merkmalsträger zusammengestellt wurde, jeweils die gewünschte Form der Taubstummheit auch nur mit einiger Wahrscheinlichkeit herauszufinden, ist ein Ding der Unmöglichkeit. Die Schwierigkeit der ätiologischen Erkennung ist heute, da wir so oft vor die Entscheidung: erblich oder erworben gestellt sind, besonders eindrucksvoll zu ersehen. Dabei verfügen wir bei unseren Entscheidungen über alle Hilfsmittel der Untersuchung und sind in der Lage, durch genaue Erkundigungen in der Umgebung des Taubstummen die Verhältnisse so gründlich wie möglich zu klären. In einer beträchtlichen Zahl von

Fällen müssen wir zugeben, daß wir die Diagnose nicht einmal mit einem hohen Grad von Wahrscheinlichkeit zu stellen vermögen.

Erst die Familienuntersuchung konnte hier klare Verhältnisse schaffen. Wenn wir bei einer ausgedehnten Sippenuntersuchung auf Taubstumme stoßen und auf Grund unserer Erhebungen feststellen können, daß in dieser Sippe durch viele Generationen hindurch, in den verschiedensten Zweigen Taubstumme lebten, so dürfen wir berechtigterweise annehmen, daß hier dieselbe einheitliche Form der Taubstummheit vorliegt. Schon die erste Veröffentlichung von W. Albrecht, welche 16 auf dieser Grundlage gesammelte Stammbäume umfaßte, zeigte deutlich den monomer recessiven Erbgang (Abb. 25 und 26).

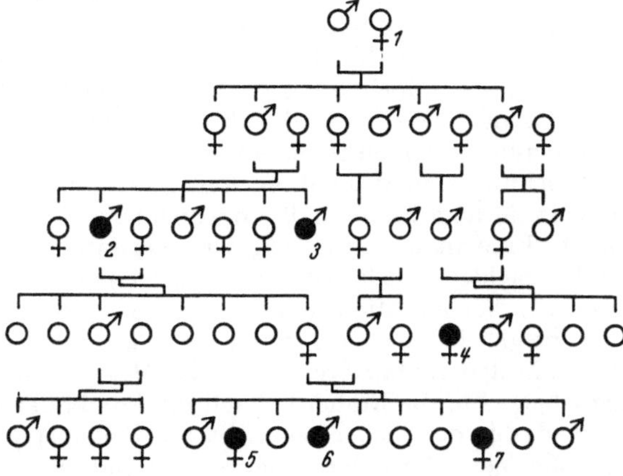

Abb. 25. Recessiver Erbgang der sporadischen Taubstummheit.

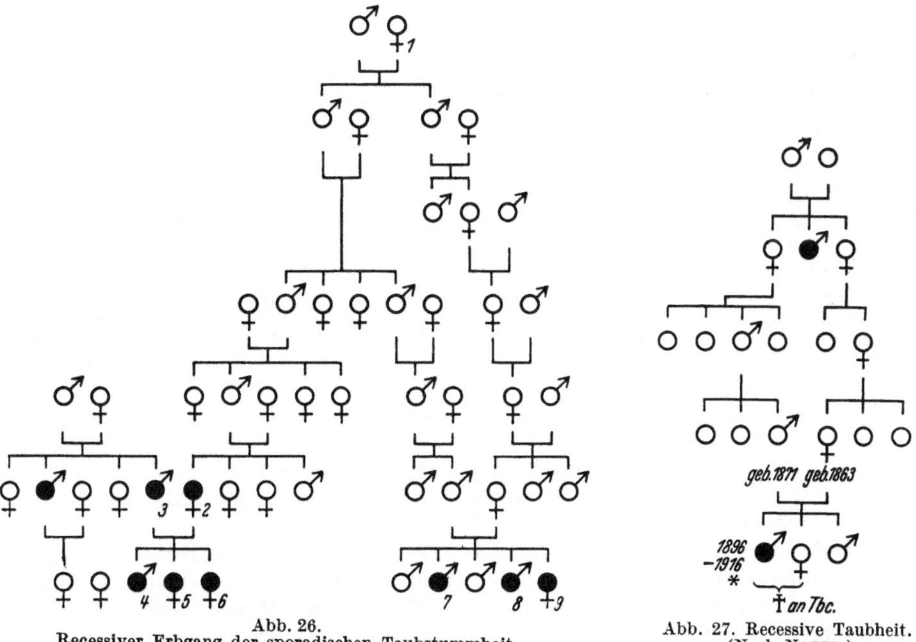

Abb. 26.
Recessiver Erbgang der sporadischen Taubstummheit.

Abb. 27. Recessive Taubheit.
(Nach Nager.)

Inzwischen haben zahlreiche Stammbaumuntersuchungen diese Befunde bestätigt (Abb. 27), und es besteht kein Zweifel mehr, daß die früher gegen den recessiven Erbgang vorgebrachten Bedenken gegenstandslos geworden sind. Als der meistbetonte Einwand sei der eine herausgehoben, daß aus der Ehe zweier Taubstummer nicht gerade selten Kinder geboren werden, die nicht taubstumm sind. Diese Tatsache ist richtig und der daraus erhobene Einwand war berechtigt, solange man die angeborene Taubstummheit als einen einheitlichen Begriff ansah. Heute liegen die Verhältnisse anders. Wie wir sahen, zeigt die „angeborene“ Taubstummheit eine Vielgestaltigkeit der Form, die bei den Nachkommen zweier Taubstummer von unbekannter Ätiologie alle Möglichkeiten offen läßt. Nehmen wir als Beispiel, daß sich ein dominanter Taubstummer mit einer recessiven Taubstummen verbindet, so werden alle Kinder von der Mutter belastet, doch nur zur Hälfte — vom Vater vererbt — hörgestört sein.

Es ist noch ein Wort darüber zu sagen ob die recessive Taubstummheit mit anderen Erbleiden in einem inneren Zusammenhang steht oder nicht. Über die Beziehungen zu Mißbildungen im Vestibularapparat habe ich mich schon oben geäußert, in dem Sinne, daß ein abschließendes Urteil hierüber noch nicht möglich ist. Eine andere Affektion, die gelegentlich gemeinsam mit der Taubstummheit beobachtet wurde, ist die *Retinitis pigmentosa*. Auf das kombinierte Auftreten der beiden Affektionen hat schon BEZOLD hingewiesen und als Ursache dafür die gleichartigen Veränderungen, wie wir bei voll entwickeltem Krankheitsbild sie in den Endausbreitungen des Hörnerven und der Netzhaut beobachten, angesehen. Für die Einheitlichkeit des kombinierten Krankheitsprozesses spricht ferner, daß in den bisher beobachteten Fällen stets auch auf beiden Fachgebieten cerebrale Veränderungen nachweisbar waren (SIEBENMANN-BING und NAGER), während in den Fällen einfacher Taubstummheit die cerebralen Prozesse durchaus nicht die Regel sind. Auch die klinischen Befunde sind auffallend und deuten auf eine einheitliche Genese hin. So findet sich das kombinierte Auftreten auf einzelne Familien beschränkt. Ja, es läßt sich feststellen, daß gelegentlich in diesen Familien die befallenen Glieder alle das kombinierte Leiden zeigen. In anderen Familien wechselt allerdings das Leiden unter den einzelnen Familiengliedern ab. Es ist mir in Württemberg nur *eine* Familie von kombiniertem Vorkommen bekannt, in welcher 3 Geschwister recessiv taubstumm sind und zugleich an Retinitis pigmentosa leiden.

Es ist nicht wunder zu nehmen, daß unter diesen Voraussetzungen zahlreiche Versuche zu einer Erklärung dieses gemeinsamen Auftretens gemacht wurden. Man sprach von einer Äquivalenz der Gene (FRANCESCHETTI, SIEBENMANN, v. GRAEFE u. a.) und verstand darunter, daß sich ein Erbfaktor verschiedenartig, als Augenleiden, als Ohrenleiden oder als beides manifestieren kann. WAARDENBURG spricht von einem Komplex und nimmt an, daß die beiden Leiden Teilerscheinungen desselben Komplexes sind. Ferner wird vielfach als Ursache ein bestimmter Biotypus, eine gemeinsame Erbanlage angenommen, die durch ihr Auftreten die Pigmentdegeneration und die Taubstummheit zugleich bewirkt.

Alle diese Erklärungen sind von geringem Wert, denn es sind gar keine Erklärungen des pathologischen Vorgangs. Es sind Umschreibungen, die mit neuen Worten das Geschehen des kombinierten Auftretens beschreiben, und man kann sich des Eindrucks nicht erwehren, daß hier an Stelle des fehlenden Begriffs ein Wort zur rechten Zeit sich einstellt.

Sehr beachtenswert sind dagegen die Beobachtungen von BONNEVIE, wenn sie sich auch nicht direkt auf unser Thema beziehen. Ihre Untersuchungen galten den kurzschwänzigen Tanzmäusen. Es sind dies Mäuse, welche Taubheit kombiniert mit Stummelschwanz, extremen Bewegungsstörungen und der Unfähigkeit zu koordinierten Bewegungen erkennen lassen. Das Leiden vererbt sich recessiv und hat als Ursache schwere Veränderungen im 4. Ventrikel. Es fand sich bei histologischen Untersuchungen der Mäuseembryonen, daß eine spaltförmige Verengerung des 4. Ventrikels keine Entwicklung des Plexus chorioideus gestattet und zu einem Platzen des Ventrikels führt. Dieses katastrophale Ereignis verhindert eine regelmäßige Differenzierung der Labyrinthbläschen und verursacht so — neben und zugleich mit den anderen Veränderungen — die Taubheit.

Solche schweren Veränderungen können beim Menschen mit Sicherheit ausgeschlossen werden, denn die katastrophale Zerstörung des 4. Ventrikels wirkt schon bei den Mäusen meist letal. Bei dem komplizierten Mechanismus des Menschen ist kaum zu erwarten, daß ein Embryo die Katastrophe überleben würde. Ganz abgesehen davon, daß so schwere Zerstörungen sich in ihren Folgen nachweisen lassen müßten, was bisher nicht der Fall war. Aber die Befunde sind richtungweisend (v. VERSCHUER). Man könnte daran denken, daß analoge, weniger schwere Veränderungen im Gehirn Taubstummheit zugleich mit Retinitis pigmentosa verschulden.

Gegen diese Auffassung — wie überhaupt gegen die einheitliche Genese der beiden Affektionen — spricht aber sehr eindrucksvoll die Verschiedenheit im pathologischen Geschehen. Bei der recessiven Taubstummheit haben wir eine Aplasie des Nerven vor uns, die verschiedene Grade zeigen kann, aber stets einen gleichartigen Zustand darstellt. Und dieser Zustand bleibt vom 4. bis 5. Embryonalmonat bis zum Lebensende im wesentlichen der gleiche. Die Retinitis pigmentosa dagegen zeigt erst verhältnismäßig spät, oft erst im 20. und 30. Lebensjahr die ersten Erscheinungen. Es ist also das Sehorgan zunächst normal entwickelt und erst spät beginnt das Leiden sich fortschreitend zu verschlimmern. Es ist kein Zustand, der von Anfang an gleichmäßig besteht, sondern eine progressive Degeneration. Und diese Degeneration beginnt peripher, um zentralwärts fortzuschreiten.

Es fällt schwer, für diese grundverschiedenen Vorgänge *eine* gemeinsame Schädigung des Gehirns anzunehmen. Die Auffassung einer einheitlichen Genese wird ferner durch die Beobachtung empfindlich getroffen, daß die Retinitis pigmentosa nicht nur mit der recessiven Taubstummheit, sondern auch mit der dominanten Form vereint auftritt (BARTH, SCHÜTZ u. a.). Damit ist das einheitliche, in sich geschlossene Krankheitsbild zerstört und die Lehre von der gemeinsamen Ursache ziemlich erschüttert, denn die recessive und die dominante Form der Taubstummheit sind anatomisch und klinisch zwei getrennte Vorgänge.

Wir nehmen auf Grund dieser Überlegungen, solange keine neuen Tatsachen weitere Aufklärung bringen, an, daß das Zusammentreffen der recessiven Taubstummheit und der Retinitis pigmentosa als zufällig anzusehen ist, vielleicht begünstigt durch Faktorenkoppelung.

Was über die Retinitis pigmentosa gesagt wurde, gilt mit demselben Recht für den erblichen *Schwachsinn*. Das kombinierte Auftreten von Schwachsinn und Taubstummheit teils bei dem gleichen Individuum, teils in der gleichen Sippe ist schon früh aufgefallen und hat zu den verschiedensten Vermutungen und erbbiologischen Konstruktionen geführt. In letzter Zeit hat sich besonders HANHART für den inneren Zusammenhang der beiden Erbleiden eingesetzt. Er geht von der Überzeugung aus, daß die Taubstummheit „im wesentlichen zentral bestimmt“ sei und „primär ihren Sitz im Gehirn und nicht im Gehörorgan habe“. Seine Auffassung ist in dieser verallgemeinerten Form sicher nicht richtig. Wie unsere beiden Veröffentlichungen über die anatomischen Veränderungen bei recessiver Taubstummheit zeigten, waren in diesen beiden Fällen die cerebralen Bahnen, die Cochleariskerne und die Nervenstämme vollkommen normal, die einzigen Veränderungen fanden sich im Ductus cochlearis als Aplasie der Stria vascularis und einer — vielleicht sekundären — Verkümmerung des CORTIschen Organs. Wir haben bisher 6 Fälle, bei denen Gehirn und peripheres Organ sachgemäß untersucht wurden, 4 mit positivem, 2 mit negativem Gehirnbefund. Diese geringe Zahl der untersuchten Fälle und ihr unterschiedliches Resultat sollte sehr zur Vorsicht in der Bewertung des cerebralen Anteils mahnen. Ich darf vielleicht noch hinzufügen, daß sich in einem der beiden von uns untersuchten Fälle zahlreiche Schwachsinnige in der Familie fanden. Damit ist die Grundlage der HANHARTschen Ausführungen sehr schwankend geworden. Einen Beweis für die Korrelation sieht HANHART dann in dem häufigen Vorkommen von Schwachsinn in Taubstummensippen. Nach seiner Berechnung mindestens 30%. Diese Häufung ist beachtenswert, doch ist sie kein Beweis für eine *innere* Bindung der beiden Affektionen. Nach unserer Anschauung sind es die *äußeren* Verhältnisse, welche die Verbreitung und Vererbung beider Erbleiden gleichermaßen günstig beeinflussen. In einem Jahrhunderte alten Inzuchtgebiet kann es, wie auch SIEMENS betont, nicht wundernehmen, wenn neben Taubstummheit auch Schwachsinn in starker Häufung auftritt.

Gegen einen inneren Zusammenhang lassen sich sonst die gleichen Einwände vorbringen, wie sie bei der Pigmentdegeneration angeführt wurden. Wieder findet sich eine Häufung des Schwachsinns nicht nur bei der recessiven, sondern auch bei der dominanten Form der Taubstummheit (BARTH). Vor allem ist es auch hier die grundsätzliche Verschiedenheit des pathologischen Geschehens — hier noch mehr als bei der Pigmentdegeneration — welche eine einheitliche Genese unwahrscheinlich macht. Nur wenn es gelänge, eine übergeordnete Ursache — wie für die kretinischen Schädigungen im endokrinen System, für die geburtstraumatischen in einer Blutung — auch für die erblichen Veränderungen zu finden, könnte eine einheitliche Genese als bewiesen angesehen werden. Solange dies nicht der Fall ist, erkennen wir einen inneren Zusammenhang nicht als erwiesen an.

Mit besonderem Nachdruck möchten wir aus all den benannten Gründen eine innere Bindung der recessiven Taubheit mit Strabismus, Schizophrenie, genuiner Epilepsie, mit Psychosen, partiellem Infantilismus und Hypogenitalismus ablehnen, wie sie erneut wieder befürwortet wird. Wir nähern uns mit diesen neuerweckten Ideen bedenklich einer modifizierten Form des Status degenerativus, den wir glücklich überwunden glaubten. Aus Statistiken, mögen sie noch so gründlich bearbeitet sein, lassen sich hier wie in all diesen Fragen nur Vermutungen erschließen. Einen Beweis kann nur die pathologische Anatomie erbringen.

Die dominante Hörstörung (hereditäre Innenohrschwerhörigkeit und Taubheit). Die anatomische Ursache der dominanten Hörstörung ist eine *Mißbildung der Schnecke.* Ihre charakteristische Veränderung ist eine *Verbildung des Schneckengerüsts,* verbunden mit *Defekten im Nervengewebe* und mit *Mißbildungen in den häutigen Bindegewebsteilen,* selten *in der Stria vascularis.* Diese eigenartigen Veränderungen fanden sich in allen Fällen, in denen die Anamnese einen dominanten Erbgang der Hörstörung ergab. Ihre Zahl ist allerdings beschränkt. Wir konnten bisher nur 5 Fälle zusammenstellen (1 Fall von O. MAYER, 3 von NAGER, 1 von W. ALBRECHT). Diese 5 Fälle, welche die Grundlage unserer Erkenntnis bilden, fanden dann für den feineren Ausbau unserer Kenntnisse eine wertvolle Ergänzung durch die Fälle, welche pathologisch-anatomisch ein gleichartiges Bild geben wie die obengenannten, über deren anamnestischen Verhältnisse wir jedoch nicht orientiert sind. Es sind dies die Fälle von ALT, ALEXANDER, IWANOW, BRUNNER und ein zweiter Fall von W. ALBRECHT. Es existieren somit in der Literatur 10 Beobachtungen, welche wir für unsere Studien verwenden können.

Die *Veränderungen des Schneckengerüsts* sind mannigfaltig. Als schwerste Form ist das völlige *Fehlen einer Schneckenwindung* zu betrachten, so daß die Schnecke nur aus $1^1/_2$ Windungen besteht. Weniger schwere Fälle lassen mit Vorliebe *Veränderungen der Schneckenspindel* erkennen. Sie ist in der Basalwindung meist in der üblichen Weise knöchern entwickelt, fehlt aber in den oberen Windungen vollkommen oder ist nur durch einen schmalen Bindegewebsstreifen angedeutet. Als besonders auffallende Erscheinung werden zudem *Defekte der Skalensepten* beschrieben. Fehlen die Septen der beiden oberen Windungen, so findet sich an der Stelle der sonst scharf voneinander getrennten Skalen ein großer Hohlraum (Abb. 28). Doch diese schwere Mißbildung ist selten. Meist fehlt ein Septum zwischen der 2. und 3. Windung, so daß sich eine Skala communis entwickelt.

Die Veränderungen, denen wir im *nervösen Teil* der Schnecke begegnen sind mit denen der recessiven Taubstummheit im wesentlichen gleichartig. Das CORTIsche Organ kann fehlen oder durch einen flachen Zellhügel ersetzt sein, der als undifferenziertes Gebilde keinerlei Struktur mehr erkennen läßt. Das

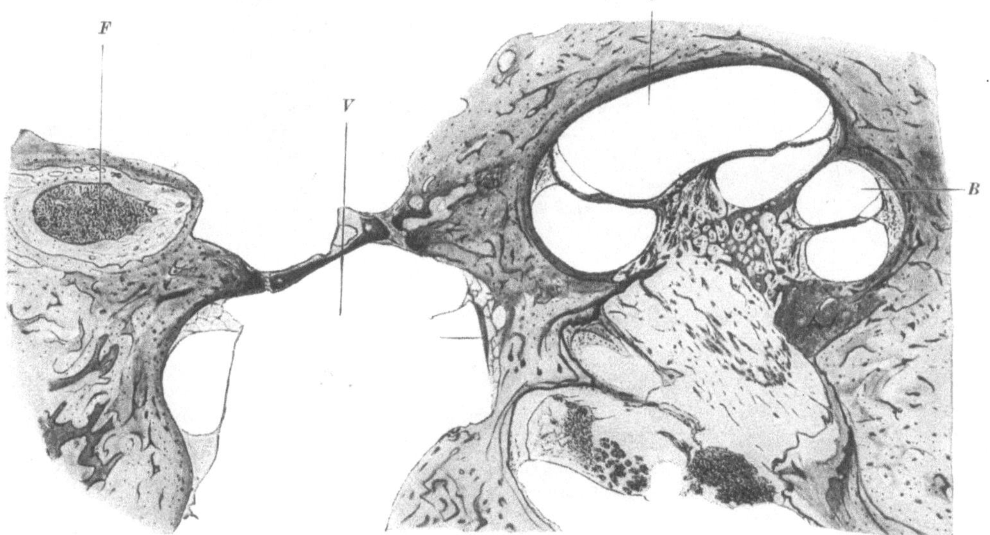

Abb. 28. Mißbildung der Schnecke. *F* Facialis, *V* Vorhof, *C* Cloake aus mittlerer und oberer Windung, *B* Mitte der Basalwindung. (Nach NAGER.)

Ganglion spirale ist häufig nur dürftig entwickelt, oft fehlt es besonders in den oberen Windungen gänzlich. Etwa vorhandene, meist sehr spärliche Ganglienzellen können normales Aussehen haben. Der Nerv kann im Endabschnitt zwischen Ganglion und CORTIschem Organ fehlen oder nur als stark reduzierter, feiner Strang nachweisbar sein. Der Nervenstamm zeigt in der Regel keine Veränderungen. Das Gehirn wurde bisher nicht untersucht.

Die *Stria vascularis* ist bei der dominanten Hörstörung selten nennenswert verändert. Sie zeigt gelegentlich eine Hypoplasie, wobei sie nur als flacher Saum erkennbar ist, kann auch in einzelnen Windungen fehlen. Ernstere Veränderungen finden wir bei ALT, der sie als atrophisch und mit Hyalinkörpern und pigmentführenden Schollen durchsetzt beschreibt. In dem Falle W. ALBRECHT fanden sich die gleichen Veränderungen, wie wir sie bei der recessiven Taubstummheit beschrieben haben (Abb. 29). Es ließen sich, von der Stria ausgehend, undifferenzierte klumpige Massen im Ductus cochlearis nachweisen, die mit kugelförmigen kolloidalen Eiweißschollen durchsetzt waren und einen großen Teil des Ductus cochlearis ausfüllten.

Eine Besonderheit der dominanten Hörstörung ist in einer *Ektasie* der häutigen Labyrinthräume zu sehen. Sie zeigt verschiedene Grade und ist in etwa der Hälfte der Fälle nachweisbar. Wenn sie vorhanden ist, so treffen wir sie stets *doppelseitig*, bei ziemlich genauer Übereinstimmung der beiden Seiten. Ihre

Genese hat noch keine befriedigende Erklärung gefunden. Die früher von SIEBENMANN vertretene Auffassung, daß die Erweiterungen als Folge einer ent-

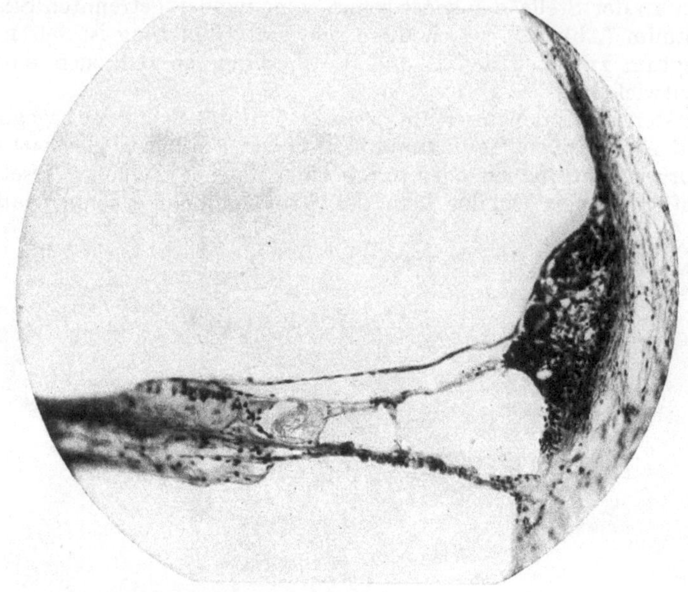

Abb. 29. Veränderungen der Stria bei dominanter Hörstörung.

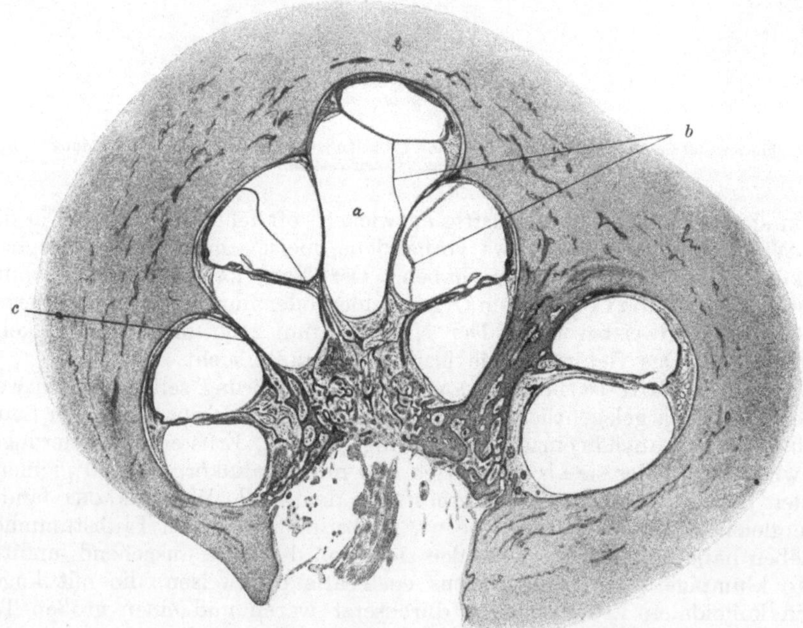

Abb. 30. Dominante Hörstörung mit Ektasie des häutigen Labyrinths. *a* Fehlen der Kulumella im Bereich der Mittelwindung und Spitze. *b* REISNERsche Membran verlängert. *c* REISNERsche Membran der Wand der Scala vestibuli anliegend. (Nach O. MAYER.)

zündlichen Reizung aufzufassen seien, ist heute allgemein verlassen. Die enge Verbundenheit mit eindeutigen Entwicklungsstörungen des inneren Ohres läßt keine andere Erklärung zu, als daß es sich auch hier um erblich bedingte Mißbildungen handelt. Die Ektasien fanden sich vorzugsweise im Ductus cochlearis, im Sacculus sowie im Ductus und Saccus endolymphaticus. Bei ihrer histologischen Betrachtung fällt zuweilen auf, daß die Wände der erweiterten Räume nicht etwa straff gespannt und überdehnt erscheinen, sondern daß sie einen gelockerten, schlaffen, faltigen Eindruck machen. Es ist also nicht etwa vermehrte Flüssigkeit, wie sie durch Sekretstauung zustande kommen könnte, die durch Druck die Hohlräume erweitert und die bindegewebigen Wände überdehnt, sondern es ist die gestörte Anlage der Bindegewebsmembranen, die sich in ihrer außergewöhnlichen Längenentwicklung äußert. Am deutlichsten kommen diese Erscheinungen in dem Fall von O. MAYER zum Ausdruck. O. MAYER hat auch die hochgradige Ektasie im Ductus cochlearis seines Falles in dem von uns geäußerten Sinne gedeutet und angenommen, daß sie auf eine bedeutende Verlängerung der REISNERschen Membran zurückzuführen sei (s. Abb. 30).

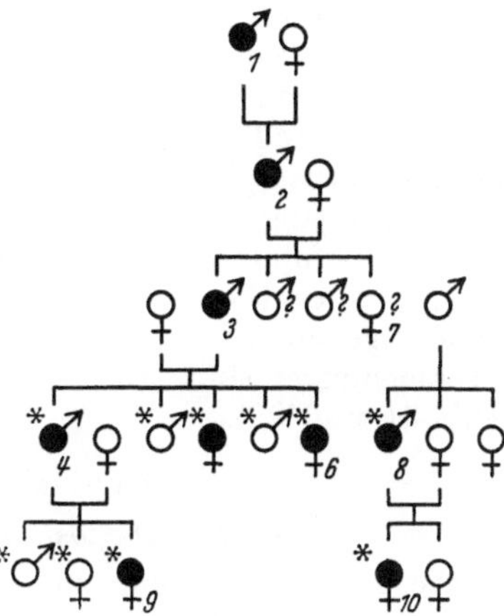

Abb. 31. Stammbaum einer dominanten Hörstörung.

Die *klinischen Erscheinungen* der hereditären Hörstörung sind in der Schwere ihres Auftretens außerordentlich verschieden. Das Krankheitsbild unterscheidet sich hierin grundsätzlich von der recessiven Taubstummheit, bei der wir — wie beschrieben — praktisch so gut wie immer eine Taubheit vor uns haben. Bei

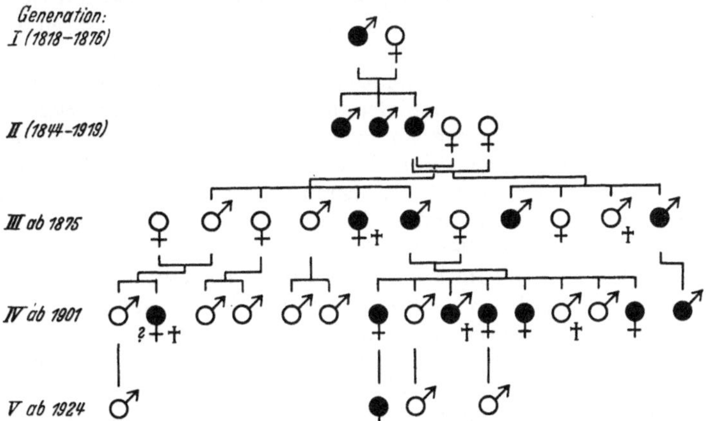

Abb. 32. Stammbaum einer dominanten Hörstörung. (Nach SCHNEIDER.)

der hereditären Innenohrstörung kommen von einer eben merklichen Schwerhörigkeit bis zur totalen Taubheit alle Grade und Übergänge vor. Häufig läßt sich nachweisen, daß in derselben Familie durch Generationen hindurch der Charakter des Leidens sich nur wenig geändert hat und entweder eine schwere oder eine leichte Form der Schwerhörigkeit auftrat. Es kommen aber auch Fälle vor, daß in der gleichen Familie ein reger Wechsel in leichteren und schwereren Graden beobachtet wird. Die Schwerhörigkeit kann jahrzehntelang unverändert bestehen bleiben, in der Regel läßt sich jedoch im Verlaufe der Jahre eine

Verschlechterung des Hörvermögens nachweisen. Der Grad und das Tempo der Verschlimmerung ist neben der individuellen Disposition zu einer idiopathischen Abnützung von Umweltseinflüssen abhängig. In schweren Fällen ist die Hörstörung seit der Geburt vorhanden, in leichteren kann eine nur geringe Schwerhörigkeit in der Jugend übersehen werden, so daß man auf das Leiden erst in späteren Jahren aufmerksam wird. Bei der Hörprüfung ergibt sich das Bild der Innenohrschwerhörigkeit. Häufig läßt sich bei deutlich verkürzter Kopfknochenleitung eine nahezu normale obere Tongrenze nachweisen. Nach NAGER kann die untere Tongrenze — entsprechend dem häufigen Defekt in der Schneckenspitze — heraufgerückt sein, ein Befund, der von SCHNEIDER bestätigt wurde.

Der Erbgang des Leidens ist *dominant*. Es stimmen hierin sämtliche Forscher, die ihre Befunde auf Familienuntersuchungen aufbauen, überein (O. MAYER, W. ALBRECHT, NAGER, SCHNEIDER). Als Beispiel seien hier einige Stammbäume wiedergegeben, die das Resultat von systematisch durchgeführten Familienuntersuchungen sind. Der dominante Erbmodus ergibt sich aus ihnen von selbst (Abb. 31 und 32).

b) Erblich bedingte Dispositionen.

α) *Die Disposition zu entzündlichen Erkrankungen.*

Die erbliche Neigung zu entzündlichen Prozessen ist individuell sehr verschieden, verschieden in der *Häufigkeit der Erkrankung* wie auch in der *Art der Reaktion*. Die Häufigkeit der Erkrankung ist für die Empfindlichkeit des Gewebes gegen akute Entzündungen bezeichnend, die verschiedene Art der Reaktion zeigt sich vorzugsweise bei der chronischen Form.

Die individuelle Empfindlichkeit des Gewebes ist auf unserem Gebiet allgemein anerkannt. Sie äußert sich gleichermaßen in den Schleimhäuten der Luftwege wie in denen des Ohres.

Die *akut entzündlichen Veränderungen der Luftwege*, die akuten Schleimhautkatarrhe werden durch äußere Einflüsse hervorgerufen. Es ist eine allgemein geläufige Beobachtung, daß zur Zeit der Witterungsumschläge, wenn Nässe, Wind und Kälte die Wetterlage kennzeichnen, die Katarrhe in augenfälliger Häufung auftreten. Es legt dies den Gedanken nahe, daß es nur *äußere* Einflüsse sind, welche die akuten Katarrhe verursachen. Bei genauerem Zusehen werden wir uns aber davon überzeugen, daß diese Umweltseinflüsse wohl sehr von Bedeutung, daß sie aber meist nur als auslösend zu betrachten sind. Die letzte und maßgebende Ursache liegt, besonders bei den rezidivierenden Katarrhen tiefer und beruht auf einer individuellen Empfindlichkeit der Schleimhaut. Es läßt sich dies besonders eindrucksvoll im kindlichen Alter beobachten, in dem der rezidivierende Katarrh so häufig als Teilerscheinung einer exsudativen Diathese in Erscheinung tritt. Jeder erfahrene Kinderarzt macht täglich die Erfahrung, daß es immer wieder dieselben Kinder sind, die bei Witterungswechsel erkranken. Noch deutlicher läßt sich dies im kleineren Kreis einer kinderreichen Familie beobachten. Jede Mutter kennt ihre empfindlichen, ihr „anfälligen" Kinder. Sie weiß, daß es immer wieder die gleichen Kinder sind, die bei jeder sich bietenden Gelegenheit katarrhalisch erkranken, während die Geschwister gesund bleiben, obwohl sie unter denselben Umweltsbedingungen leben und denselben Gefahren ausgesetzt sind wie die anderen. Die Katarrhe können bei dem einzelnen Kind in den Organen wechseln, es kann einmal ein Rachenkatarrh, ein andermal ein Schnupfen oder eine Bronchitis auftreten, im allgemeinen läßt sich jedoch beobachten, daß ein bestimmter Teil der Schleimhaut durch seine besondere Empfindlichkeit auffällt. Das eine Kind bekommt regelmäßig „seinen" Schnupfen, ein anderes „seinen" Rachenkatarrh, ein drittes „seine" Bronchitis. Häufig läßt sich diese Empfindlichkeit der kindlichen Schleimhaut durch Generationen zurückverfolgen (s. Abb. 33). Es ist ohne weiteres verständlich, daß hier, bei diesem gehäuften Auftreten der Katarrhe die erbliche Anlage, die Diathese als grundlegende Ursache anzusehen ist, die sich bei jeder Schädigung durch äußere Einflüsse in Katarrhen der Schleimhäute äußert. Was dabei als Ursache zu gelten hat, worin die Diathese besteht, läßt sich mit *einem* Wort nicht sagen. Es sind verschiedene Faktoren, die einzeln oder getrennt hier in Frage kommen. Funktionelle Schwächen der allgemeinen und lokalen Abwehr sind hierbei gleichermaßen beteiligt. Eine ungenügende Funktion oder gar ein *Versagen der immunbiologischen Kräfte* wird jede Infektion im Körper, so auch die der Schleimhäute begünstigen. Vor allem aber ist das *Gefäßsystem und seine nervöse Regulierung* für das Zustandekommen von Katarrhen von großer Bedeutung. Wir wissen, daß vasoneurotisch veranlagte Individuen, die viel an Kältegefühl an den Füßen leiden oder andere Erscheinungen der Vasoneurose zeigen, sehr zu Erkältungen geneigt sind. Die Erkältung äußert sich dann jeweils in einem Katarrh des besonders disponierten Organs. Daß auch *hormonale* Störungen die Entstehung von Entzündungen begünstigen, ergibt sich aus der Beobachtung, daß sich die Neigung zu Katarrhen in der Pubertätszeit vollkommen verlieren kann. Die große Bedeutung der *Vitamine* bei allen infektiösen Prozessen darf als allgemein anerkannt gelten. Daß sie speziell für die Schleimhäute einen wirksamen Schutz bilden, ist durch zahlreiche Beobachtungen erwiesen.

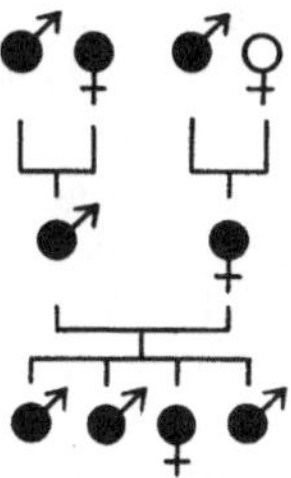

Abb. 33. Neigung zu Schleimhautkatarrhen. (Nach v. PFAUNDLER.)

Neben diesen allgemein wirkenden Faktoren ist der *Aufbau und die Funktion der Schleimhaut,* also die lokale Abwehr von entscheidender Wichtigkeit. Wie wir früher schon ausführten, zeigt die Schleimhaut große Unterschiede. Wir haben morphologisch die drei großen Gruppen, die hyperplastische, die mesoplastische und die hypoplastische Form kennengelernt, und wir haben gesehen, daß auch funktionelle Unterschiede bestehen, die sich in der Art, wie das embryonale Gewebe zur Rückbildung gebracht wurde, offenbarten. Daß diese Unterschiede in der Anlage begründet sind, ist von M. SCHWARZ einwandfrei gezeigt worden. Es ist ohne weiteres verständlich, daß die beschriebene Eigenart der Schleimhaut bei der Entstehung von Katarrhen entscheidend mitzusprechen hat. Morphologisch ist es vor allem die Dichtigkeit der Schleimhaut, die Derbheit und Festigkeit des Bindegewebes, die für die Entstehung und Ausbreitung einer Infektion maßgebend sind. Das lockere, weitmaschige Bindegewebe einer hyperplastischen Schleimhaut wird dem Eindringen und dem weiteren Vordringen einer Entzündung geringeren Widerstand entgegensetzen, als dies bei einer meso- oder hypoplastischen Schleimhaut zu erwarten ist. Was die funktionelle Leistung betrifft, so bestimmt die Kraft des Bindegewebes und seiner Abkömmlinge vorwiegend die lokale Abwehr. Es sei nur an die Bedeutung der Leukocyten, Lymphocyten, Makrophagen, Megakaryocyten, der ortsfesten und Wanderzellen erinnert.

Die Disposition zu Katarrhen läßt sich häufig — über die Kinderzeit hinaus — auch beim Erwachsenen, und zwar bis ins hohe Alter beobachten, wenn auch hier die Umweltsschädigungen die Verhältnisse verwischen. Es sind vor allem Berufsschädigungen und Genußgifte, welche die Schleimhäute des Erwachsenen ungünstig beeinflussen. Wer dauernd in staubiger Luft (Mehlstaub, Straßenstaub, Wollstaub) arbeitet, wer sich rücksichtslos jedem Wetter aussetzen muß, wer sich gewohnheitsmäßig übertriebenem Nicotin- und Alkoholgenuß hingibt, wird eine schwere Schädigung der Schleimhaut und ihrer Abwehrkräfte zu gewärtigen haben. Und auch wer solchen schweren Schädigungen nicht ausgesetzt ist, wird die schädigenden Einflüsse des täglichen Lebens nicht vermeiden können. Aber wenn auch die Umweltseinwirkungen zu einem großen Teil an den Katarrhen die Schuld tragen, so hat auch hier die Erfahrung gelehrt, daß in demselben Berufskreis erhebliche Unterschiede in der Häufigkeit, Art und Schwere der Entzündung zu beobachten sind. Meist sind es auch hier die gleichen Personen. die besonders häufig und schwer erkranken. In der Regel besteht die katarrhalische Disposition des Erwachsenen seit der Kindheit. Durch die dauernden Katarrhe und die dadurch bedingte Sensibilisierung der Schleimhaut ist der Prozeß jetzt meist chronisch geworden. Dieser *chronische Katarrh* pflegt unter günstigen äußeren Bedingungen den Betroffenen wenig zu belästigen, jede Schädigung durch Umweltseinflüsse bringt jedoch den Katarrh wieder zum Aufflackern und verursacht dadurch eine frische, akute Entzündung. Besonders für diese Fälle, in denen die Katarrhe den Patienten seit der Kindheit belästigen, besteht kein Zweifel, daß die katarrhalische Diathese konstitutionell unterlagert ist.

Was wir über die katarrhalische Disposition der Luftwege gesagt haben, findet in der *akuten Entzündung des Mittelohrs* seine Bestätigung und Ergänzung. Daß für die Entstehung und Entwicklung einer akuten Otitis individuelle Besonderheiten von Bedeutung sind, ist schon lange bekannt. Früher wurde in erster Linie die Form und Weite der Ohrtrompete als bestimmender Faktor bezeichnet. Man ging dabei von dem Gedanken aus, daß ein kurzer, weiter und gerader Verbindungsweg zwischen Mittelohr und Nasenrachenraum die Entwicklung einer Entzündung begünstige, ein langer, schmaler und gewundener Kanal sie behindere. BEZOLD, der diesen Verhältnissen besondere Beachtung schenkte, berücksichtigt vor allem die Krümmung der Ohrtrompete und teilt ihre Form in 3 Typen:

1. Das gerade Rohr, 2. das S-förmig gewundene Rohr und 3. das S-förmig gewundene Rohr mit einer Biegung nach unten. In neuerer Zeit sind diese Untersuchungen von PANTOW wieder aufgegriffen worden. Er verglich zugleich die Form der Ohrtrompete mit der Konfiguration des Schädels und fand, daß Beziehungen zwischen dem Bau der Ohrtrompete und der Form des Schädels bestehen. Nach seinen Beobachtungen findet sich:

Typ I (gerades Rohr, infantile Form) vorzugsweise bei Brachycephalen und Chamäoprosopen.

Typ II (S-förmig gewundenes Rohr) bei allen Schädelformen, besonders bei Mesoprosopen, zur Hälfte bei Leproprosopen.

Typ III (S-förmig gewundenes Rohr mit einer Spitze nach unten) bei Dolichocephalen und zur Hälfte bei Leproprosopen.

Diese Befunde wurden durch die Beobachtungen von PREKALIN ergänzt, die besagten, daß Dolichocephalen (Typ III) weniger zu Entzündungen des Mittelohres neigen als Brachycephalen (Typ I), und daß sich speziell die chronische Mittelohreiterung vorzugsweise bei Brachycephalen und Chamäoprosopen (Typ I) finde. Er hat 126 Ohrkranke auf ihre Kopfform untersucht.

Trotz diesen, scheinbar überzeugenden Befunden warnt PREKALIN — entsprechend der ganzen Einstellung der WOJATSCHEKschen Schule — vor einer Überschätzung in der Beurteilung der Tube und ihrer anatomischen Verhältnisse. Er sieht, entsprechend unserer Auffassung, in der *Abwehrkraft der Schleimhaut* den entscheidenden Faktor. Wie bei dem akuten Katarrh der Luftwege, so wirkt sich auch im Mittelohr der morphologische Aufbau der Schleimhaut und besonders ihr innerer Wert günstig oder ungünstig aus.

Speziell im Mittelohr, wo die Schleimhautverhältnisse sehr gründlich studiert wurden, ließ sich je nach der Konstitution der Schleimhaut eine gewisse Regel nicht nur für die Häufigkeit einer Infektion, sondern auch für ihren Ablauf feststellen. Nach der übereinstimmenden Auffassung von WITTMAACK, W. ALBRECHT, STEURER, BROCK u. a. ließ sich beobachten, daß eine mesoplastische

Schleimhaut nicht so leicht erkrankt wie eine hyperplastische. Wenn sie infiziert wird, so zeigt sie einen akuten Verlauf und eine gute Heilungstendenz. Ein Übergreifen auf den Knochen des Warzenfortsatzes wird nicht selten beobachtet, doch zeigt auch diese Komplikation nach operativer Entfernung des kranken Knochens einen günstigen Wundverlauf. Die Infektion einer hyperplastischen Schleimhaut hat im Gegensatz dazu einen mehr schleichenden, hartnäckigen Charakter mit protrahiertem Ablauf. Eine Erkrankung des Knochens wird seltener beobachtet, da die Dicke der Schleimhaut gegen das tiefere Eindringen der Entzündung einen gewissen Schutz bietet.

Die Beurteilung der Schleimhaut, ob hyperplastisch oder mesoplastisch, ist bei diesen Untersuchungen aus dem Röntgenbild des Warzenfortsatzes gewonnen worden. Wie bei der Besprechung der Schleimhautvarietäten schon berichtet wurde, bestehen enge und innere Zusammenhänge zwischen Aufbau der Schleimhaut und Pneumatisation des Warzenfortsatzes. Eine mesoplastische Schleimhaut entspricht im allgemeinen einer gut entwickelten, regelmäßig angeordneten Pneumatisation, während wir bei einer hyperplastischen oder auch hypoplastischen Schleimhaut in der Regel eine reduzierte, dickwandige und unregelmäßige Zellbildung finden. Die schwersten Formen der Hyperplasie sind häufig mit einem kompakten Warzenfortsatz verbunden.

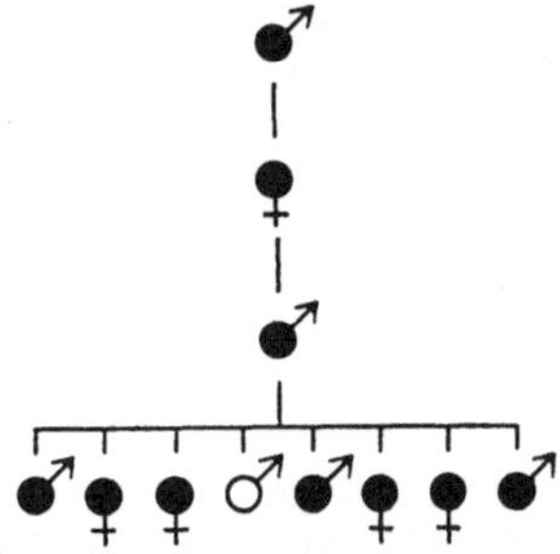
Abb. 34. Stammbaum einer Familie mit Mittelohreiterung.

Die erbliche Anlage zur Mittelohrentzündung läßt sich in manchen Familien, in denen diese Anlage besonders stark ausgeprägt ist, durch Generationen hindurch verfolgen. Es sind zahlreiche Stammbäume bekannt, welche den erblichen Faktor einwandfrei demonstrieren (s. Abb. 34). Sie werden durch Zwillingsbeobachtungen ergänzt. W. ALBRECHT hat bei 4 eineiigen Zwillingspaaren feststellen können, daß in 3 Fällen beide Zwillinge gleichzeitig an einer akuten Media erkrankten und daß die Erkrankung bei beiden Zwillingen jeweils einen durchaus gleichartigen Verlauf nahm. Bei dem 4. Paar war ein Zwilling nach Scharlach an einer einseitigen Mittelohrentzündung erkrankt, während der andere verschont blieb.

Die chronische Entzündung. Die chronische Entzündung der Schleimhaut zeigt sowohl in den oberen Luftwegen wie im Mittelohr verschiedene Erscheinungsformen, die sich auf konstitutionell bedingte Voraussetzungen aufbauen.

Die chronische Entzündung der oberen Luftwege. Bei der chronischen Entzündung der oberen Luftwege tritt die individuelle Art, wie das Gewebe auf äußere Einflüsse reagiert, besonders deutlich in Erscheinung. Wir haben hier die beiden großen Gruppen der *hypertrophischen* und der *atrophischen* Entzündung.

Die *hypertrophische Entzündung* befällt gleichermaßen sämtliche Schleimhäute der oberen Luftwege und äußert sich als chronischer Katarrh mit Rötung und Schwellung des Gewebes und eitriger Sekretion in der Nase, im Rachen, im Kehlkopf und in der Luftröhre. In der Nase und ihren Nebenhöhlen haben wir als besonders prägnante Form die *Polyposis* des Gewebes. Diese Polypenbildung kann als Teilerscheinung eines eitrigen Katarrhs sich entwickeln, häufig aber ist sie als besondere Form der Entzündung von der üblichen Schleimhauteiterung abzugrenzen. Worauf UFFENORDE zuerst aufmerksam machte, beherrscht in diesen Fällen die Hypertrophie des Gewebes das Krankheitsbild, während die Sekretion sehr gering, meist von serösem Charakter ist. Diese ausgedehnte Polyposis in ihrer reinen Form ist für uns als Prototyp der hyperplastischen Entzündung von besonderem Interesse. Sie äußert sich in einer polypösen Umwandlung großer Schleimhautbezirke und befällt vorzugsweise die Kieferhöhle und die Siebbeinzellen, die von Schleimhautpolypen vollkommen ausgefüllt sein können. Histologisch zeigen diese polypösen Wucherungen ein außerordentlich weitmaschiges Gewebe, dessen Zwischenräume von seröser Flüssigkeit erfüllt sind. Vergleichen wir diese Bilder mit den Befunden von RUNGE an der Schleimhaut in gesundem Zustand, die an der hyperplastischen Schleimhaut der Nase und ihrer Nebenhöhlen ein hohes, lockeres und weitmaschiges Bindegewebe mit Einlagerung zahlreicher Schleimdrüsen ergaben, so ist die Übereinstimmung der polypösen und der gesunden Schleimhaut in ihrem Aufbau und Charakter außer Zweifel. Wir haben in der polypösen Wucherung eine hochgradige Steigerung des natürlichen Zustandes. Diese Erkenntnis wird durch die Beobachtung von ZANGE bestärkt, daß sich bei Polyposis einer Nebenhöhle auch in den anderen *gesunden* Höhlen eine hyperplastisch-ödematöse Schleimhaut findet.

Damit ist erwiesen, daß die Polyposis der Nase in der *erblichen Anlage* ihre letzte Ursache hat denn die hyperplastische Schleimhaut ist, wie vor allem SCHWARZ zeigen konnte, erblich bedingt. Diese Tatsache findet eine weitere Stütze in der Beobachtung, daß sich Nasenpolypen sehr häufig *doppelseitig* finden, nicht nur in der Nase, sondern auch in den Nebenhöhlen. Beachtenswert ist ferner eine Beobachtung von W. ALBRECHT, der bei einem *eineiigen Zwillingspaar* eine ausgedehnte Polyposis der linken Kieferhöhle feststellen konnte, die nach Art und Schwere der Erkrankung völlig übereinstimmte. Drei weitere Geschwister dieses Zwillingspaares litten ebenfalls an polypösen Wucherungen der Nebenhöhlenschleimhaut.

Als Ergänzung und Bestätigung unserer Ansicht sind die anthropometrischen Untersuchungen von MAYER, die er an unserer Klinik unter Leitung von SCHWARZ ausführte, wertvoll. Er hat 50 Fälle von Polyposis, die willkürlich gesammelt wurden, auf ihren Körperbau untersucht und gefunden, daß in der überwiegenden Mehrzahl der Fälle eine auffallende Übereinstimmung im Sinne der *pyknischen Körperform nach* KRETSCHMER bestand. Da der Körperbau in der Anlage begründet ist, so dürfen wir in diesen Befunden einen neuen Beweis für die erbliche Disposition zur hypertrophischen Entzündung sehen.

Die *atrophische Entzündung* findet sich gleichartig an sämtlichen Schleimhäuten der Luftwege. Wir sprechen von einer atrophischen Rhinitis, einer Pharyngitis atrophicans sicca, einem trockenen Kehlkopfkatarrh und einer atrophischen Tracheitis. Besonders prägnant und eindrucksvoll tritt uns das Krankheitsbild in der Nase entgegen. Wir finden hier nicht selten als Begleiterscheinung der Atrophie eine Eintrocknung des abgesonderten Sekrets in Form von Borken und Krusten, die durch sekundäre Infektion mit Fäulniserregern einen höchst unangenehmen Geruch verursachen (Ozaena). Das gleiche Krankheitsbild kann sich, wenn auch nur sehr selten, in der Luftröhre finden, so daß wir auch von einer Ozaena der Trachea sprechen. Auch im Rachen und Nasenrachen hat das Sekret meist einen zähen, festhaftenden Charakter, ohne daß sich jedoch eine ausgesprochene Borkenbildung entwickelt. Es sind somit graduelle Unterschiede vorhanden, grundsätzlich haben wir jedoch an allen Schleimhäuten dieselben Veränderungen. In der großen Mehrzahl der Fälle läßt sich beobachten, daß der atrophische Katarrh zugleich Nase, Rachen und Kehlkopf befällt. So konnte ZINSER nachweisen, daß bei atrophischer Rhinitis in 96,5% der Fälle zugleich der Rachen und in 68,9% der Kehlkopf entsprechend erkrankt war. Wir müssen diese Gemeinsamkeit der gleichartigen Erkrankung zu Beginn unserer Besprechung besonders herausstellen, da häufig der Fehler gemacht wird, die Ozaena — als das prägnanteste Merkmal — als eine *selbständige* Krankheit darzustellen und zu bearbeiten, ohne die anderen Schleimhäute zu berücksichtigen. Es ergeben sich daraus grobe Unrichtigkeiten in der Beurteilung der Erkrankung. Wenn auch wir, trotz diesem Hinweis, im folgenden die atrophische

Rhinitis bei unserer Besprechung bevorzugen und gesondert bearbeiten, so tun wir dies aus Gründen der Einfachheit. Die atrophische Rhinitis ist von den verschiedenen Formen die häufigste und sie ist am gründlichsten durchforscht. Sie ist deshalb als *Beispiel* für die verschiedenen Atrophien besonders geeignet. Wir dürfen bei ihrer Bearbeitung aber nie vergessen, daß wir sie uns als Repräsentanten des gesamten Schleimhauttractus und seiner atrophischen Veränderungen betrachtet wissen wollen.

Über die Genese der Ozaena ist schon viel geschrieben und vermutet worden. Eine allgemein befriedigende Lösung wurde bisher noch nicht gefunden. Die bestehende Unsicherheit wird am besten durch die zahlreichen Theorien, die über die Ursache ihrer Entstehung aufgestellt wurden, demonstriert. Von den verschiedenen Möglichkeiten seien hier die wichtigsten genannt und besprochen. Wir unterscheiden:

1. Die Infektion durch einen spezifischen Erreger.

2. Eine Trophoneurose.

3. Mangelnde Entwicklung der Schleimdrüsen als Teilerscheinung einer Anidrosis.

4. Vitaminmangel.

Als der spezifische Erreger der Ozaena sind mancherlei Krankheitskeime beschuldigt worden, deren Nennung hier zu weit führen würde. Erwähnenswert ist der ABEL-LÖWENBERGsche Bacillus, der früher viel von sich reden machte, jetzt aber allgemein abgelehnt wird. An seine Stelle trat der PEREZsche Bacillus, der heute allerdings nur noch wenige Anhänger besitzt, aber in manchen Kreisen immer noch als der spezifische Ozaenaerreger gilt.

Als PEREZ unter 22 Ozaenafällen 8mal den von ihm entdeckten *Coccobacillus foetidus* in der Nase nachweisen konnte, war er überzeugt, in ihm den Erreger der Ozaena gefunden zu haben. Er suchte seine Ansicht durch das Experiment zu stützen und injizierte den Erreger in die Ohrvene des Kaninchens. Er fand bei 5 Tieren einen Katarrh der Nasenschleimhaut mit anschließender Atrophie und sah in diesen Befunden einen sicheren Beweis seiner Anschauung. Sie fand in den Untersuchungen von HOFER eine gewisse Bestätigung, der unter 14 Ozaenafällen 8mal den PEREZschen Bacillus feststellte. Er hat diese Befunde vor allem therapeutisch ausgewertet und konnte durch Vaccinebehandlung mit dem PEREZschen Erreger ein Verschwinden oder doch wenigstens eine Abnahme des Foetors erzielen, ohne daß dadurch die bestehende Atrophie verändert wurde. SAFRANEK hat anschließend über gleiche Erfolge berichtet.

Viele Autoren haben sich in der folgenden Zeit mit dem PEREZschen Bacillus befaßt, doch kamen sie meist zu ablehnenden Ergebnissen (STEIN, GRÜNWALD und WALDMANN, ALEXANDER, BURCKHARDT und OPPIKOFER, CALDERA, AMERSBACH, KAHLER u. a.). Eine besondere Beachtung verdient die Arbeit von BURCKHARDT-OPPIKOFER, welche klar und gründlich den Coccobacillus foetidus und seine Wirkungsweise beschreibt. Die beiden Autoren haben die experimentellen Untersuchungen von PEREZ nachgeprüft und konnten bei 18 Kaninchen nur 4mal einen unbedeutenden Katarrh in der Nase finden. Der Bacillus war — im Gegensatz zu PEREZ — nie in der Kaninchennase nachweisbar, und ebenso fand sich nie eine Atrophie der Schleimhaut. Wurden dagegen andere Krankheitserreger in gleicher Weise angewandt, so fanden sich regelmäßig viel intensivere Erscheinungen in der Nase als bei Verwendung des PEREZschen Bacillus. Gestützt auf ihre Beobachtungen weisen die beiden Autoren auf die groben Mängel der PEREZschen Beweisführung hin. Sie vermissen mit Recht, daß Kontrolluntersuchungen mit anderen Krankheitserregern nicht gemacht oder nicht berücksichtigt wurden. Wohl finden wir bei HOFER eine kurze Notiz, daß er bei intravenöser Injektion von 2 ccm Colikultur beim Kaninchen ebenfalls Rhinitis und Atrophie hervorgerufen habe, doch wird dieser wichtige Befund von PEREZ und ihm nicht gewertet. Auch AMERSBACH lehnt den Erreger eindeutig ab. Er konnte mit dem Colibacillus und dem Bacillus pyogenes den gleichen eitrigen Katarrh der Nasenschleimhaut erzeugen wie mit dem PEREZschen Bacillus. Therapeutisch hatte er bei Ozaenakranken durch polyvalente Vaccinebehandlung mit dem Coccobacillus, ähnlich wie HOFER, eine gewisse Besserung, doch ergaben Versuche mit anderen Erregern, speziell mit FRIEDLÄNDER-Vaccine, die gleichen Erfolge. Die Befunde von BURCKHARDT-OPPIKOFER und von AMERSBACH wurden von anderen Autoren bestätigt. So konnte CALDERA mit dem Coccobacillus beim Kaninchen experimentell keine endonasalen Veränderungen hervorrufen, während er mit anderen Erregern eine Rhinitis erzeugen konnte. COBB und NAGLE erzielten mit der Vaccine des ABELschen Bacillus mindestens die gleich guten Erfolge wie mit dem PEREZschen.

Jeder objektive Beurteiler wird uns unter dem Eindruck dieses erdrückenden Materials zustimmen, wenn wir den PEREZschen Bacillus als Erreger der Ozaena ablehnen. Den lückenhaften und oberflächlichen Untersuchungen von PEREZ stehen die peinlich gründlichen Untersuchungen von BURCKHARDT-OPPIKOFER und von AMERSBACH gegenüber, welche den Stab über die PEREZsche Lehre gebrochen haben. Wie W. ALBRECHT ausführte, ist diese Lehre schon deshalb nicht tragbar, weil der Coccobacillus nur für den atrophischen Katarrh der Nase Geltung hat. Wie wir betonen, ist die atrophische Entzündung ein einheitlicher Begriff, mag sie die Nase, den Kehlkopf, den Rachen oder die Luftröhre befallen. Ein einheitlicher Prozeß läßt aber auf eine einheitliche Genese schließen. Es wird aber kaum jemand auf den Gedanken kommen, den PEREZschen Bacillus als den Erreger einer atrophischen Laryngitis anzusehen. Was die Ozaena von anderen atrophischen Prozessen unterscheidet, ist der Geruch. Er ist sicher sekundär durch Fäulniserreger bedingt, die sich in dem eingetrockneten Sekret der Nase festsetzen. Unter diesen Fäulnisbakterien mag der Coccobacillus foetidus von entscheidender Bedeutung sein. Wie schon sein Name besagt, hat er nach den übereinstimmenden Befunden von PEREZ und HOFER in der Kultur einen penetranten Geruch, sehr ähnlich dem Foetor bei Ozaena. Der Gedanke liegt somit nahe, daß der Coccobacillus, wenn wir ihn auch als Ursache des atrophischen Katarrhs ablehnen, doch vielleicht als Erreger des Foetors anzuerkennen ist. Dafür würden die Befunde von HOFER sprechen, der auf seine Vaccinebehandlung ein Nachlassen und gelegentlich ein Verschwinden des Geruchs beobachten konnte, während die Atrophie der Schleimhaut unverändert blieb.

Die Annahme einer *trophoneurotischen Genese* stammt von ZARNIKO. Seine Idee einer ursächlichen Ernährungsstörung wurde in neuerer Zeit von HALPHEN und SCHULMANN, sowie von GALPERIN und FRUMIN wieder aufgenommen. Sie nehmen als Ursache eine innersekretorische Störung, eine Hypofunktion der sympathischen Gruppe des innersekretorischen Systems an. Durch Mangel an sympathicotropen Substanzen im Blut erfolgt eine Herabsetzung des Sympathicotonus, der durch Störung der Blutregulierung die Atrophie verursacht. Die Theorie schien eine gewisse Bestätigung in den experimentellen Befunden von RABATTIN und PROBY, sowie von RABOTNOW zu finden, welche nach Exstirpation des Ganglion sphenopalatinum eine Ozaena erzeugten. Bei genauerem Zusehen wird man jedoch trotz diesen Befunden zugeben müssen, daß die trophoneurotische Erklärung auf unbewiesener Theorie sich aufbaut. Die Exstirpation des Ganglions ist ein so schwerer und grober Eingriff, daß neben der Exstirpation des Nerven ausgedehnte Gewebszerstörungen unvermeidlich sind. Wenn nach einer so schweren Zerstörung eine Atrophie der Nasenschleimhaut eintritt, so bleibt die Frage ungeklärt, wodurch sie hervorgerufen wurde. Von PORTMANN, der die erhobenen Befunde therapeutisch auszuwerten versuchte, wurden nach Exstirpation des Carotisgeflechts bei Ozaenakranken nur vorübergehende Erfolge beobachtet.

Ozaena als Teilerscheinung einer *Anidrosis hypotrichotica* ist seit langem bekannt. Unter 13 Fällen, die bisher veröffentlicht wurden, war 9mal Ozaena nachweisbar. Daß in diesen 9 Fällen ein innerer Zusammenhang zwischen dem Gesamtleiden und der lokalen Erkrankung besteht, darf als gesichert angenommen werden. Die Anidrosis ist bekanntlich die Folge eines Ektodermaldefekts, der mit einem Mangel an Schweißdrüsen verbunden ist. Der zuerst von SCHÖNLANK ausgesprochene Gedanke liegt somit nahe, daß dem ektodermalen Schweißdrüsendefekt ein Defekt der nasalen Schleimdrüsen entspricht, der die Ozaena verschuldet. Diese Ansicht besteht auch nach unserer Auffassung zu Recht. Wenn aber diese Genese von FLEISCHMANN verallgemeinert und jeder atrophische Katarrh als rudimentäre Form einer Anidrosis bezeichnet wird, so können wir dieser Anschauung nicht folgen. Zunächst ist es ein sehr unwahrscheinlicher Gedanke, daß sich bei einer Anidrosis der Drüsenmangel auf die Nase beschränkt, während der übrige Organismus verschont bleibt. Das Unwahrscheinliche dieser Theorie wird besonders augenfällig, wenn wir bedenken, daß die Ozaena eine häufige Krankheit, die Anidrosis dagegen ein außerordentlich seltenes Leiden ist (in der gesamten Weltliteratur sind, wie erwähnt, nur 13 Fälle bekannt). Bei der Einheitlichkeit der atrophischen Katarrhe müßte diese Lehre notwendig zu der absurden Schlußfolgerung führen, daß jede Laryngitis oder Pharyngitis sicca eine Teilerscheinung dieser äußerst seltenen Krankheit sei! Ferner läßt es sich trotz den Erklärungsversuchen FLEISCHMANNs nicht einsehen, wie eine ektodermale Fehlbildung in den tieferen Luftwegen zu einer Störung im Endoderm führen soll. Eine wesentliche Stütze der FLEISCHMANNschen Theorie war ferner die Erklärung, daß die Schädelbildung bei Anidrosis infolge einer Entwicklungshemmung einen einheitlichen Schädeltyp darstelle und mit einem sog. „Ozaenaschädel" identisch sei. Auch diese Behauptung hat sich als irrig erwiesen und ist von SCHWARZ widerlegt worden, der darauf hinwies, daß die Schädelbildung, die man bei Ozaena gelegentlich beobachtet, dem Schädel des Asthenikers entspricht, der — wie wir sehen werden — mit der Ozaena in einem inneren Zusammenhang steht. Wir sind auf Grund dieser Ausführungen der Überzeugung, daß die bei Anidrosis beobachtete Form der Ozaena und die genuine Form der Rhinitis atrophicans nicht als eine einheitliche Erkrankung aufzufassen ist, daß vielmehr die anidrotische Ozaena eine besondere, in sich geschlossene Form des Leidens darstellt.

Ein *Mangel an A-Vitaminen* wurde von GLASSCHEIB als Ursache des atrophischen Prozesses angenommen. Seine Anschauung gründet sich auf folgende Überlegung. Zunächst ist die Tatsache allgemein anerkannt, daß das A-Vitamin einen Schutz für die Schleimhaut bedeutet. Ferner haben die experimentellen Untersuchungen von MCCARRISON, KRAMER und MORI ergeben, daß bei Vitamin A- und D-freier Kost der Versuchstiere (Ratten) atrophische Veränderungen in Larynx und Trachea nachweisbar sind, verbunden mit Schleimdrüsenschwund und Ersatz des typischen Schleimhautepithels durch ein squamöses verhornendes Epithel. Zugleich fanden sich Veränderungen in den Mundspeicheldrüsen und im Pankreas, die den Störungen bei Ozaenakranken entsprechen würden. Die von GLASSCHEIB vertretene Auffassung erscheint somit gut gestützt, doch lassen sich gewichtige Bedenken gegen sie nicht unterdrücken. Zunächst ist die Tatsache von Bedeutung, daß in Gegenden von überwiegend landwirtschaftlicher, also vitaminreich ernährter Bevölkerung die Ozaena verhältnismäßig recht häufig vorkommt. Ferner ist zu beachten, daß die Ozaena sich in einzelnen Familien durch viele Generationen hindurch beobachten läßt, eine Beobachtung, die sich mit Vitaminmangel nicht recht erklären ließe. Vor allem aber war für die Vitamintheorie die Tatsache belastend, daß V. SCHMIDT bei einem epidemieartigen Auftreten einer A-Avitaminose nie eine Atrophie der Nasenschleimhaut beobachtete. Er hat 70 Patienten, die als Folge einer Avitaminose eine Xerophthalmie hatten, rhinologisch untersucht, ohne auch nur *einen* Fall von atrophischer Rhinitis zu finden.

Eine neue Beleuchtung fand die Avitaminosetheorie durch die Untersuchungen von SCHÖNLANK. Er baut auf der von W. ALBRECHT vertretenen Anschauung auf, daß der individuelle Aufbau und die Reaktionsart der Schleimhaut den Charakter des Katarrhs bestimmt. Zum Verständnis der SCHÖNLANKschen Auffassung erscheint es deshalb angezeigt, zunächst auf die ALBRECHTsche

Theorie näher einzugehen. Wie wir bei der Besprechung der hypertrophischen Entzündung sahen, bildet die hyperplastische Form der Schleimhaut die Voraussetzung für ihre Entstehung. Der Gedanke lag somit nahe, die hypoplastische fibröse Schleimhaut als die Grundlage des atrophischen Katarrhs anzusehen. Das derbe, feste Gewebe der hypoplastischen Schleimhaut erscheint an sich schon für die Entwicklung eines atrophischen Prozesses sehr geeignet, und diese Eignung wird noch durch den Befund unterstrichen, daß die fibröse Schleimhaut arm an Schleimdrüsen ist (RUNGE). Die Schleimhaut bekommt dadurch einen trockenen Charakter, sie entspricht der von SCHÖNLANK als hydropenisch bezeichneten Konstitution. Die ALBRECHTsche Anschauung hatte durch die Untersuchungen von HILDE ZINSER eine beachtenswerte Stütze gefunden, die auf Anregung von M. SCHWARZ die Ozaenakranken der Tübinger Klinik anthropometrisch untersuchte und feststellen konnte, daß die Patienten ganz vorwiegend die Merkmale der *asthenischen Konstitution* zeigten. Wir haben damit den interessanten Befund, daß der hypertrophischen Entzündung der sthenische bzw. pyknische Typ, der atrophischen Entzündung der asthenische Körperbau entspricht. Dieser Zusammenhang ist durch innere Bindungen des Gewebes begründet und er berechtigt deshalb zu der Schlußfolgerung, daß der atrophische Katarrh sich aus der hypoplastischen, fibrösen Schleimhaut entwickelt, wie die hypertrophische Entzündung die hyperplastische Schleimhaut zur Voraussetzung hat.

Diese Auffassung wird von SCHÖNLANK durchaus anerkannt, er hält aber — wie dies schon ALBRECHT vermutet hat — die Avitaminose auf Grund seiner Untersuchungen als auslösenden Faktor für sehr bedeutungsvoll.

SCHÖNLANK hat die Fälle seiner Praxis, die an atrophischen Katarrhen der Luftwege litten, also das Bild der *essentiellen Hydropenie* zeigten, auf ihren Vitamin-C-Haushalt untersucht. Es wurden die Patienten im Alter von 14 bis 45 Jahren, darunter zahlreiche Angehörige der gleichen Familie herangezogen. Als Resultat wurde festgestellt, daß das Vitamin-C-Defizit im Mittel 960 mg betrug. SCHÖNLANK schließt aus diesen Untersuchungen daß die essentielle Hydropenie klinisch, anatomisch und funktionell im feinen biologischen Test des Vitamin-C-Stoffwechsels die Erscheinungen einer C-Hypovitaminose zeigt. Er betrachtet die Hydropenie als konstitutionell bedingt. Sie ist vergesellschaftet mit einer latenten C-Hypovitaminose, d. h. die dem Körper mit der normalen Nahrung zugeführte Menge C-Vitamin genügt seinem C-Vitaminbedarf nicht. SCHÖNLANK konnte zugleich die Befunde von SCHWARZ bestätigen, *daß die meisten der untersuchten Hydropeniker dem leptosomen Typ* KRETSCHMERS *entsprechen, also asthenischen Körperbau zeigen.*

Die Resultate der SCHÖNLANKschen Untersuchungen bilden eine wertvolle Ergänzung der ALBRECHTschen Anschauung. Seine Theorie hat ferner eine gediegene Stütze in den Ausführungen von WOJATSCHEK und UNDRITZ gefunden, die ihr nahe verwandt sind. Die beiden Autoren sehen ebenfalls in der Schleimhaut selbst die schuldige Ursache, genauer in den Genen, welche den Schleimhautcharakter bestimmen. Auch sie sehen in einer Avitaminose einen begünstigenden Faktor. So konnte UNDRITZ beobachten, daß sich während einer Hungersnot die Ozaenafälle auffallend häuften.

Durch diese übereinstimmenden Befunde und ihre konforme Deutung ist die Genese der atrophischen Katarrhe ihrer Klärung nähergebracht worden. Um das Wesentliche zu wiederholen, so sehen wir in dem Schleimhautcharakter die maßgebende Grundlage ihrer Entstehung. Es ist die hypoplastische bzw. hydropenische Form, welche für die Entwicklung der atrophischen Entzündung die nötige Voraussetzung bildet. Die Entstehung wird durch eine Avitaminose begünstigt. Daß auch Einflüsse der Außenwelt hemmend oder begünstigend einwirken, ist wahrscheinlich. Vor allem klimatische Einflüsse, speziell der Feuchtigkeitsgrad der Luft wird hier zu nennen sein. Eine trockene Luft wird die Entwicklung eines atrophischen Katarrhs zum mindesten beschleunigen. In dieser eingeschränkten Bedeutung hat auch die alte Lehre von der weiten Nase, welche die Austrocknung begünstigt, als Ursache der Ozaena ihre Berechtigung.

Aus diesen Ausführungen ist schon ersichtlich, daß die Entwicklung eines atrophischen Katarrhs in der *Veranlagung* begründet ist. Diese Erkenntnis ist seit langem durchgedrungen und anerkannt. MAKENZIE, GRADENIGO, ABATE, GALOZZI, V. SCHMIDT u. a. haben sich für die Erblichkeit des Leidens eingesetzt. Von W. ALBRECHT sind zahlreiche Stammbäume veröffentlicht worden, aus denen die erbliche Veranlagung deutlich hervorgeht (Abb. 35). Auch UNDRITZ hat sich um das Problem der Erblichkeit bemüht. Er kommt auf Grund von 19 sorgfältig untersuchten Stammbäumen zu dem Ergebnis, daß dem Konstitutionsmoment die allergrößte Bedeutung zuzuschreiben sei, während den exogenen Faktoren nur die Rolle von „Entwicklern“ zukommt. Von KAHLER sind zwei *eineiige Zwillingspaare* veröffentlicht worden, die übereinstimmend an Ozaena litten. W. ALBRECHT hat ebenfalls ein eineiiges Zwillingspaar mit Ozaena beobachtet, dessen Vater ebenfalls eine atrophische Rhinitis hatte.

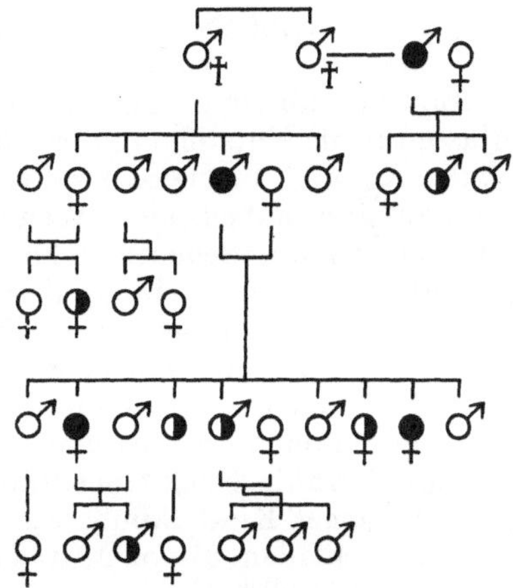

Abb. 35. Stammbaum einer Familie mit atrophischer Rhinitis.
◑ atrophische Rhinitis. ● Ozaena.

Wenn bei diesem eindeutigen Material ein Zweifel an der erblichen Veranlagung nicht möglich ist, so sind doch alle Versuche, aus Familienuntersuchungen und Stammbäumen einen bestimmten *Erbgang* herauszulesen, gescheitert. Sie werden auch aussichtslos bleiben, denn die erbbiologischen Befunde sind sehr mannigfaltig und wechselnd. Wir haben Generationen, in denen sich die atrophische Entzündung durch Generationen lückenlos verfolgen läßt und auch in den Seitenlinien in gehäufter Form auftritt. Ihnen stehen aber wieder Einzelfälle in reicher Zahl gegenüber, bei denen sich trotz ausgedehnter Familienforschung und persönlicher Untersuchung aller erreichbaren Blutsverwandten nirgends ein Fall von atrophischem Katarrh nachweisen läßt. Es ist das Bild, das wir bei der *erblichen Disposition* häufig zu sehen bekommen. Es ist leicht zu verstehen, wenn wir uns vergegenwärtigen, daß die dispositionelle Veranlagung graduell ein sehr verschiedener Begriff ist. Bei sehr ausgesprochenen, schweren Formen der Anlage wird häufig mit einer fast gesetzmäßigen Vererbung zu rechnen sein, während eine geringgradige Disposition latent bleiben kann und sich nur in vereinzelten Fällen äußert. Dazu kommt, daß beim atrophischen Katarrh, wie wir sahen, auch Umweltseinflüssen eine nicht unwesentliche Bedeutung zukommt, die sich gerade bei geringer Disposition maßgeblich geltend machen.

Von *rassenbiologischen Befunden* bei Ozaena berichtet ROY. Er hat 5000 Neger auf Ozaena untersucht und festgestellt, daß die Ureinwohner Afrikas wie auch die Neger Westindiens und Ozeaniens nicht an Ozaena leiden, während sich in Brasilien unter Schwarzen und Weißen ziemlich häufig Ozaena findet, allerdings bei geringerer Neigung der Schwarzen. Sonst ist beobachtet, daß die gelbe

Rasse sehr zu Ozaena neigt, ebenso Lappländer, Finnländer, Malayen und Indianer.

Die chronische Mittelohreiterung. Die chronische Mittelohreiterung ist *primär chronisch*. Die früher geläufige Anschauung, daß sich die chronische Entzündung aus der akuten allmählich entwickelte, hat sich als irrig erwiesen. Es läßt sich bei ihrer Entstehung beobachten, daß gleich im ersten Beginn größere Teile des Trommelfells eingeschmolzen werden. Die dadurch entstehende Perforation kann, wenn die Entzündung im Laufe der Zeit aufhört, durch Narbenbildung ausheilen oder durchs ganze Leben bestehen bleiben.

Die chronische Mittelohreiterung entsteht mit Ausnahme der primären Cholesteatomeiterung, meist als Komplikation einer allgemeinen Infektionskrankheit, vor allem bei Scharlach und Masern, doch kann in seltenen Fällen auch eine gewöhnliche Infektion nach Erkältung oder bei einer Grippe eine primär chronische Entzündung hervorrufen. Die bevorzugte Entwicklung bei Infektionskrankheiten legt zunächst den Gedanken nahe, daß nur Umweltseinflüsse für die Entstehung der chronischen Mittelohreiterung bestimmend sind und die Art und Virulenz der Erreger über die Entwicklung und den Verlauf der Entzündung entscheidet. Wenn wir aber die Verhältnisse genauer betrachten, so werden wir die Bedeutung konstitutioneller Kräfte zu erkennen vermögen. Zunächst ist zu beobachten, daß bei einer Scharlach- oder Maserninfektion nur eine verhältnismäßig geringe Zahl der Patienten an chronischer Mittelohreiterung erkrankt. Bei einem großen Teil bleibt das Mittelohr verschont, wird es befallen, so entwickelt sich in der großen Mehrzahl der Fälle eine akute Media, die in gewohnter Weise abzuheilen pflegt. Die chronischen Fälle bleiben sehr in der Minderzahl. Nach einer Statistik von H. MAYER, welche die Verhältnisse an der Tübinger Kinderklinik wiedergibt, waren in den letzten 7 Jahren unter 316 Scharlachfällen 81 an Mittelohreiterung erkrankt, also 25,6%. Die Entzündung war in 68% einseitig, in 32% doppelseitig. In 84% trat völlige Heilung ein, *in 16% war die Mittelohreiterung chronisch*. Interessant ist die Beteiligung des Ohres in den einzelnen Jahren. Sie war im Jahre 1929 = 17,4%, 1930 = 9,1%, 1931 = 15,4%, 1932 = 33,3%, 1933 = 37,8%, 1934 = 29,9%, 1935 = 22,2%. Dieser überraschende Unterschied in dem einen Jahr 9,1%, in einem anderen 37,8% Mitbeteiligung des Ohres weist ohne Zweifel auf die große Wichtigkeit des jeweiligen Erregers, seiner Art und Virulenz hin. Die andern Zahlen zeigen die Bedeutung der konstitutionellen Abwehr an. Nur in 25,6% der Fälle tritt eine Mittelohreiterung ein, und von diesen 25,6% verlaufen 84% akut und 16% sind chronisch. Der Erreger ist bei den einzelnen Epidemien derselbe, er kann, was wir gerne zugeben wollen, während einer Epidemie seinen Charakter ändern, aber seine Wirkung auf die Bevölkerung und die Erkrankten wird jeweils gleichartig sein. Wenn nun unter den Erkrankten eine gewisse Auswahl stattfindet, so mögen hier in einem kleinen Teil der Fälle zufällige Faktoren mitsprechen, in der Hauptsache aber sind hier Energien am Werke, welche die Entstehung einer Mittelohreiterung und ihren weiteren Verlauf günstig oder weniger günstig beeinflussen. Unter ihnen sind die *lokalen Abwehrkräfte* der Schleimhaut, ihr kraftvoller Einsatz oder ihr Versagen von bestimmendem Einfluß.

Daß diese Auffassung den Tatsachen entspricht, wird durch weitere Untersuchungen von H. MAYER die sich auch auf die Familienangehörigen der Ohrkranken erstrecken, bewiesen. MAYER ging von 22 Probanden aus, die nach Scharlach an einer chronischen Mittelohreiterung erkrankt waren, und untersuchte alle erreichbaren Familienmitglieder, zusammen 125 Personen. Die Untersuchung umfaßte die Ohren und den gesamten Schleimhauttractus der Luftwege. Besondere Beachtung wurde der Pneumatisation des Warzenfortsatzes und ihrer Darstellung auf dem Röntgenbild geschenkt, da sich aus ihm, wie wir früher schon gezeigt haben, wertvolle Schlüsse auf den Charakter und den Aufbau der Schleimhaut ziehen lassen. Die erhobenen Befunde zeigten zum Teil eine *familiäre Häufung* chronischer Mittelohreiterungen, die teils nach Scharlach, teils ohne bekannte Ursache aufgetreten waren. Zudem ließen sich in allen untersuchten Familien die ausgesprochenen Zeichen einer minderwertigen Schleimhaut erkennen, die sich im Trommelfellbefund und im Röntgenbild äußerten. Sehr wertvoll erscheint auch der Röntgenbefund bei 200 akuten und chronischen Scharlachotitiden. Er zeigte folgendes Bild: Unter 58 Fällen guter Pneumatisation (I—II) zeigten alle 53 Otitiden einen akuten Verlauf und eine glatte Ausheilung. 46 Beobachtungen mit mittlerer Pneumatisation (III) teilten sich in 26 akute und 30 chronische Eiterungen. 101 schlecht pneumatisierte Fälle (IV—V) ergaben 21mal einen akuten, 80mal einen chronischen Verlauf.

Diese eindeutigen Befunde finden in den *Zwillingsuntersuchungen* von SCHWARZ ihre Bestätigung. Er fand unter seinen eineiigen Zwillingen 25 Zwillingspaare, deren Ohrbefund auf eine alte Ohreiterung hinwies. Unter diesen 25 Paaren waren 19mal beide Partner ziemlich gleichartig betroffen, und 6mal war nur *ein* Zwilling nachweisbar erkrankt. Wir haben also bei einem Prozeß, der zum großen Teil von Umweltseinflüssen abhängt, in 76% eine Übereinstimmung im Ohrbefund, die oft bis in die feinsten Einzelheiten geht.

Die besprochenen Familien- und Zwillingsuntersuchungen beweisen mit eindeutiger Sicherheit, *daß bei dem Zustandekommen einer chronischen Mittelohreiterung die Eigenart des Erregers und die Beschaffenheit und Funktion der Schleimhaut als gleichwertige Faktoren mitzuwirken haben.*

Nach diesen, mehr allgemein gehaltenen Ausführungen wenden wir uns der speziellen Beurteilung der verschiedenen Formen zu, in denen die chronische Mittelohreiterung auftritt.

Wir unterscheiden hier zwei grundsätzlich verschiedene Arten: Die Schleimhauteiterung und die desquamative bzw. Cholesteatomeiterung.

Die *Schleimhauteiterung* ist dadurch charakterisiert, daß bei der Perforation des Trommelfells noch ein mehr oder weniger breiter Rand stehen bleibt. Dieser restierende Trommelfellrand ist deshalb wichtig, weil er einen Schutz gegen das sonst unvermeidliche Einwuchern des Epithels in die Paukenhöhle bietet. Die Eiterung bleibt dadurch in der Regel auf die Schleimhaut beschränkt und gibt keinen Anlaß zu Komplikationen. Die Paukenschleimhaut ist stark gerötet und geschwollen, wobei die Schwellung zuweilen in polypösen Wucherungen des Gewebes besonders deutlich zum Ausdruck kommt. Die chronische Schleimhauteiterung ist somit eine *hypertrophische* Form der Entzündung und der hypertrophisch-polypösen Entzündung der Nase und ihrer Nebenhöhlen gleichzusetzen. Sie hat eine *hyperplastische Schleimhaut* zur Voraussetzung, in deren lockerem und pastösem Gewebe alle Voraussetzungen erfüllt sind, welche für die Entwicklung und das Fortbestehen einer Eiterung günstig sind.

Die desquamative bzw. Cholesteatomeiterung ist dadurch gekennzeichnet, daß bei randständiger Perforation des Trommelfells das Plattenepithel des äußeren Gehörgangs in die Paukenhöhle einwuchert und das Schleimhautepithel der Pauke verdrängt. Zugleich wird das Bindegewebe der Schleimhaut zum großen Teil zerstört und durch Bloßlegung des Knochens die Voraussetzung für das Eindringen von Eitererregern in das Knochengewebe geschaffen. Es entwickelt sich deshalb bei dieser Form der Eiterung mit Vorliebe eine Entzündung im Knochen (rarefizierende Ostitis). Durch fortschreitende Zerstörung wird im Laufe der Zeit der Weg frei für die verschiedensten Komplikationen von seiten des Labyrinths und der Hirnhäute. Je nach der Art der Entstehung unterscheiden wir das *sekundäre* und das *primäre oder genuine Cholesteatom.*

Die sekundäre Cholesteatomeiterung kann in ihrer Genese als geklärt gelten. Sie hat als Voraussetzung, daß eine Perforation des Trommelfells „randständig" ist, d. h. daß sie bei seiner Zerstörung den Rand des Knochens erreicht. Dadurch ist dem Plattenepithel des Gehörgangs Gelegenheit gegeben, dem freiliegenden Rand des Knochens entlang in die Paukenhöhle einzudringen und — seinem natürlichen Expansionsdrang entsprechend — sich hier auszudehnen. Das einwuchernde Plattenepithel findet bei diesem Vordringen keinen oder nur geringen Widerstand, wenn die Schleimhaut vorher durch eine *nekrotisierende Entzündung* zerstört wurde. Der Knochen liegt dann nahezu bloß, und das einwachsende Epithel dient zugleich der Heilung des Prozesses, indem es den Knochen bedeckt und schützt. Wenn der entzündliche Reiz im Mittelohr nachläßt und aufhört, so kann unter diesen günstigen Umständen durch die Epithelbedeckung eine Ausheilung eintreten (epithelisierte Pauke). Dies ist jedoch in der Regel nicht der Fall. Es bleiben meist noch genügend Schleimhautreste bestehen, welche durch fortdauernde Eiterung einen chronischen Reiz ausüben und dadurch das Epithel zu gesteigerter Wucherung und zu vermehrter Abschilferung veranlassen. Das abgeschilferte Epithel speichert sich in den Mittelohrräumen auf und füllt sie mit der Zeit ganz aus, es bildet so die beste Gelegenheit für eine Mischinfektion mit den verschiedensten Krankheitskeimen. Die Anordnung der abgestoßenen Epithellamellen erfolgt — besonders im Beginn — in Zwiebelschalenform und gibt dem Gebilde ein ähnliches Aussehen, wie wir es bei dem „wahren Cholesteatom" zu sehen gewohnt sind (Abb. 36). Daher der Name Cholesteatomeiterung. Die unvermeidliche Mischinfektion unterhält und verstärkt die vorher schon bestehende Entzündung und führt zu vermehrter, bald übelriechender Eiterung. Diese Cholesteatombildung, wie sie nach *nekrotisierender* Scharlacheiterung sich entwickelt, steht mit der konstitutionellen Veranlagung nur insofern in Beziehung, als die primäre Mittelohrentzündung den besprochenen Regeln unterliegt. Die Cholesteatombildung selbst ist nicht von besonderen individuellen Faktoren abhängig.

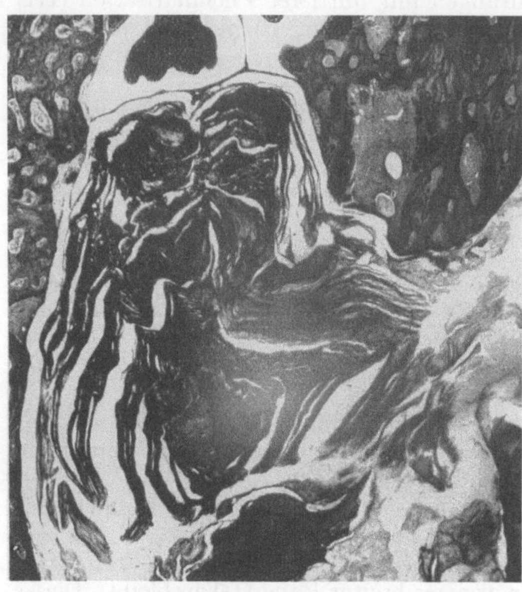

Abb. 36. Cholesteatom im Recessus.
Typische zwiebelschalenartige Anordnung der Epithellamellen.

Anders liegen die Verhältnisse, wenn die Schleimhaut des Mittelohres durch die primäre Eiterung nicht zerstört wurde und im großen ganzen erhalten geblieben ist. Jetzt muß sich das Plattenepithel seinen Weg selbst suchen und bahnen, und das Gelingen seines weiteren Vordringens hängt sehr von den lokalen, konstitutionell bedingten Verhältnissen ab. Der Weg, den das Epithel zu gehen sucht, ist seit den grundlegenden Untersuchungen von MANASSE, die später vielfach bestätigt wurden, bekannt. Es hat sich gezeigt, daß das Plattenepithel am Perforationsrand oder durch eine Lücke im Schleimhautepithel sich in das subepitheliale Gewebe einsenkt und sich hier unterminierend in die Tiefe gräbt. Die Folge ist eine langsame, doch stetige Zerstörung der Schleimhaut, in deren Stelle sich das Epithel setzt. Dieser Zerstörungsprozeß ist von zwei sich bekämpfenden Kräften abhängig: 1. von der Angriffsenergie des Plattenepithels und 2. von der Abwehrkraft des Bindegewebes. Beide Kräfte sind individuell sehr verschieden und von konstitutionellen Faktoren abhängig. Für

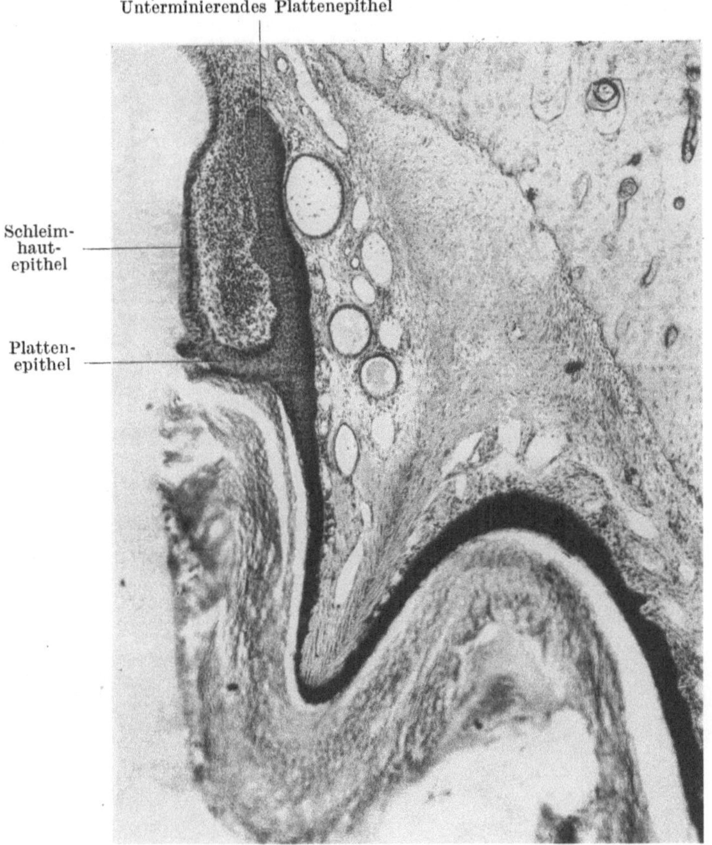

Abb. 37. Beginnende Einsenkung des Epithels bei sekundärem Cholesteatom. Ein Zweig des einwuchernden Epithels sucht sich seinen Weg in dem lockeren submukösen Bindegewebe.

die Zellenergie des Plattenepithels haben wir keinen sicheren Maßstab, wir wissen nur so viel, daß das Plattenepithel überall, wo es mit fremdem Gewebe in Berührung kommt, sich durchzusetzen bestrebt ist. Vom Bindegewebe dagegen ist nachgewiesen, daß ein festes, derbes Gewebe dem vordringenden Epithel einen sehr energischen Widerstand entgegensetzt (DÖDERLEIN, M. MEYER, W. ALBRECHT) und bei narbiger Konsistenz jedes weitere Vordringen verhindert. Im Gegensatz dazu ist bekannt, daß ein weitmaschiges, lockeres Gewebe nur sehr geringen Widerstand leistet. *Es ist somit wieder die hohe, die „hyperplastische“ Schleimhaut, die besonders in dem geschwollenen Zustand der Entzündung für die Einwucherung des Plattenepithels den geeigneten Boden bildet.* Es sind dies nicht nur theoretische Überlegungen, sondern Tatsachen, die sich bei sorgsamer Beobachtung an jedem histologischen Schnitt des beginnenden und vollentwickelten Cholesteatoms nachweisen lassen (s. Abb. 37 und 38).

Was für das sekundäre Cholesteatom gilt, das hat für *das primäre oder genuine Cholesteatom* in gleichem Maße seine Berechtigung. Die eigenartigen Verhältnisse, die hier vorliegen, verlangen jedoch eine ausführliche Besprechung.

Das *genuine Cholesteatom* ist charakterisiert durch eine Perforation der SHRAPNELLschen Membran. Ein bestimmter Zeitpunkt, wann die Eiterung begann, läßt sich in der Regel nicht feststellen. Die Perforation ist nicht mit

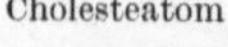

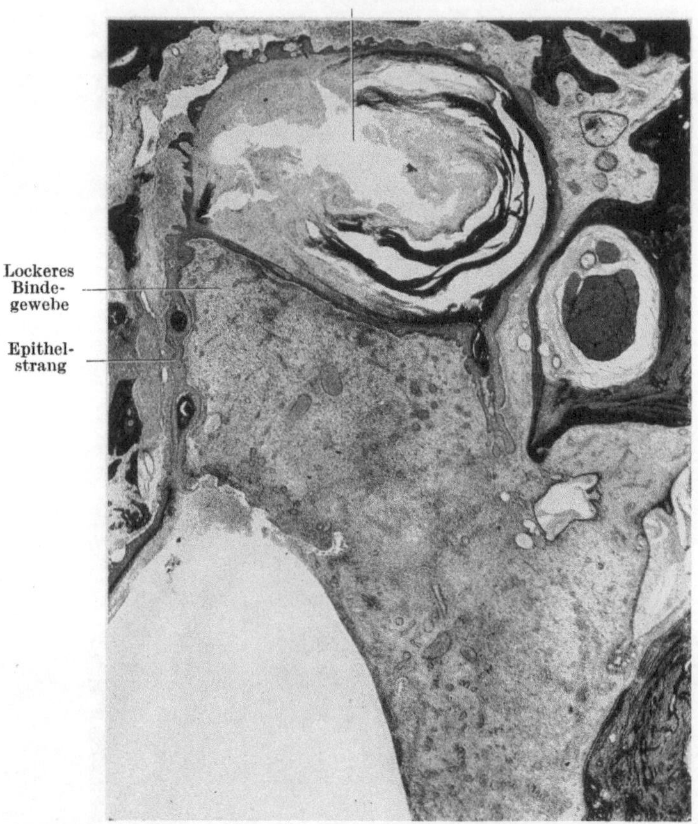

Abb. 38. Sekundäres Cholesteatom. Einwuchernder Epithelstrang, der sich zur Cholesteatombildung wiederholt spaltet.

Schmerz verbunden. In der Literatur sind nur 2 Fälle von KOBRAK und W. ALBRECHT bekannt, in denen der erste Beginn der Eiterung beobachtet wurde. Es ließ sich dabei beobachten, daß lange vor der Eiterung eine tiefe Einsenkung der SHRAPNELLschen Membran bestand. Eines Tages trat plötzlich und ohne jeden Schmerz eine bald übelriechende Eiterung aus SHRAPNELL auf, bei nahezu normalem Hörvermögen und ohne Reizerscheinungen von seiten des Trommelfells. Die ursprünglich vorhandene Einziehung der SHRAPNELLschen Membran war also ohne bekannte Ursache und ohne irgendwelche subjektiven Symptome zur Perforation geworden, aus der sich später stinkender Eiter entleerte.

Dieser schwer zu erklärende Vorgang hat schon immer die Phantasie beschäftigt und zu den verschiedensten Theorien geführt, von denen ich nur die wichtigsten hier nennen will.

Wittmaack geht in seiner ersten Theorie von der Beobachtung aus, daß die Einziehung der Shrapnellschen Membran als Vorläufer der späteren Perforation anzusehen ist. Er sieht die Ursache dieser Einziehung in einer Differenz zwischen dem Außendruck und dem Innendruck des Recessus epitympanicus. Die Voraussetzung für diese umschriebene Einsenkung ist, daß der Recessus durch derbe Bindegewebsbrücken von der übrigen Pauke abgeschlossen ist. Wir haben damit für den Recessus dieselben Verhältnisse wie für die Paukenhöhle bei verstopfter Tube. Der starke Außendruck preßt die dünne Shrapnellsche Membran allmählich tief nach innen, sie stülpt sich kuglig ins Lumen vor, legt sich eng an die Wände des Recessus, bis sie zuletzt dem starken Druck von außen nicht mehr gewachsen ist und platzt. Damit wären dann die gleichen Voraussetzungen geschaffen wie beim sekundären Cholesteatom. Die Lehre mag auf den ersten Blick bestechen, bei genauerem Zusehen stößt sie jedoch auf erhebliche Bedenken. Zunächst ist zu erwägen, daß ein vollkommener Abschluß des Recessus epitympanicus nur äußerst selten vorkommt. Er kommt vor, das sehen wir bei den Fällen von akuter, auf den Recessus beschränkter Entzündung, aber doch unvergleichbar viel seltener als das genuine Cholesteatom. Sodann ist es nicht recht erklärlich, weshalb bei gleichbleibendem Außendruck die Membran platzen soll. In einer zweiten Theorie nimmt Wittmaack an, daß die blindsackartig eingestülpte Membran mit dem Schleimhautepithel des Recessus verklebt und mit ihr zu einem einheitlichen Gebilde verwachsen wie ein Tumor vordringt. Diese Anschauung ist deshalb nicht haltbar, weil für das wuchernde Plattenepithel das Schleimhautepithel, auch wenn die beiden Schichten verwachsen sind, wie eine Barriere wirkt, die das weitere Vordringen verhindert. Man hat bisher auch nie ein entsprechendes Bild im histologischen Schnitt gesehen.

Beide Theorien sind wenig anerkannt worden, und es ist heute wohl allgemein außer Zweifel, daß beim genuinen Cholesteatom das Plattenepithel von Anfang an *aktiv* in das Bindegewebe einwuchert. Es ist das Verdienst von Lange, auf diese aktive Leistung des Epithels zuerst hingewiesen zu haben. Er nimmt mit Recht an, daß durch entzündliche Prozesse im Gehörgang oder Mittelohr das Plattenepithel der Shrapnellschen Membran gereizt und durch diesen Reiz zu lebhaftem Wachstum angeregt wird. Lange sieht bei diesem Vorgang den allein entscheidenden Faktor in der Energie des Plattenepithels, während von Steurer und W. Albrecht besonderer Wert auf die *Beschaffenheit des Bindegewebes* gelegt wurde. Darüber herrscht ja volle Einigkeit, daß das Gewebe, in welches das Epithel einwuchert, nur Bindegewebe sein kann, und wir finden solche allein mögliche Verhältnisse in der Shrapnell-Gegend nur dann, wenn zwischen das äußere Plattenepithel und das innere Schleimhautepithel Bindegewebe eingelagert ist, dem das Plattenepithel direkt anliegt. Diese Bedingungen sind, wie wir uns auf histologischen Schnitten überzeugen können, nicht selten erfüllt. Es erhebt sich die Frage, wie dieses Bindegewebe entstanden ist. Lange sieht in ihm die Folge einer früheren Entzündung, also Narbengewebe, das als Restzustand einer geschwollenen Schleimhaut zwischen den beiden Epithelschichten zurückgeblieben ist. Es ist ohne weiteres zuzugeben, daß Narbengewebe, das zwischen den beiden Epithelschichten liegt, auf die geschilderte Weise zustande kommen kann. Es ist aber sehr die Frage, ob das Plattenepithel in dieses Narbengewebe einzudringen vermag. Nach unseren Erfahrungen, die wir an 43 histologisch untersuchten Fällen sammeln konnten, ist das entzündlich entstandene, narbig umgebildete Bindegewebe meist derb und fest und setzt dem Plattenepithel einen unüberwindlichen Widerstand entgegen. Wie schon bei Besprechung des sekundären Cholesteatoms kurz erwähnt wurde, hat Döderlein gezeigt, daß das Epithel gegen derbes Bindegewebe nichts auszurichten vermag, und M. MEYER konnte nachweisen, daß das Plattenepithel eher in Knochengewebe einwuchert als in festes Bindegewebe. Die Bedingungen für das Einwuchern des Epithels sind nach unserer Auffassung beim genuinen Cholesteatom, genau wie bei der sekundären Form, nur dann gegeben, wenn die Schleimhaut von Natur ein sehr lockeres und hohes Bindegewebe besitzt, wie es der *hyperplastischen Schleimhaut* eigen ist. Unter dieser Voraussetzung geben wir zu, daß ein milder entzündlicher Reiz, der nicht zu derber Narbenbildung veranlaßt, die Eignung dieses hyperplastischen Gewebes nicht schmälert, sie gelegentlich sogar zu steigern vermag.

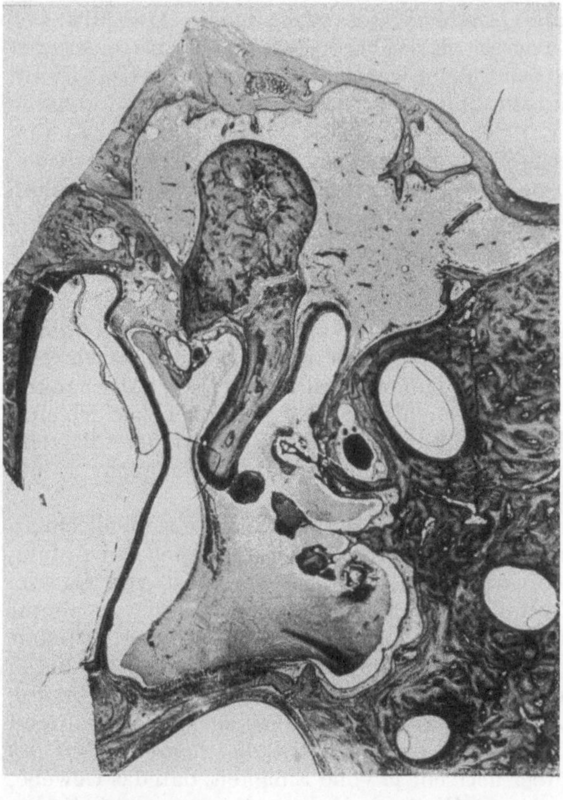

Abb. 39. Restierendes Bindegewebe im Recessus epithympanicus, dem das Plattenepithel der SHRAPNELLschen Membran direkt anliegt.

Die günstigste Gelegenheit für das Einwuchern des Plattenepithels finden wir, wenn die Rückbildung des embryonalen Füllgewebes im Recessus epitympanicus nicht oder nur ungenügend erfolgte. Ich darf hier kurz auf das frühere Kapitel über die Rückbildung des embryonalen Füllgewebes zurückkommen. Wir haben gesehen, daß bei der Umwandlung des embryonalen Gewebes in die Schleimhaut der Paukenhöhle individuelle große Verschiedenheiten bestehen. Besonders im Recessus epitympanicus, der zuletzt gesäubert wird, finden sich oft noch nach der Geburt ausgedehnte Polster lockeren Embryonalgewebes, ja in einem Teil der Fälle ist der ganze Recessus mit embryonalem Bindegewebe ausgefüllt. Dieses embryonale Restgewebe kann durchs ganze Leben hindurch erhalten bleiben und läßt sich in allen Lebensaltern nachweisen. Es wird im Laufe der Zeit Umwandlungen durchmachen, es wird sich durch Einlagerung von Fibrillen festigen, es wird durch Entzündungen, die erfahrungsgemäß dieses lockere Gewebe bevorzugen, verändert und verdichtet werden, aber der Grundcharakter wird doch der gleiche bleiben, Das Plattenepithel der SHRAPNELLschen Membran liegt aber, wie Abb. 39 zeigt, dem lockeren Bindegewebe direkt an. Ein geringer Anstoß wird genügen, die Expansionstendenz des Epithels anzuregen und es zum Einwuchern in das lockere, wenig widerstandsfähige Bindegewebe zu veranlassen. Dieser Vorgang wie auch die weitere Entwicklung des einwachsenden Epithels läßt sich im histologischen Bild deutlich verfolgen. In Abb. 40 sehen wir, wie das Plattenepithel der SHRAPNELLschen Membran sich tief in das anliegende Bindegewebe eingegraben hat und in zapfenförmiger Wucherung immer tiefer in das Gewebe vordringt. Charakteristisch ist, daß sich der einwuchernde Epithelstrang nach einiger Zeit der Länge nach spaltet und dadurch einen Hohlraum schafft, in welchen sich die oberflächlichen Epithellamellen abschilfern. Dieser Hohlraum vergrößert sich mit zunehmendem Wachstum des Epithelzapfens. Er rückt

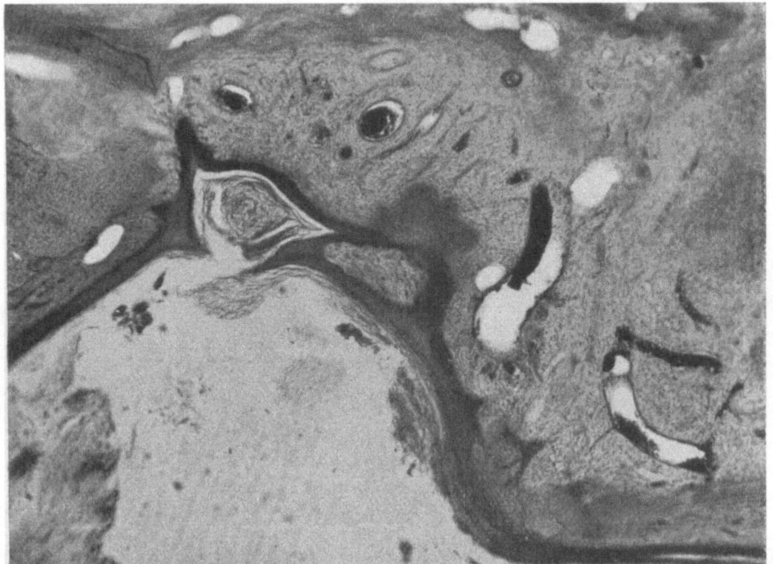

Abb. 41. Einwucherndes Plattenepithel in Shrapnell.

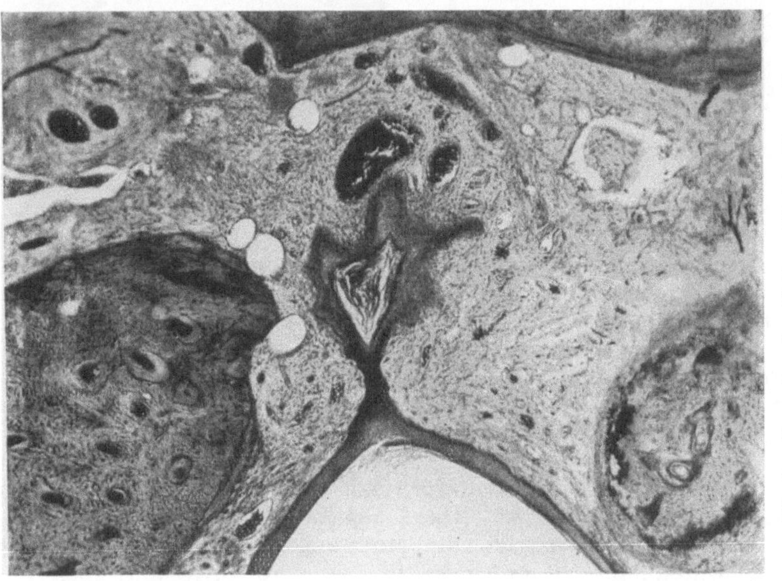

Abb. 40. Einwucherndes Plattenepithel in Shrapnell.

dabei zugleich nach dem Gehörgang zu vor und öffnet sich nach dem Gehörgang (Abb. 41). Wir haben jetzt eine zunächst punktförmige Perforation in Shrapnell, die sich bald mehr vergrößert und einer Infektion vom Gehörgang aus den Weg öffnet. Sie bildet einen neuen Anreiz für das Wachstum des Epithels, das immer tiefer in das Gewebe eindringt. Zugleich erweitert sich der gebildete Hohlraum mehr und mehr, bis der ganze Recessus von Cholesteatommassen angefüllt ist (Abb. 42). Ist das Cholesteatom einmal soweit vorgedrungen, so ist die weitere Entwicklung, das Übergreifen auf die unteren Teile der Paukenhöhle und das Antrum leicht zu erklären.

Es besteht somit in der Entwicklung des sekundären und primären Cholesteatoms eine weitgehende Übereinstimmung. Wie wir glauben gezeigt zu haben, bestimmt die Wachstumstendenz des Plattenepithels und die Festigkeit des Bindegewebes gleichermaßen seine Entstehung. Es ist bei beiden Formen

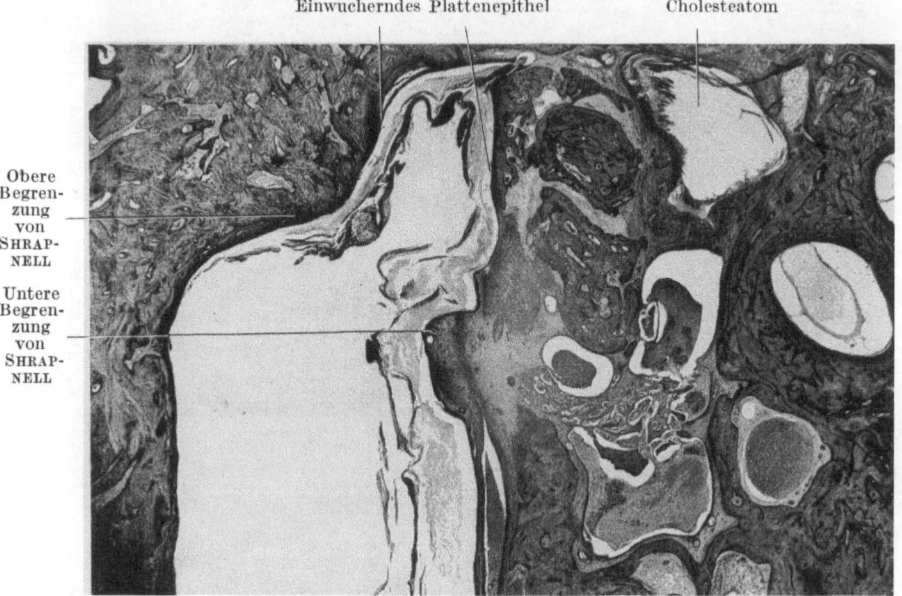

Abb. 42. Genuines Cholesteatom.
Einwucherndes Epithel Cholesteatom Obere Untere Begrenzung der Shrapnell-Gegend.

die ungenügend zurückgebildete bzw. die hyperplastische Schleimhaut, welche die Grundlage für die Einwucherung des Epithels bildet. Für diese Auffassung läßt sich als weiterer Beweis die allgemein anerkannte Beobachtung anführen, daß bei dem Cholesteatom des Mittelohrs *in über 80% der Fälle ein kompakter Warzenfortsatz angetroffen wird.* Wie wir schon wiederholt zeigten, besteht zwischen Pneumatisation des Warzenfortsatzes und der Beschaffenheit der Schleimhaut eine enge Beziehung. Die außerordentlich hohe Prozentzahl kompakter Warzenfortsätze weist also mit eindeutiger Bestimmtheit auf eine minderwertig hyperplastische Schleimhaut hin.

Es sei zuletzt noch erwähnt, daß die Cholesteatomeiterung verhältnismäßig häufig *doppelseitig* auftritt oder doch mit entzündlichen Veränderungen der anderen Seite kombiniert ist. Diese allgemein geläufige Beobachtung wird durch eine Statistik bestätigt, die Hornberger aus dem Krankengut der Tübinger Ohrenklinik zusammenstellte. Es wird insgesamt über 456 Fälle berichtet, 198 genuine und 258 sekundäre Cholesteatome. Bei *genuinen* Cholesteatomen fand sich in 27% der Fälle eine doppelseitige Cholesteatomeiterung. 36% zeigten auf der anderen Seite eine chronische Schleimhauteiterung oder Residuen alter Entzündung. In 37% war das andere Ohr gesund. Beim sekundären Cholesteatom waren die Zahlen: doppelseitige Cholesteatomeiterung 23%, auf der anderen Seite Zeichen einer bestehenden oder abgeheilten Eiterung 37%. Andere Seite gesund in 40%. Die Befunde sind also für beide Formen des Cholesteatoms ziemlich gleichartig in dem Sinne einer ausgesprochenen Bereitschaft der Schleimhaut zu chronisch entzündlichen Erkrankungen.

β) Die Disposition zu nichtentzündlichen Erkrankungen.

Die physiologische Abnützung des Hörnerven. Der Abnützung des Hörnerven begegnet man vorzugsweise im höheren Alter, weshalb man sie vielfach als *Altersschwerhörigkeit* bezeichnet. Eine geringe, eben merkliche Abnahme des Hörvermögens beginnt jedoch viel früher. Systematisch durchgeführte Untersuchungen, wie sie zuerst von ZWAARDEMAKER ausgeführt, von anderen bestätigt wurden, stellten durch feinste Prüfung der Hörperzeption fest, daß ihre Abnahme schon im 2. Dezennium beginne. Von SPORLEDER wurde der Beginn der physiologischen Gehörsabnahme im 50. Lebensjahr angenommen. Er fand, daß von diesem Zeitpunkt ab das Gehör stetig abnahm.

Die *Ursache* der Altersschwerhörigkeit sieht O. MAYER in einer Veränderung der Membrana basilaris. Bei jedem Individuum von über 60 Jahren lassen sich nach seinen Befunden Verdickungen der Basilarmembran und Kalkeinlagerungen in diese verdickte Partie feststellen. Sie zeigen ihren höchsten Grad im Vorhofblindsack und nehmen von dort nach den oberen Schneckenwindungen zu ab. Die histologisch nachweisbaren Vorgänge sind je nach dem Alter abgestuft. Im wesentlichen handelt es sich darum, daß von präexistenten, zelligen Elementen eine homogene, mit Hämatoxylin-Eosin rot färbbare Masse abgeschieden wird, welche sich an der Ober- und Unterseite der Membrana basilaris anlegt und mit ihr verschmilzt. Gleichzeitig kommt es zu einer Ablagerung von Kalk in Form feinster Körnchen, welche sich im Hämatoxylin-Eosin-Präparat tiefblau färben und ohne Zweifel als Verknöcherung aufzufassen sind.

O. MAYER erklärt somit die Herabsetzung der Empfindungsschwelle für Tonreize durch eine behinderte Schwingungsfähigkeit der Basilarmembran. Der Beginn in der Schneckenbasis hat seine Ursache darin, daß hier die Beanspruchung viel stärker ist als in den höheren Partien. Die Rigidität der Basilarmembran hat nach seiner Auffassung in der Sklerosierung der Linse ihr Analogon.

Neben diesen Verdickungen der Membrana basilaris stellte O. MAYER Veränderungen im nervösen Teil der Schnecke fest. Diese nervösen Veränderungen sind in jüngeren Jahren die Ursache der physiologischen Gehörsabnahme. Sie sind besonders gründlich von SAXEN studiert worden. SAXEN unterscheidet streng zwischen *sekundären* Veränderungen im Nerven, die hauptsächlich durch Arteriosklerose verursacht werden, und der *idiopathischen* Degeneration. Er stellte fest, daß bei der idiopathischen Form das Nervengewebe der Schnecke in all ihren Teilen reduziert war, am stärksten immer an der Basis, während die Veränderungen im Apikalteil viel unbedeutender blieben, manchmal ganz fehlten. Es kann somit als allgemeine Regel gelten, daß die Intensität der Atrophie sukzessiv vom Ende des Vestibularteils distalwärts abnimmt.

Die Veränderungen betreffen in erster Linie das *Ganglion spirale*. In besonders schweren Fällen kann das basale Ende des Canalis spiralis leer von Ganglienzellen sein. Ihre Zahl nimmt nach der Spitze fortschreitend zu und in der mittleren und oberen Windung pflegt der ROSENTHALsche Kanal gut mit Ganglienzellen gefüllt zu sein. Die noch vorhandenen Ganglienzellen sind zum größten Teil von normalem Bau und nur vereinzelt begegnet man unter diesen noch wohlerhaltenen Zellen auch solchen, deren Plasma in Zerfall begriffen körnig, hell, oft fast gar nicht färbbar ist und deren Kerne schlecht tingiert sind. Der

Nucleolus, der sonst groß und dunkel ist, kann auch vollkommen fehlen. SAXEN glaubt — und wohl mit Recht — daß diese in Zerfall begriffenen Zellen als Reste schon intra vitam zerstörter Ganglienzellen aufzufassen sind. Die Atrophie des Ganglions ist von einem *Schwund des peripheren Nerven* begleitet. Die Nervenfasern sind in ihrer Zahl reduziert, zeigen jedoch keine Erscheinungen einer Degeneration. Das *CORTIsche Organ* hat sich in mehreren Gehörorganen von der Spitzenwindung bis zum Vestibularteil intakt gezeigt. In Fällen guter Konservierung ließ sich beobachten, daß selbst die Haarzellen nicht nur in bezug auf ihre Zahl, sondern auch auf ihre feinere histologische Struktur wohlerhalten waren. Die Veränderungen im *Nervenstamm* sind unbedeutend. Sie äußern sich in einer Vermehrung des Bindegewebes und der Gliafasern.

SAXEN bewertet die Atrophie des Spiralganglions als eine, dem höheren Alter eigentümliche, von der örtlichen Arteriosklerose unabhängige Aufbrauchskrankheit. Alles Gewebe altert und degeneriert im Laufe der Jahre. Aber wie ihr Altern und ihre Abnützung im Gesamtorganismus sehr unterschiedlich ist, so ist auch der Verbrauch in seinen Teilen *individuell* sehr verschieden. Ich erinnere an das frühzeitige Ergrauen der Haare, das erblich ist, und an die Abnutzung der LANGERHANSschen Zellen, die zum Diabetes führt. Dieselben Verhältnisse finden wir auch am Hörnerven. Es gibt Individuen, die bis ins hohe Alter fast ihr normales Gehör behalten, und andere, die ohne bekannte Ursache verhältnismäßig früh schwerhörig werden. Bei sorgsamer Beobachtung läßt sich feststellen, *daß diese vorzeitige Abnützung des Hörnerven in familiärer Häufung auftritt und sich durch Generationen hindurch nachweisen läßt.* Es ist kein Zweifel, daß die vorzeitige Aufbrauchsschwerhörigkeit in der erblichen Anlage begründet ist.

Die individuelle Verschiedenheit der nervösen Abnützung wird besonders deutlich durch die Untersuchungen von BEZOLD, RICHTER, SPORLEDER u. a. gezeigt, die sie zur Prüfung der Altersschwerhörigkeit durchführten. Nach den Beobachtungen von BEZOLD hörten unter 110 Gehörorganen 50 – 60jähriger Individuen 15,5% Flüstersprache auf 16—8 m und 22,7% auf 8—4 m. Von da läuft die Kurve, zum Teil in Sprüngen abwärts, um bei 7,2% den tiefsten Stand (Flüstersprache nicht oder unsicher gehört) zu erreichen. Von 60 Gehörorganen 60—70jähriger hörten noch 6,7% Flüstersprache 16—8 m, etwa die Hälfte 2—0,5 m, 13,3% nicht mehr. Unter 30 Gehörorganen über 70 Jahren sind die Zahlen: 6,7% Flüstersprache 8—4 m, 36,6% Flüstersprache um 1 m, fast die Hälfte Flüstersprache = 0. Aus diesen Befunden tritt der individuelle Charakter der Altersschwerhörigkeit deutlich hervor. Finden sich doch unter den Gehörorganen über 70 Jahren noch 6,7%, die Flüstersprache auf 8—4 m Entfernung hörten, während auf der andern Seite unter den 50jährigen 7,2% Flüstersprache nicht mehr wahrnahmen. Als beachtenswert ist zu erwähnen, daß die Stimmgabelprüfung fast ausschließlich eine Innenohrschwerhörigkeit feststellte. Ähnliche Befunde hatte SPORLEDER. Er hat 100 Individuen im Alter zwischen 50 und 90 Jahren untersucht mit folgendem Ergebnis; Die mittleren Schwerhörigkeitsgrade verteilen sich ziemlich gleichmäßig auf die Jahre zwischen 50 und 69. Höchste Grade fanden sich in diesem Zeitabschnitt selten. Zwischen 70 und 90 waren die höchsten Grade der Schwerhörigkeit häufig, doch fanden sich auch in diesem Alter, wenn auch selten, gut hörende Greise. Bei RICHTER ließen sich bei Individuen von 70—79 Jahren noch 3,1% finden, die Flüstersprache über 4 m hörten, 19,7%, die Flüstersprache nicht mehr hörten.

Daß bei der Abnützung des Hörnerven auch äußere Einwirkungen eine sehr wesentliche Bedeutung haben, ist bekannt. Wer beruflich starkem Lärm ausgesetzt war, wird früher schwerhörig als ein anderer, bei dem dies nicht der Fall war. Aber gerade auch bei der beruflichen Schädigung zeigt sich die individuelle Empfindlichkeit sehr deutlich. Die Untersuchungen von K. BECK über die Einwirkung des Lärms auf den Hörnerven beweisen dies mit der Sicherheit des Experiments. Nach seinen Befunden an Kesselschmieden mit normalem Trommelfell war nach 2jähriger Berufsarbeit noch etwa die eine Hälfte guthörig, die andere leicht schwerhörig, nach 5—10 Jahren hatte noch $^1/_5$ normales Gehör, $^1/_5$ eine leichte und $^3/_5$ eine hochgradige Schwerhörigkeit. Nach 10jähriger Tätigkeit waren alle schwerhörig.

Die Otosklerose. Über das Wesen und die Genese der Otosklerose ist schon außerordentlich viel geschrieben und gestritten worden, und die verschiedensten Theorien sind aufgestellt und mit mehr oder weniger Glück verfochten worden. Es seien hier nur die wichtigsten genannt. MANASSE sah in der Erkrankung einen chronisch entzündlichen Prozeß, der von den präformierten Gefäßräumen des Knochens ausgeht, mit Bildung von Granulations- und Osteoidgewebe beginnt und zu Neubildung von Knochengewebe führt. Er nannte deshalb die Affektion: Ostitis chronica metaplastica. Von O. MAYER wurde ursprünglich eine örtliche Mißbildung, die sich in Form eines geflechtartigen Knochens in der Labyrinthkapsel findet, als schuldige Ursache angesehen. Dieser embryonal mißbildete Knochen beginnt im Laufe der Zeit blastomartig zu wuchern und bildet ein Neoplasma, ein Hamartom. WITTMAACK führt auf Grund experimenteller Erfahrungen am Huhn die Erkrankung auf eine Übersäuerung des Blutes durch Stauung zurück und sieht in dem Krankheitsprozeß eine Halisterese. Der Krankheitsvorgang ist keine Neubildung, sondern eine Umbildung des Knochens. Die früheren Anschauungen stehen somit, wie aus dieser ganz kurz gefaßten Gegenüberstellung zu ersehen ist, in grundsätzlichem Gegensatz zueinander. Es sind schroffe Widersprüche, jede Anschauung in sich geschlossen, ohne jede Möglichkeit einer vermittelnden Überbrückung der gegensätzlichen Meinungen.

Durch seine neuesten Untersuchungen hat O. MAYER in diese verworrenen Verhältnisse einheitliche Klärung gebracht. Nach seiner Auffassung gehört die Otosklerose in das Gebiet der *Ostitis fibrosa*. Er fand eine wertvolle Unterstützung und Bestätigung seiner Ansicht in den Arbeiten von M. MEYER und NAGER, und M. WEBER. Nach der übereinstimmenden Meinung dieser Autoren ist die Otosklerose der Ausdruck einer Osteodystrophia fibrosa. Der Krankheitsprozeß entwickelt sich in der enchondralen Schicht der Labyrinthkapsel. Die histologische Untersuchung findet zunächst ein osteoplastisches, mehr oder weniger faserreiches Mark. Der alte Knochen wird unter dem Bilde der osteoclastischen Resorption abgebaut. An seiner Stelle bildet sich unreifer, geflechtartiger Knochen, der sich wieder zu lamellärem Knochen umbaut. Es kommt dabei zu mosaikartigen Gebilden von geflechtartiger und lamellöser Struktur (Breccienbau). Neben diesen ausgesprochenen Abbau- und Umbauvorgängen finden sich im Knochen eigenartige strangähnliche Gebilde, die sich mit Hämatoxylin-Eosinfärbung dunkelblau färben, die „Stränge" O. MAYERs und die „blauen Mäntel" MANASSEs, die nach M. WEBER als Vorstufe des otosklerotischen Prozesses anzusehen sind.

In diesem Zustand des dauernden Umbaus findet sich der Knochen Jahre und Jahrzehnte, häufig durchs ganze Leben. Es ist daher leicht begreiflich, daß sich die verschiedensten Stadien des An- und Abbaus in demselben Krankheitsherd finden, wie wir es in dem sog. „Breccienbau" schon erwähnt haben. Eine charakteristische Eigenschaft der Otosklerose ist es, daß sich der kranke Knochen stets in scharfer Linie gegen das gesunde Gewebe abgrenzt. Als wesentlich, und vor allem auch klinisch wichtig ist hervorzuheben, daß der sich umbauende Knochen sich nicht in den Rahmen des alten Knochens einfügt, sich auch nicht auf die enchondrale Kapsel beschränkt, sondern in einem oft ungestümen Ausdehnungsdrang auf die periostale Schicht übergreift und tumorartig über die Grenzen des normalen Knochens hinauswächst. Die Ausdehnung des Prozesses ist individuell außerordentlich verschieden. Eine Trennung in die *diffuse* und *circumscripte* Form hat deshalb volle Berechtigung, wenn sie sich auch in Grenzfällen nicht streng durchführen läßt. Bei der diffusen Form befinden sich breite Flächen der Labyrinthkapsel in stetem Umbau, und alte und frische Herde wechseln einander ab (Abb. 43). Im Gegensatz dazu finden sich bei der circumscripten Form — oft als Zufallsbefunde — kleine, engbegrenzte Herde, die sich histologisch nicht selten als abgeschlossene Prozesse erweisen (Abb. 44). Es ist von Interesse, daß solche abgeschlossenen Umbauinseln gelegentlich bei hochbetagten Individuen nachweisbar sind, deren Alter das isolierte, streng begrenzte Auftreten der Otosklerose mit Sicherheit verbürgt. Als beachtenswert ist ferner zu erwähnen, daß die circumscripte Form multipel auftreten kann, wobei sich hier und dort in der Labyrinthkapsel solche abgegrenzten Herde finden. Nach den Befunden von M. WEBER ist auch mit der Möglichkeit zu rechnen, daß der Krankheitsprozeß bei den Vorstufen des Umbaus, den blauen Mänteln stehen bleibt, ohne daß sich eine ausgesprochene Otosklerose ausentwickelt. WEBER hat wiederholt solche blauen Mäntel ohne ausentwickelten Otoskleroseprozeß beobachtet.

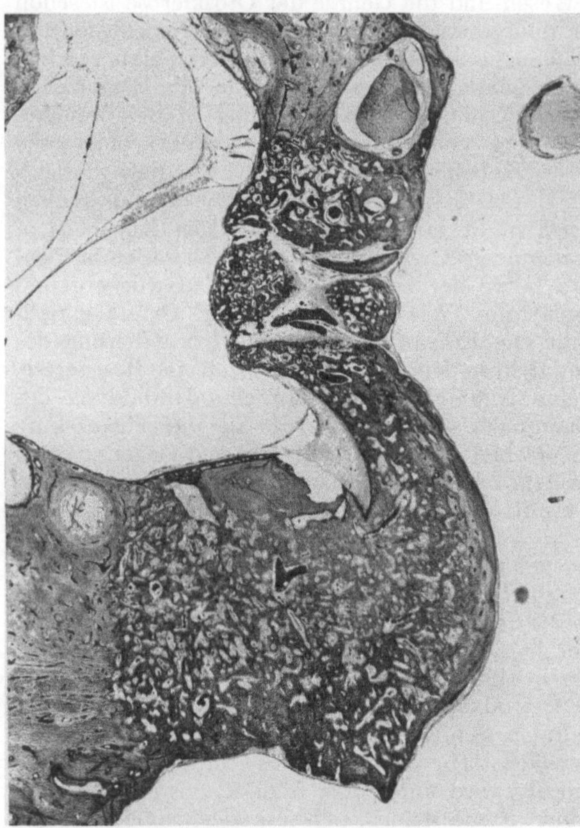

Abb. 43. Diffuse Otosklerose. (Nach NAGER.)

Der Umbau des Knochens ist meist von *degenerativen Erscheinungen im Hörnerven* begleitet. Es finden sich histologisch atrophische Veränderungen im Ganglion und im peripheren Endorgan. Über die Ursache ihrer Entstehung besteht noch Unklarheit. Ihr innerer Zusammenhang mit dem Knochenprozeß wird von mancher Seite als zweifelhaft bezeichnet (BRÜHL u. a.), doch sprechen vor allem klinische Befunde deutlich für eine innere Verbundenheit. WITTMAACK faßt die Atrophie als Folge eines Labyrinthhydrops auf der durch Diffusion von Calciumionen in den Labyrinthliquor entsteht.

Die Affektion tritt in der überwiegenden Mehrzahl der Fälle, nach BEZOLD in 88,8% *doppelseitig* auf.

Klinisch ist, auch als erbbiologisch wichtig, zu bemerken, daß die ersten Erscheinungen der Otosklerose während oder nach dei Pubertätszeit aufzutreten pflegen. Eine frühere Erkrankung ist außerordentlich selten. Auch histologisch läßt sich diese klinische Erfahrung bestätigen, denn nur ganz vereinzelt ist im kindlichen Alter eine Otosklerose festgestellt worden (von M. MEYER bei einem Kind von $3^1/_2$ Jahren, von M. WEBER von $5^1/_2$ Jahren). Sehr viel häufiger kommt es dagegen vor, daß sich der Prozeß erst in späteren Jahren, gelegentlich in vorgerücktem Alter entwickelt. Auffallend ist die klinische Beobachtung, daß die Otosklerose häufiger bei Frauen als bei Männern vorkommt. Nach einer Statistik von DENKER war der Prozentsatz der weiblichen Kranken 58,2. Nach einer Zusammenstellung von E. SCHMIDT aus der Marburger Klinik fanden sich

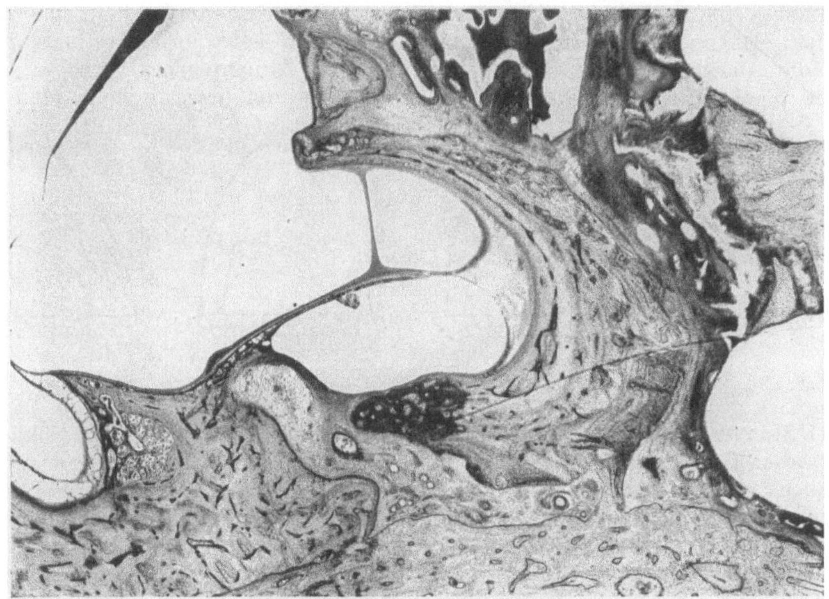

Abb. 44. Circumscripte Otosklerose.

unter 106 Otosklerotikern 79 Frauen und 27 Männer. Nach DAVENPORT, MILLES und FRINK war bei Patienten unter 30 Jahren das Verhältnis der weiblichen zu den männlichen Kranken 56:44, bei Patienten über 30 Jahren 61:33.

Über die *Genese* der Otosklerose besteht noch keine Klarheit. Als sicher darf gelten, daß *erbliche Einflüsse* von großer Bedeutung sind. Unter sämtlichen Autoren, die über Otosklerose geschrieben haben, herrscht in diesem Punkt Übereinstimmung. Daß die erbliche Anlage geradezu die entscheidende Voraussetzung für die Entstehung der Affektion ist, geht aus einem Befund von W. ALBRECHT an *eineiigen Zwillingen* hervor. Die beiden Zwillingsbrüder lebten von Jugend an getrennt und unter den verschiedensten Lebensbedingungen, und doch bemerkten sie beide fast zu gleicher Zeit die ersten Erscheinungen der beginnenden Otosklerose. Der Hörbefund der beiden Patienten die zur Zeit der Untersuchung im 39. Lebensjahr standen, stimmte bis in feine Einzelheiten überein (s. Abb. 45 und 46).

Fragen wir uns, was bei der Otosklerose vererbt wird, so kann darüber kein Zweifel bestehen, daß *die Disposition zur Erkrankung* als erblich angesehen werden muß. Es ergibt sich dies schon aus der Tatsache, daß die ersten Erscheinungen erst verhältnismäßig spät aufzutreten pflegen. Wie wir oben ausführten, wird der Beginn des Leidens meist gegen das 20. Lebensjahr beobachtet. Eine

Erkrankung in jungen Jahren ist sehr selten, dagegen ist bekannt, daß der Beginn sehr spät nach DENKER bis zum 50. Lebensjahr eintreten kann. Gerade dieser Wechsel in den Erscheinungen weist auf eine erbliche Disposition hin, denn wir wissen, daß bei einer dispositionellen Bereitschaft die graduellen Unterschiede in der Empfänglichkeit sehr groß sind. Bezeichnend ist, daß sich der Knochen vor Eintritt der Erkrankung stets als vollkommen normal erweist. Vor allem aber ist *das Wesen des pathologischen Prozesses* für unsere Anschauung beweisend. Das Krankheitsbild der Osteodystrophia fibrosa gehört in das Gebiet der irritativen Erkrankungen. Es liegt somit nicht eine im Keimplasma begründete Mißbildung vor, sondern es kann nur eine erblich bedingte Neigung zu dieser Krankheit, eine gesteigerte Empfindlichkeit oder Empfänglichkeit in Frage kommen. Alle entgegengesetzten Anschauungen, wie sie früher vertreten wurden — so die Ansicht von SIEBENMANN, daß ein im Ahnenplasma vererbter, abnormer Wachstumsvorgang die Schuld trage oder die ursprüngliche Meinung

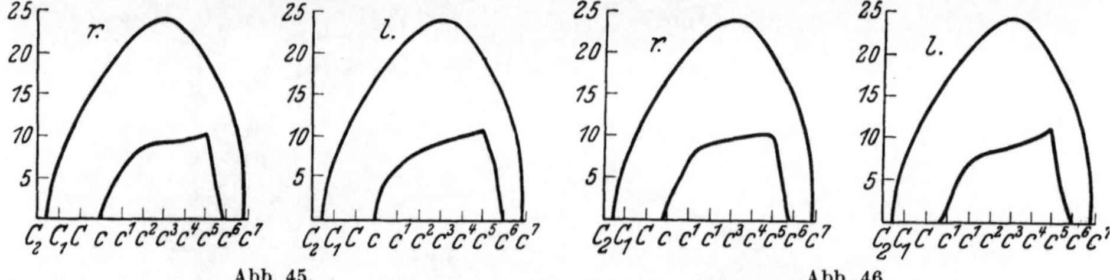

Abb. 45. Abb. 46.

Abb. 45 u. 46. Übereinstimmende Befunde bei einem otosklerotischen eineiigen Zwillingspaar.

von O. MAYER, daß sich aus einer Mißbildung ein Hamartom entwickle — dürfen durch die neue Erkenntnis vom Wesen der Krankheit als widerlegt gelten. Es paßt auch durchaus in den Rahmen einer dispositionellen Krankheit, daß die Erkrankungsherde nach Ausdehnung und Intensität außerordentlich verschieden sind. Denn es ist eine bekannte Erscheinung, daß eine pathologische Empfindlichkeit gegen Krankheiten individuell sehr unterschiedlich entwickelt ist.

So eindeutig heute die Beurteilung der Erblichkeit ist, so weit divergieren noch die Ansichten über *die eigentliche Ursache der Erkrankung*. Einen gewissen Hinweis auf die Krankheit gibt uns die Symptomentrias: *Blaue Skleren, Knochenbrüchigkeit und Otosklerose.* Das Vorkommen solcher Fälle ist durch die Beobachtungen von CLEMINSON, RUTTIN, GIMPLINGER, BIGLER u. a. sichergestellt. Das Zusammentreffen dieser drei Erscheinungen läßt für diese Otosklerosefälle darauf schließen, daß als eine der Ursachen *eine Schwäche des Mesenchyms* anzusehen ist. Sie äußert sich zugleich in einer abnorm dünnen Entwicklung des Bindegewebes an den Skleren und in einer schwächlichen Entwicklung der Röhrenknochen, die den Insulten des täglichen Lebens nicht gewachsen sind. Im einzelnen werden wir noch Gelegenheit haben, auf diese Befunde zurückzukommen. Ich möchte jedoch hier schon auf die Theorie von O. MAYER verweisen, der spontane Labyrinthfissuren in einen inneren Zusammenhang mit der Otosklerose bringt. Neben der Schwäche des Mesenchyms sind *innersekretorische Störungen* wohl mit Sicherheit als Ursache anzunehmen, wissen wir doch, daß die Knochenbrüchigkeit durch die hormonale Umstellung in der Pubertätszeit oft schlagartig verschwindet.

Eine Klärung der Genese wurde im *Tierexperiment* gesucht. Die ersten Versuche, eine Otosklerose experimentell zu erzeugen, wurden von WITTMAACK ausgeführt. Er verursachte beim Huhn durch Unterbindung der Hauptvene eine Blutstauung im Knochen und konnte dadurch Umbauvorgänge hervorrufen, die denen bei Otosklerose weitgehend entsprechen. Er nimmt auf Grund seiner

Befunde an, daß eine chronische Blutstauung, die durch vererbte oder erworbene Gefäßanomalien hervorgerufen sein kann, die Ursache der Otosklerose sei. Es hat sich über seine Befunde und ihre Ausdeutung ein lebhafter Streit entwickelt. Zunächst war die Frage zu entscheiden, ob die beim Huhn erzeugten Veränderungen den Umbauvorgängen der menschlichen Otosklerose als gleichartig zu bewerten seien. Diese Frage darf nach den von M. WEBER mit Hilfe des polarisierten Lichts vorgenommenen Untersuchungen im wesentlichen in bejahendem Sinne beantwortet werden. Dagegen hat die Übertragung der beim Huhn gewonnenen Veränderungen auf den Menschen vielseitigen und energischen Widerspruch erweckt. O. MAYER hat auf Grund histologischer Studien darauf hingewiesen, daß die Labyrinthkapsel des Huhns grundsätzlich anders gebaut ist als die des Menschen. Er betont die wichtige Tatsache, daß WITTMAACKs Experimente beim Affen, dessen Labyrinthkapsel in ihrem Bau der menschlichen viel näher steht, nicht gelungen sind. M. MEYER schließt sich diesen Argumenten an und verweist ergänzend speziell auf den Unterschied, der in der Gefäßversorgung des Labyrinths bei Mensch und Huhn besteht. Auch ist nach seinen histologischen Befunden bei der Otosklerose des Menschen selbst bei schnell fortschreitenden Fällen, eine Blutstauung keineswegs immer zu beobachten. KAMIO endlich kommt auf Grund eigener Experimente am Huhn zu der Überzeugung, daß die von WITTMAACK vorgenommene Operation gar keine Stauung im ganzen Labyrinth hervorrufen könne. Die „blauen Mäntel“ und die Gefäßräume sind ebenso wie der „rote Saum“ im Labyrinthknochen des Huhns ein völlig normaler Befund.

Die neuen Erkenntnisse über das Wesen des otosklerotischen Prozesses wiesen dem Experiment neue Wege. Die Untersuchungen von JAFFE, BODANSKY und BLAIR, die durch hohe Dosen des Epithelkörperchenhormons, das Parathormon Callip bei Meerschweinchen und Hunden eine Ostitis fibrosa generalisata erzeugt hatten, veranlaßten HILLENBRAND, diese Versuche mit besonderer Berücksichtigung der Labyrinthkapsel nachzuprüfen. Er konnte die Befunde der 3 Autoren bestätigen, in der Labyrinthkapsel jedoch bei seinen sämtlichen Tieren keine pathologischen Veränderungen finden. Ähnliche Befunde sind von BARTH veröffentlicht. Bessere Resultate hatte KRAINZ, der bei Meerschweinchen nach einmaligen hohen Gaben von Parathormon neben einer generalisierten Ostitis gesteigerte Umbauvorgänge an der periostalen Labyrinthkapsel nachweisen konnte, die zum Teil auch auf die enchondrale Kapsel übergingen. Bei länger dauernder Verabreichung kleinster Mengen — 1—5 Einheiten bis zu 28 Tagen gegeben — war unter 14 Tieren einmal ein Umbauprozeß des Knochens festzustellen, der auf die enchondrale Kapsel beschränkt blieb. Es fand sich eine Porosierung des Knochens, wobei kleinere und größere, von faserigem Mark erfüllte Räume unter lebhafter Osteoclastentätigkeit standen. An einigen Stellen fand sich beginnende Knochenneubildung.

Die engen Beziehungen, die zwischen innerer Sekretion und Stoffwechsel bestehen, veranlaßten zu Experimenten mit *Stoffwechselstörungen*. Nachdem von SCHMIDTMANN Knochenveränderungen als Folge von Vigantolschädigung gefunden worden waren, hat TOBECK diese Untersuchungen mit spezieller Einstellung auf das Labyrinth nachgeprüft. Er fand durch Vigantolüberdosierung im Labyrinth des Kaninchens das Krankheitsbild einer Ostitis fibrosa als Teilerscheinung einer generalisierten Knochenerkrankung. Die Veränderungen in der Labyrinthkapsel waren allerdings weniger stark ausgeprägt als in den angrenzenden Schädelknochen. Wichtig ist die von TOBECK gemachte Beobachtung, daß der Umbauprozeß sich grundsätzlich gegen Otosklerose unterschied. Es zeigte sich nämlich, daß bei den experimentell erzeugten Veränderungen die Verkalkung konzentrisch fortschritt und der neugebildete Knochen den zerstörten

Herd von außen her ausfüllte, ohne daß ein Fortschreiten des Prozesses auf die Umgebung nachweisbar war. M. WEBER und BECKS verursachten eine Störung des Stoffwechsels, indem sie ihre Tiere mit Vitamin-D-freier und zugleich kalkarmer Kost fütterten. Die Folge war eine generalisierte Ostitis fibrosa, die besonders häufig und intensiv den Knochen des Alveolarfortsatzes befiel, allein nur einmal im Labyrinth geringe Veränderungen in Form gesteigerter An- und Abbauverhältnisse erkennen ließ.

Der Gedanke lag nahe, den Stoffwechsel *auf seine etwaigen Störungen am otosklerosekranken Menschen zu prüfen.* Die ersten serologischen Untersuchungen dieser Art stammen von LEICHER, der bei 75% der Otosklerosefälle eine Herabsetzung des Kalkgehalts im Blute fand. Von BERBERICH wurde eine Senkung des Cholesterinspiegels im Blute festgestellt. BEHRENDT und BERBERICH wiesen eine Herabsetzung der Alkalireserve nach. GRAHE und GRIEBEL beobachteten, daß das Blutserum des Otosklerotikers den Labyrinthknochen besonders stark abbaut und schließen daraus, daß primär eine Veränderung des Blutserums besteht, die einen vermehrten Abbau hervorruft. SENDRAIL, LASALLE und BOUPUNT fanden bei 15 Otosklerotikern eine Herabsetzung des Kalk- und Phosphorgehalts, sowie eine leichte Acidose, während im Gegensatz dazu REBATTU in zwei Drittel der Fälle den Grundumsatz erhöht fand. SEIFERTH fand unter 22 Otosklerotikern 7mal eine Hypercalcämie, bei weiteren 7 Kranken zeigten sich die Calciumwerte leicht erhöht, ferner einmal ganz leicht herabgesetzt und 7mal normal. Die Phosphorwerte waren bis zu erheblicher Hypophosphatämie erniedrigt.

Betrachten wir zunächst die Resultate der experimentellen und serologischen Forschung, so müssen wir als Resultat feststellen, daß uns alle bisherigen Ergebnisse den Schlüssel noch nicht haben finden lassen, der uns den Weg zur Erkenntnis der Otosklerose öffnen würde. Die experimentellen Untersuchungen haben uns gelehrt, daß durch innersekretorische Störungen, vor allem durch Überdosierung mit dem Epithelkörperchenhormon eine Ostitis fibrosa generalisata erzeugt werden kann, daß diese generalisierte Ostitis aber nur in vereinzelten Ausnahmen auch die Labyrinthkapsel einbezog. Es ist möglich, daß der von KRAINZ gewählte Weg, kleine Dosen längere Zeit zu verwenden, zu neuen Erkenntnissen führt. Weitere Untersuchungen sind, wie mir KRAINZ schrieb, im Gange und scheinen aussichtsreich zu sein, haben aber bisher noch zu keinem abschließenden Resultat geführt. Die experimentell erzeugten Stoffwechselstörungen lassen erkennen, daß durch Steigerung wie Herabsetzung des Kalkgehalts eine generalisierte Ostitis fibrosa entsteht, daß aber die seltenen, im Labyrinth nachweisbaren Veränderungen dem Bilde der Otosklerose nicht entsprechen. Die serologischen Untersuchungen am Patienten sind in ihrem Ergebnis widerspruchsvoll, es fehlt ihnen jede Einheitlichkeit. Der eine Forscher findet eine Herabsetzung des Kalkspiegels, des Cholesterins, eine Acidose, andere Autoren kommen zu gerade entgegengesetzten Ergebnissen. Nur so viel kann man sagen, daß bei der Mehrzahl der Otosklerosefälle eine Störung des Stoffwechsels vorliegt.

Von dieser Tatsache aus beleuchtet sind die weiteren Untersuchungen von SEIFERTH sehr von Wert. Er geht von dem wohl allgemein anerkannten Gesichtspunkt aus, daß die Stoffwechselstörungen wie die Otosklerose als Folge einer gemeinsamen Krankheitsursache zu erklären sind. Die eigentliche Krankheitsursache ist übergeordnet und besteht in einer Funktionsstörung des endokrinen Systems. Zu ihrer Prüfung stellte er — die früheren Untersuchungen von DENKER über den Hypophysenabbau fortsetzend — den fermentativen Eiweißabbau durch die ABDERHALDENsche Reaktion fest. Zum quantitativen Nachweis der Konzentrationsunterschiede benutzte er die von P. HIRSCH ausgearbeitete interferometrische Methode. Er fand bei allen von ihm untersuchten Otosklerotikern eine deutliche *Korrelationsstörung zwischen Parathyreoidea und Keimdrüsen.* Ein erhöhter Abbauwert für Nebenschilddrüse, ein erniedrigter Wert für Testis und ein paradoxer Keimdrüsenabbau bei den männlichen Otosklerotikern lassen auf eine Dysfunktion dieser Drüsen schließen. Es besteht eine Disharmonie im innersekretorischen System, die nach seinen Befunden an einer Funktionsstörung von Parathyreoidea und Keimdrüsen gelegen ist.

Von sonst noch geltenden Theorien sei kurz die Auffassung erwähnt, daß die Otosklerose eine *Ernährungsstörung* infolge ungenügender Blutzufuhr sei. Diese Meinung ist von A. GRAY vertreten worden. Nach seiner Überzeugung ruht die Entstehung der Otosklerose auf einem allmählich fortschreitenden Defekt in dem vasomotorischen Mechanismus, welcher die Ernährung des Gehörorgans beherrscht. Seine Theorie hat wenig Anerkennung gefunden. Es läßt sich — so wird mit Recht betont — schwer erklären, wie durch eine Vasoneurose die schweren Veränderungen im Knochen zustande kommen sollen, zumal in der allgemeinen Knochenpathologie ein analoger Vorgang nicht bekannt ist.

Eine wichtige und viel diskutierte Theorie ist dagegen die der *Abnutzung.* O. MAYER und M. WEBER vertreten diese Anschauung und sehen in dem *vorzeitigen Altern der Labyrinthkapsel* die Ursache für die Erkrankung des Knochens. Dieses vorzeitige Altern findet in der eigenartigen Struktur und Funktion der enchondralen Schicht seine Begründung. Ihr Bau und ihr Wachstum ist, im Gegensatz zu dem sonstigen Skeletsystem, im zweiten Lebensjahr abgeschlossen. Sie zeigt nach den Befunden von M. MEYER in allen Altersstufen einen eigentümlichen Strähnenknochen, der keine oder doch nur ganz geringe Umbauvorgänge erkennen läßt. Sie verharrt somit, wie M. WEBER schreibt, bezüglich der Art des Knochengewebes während des ganzen Lebens in dem Stadium eines 2jährigen Kindes. Der Gedanke liegt somit nahe, daß dieses Gewebe, das bis ins hohe Alter nicht erneuert wird, einer gesteigerten Abnutzung unterliegt. Den Beweis dafür sieht O. MAYER in dem Absterben der Osteocyten, in der Verengerung der Gefäß- und Markräume und in dem erhöhten Gehalt der Labyrinthkapsel an Erden (GRAHE). Die konstitutionelle Bereitschaft wäre somit den anderen Abnützungskrankheiten (Diabetes, vorzeitige Altersschwerhörigkeit, frühes Ergrauen der Haare) gleichzusetzen.

Wir haben somit als Grundlage des otosklerotischen Umbaus auf der einen Seite Störungen des endokrinen Systems, auf der anderen Seite die eigenartige Struktur der Labyrinthkapsel, die eine vorzeitige Abnützung des Knochengewebes begünstigt. Beides, sowohl die Dysfunktion der inneren Sekretion wie auch das vorzeitige Altern des Labyrinthknochens können als sicher fundiert gelten. Diese Tatsache legt uns den Gedanken nahe, daß nicht die eine oder die andere Ursache die Otosklerose bedingt, sondern daß beide gemeinsam an der Entstehung des otosklerotischen Prozesses beteiligt sind. Nicht ein Entweder-Oder, sondern ein Sowohl-Als-auch ist die wahrscheinliche Lösung. In dieser Auffassung sind wir — und wir halten diese Tatsache für sehr wichtig — mit dem Krankheitsbild, das wir oben beschrieben haben: Otosklerose, blaue Skleren, Knochenbrüchigkeit in vollem Einklang. Auch bei dieser Symptomentrias finden wir ein unterwertiges Bindegewebe (blaue Skleren) und eine endokrine Störung (abnorme Knochenbrüchigkeit) als Grundlage und Ursache der Otosklerose vereinigt. Im einzelnen wäre der Vorgang so zu deuten, daß die schädigende Einwirkung, welche die endokrine Störung auf das Knochensystem ausübt, in dem abgenützten Gewebe der Labyrinthkapsel, das schon auf geringe Störungen des endokrinen Systems anspricht, einen besonders geeigneten Boden findet.

Es ließe sich daraus auch die Tatsache erklären, daß beim Menschen der empfindliche Knochen des Ohrlabyrinths vor dem anderen Knochensystem bevorzugt wird und häufig isoliert erkrankt, während die Kombination mit allgemeiner Knochenbrüchigkeit nur selten vorkommt.

Nach diesen Ausführungen bildet die endokrine Disharmonie und das frühzeitige Altern der enchondralen Schicht die konstitutionelle Bereitschaft zur Otosklerose. Zu ihrem Zustandekommen ist jedoch nach allgemeiner Auffassung noch eine auslösende Ursache nötig. Worin sie besteht, ist eine noch viel umstrittene Frage. Nach unserer Auffassung sind wir an eine bestimmte Einwirkung nicht gebunden, und wir möchten annehmen, daß die verschiedensten Ursachen einzeln oder kombiniert in Frage kommen können. Bei ausgesprochener sehr stark entwickelter Bereitschaft erscheint es nicht ausgeschlossen, daß auch die Reize des täglichen Lebens im Laufe der Zeit auslösend wirken. Sonst ist es bekannt, daß schwere Anstrengungen und Strapazen die Entstehung der Otosklerose befördern und den Verlauf ungünstig beeinflussen. Ob die anerkannte Verschlimmerung durch Geburten, die nach E. SCHMIDT in 50% der Fälle zu erwarten ist, durch die außergewöhnlich hohe Beanspruchung des Organismus oder durch Steigerung endokriner Störungen verursacht wird, ist noch nicht entschieden. Ich möchte beides für die ungünstige Einwirkung von Schwangerschaft und Geburt verantwortlich machen. Ein sehr wesentliches Moment ist nach O. MAYER in der *mechanischen Überbelastung* der Labyrinthkapsel zu sehen, welcher der minderwertige Knochen nicht gewachsen ist. Diese Überbelastung liegt in dem architektonischen Aufbau der Labyrinthkapsel begründet, der einem allseitigen, von außen wirkenden Druck zu begegnen hat. Die starken Spannungen im Labyrinth, die dabei entstehen, führen zu feinen Fissuren der Labyrinthkapsel, wie sie vorzugsweise an den Stellen des stärksten Innendrucks zu beobachten sind. Solche Fissuren werden begreiflicherweise in einem abgenutzten und brüchigen Knochen besonders zahlreich auftreten. Sie üben, wie auch die Spannungen in der Labyrinthkapsel einen dauernden Reiz auf den Knochen aus, der den ostitischen Umbau verursacht. Der Knochenumbau dient nach O. MAYER zugleich zur Verfestigung und Untermauerung des brüchigen Labyrinthknochens.

Wenden wir uns zuletzt dem *Erbgang* der Otosklerose zu, so müssen wir bekennen, daß in dieser Frage dieselbe Verworrenheit herrscht wie früher in der Deutung des pathologischen Befundes. Die ersten Stammbäume sind von KÖRNER und HAMERSCHLAG veröffentlicht worden (s. Abb. 47—51). Es waren dies begreiflicherweise ausgesuchte Fälle, bei denen die Vererbung besonders markant in Erscheinung trat. Nach den Erfahrungen der Praxis sind solche Beispiele der Vererbung, die sich durch Generationen lückenlos verfolgen läßt, für die Otosklerose selten. Häufiger kommen Patienten zur Untersuchung, bei denen die Otosklerose sporadisch auftritt, ohne daß von Schwerhörigkeit in der Verwandtschaft etwas bekannt ist. Nach HAIKE sind Verwandtenehen nicht selten zu beobachten, doch konnten wir diese Beobachtung nicht bestätigen. Die bisher herrschende Unklarheit wird besonders anschaulich illustriert, wenn wir die Meinungen über den Erbgang der Otosklerose hier wiedergeben.

W. ALBRECHT vertrat die Meinung, daß die Otosklerose sich in einzelnen Fällen dominant vererbt, daß sie aber in der Mehrzahl der Fälle einer anderen Art der Vererbung, vielleicht einem *recessiven* oder auch einem *polymer recessiven* Erbmodus folgt.

BAUER und STEIN konstruierten auf Grund ihrer Berechnungen einen *dimer recessiven* Erbgang.

Haike stellte unter 7 Fällen 5mal einen *einfach recessiven* Erbgang fest, ein Fall war unklar, einmal war an eine *unregelmäßig dominante* Vererbung zu denken.

E. Schmidt kommt zu der Meinung, daß die Otosklerose keinem bestimmten Erbgang unterworfen zu sein scheint und regellos auftritt. Unter 106 Otosklerotikern fand sich in 57 Fällen eine familiäre Belastung, zum Teil in ganz schwerer Form, in 49 Fällen war über Schwerhörigkeit in der Familie nichts bekannt.

Davenport, Milles und Frink haben alle bisher veröffentlichten Stammbäume gesammelt und verfügen über ein Material von 95 Familien. Sie kommen

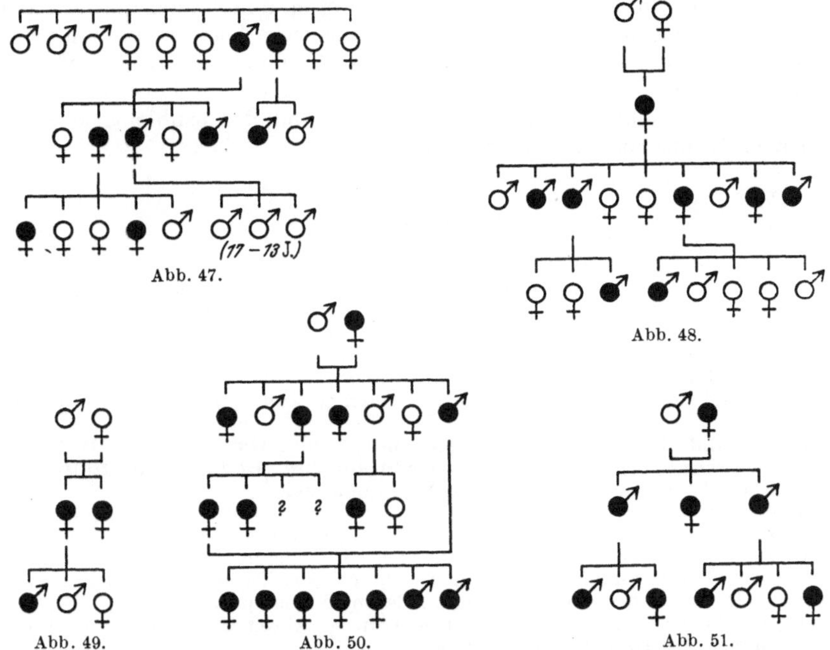

Abb. 47. Abb. 48. Abb. 49. Abb. 50. Abb. 51.

Abb. 47—51. Otosklerotische Stammbäume von Körner und Hammerschlag.

zu dem Resultat, daß die erbliche Konstitution der Otosklerose auf *zwei dominanten Faktoren* beruht, einem autosomen Faktor A und einem Faktor X, der in den Geschlechtschromosomen gelegen ist.

Diese Verworrenheit der Meinungen und Befunde erscheint zunächst unentwirrbar. Sie läßt sich aber leicht erklären, wenn wir die besonderen Verhältnisse der Otosklerose berücksichtigen. Zunächst ist zu bedenken, daß es sich bei der Otosklerose nicht um eine im Keimplasma gelegene Mißbildung, sondern um eine *Disposition* zu der Erkrankung handelt. Bei einer erblichen Empfänglichkeit gegen bestimmte Krankheiten läßt sich aber, wie wir dies bei der Ozaena sahen, der Erbgang nie mit derselben Sicherheit feststellen, wie bei einer Mißbildung. Wie wir gerade auch bei der Otosklerose zeigen konnten, finden sich bei einer erblichen Disposition die verschiedensten Grade der Empfänglichkeit, und nicht selten bleibt sie in besonders leichten Fällen latent. Dazu kommt bei der Otosklerose als für die erbliche Beurteilung besonders erschwerendes Moment die Tatsache, daß der otosklerotische Herd im Leben keine Erscheinungen macht, wenn er eine Stelle befällt, die für das Hören ohne Bedeutung ist. Auf diese Schwierigkeit in der Beurteilung ist schon von Lange hingewiesen worden, von M. Weber wurde sie auf Grund seines histologischen Materials statistisch begründet. Er konnte zeigen, *daß nur in 31% der Fälle die otosklerotischen Herde an Stellen saßen, die für den Hörakt wichtig sind.* Wenn sich unter den nahezu 70% der im Hörvermögen nicht geschädigten Fälle auch mancher befinden mag, bei dem die fortschreitende Otosklerose im Laufe der Zeit doch noch hörwichtige Partien befallen hätte, so ist die Zahl der latenten Fälle doch immer noch recht erheblich. *Unter diesen Umständen einen bestimmten Erbgang zu finden, ist unmöglich.* Es sind vor allem die leichten Fälle, die kleinen umschriebenen Herde, die häufig bei der klinischen Untersuchung nicht erfaßt werden, während die schweren, diffusen Formen regelmäßig auch die Stellen treffen, die für das Hören von Bedeutung sind. Diese diffusen Fälle mit ausgedehntem Umbau des Knochens vererben sich in dieser schweren Form weiter und bilden die Grundlage für die Stammbäume mit dominanter Vererbung. Die leichten Fälle aber, die in der Mehrzahl sind, geben nur vereinzelt Gelegenheit zu Schwerhörigkeit. Zwischen diesen beiden Extremen liegen die mittelschweren Fälle, die familiär gehäuft, aber doch sehr unregelmäßig auftreten und der erbbiologischen Forschung soviel Kopfzerbrechen verursacht haben.

Schrifttum.

I. Zusammenfassende Arbeiten.

ALBRRECHT, W.: Über Konstitutionsprobleme in der Pathogenese der Hals-Nasen-Ohrenkrankheiten. Z. Hals- usw. Heilk. **29** (1931). — Die Bedeutung der Konstitution für Hals, Nase und Ohr. Z. Hals- usw. Heilk. **40** (1936).

BAUER u. STEIN: Konstitutionspathologie in der Ohrenheilkunde. Berlin: Julius Springer 1926. — BAUR-FISCHER-LENZ, 3. Aufl. München: J. F. Lehmann 1927. — BRÜHL: Otosklerose. Handbuch der Hals-, Nasen- und Ohrenheilkunde, herausgeg. von DENKER-KAHLER.

FISCHER, EUGEN: Die Rehobother Bastarde usw. Jena: Gustav Fischer 1913.

GLAS: Motorische und sensible Neurosen der Speiseröhre. Handbuch der Hals-, Nasen- und Ohrenheilkunde, herausgeg. von DENKER-KAHLER, Bd. 9.

LEDERER: Erkrankungen der hämatopoetischen Organe. Handbuch der Hals-, Nasen- und Ohrenheilkunde, herausgeg. von DENKER-KAHLER, Bd. 6. — LEICHER: Vererbung anatomischer Variationen der Nase usw. München: J. F. Bergmann 1928.

MARX: Die Mißbildungen des Ohres. Handbuch der speziellen pathologischen Anatomie, herausgeg. von HENKE-LUBARSCH, Gehörorgan. Berlin: Julius Springer 1926. — MAYER, O.: Untersuchungen über die Otosklerose. Wien u. Leipzig: Alfred Hölder 1917. — MOLDENHAUER: Handbuch der Ohrenheilkunde, SCHWARTZE 1.

NAGER: Osteogenesis imperfecta. Handbuch der Hals-, Nasen- und Ohrenheilkunde, herausgeg. von DENKER-KAHLER, Bd. 6. — NAGER, F. u. M. MEYER: Die Erkrankungen des Knochensystems und ihre Erscheinungen an der Innenohrkapsel des Menschen. Berlin: S. Karger 1932.

RANZI: Mißbildungen und äußere Erkrankungen des Halses. Handbuch der Hals-, Nasen- und Ohrenheilkunde, herausgeg. von DENKER-KAHLER, Bd. 9 — DE RUDDER: Die akuten Zivilisationsseuchen. Leipzig: Georg Thieme 1934. — RUNGE: Handbuch der speziellen und pathologischen Anatomie und Histologie, herausgeg. von HENKE-LUBARSCH, Gehörorgan.

SIEMENS: Zwillingspathologie. Berlin: Julius Springer 1924. — Vererbungs- und Konstitutionspathologie des Ohres und der Luftwege. Z. Hals- usw. Heilk. **29** (1931).

VERSCHUER, v.: Erbbiologisches Referat der Verh. Ges. dtsch. Hals- usw. Ärzte **1938**.

WITTMAACK: Über die normale und pathologische Pneumatisation des Felsenbeins. Jena: Gustav Fischer 1918. — Die Otosklerose auf Grund eigener Forschung. Jena: Gustav Fischer 1919.

II. Einzelarbeiten.

ALBRECHT, W.: Über Veränderungen in den oberen Luft- und Speisewegen bei Myotonia atrophica. Arch. f. Laryng. **33** (1920). — Die Vererbung der sporadischen Taubstummheit, der hereditären Innenohrschwerhörigkeit und der Otosklerose. Arch. Ohr- usw. Heilk. **110** (1922). — Pneumatisation und Konstitution. Z. Hals- usw. Heilk. **10** (1924). — Mittelohreiterung und Pneumatisation des Warzenfortsatzes. Z. Hals- usw. Heilk. **10** (1924). — Die Bedeutung der Konstitution bei den Erkrankungen des Ohres usw. Z. Laryng. usw. **14** (1925). — Die Vererbung der konstitutionell-sporadischen Taubstummheit. Arch. Ohr- usw. Heilk. **112** (1925). — Zur Vererbung der Otosklerose der labyrinthären Schwerhörigkeit usw. Z. Konstit.lehre **11** (1925). — Die Bedeutung der Keimsubstanz für die Entstehung der Ozaena. Z. Hals- usw. Heilk. **15** (1926). — Die Bedeutung der Erbmasse bei Infektionen der Schleimhäute usw. Acta oto-laryng. (Stockh.) **11** (1927). — Zur Frage des Erbgangs konstitutioneller Ohrenleiden. Arch. Ohr- usw. Heilk. **116** (1927). — Zur Frage der Pneumatisation des Mittelohres, histologische Untersuchungen usw. Acta oto-laryng. (Stockh.) **14** (1930). — Zur Pathogenese des Mittelohrcholesteatoms. Acta oto-laryng. (Stockh.) **15** (1931). — The general Constitution and its local Expressions. Acta oto-laryng. (Stockh.) **17** (1932). — Die allgemeine Konstitution und ihre lokale Auswirkung in Hals, Nase und Ohr. Klin. Wschr. **1932 I**. — Zur Cholesteatomgenese. Z. Hals- usw. Heilk. **32** (1933). — Die Veränderungen der Schnecke bei hereditärer Innenohrschwerhörigkeit. Z. Hals- usw. Heilk. **34** (1933). — Die erblichen Ohrenleiden und das Gesetz zur Verhütung erbkranken Nachwuchses. Z. Hals- usw. Heilk. **36** (1934). — Über thrombophlebitische Sepsis. Arch. Ohr- usw. Heilk. **134** (1933). — Beitrag zur Anatomie der Taubstummheit. Z. Hals- usw. Heilk. **42** (1938). — Albrecht, W. u. P. Bosse: Die mangelhafte antitoxische Abwehr bei entzündlichen Erkrankungen des Ohres und der Tonsillen. Z. Laryng. usw. **1925**. — Albrecht, W. u. M. Schwarz: Anlage und Pneumatisation. Arch. Ohr- usw. Heilk. **134** (1933). — Alexander: Zur Anatomie der congenitalen Taubheit. Anatomie der Taubstummheit, 2. Lieferung. — Verh. dtsch. otolog. Ges. **1905**. — Die Histologie der typischen hereditär-degenerativen Taubstummheit. Wien 1919. — Taubheit durch primäre Veränderungen des Cortischen Organes. Mschr. Ohrenheilk. **59** (1925). — Zur Pathologie und pathologischen Anatomie der congenitalen Taubheit. Arch. Ohrenheilk. **61** (1904). — Anatomie und Klinik der nichteitrigen Labyrintherkrankungen. Arch. Ohrenheilk. **118** (1928). — Mschr. Ohrenheilk. **64** (1930). — Alexander u. Neumann: Beitrag zur Anatomie der Taubstummheit. Anatomie der Taubstummheit, 6. Lieferung. — Alexander u. Tandler: Untersuchungen an kongenitalen Hunden und Katzen usw. Arch. Ohrenheilk. **66** (1905). — Alt: Ein Beitrag zur Anatomie der Taubstummheit. Mschr. Ohrenheilk. **42** (1908). — Altmann: Anatomie und formale Genese der Atresia auris congen. Mschr. Ohrenheilk. **67** (1933). — Amersbach: Arch. f. Laryng. **31** (1918).

Beck, J.: Beziehungen zwischen der Pneumatisation des Warzenfortsatzes und der Pneumatisation der Nebenhöhlen. Z. Hals- usw. Heilk. 18 (1927). — Becks and M. Weber: The influence of Diet on the bone system with special Reference to the alveol. process and the Labyrinthine capsul. J. amer. dent. Assoc. **18** — Behrendt u. Berberich: Zur Stoffwechselpathologie der Rachitis und Otosklerose. Arch. Ohr- usw. Heilk. **121** (1929). — Benjamins: Eine alimentäre Theorie des Entstehens von Heufieber und eine darauf begründete Diät. Z. Hals- usw. Heilk. **30** (1932). — Bezold: Untersuchungen über das durchschnittliche Hörvermögen im Alter. Z. Ohrenheilk. **24** (1893). — Bock: Über die Vererbung der angeborenen Taubstummheit. Diss. Königsberg 1933. — Böhning: Diphtherie und Konstitution. Leipzig: Georg Thieme 1937. — Bonnevie: Vererbbare Mißbildungen usw. Erbarzt. **1935**. — Bozzi: Die Art. audit. int. in ihren Beziehungen zur Atherosklerose. Zbl. Hals- usw. Heilk. **22** (1934). — Osservazione sull' oregine e sul decorso dell' art. anditiva int. Zbl. Hals- usw. Heilk. **24** (1935). — Brühl: Bemerkungen zu O. Mayers Arbeit usw. Z. Hals- usw. Heilk. **26** (1930). — Brunner: Beiträge zur Pathologie des knöchernen Labyrinths mit besonderer Berücksichtigung der Otosklerose. Mschr. Ohrenheilk. **58** (1924). — Burckhardt u. Oppikofer: Arch. f. Laryng. **30** (1916).

Caldera: Z. Ohrenheilk. **12** (1883). — Cleminson: J. Laryng. a. Otol. **42**. — Curtius: Septumvaricen und Oslersche Krankheit als Teilerscheinung allgemeiner ererbter Venenwanddystrophie. Klin. Wschr. **1928 I**.

Davenport, Milles and Frink: The genetic Factor in Otosclerosis. Arch. of Otolaryng. **17**. — Denker: Weitere Beiträge zur Anatomie der Taubstummheit. Anatomie der Taubstummheit, 4. u. 5. Lieferung. — Dietrich: Angeborene Knochenbrüchigkeit usw. Virchows Arch. **275**.

Eckert-Möbius: Enchondrale Verknöcherung und Knorpelgefäßsystem. Arch. Ohr- usw. Heilk. **111** (1923). — Grundsätzliches zum Pneumatisationsproblem. Arch. Ohr- usw. Heilk. **142** (1937). — Vergleichend-anatomische Untersuchungen und Pneumatisationslehre. Vortrag Colleg. oto-rhino.lar. Venedig 1937. — Edel, van Gilse u. Postma: Einige niederländische Familien mit erblichen Teleangiektasien der Schleimhäute usw. Acta oto-laryng. (Stockh.) **13** (1929).

Fähndrich: Das pathologisch-anatomische Bild der recessiven Taubstummheit. Diss. Tübingen 1935. — Fiéandt u. Saxen: Beiträge zur Histologie der Stria vascul. Z. Anat. **106** (1937). — Fischer, J.: Die histologischen Veränderungen bei Osteogenesis imperf. Z. Ohrenheilk. 81 (1921). — Fleischmann: Angeborener Schweißdrüsenmangel und Ozaena. Z. Laryng. usw. **1931**. — Ozaena. Mschr. Ohrenheilk. **66** (1932). — Fritz: Chronischer Tubenmittelohrkatarrh, Schleimhauteiterung des Mittelohres und Körperbau. Inaug.-Diss. Tübingen 1937.

Gastauer: Über die enchondrale Knochenschicht der menschlichen Labyrinthkapsel. Arch. Ohr- usw. Heilk. **138** (1934). — Glasscheib: Ozaena. Med. Klin. **1927 II**. — Zur

Klinik der Ozaena. Mschr. Ohrenheilk. **65** (1931). — GOERKE: 2 Fälle von angeborener Taubstummheit. Anatomie der Taubstummheit, 3. Lieferung. — GRAY, A.: The otosclerosis problem. J. Laryng. a. Otol. **1934**. — GRIEBEL u. GRAHE: Stoffwechselstörung bei Otosclerose. Z. Laryng. usw. **1932**. — GUFFARTH: Das pathologisch-anatomische Bild der hereditär-degenerativen Innenohrschwerhörigkeit bzw. Taubheit. Diss. Tübingen 1936.

HAIKE: Zum Erbgang der Otosclerose. Arch. Rassenbiol. **20**. — HANHART: Dtsch. med. Wschr. **1934 I**. — Neue Studien über den Erbgang von Schizophrenie, Schwachsinn, Taubstummheit und Albinismus in schweizerischen Inzuchtgebieten. Sitzg naturforsch. Ges. Zürich, 29. Jan. **1934**. — Die sporadische Taubstummheit als Prototyp einer einfach recessiven Mutation. Z. menschl. Vererbgslehre **21** (1938). — HAYMANN: Amniogene und erbliche Hasenscharten. Arch. klin. Chir. **70** (1903). — HINSTORFF: Grundumsatzuntersuchungen bei Otosclerose. Inaug.-Diss. Frankfurt a. M. 1929. — HIRZFELD u. BROCKMANN: Klin. Wschr. **1924 II**. — HOFER: Ozaena. Berl. klin. Wschr. **1913 II**. — HORNBERGER: Über die Doppelseitigkeit der Cholesteatomeiterung. Inaug.-Diss. Tübingen 1937.

KAHLER: Zur Mandelfrage. Zbl. Hals- usw. Heilk. **20** (1933). — Zur Frage der Erblichkeit der Rhinitis atroph. Festschrift für INO KUBO 1934. — KALLOS u. KALLOS-DEFFNER: Die experimentellen Grundlagen der Erkennung und Behandlung der allergischen Krankheiten. Erg. Hyg. **19**. — KOCK: Ein Fall von leukämischen Blutungen ins innere Ohr. Z. Ohrenheilk. **50** (1905). — KOLMER: Neue Erfahrungen am menschlichen Labyrinth. Arch. Ohr- usw. Heilk. **114** (1926). — KRAINZ: Über die Auskleidung der lufthaltigen Warzenzellen. Z. Hals- usw. Heilk. 8 (1920). — KRAMPITZ: Über einige seltene Formen von Mißbildungen des Gehörorganes. Z. Ohrenheilk. **65** (1912). — KRIEGSMANN: Beitrag zur Osteodystrophia fibrosa localis des Oberkiefers. Arch. Ohr- usw. Heilk. **137** (1933).

LANGE: Aplasie des Ganglion spirale und des N. cochlearis als Ursache angeborener Taubstummheit. Arch. Ohr- usw. Heilk. **93** (1914). — Die histologische Feststellung von erblicher Taubheit und Schwerhörigkeit. Z. Hals- usw. Heilk. **41** (1937). — LANGENBECK: Das Symmetriegesetz der erblichen Taubstummheit. Z. Hals- usw. Heilk. **39** (1936). — LEROUX: Ozaena. Internationaler Kongreß Madrid 1932.

MATTHÉ: Zbl. Hals- usw. Heilk. **16** (1931). — MAYER, A.: Polyposis nasi und Körperbau. Inaug.-Diss. Tübingen 1937. — MAYER, H.: Scharlachotitis und Schleimhautkonstitution. Erbbl. Hals- usw. Arzt **1937**. — MAYER, O.: Das anatomische Substrat der Altersschwerhörigkeit. Arch. Ohrenheilk. **105** (1920). — Zwei Fälle von ererbter labyrinthärer Schwerhörigkeit. Z. Ohrenheilk. **80** (1921). — Bericht über die Ergebnisse zur Otosclerosenfrage. Z. Hals- usw. Heilk. **6** (1923). — Über die Entstehung der Spontanfrakturen der Labyrinthkapsel und ihre Bedeutung für die Otosclerose. Z. Hals- usw. Heilk. **26** (1930). — Die Ursache der Knochenneubildung bei der Otosclerose. Acta oto-laryng. (Stockh.) **15** (1931). — Die Entstehung der Spontanfrakturen der Labyrinthkapsel usw. Z. Hals- usw. Heilk. **28** (1931). — Otosclerose. Internationaler Kongreß Madrid 1932. — Ist von der Anwendung von Adrenalin eine Heilung der Otosclerose zu erwarten? Wien. klin. Wschr. **1932 I**. — Zur dritten Otosclerose-Hypothese OTTO MAYERS. Arch. Ohr- usw. Heilk. **133** (1932). — METZKES: Untersuchungen über den Erbgang der sporadischen konstitutionellen Taubstummheit. Gesellschaft zur Beförderung der gesamten Naturwissenschaften zu Marburg. Berlin 1929. — MEYER, M.: Über Osteogenesis imperfecta congenitalis der Labyrinthkapsel. Z. Hals- usw. Heilk. **26** (1930). — Über einige für die Pathologie der Erkrankungen des Skelettsystems interessante Beobachtungen an der knöchernen Innenohrkapsel des Menschen. Virchows Arch. **288** (1926). — Über Entstehung, knochenzerstörende Ausbreitung und theoretische Einordnung des sekundären Cholesteatoms usw. Arch. Ohr- usw. Heilk. **139** (1934). — MÖLLER-HOLST: Exostosen. Z. Morph. u. Anthrop. **31** (1932). — MORHEN: Diabetes mellitus und Ohr. Fol. oto-laryng. **26**.

NAGER: Arch. Ohrenheilk. **109** (1922). — Mißbildungen der Schnecke und des Hörnerven. Z. Hals- usw. Heilk. **11** (1925). — Die Histologie der Taubstummheit bei Retinitis pigment. Beitr. path. Anat. **77**. — Schweiz. med. Wschr. **1927 I**. — NAGER, F. u. M. MEYER: Beiträge zur normalen und pathologischen Histologie der knöchernen Labyrinthkapsel. Passow-Schäfers Beitr. **28** (1931). — Die Stellung der Otosclerose in der heutigen Knochenpathologie. Z. Hals- usw. Heilk. **31** (1932).

OPPIKOFER: 3 Taubstummenlabyrinthe. Z. Ohrenheilk. **43** (1903).

POTTER, E.: A hereditary ear malformation. J. Hered. **28** (1937). — PRCECHTEL: Acta oto-laryng. Congenital lateral fistula colli 1927.

QUIX u. BROWER: Beitrag zur Anatomie der kongenitalen Taubstummheit. Anatomie der Taubstummheit, 7. Lieferung.

REICHMANN: Enthalten die Tonsillen Stoffe, die das Körperwachstum beeinflussen? Arch. Ohr- usw. Heilk. **136** (1933). — Die Erblichkeit des Nasenblutens bei Erweiterung des Loc. KIESSELBACH. Doktor-Diss. Tübingen 1935. — RICHTER: Vergleichende Hörprüfungen an Individuen verschiedener Altersklassen. Arch. Ohrenheilk. **36** (1894). — RUEDI: Die Mittelohrraumentwicklung vom 5. Embryonalmonat bis zum 10. Lebensjahr.

Acta oto-laryng. (Stockh.) **22** (1935). — RUTTIN: Ohrbefund bei Osteopsathyrosis. Mschr. Ohrenheilk. **53** (1919).

SANDEL: Z. menschl. Vererbgslehre **19**. — SAXEN: Pathologie und Klinik der Altersschwerhörigkeit. Acta oto-laryng. (Stockh.) **23** (1936). — SCHEIBE: Bildungsanomalien im häutigen Labyrinth bei Taubstummheit. Z. Ohrenheilk. **27** (1896). — SCHMIDT, E.: Erblichkeit und Gravidität bei Otosclerose. Arch. Ohr- usw. Heilk. **136** (1936). — SCHMIDT, V.: Mschr. Ohrenheilk. **59** (1925). — Ozaena. Internationaler Kongreß Madrid 1932. — SCHNEIDER: Untersuchungen einer mit Innenohrschwerhörigkeit stark belasteten Sippe. Z. Hals- usw. Heilk. **42** (1936). — SCHÖNEMANN: Beitrag zur pathologischen Anatomie der Taubstummheit. Anatomie der Taubstummheit, 7. Lieferung. — SCHÖNLANK: Konstitutionspathologie und Therapie der hydropenischen Atrophie der Schleimhäute von Nase, Nasenrachen und Luftwegen. Mschr. Ohrenheilk. **71** (1937). — SCHWARZ: Die Formverhältnisse der Nasenscheidewand bei 84 Zwillingen. Arch. Ohr- usw. Heilk. **119** (1928). — Die Bedeutung der hereditären Anlage für die Pneumatisation usw. Arch. Ohr- usw. Heilk. **123** (1929). — Untersuchungen zur individuellen Histologie des Bindegewebes. Arch. Ohr- usw. Heilk. **129** (1931). — Die Einsenkung der SHRAPNELLschen Membran usw. Arch. Ohr- usw. Heilk. **131** (1932). — Gewebsaufbau und Entwicklung der Schleimhaut in den Nasennebenhöhlen usw. Z. Laryng. usw. **22** (1932). — Synthetisches Wachstum und Formbildung am Siebbein. Z. Laryng. usw. **24** (1934). — Zur Entwicklung des Siebbeins. Passow-Schaefers Beitr. **31** (1935). — Die Konstitution der Schleimhaut. Z. Hals- usw. Heilk. **40** (1936). — Körperbau und Schleimhautcharakter. Z. menschl. Vererbgslehre **21**. — Mißbildungen des äußern Ohres. Verh. südwestdtsch. Otol. **1938**. — SEIFFERTH: Über die Ätiologie und Behandlung der Otosclerose. Arch. Ohr- usw. Heilk. **143** (1938). — SIEBENMANN: Verh. dtsch. otol. Ges. **1904**. — SIEBENMANN-BING: Über den Labyrinth- und Hirnbefund bei einem an Retinitis pigmentosa erblindeten angeborenen Taubstummen. Z. Ohrenheilk. **54** (1907). — SINGER: Z. Hals- usw. Heilk. **32** (1933). — SPORLEDER: Über die funktionelle Prüfungsresultate und über Sektionsergebnisse in höherem Alter. Arch. Ohrenheilk. **47** (1899). — STEURER: Anatomische Studien über den Aufbau der Mittelohrschleimhaut und deren Beziehungen zur Zellbildung des Warzenfortsatzes. Z. Hals- usw. Heilk. **1926**. — Zur Pathogenese des Mittelohrcholesteatoms. Z. Hals- usw. Heilk. **24** (1929).

TOBECK: Über Veränderungen im knöchernen Labyrinth von Kaninchen durch Vigantolüberdosierung. Z. Hals- usw. Heilk. **32** (1933). — Die experimentelle Osteodystrophia fibrosa durch Vigantolüberdosierung und ihre Bedeutung für die Otosclerose. Z. Hals- usw. Heilk. **34** (1934). — TORRIGIANI: Atresia congenita omolaterale usw. Zbl. Hals- usw. Heilk. **11** (1928).

UFFENORDE: Die verschiedenen Entzündungsformen der Nasennebenhöhlenschleimhaut. Z. Ohrenheilk. **72** (1915). — Über katarrhalische Nebenhöhlenentzündung. Mschr. Ohrenheilk. **59** (1925). — Diabetes und Mittelohreiterung. Z. Hals- usw. Heilk. **35** (1935). — UNDRITZ: Z. Hals- usw. Heilk. **1926**. — Arch. Ohr- usw. Heilk. **119** (1928). — URBANTSCHITSCH: Fistula auris congen. Mschr. Ohrenheilk. **1877**.

VOSS, O.: Zur Physiologie der Tonsillen. Arch. Ohr- usw. Heilk. **121** (1929).

WANGEMANN: Anatomisch-pathologische Untersuchungen über die Arteriosklerose der Art. audit. int. Z. Hals- usw. Heilk. **30** (1931). — WEBER, H.: Kombination von Pigmentdegeneration der Netzhaut mit Taubstummheit. Diss. Tübingen 1939. — WEBER, M.: Osteogenesis imperfecta der Labyrinthkapsel. Z. Hals- usw. Heilk. **25** (1930). — Zur Theorie der experimentellen Otosclerose. Z. Hals- usw. Heilk. **26** (1930). — Osteodystrophia fibrosa usw. Beitr. path. Anat. **82**. — The bone picture of otosclerosis. Arch. of Otolaryng. **12**. — Otosclerose im polarisierten Licht. Z. Hals- usw. Heilk. **29** (1931). — Über experimentelle Osteodystrophia fibrosa der Labyrinthkapsel beim Hund. Acta oto-laryng. (Stockh.) **17** (1932). — The blue Mantels in otosclerosis etc. Ann. of Otol. **42**. — Otosclerose und Umbau der Labyrinthkapsel. Leipzig: Poeschel u. Trepte 1935. — WEBER, M. u. H. BECKS: Experimentelle Osteodystrophia fibrosa beim Hund usw. Virchows Arch. **283**. — WEITZ: Studien an eineiigen Zwillingen. Z. klin. Med. **101**. — Über die Erblichkeit der Herz-, Gefäß- und Nierenkrankheiten. Dtsch. med. Wschr. **1934 II**. — WIRTH: Überempfindlichkeitskrankheiten. Fol. oto-laryng. **38**. — WIRTH u. CURTH: Kurvenmäßige Darstellungen des Otoscleroseverlaufs. Arch. Ohr- usw. Heilk. **136** (1933). — WITTMAACK: Weitere Beiträge zur Kenntnis der degenerativen Neuritis und Atrophie des Hörnerven. Z. Ohrenheilk. **53** (1907. — Betrachtungen zum Otoscleroseproblem. Acta oto-laryng. (Stockh.) **18** (1933). — Über die Pathogenese der angeborenen Taubstummheit. Dtsch. med. Wschr. **1937 II**. — WOJATSCHECK: 4. Allrussischer Kongreß.

ZINSER: Ozaenaschleimhaut und Körperbau. Inaug.-Diss. Tübingen 1936.

Erbbiologie und Erbpathologie des Lungenapparates.

Von K. Diehl, Sommerfeld/Osthavelland.

Mit 51 Abbildungen.

Während auf anderen Gebieten in erbbiologischer Hinsicht ein breites und gut fundiertes Beobachtungsgut schon vorliegt, ist dies beim Lungenapparat bisher nur zum Teil der Fall. In mancher Richtung sind die Forschungen über Ansätze nicht hinausgekommen. Es ist so nicht möglich, die Darstellung auf einige zusammenfassende erbbiologisch orientierte Gesichtspunkte aufzubauen, vielmehr wird sich in vieler Hinsicht ein Mosaik ergeben. Hierzu kommt, daß die abzuhandelnden einzelnen krankhaften Zustände, bei denen mit größter Wahrscheinlichkeit mit einem Wirken von Erbfaktoren zu rechnen ist, heterogenster Natur sind. Es liegt so in der Natur der Sache, wenn die Darstellung in einzelne Sonderabschnitte zerfällt, die zum Teil auf den ersten Blick eine innere Verbindung vermissen zu lassen scheinen. Die Zahl der ungelösten Fragen ist groß, ihre Bearbeitung dringend notwendig und dankenswert.

I. Morphologisch-Physiologisches.

Es ist bekannt, daß die *äußere Form des Brustkorbs* bei erbgleichen Zwillingen wesentlich ähnlicher als bei erbverschiedenen ist. Nach Weitz ist der Brustkorb mehr in seiner Breite als in seiner Tiefe von idiotypischen Einflüssen abhängig. Die größere morphologische Ähnlichkeit der Brustkörbe erbgleicher Zwillinge gegenüber erbverschiedenen tritt auch im Röntgenthoraxbild deutlich zutage. Es ergeben sich aber hier nicht nur hinsichtlich der knöchernen Begrenzungslinie größere Ähnlichkeiten, sondern auch die Schattenstruktur des Hilus und der Lungenzeichnung, ferner die Begrenzung der Lungenfelder nach abwärts durch die Zwerchfellkuppen zeigen bei erbgleichen Paarlingen eine wesentlich größere Übereinstimmung als bei erbverschiedenen Paaren. v. Verschuer hat folgende Tabelle mitgeteilt:

Tabelle 1.

Merkmal	Autoren	EZ			ZZ		
		++	+(+)	+—	++	+(+)	+—
Form des Zwerchfells	v. Verschuer u. Zipperlen	15	10	—	8	9	8
Form des Brustkorbs	v. Verschuer u. Zipperlen	16	7	2	4	7	15
Zeichnung von Lunge und Hilus	Curtius	22	11	2	4	11	7

Ergeben diese Untersuchungen eine Abhängigkeit der Form des Brustkorbs, des Zwerchfells, der Lungen- und Hiluszeichnung von Erbfaktoren, so konnten Spaich und Ostertag und Werner nachweisen, daß ein Erbeinfluß auch auf die *Funktionen des Lungenapparates* vorliegt. Spaich und Ostertag fanden eine durchschnittliche Differenz des Lungenfassungsvermögens bei erbgleichen Paaren von 285,71 ccm, bei erbverschiedenen von 317,5 ccm. Der von WERNER festgestellte Unterschied ist größer: bei EZ ein mittlerer Unterschied von 160 ccm, bei ZZ von 520 ccm. In den Untersuchungen von WERNER beträgt das Verhältnis EZ:ZZ 1:3,25. WERNER kommt auf Grund besonderer Berechnungen zu dem Endergebnis, daß die erbbedingten Unterschiede bei ZZ und somit auch bei einer bestimmten Bevölkerungsgruppe die umweltbedingten Unterschiede im Durchschnitt mindestens um das 9,6fache übertreffen. Dieser Zahl kommt nach WERNER aber nur eine prinzipielle Bedeutung zu.

SPAICH und OSTERTAG, auch WERNER berichten in ihren Arbeiten, daß bei einigen erbgleichen Zwillingspaaren sich recht erhebliche Unterschiede in der Vitalkapazität zwischen den jeweiligen Partnern finden. Bei einem Paar von WERNER betrug die Differenz 320 ccm, bei einem anderen Paar sogar 440 ccm. Wie SPAICH und OSTERTAG, so nimmt auch WERNER zur Erklärung dieser Tatsache besondere Umweltverschiedenheiten an.

Aus den eben angeführten Arbeiten ergibt sich zweifellos eine Abhängigkeit der Vitalkapazität von erblichen Gegebenheiten. Es ist aber dringend zu wünschen, daß weitere Untersuchungen über die Lungenfunktionen durchgeführt werden. Die Bestimmung des Lungenfassungsvermögens allein entspricht nicht den Forderungen, die die Klinik heute an eine Lungenfunktionsprüfung stellt. Es wären hier weiter zu untersuchen: Grundumsatz, Komplementärluft, Reserveluft, Atemvolumen, Residualluft, Atemfrequenz, Minutenvolumen, O_2-Verbrauch pro Minute, Atemäquivalent, Atemgrenzwert, Atemreserve, Verhältnis Atemgrenzwert zu effektiver Atmung, Sauerstoffdefizit und apnoeische Pause, alles unter der Feststellung des Soll- und Istwertes.

II. Lungenlappung.

Die Lappung der Lunge ist bekanntlich außerordentlich vielen Variationen unterworfen. Konnten doch z. B. BLASI und GORGONE mitteilen, daß sie die als normal von den Anatomen beschriebene Lappung: rechte Lunge drei, linke Lunge zwei Lappen, bei Normaltypen nur in 32%, bei Kurztypen in 30,0% und bei Langtypen in 64,4% fanden. Es ist somit zu erwarten, daß Abweichungen von der als Norm geltenden Lappung familiär gehäuft zur Beobachtung gelangen können, ohne daß diese familiäre Häufung etwas über eine Verknüpfung dieser Abweichungen mit Erbvorgängen auszusagen braucht. RÖSSLE hat jedoch Familienbeobachtungen mitgeteilt, bei denen die offenbare Dominanz des Vorkommens solcher Abweichungen eine zufällige Häufung ausschließt.

Er führt folgende Beobachtung an: Ein 89jähriger Buchhändler hat eine Anzahl kleinerer Anomalien, unter anderem sowohl die rechte wie die linke Lunge dreilappig. Sein jüngster Sohn, 27jährig, Gymnasiallehrer, besitzt dieselbe Lappung; ein 2. Sohn, 45jährig, Buchhändler, hat ebenfalls 6 Lungenlappen, rechts und links je drei. Ein 3. Sohn, 53jährig, Gymnasiallehrer, und ein 4. Sohn, 61jährig, Universitätsprofessor, ebenfalls. Es sind also zusammengefaßt: Vater und 4 Söhne mit derselben, in diesem Falle offenbar dominant vererblichen Mißbildung behaftet.

Trotz der Feststellung von H. MÜLLER, daß unter den Lappungsanomalien die Bildung eines linkseitigen Mittellappens (in verschiedenen Abstufungen) mit am häufigsten zu beobachten ist, ist diese Beobachtung sehr bemerkenswert. Nach RÖSSLE kann eine zufällige Häufung ausgeschlossen werden. RÖSSLE teilt in der gleichen Abhandlung noch folgendes mit: „Andere Beispiele betreffen die mangelnde Absetzung des rechten Mittellappens der Lunge, welche besonders häufig ist, die abnormen quergestellten Kerben der Unterlappen (Demonstration eines Falles von Mutter und Kind), die besonderen Formungen des Lingulus des linken Oberlappens (Demonstration). Lehrreich in dieser Beziehung ist auch die Sektion von Drillingen, die ich auszuführen Gelegenheit hatte; die Nachgeburt bestand aus zwei Placenten, Eihautverhältnisse unklar. Zwei von den drei Kindern waren männlichen Geschlechts, glichen sich aufs Haar und wiesen innerlich starke Übereinstimmungen auf im Gegensatz zu dem Befund bei dem dritten Kind, einem Mädchen, das seinerseits multiple Mißbildungen aufwies. Die Knaben stimmten unter anderem in bezug auf abnorme Kerben beider Lungen überein."

RÖSSLE hat in derselben Arbeit Mitteilung über die Befunde bei Zwillingen gemacht, deren Ergebnis hinsichtlich der Lungenbefunde in nachfolgender Tabelle zusammengestellt ist:

Tabelle 2.

Zwillingsart	Geschlecht	Länge	Äußeres [1]	Lunge [1]
Nach dem Eihautbefund EZ	♂♂	49 : 51	=	Lappung ++
	♂♂	25 : 25	=	Lingulus +—; Kerbe Oberlappen ++
	♂♂	39,5 : 38		Lappung ++
	♂♂	47,5 : 47	=	Rechter Mittellappen +—
	♂♂	33,5 : 34,5	=	Lappung ++
Eihautbefund unbekannt	♂♂	39 : 33	=	Lappung ++
	♂♂	31,5 : 30	=	Lappung +—; ++
	♂♂	48 : 52		Lappung =
	♂♂	44 : 41	=	Lappung =
Nach dem Eihautbefund ZZ	♂♂	29 : 28	+—	Form +—
	♀♀	40,5 : 40	Kernikterus ++	Lappung +—
	♀♀	38 : 38	Ohr = Haare +—	Lappung =
PZ	♂♀	38,5 : 37	+—	Lappung ++
	♂♀	40,4 : 40,7	+—	Lappung +—
	♂♀	41 : 39,5	++	Lappung ++

[1] = und ++ Übereinstimmung; +— unähnlich.

Besonderes Augenmerk ist in den letzten Jahren dem *Lobus accessorius inferior* zugewandt worden. H. MÜLLER berichtet, daß SCHAFFNER unter 105 Lungen 15mal rechts, 13mal links den Lobus accessorius inferior gut ausgebildet, aber viel häufiger noch unausgebildet, also mehr oder weniger deutlich angedeutet, fand. FLEISCHNER fand bei 25 Lungen anatomisch 7mal einen ausgebildeten oder angedeuteten Lobus accessorius inferior auf einer der Lungenhälften. Bei 50 Feten fand er diese Anomalie 2mal voll ausgebildet und 4mal unvollkommen.

Die Existenz dieses akzessorischen Lappens ist, den Ausführungen SCHNEIDERS folgend, daran geknüpft, daß der Herzbeutel nicht in ganzer Ausdehnung am Zwerchfell befestigt ist, sondern zwischen ihm und dem Diaphragma noch ein freier Raum bleibt, der Sinus subpericardicus, in den sich ein beträchtlicher Lappen der rechten Lunge hineinlegt. Bei den Zweifüßlern verschwindet dieser Raum mit der zunehmenden Anlagerung des Herzbeutels an das Zwerchfell, was in Zusammenhang mit der aufrechten Körperhaltung und der dabei eintretenden metameren Rumpfverkürzung (RÜGE) steht. Damit tritt dann der Lobus infracardiacus als selbständige Lappenbildung in der Reihe der Primaten immer mehr zurück, um bei den Anthropomorphen wie beim Menschen in der Regel nicht mehr äußerlich hervorzutreten; das von seinem Bronchus versorgte Gebiet verschwindet im Stammlappen. Dieser Bronchialast, von AEBY zuerst nachgewiesen, der Infrakardialbronchus (Herzbronchus), ist rechts ein selbständiger Ast des Stammes, der einzige, der ventromedian entspringt. Auf der linken Seite hat er sein Analogon in einem medialen Seitenast des zweiten Ventralbronchus (EWART, SCHAFFNER, NARATH). Das von ihm versorgte Gebiet hat eine ähnliche Lagerung im Lungenstamm wie rechts und kann unter

Umständen ebenfalls als selbständiger Lappen hervortreten. Dies kann beim Menschen wie bei den höheren Primaten der Fall sein, vereinzelt hat es NARATH auch bei anderen Tierspezies gesehen.

Der Lobus accessorius inferior gehört nach H. MÜLLER zu den am häufigsten zu beobachtenden Lappenanomalien der Lunge. Er hat nach FLEISCHNER im voll ausgebildeten Zustand die Form eines schrägen Kegels. Seine Grundfläche ist ungefähr kreisförmig. Die Spitze des Lappens liegt in der Nähe der Lungenwurzel. — TALIA konnte ihn auf 600 Röntgenaufnahmen 35mal = in 6,2% nachweisen.

Klinisch kommt dem Lobus accessorius inferior einige Bedeutung zu, da gewisse krankhafte Veränderungen (vor allem Bronchiektasen und chronisch infiltrative Prozesse) in ihm auftreten können.

Direkte Familien- oder Zwillingsbeobachtungen liegen bisher nicht vor. Trotzdem ist die Beachtung dieser akzessorischen Lungenlappen im Rahmen des vorliegenden Handbuches notwendig, notwendig einmal deshalb, weil auf sie im Abschnitt „Bronchiektasen" immer wieder eingegangen werden muß, und zweitens deshalb, weil bei einigen später anzuführenden Beobachtungen von familiär gehäuft auftretenden Bronchiektasen die Bronchiektasen in diesen Lappen eingelagert sind, also auch eine Familiarität dieser Lappenbildung vorliegt.

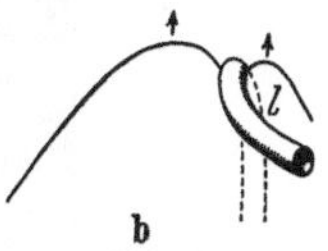

b

Abb. 1. Schematische Darstellung von der Entstehung des Lobus venae azygos. (Nach DAAN.)

Abseits von diesen, eben beschriebenen Abnormitäten der Lungenlappung steht der *Lobus venae azygos Wrisbergi*.

Entwicklungsgeschichtlich entsteht die „unpaare" Azygosvene aus einem paarig angelegten System. Infolge der Senkung des Herzens kommt es schon frühzeitig zur Asymmetrie. Normaliter überlagert die Azygosvene den rechten Hauptbronchus, übt also keinerlei Einfluß auf die Lungenform aus. Bei dem Lobus venae azygos dagegen ist es zur Einschnürung des Lungengewebes durch die Azygosvene gekommen, zweifellos durch Vorgänge, die eine streng mediastinale Lage der Azygosvene verhinderten.

Nach SCHNEIDER liegt der Ausgangspunkt der Anomalie in einem abnormen Verhalten der hinteren Kardinalvene. Wenn diese lateralwärts verschoben ist, so muß der infolge des Descensus cordis entstehende Venenbogen, da er von einem lateralen Fußpunkt ausgeht, die Pleurahöhle durchqueren, um auf kürzestem Wege die Hohlvene zu erreichen. Er wird dabei von einem pleuralen Aufhängeband (Mesoazygos) getragen, das die Vene beim Descensus cordis gewissermaßen ausgezogen hat; diese Pleurafalte ist somit die Folge dieses seitlichen Ausbiegens des kranialen Teils der Azygosvene. Nun wächst die Lunge nach oben, sie trifft auf ein, einen mehr oder weniger großen medialen Teil der Pleurahöhle abtrennendes Segel. Es kommt zur Einkerbung der Lunge und so zur Abtrennung eines mehr oder weniger großen Lungenläppchens (Abb. 1).

Die Ursache für das abnorme Verhalten der hinteren Cardinalvene sieht BLUNTSCHLI in den Beziehungen der Azygosvene zu den Extremitätenvenen. SCHNEIDER macht hiergegen den Einwand, daß dann auch bei diesen bleibende Störungen nachweisbar sein müßten, was nicht der Fall zu sein scheine. SCHNEIDER ist es aufgefallen, daß in allen daraufhin untersuchten Fällen die Azygosvene vor ihrem Eintritt in das Mesoazygos noch den Truncus der beiden oberen rechten Intercostalvenen, die sonst direkt in die Anonyma münden, aufnimmt. „Es wäre denkbar, daß dies ein Moment ist, der die Azygosvene zum lateralen Ausbiegen nötigt, bzw. im Sinne der BLUNTSCHLIschen Auffassung in ihrer ursprünglichen lateralen Lage beim Descensus festhält. Von diesem Gesichtspunkt aus ist auch die abnorm hohe Mündung der Azygos in die Cava superior bei der beschriebenen Anomalie recht bemerkenswert. Jedenfalls kann man sagen, der teratogenetische Terminationspunkt für die Bildung eines Lobus azygos ist mit dem Descensus cordis gegeben."

Ergänzend sei darauf hingewiesen, daß nach Ansicht mehrerer Autoren (H. MÜLLER) in seltenen Fällen von Azygoslappenbildung die Ursache für diese Lappenbildung in einem Pleuradefekt gesucht werden muß. Diese Ansicht ist noch umstritten (s. hier GENNADIEW).

Während der Lobus venae azygos früher nur ein Studienobjekt von Anatomen und Pathologen war, ist er seit Einführung der Röntgenuntersuchung auch dem Kliniker zugänglich. 1923 lenkten WESSLER und JAQUES nach KERLEY erstmalig die Aufmerksamkeit auf diese Lappenbildung. Deutscherseits war es

VELDE, der 1927 unabhängig von den beiden ersten Autoren einen eigentümlichen Schattenstreifen in der rechten Lungenspitze beschrieb (Abb. 2). Inzwischen ist dieser Befund von verschiedenen Seiten erhoben worden, in der weitaus größten Mehrzahl rechtseitig, gelegentlich auch linkseitig. Über die Häufigkeit seines röntgenologischen Nachweises gibt Tabelle 3 Aufschluß.

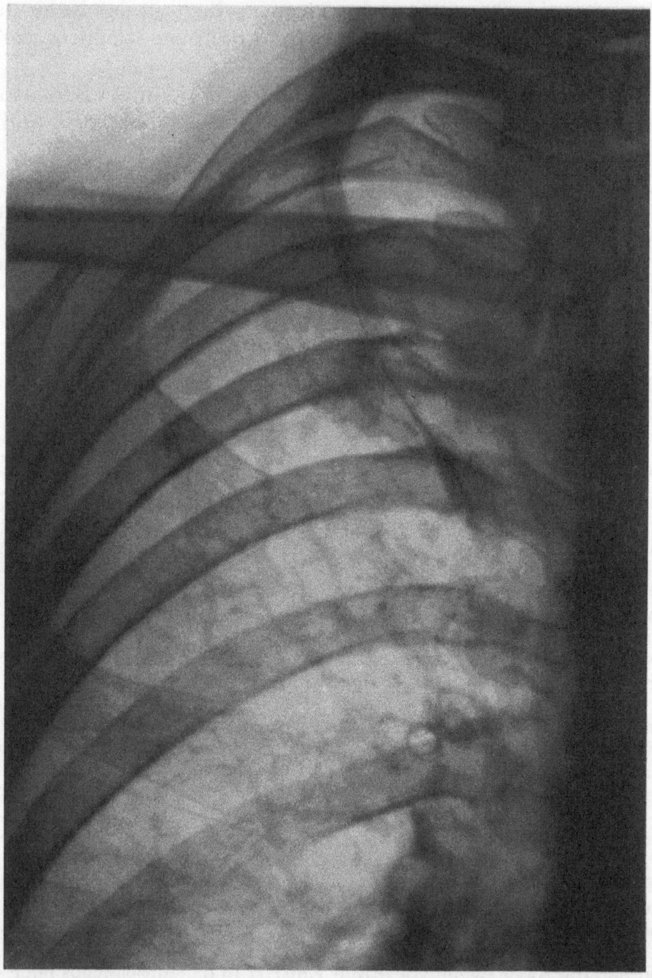

Abb. 2. Röntgenbild vom rechten Spitzen- und Oberfeld mit Lobus venae azygos: Zapfenförmige Fleckschatten in der Nähe des oberen Hiluspoles, übergehend in eine feine, nach außen konvex verlaufende Haarlinie (im Bereiche der ersten Rippe medial).

Bei etwa 50000 Röntgenfilmen wurde somit ein Azygoslappen im Mittel in 0,3% gefunden. Im einzelnen aber schwanken die Prozentsätze beträchtlich: zwischen 0,07 und 2,6%. Der letztere hohe Prozentwert wird auch von BOEHNHARDT angegeben, der mitteilt, daß KNÜSLI bei Durchleuchtung eines Wehrmachtsstandortes sogar 3,5% fand.

Nach KERLEY ist ein Lobus venae azygos gelegentlich mit dem Fehlen des Mittellappens der rechten Lunge verknüpft. VITA fand bei einem Kinde in tabula einen Lobus venae azygos und einen Lobus accessorius inferior. Auch DEHERRIPON, D'HOUR und CALLENS fanden mehrfach gleichzeitiges Vorkommen von

Tabelle 3.

Autoren	Literaturangabe	Zahl der Filme	Wie oft Lob. azyg.	Prozentsatz
MATHER und COOPER	Brit. J. Radiol. **1928**, 481	3 000	4	0,13
HJELM und HULTÉN .	Acta radiol. (Stockh.) **1928**, 126	3 000	13	0,43
KEIJSER.	Nederl. Tijdschr. Geneesk. **1929**, 326	3 500	10	0,28
V. L. MINEHART . . .	U. S. Vet. Bur. Med. Bull. **1929**, 112	etwa 10 000	13	0,13
E. SUESS	Med. Klin. **1928 II**, 1750	120	1	0,83
LITTEN	Dtsch. med. Wschr. **1929**, 400	8 000	6	0,07
LEVY und CADE . . .	Lyon med. **1931**, 537	997	8	0,82
BOURDELLÈS u. JALET	Presse mèd. **1931**, 1623	580	15	2,60
FANANO	Lotta c. tub. **1937**, No 2	5 652	28	0,49
CERVIA, TOMAS . . .	Rev. argent. Tbc **3** (1937)	8 000	33	0,41
BACANU, C.	Z. Tbk. **80**, 355 (1938)	5 020	20 (18 mal rechts, 2 mal links)	0,39

von der Norm abweichenden Lappenfurchungen bzw. Querfalten an der Konvexität und Azygoslappenbildung.

Über ein *familiär gehäuftes Vorkommen des Azygoslappens* liegen mehrere Beobachtungen vor: LAMARQUE und BÈTOULIÈRES sahen ihn bei Vater und Sohn. UNDERWOOD und TATTERSALL fanden unter 280 Filmen den Azygoslappen zweimal. Sie haben daraufhin die Familien dieser beiden Personen untersucht (einmal 7, das andere Mal 3 Personen) und fanden in jeder der Familien nochmaliges Vorkommen eines Azygoslappens, und zwar bei Geschwistern der Ausgangspersonen. Von LOBEN wird ebenfalls über ein Vorkommen dieser Lungenlappenbildung bei Geschwistern berichtet. DAAN fand röntgenologisch den Lobus azygos im Laufe eines Jahres 5mal. Drei dieser Beobachtungen gehörten einer Familie an, und zwar handelte es sich um ein Kind, dessen Mutter und um den Bruder der Mutter.

Systematische Zwillingsuntersuchungen liegen bisher nicht vor. Bei ihren Untersuchungen über Zwillingstuberkulose fanden jedoch UEHLINGER und KÜNSCH ein eineiiges Zwillingspaar mit einem Lobus venae azygos rechts bei beiden Paarlingen.

Die klinische Bedeutung dieser Anomalie scheint nicht groß zu sein. Nur FANANO und BACANU haben über eine größere Anzahl von pathologischen Veränderungen in diesem Lappen berichtet. Auffallenderweise hat unseres Wissens nur KERLEY bisher über ein Vorkommen von Bronchiektasen in diesem Lappen Mitteilung gemacht. Diese Tatsache hat insofern eine gewisse Bedeutung, als sie die Auffassung von SAUERBRUCH über die bevorzugte Entstehung von Bronchiektasen im linken Unterlappen in einem besonderen Licht erscheinen läßt. Um Wiederholungen zu vermeiden, sei auf S. 105 verwiesen. Wenn nämlich die gelegentliche Hemmung des Lungenwachstums durch den Ductus Cuvieri einen Einfluß auf die Entwicklung kongenitaler Bronchiektasen haben soll, so müßte bei den Vorgängen der Azygosausbildung, wobei doch eine beträchtliche Störung des Lungenwachstums erfolgt, doch gleichfalls die Ausbildung von Bronchiektasen, zum mindesten in einer gewissen Häufigkeit, erfolgen. Bisher ist über diese Tatsache wenig bekannt. Es ist hier allerdings zu berücksichtigen, daß Oberlappenbronchiektasen, ganz besonders bei Sitz im Spitzengeschoß, klinisch weniger in Erscheinung treten als solche in anderen, vor allem also tiefer gelegenen Lungenabschnitten.

III. Die Bronchiektasenkrankheit.

In seinem großen Referat auf der 37. Tagung der Deutschen Gesellschaft für innere Medizin hat L. BRAUER 1925 dargelegt, daß sich die krankhafte Erweiterung des menschlichen Bronchialbaumes bei primär meist freiem Pleuraspalt, von einer Bronchitis catarrhalis superficialis ausgehend, auf dem Wege einer Bronchitis intramuralis und ulcerosa und einer Peribronchitis infiltrativa entwickelt. Diesen auf dem Boden entzündlicher Vorgänge entstandenen Bronchiektasen stehen die „kongenitalen" gegenüber, also Bronchiektasen, denen angeborene Anomalien zugrunde liegen. Diese angeborenen Anomalien geben nach BRAUER nicht in irgendwie nennenswerter Zahl die Basis für das spätere Bild der Bronchiektasen ab.

Nur 2 Jahre später sind die Ausführungen von F. SAUERBRUCH auf dem Chirurgenkongreß in Berlin über die Pathogenese und Behandlung von Bronchiektasen von der Auffassung getragen, daß Bronchiektasen wohl eine Folge bestimmter, meist entzündlicher Veränderungen im Lungengewebe sein können, daß aber gerade kongenitale krankhafte Erweiterungen der Bronchien, denen bisher fast nur ein theoretisches Interesse zugewandt wurde, häufig zur Beobachtung gelangen, ja daß 80% aller auf einen Unterlappen begrenzten Bronchialerweiterungen des Kindesalters diesen Formen zugehören und daß endlich sie somit praktisch am wichtigsten sind.

Während also nach BRAUER für weitaus die Mehrzahl aller Bronchialerweiterungen konstitutionelle Gegebenheiten keine Rolle spielen, sondern erworbene Faktoren für ihre Entstehung maßgeblich sind, ist SAUERBRUCH gerade der gegenteiligen Ansicht. Von beiden Autoren wird somit wohl die Möglichkeit der Bronchiektasenentstehung auf dem Boden konstitutioneller und entzündlicher Veränderungen zugegeben, in ihrer Auffassung aber hinsichtlich der zahlenmäßigen Verteilung der beiden Entstehungsmodi bestehen große Meinungsverschiedenheiten: BRAUER bezeichnet das Vorkommen „kongenitaler Bronchiektasen" als selten, SAUERBRUCH dagegen ist der Auffassung, daß im Kindesalter 80% aller Bronchialerweiterungen im Bereich des Unterlappens auf dem Boden konstitutioneller Gegebenheiten entstehen.

Die Klärung dieser Frage ist nicht allein von theoretischem Interesse, sondern hat auch praktische Bedeutung. Die krankhafte Bronchienerweiterung ist ein keineswegs seltenes Leiden, vielmehr muß auf Grund der Ergebnisse der Bronchographie angenommen werden, daß nach der Tuberkulose die Bronchiektasen als die häufigste chronische Lungenkrankheit zu gelten haben. Dazu kommt, daß es sich um ein ungemein chronisches Leiden handelt, das zu schwerem Siechtum, eventuell zum Tode führen kann. Einer erfolgreichen Behandlung ist das Leiden schwer zugänglich. Als erfolgreichste Behandlung für ausgeprägte Fälle hat sich in letzter Zeit die operative Entfernung des, die Bronchienerweiterungen tragenden Lungenlappens erwiesen. Aber gerade für die Indikationsstellung zu dieser Behandlungsart ist nach SAUERBRUCH entscheidend, ob es sich im jeweiligen Falle um erworbene oder angeborene Bronchiektasen handelt. Nach SAUERBRUCH geben nur die letzteren eine Indikation zum operativen Vorgehen ab.

Wenn von zwei so bedeutenden Klinikern, wie es BRAUER und SAUERBRUCH sind, hinsichtlich der Häufigkeit pathogenetischer Vorgänge bei der Entwicklung einer bestimmten Krankheit so gegenteilige Auffassungen vertreten werden, so ist von vornherein anzunehmen, daß jeder der beiden Autoren in der Lage ist, Argumente anzuführen, die für seine Auffassung sprechen, ja es deutet diese Tatsache darauf hin, daß eine endgültige Entscheidung im Sinne des einen oder des anderen Autors schwierig ist. Interessant ist, daß auf die Gestaltung ihrer verschiedenen Meinungen zweifellos von Bedeutung gewesen ist, von welcher Seite sie an das Problem herangetreten sind. BRAUER ist Internist, SAUER-

BRUCH Chirurg. Für SAUERBRUCH ist der während der Operation festgestellte und der spätere Präparatbefund das Entscheidende, das ihn dazu geführt hat, gegen die bisherige Meinung, deren Exponent BRAUER ist, Front zu machen. Für die Auffassung von BRAUER ist letztlich die Erfahrung maßgebend, daß sich in der Anamnese der meisten Bronchiektatiker Angaben über Erkrankungen finden, die die Entwicklung von Bronchialerweiterungen genügend zu erklären vermögen, daß also ein Ereignis feststellbar ist, das zwanglos das pathogenetische Geschehen erklären könnte. In den Fällen, in denen sich ein solches Ereignis nicht ermitteln läßt, verliert sich rückschauend das ganze Geschehen so im Dunkeln, daß eine Klärung nicht möglich ist. Da für BRAUER für die Entstehung von Bronchialerweiterungen die Bronchialwandschädigung, ganz vorwiegend auf entzündlicher Basis, von grundlegender Bedeutung ist, eine Gelegenheit zur Auslösung solcher Schädigungen aber in reichem Maße gegeben ist (Pneumonie oder bronchopneumonische Insulte der Lunge im Laufe von Masern, Keuchhusten, Grippen usw. oder Bronchitiden bei Masern, Keuchhusten sui generis), so besteht durchaus die Möglichkeit, daß auch bei den Kranken, die über ein solch besonderes Ereignis in früheren Jahren keine Angaben zu machen vermögen, ein etwa gleicher oder ähnlicher Vorgang die Bronchiektasen auslöste, dieses um so mehr, da nach KOWITZ eine Krankheitsdauer von nur 10 Tagen genügt, um die entscheidende Bronchialwandschädigung einzuleiten. Interessant an diesen Vorstellungen ist, daß angenommen wird, daß die Bronchiektasenkrankheit sich in ihren ersten Anfängen ins Kindesalter, unter Umständen ins früheste Kindesalter erstreckt.

Für SAUERBRUCH ist der regelmäßig bei Lobektomien zu erhebende Befund maßgebend: Der Pleuraspalt ist frei, es bestehen also keine Verwachsungen zwischen den Pleurablättern, die Lunge selbst ist zart und rosig; an umschriebenen Stellen schimmern grünlich-blaue, traubenartige Gebilde hindurch, die erweiterten peripheren Bronchien. Das Lungenparenchym selbst ist gesund, chronische entzündliche Veränderungen beschränken sich nur auf die Umgebung der erweiterten Bronchien. Die von SAUERBRUCH exstirpierten Lungenlappen sind von RÖSSLE und SUNDER-PLASSMANN histologisch untersucht worden. Nach SAUERBRUCH fand RÖSSLE eine Hyperplasie der Schleimdrüsen der Bronchien und keine Anzeichen für eine chronische Entzündung in der Umgebung der erweiterten Bronchien. RÖSSLE hat sich nach SAUERBRUCH von der kongenitalen Natur der Veränderungen überzeugt. Das Ergebnis der Untersuchung von SUNDER-PLASSMANN gipfelt in der Feststellung, daß der Nervenapparat der Bronchien, der normalerweise reichlich ausgebildet ist, weitgehend zerstört bzw. gestört sein muß, da sich keine Nerven nachweisen ließen. Eine Dilatation oder Kontraktion der Bronchien, eine Peristaltik ist nicht mehr möglich. Dazu kommt ein Versagen der Vasomotorik, infolge einer weitgehenden Desquamation der Epithelien Ausfall der Wirkungen des Flimmerepithels. Die Bronchien sind starre Röhren.

Nach SAUERBRUCH weist aber auf die Kongenitalität der Bronchiektasen ganz wesentlich hin, daß in der Anamnese der Kranken sich das Krankheitsgeschehen fast regelmäßig bis in die früheste Kindheit zurückverfolgen läßt. Es besteht eine Neigung zu Katarrhen oder aber es läßt sich ermitteln, daß das Krankheitsgeschehen sich im Anschluß an ein akutes Ereignis, eine Influenzapneumonie, Keuchhustenpneumonie oder dergleichen entwickelt hat. Hier werden aber diese entzündlichen Vorgänge nicht als einleitendes und das Geschehen beginnendes Ereignis gewertet, sondern als Auslöser des *klinischen* Krankheitsbildes angesehen. Infolge des entzündlichen Insults der Lunge kommt es zur Infektion der Bronchiektasen, die Infektion ist also ein sekundäres und nicht ein primäres Ereignis.

Hier berühren sich die Ausführungen von Brauer und Sauerbruch. Brauer erkennt die Bronchiektasie als erworbene, Sauerbruch aber als eine „kongenitale“ Gegebenheit, für deren *klinische* Manifestierung ein entzündlicher Insult des Lungengewebes sich öfter nachweisen läßt.

Jede der beiden Auffassungen findet zum Teil leidenschaftliche Bejahung. Besonders sind es die Kinderärzte, die die Ansicht von Brauer zu stützen sich bemühen. Für die Auffassung von Sauerbruch hat in letzter Zeit Kartagener warm Stellung genommen. Er hat kürzlich die ganze Frage — in solch breiter Form erstmalig — unter dem Gesichtswinkel „erworben oder angeboren“ umfassend bearbeitet.

Im Laufe seiner Ausführungen weist Kartagener darauf hin, daß von französischen Autoren, hier vor allem von Bard, der auch auf dem Gebiet der Tuberkulose bedeutende Arbeiten geliefert hat, die Bedeutung endogener Faktoren bei der Entstehung von Bronchiektasen voll anerkannt und als ein häufiges Ereignis angesehen wird. Nach Bard gehören die Bronchiektasen zur Gruppe der krankhaften Erscheinungen, die zustandekommen als Folge einer primären Schwäche der Wandungen von Hohlorganen, die eine entsprechende Resistenzverminderung gegenüber dem physiologischen Druck zur Folge hat, dem das betreffende Organ normalerweise standhalten soll. Unabhängig von einer Wandschädigung oder mechanischen Behinderung entsteht so idiopathisch eine Dilatation glandulärer oder kavitärer Organe (z. B. Mega-Oesophagus, Mega-Colon, Hydronephrose, Hydrocephalus usw.). Bard nimmt somit nicht eine direkte Kongenitalität der Bronchiektasen an, sondern nur eine Schwäche der Wandungen der Bronchien. Aber diese Schwäche ist die Ursache dafür, daß es allmählich ohne einen besonderen zusätzlichen Vorgang zur Dilatation, zur Bronchiektasie kommt. So erklärt sich auch der schleichende Beginn des Krankheitsbildes, das Auftreten von vielleicht nur geringfügigen Erscheinungen schon in früher Kindheit.

Die Bardsche Auffassung ist mehr oder weniger nur eine Annahme, die zwar hohes Interesse verdient, für die aber ein schlüssiger Beweis nicht erbracht ist. Besonders ist hier darauf hinzuweisen, daß Brauer sich scharf gegen die Auffassung gewandt hat, daß vorübergehende Druckerhöhungen innerhalb des Bronchialbaumes, wie sie im Laufe von Hustenstößen eintreten, als Ursache für die Entstehung von Bronchiektasen gelten können, da ja die Druckerhöhung sich nicht allein im Bronchiallumen, sondern in der ganzen Lunge, also auch in den Alveolen auswirke. Die Druckerhöhung ist somit überall in der Lunge gleich. Gilt dieses für vorübergehende Druckerhöhungen, so sind ähnliche Verhältnisse auch gegenüber dem physiologischen atmosphärischen Druck anzunehmen.

Um in dem Problem weiter zu kommen, hat Kartagener ein größeres Beobachtungsgut (142 Fälle) systematisch gesammelt und es nach verschiedenen Richtungen analysiert.

Aus diesem Material ergibt sich eindeutig, daß die *Anamnese* hinsichtlich der Frage, ob eine erworbene oder angeborene Bronchiektasie vorliegt, versagt.

Wichtig erscheint dagegen das *Lokalisationsmoment* für die Klärung des Problems. In Übereinstimmung mit zahlreichen anderen Autoren kann Kartagener feststellen, daß der linke Unterlappen bei einseitigen Bronchiektasen oder bei doppelseitigen Unterlappenbronchiektasen mit schwereren Veränderungen auf einer Seite bevorzugt den Sitz der Erkrankung abgibt. Eine weitere Prädilektionsstelle ist der rechte Oberlappen. Endlich ist bemerkenswert, daß in akzessorischen Lungenlappen (s. S. 99 und 105) auffallend häufig Bronchiektasen gefunden werden.

Für die überwiegend linkseitige Lokalisation der *Unterlappenbronchiektasen* ziehen DUKEN und VON DEN STEINEN zur Erklärung eine besondere Disposition des linken Bronchus zur Ausbildung dieser Erkrankung heran. WIESE dagegen ist der Auffassung, daß hier Beziehungen zu den Prädilektionsstellen für die frühkindlichen Pneumonien bestehen, die nach ENGEL den rechten Oberlappen und den linken Unterlappen bevorzugen. Man könnte geneigt sein, gerade aus diesen Beziehungen auf den erworbenen Charakter der Bronchiektasen zu schließen. KARTAGENER weist aber darauf hin, daß ein solcher Schluß nicht zulässig ist, da die rechtseitigen Oberlappenpneumonien häufiger als die linkseitigen Unterlappenpneumonien sind, während doch die linkseitigen Unterlappenbronchiektasen häufiger als die rechtseitigen Oberlappenbronchiektasen sind. Hinzu kommt, daß die Lokalisation beider Erkrankungen: Pneumonie und Bronchiektasie, im linken Unterlappen nicht völlig übereinstimmt.

SAUERBRUCH hat die Erklärung für die Bevorzugung des linken Unterlappens in entwicklungsgeschichtlichen Vorgängen gesucht.

„Die Lunge entwickelt sich durch Aussprossung des Schlundrohres zu einer Zeit, in der die Herzanlage schon ziemlich weit ausgebildet ist. Rechts steht der Lunge ein großer Raum zur Verfügung, während auf der anderen Seite das mächtige linke Herz sich wie ein Wall ihrer Aussprossung entgegenstellt. Es kommt hinzu, daß zwischen links und rechts insofern ein großer Unterschied vorhanden ist, als auf der linken Seite der Ductus Cuvieri, der Verbindungsweg zwischen dem Herzen und den Kardinalvenen, sehr viel tiefer liegt als rechts. Mit anderen Worten: Der in den Pleuraraum hineinwachsenden Lunge stellt sich dieser Gang möglicherweise hier und da wie eine Leiste entgegen. Sie kann dann den Bronchus abschnüren und so mechanische Entwicklungsstörungen auslösen".

KARTAGENER hält diese entwicklungsgeschichtliche Betrachtungsweise SAUERBRUCHs auch für den *rechten Oberlappen* für bestechend.

Die auffallende Häufigkeit von Bronchiektasen in den *akzessorischen unteren Lungenlappen*, an der nicht gezweifelt werden kann, ist nach KARTAGENER unmöglich von der mehr oder weniger belanglosen und der mehr oder weniger ausgiebigen Abgrenzung dieser Lungenlappen durch eine Pleuraincisur bedingt, sie ist vielmehr als eine dem betreffenden Bronchialgebiet zukommende Erscheinung aufzufassen. Dieses Bronchialgebiet ist aber anatomisch dadurch besonders gekennzeichnet, daß es asymmetrisch, durch die entgegengesetzte Asymmetrie des Gefäßsystems bedingt (AEBY), angelegt ist. Aber auch der eparterielle Bronchus für den rechten Oberlappen ist asymmetrisch angelegt. Es ergibt sich so die auffallende Tatsache, daß die Bronchiektasen Bronchialgebiete bevorzugen, die durch ihre asymmetrische Anlage gekennzeichnet sind. Ob dieser entwicklungsgeschichtlich bedingten Asymmetrie des Bronchialbaumes wirklich für die Entstehung der Bronchiektasen Bedeutung zukommt, muß die weitere Forschung ergeben. Daß diese Beziehungen aber bemerkenswert sind, ist evident.

Ein weiteres Moment, dem KARTAGENER in seinem Bemühen, tiefer in das Problem einzudringen, besondere Aufmerksamkeit schenkte, sind die Beziehungen zwischen *Bronchiektasen* und *anderen Mißbildungen bzw. Bildungsanomalien*. Es liegt diesem Vorgehen die Vorstellung zugrunde, daß in vielen Fällen aus der Korrelation zweier oder mehrerer Veränderungen, von denen die eine kongenital sein muß und die andere kongenital sein kann, genügende Gründe für die Kongenitalität auch der letzteren sich ableiten lassen.

Zuerst finden die Mißbildungen *innerhalb der Lunge*, die zusammen mit Bronchiektasen gefunden worden sind, Abhandlung. Es ergibt sich, daß in der Literatur mehrfach ein gleichzeitiges Vorkommen von Bronchiektasen und Lungencysten, einmal eine Mißbildung eines Astes der A. pulmonalis mitgeteilt worden ist. Die Verhältnisse erhalten aber ihre besondere Kennzeichnung, wenn man sich die Ausführungen von H. MÜLLER vor Augen hält: „Eine scharfe

Trennung der als angeborene Bronchiektasen, Cystenlungen, Wabenlungen, kleincystischer Degeneration der Lunge, angeborene blasige Mißbildung der Lunge, fetal-atelektatische und aplastische Bronchiektasen, Bronchial- und Lungenadenom, Lymphangiectasis congenita pulmonum beschriebenen Mißbildungen ist in vielen Fällen nicht möglich.“

Erhöhtes Augenmerk hat KARTAGENER im Rahmen dieses Abschnittes dem gleichzeitigen Vorkommen von Bronchiektasen und anderen Mißbildungen *innerhalb des Respirationstractus* zugewandt. Es ist hier besonders wesentlich die Tatsache, daß Bronchiektasen und Nasennebenhöhleneiterungen oft zusammen gefunden werden. Die Gleichzeitigkeit beider Erkrankungen fand sich bei dem Beobachtungsgut von KARTAGENER in 55,7%. Während eine große Zahl von Autoren der Auffassung ist, daß das infektiöse Moment die entscheidende Ursache für diese Gleichzeitigkeit beider Erkrankungen ist, wobei es hier gleichgültig ist, ob zuerst die Sinusitis oder die Bronchiektasie besteht, glauben KARTAGENER und ULRICH, daß diesem Geschehen ein endogener Faktor zugrunde liegt. Die Form und Größe der Nasennebenhöhlen, die Form, Größe und Lage ihrer Hiatus, die histologische Struktur der sie auskleidenden Schleimhäute (quantitatives Verhältnis der Flimmerzellen, Becherzellen, Schleimdrüsen, Lymphofollikel usw.) sind so großen individuellen Schwankungen unterworfen, daß konstitutionelle Gegebenheiten bei dem Zustandekommen der Sinusitiden eine Rolle spielen müssen.

KARTAGENER und ULRICH konnten an ihrem Beobachtungsgut ferner ermitteln, daß über 50% ihrer Bronchiektatiker auffallend kleine oder überhaupt keine *Stirnhöhlen* besitzen, während doch normalerweise sonst in 80% mittelgroße oder große Stirnhöhlen gefunden werden. Sie sehen diese Tatsache nicht als eine Folge der Schleimhautentzündung der Siebbeinzellen an, sondern fassen sie als Ausdruck einer konstitutionell, d. h. endogen bedingten Entwicklungshemmung auf. Das gleichzeitige Vorkommen von Bronchiektasen und Sinusitiden weist nach KARTAGENER und ULRICH auf eine koordinierte Entwicklungshemmung an zwei verschiedenen Stellen des Respirationstractus hin.

Beziehungen zwischen *Bronchiektasen und Mißbildungen anderer Organe* können von KARTAGENER, sei es an Hand der Literatur, sei es an Hand seines eigenen Beobachtungsgutes in reichem Maße angeführt werden. Zeichen allgemeiner Minderwertigkeit körperlicher und namentlich geistiger Natur gehören bei Kindern mit Bronchiektasen nicht zu den Seltenheiten. In körperlicher Hinsicht werden Steilgaumen, Hohlfuß, Schwimmhautbildung, Asymmetrie des Körpers, zahlreiche Naevi und Teleangiektasien, Status thymicolymphaticus angeführt. Oft finden sich bei Bronchiektasenträgern Abnormitäten des knöchernen Brustkorbs: Verschmelzung zweier Rippen, Halsrippen, Spina bifida occulta eines Hals- oder Thorakalwirbels. Aber auch Osteogenesis imperfecta, multiple cartilaginäre Exostosen sind zusammen mit Bronchiektasen beobachtet worden. Das Zusammentreffen von angeborenen Herzfehlern und Bronchiektasen ist einige Male beschrieben worden, gleichfalls verschiedene innersekretorische Störungen u. a. m. mit Bronchiektasen.

Um nicht in einer einfachen Aufzählung möglicher Krankheitskombinationen stecken zu bleiben, sondern auch einen Einblick in die Häufigkeitsverhältnisse solcher Kombinationen zu geben, sei im folgenden angeführt, welche und wieviel solcher Kombinationen KARTAGENER bei seinem Beobachtungsgut (142 Fälle) fand: Je einmal wurde gefunden: Status thymicolymphaticus, multiple cartilaginäre Exostosen, Rotgrünblindheit, Heterochromia iridum, hereditäre Taubstummheit, kongenitales Vitium cordis, Cystennieren, Schizophrenie, Idiotie und FEERsche Krankheit. Je zwei Kranke waren mit labyrinthärer Schwerhörigkeit und schwerer Psychopathie behaftet. Elf Fälle von Situs viscerum inversus können hier nicht mitgezählt werden, weil es sich zum größten Teil um Beobachtungen handelt, die von KARTAGENER mit der speziellen Fragestellung nach dem Zusammenhang von Bronchiektasie und Situs inversus aus dem Material anderer klinischer Institute herausgesucht worden sind. Drei von ihnen sind immerhin spontan ermittelt worden. Zu diesen Kombinationen gehören weiter die so zahlreich festgestellten chronischen Kieferhöhlenentzündungen bei Bronchiektatikern. Auffällig ist ferner, daß bei drei dieser Kranken Bronchuscarcinome bestanden.

Ein besonderes Augenmerk hat KARTAGENER den Beziehungen zwischen *Situs viscerum inversus* und *Bronchiektasen* gewidmet. Der Situs viscerum inversus wird von den meisten Autoren nicht als eine eigentliche Mißbildung, sondern nur als eine Bildungsvarietät gewertet. Tatsache ist aber, daß er häufig mit Mißbildungen verschiedener Art, besonders solcher des Herzens und Darms, kombiniert ist. Im ganzen konnte KARTAGENER einschließlich seiner eigenen Beobachtungen und derjenigen in der Literatur 19mal gleichzeitiges Vorkommen von Bronchiektasie und Situs viscerum inversus ermitteln. „Veranschlagt man den Häufigkeitskoeffizienten des Situs inversus mit 10^{-3} und den der Bronchiektasen mit 10^{-2}, wobei beide Zahlen eher zu hoch gegriffen sind, so würde sich für die Häufigkeit der Kombination beider Erkrankungen, wenn es sich nur um ein zufälliges Nebeneinander handeln sollte, die Größenordnung von 10^{-5} ergeben. Die Diskrepanz zwischen der beobachteten und der errechneten Zahl ist zu groß, als daß sie einem bloßen Zufall zugeschrieben werden könnte. Damit ist aber ein wichtiges Argument für den kongenitalen Charakter der Bronchiektasen gewonnen, das nicht nur für die mit Situs inversus behafteten Fälle, sondern auch für die Pathogenese der Bronchiektasen überhaupt Geltung besitzt" (KARTAGENER).

Über ein gehäuftes *familiäres Vorkommen* von Bronchiektasen konnte KARTAGENER 13mal berichten. In drei dieser Beobachtungen waren Vater und Kinder Träger der Bronchialerweiterungen, in den übrigen Geschwister. Einmal war bei zwei Geschwistern zugleich noch ein Situs viscerum inversus feststellbar, ein anderes Mal bestand ein Situs inversus nur bei einem der Bronchiektasen tragenden Geschwister. Einmal bestand bei Bruder und Schwester Bronchiektasie im Lobus inferior accessorius. Bei erbgleichen Zwillingen wurde mehrfach (sicher 3mal) ein konkordantes Verhalten der Paarlinge festgestellt. Über ein diskordantes Verhalten von EZ liegen Mitteilungen nicht vor. Im ganzen ist die Zahl dieser Beobachtungen noch gering, sie ist aber nach KARTAGENER immerhin beträchtlich genug, um als Argument für die Kongenitalität der Bronchiektasie verwertet werden zu können.

Seit der Veröffentlichung der letzten großen Arbeit von KARTAGENER (1935) sind eine Reihe von Arbeiten verschiedener Autoren erschienen, in denen, meist unter direkter Berufung auf die Arbeiten von KARTAGENER, man sich bemüht, das Beobachtungsgut zur Klärung des vorliegenden Problems zu vermehren.

Hier sind vor allem einige Arbeiten über das Zusammentreffen von *Situs viscerum inversus*, *Bronchiektasen* und *Polyposis nasi* bzw. chronischer Entzündung der Schleimhaut der Nase und ihrer Nebenhöhlen anzuführen.

WERNLI-HAESSIG berichtet über ein 22 Jahre altes Mädchen, bei dem bei bestehendem Situs inversus rechtseitige Unterlappenbronchiektasen nachgewiesen wurden, ferner ergab die Schädelaufnahme eine kleine rechtseitige Stirnhöhle, die rhinologische Untersuchung eine chronische Sinusitis aller Nasennebenhöhlen bei besonderer Beteiligung der rechten Kiefer- und linken Stirnhöhle. Das Elektrokardiogramm ist ein typisches Spiegelbild eines normalen E.K.G.

ADAMS und CHURCHILL haben das gesamte Material des Massachussetts General Hospital zur Klärung der Beziehungen zwischen Situs viscerum inversus und Bronchiektasen herangezogen. Seit 1886 sind in diesem Krankenhaus 232112 Kranke behandelt worden. Die Diagnose „Bronchiektasie" wurde 712 mal = in 0,306% gestellt. Ein Situs inversus wurde 23 mal = in 0,009% erhoben. Von diesen 23 Kranken mit Situs inversus hatten 21,7% Bronchiektasen.

ADAMS und CHURCHILL stellen ausdrücklich fest, daß sich aus der ermittelten Zahl von Bronchiektatikern keine Schlüsse auf die Häufigkeit des Bronchiektasenvorkommens überhaupt ziehen lassen, da 1. ein Auslesematerial vorliegt, 2. aber seit 1932, seitdem mehr auf dieses Krankheitsbild geachtet worden ist, allein 246 mal (das sind 33% aller ermittelten Bronchiektasen überhaupt) die Diagnose „Bronchiektasie" gestellt worden ist. Der von ADAMS und CHURCHILL ermittelte Häufigkeitsprozentsatz für Bronchiektasen liegt, wie die Autoren selbst vermuten, in der Tat beträchtlich unter den von anderer Seite mitgeteilten Prozentwerten. W. NEUMANN fand in seiner Klinik unter 1563 Aufnahmen 16 Kranke mit Bronchiektasen, das ist etwa in 1%. FRANK fand bei 34 000 Sektionen 501 mal Bronchiektasen angegeben, das ist etwa in 1,5%.

An den von ADAMS und CHURCHILL mitgeteilten Zahlen ist ferner wesentlich, daß von den 5 Kranken mit gleichzeitigem Vorkommen von Situs inversus und Bronchiektasen, die die oben angegebene Zahl von 21,7% bedingen, nicht weniger als 4 erst in den letzten 4 Jahren festgestellt worden sind.

ADAMS und CHURCHILL sind der Auffassung, daß zwei ihrer Kranken mit Situs inversus-Bronchiektasie sicher Träger *kongenitaler Bronchiektasen* sind, daß aber bei den übrigen 3 Kranken kein Anhalt für eine solche Annahme besteht, da die Krankheitsvorgeschichte hierfür keinerlei Anhaltspunkte gäbe. Sie lehnen sich hier in ihrer Auffassung, bei diesen Kranken *erworbene Bronchiektasen* vor sich zu haben, an die von NÜSSEL und HELBACH und ferner von BEHRMANN mitgeteilten Beobachtungen an. Zweifellos geht es aber nicht an, im jeweiligen Fall *allein* auf die Vorgeschichte die Entscheidung der Frage „erworben oder kongenital" stützen zu wollen, auch dann nicht, wenn diese noch so gewissenhaft (vgl. EDEL) erhoben worden ist.

ADAMS und CHURCHILL bemühen sich, ihre Auffassung, daß bei 2 ihrer 5 Beobachtungen mit gleichzeitigem Vorkommen von Situs inversus und Bronchiektasen die Bronchiektasen als angeboren und bei 3 als erworben anzusehen sind, theoretisch zu unterbauen. Nach ihnen ist der Situs viscerum inversus (sie berufen sich hier auf Ausführungen von FISHER, STOCKARD und NEWMAN [s. Literatur: Originalarbeit]) teils als eine Mutante, teils aber als eine Mißbildung anzusehen. Im letzteren Falle ist mit dem gleichzeitigen Vorkommen von mehreren Mißbildungen zu rechnen. Für den vorliegenden Fall würde dieses heißen: Bestehen hinreichende Anhaltspunkte dafür, daß kongenitale Bronchiektasen vorliegen, so ist der begleitende Situs viscerum inversus gleichfalls als die Folge einer Entwicklungshemmung oder Fehlbildung aufzufassen, lassen sich aber keine solche Anhaltspunkte gewinnen, so ist der begleitende Situs inversus als eine Mutante anzusehen.

In der den Ausführungen von ADAMS und CHURCHILL folgenden Aussprache berichtet HOWARD LILIENTHAL über eine weitere Beobachtung von Situs inversus totalis mit gleichzeitigem Vorkommen von Bronchiektasen, desgleichen JOHN FLICK. Bei dem Kranken des letzteren Autors besteht gleichzeitig eine chronische Sinusitis.

KAUTZKY konnte 4 Fälle von Situs inversus beobachten. Einer seiner Kranken hatte gleichzeitig Bronchiektasen. W. NEUMANN fand bei 5 von ihm beobachteten Fällen von Situs inversus 3 mal Bronchiektasen. GLAUM hat kürzlich einen Kranken mit der KARTAGENERschen Symptomentrias mitgeteilt: Situs inversus, Bronchiektasen bei chronisch hyperplastischer Entzündung der Nase und Kieferhöhlen. Die Stirnhöhlen fehlten fast völlig. Außerdem bestand eine Genitalhypoplasie. AQUILAR, NIJENSOHN und GUAGLIANONE haben kürzlich das Zusammentreffen von Situs inversus totalis und Wabenlunge beschrieben.

Hatte also KARTAGENER hervorgehoben, daß in der Literatur nicht weniger als 19mal über ein gleichzeitiges Vorkommen von Situs viscerum inversus und Bronchiektasen berichtet sei, so steigert sich diese Zahl durch die oben angegebenen, durch KARTAGENER noch nicht verwerteten Beobachtungen auf 32 bzw. 33. Trotz der Ausführungen von ADAMS und CHURCHILL wird die Auffassung KARTAGENERs gerade durch diese beiden Autoren gestützt: Im Rahmen eines bestimmten Krankengutes wurden in 0,306% Bronchiektasen ermittelt, im gleichen Krankengut kam Situs inversus in 0,009% zur Beobachtung; 21,7% der Träger von Situs inversus hatte gleichzeitig Bronchiektasen. Wenn die Auffassung HORLACHERs richtig ist, daß der Situs inversus ganz allgemein ein „Indicator für die Kongenitalität" jeder bei ihm anzutreffenden Mißbildung ist — man vergleiche hier die Wertung bei Zusammentreffen von Situs inversus und Herzfehlern und ferner die Ausführungen von ADAMS und CHURCHILL —, so bedeuten diese Zahlen eine wesentliche Stütze für die Kongenitalität der Bronchiektasen. HORLACHER errechnete übrigens hinsichtlich der Häufigkeit des Vorkommens von Bronchiektasen bei Situs viscerum inversus einen der Zahl von ADAMS und CHURCHILL sehr ähnlichen Prozentsatz: 23,3% (30 Fälle von Situs inversus, darunter 7mal Personen mit Bronchiektasen). Man vergleiche hier auch die Zahlen von KAUTSKY und W. NEUMANN.

Dem Nachweis einer *chronischen Sinusitis* bei allen 5 ihrer Kranken möchten ADAMS und CHURCHILL keine besondere Bedeutung beimessen, da über 90% aller Bronchiektatiker Träger solcher Veränderungen sind. HODGE hat diese Tatsache kürzlich bestätigen können. Auch EBBS fand sehr hohe Zahlen. WALSH und MEYER fanden bei 217 Kranken mit Bronchiektasen 145mal eine Sinusitis. Zwischen der Schwere der Nasennebenhöhlenveränderungen und derjenigen bei den Bronchiektasen schienen keine Beziehungen zu bestehen. GOODALE glaubt aber solche festgestellt zu haben. EBBS fand aber auch bei an Pneumonie verstorbenen Kindern recht häufig eine Infektion der Nasennebenhöhlen: bei 200 Kindern in 42,5%. Dieser Prozentsatz erhöht sich auf 80%, wenn Infekte des Mittelohrs noch mitgerechnet werden. BROCK und BELL erhoben bei 253 Lungentuberkulösen in 40% krankhafte Veränderungen der Nasennebenhöhlen. Bei 16 Bronchiektatikern fanden sie solche Veränderungen aber 11mal. 28 Kranke mit Bronchitis hatten in 39,3% Sinusitis. Bei Gesunden wurde Sinusitis in 25% gefunden.

HODGE wie EBBS sind beide der Auffassung, daß das häufige Zusammentreffen von chronischen Erkrankungen der Bronchien (Bronchiektasen) oder, wie es nach der Veröffentlichung von EBBS zu sein scheint, auch akuter Erkrankungen der Lungen mit chronisch entzündlichen Veränderungen in der Nase und ihrer Nebenhöhlen kein zufälliges Ereignis sein kann, sondern daß hier eine Erkrankung des gesamten Respirationstractus vorliegt. Hierbei ist unwesentlich, ob der nasale Teil oder der bronchiale Teil dieses Tractus die ersten klinischen Erscheinungen bot und der andere Abschnitt nachfolgte. Beide Autoren kommen so zur gleichen Ansicht wie KARTAGENER.

Das Vorkommen von Sinusitis ist aber, wie BROCK und BELL eindringlich zeigen, allgemein so groß, daß gerade in dieser Richtung eine gewisse Zurückhaltung am Platze zu sein scheint. Allerdings liegen die Häufigkeitsprozentsätze bei Bronchiektatikern am höchsten. Die Auffassung von KARTAGENER erfährt durch SEGRE eine Stütze, der auf Grund bronchoskopischer Erfahrungen mitteilt, daß sich bei Bronchiektatikern die Schleimhäute in den oberen und tieferen Abschnitten des Atmungsapparates in ihrem pathologischen Aussehen so ähneln, daß eine konstitutionell minderwertige Anlage des gesamten Systems vorliegen muß.

In letzter Zeit hat SCHWARZ eindringlich immer wieder darauf hingewiesen, daß zwischen verschiedenen Krankheiten im Bereich des respiratorischen Tractus zweifellos innige Zusammenhänge bestehen und daß nur eine zusammenfassende Betrachtungsweise in der Erkenntnis der verschiedenen Krankheiten der oberen Luftwege weiterführen kann. SCHWARZ hat auch darauf hingewiesen, daß in dieses Geschehen konstitutionelle Gegebenheiten tief eingreifen. Es sei an dieser Stelle das Ergebnis von CAMERER und SCHLEICHER über das konkordante bzw. diskordante Verhalten erbgleicher oder erbverschiedener Paarlinge gegenüber der Neigung zu Katarrhen angeführt. Sie fanden bei 39 erbgleichen Zwillingspaaren 32mal, bei 90 erbverschiedenen Paaren jedoch nur 22mal ein konkordantes Verhalten der Paarlinge. Man vergleiche hier auch die Ausführungen von LENZ im 1. Bd. der „Menschlichen Erblehre" von BAUR-FISCHER-LENZ.

KARTAGENER hatte festgestellt, daß bisher 13mal über ein *gehäuftes familiäres Vorkommen von Bronchiektasen* im Schrifttum berichtet worden ist. 4mal handelt es sich um Zwillingspaare mit Bronchiektasen bei beiden Paarlingen. Von diesen 4 Paaren sind sicher 2 Paare als erbgleich (v. LOSSOW und DIEHL), 1 Paar (SANDOZ) als höchst wahrscheinlich eineiig anzusehen. Bei dem von BALLON, SINGER und GRAHAM mitgeteilten Paar sind Rückschlüsse auf die Eiigkeit an Hand ihrer Ausführungen nicht möglich. Inzwischen hat WEITZ über ein weiteres weibliches erbgleiches Zwillingspaar mit Bronchiektasen bei beiden Paarlingen berichtet. Eine gleiche Beobachtung verdanken wir H. E. MEYER: Bei einem 27 Jahre alten erbgleichen männlichen Zwillingspaar bestanden bei beiden Paarlingen im linken Unterfeld Bronchiektasen, ferner gleichzeitig krankhafte Nasenveränderungen. An dieser Stelle sei auch darauf hingewiesen, daß DIEHL und v. VERSCHUER unter ihren als „tuberkulös" gemeldeten Zwillingspaaren 3 Paare ermittelten, bei denen Bronchiektasen und keine Tuberkulose vorlag. Eines von diesen drei Paaren, ein erbgleiches konkordantes Zwillingspaar, ist von DIEHL mitgeteilt worden (von KARTAGENER berücksichtigt, s. oben), bei zwei weiteren diskordanten Paaren handelt es sich um erbverschiedene Zwillingspaare.

Eine eigentümliche Beobachtung hat JERMAN mitgeteilt. Er fand bei der Mutter eines an Bronchiektasen und chronischer Entzündung der Siebbeinzellen leidenden jungen Mannes einen Situs inversus totalis. Nach JERMAN deutet die Entwicklungsvarietät bei der Mutter das günstige Terrain für die Konstitutionsanomalie des Sohnes an.

Seit der letzten großen Veröffentlichung von KARTAGENER sind somit eine Reihe von Daten mitgeteilt worden, die geeignet erscheinen, die Auffassungen dieses Autors zu stützen. Unter besonderer Berücksichtigung der Arbeit von KARTAGENER sprechen folgende Tatsachen für die Annahme, daß die krankhaften Erweiterungen der Bronchien weit häufiger als bisher angenommen worden ist, angeboren sind:

1. Ihre auffallende Bevorzugung bestimmter Lungenlappen (linker Unterlappen, rechter Oberlappen und die akzessorischen Lungenlappen). Die in diesen Lungenlappen bevorzugten Bronchialgebiete sind onto- und phylogenetisch durch eine Asymmetrie ihrer Anlage gekennzeichnet, die durch die entgegengesetzte Asymmetrie des Gefäßsystems bedingt ist und die für die Häufung von Mißbildungen in diesen Abschnitten verantwortlich zu machen ist (s. auch Abschnitt: Lungenlappung).

2. Das auffällig häufige Zusammentreffen von Bronchiektasen mit anderweitigen Mißbildungen, sei es, daß es sich um Mißbildungen innerhalb der

Lungen selbst, sei es, daß es sich um Mißbildungen im Rahmen des übrigen Respirationstractus (kleine oder fehlende Stirnhöhlen usw.) oder sei es, daß es sich um Mißbildungen in anderen Organen handelt. Im Rahmen dieser Tatsache nimmt das so häufig beschriebene Zusammentreffen von Bronchiektasen und Situs viscerum inversus (32 bzw. 33 Beobachtungen) eine besondere Stellung ein. Bei der relativen Seltenheit beider Zustände kann ihr so häufiges Zusammentreffen kein Zufall sein.

3. Das bisher 15mal beschriebene familiär gehäufte Vorkommen von Bronchiektasen, hierunter 4 *sicher* erbgleiche, 1 *höchstwahrscheinlich* erbgleiches, konkordante Zwillingspaare. Bei diesen Zwillingspaaren besteht nicht allein Konkordanz hinsichtlich des Vorkommens der Bronchiektasen, sondern auch ihrer Lokalisation und Form.

KARTAGENER hat mit seinen Untersuchungen zweifellos wertvolle Arbeit geleistet. Es ist jedoch ein weiteres Verdienst von ihm, daß er erkannte, daß das von ihm bearbeitete Gebiet nur ein Teilgebiet der in den Lungen anscheinend häufig zu beobachtenden Fehlbildungen ist, die sich in ganz heterogenen Krankheitsbildern äußern.

IV. Der idiopathische gutartige Spontanpneumothorax.

Im Jahre 1922 teilte B. FISCHER mit, daß sich aus dem Heer des spontanen Pneumothorax auf Grund einer besonderen klinischen Prägung und eines bei mehreren einschlägigen Beobachtungen stets nachzuweisenden besonderen pathologischen Befundes eine besondere Form von Spontanpneumothorax hervorhebe: der *gutartige* Spontanpneumothorax, verursacht durch die Ruptur von Spitzennarbenblasen. Also nicht eine zerstörende Lungentuberkulose, nicht ein anderer das Lungengewebe zerstörender Prozeß, auch nicht eine der verschiedenen Formen von Lungenemphysem, sei es interstitieller oder substantieller Natur, ist die Ursache für diesen Spontanpneumothorax, sondern eine auf dem Boden narbiger Prozesse in der Lungenspitze entstehende kleinere oder größere Blase (oder Blasen) stellt die Ursache dieses Ereignisses dar (Abb. 3, 4, 5). Entweder infolge Atrophie der Blasenwand oder einer akuten Druckerhöhung innerhalb der Blase kommt es bei bestehendem Ventil zur Ruptur dieser Blase und somit zum Austritt von Luft in die Pleurahöhle.

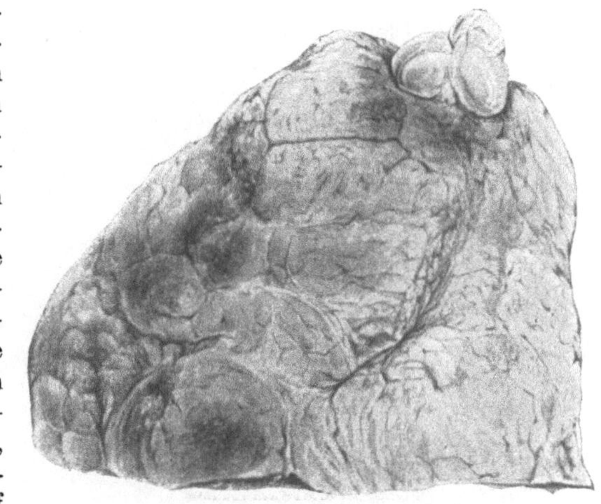

Abb. 3. Spitzennarbenblasen. 56jähr. Frau. (Nach B. FISCHER.)

Da es sich um einen narbigen, also nicht floriden Prozeß handelt, ist der Luftaustritt in die Pleura von keinen schweren Entzündungserscheinungen begleitet. Nur zwei Gefahren können das Leben des Kranken bedrohen: Das Auftreten einer schweren intrapleuralen Blutung beim Einreißen der Blase und das gleichzeitige Auftreten des Pneumothorax auf beiden Lungenseiten. In weitaus der größten Mehrzahl ist der klinische Verlauf durch eine ausgesprochene Gutartigkeit gekennzeichnet. Der Pneumothorax bildet sich spontan zurück, neigt aber zum Rezidiv. Die Anwesenheit pleuraler Adhäsionen kann die Resorption der Spontanpneumothoraxe sehr ungünstig beeinflussen (SATTLER, GOUGH).

1928 veröffentlichte SCHMINCKE eine Beobachtung, die auf das vorliegende Problem ein besonderes Licht wirft. Bei einer 28 Jahre alten Frau trat ein doppelseitiger, nicht tuberkulöser Spontanpneumothorax mit Erguß auf, der unter Dyspnoe nach $^3/_4$jährigem Krankenlager zum Tode führte. Die Sektion

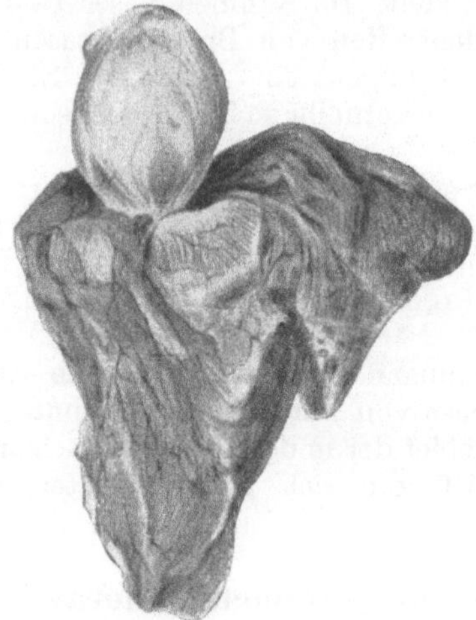

Abb. 4. Spitzennarbenblase. 28jähr. Mann. (Nach B. FISCHER.)

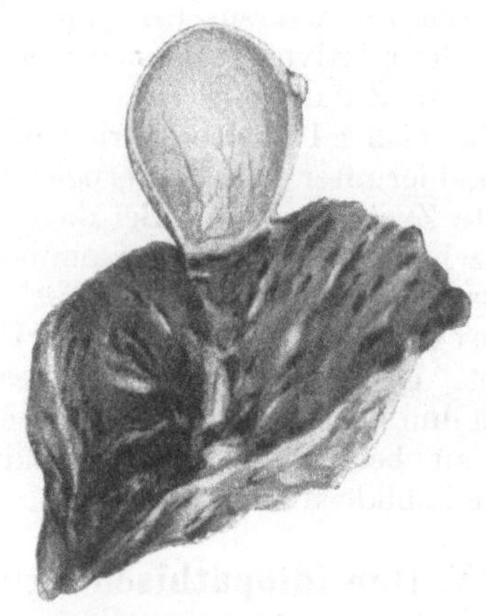

Abb. 5. Die Spitzennarbenblase von Abb. 4 im Durchschnitt. (Nach B. FISCHER.)

ergab, daß die Pleura nicht entzündet, aber fibrös verdickt war. Spitzennarbenblasen waren nicht nachweisbar, dagegen kleine, kalottenförmige und halb-

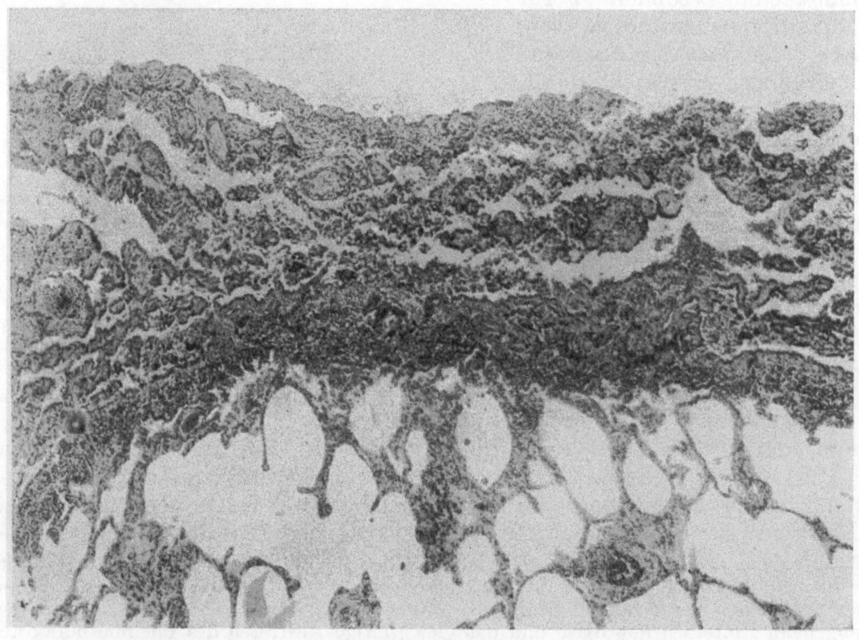

Abb. 6. Pleurale Mantelzone, die von Hohlräumen durchsetzt ist. (Nach SCHMINCKE.)

kugelige bis hanfkorngroße, mit Luft gefüllte Blasen im pleuralen Gewebe, von denen man bei Lupenbetrachtung bei einigen den Eindruck hatte, daß die Pleura an ihrer Kuppe fein punktförmig perforiert war. Bei Einblasen von Luft in den Bronchialbaum gelang es nicht, einen Luftaustritt aus den Blasen zu beobachten. Die übrige Lunge war frei von krankhaften Veränderungen.

Der histologische Befund sei hier ausführlich wiedergegeben: Bronchien und Lungengewebe normal. An Stelle der Pleura eine 1—2 mm breite Gewebszone, die aus zahlreichem fibrillärem Bindegewebe besteht und in der zum Teil dicht nebeneinander spaltförmige und unregelmäßig gestaltete Hohlräume gelegen sind (Abb. 6). Elastische Grenzlamelle ist vorhanden. Sonst finden sich nur ganz feine und vereinzelte elastische Fasern im Gewebe. Die lungenwärts gelegenen Hohlräume münden in die peripheren Lungenalveolen ein. Bei starker Vergrößerung erwiesen sich die Hohlräume mit einem niedrigen kubischen Epithel in zusammenhängender Lage ausgekleidet. Die makroskopisch erkennbaren Blasen verdanken einer Erweiterung der Hohlräume ihre Entstehung. Man sieht Bilder, in denen einige stärker ausgedehnt sind und die obersten Bindegewebslagen vorbuchten (Abb. 7), bis zu solchen, in denen es zur Blasenbildung, zum Teil mit Ruptur an der Kuppe gekommen ist (Abb. 8).

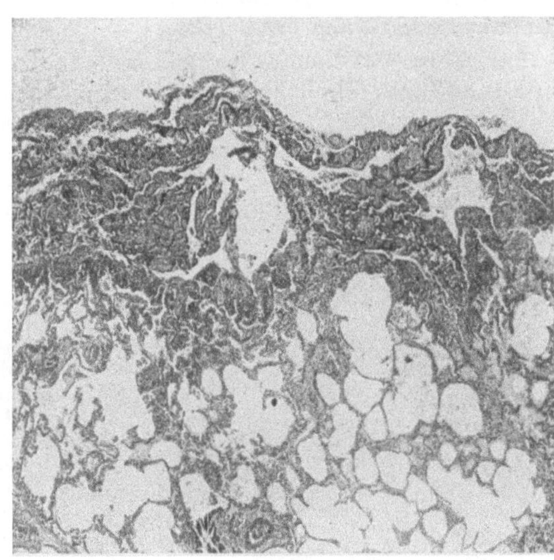

Abb. 7. Beginnende Blasenbildung. (Nach SCHMINCKE.)

Nach SCHMINCKE handelt es sich bei diesem Befund um die Persistenz von embryonalem Gewebe, das mantelförmig die ganze Lunge überkleidet. Das

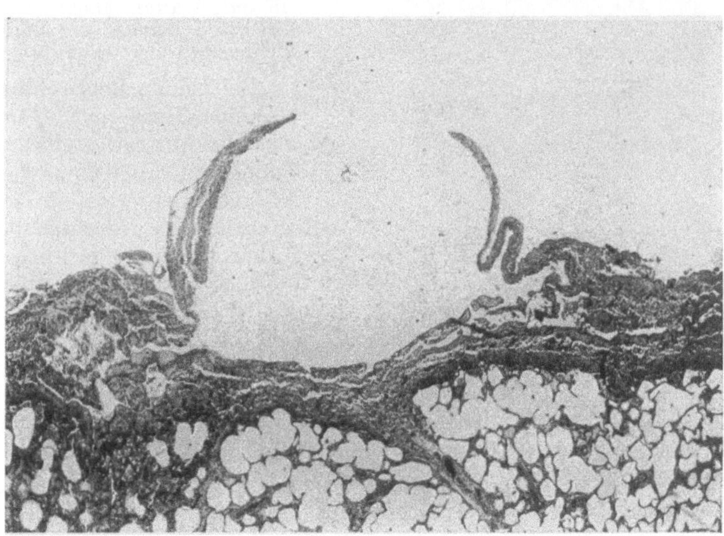

Abb. 8. An der Kuppe rupturierte Blase. (Nach SCHMINCKE.)

Ganze ist im Sinne einer Entwicklungshemmung zu deuten. Infolge eines Mangels an elastischem Gewebe und wohl eines Ventilmechanismus in den Bläschen ist es zu Ruptur der Blasen und damit zum doppelseitigen Spontanpneumothorax gekommen.

Wir haben also hier einen doppelseitigen Spontanpneumothorax vor uns, der nicht infolge einer Ruptur von Spitzennarbenblasen entstanden ist, sondern sich auf dem Boden einer flächenhaften, auf die periphere Zone der Lunge beschränkten Hemmungsmißbildung entwickelte.

Im Jahre 1933 konnte Kjaergaard zwei, der Beobachtung von Schmincke im Grunde sehr ähnliche Beobachtungen mitteilen. Beide Kranke sind nicht am Spontanpneumothorax, sondern an einer anderweitigen Ursache gestorben. Der Spontanpneumothorax war beide Male klinisch nicht diagnostiziert worden.

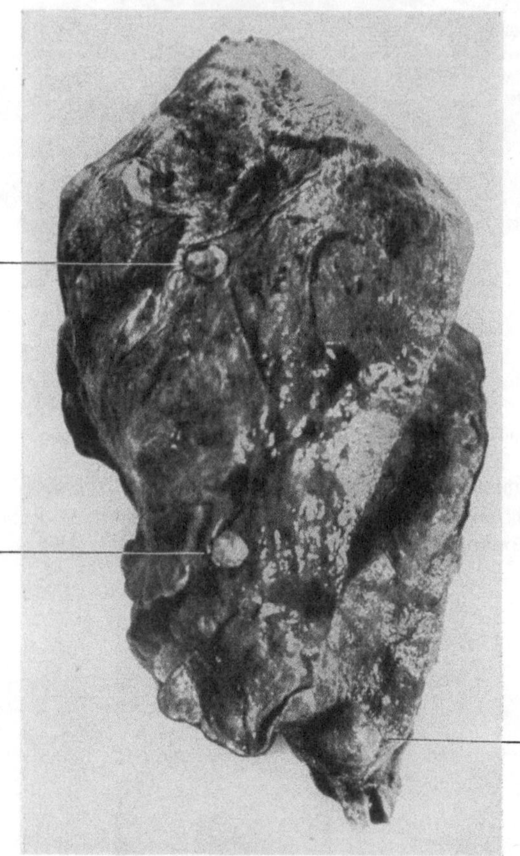

Abb. 9. Linke Lunge. Die Linien bezeichnen die Blasen. (Nach Kjaergaard.)

Im ersten Falle (61 Jahre alter Mann) wurden auf der Oberfläche des linken Oberlappens und besonders des linken Unterlappens durchsichtige lufthaltige Blasen bis zu Walnußgröße gefunden. Die Blasen waren dünnwandig, scharf umschrieben (Abb. 9 und 10), die Wand deutlich vascularisiert. Eine Blase war perforiert. Eine Röntgenuntersuchung der Lunge zeigte eine cystische Degeneration des Lungengewebes auch innerhalb der Lunge (Abb. 11). Histologisch sind Narben in der Umgebung der Blasen nicht nachweisbar (Abb. 12). Die rechte Lunge war frei von solchen Veränderungen. Ein Spontanpneumothorax fehlte auf dieser Brustseite. — Dieser sehr ähnlich ist die zweite Beobachtung (79 Jahre alter Mann), nur daß die Blasen im Bereich der Lunge um das Vielfache größer waren.

Bei beiden Beobachtungen liegt also eine *Hemmungsmißbildung* vor, die das Auftreten eines *gutartigen* Spontanpneumothorax verursachte. Kjaergaard weist in seiner Veröffentlichung darauf hin, daß früher schon einige ähnliche Beobachtungen mitgeteilt worden sind. Er betont ferner, daß es gelegentlich bei gutartigem Spontanpneumothorax möglich ist, auf dem Röntgenfilm eigenartige Schattenringe zartester Konturierung zu sehen, die nur als cystische Veränderungen gedeutet werden können. Kjaergaard hat in seiner Monographie eine solche Beobachtung veröffentlicht.

1934 haben Oechsli und Miles eine den beiden Fällen von Kjaergaard gleiche Beobachtung (Autopsie nach Tod an Herzleiden) mitteilen können.

Die Beobachtung von Ackermann (1931) ist dadurch gekennzeichnet, daß die histologische Untersuchung der Lungencysten eine Auskleidung mit einreihigem Zylinderepithel ergab. In der unmittelbaren Umgebung der Cysten sind drüsenartige Wucherungen des Zylinderepithels zu bemerken, die allmählich in die Cystenwand übergehen. Die atypischen Wucherungen des Epithels führen augenscheinlich zur Bildung der Cysten und stellen wahrscheinlich Reste embryonalen Gewebes dar. Eine weitere Beobachtung verdanken wir Chodkowska, der zwei Fälle von Wabenlunge eingehend untersucht hat. Im ersten Fall fand sich neben ausgedehnter Cystenbildung eine starke peribronchiale Entzündung mit Lungenemphysem. Daneben bestand ein Spontanpneumothorax. Siehe auch die Arbeit von ROMHÁNYI und MACCONE.

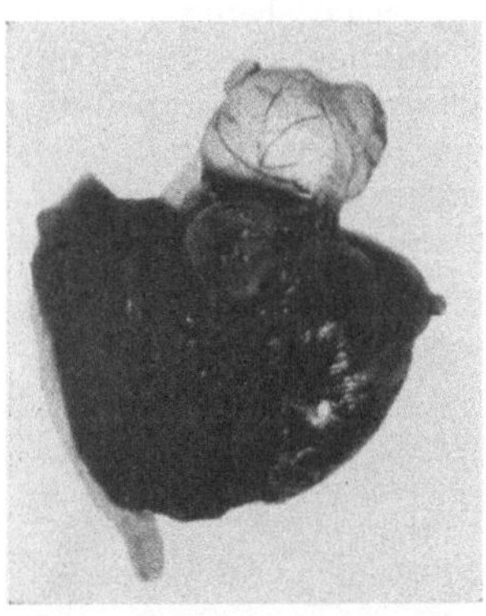

Abb. 10. Lufthaltige oberflächliche Blase isoliert aus der Lunge von Abb. 9. Natürliche Größe. (Nach KJAERGAARD.)

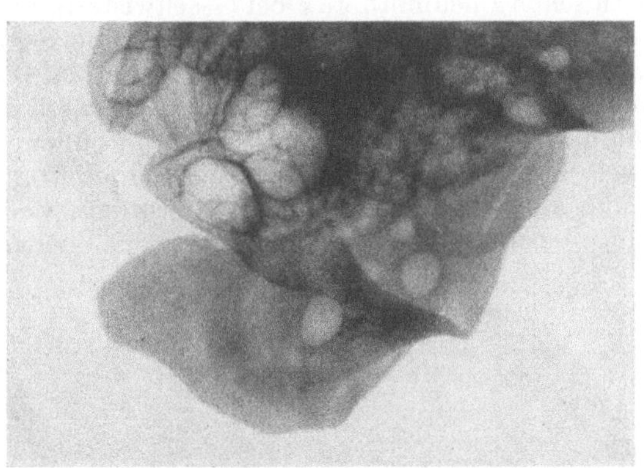

Abb. 11. Röntgenfilme von einem Teil der in Abb. 9 dargestellten Lunge. (Nach KJAERGAARD.)

In allerletzter Zeit sind nun auch Befunde am lebenden Spontanpneumothoraxträger mitgeteilt worden, die keinen Zweifel mehr darüber lassen, daß der *gutartige* Spontanpneumothorax die Folge von Entwicklungshemmungen sein kann und nicht allzu selten ist. Es ist hier weniger an die oben angeführten Schattenveränderungen auf Röntgenbildern zu denken als an thorakoskopische Befunde. CASTEX und MAZZEI haben 1937 mehrere Beobachtungen von gutartigem Spontanpneumothorax mitgeteilt, bei denen es ihnen gelang, mittels des Thorakoskops die Anwesenheit cystischer Veränderungen an der Oberfläche von an sich im übrigen normal erscheinenden Lungen nachzuweisen (Abb. 13 und 14). Eine sehr interessante Beobachtung über alternierenden Spontanpneumothorax bei einem 30 Jahre alten Kranken verdanken wir BJÖRKLUND. Thorakoskopisch wurden rechts wie links oberflächliche lufthaltige Blasen, zum Teil traubenartig angeordnet, auf den Lungen gefunden. — BÜHLER sah thorakoskopisch bei einem 51 Jahre alten Mann mit Spontanpneumothorax eine riesige Cyste im Bereich des rechten Ober- und Mittellappens. In allen diesen Fällen wurde ein freier Pleuraspalt gefunden. (Siehe hierzu die Ausführungen von SAUERBRUCH, S. 103.)

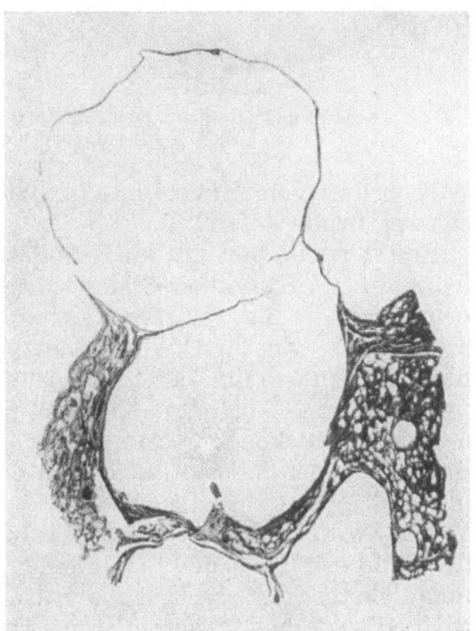

Abb. 12. Histologischer Durchschnitt von der in Abb. 10 wiedergegebenen Blase. (Nach KJAERGAARD.)

Die Zahl der mittels Thorakoskopie eindeutig geklärten Beobachtungen scheint sich schnell zu vermehren. Bei der Ungefährlichkeit der Thorakoskopie in der Hand des Geübten steht zu hoffen, daß bald Anhaltspunkte darüber gewonnen werden, wie häufig Veränderungen im Sinne von Hemmungsmißbildungen bei gutartigem Spontanpneumothorax nachzuweisen sind.

Im Jahre 1933 hat Morawitz über das Auftreten eines gutartigen idiopathischen Pneumothorax bei Geschwistern, zwei Brüdern, berichtet. Er konnte auf zwei ähnliche Beobachtungen aus dem Schrifttum hinweisen: Einmal waren zwei Geschwister, Brüder, das andere Mal Vater und Sohn erkrankt. Kurz darauf hat Pius Müller über das Auftreten eines gutartigen Spontanpneumothorax bei Vater und Sohn berichten können. Inzwischen sind von Vogl noch zwei weitere Beobachtungen über *familiäres Vorkommen* dieses Krankheitsbildes aus der Literatur ermittelt worden, so daß heute sechs solcher Beobachtungen bekannt sind. Zu diesen sechs Beobachtungen kommt noch hinzu die

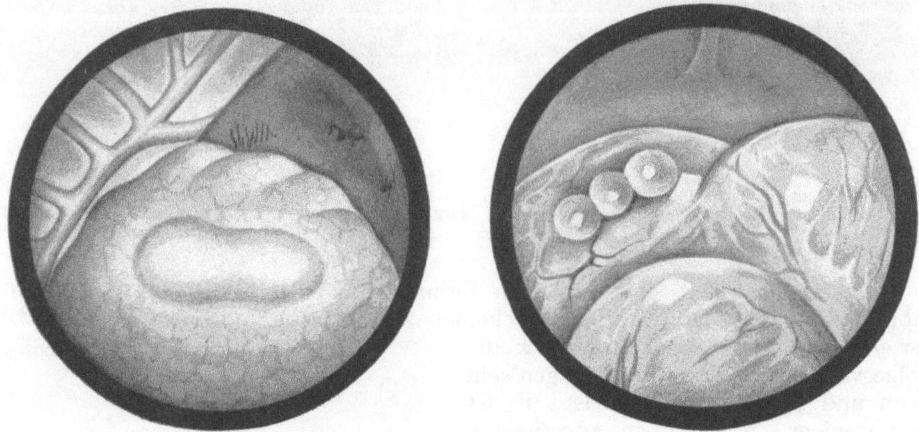

Abb. 13. Abb. 14.

Abb. 13 und 14. Von Castex und Mazzei veröffentlichte thorakoskopische Befunde bei gutartigem Spontanpneumothorax.

Beobachtung von Holst Larsen, der den gutartigen Spontanpneumothorax bei zwei Brüdern fand.

Morawitz ist geneigt, im Hinblick auf das familiäre Auftreten dieses an sich nicht häufigen Krankheitsbildes bei einem gewissen Teil des gutartigen Spontanpneumothorax das Wirken konstitutioneller Bedingtheiten zur Erklärung anzunehmen. Zu dieser Auffassung führte ihn die Beobachtung, daß Tuberkulose bei den von ihm beschriebenen Geschwistern mit Sicherheit ausgeschlossen werden konnte. Auch Pius Müller glaubt Tuberkulose als ursächlichen Faktor ausschalten zu können. Morawitz erwägt eine konstitutionelle abnorme Beschaffenheit der Pleura, die sich in einer geringeren Druckfestigkeit der Pleura pulmonalis gegenüber Druckschwankungen äußert. Die Arbeit von Schmincke ist Morawitz bekannt, doch glaubt er solche Veränderungen nicht in den Mittelpunkt ursächlicher Erwägungen stellen zu sollen, da bisher Alveolarcysten nur äußerst selten als Ursache nachgewiesen worden seien.

Hohenner hat in besonderen Untersuchungen geprüft, wieweit sich für die Annahme von Morawitz Unterlagen gewinnen ließen. Seine experimentellen Untersuchungen an Leichenlungen ergaben, daß bei Anwendung hoher intrapulmonaler Drucke bei intakter Lunge und Pleura pulmonalis es stets über ein interstitielles Emphysem in der Gegend der Lungenwurzel zum Pneumothorax kommt. „Nie reißt die Pleura pulmonalis primär, selbst dann nicht, wenn durch pathologische Veränderungen ein Locus minoris resistentiae der Pleura geschaffen ist.“

HOHENNER konnte also eine physiologisch schwache Stelle gegenüber hohen intrapulmonalen Drucken an der Lungenwurzel feststellen. Er weist darauf hin, daß schon LJUNGDAHL an dieser Stelle den Entstehungsort für den gutartigen Spontanpneumothorax gesucht hat. LJUNGDAHL nahm eine symptomenarme Hilusdrüsentuberkulose als auslösendes Moment an. Durch Pleuraadhäsionen soll es zur Ausdehnung von Alveolen und damit zur Vorbedingung für die Entstehung eines Pneumothorax kommen. HOHENNER stellt bei Wiedergabe dieser Auffassung fest, daß nach seinen Untersuchungen nicht abzulehnen sei, „daß eine Tuberkulose intrapulmonal gelegener hilusnaher Lymphdrüsen diese schon physiologisch schwache Stelle der Lunge noch im Sinne einer erhöhten Zerreißlichkeit beeinflussen kann."

Der Auffassung von LJUNGDAHL wird allgemein wenig Bedeutung beigemessen. Vor allem ist sie kaum mit der Tatsache vereinbar, daß unzählige Hilusdrüsentuberkulosen ohne Auftreten eines Spontanpneumothorax verlaufen, besonders dann, wenn man sich die Ergebnisse HOHENNERs vor Augen hält. HOHENNER stellte die Existenz einer physiologisch schwachen Stelle an der Lungenwurzel fest, erhob also einen *allgemein* geltenden Befund. Vergegenwärtigt man sich die Unzahl der schwieligen Hili, für die die HOHENNERsche schwache Stelle auch existieren muß, und die geringe Zahl der bisher beschriebenen gutartigen Spontanpneumothoraces, so sind hier Beziehungen kaum denkbar.

HOHENNERs Untersuchungen gipfeln nach allem letztlich darin, daß für die These von MORAWITZ von der möglichen Existenz einer allgemeinen konstitutionellen „Pleuraschwäche" sich kein Anhaltspunkt gewinnen ließ. Bei der Pathogenese des gutartigen Spontanpneumothorax ist deshalb das Augenmerk neben der Beschaffenheit der Pleura vor allem auf Veränderungen, die zu einer „Lungenschwäche" führen können, zu richten. Die Ätiologie für eine solche Lungenschwäche — s. oben — ist mannigfaltig. Bei familiärem Auftreten des gutartigen Spontanpneumothorax ist nach HOHENNER vor allem an kongenitale Mißbildungen der Lunge, hier vor allem an Cysten zu denken.

V. Die inneren Beziehungen zwischen Bronchiektasen und gutartigem Spontanpneumothorax.

Es kann somit festgestellt werden, daß nach allem dem familiären gutartigen Spontanpneumothorax höchstwahrscheinlich eine *Hemmungsmißbildung* der Lunge, evtl. verschiedener Ausprägung zugrunde liegt. Wir stehen somit vor der bemerkenswerten Tatsache, daß vieles dafür spricht, daß klinisch so verschiedene Krankheitsbilder, wie es die *Bronchiektasen und der idiopathische gutartige Spontanpneumothorax* sind, auf eine Entwicklungshemmung zurückzuführen sind, womit allerdings nicht gesagt werden soll, daß ihnen unter Umständen eine gleiche *Ursache* zugrunde liegt. Es sei hier daran erinnert, daß nach H. MÜLLER pathologisch-anatomisch eine scharfe Trennung der als angeborene Bronchiektasen, Cystenlungen, Wabenlungen, kleincystische Degeneration der Lunge usw. bezeichneten Veränderungen des Lungengewebes in vielen Fällen nicht möglich ist, eine Tatsache, die unter Zugrundelegung der neuen Vorstellungen über die Entwicklungsgeschichte der Lunge nach BENDER verständlich wird.

BENDERs Vorstellungen gründen sich auf die synthetische Morphologie von HEIDENHAIN. „Während die bisherigen Angaben über die Entwicklung des Lungengewebes dahin gingen (KÖLLIKER, AEBY, BROMANN), daß an der Anlage der ersten Bronchialgänge sich durch Sprossung die weiteren Verzweigungen und schließlich die Alveolen herausbildeten, hat BENDER den Nachweis geführt, daß durch Teilung und Spaltung genetischer Systeme,

d. h. der in das Lungenmerenchym vorsprossenden Pneumonomeren, die Gewebsentwicklung vor sich geht. Die Lungen entstehen so durch fortgesetzte Teilung embryonaler Histiosysteme, indem durch Sprossung aus den Bronchialgängen halbkugelartige Vortreibungen sich bilden, die unter Verbreiterung in transversaler Richtung durch Einschnürung in der Mitte sich teilen, wobei aus ihrem mittleren Teil eine neue Bronchialverzweigung sich bildet. Indem derselbe Vorgang sich dauernd wiederholt, werden immer neue Pneumonomerengenerationen angelegt, die ihre weitere Entwicklung in der gleichen Weise nehmen. Die Pneumonomerenbildung ist überwiegend gleichmäßig. Ungleichheiten entstehen durch ungleich schnelles Weiterwachsen an den Scheitelenden nach erfolgter Anlage durch ihre nicht erfolgende Teilung sowie durch Unterdrückung der präterminalen Gangbildung; so wird die steckengebliebene Pneumonomere in eine laterale Lage zum Bronchialgang gedrängt. Durch diesen Vorgang wird erreicht, daß das Bronchialgangsystem allseitig von Alveolen umgeben wird und das gesamte zur Verfügung stehende Lungengewebe mit Parenchym erfüllt wird. Mit fortschreitender Entwicklung nimmt die Teilungsfähigkeit der Pneumonomeren ab und es erfolgt ihre Umwandlung in Alveolen unter Abplattung ihres Epithels." „Der Kern der neuen Lehre ist, daß bei der Lungenentwicklung eine gewebliche Stockbildung vorliegt, wobei die Alveolargänge Mehrlingsbildungen von höherer Ordnungszahl sind; sie kommen dadurch zustande, daß die Gangausbildung immer mehr rudimentär wird" (SCHMINCKE).

Unter Zugrundelegung dieser Erkenntnisse ist die Deutung des weiter oben beschriebenen Falles von SCHMINCKE leicht: Es handelt sich hier um die Persistenz einer peripheren Zone noch nicht zu Alveolen endgültig ausdifferenzierter Pneumonomeren.

Aber auch die Entstehung der Bronchiektasen, Wabenlungen usw., wie auch die von KJAERGAARD, OECHSLI und MILES und ACKERMANN mitgeteilten Beobachtungen finden durch die HEIDENHAINsche synthetische Theorie ihre Erklärung. Es handelt sich hier um Mehrlingsbildungen von Pneumonomerenanlagen mit unvollständiger Ausdifferenzierung. Ob man bei Kenntnis dieser Anschauungen zur Klärung der bevorzugten Lokalisation der Bronchiektasen in den linken Unterlappen noch auf die Vorstellung von SAUERBRUCH über gelegentliche Begünstigung der Entwicklungshemmung durch den Ductus Cuvieri zurückgreifen muß und ob nicht allein durch die im Vorhergehenden entwickelten Vorstellungen unter Berücksichtigung der Asymmetrie, wie es weiter oben ausgeführt wurde, eine hinreichende Erklärung gegeben ist, mag dahingestellt bleiben. Das bisher meines Wissens nur einmal beschriebene Vorkommen von Bronchiektasen im Lobus venae azygos scheint gegen die Auffassungen von SAUERBRUCH zu sprechen.

Die inneren Beziehungen, die zwischen Bronchiektasie und Spontanpneumothorax — zum mindesten bei einem Teil von ihnen — bestehen, dokumentieren sich auch in der Tatsache, daß ein gleichzeitiges Vorkommen beider Krankheiten öfter beschrieben worden ist. Von Veröffentlichungen aus letzter Zeit sind hier u. a. zu nennen: SACCIA, OECHSLI und MILES, KJAERGAARD und PEARSON (ältere Literatur s. bei KARTAGENER und DORENDORF). Der gemeinsame Nenner, der diesen Krankheiten eignet, ist die ihnen zugrunde liegende Fehlbildung der Lunge.

Daß die Zahl der familiären Beobachtungen bei diesen beiden Krankheiten noch relativ gering ist, hat möglicherweise seinen Grund darin, daß bisher jedes Krankheitsbild für sich allein Beachtung fand. Vielleicht führt die Erkenntnis der Zusammengehörigkeit beider Krankheiten zum Bewußtwerden bisher nicht deutbarer familiärer Erscheinungen. Es wäre hier sicher wertvoll, nicht nur die Bronchiektasie und den gutartigen idiopathischen Spontanpneumothorax zu beachten, sondern sich auch zu vergegenwärtigen, daß, wie PEARSON kürzlich ausführte, bisher nicht beachtete Lungencysten durch Infektion unter dem Bild eines Lungenabscesses plötzlich klinisch in Erscheinung treten können. Ja, Pleuraempyeme können, wie ARCE kürzlich mitteilte, auf dem Boden von Lungenfehlbildungen entstehen und damit ihr klinischer Ausdruck sein. Siehe hier auch die Beobachtungen und Ausführungen von SERGENT und KOWILSKY, DEBRÉ und MIGNON, PRUVOST, MEYER und DEPIERRE. Um zu einer Erbpathologie der Lungenkrankheiten zu kommen, wäre die Einbeziehung heterogenster Krankheitsbilder und sorgfältigste Prüfung ihrer Abhängigkeit von Hemmungsmißbildungen der Lunge unbedingt notwendig.

Noch kurz sei auf eine Folgerung hingewiesen, die sich aus den BENDERschen Auffassungen für das vorliegende Problem ergibt. Nach BENDER ist mit der Geburt das Wachstum der Lunge nicht beendet. „Die Lunge entwickelt sich auch nach der Geburt nach dem Sprossungstyp durch fortgesetzte Pneumonomerenteilung noch weiter, sie stellt also eine sogenannte „offene Form“ dar, deren Wachstum im Prinzip unbegrenzt ist“. Mit ihrer fortschreitenden Entfaltung wird das genetische Formbild verwischt und die Beobachtung der weiteren Wachstumsvorgänge praktisch unmöglich. „Nur unter pathologischen Verhältnissen, z. B. bei der interstitiellen Pneumonie, bei der Masernlunge und den Regenerationserscheinungen in Kavernenbalken kehrt die embryonale Form der Endknospe mit ihrem höheren Epithel wieder.“ Ist es unter diesen Umständen nicht möglich, daß pathologische Prozesse im frühen Kindesalter solche Störungen im Lungenwachstum bedingen, daß nun ein Fehlwachstum erfolgt? Welche Ausmaße von Wachstumsvorgängen der Lunge *nach* der Geburt sich vollziehen, geht besonders klar aus der eben erschienenen Zusammenstellung von WETZEL und PETER hervor:

Neugeborener: Gewicht der Lungen zwischen 39 und 70 g (beim erwachsenen Mann links 441, rechts 513 g). Acinus weniger verzweigt wie später, Unterlappen links erheblich größer als Oberlappen, rechts gleich der Hälfte der ganzen Lunge. Die Anzahl der Läppchenfelder ist auf topographisch entsprechenden Flächen nur etwa ein Drittel so zahlreich wie beim Erwachsenen. Bronchuli respiratorii selten.

Säugling: Steiler Anstieg des Lungenwachstums, besonders 1.—3. Monat. Lungen nehmen um das 3—4fache ihrer Ausgangsraumgröße (nach Atmung) im ersten Lebensjahr zu. Die Besonderheiten beim Neugeborenen im Größenunterschied der Lappen sind Ende des ersten Jahres ausgeglichen. Das Lungenläppchenparenchym ist in den Umbau eingetreten. Die glatte Muskulatur des Bronchialbaumes ist stärker entwickelt als bei jungen Menschen von 15—35 Jahren. Die Knospen sind dicker als beim Erwachsenen, abgerundet und enthalten starke Muskelfaserzüge.

Kleinkind: Steiler Anstieg des Lungenwachstums nur zu Anfang (2. Lebensjahr) des Kleinkindesalters. Dann erfährt das Lungenwachstum mäßige Zunahme (bis zum 4. Jahr). Die Lunge wird weiter umgebaut. Es entstehen neue Alveolengänge und Alveolensäckchen. Frühere Alveolengänge werden zu Bronchulen. Als Zwischenstufe entstehen Bronchuli respiratorii. Läppchenscheidewände und Bindegewebe im Läppcheninneren reichlicher als beim Erwachsenen.

Schulkind: Schwaches Wachstum der Lunge. Umbau der Lunge kommt (zwischen 7 und 13 Jahren) zum Stillstand.

Reifezeit: Die Raumgröße der Lunge nimmt einen zweiten starken Aufschwung. Sie verdoppelt sich ungefähr gegenüber dem Reifebeginn. Erhöhtes Wachstum in der Periode der Geschlechtsreife. Von Geburt bis *nach* der Reife erfährt die Raumgröße der Lunge eine etwa 20fache Zunahme. Die Lungenläppchen nehmen im Kindesalter an Zahl erheblich zu.

Im Hinblick auf die Bronchiektasenkrankheit ergibt sich aus diesen Aufzeichnungen unter anderem, daß im frühesten Kindesalter sich viele respiratorische Endgebilde zu Bronchiolen erst auswachsen. Es erscheint denkbar, daß pathologische Prozesse in diesem Alter Wachstumsstörungen bedingen können, die sich irgendwie auswirken müssen. In welcher Richtung, hierfür fehlen uns jegliche Anhaltspunkte. Es ist mit Recht von den Anhängern der vorwiegend „kongenitalen“ Natur der Bronchiektasen immer wieder darauf hingewiesen worden, daß die Zahl der kindlichen Bronchopneumonien zur Zahl der an Bronchiektasie leidenden Kinder in keinem Verhältnis steht, da die ersteren gegenüber den letzteren ungemein häufiger zur Beobachtung gelangen. Ist also zur Entstehung von krankhaften Bronchienerweiterungen zusätzlich zur erworbenen Wachstumsstörung (?) noch eine besondere konstitutionelle

Schwäche der Bronchialwand (BARD) notwendig? Es sind dies Fragen, und nur ein Teil derselben, die sich beim Studium dieser Probleme ergeben, für die wir heute meines Wissens keine Erklärung geben können. Tierexperimentelle Untersuchungen sind meines Wissens im Schrifttum nicht niedergelegt. Allein würden diese kaum zum Ziele führen. Hierzu erscheinen breit basierte genealogische Untersuchungen in dem weiter oben gekennzeichneten Ausmaß unbedingt notwendig.

VI. Die Tuberkulose.

Die Lunge ist das durch die Tuberkulose weitaus am häufigsten betroffene Organ. Es liegt so in der Natur der Sache, daß bei Erörterungen über die Tuberkulose dem Lungenapparat stets ein breiter Raum gewidmet sein wird. Es ist aber nicht möglich, die Verknüpfung des Tuberkulosegeschehens mit Erbanlagen *allein* auf Grund von Lungenbefunden zu erörtern, da wesentliche, das Problem besonders kennzeichnende Gegebenheiten unberücksichtigt bleiben würden. Es werden so im folgenden, soweit notwendig, auch andere Organsysteme mit in die Erörterung einbezogen und über dieses hinaus genealogische und statistische Erhebungen mitberücksichtigt werden.

Die folgende Darstellung über die Bedeutung von Erbfaktoren bei der Tuberkulose wird von dem Gedanken getragen, eine möglichst umfassende und lückenlose Darlegung des vorhandenen Beobachtungsgutes zu geben. Das vorhandene Beobachtungsmaterial ist inzwischen so groß geworden, daß eine durch die Ergebnisse der Genealogie und Zwillingsforschung sich ergänzende Darstellung der einzelnen Probleme gewählt werden kann.

Die individuell gestaltende Kraft des Organismus auf das Tuberkulosegeschehen tritt besonders sinnfällig in organdispositionellen Gegebenheiten und in den Besonderheiten des klinischen Ablaufs zutage. Wie weit hieran Erbfaktoren einen maßgeblichen Anteil haben, wird die Darlegung der genealogischen und Zwillingsuntersuchungen zu ergeben haben. Der Umwelt wird hier besonderes Augenmerk zu schenken sein.

1. Organ- und lokaldispositionelle Besonderheiten und pathogenetische Gegebenheiten, die als Ausdruck des Wirkens von Erbfaktoren oft zur Erörterung standen und heute noch stehen.

Das vorliegende Beobachtungsgut über solche Gegebenheiten ist beträchtlich. Während zahlreiche genealogische Arbeiten ausschließlich den Lungenapparat berücksichtigen, liegen andere Untersuchungsreihen vor, die an Hand von an sich seltener zur Beobachtung gelangender Manifestationen der Tuberkulose, z. B. im Bereich der Knochen und Gelenke, der Haut usw., diesem Problem nachgehen. Im folgenden wird entsprechend dem Aufbau des vorliegenden Handbuches zuerst eine Besprechung der ersten Gruppe der Arbeiten erfolgen.

a) Bei der Tuberkulose der Lunge.

Die bevorzugte Erkrankung der Lunge beim Menschen hat dazu geführt, eine generelle spezieseigentümliche Disposition dieses Organs gegenüber der Tuberkulose anzunehmen. Es unterliegt keinem Zweifel, daß kein anderes Organ oder Organsystem des menschlichen Körpers auch nur entfernt so häufig ausgeprägtere Krankheitsäußerungen der Tuberkulose aufweist, wie gerade die Lunge. So ist bekannt, daß die Muskulatur des Menschen nur äußerst selten den Sitz für eine tuberkulöse Herdbildung abgibt, während andere Organsysteme sich als tuberkuloseempfindlicher erweisen, jedoch weit seltener als die Lungen in das Tuberkulosegeschehen hineingezogen werden. Es ist hier an die Tuberkulose des Lymph-, Urogenitalapparates, der Knochen und Gelenke usw. zu denken.

Ob es aber berechtigt ist, aus der erdrückend häufigeren Manifestation der Tuberkulose im Bereich des Lungenapparates auf eine größere Empfindlichkeit dieses Organs gegenüber den übrigen tuberkuloseempfindlichen Organsystemen zu schließen, erscheint nicht sicher. Es ist hier zu bedenken, daß der Respirationstractus und damit auch die Lungen die bevorzugte Eintrittspforte für das tuberkulöse Virus in den menschlichen Organismus darstellt. Es ist nicht einzusehen, warum sich das tuberkulöse Geschehen nicht an dem bevorzugten Berührungsort zwischen Virus und Organismus bevorzugt entwickeln soll. Ob sich an dieser Berührungsstelle eine Tuberkulose entwickelt oder nicht, scheint, wie im folgenden zu erörtern sein wird, weniger die Folge einer generellen Disposition der Lungen als einer allgemeinen Tuberkulosedisposition zu sein.

Mit diesen Ausführungen soll die Möglichkeit für das Bestehen einer *erblichen Disposition des Lungenapparates,* entsprechend den Verhältnissen, wie sie bei Knochen- und Gelenktuberkulose usw. so oft angenommen worden sind, nicht verneint werden. Ihr sicherer Nachweis stößt infolge der engen Verbindungen, die zwischen Lungen und Außenwelt (Atmung) bestehen, auf beträchtliche Schwierigkeiten. Nur besondere Erscheinungsformen der Lungentuberkulose (hämatogene Formen) können hier vielleicht Einblicke erlauben (s. S. 149).

Diese Ausführungen erschienen zur Abgrenzung der nun folgenden Besprechung der Arbeiten über die Vererbung eines Locus minoris resistentiae bei der Lungentuberkulose notwendig. Nicht die Frage einer erblichen *Disposition* der *Lungen* steht dort zur Erörterung, sondern das Bestehen einer *erblichen lokalen* Disposition *innerhalb* der Lungen.

α) Genealogische Untersuchungen über die Vererbung eines Locus minoris resistentiae im Bereich der Lungen. Eine relativ große Anzahl von Autoren hat sich mit dieser Fragestellung beschäftigt [Turban (1900); Naumann (1902); Finkheiner (1907); Wolff (1912); Strandgaard (1911); Kuthy (1913); Baldwin, Fishberg und Mayer (1918); Edel (1922); Offenberg (1928); Huber (1929); Cardis und Joannette (1931); Goldstein (1933); Ickert und Benze (1933); Schrempf (1934); Dufault und Robinson (1934); Wackerbauer (1936)] und zum Teil über ein großes Krankenmaterial berichtet. Diehl hat 1931 darauf hingewiesen, daß die Beweiskraft dieser Untersuchungen über einen erblichen Locus minoris resistentiae dadurch beträchtlich eingeschränkt würde, daß sich die Schlüsse der Autoren auf röntgenologisch nicht kontrollierte Perkussions- und Auskultationsbefunde aufbauten. Dieser Einwurf wurde von verschiedenen Seiten als berechtigt anerkannt. In der Zwischenzeit sind jedoch eine Anzahl von Arbeiten erschienen (s. oben), in denen röntgenologische Befunde Verwendung fanden, und die zeigen, daß die Fehlergrenze durch Fehlen kontrollierender Röntgenbefunde bei solchen Erhebungen nur unbedeutend war.

Im folgenden werden zuerst die neueren Untersuchungen angeführt, ihr Ergebnis dann mit den Ergebnissen der früheren Arbeiten verglichen.

Einzelbeobachtungen. Cardis und Joannette teilen unter anderem folgende Beobachtungen mit: Von 3 Brüdern weisen 2 eine produktive Tuberkulose des linken Oberlappens mit Kaverne auf, der dritte Bruder dagegen eine doppelseitige produktive Oberlappentuberkulose mit Kaverne rechts; 3 Geschwister erkranken an Lungentuberkulose bei völlig gleicher Lokalisation der Veränderungen; Mutter und Tochter bilden beide eine knötchenförmige Tuberkulose rechts mit Kaverne aus, nach Anlegung eines Pneumothorax und hierdurch besonders gute Befundbeurteilung ist die Ähnlichkeit der Röntgenbilder ganz auffallend.

Goldstein berichtet unter teilweiser Veröffentlichung des Filmmaterials über drei Schwestern, 2 Brüder, Vater und 2 Söhnen und 2mal 2 Schwestern mit ganz ähnlicher Form und Krankheitsverlauf der Tuberkulose.

Ickert und Benze: Zwei Schwestern bilden in gleicher Weise eine kavernöse Phthise aus; Mutter und Tochter haben in gleicher Weise Frühinfiltrate; 2 Schwestern weisen in gleicher Weise eine typische schrumpfende Phthise links auf.

Wackerbauer berichtet über eine Mutter, die sich mit ihrer vorehelichen Tochter, die seit vielen Jahren bei anderen Menschen lebt, überraschend in der Heilstätte trifft: Beide sind Träger einer rechtseitigen kavernösen Oberlappentuberkulose.

Offenberg teilt eine Beobachtung über zwei Schwestern mit, bei denen im gleichen Alter eine rechtseitige Oberlappentuberkulose zum Ausbruch kam.

Größere Beobachtungsreihen. Dufault und Robinson: Bei 26 Familien mit mehrfachem Tuberkulosevorkommen wurde gerade durch die Heranziehung des vorhandenen Filmgutes — weniger an Hand der übrigen klinischen Daten — eine große Ähnlichkeit im Tuberkulosegeschehen bei den einzelnen Familienmitgliedern aufgedeckt: Bei 9 Familien Sitz der Erkrankung nur linkseitig, bei 10 Familien nur rechtseitig, bei 7 wechselnd, bald links-, bald rechtseitig. Es ergab sich somit in 73% eine familiäre Übereinstimmung in der Lokalisation.

Schrempf: Bei 145 Familien mit 381 an Tuberkulose erkrankten Familienmitgliedern war bei 75 Familien = 51,7% die Lokalisation des Erkrankungsbeginnes in der Lunge bei allen Familienangehörigen völlig gleich, bei 27 Familien war bei der Mehrzahl der kranken Familienmitglieder Übereinstimmung vorhanden (es handelt sich also um Familien mit mehr als 2 tuberkulösen Familienmitgliedern). Schrempf findet also in 70,3% der Familien entweder bei allen tuberkulösen Familienmitgliedern oder doch bei der Mehrzahl von ihnen einen Erkrankungsbeginn in der gleichen Lunge.

Ganz entsprechend den von Dufault und Robinson und von Schrempf gefundenen Prozentsätzen sind diejenigen der früheren Autoren: Turban fand den Erkrankungsbeginn in der gleichen Lungenspitze bei 80% seiner Familien, Finkheiner in 65,6%, Strandgaard in 72%, Kuthy in 71,4%, Baldwin in 70% (bei 28 Familien mit einem Elternteil in 78%, bei 35 Familien mit nur Geschwistern in 63%), Mayer in 72,3%, Edel in 67,2% und Huber in 67,8%. Die Zahl der von der gesamten Autorenschaft untersuchten Familien hat 1000 reichlich überschritten. Die Übereinstimmung der Ergebnisse ist überraschend.

Diese große Übereinstimmung der Ergebnisse legt den Gedanken nahe, daß womöglich alle diese Untersuchungen einer bisher nicht erkannten Fehlermöglichkeit unterliegen. Es ist in dieser Richtung gefahndet und hier besonders auf die geringe Variationsbreite für die Lokalisation des tuberkulösen Ausgangsherdes für die nachfolgende Erkrankung der Lunge hingewiesen worden, da vorwiegend die Seitenunterschiede, wie links und rechts, in diesen Untersuchungen Berücksichtigung finden. Huber hat diesen Verhältnissen Rechnung getragen. Er fand am häufigsten eine Übereinstimmung des tuberkulösen Ausgangsherdes auf der rechten Lungenseite. Er schreibt: „Die Wahrscheinlichkeit, daß die Übereinstimmung in einer Familie bloß zufällig entstanden ist, ist deshalb größer bei der Erkrankung rechts als bei Sitz der Tuberkulose links. Um diesen Fehler auszuschalten berechnete ich die Wahrscheinlichkeit für das Vorkommen der Gruppe „bei allen Übereinstimmung der Lokalisation". Diese gesuchte Wahrscheinlichkeit ist eine Funktion der relativen Häufigkeiten für die Gruppen „alle Übereinstimmung rechts", „alle Übereinstimmung links" und „keine Übereinstimmung". Sie beträgt für unser Material 0,519. Wir haben aber in 8% Übereinstimmung, also in wesentlich stärkerer Prozentzahl als die bloße Wahrscheinlichkeit ergeben würde. Es spricht dies deshalb deutlich für eine Familienähnlichkeit beim Vorkommen des Locus minoris resistentiae."

Auch Schrempf findet die Lokalisationsübereinstimmung hinsichtlich des tuberkulösen Ausgangsherdes im Rahmen der einzelnen Familien größer als sie sich aus dem etwas häufigeren Vorkommen rechtseitiger als linkseitiger Prozesse ergeben könnte. (Er fand nämlich bei seinen 381 Tuberkulösen die Lokalisation rechts bei 219 Kranken = 57,4%, links bei 162 Kranken = 42,6%.) Da äußere (Eigenschaften der Bacillen) oder innere (immunisatorische) Einflüsse für die Frage, ob Erkrankung der rechten oder linken Lunge, wohl nicht anzunehmen sind, ist nach Schrempf der erbliche Faktor hier klar erwiesen (s. auch Martius, Schulz).

β) Ergebnisse der Zwillingsforschung. Wie aus den eben angeführten genealogischen Untersuchungen über einen erblichen Locus minoris resistentiae bei der

Lungentuberkulose hervorgeht, werden in diesen Untersuchungen vor allem die Seitenunterschiede, wie rechts und links, berücksichtigt. Dieser Tatsache ist bei einer vergleichenden Untersuchung der Ergebnisse bei tuberkulösen erbgleichen und erbverschiedenen Zwillingspaaren in erster Linie Rechnung zu tragen. Es ist aber darüber hinaus zu prüfen, ob die Zwillingsforschung nicht noch tiefer gehende Erkenntnisse zu vermitteln vermag.

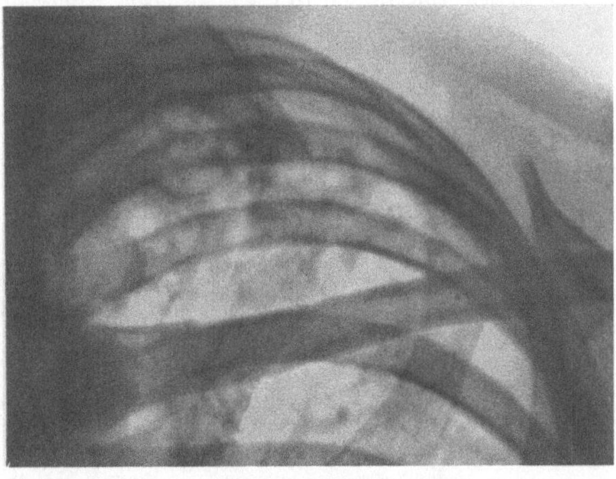

Abb. 15. E 428. Paarling I. Januar 1933. Linkes Spitzen- und Oberfeld durchsetzt von cirrhotischen, zum Teil kalkdichten Herden.

Ehe zur Darstellung der Verhältnisse bei tuberkulösen Zwillingen übergegangen wird, noch folgende Vorbemerkung. Die Untersuchungen der im vorhergehenden Abschnitt angeführten Autoren stützen sich fast ausnahmslos auf die Auswertung tuberkulöser Prozesse bei Individuen des jugendlichen und Erwachsenenalters. Angehörige des Kindesalters sind nur in spärlicher Zahl mitberücksichtigt (s. hier besonders TURBAN). Diese Tatsache, die, wie weiter unten angeführt werden wird, von wesentlicher Bedeutung ist, ist bei der folgenden Gegenüberstellung der genealogischen und Zwillingsergebnisse zu berücksichtigen. Es werden so zum Vergleich nur Zwillingspaare mit Tuberkulose*spätformen* herangezogen. Bewußt hat gerade auch SCHREMPF, dessen Ergebnisse mit denjenigen der übrigen Autoren übereinstimmen, für seine Untersuchungen über einen erblichen Locus minoris resistentiae bei der Lungentuberkulose die Späterkrankungen verwertet.

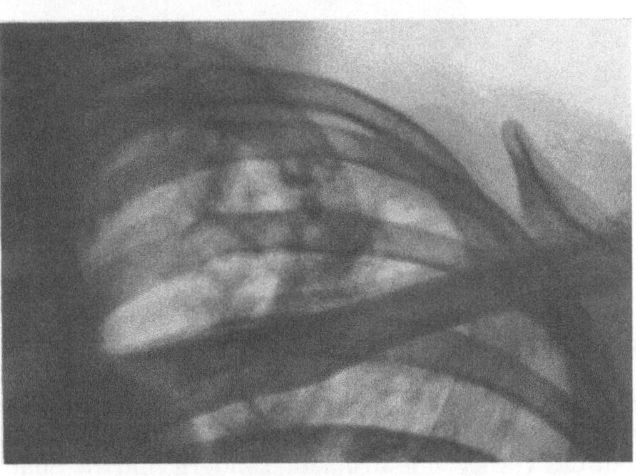

Abb. 16. E 428. Paarling II. Januar 1933. Linkes Spitzen- und Oberfeld durchsetzt von cirrhotischen, zum Teil kalkdichten Herden.

Ein Überblick über die von DIEHL und v. VERSCHUER mitgeteilten *erbgleichen* Zwillingspaare mit Tuberkulosespätformen gleicher oder ähnlicher Intensität zeigt, daß grundsätzlich eine Übereinstimmung des Sitzes der Lungentuberkulose bei den Paarlingen der einzelnen Zwillingspaare besteht. So finden wir bei 10 Zwillingspaaren mit einseitigen bzw. vorwiegend einseitigen Prozessen stets die gleiche Lungenseite von der Tuberkulose befallen. Bei zwei weiteren erbgleichen Paaren bestehen beiderseitige symmetrisch angeordnete krankhafte Veränderungen bei den Paarlingen. Nur bei einem Zwillingspaar ist der eine

Paarling Träger doppelseitiger Veränderungen, während der andere nur einen einseitigen Prozeß aufweist.

Als Beispiel für die bei erbgleichen Zwillingspaaren gefundenen Verhältnisse sei folgende Beobachtung angeführt:

E. 428. Im Jahre 1890 geborene erbgleiche, weibliche Zwillinge, bei denen im Januar 1933 der in den Abb. 15 und 16 wiedergegebene Röntgenbefund erhoben wurde: Bei beiden Paarlingen bestehen im linken Spitzenfeld kalkdichte Veränderungen neben cirrhotischen Zügen. Die Übereinstimmung hinsichtlich Lokalisation, aber auch Form der Veränderungen, ist augenfällig.

Zwei erbgleiche Zwillingspaare aus dem Beobachtungsgut von ÜEHLINGER und KÜNSCH sind hier verwertbar. Es besteht bei jedem Zwillingspaar eine Seitenübereinstimmung.

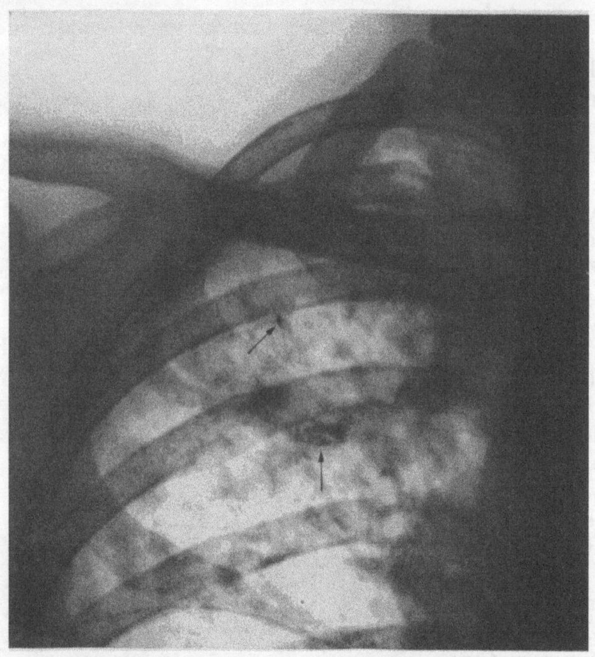

Abb. 17. E 274. Paarling II. 12. Juni 1929. Rechtes Spitzen-Oberfeld. Größerer Kalkherd in Höhe der unteren Kavernenbegrenzung (Pfeil!).

Bei drei erbgleichen Paaren von DIEHL und v. VERSCHUER allerdings, die in den eben angeführten Zahlen nicht verwertet sind, sind die tuberkulösen Veränderungen an sich sehr ähnlich, jedoch bestehen bei ihnen ausgesprochene Seitenunterschiede: Sitz der Erkrankung bei dem einen Paarling im rechten, bei dem anderen Paarling im linken Oberlappen. Diese Beobachtungen berühren an sich nicht das vorliegende Problem, sondern sind als Sonderbeiträge zum Asymmetrieproblem bei erbgleichen Zwillingen überhaupt zu bewerten. Für diese Deutung dieser Befunde spricht schon die spiegelbildliche große Ähnlichkeit der Veränderungen bei den Paarlingen. Ein Beispiel:

E. 274. Im Jahre 1904 geborene erbgleiche, männliche Paarlinge, von denen bei Paarling II im Juni 1929 der in Abb. 17 wiedergegebene Filmbefund, bei Paarling I im Januar 1934 der in Abb. 18 wiedergegebene Befund erhoben wurde: Bei Paarling II besteht eine bis ins Spitzenfeld hineinreichende große Oberlappenkaverne rechts, bei Paarling I eine ebenso große und ebenso gelagerte Zerfallshöhle im linken Oberlappen. Bei Paarling II sind in Höhe der unteren Kavernenbegrenzung kalkdichte Einlagerungen zu sehen, bei Paarling I ebenso. Die ungemein große Ähnlichkeit dieser Veränderungen hinsichtlich Lokalisation und Form ist augenfällig.

Die Zahl der *erbverschiedenen* Zwillingspaare mit Tuberkulosespätformen gleicher oder ähnlicher Intensität ist bei dem ganz überwiegenden diskordanten Tuberkuloseverhalten erbverschiedener Paarlinge nur sehr gering. Ein Vergleich der Lokalisation der Veränderungen bei diesen Paarlingen wird durch die fast ausnahmslos verschiedene Pathogenese, die den Veränderungen zugrunde liegt, sehr erschwert.

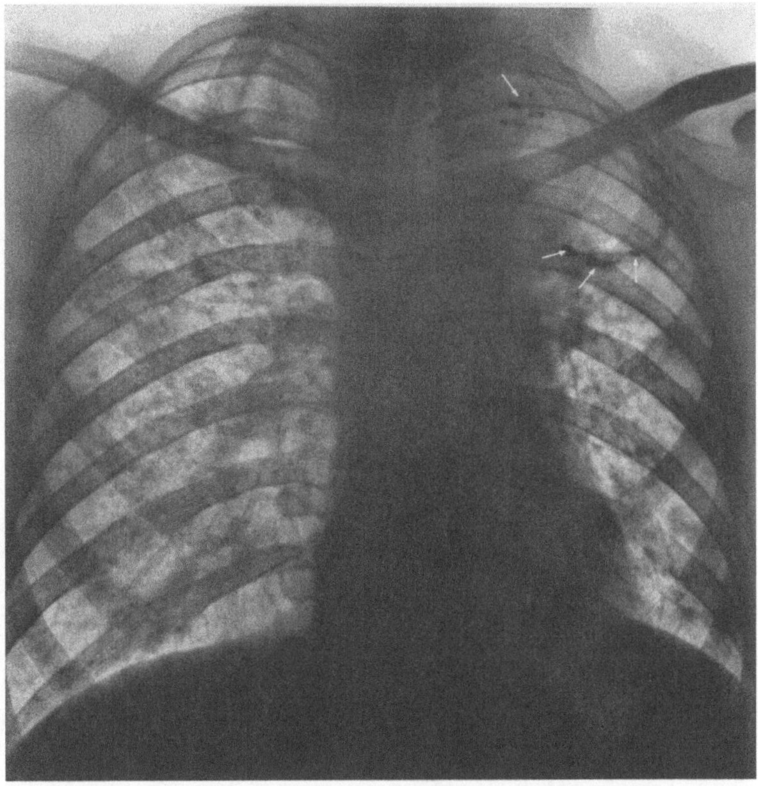

Abb. 18. E 274. Paarling I. 17. Januar 1934. Faustgroße Kaverne im linken Oberlappen mit acinös-nodösen Herden in allen anderen Lappen. Pfeile bezeichnen Kalkherde in der Umgebung der Kaverne.

Das Zwillingsbeobachtungsgut von DIEHL und v. VERSCHUER weist 7 erbverschiedene Zwillingspaare mit Tuberkulosespätformen bei beiden Paarlingen auf, die hier zum Vergleich mit den erbgleichen Zwillingspaaren herangezogen werden können. Bei 4 Paaren besteht eine Übereinstimmung des Sitzes der tuberkulösen Veränderungen, bei 3 Paaren nicht. Unter diesen 3 Paaren findet sich das Paar Z 161, das auf S. 147 und in den Abb. 39 und 40 ausführlichere Darstellung in dieser Abhandlung gefunden hat: Bei Paarling I nimmt das tuberkulöse Geschehen vom linken Oberlappen, bei Paarling II vom rechten Unterlappen seinen Ausgang. Altersunterschiede können als Ursache für diese Verschiedenheiten nicht herangezogen werden.

Soviel ich sehe, kann aus dem Beobachtungsgut von UEHLINGER und KÜNSCH nur das Paar Z 30 hier Verwertung finden. Die Pathogenese des tuberkulösen Geschehens ist mit Sicherheit nicht zu beurteilen. Der schwerere Prozeß, insbesondere die Kavernenbildung, ist bei beiden Paarlingen im rechten Oberlappen gelegen.

Es ergibt sich somit bei dem Zwillingsbeobachtungsgut von DIEHL und v. VERSCHUER einerseits und UEHLINGER und KÜNSCH andererseits bei den *erbgleichen* Zwillingspaaren eine fast 100%ige Konkordanz der Lokalisation der Tuberkulosespätformen in den Lungen bei den Paarlingen der einzelnen Zwillingspaare, wenn man als Kriterium gelten läßt, daß die tuberkulösen Veränderungen bei den Paarlingen immer die gleiche Lungenseite befallen oder von der gleichen Lungenseite ihren Ausgang nehmen. Bei den *erbverschiedenen*

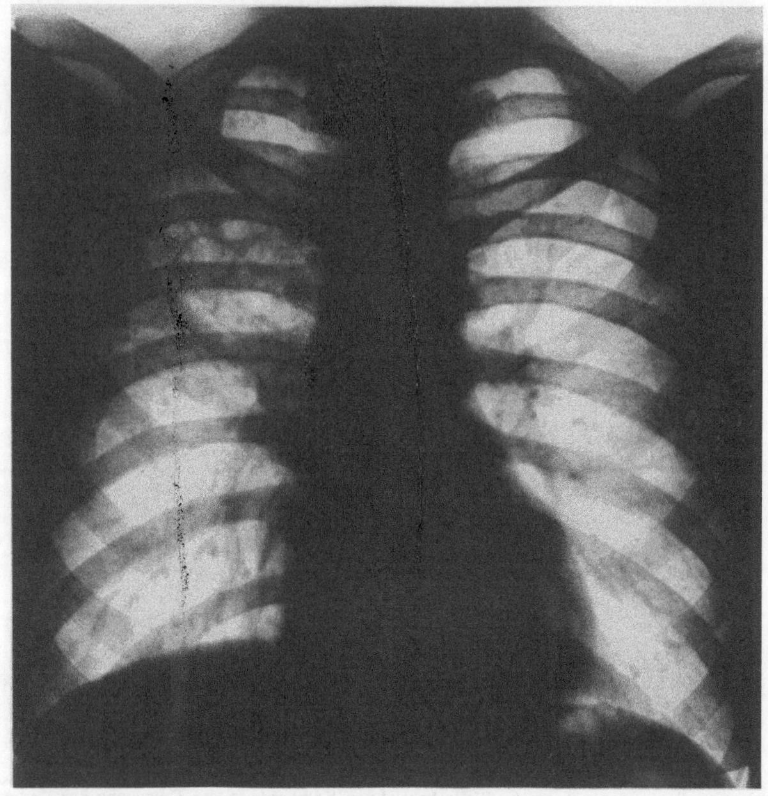

Abb. 19. E 11 F. Paarling I. 3. Januar 1935. Zartwandige, fast bis an die Brustwand heranreichende große Kaverne im rechten Oberfeld.

Zwillingspaaren (7 Paare von DIEHL und v. VERSCHUER und 1 Paar von UEHLINGER und KÜNSCH) zeigen 5 ein konkordantes und 3 ein diskordantes Verhalten.

Die vorliegenden Zwillingsbeobachtungen scheinen somit das Ergebnis der genealogischen Untersuchungen etwas zu unterstreichen, daß nämlich in Familien mit mehrfachem Vorkommen von Lungentuberkulose eine überdurchschnittliche Übereinstimmung in der Lokalisation der tuberkulösen Veränderungen in den Lungen besteht. Im einzelnen zeigen aber gerade die Zwillingsbeobachtungen, daß der Begriff eines Locus minoris resistentiae bei der Lungentuberkulose nicht eng gefaßt werden darf, ja anscheinend nicht weit genug gefaßt werden kann.

Wir geben im folgenden vier einschlägige Beobachtungen wieder:

E. 11 F. Im Jahre 1907 geborene erbgleiche, weibliche Paarlinge mit den in den Abb. 19 und 20 wiedergegebenen Röntgenbefunden. Bei Paarling I (Januar 1935) zartwandige, bis fast an die Brustwand heranreichende große Kaverne im rechten Oberlappen mit produktiver Herdaussaat in der Umgebung; bei Paarling II (Dezember 1932) schmalwandige, bis fast an die Brustwand heranreichende große Kaverne im rechten Oberlappen mit produktiver Herdaussaat in der Umgebung. Die Form der Kaverne (eigentümliche Ausbuchtung im oberen Teil nach medial) und ihre Lokalisation ist ungemein ähnlich. Noch augenfälliger wird die Gleichheit des Geschehens, das diesen Veränderungen zugrunde liegt, wenn die hier im einzelnen nicht wiederzugebenden Einzelheiten berücksichtigt werden.

E. 2 F. Im Jahre 1912 geborene erbgleiche, weibliche Paarlinge. Bei Paarling I wurde am 31. 11. 32 der in Abb. 21 wiedergegebene Filmbefund erhoben: Mehrkammerige, in

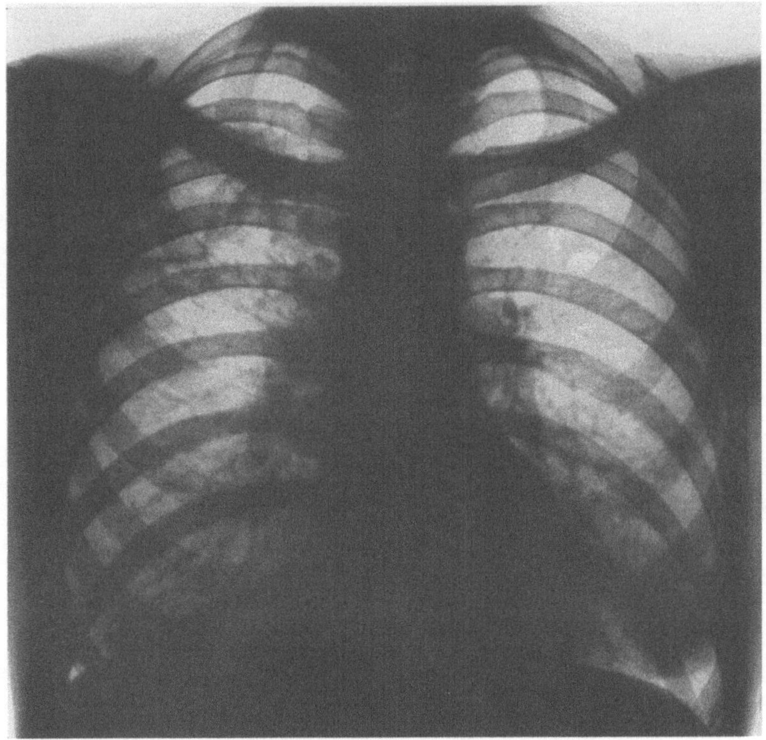

Abb. 20. E 11 F. Paarling II. 20. Dezember 1932. Schmalwandige, bis fast an die Brustwand heranreichende große Kaverne rechts unterhalb des Schlüsselbeins.

ihrer Anordnung durch Pfeile gekennzeichnete, faustgroße Kaverne im linken Oberlappen mit kleinfleckiger Streuungsaussaat in beide Lungen; große zartwandige, durch Pfeile hervorgehobene Mittelfeldkaverne rechts; kleinere Kaverne im rechten Mittelfeld, etwas höher und mehr lateral gelegen. — Bei Paarling II besteht im September 1932 die in Abb. 22 wiedergegebene Tuberkulose: Herde im linken Spitzen- und Oberfeld, unterhalb Schlüsselbein etwas lateral und oberhalb des linken oberen Hiluspoles eine Kaverne. Durch ein sofortiges Anlegen eines Pneumothorax links wurde die Vergrößerung des Befundes verhindert. Dieses Vorgehen aber verhindert nicht eine weitere Ausbreitung der Tuberkulose in den Lungen, so daß sich im April 1933 folgender Befund rechts ergibt: Infiltrat im rechten Mittelfeld, hilusnah. Anlegung eines Pneumothorax rechts bringt die Tuberkulose hier zum Stehen.

E. 423. Im Jahre 1905 geborene erbgleiche, weibliche Paarlinge. Bei Paarling II wird im Juli 1928 eine wolkige Verschattung im rechten Mittelfeld seitlich festgestellt (Abb. 23), bei Paarling I wird im April 1929 der in Abb. 24 wiedergegebene Filmbefund erhoben: Rechts eigentümlich wolkiges, im Oberfeld gelegenes, stark seitlich angeordnetes Infiltrat. Bei beiden Paarlingen bestand im Bereich der Infiltrate zentraler Gewebszerfall.

E. 8 F: Im Jahre 1907 geborene erbgleiche, männliche Zwillinge, bei denen folgende Befunde erhoben wurden: Paarling I (September 1933) (Abb. 25) ein exsudativ-pneumonischer

Prozeß im rechten Mittelfeld, bei Paarling II (Juli 1934) (Abb. 26) ein exsudativ-pneumonischer Prozeß im rechten Oberlappen.

Die *erste* der im vorhergehenden wiedergegebenen Beobachtungen von erbgleichen Zwillingen zeigt, mit welcher *lokalisatorischen Sicherheit* sich die Tuberkulose bei erbgleichen Zwillingen entwickeln kann. Die lokalen Gewebsverhältnisse führen zu einer ungemein ähnlichen Gestaltung der Zerfallshöhlen. Die *zweite* Beobachtung zeigt, mit welch sicherer Gesetzmäßigkeit sich die *Lokalisation des Ausgangsherdes*, aber auch die *intracanaliculäre Tochterherdbildung*

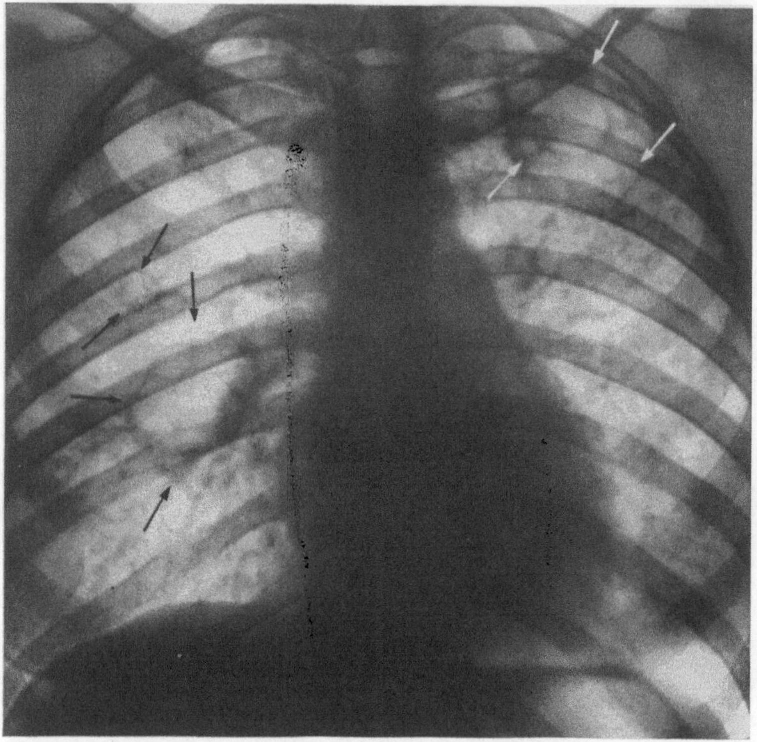

Abb. 21. E 2 F. Paarling I. 31. März 1932. Mehrkammerige, in ihrer Ausdehnung durch Pfeile gekennzeichnete faustgroße Kaverne im linken Oberlappen mit kleinfleckiger Streuungsaussaat in beide Lungen. Große, zartwandige Kaverne im Mittelfeld, kleinere etwas oberhalb.

vollziehen kann. Wohl haben die tuberkulösen Veränderungen bei Paarling II dieselbe Intensität, denselben Grad der Zerstörung des Lungengewebes nicht erreichen können, aber die Ausdehnung des linkseitigen Prozesses bis zum Spitzenfeld läßt erkennen, daß auch hier sich ohne das ärztliche Handeln eine große Zerfallshöhe entwickelt haben würde. Die Tochterherdbildung auf der rechten Lungenseite liegt in gleicher Höhe wie die Zerfallshöhle bei Paarling I. Die Dynamik des Tuberkulosegeschehens bei beiden Paarlingen ist völlig dieselbe. Ohne das ärztliche Eingreifen würde sich wohl bei Paarling II dieselbe extreme Schwere der Tuberkulose entwickelt haben wie bei Paarling I. — Die *letzten beiden* vorstehenden Beobachtungen zeigen aber, daß der Begriff eines erblichen Locus minoris resistentiae bei der Lungentuberkulose nicht zu eng gefaßt werden darf. Bei jeder dieser beiden Beobachtungen ist wohl die rechte Lungenseite die Trägerin der tuberkulösen Veränderungen, doch bestehen hier im Gegensatz zur ersten, wohl auch zur zweiten Beobachtung insofern lokalisatorische

Unterschiede, als die Höhenlage der tuberkulösen Veränderungen innerhalb der rechten Lungenhälften der Paarlinge nicht übereinstimmt: Oberfeld und Mittelfeld. (Auch GRAUBNER hat eine ähnliche Beobachtung bei erbgleichen Zwillingen mitgeteilt.) Hierzu kommt aber, daß die in den Abb. 25 und 26 wiedergegebenen Zustandsbilder nur einen Teil des das Zwillingspaar E 8 F treffenden Tuberkulosegeschehens darstellen. Paarling II war schon früher einmal (1927, im 20. Lebensjahr) an einer offenen linkseitigen Oberlappentuberkulose erkrankt. Trotz Kaverne erfolgte eine weitgehende Rückbildung des

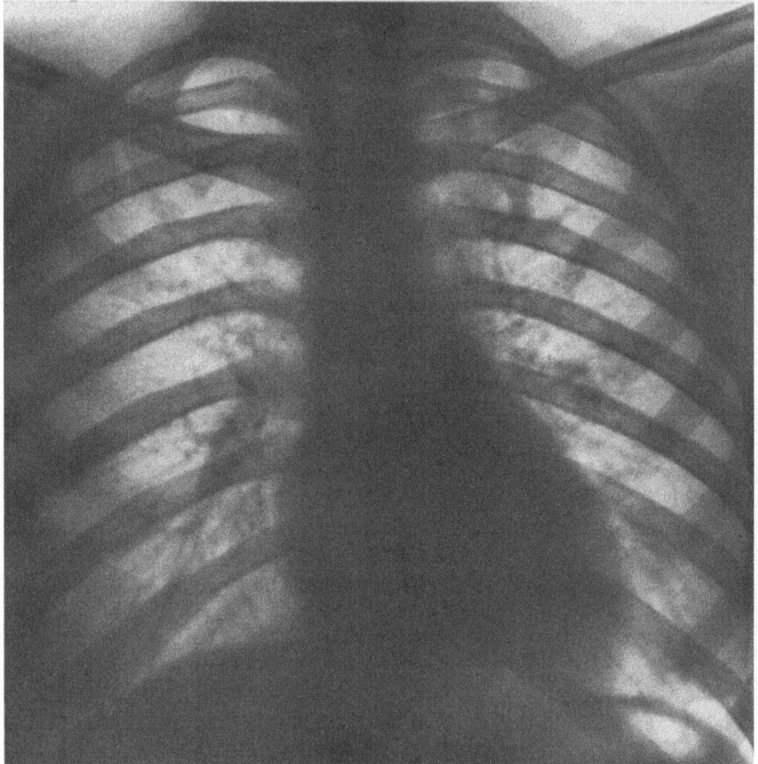

Abb. 22. E 2 F. Paarling II. 21. September 1932. Herde im linken Spitzen- und Oberfeld, unterhalb Schlüsselbein etwas lateral und oberhalb des linken Hiluspoles eine Kaverne.

Prozesses. Dem Prozeß im rechten Oberfeld im Jahre 1934 ist also ein solcher im linken Oberfeld vorgeschaltet gewesen. Würde die zweite Herdbildung (im rechten Oberfeld) ausgeblieben sein, so hätten wir ein völlig diskordantes EZ-Paar hinsichtlich der Lokalisationsverhältnisse vor uns.

Diese Beobachtung zeigt, daß wir in unserer Annahme eines erblichen Locus minoris resistentiae vorsichtig sein müssen. Wohl scheinen die genealogischen Untersuchungen die Annahme des Locus minoris resistentiae nahezulegen, aber bei den Zwillingsbeobachtungen tauchen Gegebenheiten auf, die zur Vorsicht mahnen. Hierzu kommt, daß das zweidimensionale Röntgenbild uns über die wirkliche räumliche Lokalisation der Veränderungen im Thorax nur ungefähre Anhaltspunkte liefert. Hierzu wären Untersuchungen mittels des Röntgenschichtverfahrens notwendig, die aber bei der Kürze der Zeit, die seit der Entdeckung dieses Verfahrens verstrichen ist, noch fehlen. RÖSSLE hat kürzlich berichtet, daß er die Sektionsprotokolle aus 237 Familien, in denen Tuberkulose vorgekommen ist, darunter 65 Familien mit Befunden von mindestens 3 Mitgliedern aus 2 Generationen, und 66 Geschwisterfälle, darunter 21 Fälle mit mehr als 2 Geschwistern, miteinander vergleichen konnte. Mit Bestimmtheit sagt Rössle auf Grund dieser im einzelnen noch nicht veröffentlichten Befunde aus, daß von einer auffallenden Ähnlichkeit im Sitz der Lungentuberkulose bei Blutsverwandten nicht gesprochen werden kann.

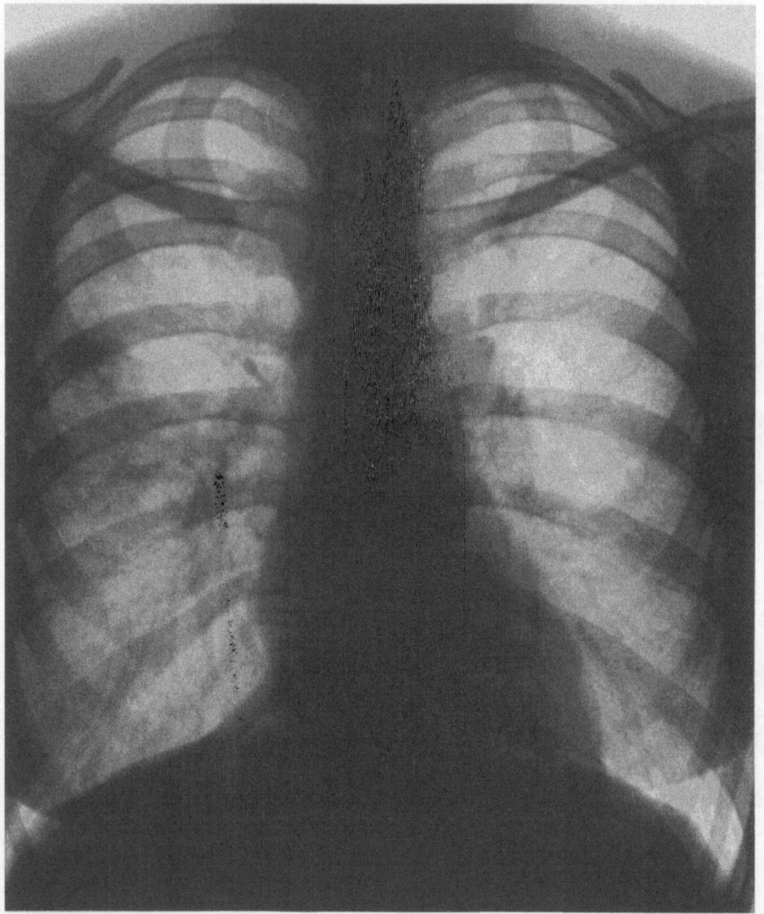

Abb. 23. E 423. Paarling II. Juli 1928. Wolkige Verschattung im rechten Mittelfeld.

Die Entscheidung der Frage, ob es einen erblichen Locus minoris resistentiae bei der Lungentuberkulose gibt oder nicht, muß so immer noch offen bleiben. Zahlreichen genealogischen Befunden und der nicht unbeträchtlichen Zahl von Zwillingsbeobachtungen mit ungemein ähnlichen Röntgenbefunden im zweidimensionalen Filmbild stehen Befunde gegenüber, die vor Verallgemeinerung warnen. Wollte man heute die Existenz eines Locus minoris resistentiae bejahen, so wäre man gezwungen, die Ursächlichkeit, die dieser Gegebenheit zugrunde liegt, in Faktoren zu suchen, die teils auffällig umschriebene, teils aber auch größere Teile eines Lungenflügels, ja zum Teil wechselseitig die Lungenflügel berühren.

b) Bei der Tuberkulose im Rahmen des übrigen Körpers.

Die in diesem Abschnitt zu behandelnden tuberkulösen Herdbildungen kommen wesentlich seltener zur Beobachtung als die Lungentuberkulose. Sie können in einer Minderzahl mit der Lungentuberkulose vergesellschaftet sein. Aus ihrer relativen Seltenheit heraus entstehen für die Sammlung eines großen Beobachtungsgutes gewisse Schwierigkeiten. Trotzdem liegt schon ein in mancher

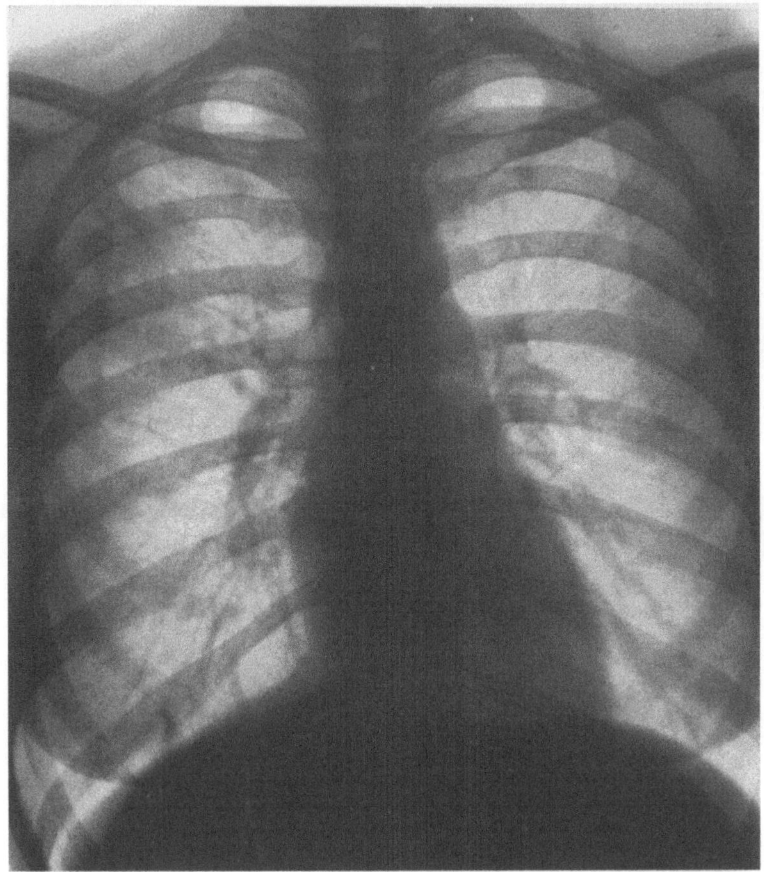

Abb. 24. E 423. Paarling I. 6. April 1929. Wolkige, zum Teil streifige Verschattung im rechten Oberfeld mit zentraler Aufhellung.

Hinsicht recht aufschlußreiches Material vor. Ein Blick über die im folgenden angeführten Beobachtungen der verschiedenen Autoren lehrt, daß eine Darstellung nach einzelnen Organsystemen kaum eingehalten werden kann, da nicht selten in den Beobachtungen mehrere Organsysteme als Sitz der tuberkulösen Herdbildung genannt werden. Die Tuberkulose in ihrer Erscheinungsmannigfaltigkeit kommt hier sehr zum Ausdruck. Es wird Aufgabe sein, das dieser Vielheit zugrunde liegende einheitliche Prinzip zu finden.

α) **Beobachtungsgut.** 1. Knochen- und Gelenktuberkulose. SCHUBERTH berichtet über einen Vater mit Fungus des linken oberen Sprunggelenkes, dessen Sohn an gleicher Stelle ebenfalls einen Fungus aufwies.

ELIASBERG konnte 4 Kinder (Geschwister) beobachten, die nach Infektion durch ihren offentuberkulösen Vater alle an Knochentuberkulose erkrankten; 2 der Kinder starben später an Meningitis tuberculosa.

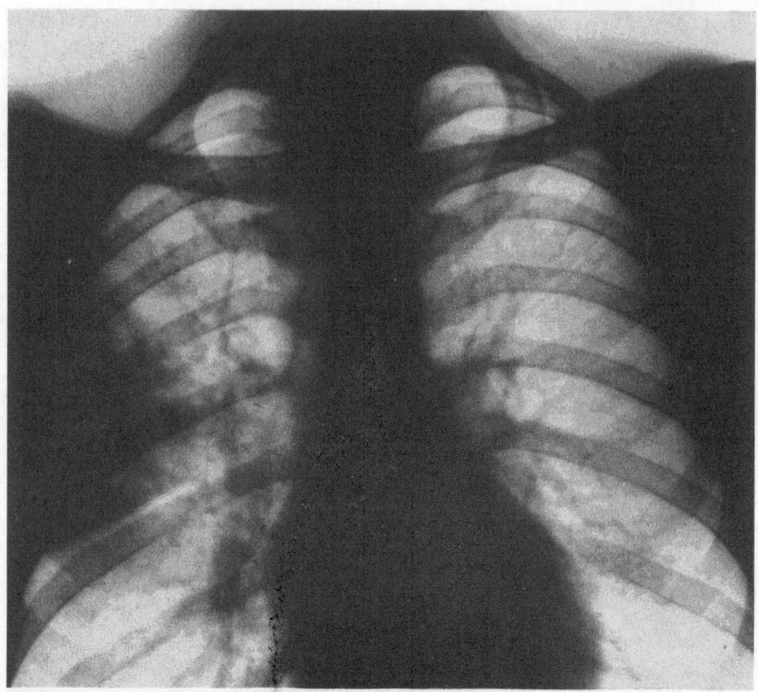

Abb. 25. E 8 F. Paarling I. 15. September 1933. Exsudativ-pneumonischer Prozeß im rechten Mittelfeld

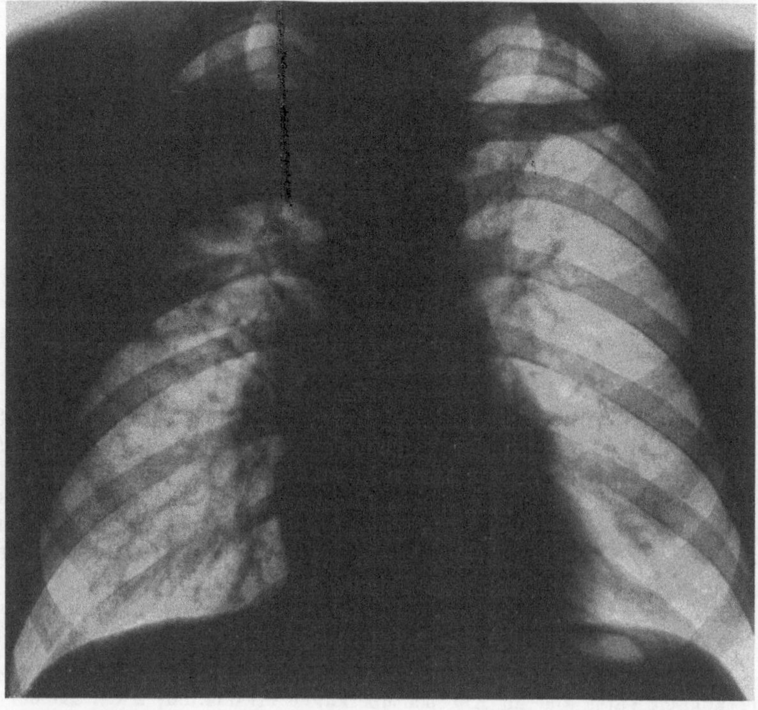

Abb. 26. E 8 F. Paarling II. 9. Juli 1934. Exsudativ-pneumonischer Prozeß im rechten Oberlappen.

Ickert und Benze fanden bei ihren Stammbaumuntersuchungen 2 Familien mit einem mehrfachen Vorkommen von Knochen- und Gelenktuberkulose: In Stammbaum 4 bei Großmutter und 2 Enkeln, 2 weitere Enkel starben an tuberkulöser Hirnhautentzündung; in Stammbaum 47 bei Onkel und Neffen. — Im ganzen fanden sie in ihren Stammbäumen 23mal eine Knochen- und Gelenktuberkulose. 6mal war die betreffende Beobachtung isoliert in der Familie. Die restlichen 17 Kranken lebten entweder in Familien, in denen nochmals Knochentuberkulose in Erscheinung trat oder aber auffallenderweise andere hämatogene Virusabsiedlungen, wie Pleuritis exsudativa, große hämatogene Aussaat in den Lungen, Meningitis tuberculosa, usw.

Berghaus fand, ausgehend von 182 Trägern von Knochen- und Gelenktuberkulose, 19mal noch ein anderweitiges, zum Teil mehr als doppeltes Vorkommen dieser Herdbildung in der betreffenden Familie. Von seinen in seiner *ersten* Arbeit veröffentlichten Stammbäumen seien folgende beiden (etwas gekürzt) hier wiedergegeben (Abb. 27 und 28). Inzwischen hat Berghaus ausführlich 44 seiner Tafeln mit gehäuftem Vorkommen von Knochen- und Gelenktuberkulose mitgeteilt. In diesen Tafeln ist ein bis 5faches Vorkommen einer Knochentuberkulose vermerkt. In den erwähnten 44 Sippen sind 1402 Personen mit 160 Lungen-, 96 Knochen- und 4 Hauttuberkulosen enthalten.

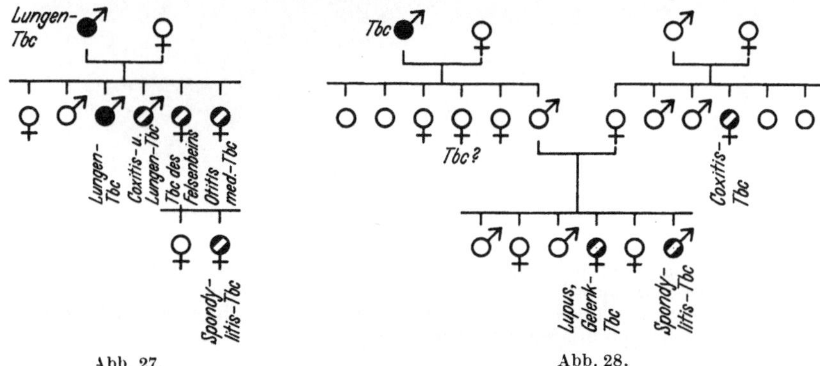

Abb. 27. Abb. 28.

Abb. 27 u. 28. Stammbaum mit mehrfachem Vorkommen von Knochentuberkulose. (Modifiziert nach Berghaus.)

Naegeli teilt folgende Beobachtung mit: Ein 37 Jahre alter Mann mit tuberkulösem Morbus Addison und Genitaltuberkulose hat eine Schwester, die 23jährig an Knochen- und Peritonealtuberkulose gestorben ist; die Großmutter der beiden Geschwister starb im Alter von 43 Jahren an Tuberkulose mit kalten Abscessen.

Rössle teilte folgendes über eine Familie W. in Basel mit: Der Vater starb 1883 mit 43 Jahren an multipler Knochen- und chronischer indurierender Lungentuberkulose, sein ältester Sohn mit 20 Jahren im gleichen Jahr mit Wirbeltuberkulose, Amyloidose und schiefrig-indurierender Lungentuberkulose; eine 40 Jahre später an Fettherz und chronischer Endokarditis verstorbene 54jährige Tochter hatte Narben von Knie- und Fußgelenktuberkulose und einen früher wegen Ellenbogengelenktuberkulose amputierten rechten Arm. Ein zweiter Sohn starb 6 Jahre vor dieser Schwester an chronischer Lungentuberkulose und hatte keine Skelettuberkulose.

Diehl und v. Verschuer berichten über ein erbgleiches, am 12. 4. 13 geborenes, männliches Zwillingspaar (E. 465), von dem bei Paarling I im Mai 1925 (s. Abb. 29). bei Paarling II (Abb. 30) im April 1929 eine Calcaneustuberkulose festgestellt wurde. Bei Paarling I erkrankte der linkseitige, bei Paarling II der rechtseitige Calcaneus. Uehlinger und Künsch haben das Zwillingspaar bis ins Jahr 1936 verfolgen können. Bei Paarling II ist die Knochentuberkulose völlig, fast ohne Residuen ausgeheilt, bei Paarling I besteht noch eine gering sezernierende Fistel, die Ausheilung ist in vollem Gang.

2. **Lupus.** Simon und Syrkin berichten über 44 Fälle von familiärer Hauttuberkulose mit im ganzen 91 Kranken dieser Art: 3mal waren je 3 Familienmitglieder, 41mal je 2 Familienmitglieder Träger einer lupösen Hauterkrankung. 25mal handelte es sich um Geschwister, 14mal um Eltern und Kinder, 5mal nur um entferntere Verwandte. Alle erkrankten (2—3) Familienmitglieder hatten 27mal Lupus, 9mal 1 Familienmitglied Lupus, das andere Scrophuloderm, 6mal alle Scrophuloderma, 1mal beide Familienangehörige eine papulonekrotische Tuberkulose, 1mal bei dem einen Kranken eine Kombination Scrophuloderma und Lupus, beim anderen eine verruköse Hauttuberkulose. — Unter 25 im Luposorium beobachteten Fällen handelte es sich in 13 Fällen um ulceröse Lupusform bei allen Familienmitgliedern, in 5 Fällen um Lupus planus bei allen Familienmitgliedern, in

6 Fällen um eine Kombination des Lupus und in 1 Fall bei beiden Familienmitgliedern am Scrophuloderma. In 10 Fällen war nicht nur eine gleichartige Erkrankungsform, sondern auch eine gleichartige Lokalisation (9 Fälle Gesicht, 1 Fall Extremitäten) festzustellen. Die Tatsache, daß am Material der Verfasser eine gleichartige Erkrankungsform (20 Fälle

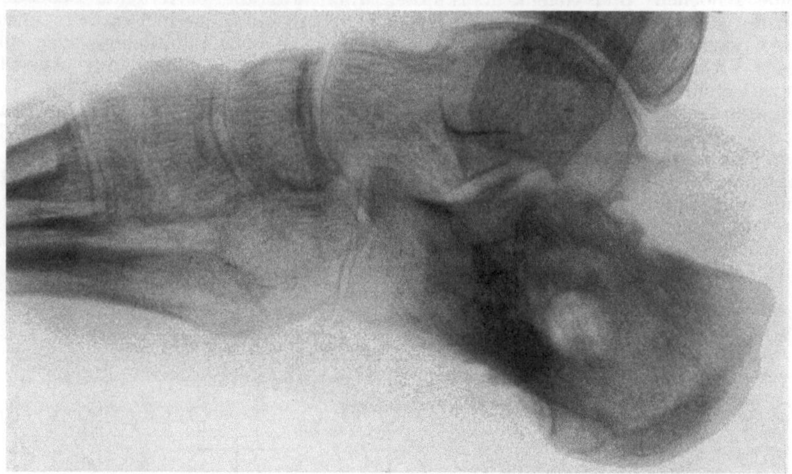

Abb. 29. E 465. Paarling I. Mai 1925. Linkseitige Calcaneustuberkulose.

unter 25), gleichartiger Verlauf, Lokalisation, Extensität, gleichartige Reaktion auf Tuberkulin, gleichartiges morphologisches Blutbild usw. nachgewiesen werden konnte, spricht zugunsten einer konstitutionellen biologischen Besonderheit als eines wichtigen Faktors in der Entstehung der familiären Hauttuberkulose.

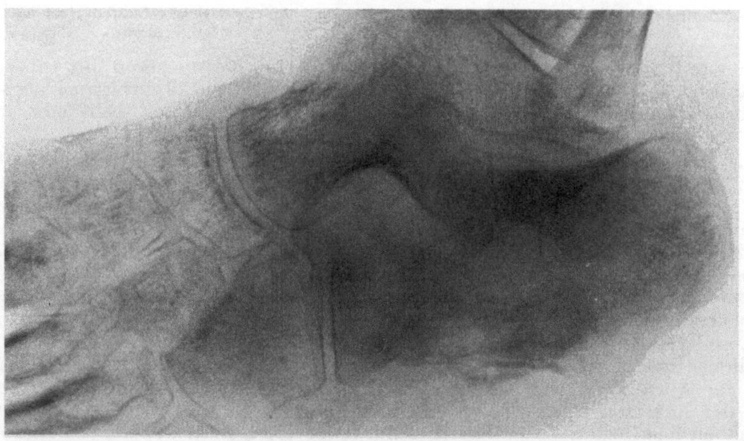

Abb. 30. E 465. Paarling II. April 1929. Rechtseitige Calcaneustuberkulose.

Brehmer berichtet über eine lupuskranke Mutter mit 5 Kindern, von denen 4 ebenfalls an Lupus litten, das 5. Kind an Lungentuberkulose zugrunde ging. Bei 2 dieser Lupuskinder befand sich der Krankheitsherd auf derselben Wange wie bei der Mutter.

Berghaus konnte, ausgehend von 227 Lupuskranken, bei 19 von ihnen in ihrer Familie ein weiteres oder mehrfaches Lupusvorkommen feststellen. Von seinen in seiner ersten Arbeit mitgeteilten Stammbäumen seien Stammbaum 4 (Abb. 31) und Stammbaum 121 (Abb. 32) hier wiedergegeben. Berghaus hielt sich auf Grund seiner noch nicht ganz abgeschlossenen Untersuchungen für berechtigt, auszusprechen, daß in etwa 10% der Sippen mit Lupusvorkommen mehr als eine solche Erkrankung nachgewiesen werden kann.

In der abschließenden großen Veröffentlichung von Berghaus kommt nicht direkt zum Ausdruck, ob diese Annahme von 10% sich wirklich als berechtigt erwiesen hat oder nicht. Man kann aber aus verschiedenen Zahlen berechnen, daß der Prozentsatz etwa derselbe geblieben ist. In seiner abschließenden Arbeit führt Berghaus 23 Sippen auf, mit insgesamt 460 Personen mit 63 Lungentuberkulose-, 67 Lupuserkrankungen oder Todesfällen, 2 Knochentuberkulosen und 8 Fällen sonstiger extrapulmonaler Tuberkulose. Die

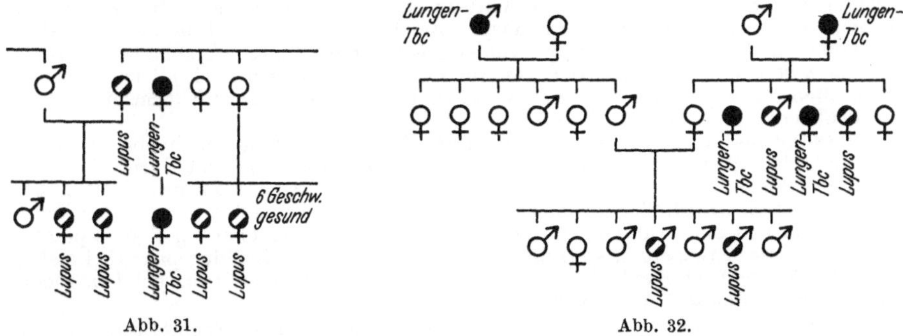

Abb. 31 und 32. Stammbaum mit mehrfachem Lupusvorkommen. (Modifiziert nach Berghaus.)

Häufung von Lupus in diesen Familien, wo doch das Lupusvorkommen noch seltener als dasjenige von Knochen- und Gelenktuberkulose ist, muß nach Berghaus auf eine erbliche Disposition zurückgeführt werden.

3. Erythema nodosum. Löffler hat kürzlich über eine Familie berichtet, bei der er eine gleichartige Reaktionslage des Hautorgans bei 7 Familienmitgliedern feststellen konnte. Mitte März 1933 erkrankt ein etwa 8 Jahre altes Kind (Nr. 1 des Stammbaums) (Abb. 33) dieser Familie hochfieberhaft, bei dem im Januar 1933 ein Erythema nodosum (E. n.) festgestellt worden war. Unter den Erscheinungen einer Miliartuberkulose, die auch autoptisch erhärtet wurde, ging das Kind ein. — Die deshalb nun durchgeführte Umgebungsuntersuchung ergibt, daß ein 9 Jahre altes Geschwister (Nr. 2 des Stammbaums) des verstorbenen Kindes ebenfalls im Januar 1933 ein E. n. ausgebildet hatte, klinisch besteht eine ausgedehnte perihiläre Infiltrierung links; die Tuberkulinhautprüfung ergibt leicht bullöse Papel. — Ein weiteres 6 Jahre altes Geschwister (Nr. 3 im Stammbaum) hatte ebenfalls ein E. n. im Januar 1933 und weist klinisch gleichfalls eine perihiläre Sekundärinfiltrierung links auf. Die Tuberkulinpapel ist stark bullös. — Ein weiteres, nicht ganz 6 Monate altes Geschwister (Nr. 4 im Stammbaum) leidet an einem mächtigen bipolaren Primärkomplex im rechten Unterfeld der Lunge. Ein E. n. besteht nicht; die Pirquet-Papel ist stark positiv. — Die Mutter der Kinder (Nr. 5), 30 Jahre alt, hatte im Januar 1933 ebenfalls ein E. n. und weist nun eine Infiltrierung im linken Mittelfeld auf. Pirquet bullös. — Eine Schwester der Mutter (Nr. 6 im Stammbaum) erkrankte im März 1933 an einem E. n. und die Untersuchung ergibt ein kleines, frisches, perihiläres Infiltrat links. — Eine weitere Schwester der Mutter (Nr. 9 im Stammbaum) weist bei der Erstuntersuchung ebenfalls ein E. n. auf. Sie hatte schon 1930 anläßlich eines Gelenkrheumatismus ein E. n. ausgebildet und 10 Jahre früher schon einmal an einem E. n. gelitten. — Ein Bruder der Mutter (Nr. 7 des Stammbaums) hatte im Alter von 8 Jahren erstmalig eine Pleuritis exsudativa; im März 1933 steht er wieder wegen einer Pleuritis exsudativa in Behandlung. Ein E. n. ist nicht nachweisbar. — Die Großmutter der Kinder mütterlicherseits (Nr. 10) hatte ebenfalls 1930 ein E. n. und ist jetzt gesund. — Der Vater der Kinder, 29 Jahre alt (Nr. 8 des Stammbaums) zeigt bei der Erstuntersuchung keinen krankhaften Befund, erkrankt aber im April 1934 an einer feuchten Rippenfellentzündung.

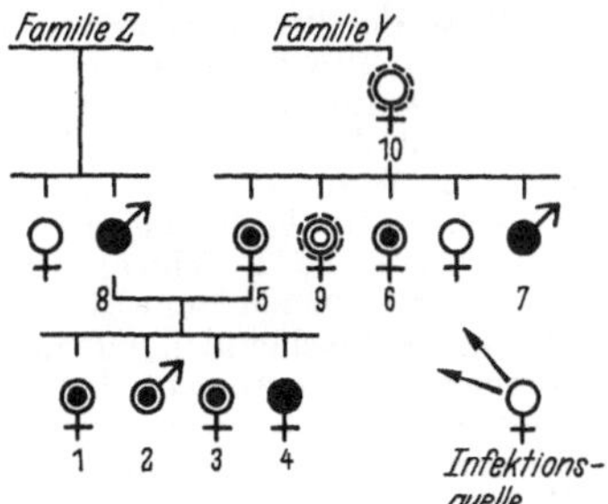

Abb. 33. Stammbaum mit gehäuftem Vorkommen von Erythema nodosum. (Nach Löffler.)

○ Keine Tuberkulose
● Tuberkulose
◎ Erythema nodosum gegenwärtig
◌ Erythema nodosum früher

Es ergibt sich also, daß nicht weniger als 7 Personen dieser Familie, davon 6 Anfang 1933, an einem E. n. erkrankten, während bei einem dieser 6 Personen und bei der Großmutter der Kinder mütterlicherseits ein E. n. schon in früheren Jahren bestanden hatte.

Die weitere Umgebungsuntersuchung ergab, daß am 17. 11. 32 ein Hausmädchen in die Familie eingetreten war, das eine doppelseitige offene schwere Lungentuberkulose hatte. 45 Tage nach dem Eintritt dieses Mädchens waren 5 Glieder der Familie, darunter 4 an E. n. — unter dem Einfluß der tuberkulösen Infektion — erkrankt. Die Neigung zur Ausbildung von E. n. in dieser Familie wird durch das Auftreten dieser Hauterscheinung schon mehrere Jahre vorher bei einer Schwester der Mutter unter dem Einfluß eines Gelenkrheumatismus und bei der Mutter der Kinder aus nicht bekannter Ursache heraus belegt.

H. KOCH berichtet über gleichzeitiges Auftreten von E. n. bei nach allem erbgleichen 3 Jahre alten Drillingen mit positiver Tuberkulinhautprobe. Die Infektionsquelle ist in dieser Beobachtung nicht ganz klar.

UEHLINGER und KÜNSCH teilen unter ihrem Zwillingsgut folgende Beobachtung mit: Von einem erbgleichen weiblichen Zwillingspaar erkrankt Paarling I im Herbst 1933, $8^1/_2$-jährig, unter Fieber an einem Erythema nodosum an den Beinen. Pirquet stark positiv. Paarling II erkrankt 1934, $9^1/_2$ jährig, ebenfalls an einem Erythema nodosum an den Beinen. Das Erythema nodosum war bei Paarling II schwächer als bei Paarling I ausgeprägt.

STAMM konnte bei einem erbverschiedenen 15 Monate alten Zwillingspaar (bei gleicher Umwelt: Infektion durch Kinderfräulein) bei dem einen Paarling ein E. n., bei dem anderen einen Lychen scrofulosorum beobachten.

4. Lupus erythematodes. LEGOBBE teilt folgende Beobachtung mit: 3 miteinander verwandte Frauen aus einem Stamm, 23jährig, 23jährig und 70jährig, leiden an Lupus erythematodes. Die beiden jüngeren Frauen starben nach in mehrerer Hinsicht ähnlichem Krankheitsverlauf. Bei der einen von ihnen fand sich eine käsige Bronchialdrüsentuberkulose, während bei der anderen die histologische Untersuchung eine tuberkulöse Erkrankung nicht sicher stellen konnte. (Die Sektion ergab aber eine totale Obliteration der rechten Pleurahöhle.) Bei beiden waren aber Veränderungen nachweisbar, die mit ziemlicher Wahrscheinlichkeit ein Ausdruck abgelaufener tuberkulöser Prozesse waren. Auch der Vater und ein Bruder der Verstorbenen zeigen verdächtige Erscheinungen hinsichtlich eines Lupus erythematodes auf.

ABRAMOWITZ: Ein 18 Jahre altes Mädchen war bis vor 2 Jahren gesund. Es entwickelte sich dann eine pennystückgroße, scharf umschriebene, erhabene, rötlichbraune Veränderung in der Mitte der linken Wange: ein Lupus erythematodes. Ein Bruder dieses Mädchens, 35 Jahre alt, entwickelte an gleicher Stelle vor einem Jahr einen Lupus erythematodes. Der Bruder wurde mit Gold behandelt, darnach Verschlechterung des Befundes. Da die Schwester mit Wismuth sehr erfolgreich behandelt worden war, nun auch Behandlung des Bruders mit Wismuth. Hierauf die gleiche Besserung wie bei der Schwester.

HIRSCHBERGER berichtet ebenfalls über ein familiäres Vorkommen von Lupus erythematodes, und zwar bei 2 Schwestern, deren Mutter und deren Tante väterlicherseits. Auch bei einer verstorbenen Schwester der Mutter bestand nach den anamnestischen Angaben mit großer Wahrscheinlichkeit ein Erythematodes. Nach Ansicht des Verf. ist familiäres Vorkommen des Erythematodes durch die Annahme einer konstitutionsmäßig bedingten, vererbbaren, besonderen Reaktionsfähigkeit der Haut gegen eine Schädigung (Infektion mit Tuberkulose ?) zu erklären.

MASCHKILLEISSON und NERADOW: Bei 1500 Kranken mit Lupus erythematodes 8mal ein familiäres Vorkommen (17 Kranke). Sie haben also ein familiäres Vorkommen in etwa 1% der Fälle beobachten können. Nach ihrer Auffassung kann man nur in vereinzelten Fällen, wenn der Lupus erythematodes völlig gleich lokalisiert ist oder wenn er bei mehr als drei Familienmitgliedern vorkommt, von einer familiären Anlage sprechen. Sie konnten bei Bruder und Schwester einen Lupus erythematodes dissoides mit fast geometrisch übereinstimmender Lokalisation an der Nasenspitze beobachten. Ferner einen Lupus erythematodes bei 3 Brüdern.

An weiteren Beobachtungen über familiäres Vorkommen von Lupus erythematodes ist anzuführen: RONA (2 Schwestern), COHN (Bruder und Schwester), VEIEL (2 Schwestern; Vater und Tochter), TRUFFI (3 Schwestern), GRÜTZ (2 Brüder), LORTAT-JAKOB (2 Brüder), SIDLIK (2 Schwestern), BEEK (2 Brüder), PAUTRIER und ZORN (2 Brüder), JORDAN (2 Schwestern) und MICHELSON (Bruder und Schwester).

5. Morbus Addison. B. LANGE zitiert eine Beobachtung von FLEMING und MILLER, nach der eine Mutter an Addison litt, deren 4 Töchter ebenfalls an Morbus Addison erkrankten.

6. Augenkrankheiten. VOGT führt in seinen Gedanken zur organgebundenen hereditären Resistenzminderwertigkeit aus, daß er wiederholt Iridocyclitis vom gleichen skrofulösen Typus bei Geschwistern sah, ferner aber auch in 2 Generationen in ähnlichem Alter je an beiden Augen. In gleicher Weise Keratitis skrofulosa und Choroiditis, ebenfalls beiderseits. *Beispiele:* 1. Schleichende Iridocyclitis mit Präcipitaten und Knötchen bei Mutter

und Tochter: bei der Mutter im Alter von 30, bei der Tochter im Alter von 19 Jahren. 2. Dasselbe Leiden beiderseits bei Frau Gu., Mutter mit 40 Jahren, Tochter mit 30 Jahren. In beiden Fällen folgte Sekundärglaukom und Cataracta complicata. 3. Die Schwestern, Frau Ko. und Frau Scha., beiderseits im Klimakterium chronische Iridocyclitis mit Ps.-Knötchen und Präcipitaten über 10 Jahre lang verfolgt. 4. Dasselbe Leiden bei weiteren 2 Schwestern, die eine vor, die andere während des Klimakteriums erkrankend. 5. Bei zwei 55- und 60-jährigen Schwestern Präcipitate, Ps.-Knötchen, Exsudat durch über 10 Jahre. Bei beiden hat VOGT beiderseits seit 10 und 18 Jahren Complicata intrakapsulär extrahiert. 6. Bei Vater und Sohn (Vater 50 Jahre, Sohn 20 Jahre alt) dasselbe Leiden, noch einseitig. 7. Bei Mutter und Tochter beiderseits eine Iridocyclitis chronica, zum Teil proliferierend, zum Teil exsudativ kombiniert mit Phlebitis retinae, die im Laufe von Jahren zu Glaskörperblutungen, Netzhautablösungen mit beiderseitiger Erblindung bei Mutter und Tochter führten; bei beiden, Mutter und Tochter, Beginn mit 25—30 Jahren; die Tochter ist das einzige Kind der Mutter. — „Noch klarer sah ich solchen Erbgang bei eineiigen Zwillingen in 2 Paaren. In ähnlichem Alter erkrankten alle 4 Paarlinge an schwerer skrofulöser Keratitis, die auf allen 4 Augen typische Narben hinterließen. Dasselbe bei 2 nicht eineiigen Zwillingsschwestern. Bei einem dieser Zwillinge nur einseitig.“ — Nach VOGT liegt hier offenbar eine hereditäre, organisch gebundene Resistenzminderwertigkeit vor. „Gerade nur die Iris ist es, und zwar die beiderseitige Iris, die erkrankt, oder gerade nur die Hornhaut, und zwar die beiderseitige Hornhaut, oder im Falle von Iridocyclitis mit Periphlebitis retinae bei Mutter und Tochter sind es gerade nur Uvea und Retina, und zwar beider Seiten, die in gleicher Art erkranken. Offenbar besteht eine streng organgebundene Resistenzminderwertigkeit.“ Ausdrücklich betont VOGT am Schluß, daß gegen zufälliges Zusammentreffen der Veränderungen bei Blutsverwandten spricht: 1. die Seltenheit der betreffenden Leiden, 2. die Übereinstimmung sowohl in der Art des Organteiles als auch im Typus der Erkrankung, 3. die Übereinstimmung nach dem zeitlichen Auftreten und 4. die Beidseitigkeit.

7. Urogenitaltuberkulose. J. BAUER führt eine Beobachtung KRETSCHMERS an, bei der bei einem Zwillingspaar bei beiden Paarlingen im 14. Lebensjahr eine Nierentuberkulose auftrat (siehe unter hämatogenen Streuungsfamilien, hier besonders BERGHAUS).

8. Meningitis und Miliartuberkulose. ELIASBERG sah in einer Familie beide Kinder an Meningitis tuberculosa sterben. In einer anderen Familie gingen nacheinander bei Infektion durch den Vater 2 Kinder an Miliartuberkulose zugrunde, das eine als Säugling, das andere im Alter von 2 Jahren.

RÖSSLE erwähnt anläßlich einer Diskussionsbemerkung ein verschiedengeschlechtliches Zwillingspaar, von dem der weibliche Paarling im Alter von 10 Wochen, der männliche 16 Wochen alt, an tuberkulöser Basalmeningitis starben.

BERGHAUS fand in gewissen Familien eine besondere Häufung von tuberkulöser Hirnhautentzündung.

ICKERT und BENZE verzeichnen in ihren Stammbäumen 19 Fälle von Meningitis tuberculosa. Wenn man als „belastet“ nicht nur die Fälle bezeichnet, bei denen Eltern oder

Tabelle 4. Meningitis tuberculosa (der Arbeit von ICKERT und BENZE entnommen).

Stammbaum Nr.	Probanden Nr.	Alter	Andere Beobachtungen von hämatogener Aussaat in der blutsverwandten Sippe
1	6	4 Jahre	
4	10	5 „	3 Fälle von Knochen- und Gelenktuberkulose
	11	11 „	in verschiedenen Generationen
12	13	5 „	Poncet
16	Kind v. b	3 „	Beim Bruder Knochentuberkulose
18	7	14 Mon.	Bei Großvater Coxitis
19	7	6 „	Knochentuberkulose
	10	$1^1/_2$ Jahre	
20	Kind v. 12	$1^1/_2$ „	
	„ „ 9	4 „	
23	„ „ 13	4 „	Pleuritis exsudativa
24	„ „ 17	17 „	
	11	6 Mon.	
25a	Kind v. 22	5 Jahre	In der Sippe zahlreiche Fälle mit größeren
	7	5 „	hämatogenen Streuungen
33	7	7 Mon.	Knochentuberkulose
40	13	10 Jahre	
44	7	3 Mon.	
79	4c	$1^1/_2$ Jahre	

Geschwister an Tuberkulose erkrankt sind, sondern die Belastung auf die ganze blutsverwandte Sippe ausdehnt, so sind alle 19 Meningitiskranken belastet, keiner unbelastet. In den Stammbäumen 19, 20, 24 und 25a finden sich je 2 Meningitisbeobachtungen in blutsverwandter Sippschaft. Mit Ausnahme von 4 isolierten Meningitisbeobachtungen, finden sich in dem betreffenden Stammbaum bei der blutsverwandten Sippschaft des Betreffenden mehrfach Meningitis oder Meningitis mit anderen Streuungsformen (Knochen- und Gelenktuberkulose, Poncet, Augentuberkulose, Pleuritis exsudativa [s. Tabelle 4]). Es ist ferner bemerkenswert, daß sich die 19 Meningitisbeobachtungen auf nur 14 Stammbäume beschränken, während 65 weitere Stammbäume mit Tuberkulösen keine solche Beobachtung aufweisen.

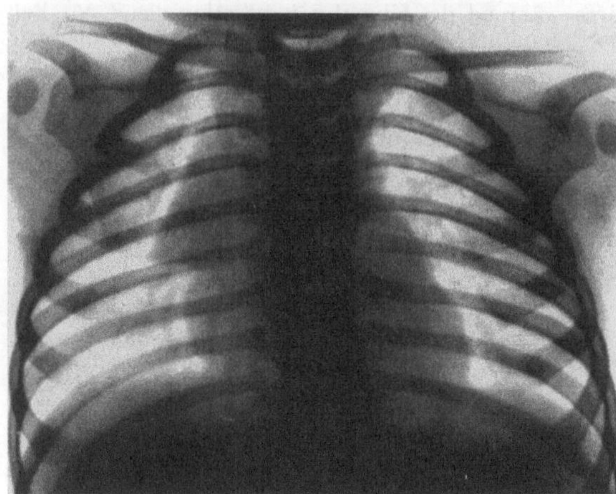

Abb. 34. Pleuritis mediastinalis bei dem älteren der beiden Geschwister (Abb. 35). (Nach BIRK.)

9. Pleuritis exsudativa. ALLESSANDRI berichtet über Familienuntersuchungen auf Grundlage anamnestischer Erhebungen bei 150 Kranken mit primärer Pleuritis exsudativa. Er fand bei 14 von ihnen ebenfalls eine Pleuritis exsudativa bei Vater oder Mutter, 8 mal Pleuritis bei Geschwistern, 3 mal bei Verwandten, also 25 mal mehrfaches Pleuritisvorkommen in der Familie = 16,6%. Bei seinen 150 Pleuritiskranken war 7 mal eine Meningitis tuberculosa bei Geschwistern = 4,66%, 1 mal Knochentuberkulose bei einem Geschwister = 0,66% beobachtet worden. Ferner bestand bei den näheren oder weiteren Verwandten der Pleuritiskranken 19 mal Lungentuberkulose. Er weist auf die Bedeutung konstitutioneller Faktoren bei der Pleuritisentstehung hin.

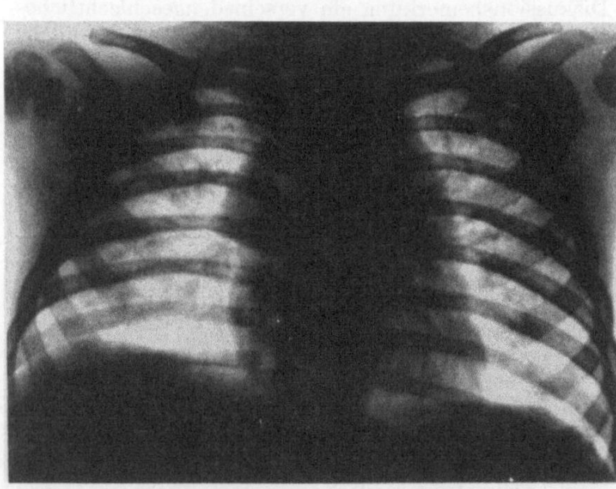

Abb. 35. Pleuritis mediastinalis bei dem jüngeren der beiden Geschwister (Abb. 34). (Nach BIRK.)

Eine eigenartige Beobachtung hat BIRK mitgeteilt. Bei einem 8 Monate alten Kind, das wegen Diphtheriegefährdung in die Klinik aufgenommen wurde, wird anläßlich einer leichten Temperaturerhöhung eine Pleuritis exsudativa mediastinalis röntgenologisch erhoben, die sich innerhalb von 20 Tagen resorbiert. 3 Jahre später wird bei einem später geborenen Geschwister im Alter von 9 Monaten anläßlich einer „Grippe“ der gleiche Befund einer Pleuritis mediastinalis superior erhoben (s. Abb. 34 und 35).

DIEHL und v. VERSCHUER konnten bei ihren erbgleichen kindlichen Zwillingspaaren bei einem Zwillingspaar eine linkseitige, röntgenologisch völlig gleich erscheinende Pleuritis exsudativa bei beiden Paarlingen beobachten. Eine dieser Beobachtung völlig entsprechende weitere Beobachtung ist ihnen inzwischen bekannt geworden: erbgleiche Knaben mit einer Pleuritis exsudativa rechts bei beiden Paarlingen.

10. Peritonitis tuberculosa. SCHOKKING berichtet über ein erbgleiches Zwillingspaar, bei dem bei beiden Paarlingen im Alter von 9 Jahren eine Peritonitis tuberculosa gefunden wurde.

11. Hämatogene Streuungsfamilien. ICKERT und BENZE weisen darauf hin, daß die hämatogene Ausbreitungsart der Tuberkulose sich nur in verhältnismäßig wenigen ihrer Familien manifestiert. In den anderen Stammbäumen ist es natürlich auch hin und wieder zu den üblichen, fast banal zu nennenden diskreten Streuherdchen gekommen, die sie unberücksichtigt lassen konnten. Sie sind geneigt, für die erstgenannten Sippschaften eine familiäre Disposition für das ungewöhnliche Haften hämatogener Streuungen anzunehmen. Diese Meinung wird erhärtet durch die Tatsache, daß größere und große hämatogene *Streuungen im kleinen Kreislauf* einige der blutsverwandten Sippen besonders auszeichnen; solche Stammbäume konnten sie 7mal beobachten. In Stammbaum 25a z. B. (Abb. 36) haben sie auf der Röntgenplatte ausgesprochene hämatogene Streuungen bei Nr. 2, 3, 5, 6 und 16, also bei Großmutter, Tochter und Enkeln nachgewiesen. Außerdem ist ein Kind von Nr. 22 und das Kind Nr. 7 an Meningitis tuberculosa verstorben.

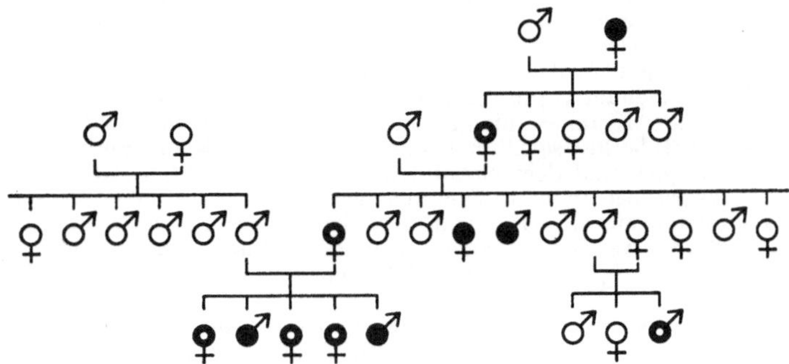

Abb. 36. Stammbaum mit mehrfachem Vorkommen hämatogener Streuungen. (Modifiziert nach ICKERT und BENZE. Stammbaum 25a.)

○ Keine Tuberkulose ● Tuberkulose ◉ Tuberkulose mit hämatogenen Streuherden.

In dieser Hinsicht beansprucht eine Familie, die REHBERG mitteilte, besonderes Interesse: Bei dem Vater besteht eine disseminierte fibröse Streuung in beide Lungen, bei einer Tochter eine Lungenstreuung und zugleich eine Bauchfelltuberkulose, bei einem Sohn eine Kniegelenktuberkulose, bei einem andern Sohn eine produktive Lungenstreuung, dasselbe bei einer weiteren Tochter; eine andere Tochter hat eine zarte Streuung in beide Spitzen und Oberlappen; ein weiterer Sohn eine linkseitige cirrhotische Spitzentuberkulose.

GSELL und UEHLINGER haben folgende Beobachtungen mitgeteilt: Großmutter mütterlicherseits tuberkulöse kalte Abscesse; Großvater väterlicherseits, 37jährig, an Lungentuberkulose gestorben; eine 23jährige Enkelin an Schädel-, Wirbel- und Peritoneal-Tuberkulose, ein 37jähriger Enkel an Morbus Addison mit Tuberkulose beider Nebennieren, Samenblasen und Nebenhoden gestorben. Mutter leidet an doppelseitiger Adnex-Tuberkulose.

UEHLINGER und KÜNSCH erhoben anläßlich ihrer Zwillingsuntersuchungen folgende Befunde: Vater und seine 2 Brüder sind alle an tertiärer Lungentuberkulose gestorben. 2 der 3 Kinder erkrankten an hämatogener Tuberkulose: das 1. stirbt mit $1^1/_2$ Jahren an tuberkulöser Meningitis, das 2. Kind, Paarling I von P 45, erkrankt mit 7 Jahren an tuberkulöser Coxitis.

BERGHAUS hat seinen Stammbäumen mit mehrfachem Vorkommen von Knochen- und Gelenktuberkulose einerseits und Lupus andererseits — in diesen Stammbäumen kommen *anderweitige* hämatogene periphere Virusabsiedlungen wie Knochentuberkulose und Lupus auch vor — noch 23 Stammbäume mit mehrfachem Vorkommen anderer Formen extrapulmonaler Tuberkulose und zwar sowohl derselben als auch verschiedenartiger Form hinzugefügt. Wir finden mit spezifischer Diagnose versehen in *Tafel 68:* Bruder und Schwester, 54 und 53jährig, Nierentuberkulose, Neffe, 42jährig, Kniegelenkstuberkulose. In *Tafel 69:* Vater, 64jährig, Nierentuberkulose, Sohn 66jährig, ebenfalls Nierentuberkulose. In *Tafel 70*: Mutter und Sohn Nierentuberkulose. In *Tafel 73:* Vater, 70jährig, Sohn, 77jährig, Halsdrüsentuberkulose. In *Tafel 74:* Dasselbe bei Mutter und Sohn. In *Tafel 87:* Bei 3 Geschwistern im Alter von 28, 26 und 15 Jahren Drüsentuberkulose, Drüsentuberkulose, Kniegelenktuberkulose. In *Tafel 83*: Von 8 Geschwistern leidet 1 an Lupus seit seinem 13. Lebensjahr, 1 an Knochentuberkulose (16jährig), 1 stirbt an Meningitis (4jährig). In *Tafel 86:* Onkel, 56jährig, Wirbelsäulentuberkulose, eine Nichte, 66jährig, Lupus, eine Nichte und ein Neffe an Meningitis, 15- bzw. 9jährig, gestorben. In *Tafel 88:* Arztfamilie in bester wirtschaftlicher Lage: in 2 Generationen Coxitis, Lupus und Leistendrüsentuberkulose im vorgeschrittenen Alter.

β) **Bemerkungen zu dem unter 1—11 angeführten Beobachtungsgut.** Ehe an eine Wertung des im Vorhergehenden angeführten Beobachtungsgutes herangetreten wird, noch einige *Vorbemerkungen.*

Zum Lupus. Über die Stellung des Lupus im allgemeinen Tuberkulosegeschehen gibt eine Durchprüfung der auch heute noch lesenswerten Arbeit von GROUVEN aus dem Jahre 1903 gute Aufschlüsse. In dieser Arbeit hat GROUVEN, teils aus klinischer, teils aus poliklinischer Beobachtung heraus, 762 Kranke mit Lupus und Scrofuloderma (letzteres zahlenmäßig weit in der Minderheit) bearbeitet. Ohne Wertung einfacher Lymphdrüsenschwellungen, die 242 mal vermerkt werden, ergeben sich folgende Zahlen: 116 dieser Kranken hatten selbst eine Knochentuberkulose oder eine Urogenitaltuberkulose (2 mal), oder eine Pleuritis exsudativa (2 mal), oder eine fistelnde oder schon abgeheilte fistelnde Halsdrüsentuberkulose (20 mal), oder ein zentrales tuberkulöses Augenleiden (3 mal) (nicht Maculae corneae usw.), oder sind an Meningitis tuberculosa (1 mal) oder an Miliartuberkulose (2 mal) verstorben. Also 15% der Kranken hatten eine *anderweitige hämatogene* Virusabsiedlung außer ihrem Lupus. Bei 11% ist das Bestehen oder die spätere Ausbildung einer Lungentuberkulose, bei weiteren 11% das Bestehen einer Lungenspitzenaffektion oder einer beginnenden Phthisis pulmonum vermerkt, bei weiteren 2% bestanden verdächtige Lungenerscheinungen. 36 dieser Kranken mit Hauttuberkulose hatten in ihrer Familie ein Vorkommen von Knochentuberkulose (29 mal) oder von Meningitis tuberculosa (7 mal). Also 4,7% von den 762 Lupus- und Scrofulodermakranken entstammten *Familien mit hämatogenen Virusabsiedlungen* bei anderen Familienangehörigen. 21 dieser 762 Kranken mit Hauttuberkulose zeigten ein weiteres, zum Teil mehrfaches Lupusvorkommen bei ihren Angehörigen = in 2,8%. Auf Grund dieser Zahlen ist der Lupus als mit dem Ausstreuungsstadium der Tuberkulose irgendwie verknüpft gekennzeichnet, eine Auffassung, die auch PLIENINGER vertritt.

Zur Ergänzung der weiter oben wiedergegebenen Zahlen hinsichtlich der Beziehung des Lupus zur Lungentuberkulose seien hier noch die Angaben von BRUNER und WASOWICZ wiedergegeben: 120 Kranke mit Lupus vulgaris wiesen in 58% keine oder nur zweifelhafte, in 36% vernarbte und in 6% aktive tuberkulöse Lungenveränderungen auf. Von BOTT wurden 427 Lupöse röntgenologisch untersucht: Es ergaben sich in 3,74% exsudativ kavernöse offene Lungentuberkulosen, in 7,75% prod. cirrhotische aktive Lungentuberkulosen, in 22,9% inaktiv cirrhotische Lungenveränderungen. Weitere 26,02% der Untersuchten boten Primäraffekte, Kalk und Streifen am Hilus. Pleuraveränderungen, Interlobärschwarten. 168 Kranke = etwa 40% wiesen keinerlei Lungenveränderung auf. BOTT fand ferner bei 525 Lupösen 36 mal Knochentuberkulose, 127 mal Drüsentuberkulose, 5 mal tuberkulöse Augenerkrankungen. MAYR fand bei 818 Lupösen in 75,62% Lungenveränderungen, davon in 5,95% aktive Lungentuberkulosen. Weit über 50% der Lupusmanifestationen sind nach ihm hämatogen entstanden. Im übrigen ist nach ZIELER und HÄMEL die Beteiligung der Haut an der allgemeinen Tuberkulose des Körpers verhältnismäßig selten. Nach NAEGELI liegt das Wesen der Disposition für Hautkrankheiten in erster Linie in „strukturellen, physikalischen und chemischen Eigentümlichkeiten des Terrains, mit dem das krankmachende Agens in Beziehung tritt.“

Zum Erythema nodosum. Das Erythema nodosum (E. n.) wird in den nordischen Ländern bei Tuberkulose weit häufiger beobachtet als in Deutschland. REDEKER hat in seinem Lissaboner Referat ausgeführt, daß in Deutschland das E. n. bei der primären Erwachsenentuberkulose kaum jemals gesehen wird, daß es aber auch bei den primären Kindertuberkulosen relativ selten ist. Das E. n. ist aber trotzdem als eine häufig mit dem Tuberkulosegeschehen verknüpfte Erscheinung anzusehen. UVSTEDT und JOHANNSSEN sahen bei 288 Fällen von E. n. in 9,5% pleuritische Erscheinungen und in 10,3% andere tuberkulöse Veränderungen während des ersten Jahres nach dem Ausbruch des E. n. entstehen. ECKERSTRÖM schätzt die Zahl der E. n.-Fälle, die eine tödliche Tuberkulose nach sich ziehen, auf 14%; die Zahl ist zwischen 21—30 Jahren noch höher. Nach OPITZ finden sich bei Trägern von E. n. in 42% Tuberkelbacillen in der Magenspülflüssigkeit, Zahlen, die bei Berücksichtigung der Untersuchungen von ARMAND-DELILLE und KERAMBRUN eine deutliche Sprache reden. Diese beiden Autoren fanden bei 586 Kindern, die keine tuberkulösen Lungenveränderungen aufwiesen, nur 3 mal ein positives Ergebnis bei Untersuchung des Mageninhaltes. Nach GOEBEL und SCHUHARDT ist das E. n. nicht einfach als das „Exanthem der Tuberkulose“, welches bei jedem Tuberkulosefall in Erscheinung tritt, anzusehen. Es muß außer der tuberkulösen Infektion noch ein begünstigendes Moment gegeben sein, wenn das E. n. entstehen soll. Die Autoren führen hier an: 1. eine konstitutionelle Abwehrschwäche, 2. eine endogene Störung der Abwehrkräfte (hormonaler Zyklus, jahreszeitliche Erhöhung der Reaktionsbereitschaft) und 3. exogene Störung der Abwehrkräfte (Infektionskrankheiten, Tuberkulingaben usw.).

Zum Lupus erythematodes. Für den Lupus erythematodes hat man vielfach ursächliche Beziehungen zur Tuberkulose angenommen. Das ist vor allem deshalb geschehen, weil sehr häufig ein gleichzeitiges Vorkommen mit Tuberkulose innerer Organe beobachtet wurde. Nach den Forschungen der letzten Jahre kommen nur für vereinzelte Krankheitsfälle von Lupus erythematodes vielleicht Tuberkelbacillen als Erreger in Betracht. Bei seiner Entstehung spielen verschiedene Infektionen eine Rolle (ZIELER und HÄMEL).

Zum Morbus Addison. Nach WEITZ hat man die ADDISONsche Krankheit in familiärer Häufung beobachtet. TSCHIRKOFF sah sie bei Schwester und Bruder. FAHR und REICHE beschrieben sie bei 3 Brüdern unter 23 Geschwistern, MEDREI bei Schwester und Bruder. Wo eine Autopsie gemacht worden war, fand man stets eine hochgradige Atrophie der Nebennieren (bei 2 Brüdern von FAHR und REICHE und einem Fall von MEDREI). Es scheint darnach so, als ob jene recht seltene Form des Addison, dem nicht eine tuberkulöse oder carcinomatöse Zerstörung der Nebennieren zugrunde liegt, erblich sei. Diese Tatsachen lassen es als unwahrscheinlich erscheinen, daß es sich bei der von B. LANGE zitierten Beobachtung von FLEMING und MILLER um einen tuberkulösen Addison gehandelt hat. Nach WEITZ haben FLEMING und MILLER eine 28jährige Frau mit typischem Addison beschrieben, deren 4 Kinder, 3 Töchter und 1 Sohn, im Alter von 2—4 Jahren eine für Addison sprechende Hautverfärbung bekamen und die zur Zeit auch verdächtige Allgemeinsymptome hatten.

Zur Pleuritis exsudativa. Die primäre isolierte Pleuritis exsudativa wird häufig in der Anamnese von an extrapulmonalen Tuberkulosen Erkrankten gefunden. Sie ist zur Gruppe der auf dem Blutwege erfolgten Virusabsiedlungen zu rechnen.

γ) Besprechung des angeführten Beobachtungsgutes. Das Beobachtungsgut, das Verfasser im Vorhergehenden zusammenstellen konnte, ist, im ganzen gesehen, recht groß, für die einzelnen Untergruppen zweifellos aber zum Teil noch ergänzungsbedürftig. Die kürzlich erschienenen mühevollen Arbeiten von BERGHAUS haben aber, insbesondere für die Knochen- und Gelenktuberkulose und Lupus, eine beträchtliche Ausweitung des bisherigen Materials gebracht. Bei der Erörterung der vorliegenden Frage, wieweit auf Grund des gesammelten Materials erbliche organ-lokaldispositionelle und pathogenetische Momente bei der Gestaltung der Tuberkulose außerhalb der Lunge heute angenommen werden können, geben die BERGHAUSschen Untersuchungen am besten den Ausgangspunkt.

Während BERGHAUS in seiner vorläufigen Mitteilung äußerte, daß er, ausgehend von 182 Trägern einer Knochen- bzw. Gelenktuberkulose, 19mal noch ein anderweitiges, zum Teil mehr als 2faches Vorkommen dieser Herdbildung in der dem Knochentuberkulösen zugehörigen Familie fand, geht aus seiner eben erst erschienenen endgültigen Arbeit hervor, daß er, ausgehend von 217 Knochen- und Gelenktuberkulösen, 34 Sippen mit mehrfachem Vorkommen von Skeletherden mitteilen kann. Während also ein familiär gehäuftes Vorkommen von Knochen- und Gelenktuberkulose bisher nur in etwa 10% zu bestehen schien, ist bei weiterer Bearbeitung des Materials fast eine Verdoppelung des Prozentsatzes ihm möglich gewesen: 16%. — Beim Lupus fand BERGHAUS den anfänglich angegebenen Prozentsatz von 10 bestätigt: Ausgehend von 228 Lupösen fand er 23mal ein mehrfaches Lupusvorkommen in der betreffenden Sippe. Mit 10% hat aber BERGHAUS den aus der Arbeit von GROUVEN zu errechnenden Hundertsatz von 2,8% beträchtlich überschritten.

Angesichts der Tatsache, daß Knochen- und Gelenktuberkulose, und insbesondere Lupus verhältnismäßig seltene Manifestierungen der Tuberkulose sind, ist ihr so häufiges mehrfaches Vorkommen in den betreffenden Familien sehr bemerkenswert. Es liegt nahe, und BERGHAUS zieht diesen Schluß, eine besondere Disposition auf erblicher Grundlage für diese Häufung verantwortlich zu machen. BERGHAUS geht noch weiter. Die solange umstrittene Frage der Existenz einer erblichen Disposition bei der Tuberkulose überhaupt ist nach ihm damit entschieden.

Ergänzende Zwillingsbeobachtungen fehlen nicht völlig, aber ihre Zahl ist noch gering. So konnten DIEHL und v. VERSCHUER einen Fall von Calcaneus-Tuberkulose bei den beiden Paarlingen eines erbgleichen Zwillingspaares mitteilen (s. Abb. 29 u. 30). KRETSCHMER berichtete über Nierentuberkulose,

SCHOKKING über Peritonitis tuberculosa und DIEHL und v. VERSCHUER über Pleuritis exsudativa bei den beiden Paarlingen erbgleicher Zwillingspaare. Das konkordante Auftreten einer Pleuritis exsudativa auf derselben Brustseite bei erbgleichen Paarlingen wurde von DIEHL und v. VERSCHUER bisher 2mal gesehen.

Diesen Beobachtungen kann von den erbverschiedenen Zwillingspaaren nur das Zwillingspaar P 54 von DIEHL und v. VERSCHUER mit einer Metakarpaltuberkulose bzw. Talustuberkulose bei den Paarlingen an die Seite gestellt werden. Diese Herdbildungen traten aber im frühen Kindesalter auf. Bei erbverschiedenen Zwillingspaaren mit älteren Individuen liegen bisher nur diskordante Beobachtungen vor.

Es ist trotzdem fraglich, ob man heute schon mit BERGHAUS annehmen muß, daß in den von ihm mitgeteilten Familien ein besonderes dispositionelles Moment zur Ausbildung von Skeletherden bzw. Lupus gegeben ist. Ist es doch auffallend, daß eine Sippe mit ausschließlicher Ausbildung von Skeletherden sich in den Tafeln von BERGHAUS nicht findet, daß vielmehr meist eine gleich große, oft aber noch eine größere Anzahl von Sippengliedern an Lungentuberkulose leiden bzw. verstorben sind, aber auch andere periphere Virusabsiedlungen sich hier und da finden. Dasselbe gilt auch für den Lupus, wenn auch hier die Verhältnisse klarer liegen. In einer ganzen Reihe von Familien herrscht der Lupus vor.

Trotz dieser Tatsachen kommt BERGHAUS zu einer, wie uns scheint, sehr wesentlichen Feststellung. BERGHAUS hat nämlich von Anfang an sich bemüht, nicht allein den Knochen- und Gelenktuberkulosen bzw. dem Lupus sein Augenmerk zuzuwenden, sondern auch den übrigen Manifestationen der Tuberkulose gerecht zu werden. Er hat nämlich nicht allein 217 Knochen- und Gelenktuberkulosen und 228 Lupusfälle zum Ausgang seiner Sippenforschung gemacht, sondern auch 117 sonstige extrapulmonale Tuberkulosen, und vor allem aber 227 Lungentuberkulöse zu Probanden genommen. Aber gerade der Vergleich zu den Lungentuberkulose-Familien hat ihn zu folgenden Ausführungen veranlaßt: „Es ist eine auffallende Erscheinung, daß so außerordentlich selten ein häufigeres Vorkommen der Knochentuberkulose in den Sippen der Lungentuberkulose angetroffen wird, ganz besonders ist dies beim Lupus zu verzeichnen. Aber auch bei allen anderen Formen der extrapulmonalen Tuberkulose ist dies nicht zu verkennen. Es scheint zwischen Lupus und Knochentuberkulose einerseits und der Lungentuberkulose andererseits ein gewisser Antagonismus zu bestehen derart, daß Familien mit viel Lungentuberkulose weniger unter anderen Formen zu leiden haben, wenngleich in der Regel eine Lungentuberkulose oder eine Meningitis den Schlußstrich unter die extrapulmonale Tuberkulose zu setzen pflegt.“ Wenn BERGHAUS dann aber fortfährt: „Solche Fälle, die gewöhnlich erst nach längerer Krankheit und Zermürbung jeder Widerstandskraft aufzutreten pflegen, scheinen mir wohl am besten zu beweisen, daß die Lungentuberkulose hierbei nicht noch auf eine Disposition zurückzuführen sei, hingegen die der Knochendisposition durchaus als gegeben möglich ist“, so ist ihm hier schwieriger zu folgen. Liegt es nicht näher, das Auftreten von Lungentuberkulosen — es gibt ja auch hämatogene Lungentuberkulosen — oder Meningitis in Einklang mit der Tatsache der Ausbildung metastatischer Knochenherde, als einem übergeordneten Prinzip folgend, zu bringen, als unbeirrt an der Existenz einer besonderen isoliert dem Knochensystem eigenen Disposition hängen zu bleiben. Gerade die von BERGHAUS mitgeteilten Sippen mit mehrfachem Vorkommen anderer Formen extrapulmonaler Tuberkulose und zwar derselben als auch verschiedenartiger Form reden eine besonders eindringliche Sprache. Es will uns scheinen, als wenn die Sippen der Knochentuberkulose und die Lupussippen nur eine besondere Variante im Rahmen des übergeordneten Begriffs eines *ungewöhnlichen Haftens hämatogener Streuungen* in bestimmten Familien, wie ICKERT und BENZE andeuteten, darstellen.

Es ist bekannt, daß, im Gegensatz zu ICKERT und BENZE, RÖSSLE sich nicht davon überzeugen kann, daß es eine familiäre Neigung zur Häufung hämatogener Streuungen der Tuberkulose gibt. RÖSSLE gründet seine Auffassung darauf, daß er nur *ausnahmsweise* eine Übereinstimmung des Sitzes der chronischen Tuberkulose in Organen (außerhalb der Lunge) bei Blutsverwandten gesehen habe. Wesentlich erscheint aber, daß er sie ebenso wie NAEGELI, ALESSANDRI, REHBERG, GROUVEN, SIMON und SYRKING, BREHMER, GSELL und UEHLINGER und nun in so großer Zahl BERGHAUS gesehen hat.

Es ist auch bekannt, daß UEHLINGER und KÜNSCH auf Grund der interessanten Arbeiten von GSELL und UEHLINGER die Auffassung vertreten, daß sowohl die hämatogene Weiterentwicklung der Tuberkulose im menschlichen Körper, als auch die Metastasenlokalisation vorwiegend altersbedingt ist. Die Untersuchungen von GSELL und UEHLINGER haben das schöne Ergebnis gezeigt, daß das Lebensalter als solches nicht allein auf die isolierte bronchogene Lungentuberkulose, sondern auch auf das hämatogene Geschehen bei der Tuberkulose einen Einfluß insofern ausübt, als in gewissen Lebensaltern gewisse Organe oder Organsysteme für tuberkulöse Virusabsiedlungen nicht oder bevorzugt in Frage kommen. Die Feststellung aber, daß Erstinfekte, ganz unabhängig von der genotypischen Konstitution, bei Kindern und Jugendlichen besonders zur hämatogenen Metastasierung neigen und somit eine gewisse Übereinstimmung zu erwarten ist, berührt diese Frage doch nur sehr locker. Wir kennen in diesen Altersperioden die Ausbildung isolierter Phthisen keineswegs so selten, daß diese Tatsache übergangen werden könnte. Des weiteren aber gehören zahlreiche der von BERGHAUS angeführten Personen nicht diesem Lebenalter an, noch lassen sich ihre peripheren Herdbildungen im späteren Alter stets als Residuen aus diesen frühen Lebensperioden kennzeichnen. Wir kennen, GSELL und UEHLINGER übrigens auch, sehr wohl die im späteren Leben sich entwickelnden hämatogenen Virusabsiedlungen.

Die Annahme, daß es in der Tat Familien mit einem ungewöhnlichen Haften hämatogener Metastasen gibt, erfährt eine wesentliche Stütze durch die Zwillingsforschung. Wir denken hier weniger an die Tatsache, daß bei erbgleichen Paarlingen, wie weiter oben angeführt wurde, sich gleiche hämatogene Absiedlungen in gleichen Organen oder Organsystemen entwickeln können, sondern vielmehr an die Entwicklungstendenz des Tuberkulosegeschehens, an die Pathogenese überhaupt.

Man mag über die RANKEsche Lehre denken wie man will, eins hat sie uns eindringlich vermittelt: 1. das Bild der isolierten, sich nur intracanaliculär ausbreitenden Phthise, der also die Ausbreitung auf dem Blutwege versagt ist, und 2. das Bild jenes Tuberkulosegeschehen, dem der hämatogene und lymphogene Ausbreitungsweg mehr oder weniger hemmungslos offen steht. Daß diese beiden Typen in schärfster Ausprägung, wenn auch in einer Minderzahl, tatsächlich zur Beobachtung kommen, das haben die Untersuchungen von SCHÜRMANN gezeigt. Wenn wir von einer pathogenetischen Wertung des Tuberkulosegeschehens sprechen, meinen wir also letztlich eine Wertung nach diesen beiden Gesichtspunkten.

DIEHL und v. VERSCHUER haben sowohl in ihrer ersten als auch besonders in ihrer zweiten Monographie über Zwillingstuberkulose eindringlich darauf hingewiesen, daß sich bei *erbgleichen* Zwillingspaaren eine Beobachtung, die ein nicht gleiches pathogenetisches Erscheinungsbild der Tuberkulose aufzeigte, *nicht* nachweisen ließ. Diese These läßt sich, soweit die mitgeteilten Unterlagen hier einen Vergleich zulassen, auch auf die von anderen Autoren mitgeteilten Zwillingsbeobachtungen ausdehnen.

Von den Zwillingsbeobachtungen von UEHLINGER und KÜNSCH kämen hier die Paare EZ 6, EZ 27 und EZ 2 in Betracht. Alle Paarlinge dieser Zwillingspaare sind Träger postprimärer ausgeprägter tuberkulöser Veränderungen. — Bei EZ 6 besteht bei beiden Paarlingen eine Calcaneustuberkulose, die Pathogenese ist also bei den Paarlingen als gleich zu setzen. (Dieses Paar war schon DIEHL und v. VERSCHUER bekannt.) — Bei EZ 27 wird eine pathogenetische Wertung insofern erschwert, als nur bei Paarling I eine aktive Phase des tuberkulösen Geschehens erfaßt worden ist, während bei Paarling II nur ein Endzustandsbild vorliegt: zahlreiche kalkdichte Herdschatten in beiden Lungen, rechts mehr als links. Aus welchem Geschehen heraus sich diese Kalkherde entwickelt haben, ist mit Sicherheit nicht zu sagen. Bei Paarling I sind, nach Rückbildung der Kaverne im rechten Oberlappen, Kalkherde auf der von UEHLINGER und KÜNSCH wiedergegebenen Abbildung mit Sicherheit nicht zu sehen, es bestehen aber ausgedehnte Narbenfelder; die Endzustandsbilder der Paarlinge sind einander sehr ähnlich. — Bei EZ 2 ist die Pathogenese des tuberkulösen Geschehens bei den Paarlingen gleichzusetzen. Hieran ändert die Tatsache nichts, daß die Akuität der Tuberkulose bei den Paarlingen nicht übereinstimmt. Mit Recht haben UEHLINGER und KÜNSCH zur Erklärung dieses Unterschiedes das verschiedene Alter der Paarlinge herangezogen: Paarling I erkrankte als Jugendlicher mit 17 Jahren, Paarling II als Erwachsener mit 28 Jahren.

GRAUBNER hat eine Zwillingsbeobachtung mitgeteilt, die auf den ersten Blick der weiter oben aufgestellten These zu widersprechen scheint.

Bei als wahrscheinlich erbgleich bezeichneten erwachsenen Paarlingen (die Ähnlichkeit der Paarlinge ist, wie die beigegebenen guten Photographien zeigen, sehr auffallend) entwickelt sich im Abstand von 5 Monaten bei beiden ein rechtseitiger Oberlappenprozeß mit Kavernenbildung. Während bei dem ersten Paarling eine spontane Heilung des kavernösen Prozesses erfolgte, wurde bei dem später erkrankten Paarling eine Pneumothoraxbehandlung rechts eingeleitet. Die Pneumothoraxtherapie wurde durch eine generalisierte Miliartuberkulose unterbrochen, der der Kranke erlag.

Es entwickelt sich also bei den Paarlingen dieses Zwillingspaares in einem Abstand von 5 Monaten ein rechtseitiger kavernöser Oberlappenprozeß, die Befunde sind einander ähnlich. Während nun aber bei dem ersten der Paarlinge die Kaverne spontan sich zurückbildet und damit das tuberkulöse Geschehen zur Ruhe kommt, wird bei dem zweiten Paarling ein Pneumothorax angelegt, und während dieser Behandlung erfolgt die miliare Ausschüttung, die den Tod des Kranken herbeiführt. Die anfängliche Übereinstimmung im Tuberkulosegeschehen wird durch diesen verschiedenen Ausgang und Verlauf des Krankheitsgeschehens anscheinend praktisch aufgehoben. Es liegt aber, wie DIEHL schon vor Jahren zeigen konnte, der Tatsache einer Kavernenheilung und dem Auftreten einer Miliartuberkulose oder eines sonstigen peripheren Herdes oder einer Sekundärinfiltrierung usw. ein gemeinsamer Faktor zugrunde, jener Faktor nämlich, den RANKE mit dem Begriff der sekundär-allergischen Reaktionsweise umfaßte. Während für RANKE aber dieser Begriff ein ausschließlich immunbiologischer war, ist er für DIEHL und andere vorwiegend ein konstitutioneller. Diese von GRAUBNER mitgeteilte Beobachtung an erbgleichen Zwillingen unterstreicht die letztere Auffassung. So gilt auch für dieses Zwillingspaar die obige These, daß sich bei erbgleichen Zwillingspaaren eine Beobachtung, die ein nicht gleiches pathogenetisches Erscheinungsbild der Tuberkulose aufzeigt, nicht nachweisen läßt.

Es ist ein wesentlicher Befund, daß sich, im Gegensatz zu den erbgleichen Zwillingspaaren, bei erbverschiedenen Zwillingspaaren mit postprimären tuberkulösen Veränderungen bei beiden Paarlingen — die Zahl dieser Zwillingspaare ist, wie oben schon angeführt wurde, nicht groß — sich ein pathogenetisch verschiedenes Verhalten der Paarlinge nachweisen läßt. DIEHL und v. VERSCHUER konnten bei ihrem Zwillingsgut sogar mehrfach einen solchen Unterschied in der Pathogenese feststellen. Einige Beispiele:

P. 71. Der eine Paarling erkrankt an einem rechtseitigen eingeschmolzenen Frühinfiltrat, der andere an einer Caries einer Rippe.

Z. 200. Der eine Paarling geht an einer schweren Lungen- und Darmtuberkulose zugrunde, bei dem andern Paarling besteht eine abgeheilte hämatogene Streuung im rechten Oberlappen, ferner mußte eine Niere wegen Tuberkulose entfernt werden.

P. 40. Der eine Paarling geht an einer nach allem hämatogen entstandenen kavernösen Lungentuberkulose ein, bei dem andern Paarling besteht eine schwere kavernöse, doppelseitige, bronchogene Phthise.

Besonders sinnfällig ist folgende Beobachtung: Z. 33 F. Am 19. 3. 13 geborene, gleichgeschlechtliche, erbverschiedene Paarlinge, von denen der eine im Spätsommer 1933 an Lungenbluten erkrankt. Im Frühjahr 1934 besteht eine offene produktive Tuberkulose des rechten Oberlappens mit in der Spitze gelegener kleinapfelgroßer Kaverne und produktiven Herden im rechten Mittel- und Unterlappen; Zustand nach metapneumonischem Empyem mit Rippenresektion rechts (Abb. 37). Im Juni 1935 wird bei dem anderen Paarling eine tumorige Bronchialdrüsentuberkulose rechts, kalkdichte Drüsenherde am linken Hilus erhoben (Abb. 38).

Aus dem Zwillingsbeobachtungsgut von UEHLINGER und KÜNSCH ist hier das erbverschiedene erwachsene Zwillingspaar ZZ 21 anzuführen: Bei Paarling I ein infraclaviculäres rechtseitiges Frühinfiltrat, bei Paarling II SIMONsche Gruppenmetastasen mit Kuppenschwielen in beiden Lungenspitzen.

Es kann somit auf Grund der vorliegenden Zwillingsbeobachtungen festgestellt werden, daß auf die Art der Weiterentwicklung der Tuberkulose im

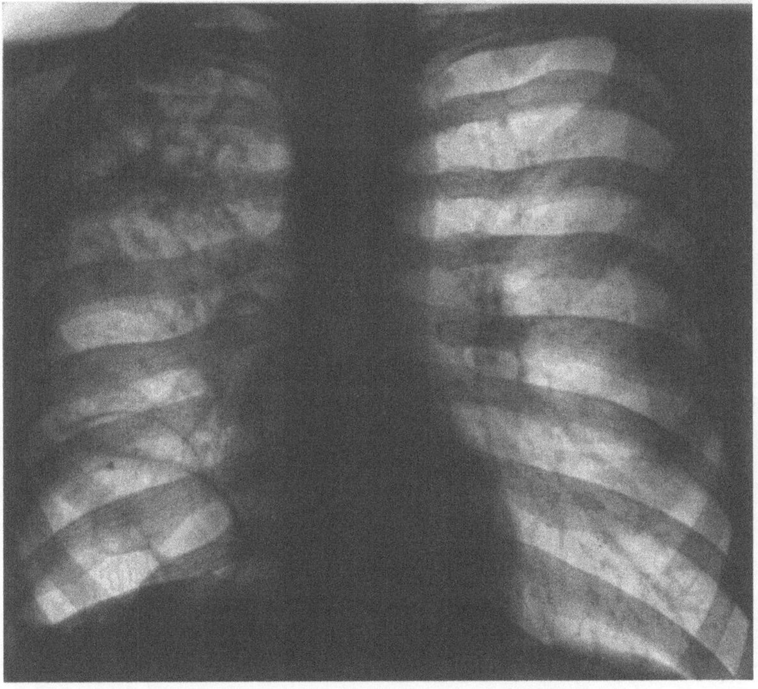

Abb. 37. Z 33 F. Paarling I. 25. Juni 1935. Kavernöse Phthise des rechten Oberlappens mit produktiver Streuung im rechten Unterlappen. Zustand nach metapneumonischem Empyem rechts.

menschlichen Körper im Rahmen der postprimären Phase irgendwelche erbliche Faktoren einen Einfluß ausüben müssen. Dieses Ergebnis unterstreicht aber zweifellos die These von dem ungewöhnlichen Haften hämatogener Metastasen in bestimmten Familien, wie sie von ICKERT und BENZE aufgestellt worden ist und die durch die Untersuchungen von BERGHAUS eine so wesentliche Stütze erfahren hat. Ob allerdings die Auffassung von BERGHAUS richtig ist, daß in den Familien mit mehrfachem Vorkommen von Knochen- und Gelenktuberkulose oder Lupus eine besondere erbliche Disposition dieser Organe bzw. Organsysteme vorliegt, muß die weitere Forschung ergeben (vgl. auch hier die Ausführungen auf S. 142). Es wurde schon weiter vorne darauf hingewiesen, daß weniger für die Knochen- und Gelenktuberkulose als gerade für den Lupus die familiäre Häufung und das hier und da fast ausschließliche Vorkommen dieser Tuberkuloseform überraschend ist. BERGHAUS hebt in seinen Schlußfolgerungen ausdrücklich hervor, daß in den Familien der Knochen- und Gelenktuberkulose und des Lupus, aber auch anderweitiger peripherer Herdbildungen, nicht allein das Moment des mehrfachen Vorkommens dieser Herdbildungen das Eindrucksvolle ist, sondern daß in diesen Sippen nicht selten sogar der Sitz des Erkrankungsherdes im Rahmen des jeweiligen Organsystems bei mehreren Sippengliedern derselbe war. Man vergleiche hier die Beobachtungen von BREHMER (S. 134) und VOGT (S. 136). Man wird diesen Tatsachen weitere Aufmerksamkeit schenken müssen. Erbbiologisch gesehen, erscheint es aber zweckmäßig, gegenüber einer zu großen Aufteilung des erblichen Dispositionsbegriffes der Tuberkulose Zurückhaltung zu wahren.

Mit unseren bisherigen Vorstellungen, die uns besonders KLARE vermittelt hat, ist die von verschiedenen Autoren geschilderte Gleichartigkeit der

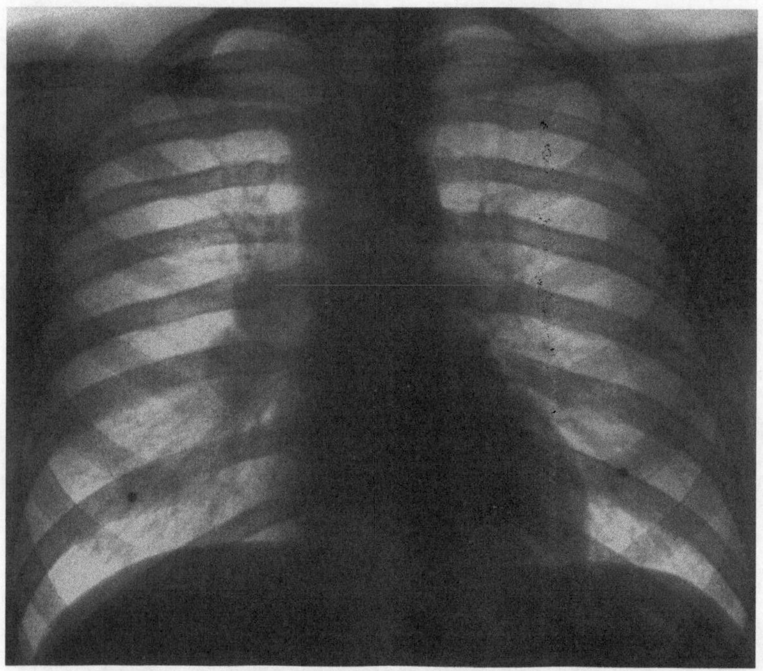

Abb. 38. Z 33 F. Paarling II. 25. Juni 1935. Tumorige Bronchialdrüsentuberkulose rechts, kalkdichte Drüsenherde am linken Hilus.

Reaktionsweise auf das tuberkulöse Virus bei mehreren Gliedern einer Familie besser in Einklang zu bringen, als gerade die Annahme so extrem lokaldispositioneller Gegebenheiten.

Hier sind vor allem die Untersuchungen von SIMON und SYRKIN zu nennen: Unter 25 im Luposorium beobachteten Fällen von mehrfachem Lupusvorkommen in einer Familie handelte es sich 13mal um eine ulceröse Lupusform bei allen Familiengliedern, 5mal um Lupus planus bei allen lupösen Familiengliedern, 6mal um eine Kombination des Lupus und 1mal um Scrofuloderma bei den beiden hauttuberkulösen Familienmitgliedern. Verfasser geben für 20 dieser 25 Familien eine Gleichartigkeit der lupösen Veränderungen an. Auch hinsichtlich Verlauf, Extensität und Gleichartigkeit der Reaktion auf Tuberkulin wurden auffallende Übereinstimmungen bei den lupösen Familienmitgliedern gefunden. Auch die Beobachtung von LÖFFLER ist ungemein instruktiv: In einer Familie, in welcher bei der Großmutter mütterlicherseits und bei einer Schwester der Mutter schon früher ein Erythema nodosum aufgetreten war (bei der Schwester der Mutter sogar 2mal, 1mal anläßlich eines Gelenkrheumatismus), entstand unter der Wirkung einer massiven tuberkulösen Infektion durch ein tuberkulöses Hausmädchen bei 6 Familiengliedern (3 Kindern, Enkel der Großmutter, und der Mutter der Kinder und 2 Geschwister der Mutter der Kinder) ein Erythema nodosum. Unterstrichen wird diese Beobachtung durch das konkordante Auftreten eines Erythema nodosum mit positiver Tuberkulinreaktion bei nach allem erbgleichen Drillingen (Koch), bei erbgleichen Zwillingen (Uehlinger und Künsch) und durch das Auftreten eines Erythema nodosum und eines Lichen scrofulosorum bei den Paarlingen eines erbverschiedenen Zwillingspaares (Stamm). Trotz der ätiologischen Unsicherheit beim Lupus erythematodes sind auch die Beobachtungen bei dieser Hauterkrankung recht eindrucksvoll. Drei- bis fünffaches familiäres Vorkommen ist doch recht auffallend.

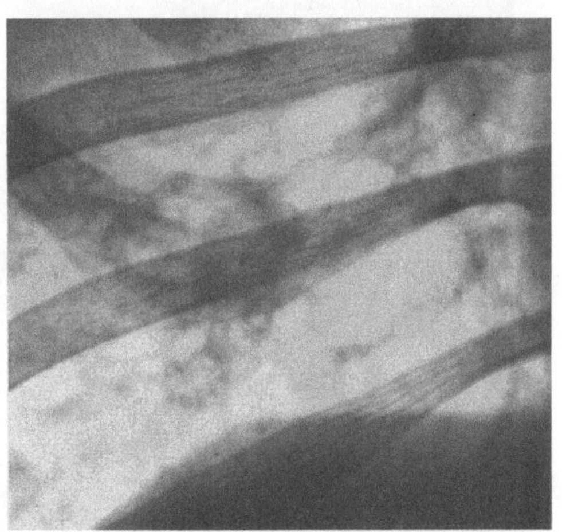

Abb. 39. Z 161. Paarling II. 23. März 1929. Kaverne im rechten Unterfeld.

Bei diesen eben angeführten Krankheiten handelt es sich um Hauterkrankungen, die der ärztlichen Beurteilung besonders gut zugänglich sind. Hierin liegt ihr besonderer Wert. Aber auch die bemerkenswerten Familienbeobachtungen von Vogt am Auge (s. S. 136) gehören hierher. Aber auch die Untersuchungen an tuberkulösen Zwillingen mit vorwiegend Lungenbefunden sind in dieser Richtung aufschlußreich. Es sei hier auf die weiter oben wiedergegebenen Zwillingsbeobachtungen *erbgleicher* Paare verwiesen. Die Art der tuberkulösen Veränderungen ist stets ungemein ähnlich (E 428, E 274, E 11 F, E 2 F, E 423, E 8 F), wesentlich ähnlicher, als die Lokalisation der Veränderungen. Es handelt sich aber bei diesen Paaren nur um Paarlinge, die dem Erwachsenenalter angehören. Es ist aber durchaus möglich, daß die in den Röntgenbildern zutage tretende Reaktionsweise der tuberkulösen Veränderungen bei den Paarlingen erbgleicher Zwillingspaare verschieden sein kann, wenn sich die tuberkulösen Veränderungen bei den Paarlingen in verschiedenen Lebensaltern manifestieren. Uehlinger und Künsch haben ein solches Paar mitgeteilt:

EZ 2: Paarling I erkrankt mit 17 Jahren an einer Lungentuberkulose, die in Form einer doppelseitigen lobär-käsigen Pneumonie mit kavernösem Zerfall innerhalb weniger Monate zum Tode führte. Es handelt sich um eine typische Pubertätsphthise. Paarling II ist wahrscheinlich schon in der Jugend tuberkuloseinfiziert und macht ebenfalls eine aktive Lungentuberkulose durch, die allerdings nur einseitig ist, langsam verläuft und den Charakter einer chronischen indurierenden, zeitweise offenen Oberlappentuberkulose besitzt. Der Krankheitsbeginn liegt viel später als bei Paarling I und fällt ins Erwachsenenalter (28jährig).

Es ist bemerkenswert, daß bei *erbverschiedenen* Zwillingspaaren neben pathogenetischen Unterschieden sich auch solche in der *Reaktionsweise* finden.

So fanden Diehl und v. Verschuer bei P 242 (26 Jahre alte verschiedengeschlechtliche Paarlinge) bei einem der Paarlinge ein erweichtes Frühinfiltrat im rechten Oberlappen, bei dem anderen eine schrumpfende inaktive Tuberkulose im rechten Oberlappen.

Besonders eindrucksvoll ist folgende Beobachtung: Z. 161. Von den am 24. 12. 10 geborenen gleichgeschlechtlichen Paarlingen erkrankte Paarling II im Januar 1929 an einer exsudativen Tuberkulose im rechten Unterlappen mit Kavernenbildung (Abb. 39) und

Streuung in der Nachbarschaft und im linken Oberlappen; Paarling I zeigte im Dezember 1929 eine produktive Tuberkulose im linken Oberlappen mit vielleicht in produktiver Umwandlung begriffenem Frühinfiltrat (Abb. 40). Pathogenetisch ist das Tuberkulosegeschehen bei den Paarlingen als gleich anzusehen, die Reaktionsweise der Paarlinge auf die tuberkulöse Infektion ist aber durchaus verschieden.

Es lassen sich somit gewisse Beziehungen zwischen der Reaktionsweise gegenüber dem tuberkulösen Virus und dem Erbgut nachweisen. Die Zwillingsbeobachtungen bestätigen die Forschungen von KLARE und seinen Schülern. Nach

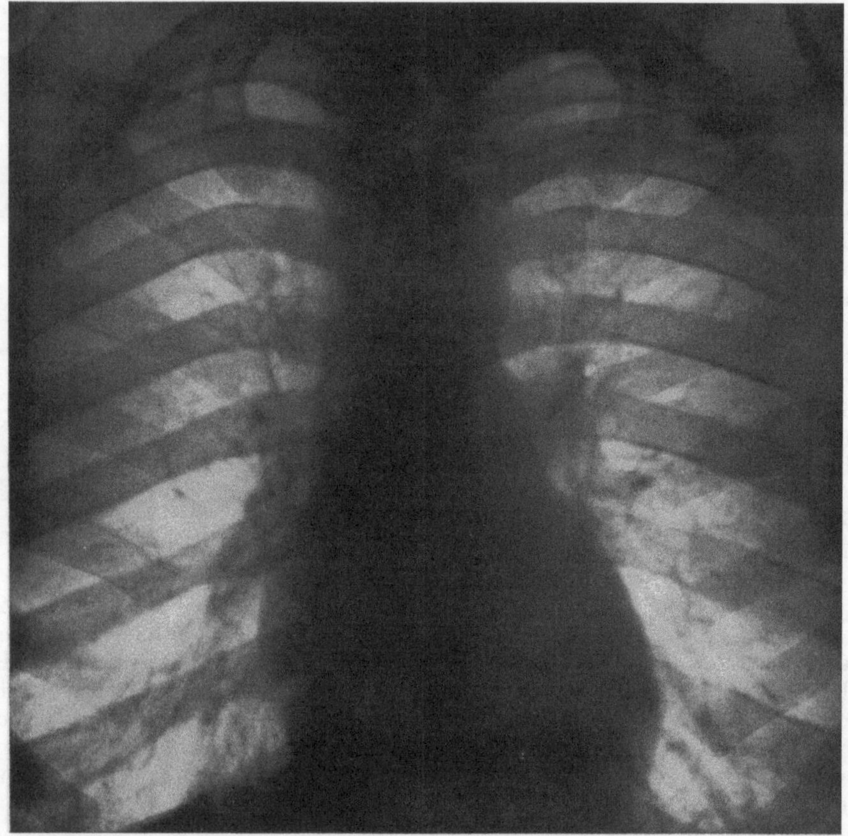

Abb. 40. Z 161. Paarling I. 7. Dezember 1929. Produktive Tuberkulose im linken Oberlappen.

KLARE ist z. B. die Entwicklung von Sekundärinfiltrierungen nur auf dem Boden einer exsudativ-lymphatischen Diathese möglich. Es ist aber vorstellbar, daß gerade die Reaktionsweise des Körpers dem Zugriff peristatischer Gegebenheiten ausgesetzt ist, und daß so mit gewissen Modifizierungen gerechnet werden muß. Trotzdem heben sich aber diese Beziehungen deutlich hervor, so daß der modifizierende Einfluß der Peristase wohl nicht allzu hoch eingeschätzt werden braucht, eine Auffassung, die NAEGELI so klar vertreten hat.

c) Zusammenfassung zu Ia und b.

Als Ergebnis unserer Untersuchungen über organ- und lokaldispositionelle Besonderheiten und pathogenetische Gegebenheiten bei der Tuberkulose, die als Ausdruck des Wirkens von Erbfaktoren oft zur Erörterung standen und heute noch stehen, kann folgendes vermerkt werden:

1. Die Existenz eines *Locus minoris resistentiae im Bereich der Lungen* ist immer noch nicht als gesichert anzusehen. Um hier zu eindeutigen Ergebnissen zu kommen, sind tomographische (also dreidimensionale) Röntgenuntersuchungen an Familien und Zwillingen zu fordern.

2. Das Beobachtungsgut über *gehäuftes Vorkommen peripherer tuberkulöser Herdbildungen* in bestimmten Familien ist schon recht beträchtlich. Insbesondere für die Knochen- und Gelenktuberkulose und den Lupus liegen zahlreiche Beobachtungen vor. Bei der Knochen- und Gelenktuberkulose konnte BERGHAUS in 20% ein mehrfaches familiäres Vorkommen einer solchen Herdbildung, beim Lupus in 10% feststellen. Nach BERGHAUS scheint ein gewisser Antagonismus zwischen Knochentuberkulose, Lupus und anderweitigen peripheren Herdbildungen einerseits und Lungentuberkulose andererseits zu bestehen, und zwar derart, daß Familien mit viel Lungentuberkulose weniger unter anderen Formen der Tuberkulose zu leiden haben. Diese familiäre Häufung von Virusabsiedlungen in Organen, die nur auf dem Blutweg erreichbar sind, scheint weniger die Folge einer besonderen Organ- bzw. Organsystemdisposition, sondern der Ausdruck einer *erblichen familiären Disposition zum ungewöhnlichen Haften hämatogener Streuungen* überhaupt zu sein. Es sei hier ausdrücklich vermerkt, daß ICKERT und BENZE gerade die familiäre Häufung hämatogen entstandener Lungentuberkulose zur Aufstellung dieses Dispositionsbegriffes führte. Für die Existenz einer solchen Disposition spricht, daß bei erbgleichen Zwillingspaaren mit postprimären tuberkulösen Veränderungen bei beiden Paarlingen sich stets ein *gleiches* pathogenetisches Erscheinungsbild der Tuberkulose nachweisen läßt, während bei erbverschiedenen Zwillingspaaren eindeutige Unterschiede in einer ganzen Anzahl von Beobachtungen bestehen. Es ist aber unverkennbar, daß in gewissen Familien besondere Formen der peripheren Herdbildungen, wie Knochen- und Gelenktuberkulose und Lupus, sich immer wieder wiederholen, während periphere Herdbildungen in anderen Organen kaum oder überhaupt nicht zur Ausbildung gelangen. Diese Verhältnisse bedürfen noch weiterer Klärung.

3. Die Reaktionsweise gegenüber dem tuberkulösen Virus ist von erblichen Gegebenheiten abhängig. Es besteht aber eine gewisse Wahrscheinlichkeit dafür, daß gerade diese Eigenschaft peristatischen Einflüssen besonders zugänglich ist.

d) Die Stellung der Tuberkulosefrühformen des Kindesalters.

Ein wesentliches Ergebnis der Zwillingsuntersuchungen von DIEHL und v. VERSCHUER, das die eben aufgestellten Thesen grundsätzlich nicht berührt, ist die Tatsache, daß das Erscheinungsbild der Tuberkulose*früh*formen bei erbgleichen Zwillingspaaren wesentlich vielgestaltiger ist als bei erbgleichen Paaren mit Tuberkulose*spät*formen. Dieses gilt nicht nur hinsichtlich der Intensität, sondern auch hinsichtlich der Lokalisation der tuberkulösen Veränderungen.

Neben einfachen quantitativen Unterschieden, die bei erwachsenen erbgleichen Paaren ebenfalls eine gewisse Rolle spielen (auf sie wird weiter unten noch einzugehen sein), ist für diese Tatsache besonders maßgeblich, daß das Tuberkulosegeschehen bei den Paaren mit Tuberkulosefrühformen dem Primär-, vor allem aber dem Sekundärstadium im Sinne RANKEs angehört. Die mannigfaltige Ausdrucksform im Krankheitsgeschehen ist aber gerade ein wesentliches Kennzeichen der Sekundärperiode bei der Tuberkulose. Nicht ein einzelnes Organ oder Organsystem ist der Ort des Krankheitsgeschehens, sondern der ganze Organismus. Quantitative Unterschiede müssen sich in dieser Phase des Tuberkulosegeschehens grundsätzlich anders auswirken als bei Tuberkulosespätformen. Im ersten Falle bestehen nur geringe Bindungen an bestimmte Organe und Organsysteme, da der ganze Körper zur Ausprägung des Tuberkulosegeschehens zur Verfügung steht und rücksichtslos in den mannigfaltigsten Variationen herangezogen wird. Im zweiten Falle, bei den Tuberkulosespätformen, tritt dagegen der quantitative Unterschied nur immer im jeweils befallenen Organ oder Organsystem in Erscheinung. Sowohl bei den Tuberkulose*früh*formen wie bei den Tuberkulose*spät*formen kann der Quantitätsunterschied für das Leben des Trägers der schwereren und ausgebreiteteren Veränderungen ausschlaggebend werden.

Neben diesen beiden Faktoren tritt aber als wesentliche Gegebenheit für die Tatsache der größeren Vielgestaltigkeit der Tuberkulose*früh*formen gegenüber den Tuberkulose*spät*formen bei erbgleichen Zwillingspaaren noch der Faktor des Lebensalters hinzu. DIEHL und v. VERSCHUER haben schon in ihrer ersten Monographie über Zwillingstuberkulose darauf hingewiesen, daß mit zunehmendem Lebensalter der Erbeinfluß deutlicher hervortritt. Die Träger der Tuberkulosefrühformen gehören in dem angezogenen Beobachtungsgut ausnahmslos dem Kindesalter an. Der kindliche Organismus unterscheidet sich aber gegenüber dem erwachsenen ganz allgemein durch eine leichtere Reaktibilität, die weniger spezifisch und weniger auf bestimmte Organe, Gewebe usw. beschränkt ist, sondern mehr den Organismus in seiner Gesamtheit betrifft. Es könnte aber auch möglich sein, daß die spezifische erbliche Tuberkulosedisposition (s. weiter unten) im Kindesalter noch nicht zur vollen Manifestierung gelangt ist.

Daß durch diese Ergebnisse bei Tuberkulosefrühformen die oben angeführten Thesen nicht berührt werden, geht schon daraus hervor, daß fast ausnahmslos das Familien- und Zwillingsbeobachtungsgut, das weiter oben angeführt wurde, Angehörige des Erwachsenenalters betrifft.

Die Ergebnisse von DIEHL und v. VERSCHUER *bei Tuberkulosefrühformen* haben durch BOSIK eine Bestätigung erfahren. An einem großen Zwillingsgut (363 Paare), das ausnahmslos nur Kinder berücksichtigt, fand BOSIK ein relativ häufiges diskordantes Verhalten der Paarlinge erbgleicher Zwillingspaare. Leider sind ausgeprägtere tuberkulöse Veränderungen nur bei einem verschwindend kleinen Teil der Zwillingspaare zu erheben gewesen. Bei 246 Paaren waren beide Paarlinge völlig gesund, bei weiteren 60 Paaren wurde eine „tuberkulöse Intoxikation" ohne nachweisbare tuberkulöse Veränderungen bei beiden Paarlingen angenommen, bei weiteren 28 Paaren bestand eine Broncho-Adenitis bei beiden Paarlingen. Von den restlichen 29 Zwillingspaaren haben nur 9 Paare (2 EZ, 5 ZZ, 2 PZ) tuberkulöse Veränderungen ausgeprägter Form bei einem oder beiden Paarlingen. Bei diesen 9 Paaren wird stets ein diskordantes Verhalten der Paarlinge angegeben. Bei beiden erbgleichen Zwillingspaaren ist je einer der Paarlinge einer tuberkulösen Hirnhautentzündung erlegen. Ähnliche Beobachtungen konnten auch DIEHL und v. VERSCHUER mehrfach bei ihrem erbgleichen Zwillingsgut mit Tuberkulose*früh*formen machen und diese gerade führten sie zur getrennten Untersuchung der Tuberkulosefrühformen und zu ihren Überlegungen.

2. Weitere Besonderheiten, die für das Wirken von Erbfaktoren bei der Tuberkulose sprechen.

a) Bei der Entstehung postprimärer Tuberkuloseveränderungen.

Die klinische Manifestierung phthisischer Veränderungen in Familien mit mehrfachem Tuberkulosevorkommen in einem bestimmten Lebensalter bei allen oder bei der Mehrzahl der tuberkulösen Familienglieder ist verschiedentlich mit dem Wirken von Erbfaktoren in Verbindung gebracht worden. BREHMER hat wohl als erster über solche Beobachtungen berichtet. Auch TURBAN weist am Ende seiner Arbeit über die Vererbung des Locus minoris resistentiae bei der Lungentuberkulose auf solche Beobachtungen hin. Er führt hier aus, daß bei der einen Familie der Ausbruch der Krankheit sich bald nach der Pubertät, bei der anderen im reiferen Alter vollziehe. HUBER fand bei 52 Familien einen Altersunterschied bei Erkrankungsbeginn von 1 Jahr, d. h. bei 13,8% seiner Familien; für die Familien, in denen nur Geschwister Träger der tuberkulösen Veränderungen waren, fand er einen Prozentsatz von 20. Mit einem Altersunterschied von 5 Jahren erkrankten die Glieder von 174 Familien, d. i. 46,1%

seiner bearbeiteten Familien. Bei Familien mit Tuberkulosevorkommen bei mehreren Geschwistern beträgt der Prozentsatz unter Zugrundelegung eines Altersunterschiedes bei Erkrankungsbeginn von bis 5 Jahren, sogar 61,9%. EDEL fand bei Zugrundelegung eines Altersunterschiedes von 4 Jahren bei 34,3% seiner Familien eine klinische Manifestierung der Tuberkulose in etwa gleichem Lebensalter. CARDIS und JOANNETTE berichten über 3 Geschwister, bei denen sich die Tuberkulose bei allen dreien im 21. Lebensjahre manifestierte. Über ähnliche Verhältnisse bei zwei Schwestern berichtet OFFENBERG.

SCHREMPF hat nun darauf hingewiesen, daß bei dem etwa gleichzeitigen Auftreten von Erkrankungen in Familien zweifellos der Ansteckung und ihren Folgen innerhalb dieser Familien Rechnung zu tragen ist. Besonders zwei Möglichkeiten erscheinen ihm hierbei zu berücksichtigen: Einmal können etwa gleichaltrige Geschwister infolge gleichzeitig einsetzender Ansteckung zugleich erkranken, andererseits kann infolge einer frischen Erkrankung des einen Geschwisters mit jetzt einsetzender Gefährdung eine baldige Erkrankung des oder der ziemlich gleichaltrigen anderen Geschwister auftreten. Unter Berücksichtigung dieser Gesichtspunkte teilt er folgende (hier etwas abgeändert wiedergegebene) Tabelle mit.

Tabelle 5. Verhalten des Erkrankungsbeginnes in 145 Familien.
In etwa gleichem Alter (Unterschied nicht über 5 Jahre) erkrankten von allen tuberkulösen Familiengliedern:

	Zahl der Familien	Erkrankung aller oder der Mehrzahl der Familienglieder in etwa gleichem Alter	Erkrankung nur der Hälfte oder weniger der Familienglieder in etwa gleichem Alter
Bei gleichzeitiger Tuberkulosegefährdung	22	12 = 54,5%	10 = 45,5%
Bei Gefährdung der etwa gleich alten durch den Kranken .	87	42 = 48,3%	45 = 51,7%
Ohne erkennbare Expositionseinflüsse	36	11 = 30,5%	25 = 69,5%

Diese Tabelle zeigt nach SCHREMPF, daß tatsächlich in einem großen Teil der Fälle der Ansteckungszeitpunkt bei der familiären Manifestierung postprimärer Veränderungen in bestimmten Lebensaltern erheblich mitspielt, daß aber andererseits bei den Familien, in denen sich ein derartiger Einfluß nicht nachweisen läßt, immer noch in 30,5% alle oder die Mehrzahl der erkrankten Familienglieder einen Erkrankungsbeginn in etwa gleichem Lebensalter aufweisen. Dieses Ergebnis macht nach SCHREMPF die Annahme von erblichen Einflüssen bei der Manifestierung solcher tuberkulöser Veränderungen in den einzelnen Lebensaltern wahrscheinlich.

Diese Ergebnisse der genealogischen Forschung erfahren durch die Zwillingsuntersuchungen von DIEHL und v. VERSCHUER eine gewisse Bestätigung und Vertiefung. Einige Beispiele:

E. 316. Von im Jahre 1904 geborenen weiblichen erbgleichen Paarlingen erkrankt Paarling II im Herbst 1929 an einem erweichten Frühinfiltrat im rechten Oberlappen (s. Abb. 41). Bei Paarling I wird im April 1930 ein kavernöser linkseitiger Oberlappenprozeß mit Nachbarschafts- und Fernstreuung (s. Abb. 42) festgestellt. Im Mai 1929 hatte eine ärztliche Untersuchung dieses Paarlings noch Gesundheit ergeben, im September 1929 „Grippe“, darnach keine Erholung, Husten und Auswurf mit Ausbildung des phthisischen Prozesses.

E. 274 (s. auch weiter oben). Von im Jahre 1904 geborenen männlichen erbgleichen Paarlingen erkrankt Paarling II im Anschluß an eine „Grippe“ mit Bronchialkatarrh im Dezember 1928 an einem einschmelzenden Prozeß im rechten Oberlappen auf dem Boden alter tuberkulöser Veränderungen (s. Abb. 17, S. 124). Bei Paarling I wird anläßlich der Zwillingsuntersuchung im November 1929 eine exacerbierende Tuberkulose festgestellt

(Abb. 43): Linkseitige Oberlappentuberkulose mit Rundherdbildung im rechten Mittelfeld; die Herde im linken Oberfeld sind teils weichfleckig, teils kalkdicht.

E. 423 (s. weiter oben S. 127 und die Abb. 23 und 24).

Diese hier herausgegriffenen Zwillingsbeobachtungen erhalten durch die jeweiligen Umweltverhältnisse erst ihre besondere Note. Die Ausbildung primär phthisischer Veränderungen (ältere tuberkulöse Prozesse sind auf den Filmen

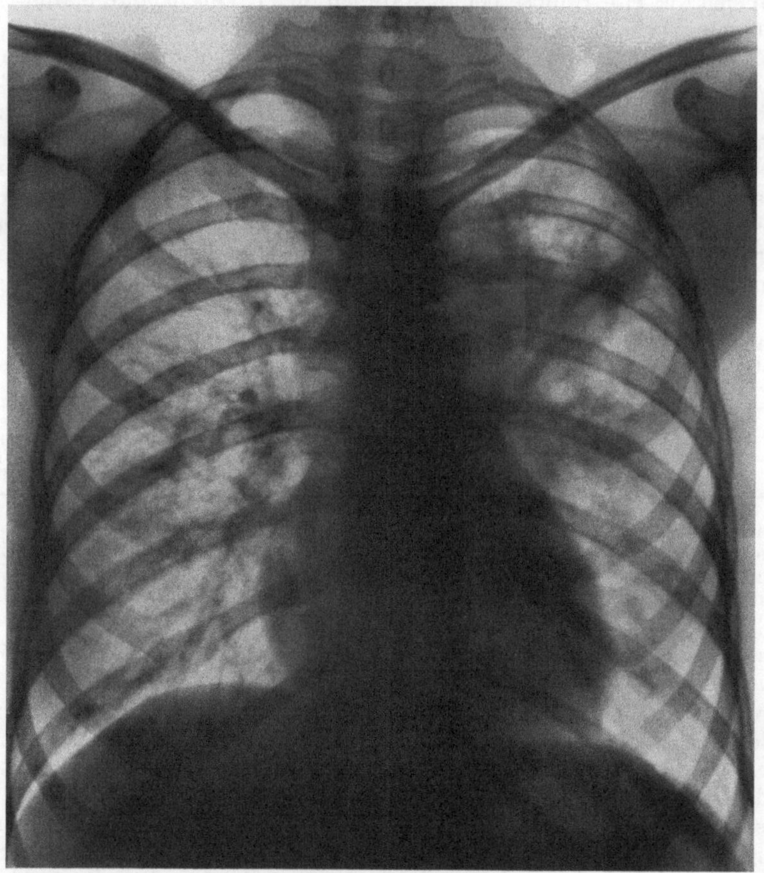

Abb. 41. E 316. Paarling II. 2. Januar 1930. Erweichendes Frühinfiltrat im linken Oberfeld mit Streuherden in seiner Umgebung und im rechten Mittelfeld.

nicht nachweisbar) bei den Paarlingen von E. 316 im Alter von 25 Jahren erfolgte nach einer 9 Jahre langen völligen Trennung der Paarlinge. Eine gemeinsame oder gegenseitige tuberkulöse Gefährdung kann somit mit Sicherheit ausgeschlossen werden. Trotzdem erfolgte die Erkrankung der Paarlinge im Herbst desselben Jahres.

Die Paarlinge von E. 274 sind beide Träger tuberkulöser Residuen in Form von verkalkten zerstreuten Herden, bei Paarling II im rechten Oberlappen, bei Paarling I im linken Lungenobergeschoß. Es scheint, daß diese Veränderungen auf die gemeinsame Berührung der Paarlinge im Schulkindesalter mit einem tuberkulösen Schulkameraden zurückzuführen sind. Seit ihrem 16. Lebensjahre, nach Abschluß ihrer Lehrzeit, leben die Paarlinge voneinander getrennt, beide sind verheiratet. Bei Paarling II kommt es um die Jahreswende 1928/29 zu einer

Exacerbation der alten kalkdichten tuberkulösen Veränderungen, bei Paarling I wird im Herbst 1929 anläßlich der Zwillingsuntersuchung ebenfalls eine Exacerbation der alten tuberkulösen Veränderungen festgestellt. In welchem Ausmaß bei beiden Paarlingen das tuberkulöse Geschehen ins Rollen gekommen ist, zeigt, daß sich im Anschluß an diese Exacerbation eine doppelseitige Lungentuberkulose entwickelte, die inzwischen den Tod ihrer beiden Träger herbeigeführt hat.

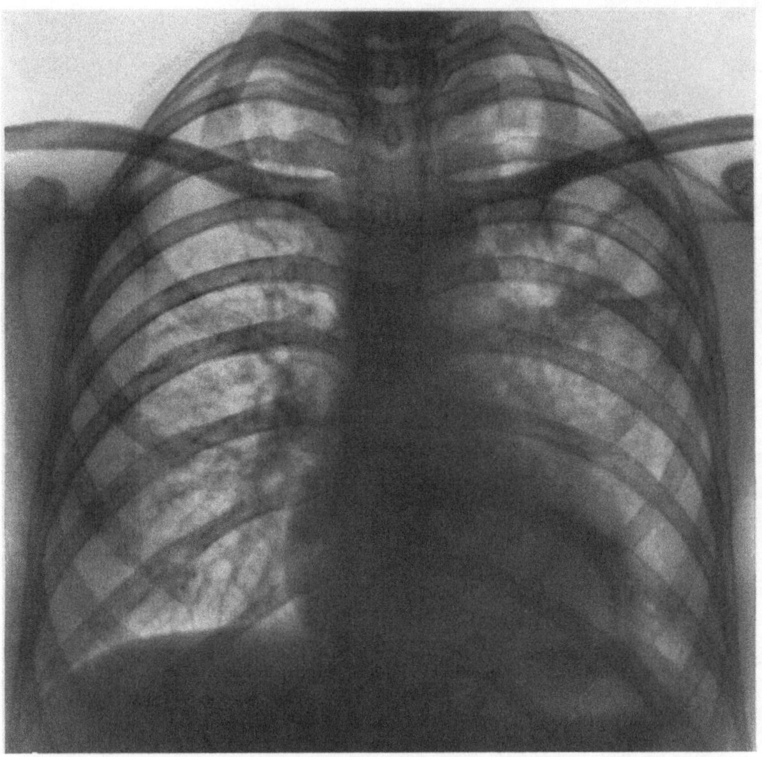

Abb. 42. E 316. Paarling I. 15. April 1930. Kavernöser Prozeß im linken Oberfeld mit Nachbarschaftsstreuung und Fernstreuung in der rechten Lunge.

Ganz besonders aufschlußreich ist die Zwillingsbeobachtung E. 423. Diese erbgleichen Paarlinge gehören einer Familie an, in der Tuberkulose schon öfter vorgekommen ist.

So ist ihr Großvater mütterlicherseits lange vor ihrer Geburt an Tuberkulose verstorben. Als die Paarlinge 14 Jahre alt waren, erkrankte ihre älteste Schwester an offener Lungentuberkulose, der sie nach 2jähriger Krankheitsdauer erlag. Kurz nach ihrem Tode erkrankte die Zwillingsmutter und erlag ebenfalls 5 Jahre später ihrem Leiden. Inzwischen war eine andere Schwester an Tuberkulose der Lungen erkrankt, der sie nach 3 Jahren zum Opfer fiel. Bald darauf erkrankte eine weitere Schwester an Tuberkulose. Die intrafamiliäre Ansteckung erstreckte sich also für die Paarlinge von 1919 bis 1927.

Während Paarling I bis zu ihrer Erkrankung im Juni 1928, die kranken Familienglieder über Jahre pflegend, zu Hause war, war Paarling II seit 1923 außerhalb beruflich tätig und nur gelegentlich der Ansteckung ausgesetzt. Aber auch bei ihm trat im April 1929 eine Lungentuberkulose auf. Das wesentliche in dieser Beobachtung liegt darin, daß trotz stärkster familiärer Exposition, die für Paarling II weniger intensiv war, beide Paarlinge erst nach Abschluß der Exposition erkrankten, dann aber in etwa dem gleichen Lebensalter. Beide Paarlinge sind Träger älterer tuberkulöser Veränderungen vor Auftreten ihrer Lungentuberkulose gewesen. Hier ist der Ausbruch der Tuberkulose sicher nicht vom Expositionsfaktor gesteuert worden, sondern irgendwelche erbliche Gegebenheiten haben den Zeitpunkt der Tuberkulosemanifestierung bestimmt.

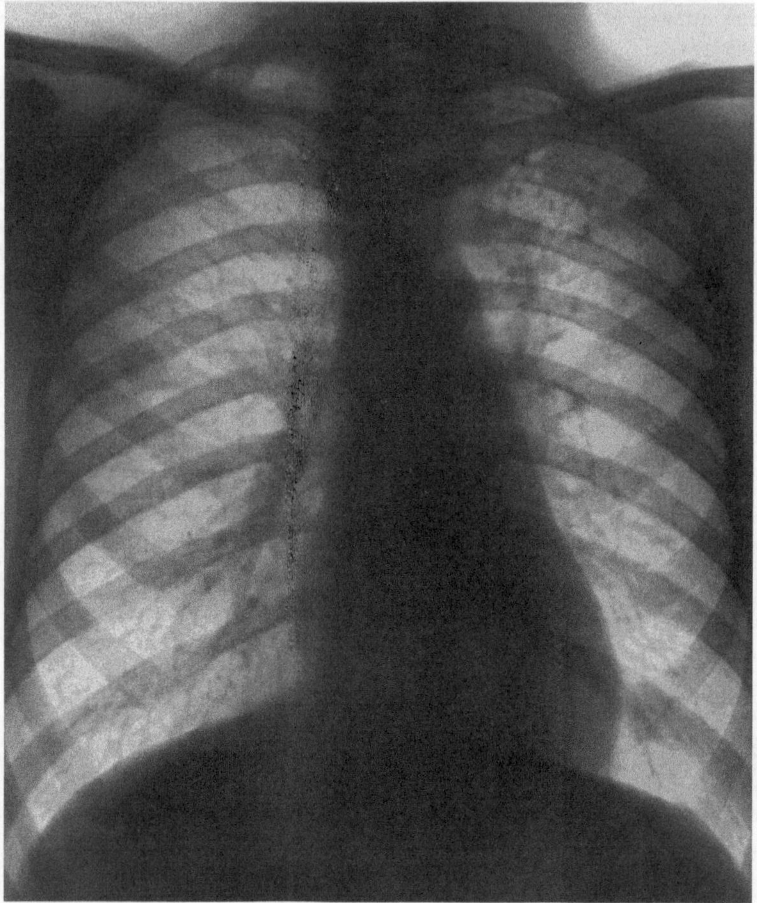

Abb. 43. E 274. Paarling I. 24. November 1929. Linkseitige Oberlappentuberkulose mit Rundinfiltrat im rechten Mittelfeld. Die Herde im linken Oberfeld sind teils weichfleckig, teils kalkdicht.

Die Zahl dieser Beispiele könnte noch wesentlich vermehrt werden, zum Teil mit Beobachtungen, die Diehl und v. Verschuer erst in letzter Zeit bekanntgeworden sind.

Durch diese Ergebnisse der Zwillingsforschung werden somit die weiter oben angeführten Ergebnisse der genealogischen Forschung unterlegt. Zweifellos ist die Manifestierung postprimärer tuberkulöser Prozesse in gewissen Lebensaltern bei diesen Zwillingsbeobachtungen an erbliche Gegebenheiten gebunden. Nicht bei allen ihren Zwillingspaaren konnten Diehl und v. Verschuer solche Verhältnisse feststellen. Bei einer Minderzahl der tuberkulösen erbgleichen Zwillingspaare fanden sie Abstände der klinischen Tuberkulosemanifestierung bei den Paarlingen von mehreren Jahren (2—4 Jahre), einmal sogar von über 10 Jahren, Abstände in der klinischen Manifestierung der Tuberkulose, die bis auf die letzte

Beobachtung sich durchaus im Rahmen des von den im vorhergehenden angeführten Autoren gewählten Abstandes bewegen. Es ist bemerkenswert, daß es sich bei diesen Beobachtungen, soweit die klinischen Unterlagen für eine solche Beurteilung ausreichen, fast ausnahmslos um die Ausbildung primär phthisischer Prozesse bei den Paarlingen handelt. Im Gegensatz hierzu werden die sich im späteren Lebensalter der Paarlinge korrespondierend manifestierenden Lungentuberkulosen ganz vorwiegend von Zwillingspaaren gestellt, bei denen infolge einer mehr oder weniger intensiven Kindheitsinfektion ältere Tuberkuloseveränderungen bestehen. Hier handelt es sich sehr oft nur um ein Aufflammen dieser in der Kindheit erworbenen tuberkulösen Veränderungen auf dem Boden irgendwelcher erblich fixierten Gegebenheiten. Die Anlage „erbliche Tuberkulosedisposition" ist in dem entscheidenden Lebensalter ausgebildet und führt zur etwa gleichzeitigen Manifestierung des Tuberkulosegeschehens bei den Paarlingen.

b) Im klinischen Bild der Tuberkulose.

Nach TURBAN ist der *Ablauf* der Tuberkulose und ferner die *Ausbildung* besonderer *Komplikationen* im Verlauf der Lungentuberkulose öfters familiär besonders geprägt. Während STRANDGAARD bei seinen Familien diese Angabe nicht bestätigen konnte, fand HUBER hinsichtlich der Ausbildung von Lungenkavernen eine Abhängigkeit von der Zugehörigkeit zu gewissen Familien. Er fand bei 241 Familien mit mehrfachem Tuberkulosevorkommen in 64,2% seiner Familien überhaupt eine Übereinstimmung im Auftreten von Kavernen. Auf Grund der Berechnung des Wahrscheinlichkeitskoeffizienten kommt er zu dem Schluß, daß die Frage, ob es im Laufe einer Lungentuberkulose zur Kavernenbildung kommt oder nicht, zweifellos von familiären Eigentümlichkeiten abhängig ist.

Weiter oben wurde bei der Abhandlung der Reaktionsweise des Organismus auf das tuberkulöse Virus darauf hingewiesen, daß bei erbgleichen tuberkulösen Zwillingspaaren sich in dieser Richtung bei den Paarlingen der einzelnen Zwillingspaare große Übereinstimmungen feststellen lassen. Als Beleg wurden mehrere Zwillingspaare mit Kavernenbildung von ungemein großer Ähnlichkeit bei den Paarlingen angeführt. Diese Ergebnisse der Zwillingsforschung finden durch die Angaben von HUBER ihre Bestätigung. Um Wiederholungen zu vermeiden, möge dieser Hinweis hier genügen (vgl. S. 146).

OFFENBERG hat ein weibliches Geschwisterpaar beschrieben, bei dem beide Schwestern zuerst an einer Tuberkulose desselben Oberlappens erkrankten und sich im weiteren Verlauf der Krankheit bei beiden Schwestern eine Kehlkopf- und Darmtuberkulose entwickelte.

DIEHL und v. VERSCHUER konnten bei einem erbgleichen Zwillingspaar (E. 764) die Ausbildung einer schweren Kehlkopftuberkulose im Laufe einer Lungentuberkulose beobachten, die einzige derartige Beobachtung bisher.

Nach allem muß somit auf Grund des vorliegenden Beobachtungsmaterials festgestellt werden, daß auch im *klinischen Bild* bei der Tuberkulose sich Züge finden, die für das Wirken von Erbfaktoren sprechen. Eine Vermehrung des Beobachtungsgutes, vor allem in genealogischer Hinsicht wäre zur Vertiefung unseres Wissens hier allerdings noch wünschenswert.

c) Im Ablauf der Tuberkulose.

Aus naheliegenden Gründen hat das Interesse derjenigen Autoren, die sich mit der Frage einer möglichen Verknüpfung des Tuberkuloseablaufs mit erblichen Gegebenheiten beschäftigten, praktisch ausnahmslos den *ungünstigen* Tuberkuloseabläufen gegolten. Erst in den letzten Jahren ist auch den gutartigen Abläufen ein Interesse zugewandt worden. Es wird im folgenden auf beide

Ablaufsarten eingegangen. Wie bisher werden genealogische und Zwillingsergebnisse nebeneinandergestellt werden.

α) Ungünstig ablaufende Tuberkulosen. 1. Ergebnisse genealogischer Untersuchungen. Von SCHUBERTH stammen folgende 2 Beobachtungen: 1. Josef P., im 47. Lebensjahre an Tuberkulose verstorben, verheiratet mit Maria N., im 30. Lebensjahre an Tuberkulose verstorben. 4 Kinder, von denen 3 an Tuberkulose starben, eines mit einer Phthisis fibrocaseosa incipiens in Behandlung steht. Der Vater heiratete ein zweites Mal und wieder eine Tuberkulöse, die nach wenigen Jahren ihrem Leiden erlag. Aus dieser Ehe stammen 2 Kinder, davon das eine an Tuberkulose bereits gestorben, das andere in aussichtsloser Behandlung. Die Kinder haben ihre Eltern durchweg im 12.—14. Lebensjahre verlassen; sie erreichten Altersstufen zwischen 25 und 45 Jahren.

2. Paul D., vor 15 Jahren tuberkulosekrank, derzeit „ausgeheilt", verheiratet mit einer aus gesunder Familie stammenden Frau E. G. Aus dieser Verbindung stammen 5 Kinder, von denen 2 an akuten Tuberkuloseformen gestorben sind, eins ist schwerst lungenkrank. 2 Kinder sind gesund, beide über 50 Jahre alt, und haben gesunde Kinder.

SCHÖNBORN verdanken wir folgende Beobachtung: Alle 8 Kinder eines an Tuberkulose verstorbenen, gut situierten Vaters fallen gleichfalls der Tuberkulose zum Opfer. Die wiedergegebenen Lebensalter, in denen der Tod eintrat, lassen erkennen, daß alle Kinder in weit auseinander liegenden Zeiträumen an Tuberkulose zugrunde gingen. Bemerkenswerterweise waren 5 Pflegekinder denselben Gefahren ausgesetzt, aber nur eines von ihnen ist phthisisch geworden.

CARDIS und JOANNETTE berichten über eine 23 Jahre alte Kranke mit schlechter Prognose, deren übrige 4 Geschwister schon einer Tuberkulose erlegen waren. Ein Bruder und die Kranke selbst zeigen erstaunlich ähnliche Lungenbefunde, während bei zwei der übrigen Geschwister die Tuberkulose von den ersten verschieden war. Aber bei diesen beiden ähnelte sich die Tuberkuloseform sehr.

Nach NAEGELI ergeben Familienforschungen, daß in gewissen Familien die Tuberkulose sehr häufig auftritt. Im allgemeinen ist dies die Folge der Exposition und die Häufung kann daher nicht wundernehmen. Aber man erlebt es doch ab und zu, daß alle Glieder derselben Familie nach jahrelangen Intervallen in auffälliger Weise, ohne jede ersichtliche Infektionsquelle der Tuberkulose erliegen. „Mir ist die Familie eines Züricher Arztes bekannt, in der in großen Zeitintervallen alle Geschwister an Tuberkulose gestorben sind, obwohl sie nicht beieinander gelebt haben, und wo z. B. die letzte Schwester 20 Jahre nach ihren Geschwistern erkrankt und einer Miliartuberkulose erlegen ist. Sie hat in früherer Zeit niemals etwas sicher Tuberkulöses geboten und bei der Autopsie außer einem Bronchialdrüsenherd keine älteren tuberkulösen Veränderungen aufgewiesen. — Noch auffälliger ist folgende mir in vielen Einzelheiten sehr genau bekannte Beobachtung: Vater und Mutter waren niemals in ihrem Leben nachweisbar krank gewesen, erreichten beide mehr als 80 Lebensjahre und boten bei eingehender Prüfung keine Lungenveränderungen. Von den 13 Kindern sind im Laufe vieler Jahre 12 gestorben, alle an Lungentuberkulose, zuerst die jüngeren Geschwister, meist mit 20 Jahren, dann erst lange nach der Verheiratung und nach dem Wegzug aus dem Elternhaus in weite Ferne und ebenfalls erst lange Jahre nach dem Hinsterben der jüngeren Geschwister sind auch die älteren Schwestern der Tuberkulose doch noch erlegen, nachdem sie früher nie krank gewesen waren. Einzig der älteste Sohn ist verschont geblieben und nie nachweislich erkrankt. Er blieb im Elternhaus. Alle Untersuchungen über eine Infektionsquelle in der Familie haben mir kein greifbares Ergebnis gebracht. Dagegen zeigte es sich, daß beide Eltern in der Aszendenz schwer mit Tuberkulose belastet waren. Nach dem Hinsterben der ersten Kinder ist bei der ausgezeichneten sozialen Lage der Familie alles geschehen, um die noch lebenden zu retten. Es war völlig ergebnislos."

Ausgehend von der tuberkulosebegünstigenden Wirkung der Pubertät macht KUTSCHERA folgende Ausführungen: „Geradezu tragisch wird es, wenn in dem Pubertätsalter zur Infektion die Familiendisposition kommt, welche das Schicksal der Deszendenz ganz unaufhaltsam bestimmt. Mir sind in den Jahren 1870—78 alle Geschwister im Alter von 18—24 Jahren an Tuberkulose erkrankt, drei davon gestorben und die letzte Schwester nach schwerer Erkrankung genesen, nachdem sie aus dem verseuchten Haushalt entfernt worden war. Drei jugendliche Verwandte eines anderen Familienzweiges haben in diesen Jahren in demselben Haushalt gewohnt, sind aber trotz der täglichen schweren Infektion und trotz der Pubertät während 9 Jahren nicht einmal an einer geringfügigen Krankheit erkrankt. Ich selbst bin dem Schicksal meiner Geschwister entgangen, weil ich rechtzeitig aus dem verseuchten Haushalt entfernt und an einem anderen Orte untergebracht worden war. Ich bin erst 12 Jahre später erkrankt und genesen."

TURBAN berichtet über die persönliche Mitteilung eines Dr. DLUSKI aus Paris: Derselbe wurde zu einer an Lungentuberkulose leidenden, 28 Jahre alten Frau gerufen; die Patientin war in Agone und die Mutter gab an, das sei das letzte von ihren 14 Kindern, die anderen seien alle im Alter von 27—28 Jahren an Lungentuberkulose verstorben, bis zu diesem Alter aber gesund und arbeitsfähig gewesen. — Derselben Arbeit ist folgende Beobachtung BREHMERS entnommen: Dieser Autor führt eine Familie an, in der der Vater und zwei Kinder im Alter von 36 Jahren, und eine zweite, in der alle 6 Geschwister im Alter von 42 Jahren an Lungentuberkulose starben.

STRANDGAARD berichtet über Tod im gleichen Alter bei 5 Geschwisterpaaren: Der Tod trat bei der einen Familie im 17. und 20. Lebensjahr, bei der zweiten im 18. und 21., bei der dritten im 16. und 17., bei der vierten im 21. und 22. und bei der fünften im 51. und 52. Lebensjahr ein. — Derselbe Autor berichtet über 49 Familien mit mehrfachem Tuberkulosevorkommen, bei denen über den günstigen oder ungünstigen Verlauf der Krankheit bei den Familiengliedern ausreichende Unterlagen vorliegen. Es zeigt sich, daß der Verlauf der Krankheit bei 16 Familien verschieden ist, dagegen gleichartig bei 33, und zwar günstig bei 15 und ungünstig bei 18 Familien. Es findet sich also eine Übereinstimmung des Krankheitsverlaufes in $^2/_3$ der Fälle.

Von den 12 von KRUTZSCH mitgeteilten Sippen sei folgende hier angeführt (Nr. 7): Ein Vater starb an Tuberkulose, die Mutter war vorübergehend „offen" tuberkulös. Von den 6 Kindern blieb keines ohne eine Tuberkuloseerkrankung, nur bei der jüngsten Tochter blieb es bisher bei einer geschlossenen Tuberkulose. Zwei Söhne und eine Tochter starben an Tuberkulose. Eine Tochter und ein Sohn sind „offen" tuberkulös. Das einzige Kind des zuletzt angeführten Sohnes ist an Tuberkulose gestorben.

BERGHAUS hat 10 von seinen über 200 Sippen mit Lungentuberkulose mitgeteilt. Wir entnehmen: Von 8 Kindern einer an Kehlkopftuberkulose verstorbenen Mutter erreicht nur 1 Sohn gesund das 48. Lebensjahr, die anderen 7 starben in einem Zeitraum von 13 Jahren. Eins dieser Kinder bekam aus einer Ehe mit einer gesunden Frau 7 Kinder, von denen bis jetzt 4 an Tuberkulose erkrankten, 3 aber bis jetzt gesund blieben. — Ein 1930 im Alter von 67 Jahren an Bäckerbronchitis gestorbener Mann (eine Pleuritis ist auch verzeichnet) hatte mit einer gesunden Frau 9 Kinder, von denen 8 in den Jahren 1916—1935, im Alter von 16—35 Jahren an Lungentuberkulose gestorben sind.

Aus den Stammbaumuntersuchungen von RIFFEL, DOYER, ALONS, MÜNTER, ICKERT und BENZE lassen sich leicht noch mehr Beispiele gewinnen.

2. Die Ergebnisse der Zwillingsforschung. GRAUBNER berichtet über folgende Beobachtung bei erbgleichen männlichen Zwillingen: H. erkrankte im März 1933 an einer Grippe, die den Anfang der Tuberkulose larvierte. Die tuberkulöse Erkrankung wurde erstmalig im Oktober 1933 festgestellt. Trotz sanatorieller und fachärztlicher Behandlung starb der Kranke im Jahre 1934. Sein Zwillingsbruder R. erkrankte Ende Januar 1934, im Februar war die Diagnose Tuberkulose gesichert. Auch dieser Paarling starb, trotzdem ein doppelseitiger Pneumothorax sofort angelegt wurde, im August 1934. Bei beiden Paarlingen bestand eine Frühinfiltratsphthise. Derselbe Autor berichtet noch über ein weiteres erbgleiches Zwillingspaar, dessen beide Paarlinge gleichfalls an Tuberkulose verstarben.

ICKERT und BENZE teilen folgende 2 Zwillingsbeobachtungen mit, bei denen es sich höchstwahrscheinlich um EZ-Paare handelte: Der eine Paarling, Apotheker, starb im Juli 1928 an Lungentuberkulose, der andere Paarling, landwirtschaftlicher Inspektor, starb an derselben Krankheit im September 1929. Die Brüder waren die letzten 5—6 Jahre vor ihrer Erkrankung nicht zusammengekommen. Die Krankheit dauerte bei beiden nur 2—$2^1/_2$ Jahre. Die tuberkulösen Veränderungen waren sich ähnlich. — Zwei Zwillingsschwestern, welche beide im Alter von 30 Jahren an Tuberkulose gestorben sind.

VALDÉS-LAMBEA führt eine Beobachtung erbgleicher Zwillinge an, die im folgenden wörtlich hier wiedergegeben sei: „Ich behandelte in einem asturischen zwischen Bergen gelegenen Dorf 3 tuberkulöse Brüder, die in einem Hause wohnten. Das Leiden des einen nahm einen günstigen Verlauf; nach einer genügend langen Ruhekur konnte jenes stabile Gleichgewicht erreicht werden, das den Tuberkulösen eine ziemlich freie Lebensweise erlaubt, ohne daß sich das Leiden verschlimmert. Die beiden anderen Brüder waren Zwillinge und ähnelten sich so sehr, daß sie oft verwechselt wurden. Sie waren von asthenischem Typ, und obwohl beide die gleiche Vorgeschichte hatten, widerstanden sie kräftig und verrichteten ihre Feldarbeit. Beide wurden von der Grippe ergriffen, einer typischen Grippe, die plötzlich unter heftigen Allgemeinsymptomen begann, begleitet von Kopfschmerzen, Schnupfen, intensiver Tracheobronchitis. Nach den getreuen Berichten nahm die Krankheit bei beiden einen gleich günstigen Verlauf; sie standen am selben Tage auf und begaben sich fast zur gleichen Zeit wieder an ihre Feldarbeit. So verging einige Zeit unter relativem Wohlbefinden. Nach 2 Monaten, mit einem Intervall von 2 Tagen stellten sich bei beiden Lungenblutungen, hohes Fieber, Husten, reichlicher Auswurf, Schweißausbrüche mit schneller Abmagerung ein. Ich untersuchte beide Kranke 4 Monate nach dem Blutsturz und fand bei beiden eine generalisierende, bronchopneumonische Tuberkulose mit äußerst intensiver Toxämie und die natürliche defensive Energie vollkommen darniederliegend. Meine Prognose bestätigte sich; ich unterschrieb den Totenschein des einen nach 7 Monaten, den des zweiten eine Woche später."

DIEHL und v. VERSCHUER verfügen über 6 erbgleiche Zwillingspaare, bei denen beide Paarlinge einer Tuberkulose erlegen sind. Es sei hier eines dieser Paare näher angeführt: E. 316 (s. S. 151). Die Ausgangsröntgenfilme sind weiter oben (s. Abb. 41 und 42) wiedergegeben. Während Paarling II mit Pneumothorax behandelt wurde, blieb Paarling I unbehandelt. Beide Paarlinge sind mit einem Zeitunterschied von noch nicht 6 Monaten ihrer Tuberkulose erlegen. Bei Paarling I ist dieses in anbetracht der ausgedehnten Tuberkulose mit den starken Zerstörungen des Lungengewebes an sich nicht so erstaunlich, erstaunlich ist es aber für Paarling II. Bei ihm hatte der Pneumothorax und die später angeschlossene Phrenicusexhairese links zu einem guten selektiven Kollaps geführt (s. Abb. 44). Die Tuberkelbacillen

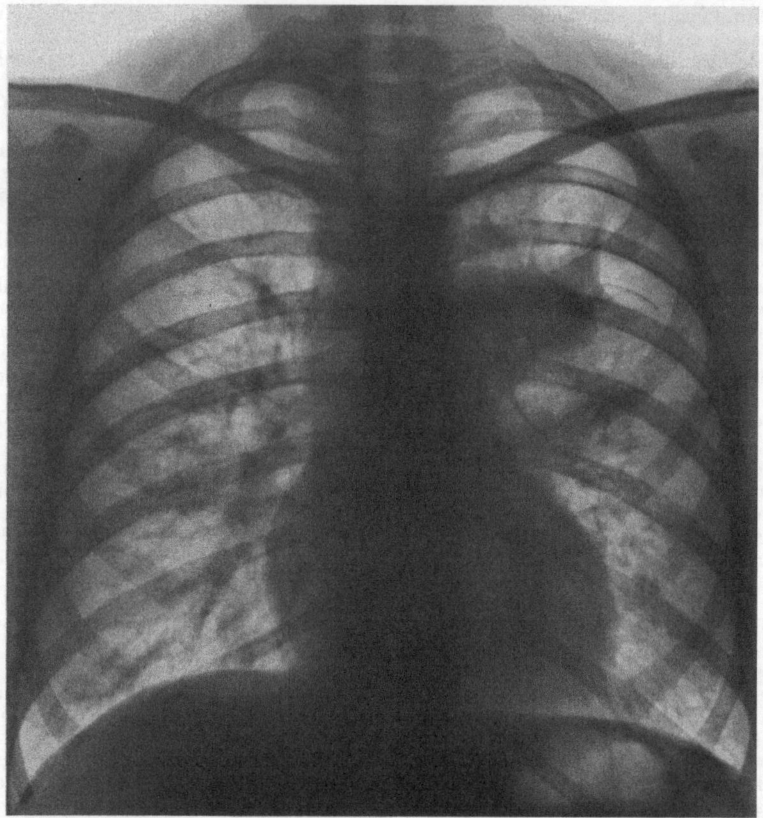

Abb. 44. E 316. Paarling II. 20. Februar 1930. Zustand nach Pneumothorax links. Selektivkollaps. Rechterseits haben sich die Mittelfeldherde beträchtlich zurückgebildet.

waren über ein Jahr in dem Auswurf nicht mehr nachzuweisen. Trotzdem erlag auch dieser Paarling der Tuberkulose. Auffallend ist bei ihm stets gewesen, daß trotz des guten röntgenologischen Effektes die Blutsenkung immer hoch lag, und zwar zwischen 40 und 60 mm in der ersten Stunde schwankte.

Zusammenfassung zu 1 und 2. Die Häufung ungünstig ablaufender Tuberkulosen in gewissen Familien ist nach allem ein nicht so seltenes Ereignis, wie es von gewissen Seiten angenommen wird. Aus einigen der oben angeführten Schilderungen geht zwingend hervor, daß das Expositionsmoment *allein* zur Erklärung solch katastrophaler Auswirkungen der Tuberkulose nicht ausreicht. Daß besondere erbliche Gegebenheiten mitwirken müssen, erweisen die von verschiedenen Autoren mitgeteilten Beobachtungen an erbgleichen Paarlingen. Unter ihnen befinden sich Beobachtungen, die zeigen, daß das Expositionsmoment *allein* zur Erklärung des Absterbens beider Paarlinge an Tuberkulose nicht herangezogen werden kann. Man vergleiche hier das oft so grundverschiedene Verhalten erbverschiedener Paarlinge, wie es in so großer Zahl von Diehl und v. Verschuer mitgeteilt worden ist. Der Schluß, daß es in gewissen Familien und bei einer ganzen Reihe von Zwillingspaaren eine nur durch erbliche Gegebenheiten erklärbare Hinfälligkeit gibt, kann somit nicht angezweifelt werden. Eine andere Frage ist es allerdings, ob es sich hier um eine generelle, das Wirken von Erbfaktoren *allein* kennzeichnende Erscheinung handelt. Zu dieser Frage ist im folgenden Stellung zu nehmen. Wenn bei der Darlegung dieser Verhältnisse vorerst nur auf die Ergebnisse der Zwillingsforschung zurückgegriffen wird, so geschieht dieses aus dem Grund, daß gerade dieser Zweig der Erblichkeitsforschung bei der Tuberkulose geeignet erscheint, hier Klarheit zu bringen.

β) Der Einfluß der Umwelt auf den Ablauf der Tuberkulose. Im vorhergehenden ist schon oft darauf hingewiesen worden, daß bei erbgleichen Zwillingspaaren mit postprimären tuberkulösen Veränderungen bei ihrer überwiegenden Mehrzahl eine große Ähnlichkeit der krankhaften Prozesse sich nachweisen läßt. An einschlägigen Beobachtungen ist weiter oben diese These belegt worden. Diese Erscheinung ist so generell, daß es sich hier nur um ein Naturgesetz handeln kann.

Den Abweichungen von dieser Regel haben Diehl und v. Verschuer besonderes Augenmerk zugewandt. Diese bewegen sich in zwei Richtungen: Einmal treten sie in mehr oder weniger ausgeprägten quantitativen Unterschieden in der Ausbildung der phthisischen Veränderungen bei erbgleichen Zwillingspaarlingen mit tuberkulösen Veränderungen gleicher oder ähnlicher Intensität, andererseits in der Manifestierung tuberkulöser Veränderungen bei nur einem der erbgleichen Paarlinge zutage. Ausdrücklich sei hier hervorgehoben, daß das weiter oben fixierte Ergebnis, daß bei erbgleichen Paaren mit Tuberkulosespätformen kein Paar mit einer pathogenetischen Verschiedenheit oder verschiedener Ausdrucksform gefunden wurde, durch diese quantitativen Unterschiede nicht berührt wird.

Die quantitativen Unterschiede bei erbgleichen erwachsenen Zwillingspaaren — die Tuberkulosefrühformen des Kindesalters nehmen hier eine besondere Stellung ein — drücken sich bei der überwiegenden Mehrzahl der hier in Betracht kommenden Paare teils in einer stärkeren Zerstörung des Lungengewebes bei einem der Paarlinge aus, teils aber ist es bei einem der Paarlinge schon zur Doppelseitigkeit des Prozesses gekommen, während bei dem anderen Paarling der Prozeß noch auf eine Lungenhälfte beschränkt ist. Das krankhafte Geschehen bei den Paarlingen dieser Zwillingspaare ist trotz alledem noch als ähnlich zu bezeichnen.

Es befinden sich aber auch einige wenige unter dem Beobachtungsgut von Diehl und v. Verschuer, bei denen diese Intensitätsunterschiede den Tod des einen Paarlings zur Folge hatten, während der andere Paarling nach Rückbildung seiner phthisischen Veränderungen heute noch lebt. Bei diesen Paarlingen tritt eine Hinfälligkeit gegenüber dem tuberkulösen Virus somit durch das Sterben des einen Paarlings und durch das Auftreten phthisischer Prozesse beim anderen Paarling deutlich zutage. Die Fähigkeit zur Rückbildung vorgeschrittener Tuberkulosen, wenn auch unter dem Wirken der Kollapstherapie, weist aber darauf hin, daß die bei diesen Paarlingen bestehende Hinfälligkeit sich noch in mittleren Grenzen bewegt. Diehl und v. Verschuer sehen das Versterben des einen Paarlings dieser Zwillingspaare als durch Umwelteinflüsse irgendwie begünstigt an, während sie die Gesundung des anderen Paarlings ebenfalls durch Umwelteinflüsse im günstigen Sinne beeinflußt auffassen. Zu den letzteren Umwelteinflüssen ist zweifellos die in den vier von den fünf hier in Erörterung stehenden Paaren zur Anwendung gelangende Kollapstherapie im Rahmen länger dauernder Kuren anzusehen. Die den Tod der ersten Paarlinge fördernden Umweltverhältnisse liegen sicher zum Teil in der bei jedem der Paarlinge festzustellenden langen Nichtbeachtung ihrer Krankheit. Ergibt doch die nähere Analyse dieser Zwillingspaare, daß bei vier dieser verstorbenen Paarlinge erst wenige Monate vor ihrem Tod ihre Tuberkulose festgestellt worden war, also zu einem Zeitpunkt, zu welchem das phthisische Geschehen einen Intensitäts- und Ausbreitungsgrad erreicht hatte, der mit dem Leben schlechterdings unvereinbar war. Die heute noch lebenden Paarlinge sind alle später als die verstorbenen erkrankt und bei allen läßt sich eine Exposition des heute noch lebenden

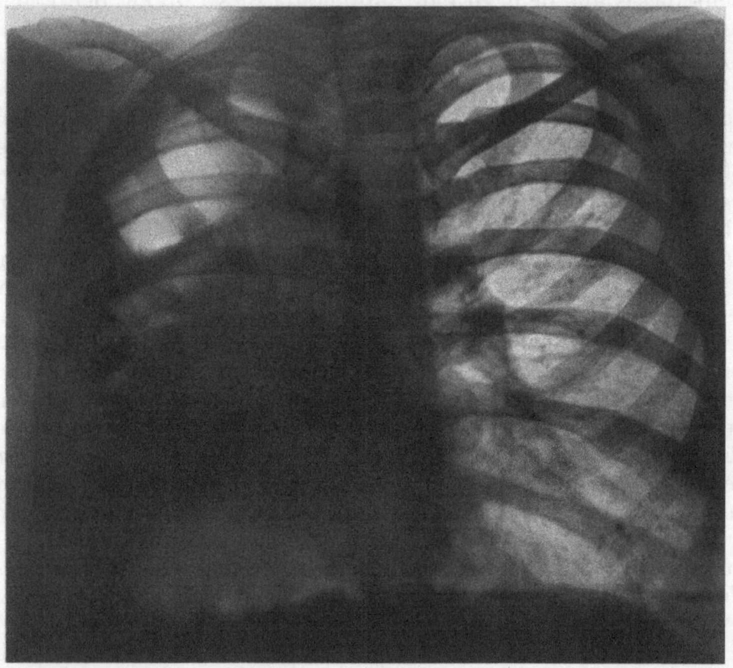

Abb. 45. E 735. Paarling M. 13. Dezember 1935. Große Kaverne im rechten Oberlappen, dichte Verschattung des rechten Mittel- und Unterfeldes. Pleuraschwarte rechts. Dextrokardie.

durch den verstorbenen feststellen. Diese Exposition führte regelmäßig zur Ausbildung schwerer phthisischer Veränderungen, die jedoch bald nach dem Erkennen der Tuberkulose bei dem zuerst erkrankten Paarling frühzeitig diagnostiziert wurden. Bei einem dieser Zwillingspaare kommt zweifellos noch als den Tod des einen Paarlings fördernder Umwelteinfluß eine Schwangerschaft hinzu.

Umwelteinflüsse verschiedener Genese können somit zweifellos bei solchen Graden der Hinfälligkeit die Intensität des krankhaften Geschehens maßgebend beeinflussen. Keineswegs aber kommt diese Fähigkeit Umwelteinflüssen *generell* zu. Verfügen doch Diehl und v. Verschuer über nicht weniger als 13 erbgleiche Zwillingspaare, bei denen trotz ausgesprochen verschiedener Umwelt ein völlig gleichgerichtet ablaufendes Tuberkulosegeschehen sich bei den Paarlingen entwickelte. Eine Umweltlabilität wie bei den oben besprochenen Paaren fehlt hier.

Sehr aufschlußreich über die Wechselbeziehungen zwischen Umwelt und Erbe ist die folgende Beobachtung:

E. 735: Im Jahre 1910 geborene erbgleiche weibliche Zwillinge, bei denen bei einem der Paarlinge 1925 erstmalig eine Tuberkulose des rechten Oberlappens mit Tuberkelbacillen im Auswurf festgestellt wurde. Im Dezember 1935, also 10 Jahre später, besteht bei diesem Paarling der in Abb. 45 wiedergegebene Befund: Faustgroße Kaverne im rechten Oberlappen, dichte Verschattung des rechten Mittel- und Unterfeldes mit fraglichen Aufhellungen, starke Verziehung des Herzens nach rechts, Pleuraschwarte rechts; linke Lunge im wesentlichen frei. — Der andere Paarling erkrankte 1931 an Blutspucken. Es bestand bei ihm eine leichte Verschattung der rechten Lungenspitze. Im Oktober 1931 besteht bei ihm ein Indurationsfeld rechts unterhalb Schlüsselbein mit mehreren eingelagerten größeren Herden, das Spitzenfeld ist nicht ganz frei. Die linke Lunge ist zu dieser Zeit noch völlig frei von krankhaften Veränderungen. Dieser Befund ist in den folgenden Jahren immer derselbe, nur daß im Januar 1935 noch eine vermehrte Zeichnung im Sinne eines Indurationsfeldes im linken Oberfeld hinzutrat, ein Befund, der sich auch im Dezember 1935 wieder nachweisen

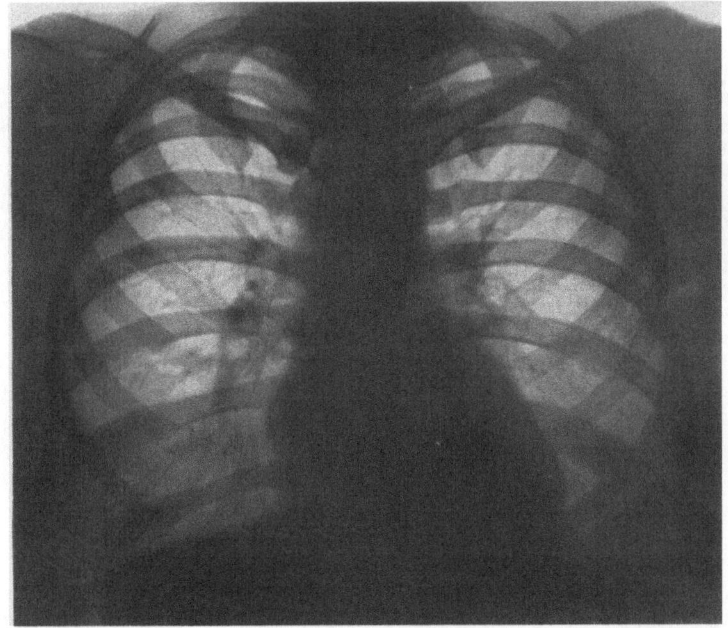

Abb. 46. E 735. Paarling H. 25. Januar 1935. Indurationsfeld links unterhalb des Schlüsselbeins. (Im Original deutlicher.)

läßt (Abb. 46). Der schwerkranke Paarling hat ein Körpergewicht von 61,5 kg, der Paarling mit den wesentlich geringfügigeren Veränderungen von 63,0 kg.

Es handelt sich somit um ein erbgleiches Zwillingspaar mit schwersten Zerstörungen des Lungengewebes bei einem der Paarlinge, während bei dem anderen Paarling nur geringfügige Veränderungen in beiden Oberlappen bestehen. Die Beachtung der Umwelt gibt für diese Verhältnisse eine eindeutige Erklärung: Ein Großvater und eine Schwester der Paarlinge sind an einer Tuberkulose verstorben. Der heute so schwer kranke Paarling teilte mit der verstorbenen Schwester, deren Tuberkulose erst kurz vor dem Tode erkannt worden war, das Bett. Auf dem Boden dieser schweren Ansteckung entwickelte sich später die Tuberkulose bei diesem Paarling. Der dieser massiven Ansteckung nicht ausgesetzt gewesene Paarling mit den geringfügigen Oberlappenveränderungen lebte während der ganzen 10 Jahre der Erkrankung seiner Zwillingsschwester mit dieser in enger Gemeinschaft, ist also als fortlaufend exponiert anzusehen. Man geht kaum fehl, wenn man die zunehmenden schwieligen Veränderungen in beiden Oberlappen als Folge dieser Exposition ansieht. Zu klinischen Erscheinungen ist es bei diesem Paarling bis auf das Blutspucken im Jahre 1931 nicht gekommen.

Es besteht aber trotzdem die Tatsache, daß es bei diesem Paarling zur Ausbildung spezifischer Veränderungen gekommen ist, daß er also keine Immunität gegenüber dem tuberkulösen Virus besitzt. Doch ist er bisher in der Lage gewesen, die Ausbildung größerer tuberkulöser Veränderungen hintanzuhalten. Eine gleiche Tendenz läßt sich aber auch bei dem schwerkranken Paarling feststellen: Wohl bildet er unter der Wirkung der massiven Exposition, die unglücklicherweise gerade in seine Pubertätszeit fällt (15 Jahre) einen kavernösen Oberlappenprozeß aus, aber trotz der Schwere der Veränderungen widersteht er seit nunmehr 10 Jahren der Tuberkulose. Bemerkenswerterweise sind beide Paarlinge trotz der langen Erkrankung des einen auch heute äußerlich nicht voneinander zu unterscheiden (Abb. 47).

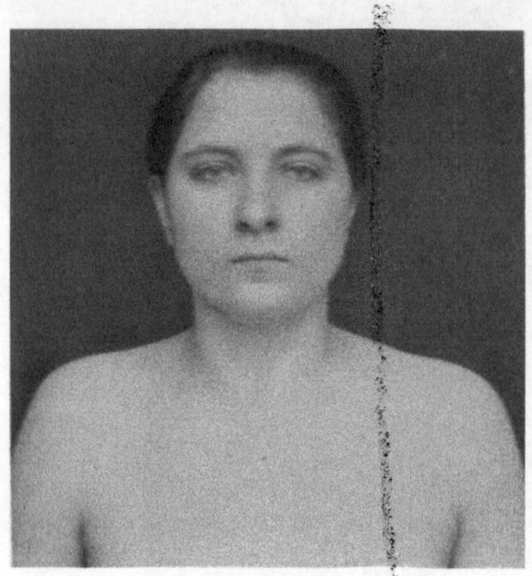

Der kranke Paarling.

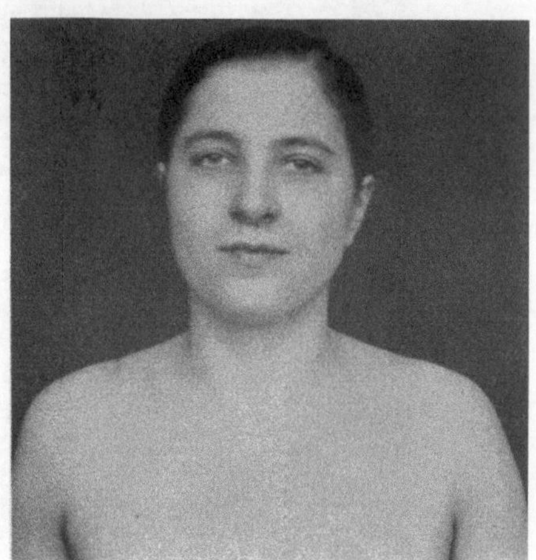

Der „gesunde" Paarling.

Abb. 47. E 735.

DIEHL und v. VERSCHUER verfügen über mehrere, zum Teil noch unveröffentlichte solcher erbgleichen Zwillingspaare. Aus diesen Beobachtungen geht hervor, wie tiefgreifend das Wirken der Umwelt auf das Tuberkulosegeschehen bei erbgleichen Paarlingen sein kann. Andererseits ist aber die gleiche ablaufsbestimmende Grundtendenz der erbgleichen Organismen unverkennbar. Das Wirken von erblichen Gegebenheiten bei erbgleichen Zwillingspaaren mit groben Unterschieden in den tuberkulösen Veränderungen ist deutlich erkennbar.

Auch UEHLINGER und KÜNSCH haben ähnliche Beobachtungen mitgeteilt. So konnten sie bei ihrem erbgleichen, 1908 geborenen männlichen Zwillingspaar EZ 7 mitteilen, daß der eine Paarling 1931 erstmalig an einer trocknen Brustfellentzündung, 1934 an einer Pericarditis exsudativa erkrankte, während bei dem anderen Paarling im Thoraxröntgenbild nur ein verkalkter Primärkomplex nachzuweisen war. Paarling I erholte sich von den Entzündungen der serösen Häute immer schnell. — Hierher ist auch das Zwillingspaar EZ 27 zu rechnen, das schon weiter vorne (S. 144) angeführt worden ist.

Eine solche gleichgerichtete Tendenz tritt auch bei erbgleichen Zwillingspaaren mit tuberkulösen Veränderungen bei nur einem Paarling gelegentlich ungemein deutlich zutage.

E. 4 F.: Im Jahre 1921 geborene erbgleiche, weibliche Zwillinge, von denen Paarling II im August 1932 an einer Nephritis erkrankte. Seitdem fühlte er sich nicht mehr wohl, war matt, die Temperaturen waren erhöht. Weihnachten 1932 trat Husten auf, in der zweiten Hälfte des Januar 1933 Auswurf, in dem Tuberkelbacillen nachgewiesen wurden. Anfang

Februar 1933 wurde der in Abb. 48 wiedergegebene Filmbefund erhoben: Erweichtes Frühinfiltrat im linken Oberlappen mit dichter Nachbarschaftsstreuung und Fernstreuung in die rechte Lunge. Lappenrandinfiltrat rechts (Anomalie der 1. und 2. Rippe rechts). Die Kranke entfieberte bald und bildete bei allgemeiner hygienisch-diätätischer Behandlung in einem Krankenhaus ihre krankhaften Veränderungen im Laufe von 6 Wochen gut zurück (Abb. 49): Kaverne im linken Oberlappen beträchtlich kleiner geworden, Streuherde in beiden Lungen umschriebener, Lappenrandinfiltrat im rechten Oberlappen resorbiert. Später wurde bei der Kranken ein doppelseitiger Pneumothorax angelegt. Die Tuberkelbacillen schwanden aus dem Auswurf. Im Juli 1935 bestehen zerstreute kalkdichte Herde

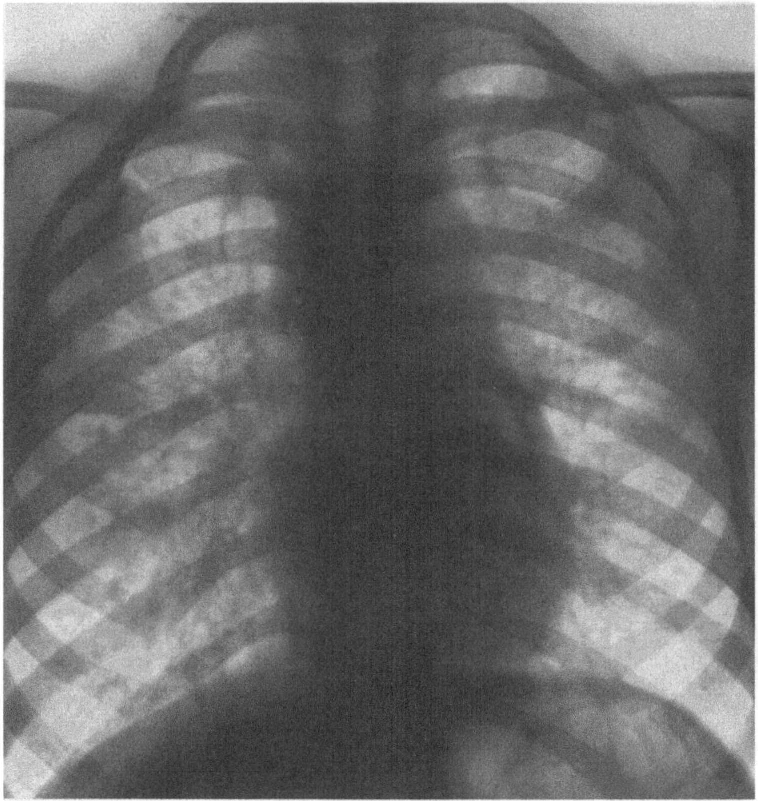

Abb. 48. E 4 F. Paarling II. 7. Februar 1933. Erweichtes Frühinfiltrat im linken Oberlappen mit dichter Nachbarschaftsstreuung und Fernstreuung in die rechte Lunge; Lappenrandinfiltrat rechts; Anomalie der 1. und 2. Rippe rechts.

in beiden Lungen (Abb. 50), Wohlbefinden. — Bei Paarling I sind krankhafte Veränderungen im Bereich der Lungen nicht beobachtet worden.

Es handelt sich also um ein erbgleiches Zwillingspaar, bei dem bei einem Paarling im Alter von 12 Jahren eine schwere doppelseitige Lungentuberkulose auftrat, während der andere Paarling stets gesund blieb. Beide Paarlinge waren gemeinsam extrafamiliär exponiert. Trotzdem entwickelte sich nur bei einem der Paarlinge eine Tuberkulose. Diehl und v. Verschuer sind geneigt, als schwächendes Moment der Widerstandskraft des tuberkulösen Paarlings die kurz vorher aufgetretene Nephritis anzusehen. Das Wesentliche dieser Beobachtung ist aber die gleiche Tendenz im Verhalten der Paarlinge gegenüber dem tuberkulösen Virus: Beide Paarlinge sind exponiert, der eine Paarling erweist sich dieser Ansteckung gegenüber als widerstandsfähig, der andere Paarling, vorübergehend geschwächt, bildet eine Tuberkulose aus, der er wieder völlig Herr wird. Man kann sich bei der sofort nach Einsetzen systematischer allgemeiner Behandlung erfolgten Besserung des Befundes des Eindrucks nicht erwehren, daß die doppelseitige Pneumothoraxbehandlung für die Überwindung der Tuberkulose nicht notwendig gewesen wäre. Nach allem verfügen beide Paarlinge über eine ganz beträchtliche Widerstandsfähigkeit.

Es ist somit festzustellen, daß der Einfluß der Umwelt auf den Ablauf der Tuberkulose tiefgreifender Natur sein kann. Bei Hinfälligkeitsgraden, die sich

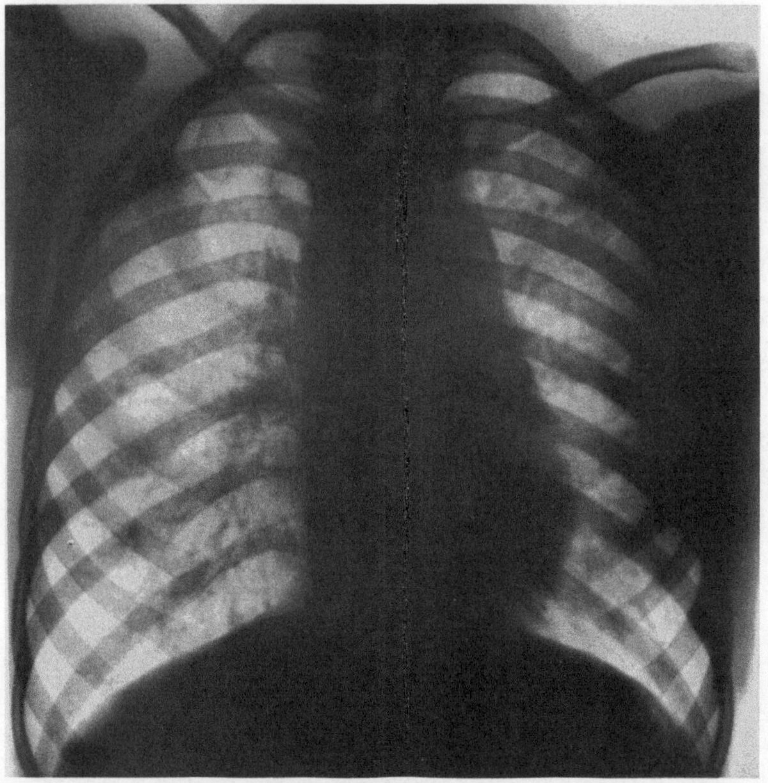

Abb. 49. E 4 F. Paarling II. 20. März 1933. Kaverne im linken Oberlappen beträchtlich kleiner geworden, Streuherde in beiden Lungen umschriebener, Lappenrandinfiltrat im rechten Oberlappen resorbiert.

in mittleren Grenzen bewegen, kommt ihm im günstigen und ungünstigen Sinne eine beträchtliche Bedeutung zu. In dem Beobachtungsgut von DIEHL und v. VERSCHUER ist aber die Zahl der Beobachtungen, in denen sich ein solch maßgebender Umwelteinfluß erkennen läßt, sicher nicht größer als die Zahl der Beobachtungen, bei denen solche Einflüsse nicht feststellbar sind. Wesentlich ist aber, daß auch bei den Beobachtungen, bei denen das Wirken von Umwelteinflüssen deutlich zutage tritt, sich das Wirken erblicher Gegebenheiten, sei es in der Ausbildung pathogenetisch gleicher Tuberkuloseformen, sei es im Ablauf des Tuberkulosegeschehens, deutlich dokumentiert.

γ) Gutartig ablaufende Tuberkulosen. Die Beobachtung ihrer erbgleichen Zwillingspaare über eine größere Reihe von Jahren haben DIEHL und v. VERSCHUER gezeigt, daß bei einer ganzen Reihe ihrer Zwillingspaare bei beiden Paarlingen auffällig günstige Ablaufsformen der Tuberkulose bestehen. Sie fanden solche ausgesprochen chronisch ablaufenden Tuberkulosen auch bei erbgleichen Zwillingspaaren mit ausgesprochen verschiedenen Umweltverhältnissen für die Paarlinge. Sie konnten so in ihrer letzten Monographie über Zwillingstuberkulose die Tatsache vermerken, daß auch gutartige tuberkulöse Prozesse vorwiegend erbbedingt sein können.

Dieses Ergebnis erfährt durch einige in der Literatur niedergelegte genealogische Beobachtungen eine Stütze. So haben CARDIS und JOANNETTE folgende Beobachtungen mitgeteilt:

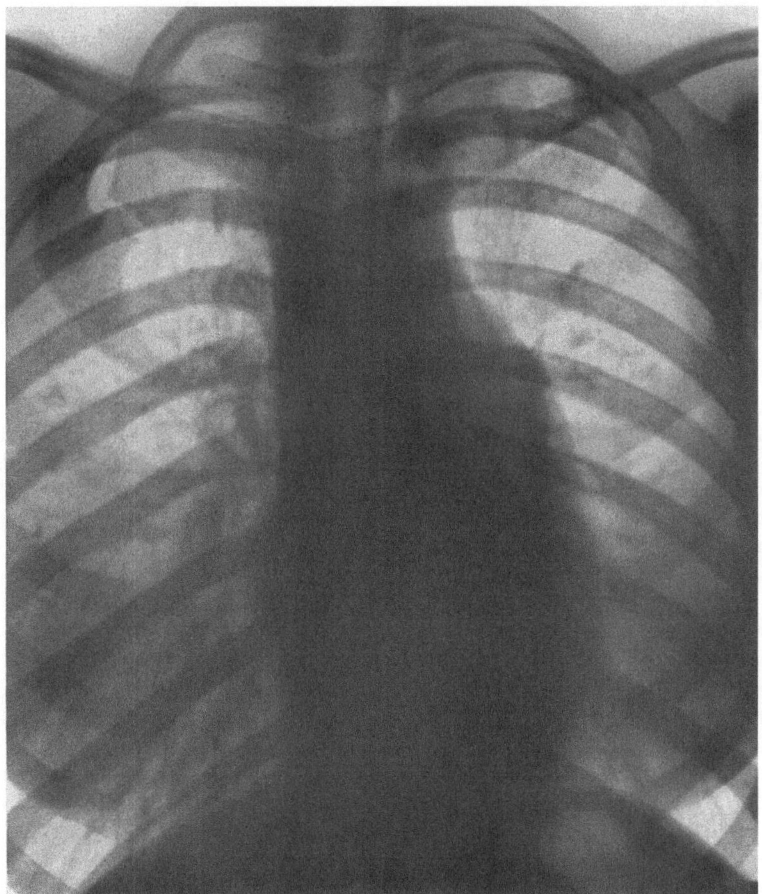

Abb. 50. E 4 F. Paarling II. 30. Juli 1935. Zerstreute kalkdichte Herde in beiden Lungen; linkes Spitzenfeld aufgehellt.

Ein 30 Jahre alter Architekt wird im September 1930 wegen einer linkseitigen Lungentuberkulose mit Kavernenbildung aufgenommen. Eine Schwester von ihm wurde 4 Jahre früher wegen einer völlig gleich lokalisierten Lungentuberkulose behandelt. Da sich bei ihr allein durch die Allgemeinbehandlung die Tuberkulose völlig zurückgebildet hatte, wurde auch bei ihrem Bruder nur Allgemeinbehandlung angewandt mit dem Erfolg, daß sich tatsächlich auch bei ihm die schweren tuberkulösen Veränderungen weitgehend zurückbildeten.

Auch die weiter oben angeführte Familienbeobachtung von REHBERG (S. 139) dürfte hierher gehören. Bei keinem der 8 Familienangehörigen (beide Eltern und 6 Kinder) ist über einen ungünstigen Tuberkuloseablauf etwas vermerkt, dagegen bei mehreren ausdrücklich berichtet, daß eine Heilung der Tuberkulose erfolgt ist.

Ohne Beispiele im einzelnen anzuführen, weist RÖSSLE in seiner Arbeit über das Verhalten von Syphilis und Tuberkulose in Familien darauf hin, daß es zweifellos Beispiele von offenbarer familiärer Resistenz bei Tuberkulose gibt; er sagt hierzu wörtlich: „Ich verstehe darunter nicht etwa das Vermissen von Tuberkulose in gewissen Familien — denn das kann Gunst der Verhältnisse durch Mangel an Ansteckungsmöglichkeiten sein — sondern die Häufung von geheilten Fällen, trotz ausgesprochener Gefährdung."

Am eingehendsten hat sich genealogisch SCHREMPF mit dieser Frage beschäftigt. Er hat zur Prüfung dieser Frage nur solche Familien herangezogen, bei denen alle Tuberkulösen beobachtet werden konnten. Er fand bei 69% dieser Familien (145) einen gleichartigen Ablauf bei allen oder der Mehrzahl der Familienmitglieder. Es liegt nahe, für die Gleichheit des Tuberkuloseablaufs in diesen Familien eine gleiche intrafamiliäre Exposition verantwortlich zu machen. Um diesem Einwand zu entgehen, hat SCHREMPF diejenigen Familien ausgesondert, bei denen eine solche gleiche Exposition anzunehmen war. Nach Aussonderung dieser Familien erhielt er bei den übrigbleibenden Familien (58) doch noch in 63,8% einen gleichen Tuberkuloseablauf bei allen oder mehr als der Hälfte der Kranken innerhalb der Familien. Von den 381 Tuberkulosekranken der 145 Familien hatten einen gutartigen Tuberkuloseablauf 210 = in 55,2%, 171 = 44,8% einen bösartigen. SCHREMPF zieht aus seinen Untersuchungen den Schluß, „daß es eine „erbliche Disposition" in dem Sinne, daß alle Erkrankten aus tuberkulösen Familien — oder ihre überwiegende Mehrzahl — zu besonders schweren Tuberkuloseformen neigen, *nicht* gibt. Sie machen es aber im Zusammenhang mit den Stammbaum- und Zwillingsuntersuchungen sehr wahrscheinlich, daß erbliche Faktoren sowohl in einer Familie einmal vorwiegend gutartige, als auch in anderen Familien bösartige Verlaufsformen der Tuberkuloseerkrankung bewirken können." In seiner Zusammenfassung formuliert er noch schärfer: „Eine erbliche Disposition in dem Sinne, daß alle ihre Träger, alle Abkömmlinge tuberkulöser Familien, eine Neigung zu besonders schwerem Krankheitsablauf besäßen, existiert nicht. Dagegen ist ein erblicher Einfluß nachzuweisen, der den Verlauf einer Erkrankung in bösartigem Sinne, aber in anderen Familien ebenso auch in gutartigem Sinne mitbestimmen kann."

Somit kann auf Grund der Zwillingsbeobachtungen und der genealogischen Untersuchungen *zusammenfassend* festgestellt werden, daß günstige Tuberkuloseablaufsformen auf erblicher Grundlage erwiesen sind. Es geht somit nicht an, nur dann das Wirken erblicher Gegebenheiten bei der Tuberkulose in Erwägung zu ziehen, wenn der Ablauf der Tuberkulose ungünstig ist. Noch weniger ist es möglich, als einzig beweisenden Ausdruck für das Wirken des Erbgutes nur eine ausgesprochene Hinfälligkeit gegenüber dem tuberkulösen Virus gelten lassen zu wollen. Die Verhältnisse sind nach allem weit komplizierter als sie dieser Auffassung zugrunde liegen.

3. Zusammenfassung.

Überblickt man das ganze im vorhergehenden besprochene Beobachtungsgut, so ist festzustellen:

Die Existenz eines erblichen *Locus minoris resistentiae* bei der Lungentuberkulose kann immer noch nicht als hinreichend gesichert angesehen werden.

Die Krankheits*entwicklung,* sei sie vorwiegend hämatogen oder intrakanalikulär, wird entscheidend von erblichen Gegebenheiten bestimmt.

Die *Reaktion* des befallenen Individuums auf das tuberkulöse Virus ist von der genotypischen Struktur abhängig.

Mit steigendem *Lebensalter* tritt der Erbeinfluß der Tuberkulose stärker hervor.

Bei der *Entstehung postprimärer* Tuberkuloseveränderungen ist das Wirken von Erbfaktoren als gesichert anzusehen.

Es ist ein erblicher Einfluß nachzuweisen, der in gewissen Familien den *Verlauf* gehäuft vorkommender Tuberkuloseerkrankungen im *bösartigen,* in anderen Familien ebenso auch in *gutartigem* Sinne bestimmt.

Das Wirken der *Umwelt* bei der Tuberkulose, besonders der Exposition, wird niemand leugnen. Ihre Bedeutung wird aber zweifellos oft überschätzt. Vor allem darf das Wirkungsausmaß des Umwelteinflusses verschiedener Genese nicht für jedes Individuum gleichgesetzt werden. Es gibt genotypische Strukturen, die für Umwelteinflüsse zugänglicher sind, als andere, die gleichen Umweltbedingungen ein weit größeres Beharrungsvermögen entgegenzusetzen vermögen.

An dieser Stelle sei zu zwei gegen das Wirken erblicher Gegebenheiten angeführten Argumenten Stellung genommen: Immer wieder wird, um die dominierende Stellung der Exposition im Tuberkulosegeschehen darzutun, die Tatsache angeführt, daß die Kinder geschlossentuberkulöser Eltern wesentlich seltener an Tuberkulose erkranken als die Kinder offentuberkulöser Eltern. Man fragt sich, da die Annahme einer Ubiquität des Tuberkelbacillus für unsere heutigen Verhältnisse von allen Seiten abgelehnt wird, woher denn die Kinder der geschlossentuberkulösen Eltern die Tuberkelbacillen zur Ausbildung einer Tuberkulose hernehmen sollen. Wenn überhaupt bei einer Erkrankung, so ist doch das Wirken der Umwelt, eben die Aufnahme von Tuberkelbacillen, für die Ausbildung der Tuberkulose unerläßlich. Die wesentlich seltenere Erkrankung der Kinder geschlossen Tuberkulöser beweist nur eines, daß die Manifestierung der erblichen Tuberkulosedisposition durch eine systematische extrem durchgeführte Expositionsprophylaxe entscheidend bekämpft werden kann, sie sagt aber nichts gegen die Existenz einer erblichen Tuberkulosedisposition.

Es geht auch nicht an, die an sich bemerkenswerte und oft ungeheuer eindrucksvolle Tatsache der Erkrankung von Abkömmlingen Tuberkulöser erst viele Jahre nach dem Erlöschen der Exposition im Hinblick „auf die bekannte lange klinische Latenz der Tuberkulose so gut wie bedeutungslos“ abtun zu wollen (B. LANGE). Wenn diese Tatsache der Erkrankung lange Zeit nach dem Erlöschen der Exposition von RIFFEL und anderen als ein Hinweis für das Wirken erblicher Gegebenheiten empfunden wurde, so haben sie, wie die Erfahrungen an erbgleichen Zwillingspaaren zeigen, völlig recht gehabt. Diesen Menschen wird eben diese „bekannte lange klinische Latenz“ zum Verhängnis, den zahllosen anderen Auchinfizierten eben nicht [1].

[1] Die Zahl tierexperimenteller Untersuchungen über den Einfluß des Genotyps auf den Tuberkuloseablauf war bisher gering. Es lagen nur die Untersuchungen von WRIGHT und LEWIS vor, die eine Nachprüfung nicht erfahren hatten. Um so dankenswerter ist die kürzlich erfolgte Veröffentlichung der Ergebnisse von KÜSTER und KRÖNING. Die Fragestellung der Autoren lautete: Ist die Widerstandsfähigkeit der Meerschweinchen gegen einmalige künstliche Tuberkuloseinfektion, gemessen an Überlebenszeit, vom Genotypus abhängig oder nicht? Als Material wurden Inzuchtsstämme des Zoologischen Instituts in Göttingen, die seit mehr als 10 Jahren durch Geschwisterpaarungen erhalten worden waren, verwendet. In 14 Versuchsreihen wurden 2025 Meerschweinchen geprüft. Die Infektion erfolgte mit einem seit Jahren in seinen Eigenschaften bekannten Tuberkelbacillenstamm, teils subcutan, teils durch Inhalation. Als Ergebnis ergab sich, daß die Überlebenszeit der Tiere nach der Infektion beträchtlich innerhalb der einzelnen Stämme schwankt. Die Ursache hierfür wird in Dosenschwankungen vermutet. Trotzdem ließen sich Stämme mit geringer, mittlerer und hoher Resistenz unterscheiden. Spezifische Gene, die die Ursache hierfür sein könnten, wurden nicht festgestellt. Nach der Ansicht von KÜSTER und KRÖNING lassen ihre und die Untersuchungen von WRIGHT und LEWIS keinen Zweifel mehr darüber bestehen, „daß beim Meerschweinchen die Erbkonstitution erstens die Überlebenszeit nach der Impfung, zweitens die Gewichtsveränderung während der Krankheit und drittens die besondere Lokalisation der Infektion beeinflußt. Damit in guter Übereinstimmung stehen die Zwillingsuntersuchungen von DIEHL und v. VERSCHUER (1933 und 1936) beim Menschen, sowie die Stammbaumuntersuchungen von BERGHAUS (1936) über Lungen-, Knochen- und Gelenktuberkulose beim Menschen.“

Trotz dieser Untersuchungen von KÜSTER und KRÖNING sind weitere tierexperimentelle Untersuchungen über die erbliche Tuberkulosedisposition dringend zu fordern. Vielleicht wäre es gut, eine andere Tiergattung als gerade das Meerschweinchen, mit seiner an sich schon so großen natürlichen Hinfälligkeit, heranzuziehen. Wichtig wäre wohl auch, daß Selektionsversuche, sowohl nach der Seite der Anfälligkeit und Hinfälligkeit, als auch nach der Seite der Resistenz vorgenommen würden. Wie schwer die Deutung solcher Tierversuche generell aber ist, zeigt die Zusammenstellung von BRADFORD HILL über die bisherigen derartigen Tierversuche, also nicht allein über die Tuberkulose.

4. Ausdrucksausmaß des Erbeinflusses bei der Tuberkulose in größeren zusammenfassenden Zwillings- und genealogischen Untersuchungsreihen.

Das im vorhergehenden vorgelegte Beobachtungsgut ist durch eine hinreichende gegenseitige Abgrenzung der beiden Faktoren „Erbe“ und „Umwelt“ gekennzeichnet, sei es, daß lokalisatorische oder pathogenetische Gegebenheiten eine Erörterung fanden, bei denen das Wirken von Umwelteinflüssen nicht maßgebend ist, sei es, daß ausdrücklich auf das Tuberkulosegeschehen beeinflussende Umwelteinflüsse eingegangen wurde. Das Wirken erblicher Gegebenheiten trat stets klar zutage. In den im folgenden anzuführenden größeren oder großen zusammenfassenden Untersuchungsreihen handelt es sich weniger um den Nachweis eines Erbeinflusses bei der Tuberkulose überhaupt, sondern vielmehr um eine Darlegung des Wirkungs*ausmaßes* dieses Einflusses.

a) Ergebnisse der Zwillingsforschung.

DIEHL und v. VERSCHUER haben 1936 in ihrer zweiten Monographie über Zwillingstuberkulose folgende, ihre Ergebnisse über das Tuberkuloseverhalten der erbgleichen und erbverschiedenen Zwillingspaare zusammenfassende Tabelle veröffentlicht:

Tabelle 6. 205 Zwillingspaare mit tuberkulösen Veränderungen erster und zweiter Ordnung [1].

	Gleiches Tuberkulose-verhalten der Paarlinge	Verschiedenes Tuberkulose-verhalten der Paarlinge
Bei 80 erbgleichen Paaren	52 mal = 65%	28 mal = 35%
Bei 125 erbverschiedenen Paaren	31 mal = 25%	94 mal = 75%

Werden nur Zwillingspaare mit tuberkulösen Veränderungen erster Ordnung verwertet, so erfährt das obige Ergebnis keine wesentliche Änderung:

Tabelle 7. 185 Zwillingspaare mit tuberkulösen Veränderungen erster Ordnung.

	Gleiches Tuberkulose-verhalten der Paarlinge	Verschiedenes Tuberkulose-verhalten der Paarlinge
Bei 69 erbgleichen Paaren	42 mal = 61%	27 mal = 39%
Bei 116 erbverschiedenen Paaren	25 mal = 22%	91 mal = 78%

Wichtig dagegen ist die Berücksichtigung nur auslesefreier Serien, d. h. die Berücksichtigung nur solcher Paare, die ohne Rücksicht auf ihre Zugehörigkeit zur erbgleichen oder erbverschiedenen Zwillingsgruppe und ohne Rücksicht auf ein tuberkulosekonkordantes bzw. -diskordantes Verhalten der Paarlinge in bestimmten Fürsorgestellen, Heilstätten oder Krankenhäusern durch systematisches Suchen nach Zwillingen ermittelt worden sind. Das Ergebnis ist folgendes:

Tabelle 8. 153 auslesefreie Zwillingspaare mit tuberkulösen Veränderungen erster und zweiter Ordnung.

	Gleiches Tuberkulose-verhalten der Paarlinge	Verschiedenes Tuberkulose-verhalten der Paarlinge
Bei 45 erbgleichen Paaren	31 mal = 69%	14 mal = 31%
Nur Fälle erster Ordnung 35	21 mal = 60%	14 mal = 40%
Bei 108 erbverschiedenen Paaren . . .	27 mal = 25%	81 mal = 75%
Nur Fälle erster Ordnung 99	21 mal = 21%	78 mal = 79%

[1] Als Beobachtungen erster Ordnung sind alle diejenigen bezeichnet, bei denen ein fortschreitender spezifischer Prozeß zur Beobachtung gelangte, oder bei denen nicht zur Primärperiode gehörige Herde ruhenden Charakters nachzuweisen sind. Beobachtungen zweiter Ordnung sind mithin solche, bei denen sich ein abgeheilter Primärkomplex oder isolierte Drüsenkalkherde im Bereich der Bronchialdrüsen usw. nachweisen lassen.

Der Unterschied zwischen ein- und zweieiigen Zwillingen zeigt sich besonders deutlich, wenn man nur die Paare mit ausgesprochen konkordantem und ausgesprochen diskordantem Tuberkuloseverhalten (C bzw. D) miteinander vergleicht. Die Zahl dieser Paare — nur Beobachtungen erster Ordnung gezählt — ist:

	C:D	
bei den erbgleichen Zwillingen	15: 5	= 3: 1
bei den gleichgeschlechtlich erbverschiedenen Zwillingen	1:23	= 1:46
bei den verschiedengeschlechtlich erbverschiedenen Zwillingen	0:23	

Unter alleiniger Berücksichtigung der Beobachtungen erster Ordnung in den auslesefreien Serien erhalten DIEHL und v. VERSCHUER:

	C:D	
bei den erbgleichen Zwillingen	9: 1	= 9: 1
bei den gleichgeschlechtlich erbverschiedenen Zwillingen	1:21	= 1:41
bei den verschiedengeschlechtlich erbverschiedenen Zwillingspaaren	0:20	

Auf ein Zwillingspaar mit ausgesprochen diskordantem Tuberkuloseverhalten kommen also bei den *erbgleichen* Zwillingen 9 Paare mit ausgesprochen konkordantem Tuberkuloseverhalten. Umgekehrt kommen bei den *erbverschiedenen* Zwillingen auf ein Paar mit ausgesprochen konkordantem Tuberkuloseverhalten 41 Paare mit ausgesprochen diskordantem Tuberkuloseverhalten.

Das Wirken von erblichen Gegebenheiten bei der Tuberkulose wird durch die eben angeführten Tabellen nur in großen Zügen erfaßt. An sich macht sich der Erbeinfluß noch in weit stärkerem Ausmaße geltend. Nach den diesen Tabellen zugrundeliegenden Gesichtspunkten mußten die Paare E 735 (s. S. 160), E 4 F. (s. S. 162), ferner die auf S. 159 besprochenen fünf erbgleichen Paare, die in mancher Hinsicht gemeinsame Züge im Tuberkuloseverhalten der Paarlinge aufweisen und noch mehrere, den Paaren E 735 und E 4 F. ähnliche Paare als diskordant, wenn auch nur minderen Grades, bewertet werden. Die oben mitgeteilten Tabellen sprechen eine deutliche und eindringliche Sprache, die Berücksichtigung der eben angeführten Tatsache verleiht ihnen zwingende Beweiskraft.

In den letzten Jahren sind von verschiedenen Seiten Zwillingsbeobachtungen mitgeteilt worden, die im folgenden angeführt seien. Sie sind in der ersten Monographie von DIEHL und v. VERSCHUER über Zwillingstuberkulose, in der alle bis 1932 erschienenen Zwillingsbeobachtungen aufgeführt worden sind, nicht aufgeführt. Es sei aber ergänzend zu den nun folgenden Beobachtungen besonders auf die dort angeführten Beobachtungen von D'ALMEIDA, W. SCHÄFER, VALDÉS-LAMBEA, SCHOKKING und CZARNECKI hingewiesen. Einige neuere Zwillingsbeobachtungen sind weiter vorne angegeben.

ELIASBERG: „Sehr lehrreich ist mit Rücksicht auf die von manchen Autoren geübte Überschätzung der Exposition gegenüber der Disposition eine Familie, in der es sich um ein Zwillingspaar, einen Knaben und ein Mädchen im Alter von 3 Monaten handelte. Der Vater und der in der Familie lebende Onkel der beiden Kinder litten an einer schweren Phthise. Der Zwillingsknabe erkrankte im 4. Monat an einer Bronchialdrüsentuberkulose und ging im Alter von 7 Monaten an Miliartuberkulose zugrunde. Das Mädchen, das im gleichen Milieu bis zum 4. Monat aufwuchs, konnten wir ebenfalls vom 4. bis zum 8. Monat in der Klinik beobachten, bis dahin war es frei von nachweisbaren tuberkulösen Herden und reagierte weder auf wiederholte cutane noch intracutane Tuberkulinimpfungen. Vom 8. Monat an lebte das Kind wieder zu Hause mit dem schwer phthisischen Vater zusammen. Bei einer Nachuntersuchung im 12. Lebensmonat erwies sich das Kind klinisch noch immer frei von Tuberkulose. Nur eine Tuberkulinempfindlichkeit hatte das Kind inzwischen erworben."

SCHUBERTH berichtet über 3 Zwillingspaare (2 PZ, 1 ZZ) mit diskordantem Tuberkuloseverhalten der Paarlinge.

CAMMERER und SCHLEICHER wurden 16 tuberkulöse Zwillingspaare bei ihrer Fragebogenenquete bekannt. Von den Zwillingspaaren wurde 12mal diskordantes Tuberkuloseverhalten (9 ZZ, 3 EZ) angegeben, 4 EZ-Paare gaben ein konkordantes Tuberkuloseverhalten an. Die Zwillingspaare sind von den Autoren nicht auf Tuberkulose untersucht worden.

GRAUBNER berichtet über 5 Zwillingspaare (zum Teil weiter oben schon angeführt): 3 erbgleiche Paare: 2mal konkordantes, 1mal schwach diskordantes Tuberkuloseverhalten. Letzteres Paar wurde weiter oben eingehender besprochen (S. 144), die tödliche Miliartuberkulose wurde als durch die Anlage eines künstlichen Pneumothorax verursacht angesehen, der heute noch lebende Paarling heilte seine Kaverne spontan aus. Die Umwelt bei diesem Fall wurde als verschieden, bei einem der obigen 2 Paare ebenfalls als verschieden ermittelt. Ferner wurden zwei erbverschiedene Paare mit verschiedener Peristase mitgeteilt, das eine Paar zeigte ausgesprochen diskordantes, das andere anfangs konkordantes, im weiteren Verlauf aber diskordantes Tuberkuloseverhalten.

ICKERT und BENZE haben 5 Paare mit tuberkulösen Veränderungen mitgeteilt. Bei zwei als erbgleich bezeichneten Paaren bestand bei verschiedener Umwelt ein konkordantes Tuberkuloseverhalten. Ein gleichgeschlechtliches Zwillingspaar ist nicht verwertbar, da der eine Paarling im Alter von 9 Monaten an Brechdurchfall gestorben ist, der andere im Alter von 25 Jahren eine geschlossene Tuberkulose hat. Ein weiteres Zwillingspaar (PZ) scheidet ebenfalls aus, da der Knabe im Alter von 4 Jahren ertrunken ist, der andere Paarling, jetzt 58 Jahre alt, eine geschlossene Lungentuberkulose hat. Bei dem 5. Zwillingspaar (PZ) starb der weibliche Paarling im Alter von 4 Jahren an Meningitis tuberculosa, bei dem männlichen Paarling, jetzt 11 Jahre alt, besteht inaktive Bronchialdrüsentuberkulose. Die Umwelt ist als konkordant angegeben.

SCHREMPF hat über 16 Zwillingspaare mit tuberkulösen Veränderungen berichtet: 8 ZZ- bzw. PZ-Paare und 8 EZ-Paare:

Vier der ZZ-Paare gehören dem Kindesalter an: bei drei dieser Paare ist nur ein Paarling infiziert, bei allen dreien ist die Umwelt als verschieden geschildert. Ein Paar mit gleichgerichteter Umwelt: ein Paarling Knochentuberkulose, der andere gesund.

Vier erbverschiedene Paare, dem Erwachsenenalter angehörig: Bei jedem Paare ist nur ein Paarling Träger postprimärer Tuberkuloseveränderungen; bei 3 Paaren ist die Umwelt als gleichgerichtet, bei einem Paar als diskordant geschildert.

Von den 8 erbgleichen Paaren gehören wieder 4 Paare dem Kindesalter an. Bei 2 von diesen Paaren ist nur ein Paarling infiziert, einmal wird die Umwelt als verschieden, einmal als gleichgerichtet geschildert. Bei einem weiteren Paar sind beide Paarlinge bei gleicher Umwelt infiziert. Bei dem letzten dieser Paare hat ein Paarling eine Drüsentuberkulose ausgebildet und sie im Laufe von 2 Jahren ausgeheilt. Die Umwelt wird als diskordant geschildert.

Von den 4 erbgleichen Zwillingspaaren, dem Erwachsenenalter angehörig, sind bei 3 dieser Paare postprimäre tuberkulöse Veränderungen nachweisbar. Bei 2 dieser Paare ist ein Paarling verstorben, der andere lebt mit gutartigen Lungenveränderungen. Bei diesen Paaren wird die Umwelt als verschieden geschildert. Bei dem dritten dieser Paare sind beide Paarlinge infiziert, einer der Paarlinge bildete ein flüchtiges Lungeninfiltrat aus. Die Umwelt wird als gleichgerichtet geschildert. Bei dem vierten erwachsenen erbgleichen Zwillingspaar besteht bei einem Paarling eine Spondylitis, der andere ist gesund. Der knochentuberkulöse Paarling hat seine Spondylitis ausgeheilt. Die Umwelt wird als gleichgerichtet geschildert, eine Tuberkulose wurde in dieser Familie nicht beobachtet.

Das Beobachtungsgut der eben angeführten Autoren ist nicht ganz nach einheitlichen Gesichtspunkten mitgeteilt. Immerhin bedeutet es eine in vieler Hinsicht zutage tretende Bestätigung der Ergebnisse von DIEHL und v. VERSCHUER.

Eine Nachprüfung der Ergebnisse von DIEHL und v. VERSCHUER an einem großen Zwillingsgut haben UEHLINGER und KÜNSCH Ende 1938 mitgeteilt. Ihnen standen 46 Zwillingspaare mit tuberkulösen Veränderungen bei einem oder beiden Paarlingen zur Verfügung: 12 EZ, 26 ZZ und 8 PZ-Paare. Die Ergebnisse waren folgende:

bei 12 *erbgleichen* Zwillingspaaren
gleiches Tuberkuloseverhalten 7mal
verschiedenes Tuberkuloseverhalten 5mal
bei 34 *erbverschiedenen* Zwillingspaaren
gleiches Tuberkuloseverhalten 2mal
verschiedenes Tuberkuloseverhalten 32mal

Das Verhältnis zwischen Konkordanz und Diskordanz im Tuberkuloseverhalten zeigt nach UEHLINGER und KÜNSCH zwischen den Untersuchungen in der Schweiz und im Deutschen Reich (DIEHL und v. VERSCHUER) eine auffallende Übereinstimmung:

	UEHLINGER u. KÜNSCH C:D	DIEHL u. v. VERSCHUER C:D
erbgleiche Zwillinge	1,4:1	2:1
erbverschiedene Zwillinge	1:16	1:14

Die Nachprüfung der Ergebnisse von DIEHL und v. VERSCHUER durch UEHLINGER und KÜNSCH an 46 tuberkulösen Zwillingspaaren hat somit eine völlige Übereinstimmung der Ergebnisse ergeben.

b) Genealogische Ergebnisse.

An den verschiedensten Stellen sind die Ergebnisse von WEINBERG und die massenstatistischen Erhebungen der Lebensversicherungsmedizin, die vor allem von GOTTSTEIN (in letzter Zeit von LYON und REID) Verwendung fanden, immer wieder angeführt worden. Es sei so hier auf sie nur kurz verwiesen. Die WEINBERGschen Untersuchungen gipfelten in der Feststellung, daß die Tuberkulosesterblichkeit der Geschwister Tuberkulöser im Erwachsenenalter 168—180% derjenigen ihrer Schwäger und Schwägerinnen beträgt.

Kürzlich hat PEARL beachtenswerte, breit fundamentierte Untersuchungen über das Vorkommen von Tuberkulose bei den Nachkommen tuberkulöser Eltern veröffentlicht. In diesen Untersuchungen berücksichtigt er 564 Familien: 27 Familien mit einem Tuberkulosevorkommen bei beiden Eltern, 88 Familien mit einem Tuberkulosevorkommen nur beim Vater, 122 Familien nur bei der Mutter und 327 Familien ohne ein Tuberkulosevorkommen bei den Eltern. Der bearbeitete Personenkreis beträgt 3608 Individuen, eine Zahl, die groß genug erscheint, um gesicherte Werte zu ergeben. Wesentlich ist, daß PEARL bei jeder Familie die gesamte Nachkommenschaft ermittelte, bei dieser wieder die Zahl der tuberkulösen und nichttuberkulösen Nachkommen durch eingehende Zusammenarbeit mit den Gesundheitsämtern, Sanatorien und Ärzten vollständig feststellte. 11,3% der Nachkommen sind Tuberkulöse, eine Zahl, die gut mit dem allgemeinen Tuberkulosevorkommen in Baltimore zur Zeit der Erhebungen übereinstimmt. Diese Übereinstimmung erweist, daß ein irgendeiner Auslese unterworfenes Beobachtungsgut vermieden worden ist.

Folgende Tabelle gibt die ermittelten Zahlenwerte wieder:

Tabelle 9.

Belastungstypus	Zahl der Familien	Zahl der Nachkommen				Mittleres Alter der tuberkulösen Nachkommen in Jahren	Mittleres Alter der nichttuberkulösen Nachkommen in Jahren	Mittlere Zahl der Nachkommen pro Familie
		Tuberkulose	keine Tuberkulose	insgesamt	Prozentsatz der Tuberkulosen			
I ♂(tuberkulös) × ♀(tuberkulös) beide Eltern tuberkulös	27	41	74	115	35,7 ± 3,0	25,5	22,9	4,26
II ♂(tuberkulös) × ♀ nur Vater tuberkulös	88	52	320	372	14,0 ± 1,2	24,3	21,2	4,23
III ♂ × ♀(tuberkulös) nur Mutter tuberkulös	122	64	428	492	13,0 ± 1,0	27,6	24,9	4,03
IV ♂ × ♀ kein Elter tuberkulös	327	124	1377	1501	8,3 ± 0,5	28,9	26,2	4,59
	564	281	2199	2480	11,3 ± 0,4	27,3	25,1	4,40

Aus der Tabelle geht hervor, daß die Größe der Familien im Rahmen der 4 Gruppen keine wesentlich verschiedene ist. Durchschnittlich ergibt sich für jede Gruppe eine Nachkommenschaftsgröße von 4—4,6 Kinder pro Familie. Es kann somit die verschieden große Häufigkeit des Tuberkulosevorkommens in den einzelnen Gruppen nicht als Folge verschieden starker Fruchtbarkeit erklärt werden.

Auch daß das mittlere Alter der Kinder von tuberkulösen Vätern (Gruppe II) niedriger ist als das der Gruppe III und IV vermag die Ergebnisse nicht zu berühren. Vielmehr müßten gerade bei III und IV, da hier das mittlere Alter höher liegt, mehr Tuberkulose zu erwarten sein. Aber gerade das Gegenteil ist der Fall.

Die Unterschiede in der Häufigkeit des Tuberkulosevorkommens bei den Nachkommen der 4 Gruppen ist beträchtlich. Die Gleichmäßigkeit der Resultate ist bemerkenswert. Bei den Nachkommen nichttuberkulöser Eltern wurde in 8,3% ein Tuberkulosevorkommen ermittelt. In den Familien mit *einem* tuberkulösen Elternteil wurde die etwa doppelt so hohe Zahl von Tuberkulösen bei den Nachkommen gefunden. Die Unabhängigkeit der Tuberkulosehäufigkeit bei den Nachkommen dieser Familien von der Tatsache, ob der Vater oder die Mutter eine Tuberkulose hat, zeigt, daß die Tuberkulose kein geschlechtsgebundenes Phänomen ist. Um das Vierfache von der Zahl der Tuberkulösen, die von gesunden Eltern stammen, steigt die Zahl der tuberkulösen Nachkommen, wenn sie von Eltern abstammen, die beide tuberkulös sind.

PEARL hat dieses Ergebnis mit Untersuchungen, die GOVAERTS 1922 mitteilte, verglichen. Ein Vergleich ist nur bedingt möglich, da den Untersuchungen dieses Autors in mancher Hinsicht nicht gleiche Richtlinien zugrunde liegen. Mit gewissen Einschränkungen kann aber doch von PEARL nebenstehende Tabelle zusammengestellt werden

Tabelle 10. (Nach dem Material von GOVAERTS von PEARL entworfen.)

Belastungstypen	Zahl der Nachkommen	Prozentsatz der tuberkulösen Nachkommen
●♂ × ●♀	203	57,1
●♂ × ♀	214	38,8
♂ × ●♀	211	28,4
♂ × ♀	510	14,3

Die aus GOVAERTS' Arbeit ermittelten Zahlen liegen höher als diejenigen von PEARL. Da GOVAERTS unter 1138 Personen 332 Tuberkulöse = 29,1% mitteilt, und der Prozentsatz von 29,1 höher liegt als das allgemeine Tuberkulosevorkommen in der Landschaft, in der GOVAERTS seine Zahlen ermittelte, so ist klar, daß GOVAERTS ein nach der Tuberkulose hin ausgelesenes Beobachtungsgut verwandte. GOVAERTS hat auch keine Untersuchungen über die Fruchtbarkeit der in den einzelnen Gruppen verwendeten Familien angestellt. Trotzdem ist interessant, daß PEARL gleiche Verhältnisse erhält, wenn er die Zahl des Tuberkulosevorkommens bei gesunden Eltern gleich 1 setzt. Er erhält so folgende Tabelle:

Tabelle 11.

Relatives Tuberkulosevorkommen	Vater und Mutter tuberkulosekrank	Nur Vater tuberkulosekrank	Nur Mutter tuberkulosekrank	Beide Eltern gesund
GOVAERTS	4,0	2,7	2,0	1,0
PEARL	4,3	1,7	1,6	1,0

Die Übereinstimmung der Ergebnisse beider Autoren ist evident.

PEARL hat noch, um hinsichtlich seiner Ergebnisse ganz sicher zu gehen, das proportionelle Tuberkulosevorkommen in Familien mit verschiedengroßer Nachkommenschaft unter Zusammenfassung aller Belastungsgruppen berechnet.

Diese Berechnungen zeigten, daß die Zahlen in der zuerst angegebenen Tabelle methodisch zu Recht bestehen.

Er kommt somit zu dem Ergebnis, daß eine Person (im Mittel) um das Vierfache mehr gefährdet ist an Tuberkulose zu erkranken, wenn beide Eltern eine Tuberkulose haben als wenn kein Elter eine Tuberkulose hat.

Es ist lehrreich, zu diesem Ergebnis Zahlen deutscher Autoren in Beziehung zu setzen. Die Arbeiten von ICKERT und BENZE und GEISSLER erscheinen hierfür besonders geeignet. In beiden Arbeiten ist in subtilster Weise die gesamte Nachkommenschaft ermittelt.

ICKERT und BENZE fanden in ihren Stammbäumen mit Tuberkulösen unter 2862 Kindern *ohne* elterliche Belastung 228 Tuberkulöse = in 7,9%, unter 554 Kindern mit Tuberkulose bei *einem* Elternteil 188 Tuberkulöse = in 34%, unter 63 Kindern mit Tuberkulose bei *beiden* Eltern 37 Tuberkulöse = 59%. Wird der Prozentsatz, dem Vorgehen von PEARL entsprechend, von 7,9 gleich 1 gesetzt, so ergibt sich für die 3 Belastungsgrade folgendes Verhältnis: 1:4,3:7,4.

GEISSLER gibt in seiner Tabelle 15, erste Rubrik, folgende Zahlen an: Wenn *beide* Eltern tuberkulosehinfällig waren, waren 55,5% der Nachkommenschaft, wenn *ein* Elter hinfällig war, waren im Mittel 28,5%, wenn *kein* Elter hinfällig war, waren 4,2% der Nachkommen hinfällig. Hieraus läßt sich ein Verhältnis von 1:7:14 berechnen.

Es ergibt sich also folgende Zusammenstellung:

Tabelle 12.

	Beide Eltern gesund	Vater *oder* Mutter tuberkulös	Vater *und* Mutter tuberkulös
GOVAERTS	1,0	2,3	4,0
PEARL	1,0	1,6	4,3
ICKERT und BENZE	1,0	4,3	7,4
GEISSLER	1,0	7	14

Für die beiden amerikanischen Autoren ergeben sich etwa gleiche Verhältniszahlen, diejenigen der deutschen Autoren liegen beträchtlich höher. *Dasjenige aber, das allen Verhältniszahlen gemeinsam ist, ist die Verdoppelung der Erkrankungshäufigkeit der Nachkommen bei doppelter elterlicher gegenüber einfach elterlicher Belastung.* Die Exposition der Nachkommen allein kann diese Verhältnisse nicht erklären.

In dieser Hinsicht ist die von ICKERT und BENZE in ihren Stammbaumuntersuchungen zusammengestellte Tabelle 9 sehr aufschlußreich.

Es ist trotzdem zu erwarten, daß zur Erklärung dieser in Tabelle 12 wiedergegebenen Zahlen von dieser oder jener Seite ausschließlich das Expositionsmoment herangezogen werden wird. Es ist so wesentlich, jetzt schon darauf hinzuweisen, daß diese Ergebnisse der Autoren ja nicht allein stehen, daß sie vielmehr durch das inzwischen doch sehr beträchtliche Familien- und Zwillingsgut, das weiter vorne angeführt wurde, eine ganz wesentliche Stütze erfahren haben. Ja diese genealogischen und Zwillingsbefunde vermitteln uns erst die Erkenntnis davon, wie diese Zahlen zustande kommen, daß nämlich neben dem Expositionsmoment hier noch ein wesentlicher anderer Faktor wirksam ist, nämlich das Erbgut.

Ausdrücklich sei vermerkt, daß die obigen Werte als Mittelwerte gefunden wurden, sie somit nur allgemeine Anhaltspunkte geben.

5. Einfluß der erblichen Gegebenheiten auf die Tuberkuloseepidemiologie.

Die Forschungen der letzten Zeit, vor allem von HOFBAUER-FLATZEK, über den Ablauf der Tuberkuloseepidemien in den verschiedensten Teilen der Erde, haben einen grundlegenden Wandel in den bisherigen Anschauungen über die Epidemiologie der Tuberkulose herbeigeführt. Während bisher die Vorstellung bestand, daß die Tuberkulose seit undenklichen Zeiten überall endemisch geherrscht habe, und erst in den letzten Jahrzehnten infolge verschiedenster künstlicher Maßnahmen teilweise zurückgedämmt worden sei, ist heute anzunehmen, daß die Tuberkulose den gleichen Gesetzen unterliegt wie die übrigen Seuchen.

„Sie wird aus Ländern oder Gegenden eingeschleppt, wo sie endemisch ist, in andere, vorher unberührte Länder und Gegenden, kommt dort nur vereinzelt vor, greift dann allmählich, wenn auch zunächst noch weniger stark um sich, wird schließlich durch das Zunehmen des Verkehrs, das Zusammenströmen von großen Menschenmassen in Städten zur Epidemie entfacht mit ansteigender Kurve, Erreichung eines Höhepunktes und dann allmählichem Wiederabsteigen, bis endlich ein Zeitpunkt kommt, wo sie wieder zur verhältnismäßig wenig umfangreichen Endemie wird.“ — „Die wesentliche Ursache des *von selbst* (*Schrägdruck* von K. DIEHL) einsetzenden Rückganges der Tuberkuloseepidemie ist die Verknappung der Zahl tuberkuloseempfindlicher Menschen, die im Laufe einiger Geschlechterfolgen auf dem Wege der Auslese eintritt. Dadurch hebt sich die durchschnittliche Widerstandsfähigkeit einer Bevölkerung.“ — Die Umstände, welche den Epidemieablauf zusätzlich fördernd oder hemmend beeinflussen, sind die größere und geringere *Dichte* der Bevölkerung eines Landes und der *Stand der Gesundheitspflege* bei der Bevölkerung. Große Dichte der Bevölkerung und geringer Hygienestand wirken tuberkulosefördernd, geringe Dichte und hoher Hygienestand tuberkulosehemmend (GEISSLER).

Nach diesen Anschauungen wird der bekannte Rückgang der Tuberkulosesterblichkeit in den Kulturländern als eine Folge der natürlichen Auslese und der Gesundheitspflege angesehen. Der Ablauf der Tuberkulosewellen geht dabei in den verschiedenen Ländern zu verschiedenen Zeiten und in mannigfacher Abwandlung vor sich.

In einer besonderen Studie hat GEISSLER den Verlauf der Tuberkuloseepidemie in Mittelbaden aus den Jahren 1852—1932 untersucht. Er konnte zeigen, daß von 166 Gemeinden und Gemeindegruppen Mittelbadens bei 55 Gemeinden der Höhepunkt der Tuberkulosesterblichkeit vor 1852, bei 73 Gemeinden zwischen 1852 und 1870 liegt; die Kurven von 38 Gemeinden haben 2 Höhepunkte, der erste liegt vor, bzw. um 1852, der zweite zwischen 1870 und 1880. GEISSLER hat somit den Nachweis erbracht, daß in noch nicht sehr weit zurückliegender Zeit, in der zweiten Hälfte des vorigen Jahrhunderts, auch in Deutschland in gewissen vorwiegend ländlichen Gegenden die Tuberkuloseepidemie noch im Zunehmen begriffen war. In den untersuchten Bezirken hat die Tuberkulosesterblichkeit in diesen Jahren einen Wert von 7:1000 erreicht, eine Zahl, wie sie bisher nur aus Großstädten für gewisse Jahre des letzten und vorletzten Jahrhunderts bekannt war. Die Untersuchung von GEISSLER zeigt aber auch, daß im Rahmen eines solch umschriebenen Bezirkes, wie es Mittelbaden ist, sich ganz verschiedene Epidemieverläufe für die einzelnen Gemeinden ergeben.

Mit dem Wissen um diese Gegebenheiten und unter ihrer Berücksichtigung hat GEISSLER eben über eine Sippe berichtet, die aus einer der oben angeführten 166 Gemeinden Mittelbadens entstammt.

Die von ihm bearbeitete Sippe wurde von RIFFEL um 1900 erstmalig veröffentlicht. Auf den Befunden von RIFFEL aufbauend, der als Arzt in dieser Gemeinde tätig war, ist es GEISSLER gelungen, ein bisher einzigartiges Beobachtungsgut zusammenzustellen. Die Sippe A ist in männlicher Linie bis 1779, in weiblicher bis 1746 zurückverfolgt worden. 362 Nachkommen der Sippe und 150 Eingeheiratete wurden eingehend bearbeitet.

GEISSLER konnte nun zeigen, daß in dieser Sippe, in der Tuberkulose bei etwa 50 Sippenangehörigen vorgekommen ist, augenfällige Unterschiede zwischen der prozentualen Häufigkeit der Erkrankungen von Kindern, Enkeln,

Geschwistern, Neffen und Nichten tuberkulosehinfälliger Personen bestehen, je nachdem diese in den ersten zwei Dritteln des vorigen Jahrhunderts oder aber nach 1867 geboren sind. Der Rückgang der Zahl der Tuberkuloseerkrankungen und insbesondere der Tuberkulosehinfälligkeit ist sehr stark. Um 1860 sind z. B. unter 35 Nachkommen 17 und von 12 Eingeheirateten weitere 3 Personen, also fast 50% der Nachkommen tuberkulosehinfällig. Um 1920 aber ist die Zahl der Hinfälligen gleich Null, 1935 sind von 216 Nachkommen nur noch 4 Personen anfällig, d. h. tuberkulosekrank, oder tuberkulosekrank gewesen.

Dieses Absinken der Tuberkulosehäufigkeit ist nun nicht eine Eigentümlichkeit dieser ausführlich bearbeiteten Sippe, sondern, wie die weiter oben angeführten Untersuchungen über den Epidemieverlauf der Tuberkulose in Mittelbaden zeigen, eine Eigentümlichkeit Mittelbadens überhaupt. Als Folge dieser Erscheinung ergibt sich die ungemein interessante Tatsache, daß eine Sippe wie die von GEISSLER bearbeitete, in der Tuberkulose häufig vorgekommen ist, trotz zahlreicher Verluste infolge der Tuberkulose sich nicht nur erhält, sondern zu einer umfangreichen Sippe heranwächst, so daß sie zuletzt aus 216 Nachkommen und 91 eingeheirateten Personen besteht (s. Abb. 51).

GEISSLER hat nun, entsprechend der weiter oben zitierten Auffassung über die Ursachen des Kommens und Gehens der Tuberkulose, versucht, den Umfang der Auslese bei der Tuberkulose und damit ihren Anteil an dem Rückgang der Tuberkulosesterblichkeit bei diesem einzigartigen Beobachtungsgut zu ermitteln. Das Ergebnis dieser Untersuchung gipfelt in der Feststellung, daß nur etwa ein Drittel des Rückgangs der Sterbefälle auf Auslesevorgänge zurückgeführt werden kann. Die völlige Ausmerzung einer Erblinie durch Tuberkulose war nur einmal unter 30 Ehen, bei denen mindestens ein Ehepartner tuberkulosehinfällig war, zu verzeichnen. Das Bestehen von Auslesevorgängen ist zweifellos hiermit bewiesen, ihr Ausmaß ist aber nicht so groß, wie auf Grund der Arbeiten von B. LANGE, vor allem aber von LYDTIN angenommen worden ist. Bei der Aufzählung der Ursachen für den Rückgang der Tuberkulosesterblichkeit kann die Auslese somit nicht an erster Stelle angeführt werden.

GEISSLER hat nun nach weiteren Möglichkeiten zur Erklärung des Rückganges der Sterbefälle gesucht. Sein besonderes Augenmerk richtete er auf die Einkreuzung tuberkuloseresistenter Stämme in seine tuberkulosehinfällige Sippe. Er glaubt als Ergebnis der Kreuzung Tuberkulosehinfälliger oder -belasteter mit Tuberkuloseresistenten letzten Endes immer ein Resistentwerden der Nachkommenschaft gegenüber der Tuberkulose erkennen zu können. Nur bei einer seiner eingehend bearbeiteten Kreuzungen ergab sich das Bild eines scheinbar dominanten Erbganges der Tuberkulosedisposition. In diesem Fall ist durch 130 Jahre hindurch in den verschiedensten Generationen Tuberkulosehinfälligkeit in ununterbrochener Kette aufgetreten.

In dieser Erblinie ist in der F_1-Generation eine Ehe zwischen einer tuberkulosehinfälligen Frau und einem tuberkulosehinfälligen Mann erfolgt. „Wir können zwar mit Rücksicht auf die Tatsache, daß die Tuberkulose eine Infektionskrankheit ist, in diesem Falle nicht ohne weiteres ausschließliche Auswirkung von Vererbungsvorgängen annehmen und müssen auch die fortlaufende Infektionsgefährdung jeder neuen Generation in Rechnung stellen. Angesichts des Verhaltens der übrigen Fälle jedoch, bei denen vielfach ebenfalls Infektionsgefahr wenigstens durch den einen tuberkulösen Ehepartner gegeben war, und der Tatsache, daß in dem vorliegenden Falle der tuberkulosehinfällige Kindesvater gar nicht um das Kind herum war, sondern, da uneheliches Verhältnis, in einer anderen Stadt wohnte, ferner mit Rücksicht darauf, daß das Kind derselben (hinfälligen) Mutter von einem anderen, nicht hinfälligen Kindesvater (uneheliches Halbgeschwister) ganz gesund ist, *kommt man um die Annahme einer Bedeutung der Doppelbelastung nicht herum.* — Daraus möchte ich den Schluß ableiten, *daß der Rückkreuzung der Tuberkulosebelasteten mit Gesunden, Widerstandsfähigen, als Ursache an dem Verschwinden der Tuberkulosehinfälligkeit eine wesentliche Bedeutung zuzuschreiben ist.*“

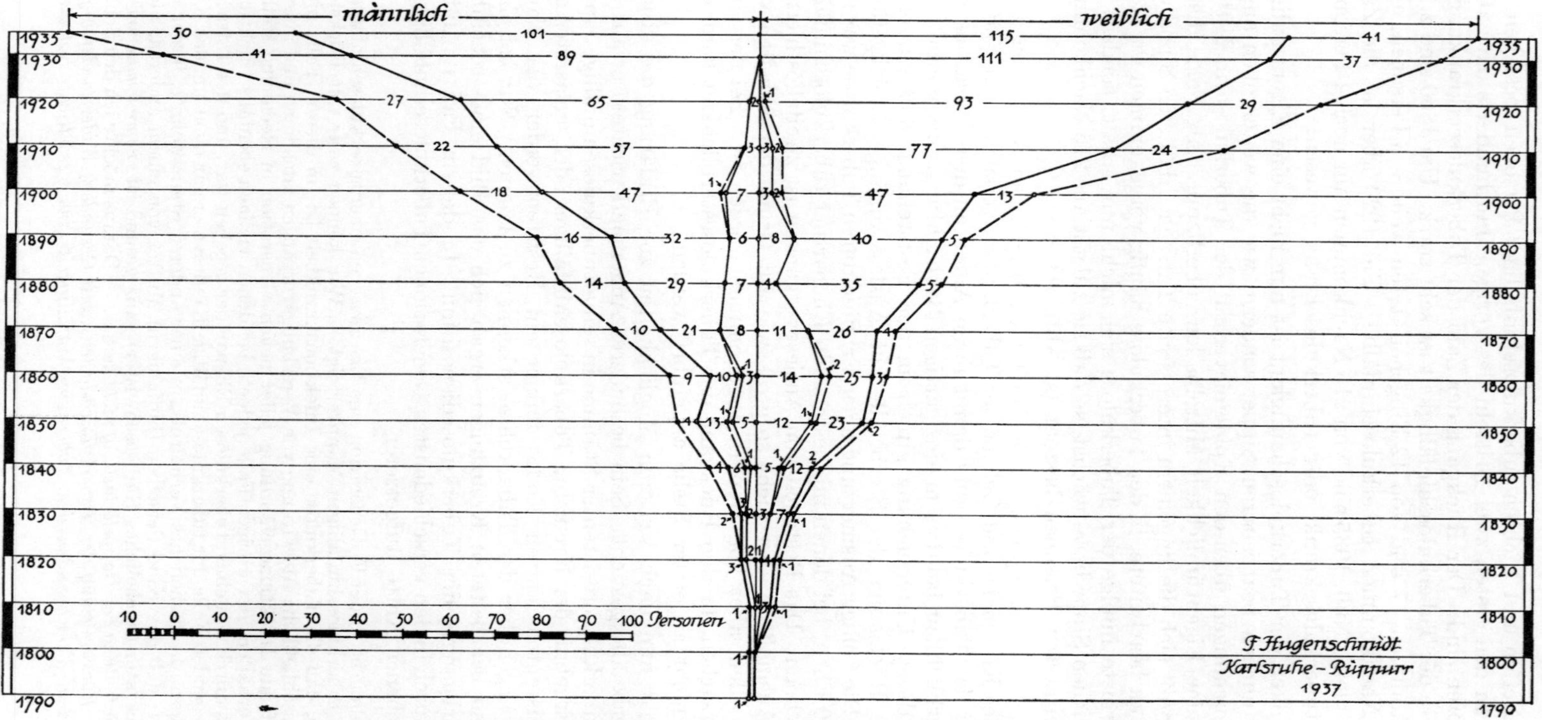

Abb. 51. Die Lebenskraft der Familie A und deren Verhalten zur Tuberkulose. (Nach GEISSLER.)

Die Zahlen, welche für die Darstellung verwertet sind, werden jeweils in der Zeichnung wiedergegeben. Von der Mittellinie nach außen folgen jeweils aufeinander 1. die Zahl der hinfälligen A-Nachkommen; 2. die Zahl der hinfälligen Eingeheirateten; 3. die Zahl der am Stichtage lebenden A-Nachkommen, von der Mittellinie aus zu messen; 4. die Zahl der Eingeheirateten, zu letzterer Zahl hinzuzuzählen. Die Fläche, welche durch die 4 inneren Kurven der Zeichnung gebildet wird, stellt somit die Tuberkulosehinfälligen dar, die durch die 4 äußeren Kurven begrenzten Flächen, von der Mittellinie aus gemessen, die A-Nachkommen und Eingeheirateten überhaupt, rechts und links nach dem Geschlecht getrennt.

Die Herausstellung der Tatsache, daß nur in einer sehr geringen Minderzahl von Erblinien ein Tuberkulosevorkommen über *mehrere* Generationen in der Sippe von GEISSLER sich nachweisen ließ, erinnert an ähnliche weniger breit basierte, aber doch bemerkenswerte Untersuchungen von REDEKER und HEINMÜLLER. Sie fanden in einem Emslanddorf bei 73 Familien in 46,6% (34 Familien) das Vorkommen von Tuberkulosetodesfällen „bei den jetzigen Erwachsenen oder ihren Eltern oder ihren Kindern". In diesen 34 von Tuberkulosetodesfällen betroffenen Familien sind jedoch Sterbefälle nur bei 12 Familien, also bei einem guten Drittel der Familien, in *mehreren* Generationen aufgetreten und nur bei 2 Familien in allen 3 Generationen:

Tabelle 13. Folge der Tuberkulosetodesfälle in 3 Generationen von 73 Familien (REDEKER-HEINMÜLLER).

	Nur Großeltern generation beteiligt	Großeltern- und Elterngeneration beteiligt	Großeltern-, Eltern- und Kindergeneration beteiligt	Großeltern und Kindergeneration beteiligt	Elterngeneration allein beteiligt	Eltern- und Kindergeneration beteiligt	Kindergeneration allein beteiligt	Kein tuberkulöser Todesfall
Großelterngenerat.	11	8 ↓	2 ↓	2	—	—	—	39
Elterngeneration .	—	8	2 ↓	↓	10	—	—	39
Kindergeneration .	—	—	2	2	—	—	1	39
Summe der beteiligten Familien .	11	8	2	2	10	—	1	39

REDEKER und HEINMÜLLER stellen sich bewußt auf den Boden der weiter oben angeführten, von HOFBAUER-FLATZEK vor allem vertretenen Anschauung über die säkulare Epidemiologie der Tuberkulose. In dem vom allgemeinen Verkehr sehr abseits gelegenen Emslanddorf lagen noch um die Jahrhundertwende die Tuberkulosetodeszahlen sehr hoch. Ab 1919 setzte jedoch ein sehr schneller Abfall dieser Zahlen ein. Die Schnelligkeit des Absinkens wird nach REDEKER dadurch erklärt, daß gleichzeitig oder bald nach der Verkehrserschließung eine wirkungsvolle Hygienisierung in die Dörfer gelangt. REDEKER läßt nach allem die Einflüsse der Auslese gelten, schätzt aber den Stand der Hygiene als senkenden Faktor höher ein. Kreuzungsvorgänge, wie sie von GEISSLER erwogen worden sind, finden bei ihm keine Erwägung.

Die Ergebnisse der beiden eben angeführten Arbeiten sind auffällig gleich. Nur in einer Minderzahl tritt die Tuberkulose in mehreren aufeinanderfolgenden Generationen in Erscheinung. Neben Auslesevorgängen ist hier nach GEISSLER die Einkreuzung tuberkuloseresistenter Stämme in die hinfälligen Familien von Bedeutung. „Sie wäre geeignet alle Erscheinungen, die verschiedenen Arten des Verhaltens der untersuchten Erblinien der Tuberkulose zu erklären, wenn der Vererbungsmodus nicht einfach sondern kompliziert ist, weil wir gelegentlich bei doppelseitiger unmittelbarer Belastung durch zwei Elternteile in der Deszendenz lauter gesunde Nachkommen auftreten sehen" (GEISSLER).

In dem folgenden Abschnitt dieser Arbeit wird auf die hier von GEISSLER angeschnittene Frage des Erbganges der spezifischen erblichen Tuberkulosedisposition näher einzugehen sein. Es sei aber hier ausdrücklich hervorgehoben, daß GEISSLER weit davon entfernt ist, sollte er wahrscheinlich machen, daß ein komplizierterer Vererbungsmodus vorliegt, nun das ganze Tuberkulosegeschehen auf erbliche Gegebenheiten zurückzuführen:

„Die Tatsache aber, daß bei gleicher erblicher Belastung bei verschiedenen Generationen ganz wesentliche Unterschiede in der Häufigkeit des Auftretens des Merkmals sich zeigen, und schließlich aus einer schwerst belasteten Sippe fast durchweg gesunde Individuen hervorgehen, ohne daß Auslese und Kreuzungsverhältnisse zur Erklärung der Erscheinung hinreichen, läßt ein für allemal ausschließen, daß Vererbungsvorgänge allein ausschlaggebend sind. Umgekehrt reichen alle infektionistischen Erklärungsmöglichkeiten nicht aus, um alle die anderen Erscheinungen insbesondere das so sehr verschiedene Verhalten der einzelnen Erblinien und die gefundenen Proportionen zwischen Gesunden und Kranken zu erklären."

6. Untersuchungen über den Erbgang der spezifischen erblichen Tuberkulosedisposition.

Von verschiedener Seite ist versucht worden, Klarheit über den bei der Tuberkulose in Frage kommenden Erbgang der Disposition zu erlangen. Die große Arbeit von Münter ist hier zuerst zu nennen. Nach Münter ist eine unspezifische erbliche Schwäche der Lunge (s. weiter hinten) die dem Tuberkulosegeschehen zugrunde liegende Eigentümlichkeit, die sich nach dem recessiven Erbgang durch die Generationen bewegt. Gegen die Müntersche Arbeit sind jedoch zahlreiche Einwände erhoben (vgl. die Arbeiten von Diehl und v. Verschuer), so daß der Münterschen Stellungnahme nur bedingte Bedeutung zukommt. Alons, der auf eine spezifische erbliche Tuberkulosedisposition schließen zu müssen glaubt, hält ebenfalls den recessiven Erbgang für das Gegebene.

Ickert und Benze haben sich gleichfalls um die Klärung dieses Problems bemüht. Ihren Bemühungen standen ja besonders sorgfältig ausgearbeitete und zahlreiche Stammbäume zur Verfügung. Bei ihren Berechnungen haben sie die Methode von F. Bernstein verwendet. Der von Bernstein angegebenen Formel liegt die Prämisse zugrunde, daß keine Auslese des Materials vorliegt und daß RR-Individuen sämtlich Merkmalsträger sind. Die Berechnungen ergaben eine so weitgehende Übereinstimmung zwischen den für einen recessiven Erbgang zu erwartenden empirischen und theoretischen Ziffern, daß Ickert und Benze einen recessiven Erbgang der spezifischen Tuberkulosedisposition für wahrscheinlich halten.

Durchmustert man aber im einzelnen das von Ickert und Benze mitgeteilte Beobachtungsgut, so steigen doch einige Bedenken gegenüber dieser Annahme auf. In den Stammbäumen 3,44 und 50 (um nur einige zu nennen) sind je einmal zwei Ehegatten an Tuberkulose verstorben. Der Grad der Hinfälligkeit dieser Personen gegenüber der Tuberkulose wird durch die Tatsache ihres Todes an Tuberkulose scharf gekennzeichnet. Im Stammbaum 3 wird über 8 Nachkommen, im Stammbaum 44 über 4 und im Stammbaum 50 über 3 Nachkommen dieser Ehepaare berichtet. Bei dem Ehepaar mit 4 Nachkommen (Stammbaum 44) sind alle 4 Nachkommen gleichfalls einer Tuberkulose zum Opfer gefallen, bei dem Ehepaar mit 3 Nachkommen (Stammbaum 50) ist 1 Kind an Tuberkulose gestorben, 1 Kind tuberkulosekrank, 1 Kind zwar tuberkuloseinfiziert, aber klinisch gesund. Bei dem Ehepaar mit 8 Kindern bestehen folgende Verhältnisse: 2 Kinder an Tuberkulose gestorben, 3 Kinder tuberkulosekrank, 3 Kinder gesund. Hieraus sind doch gewisse Bedenken gegen die Annahme eines einfach recessiven Erbganges abzuleiten, es sei denn man berücksichtigt gleichzeitig einen unvollkommenen Durchschlag der Erbanlage.

Von Schuberth, der sich auch mit diesem Problem beschäftigt hat, werden zwei für das Tuberkulosegeschehen wesentliche Erbeigenschaften angenommen: eine Widerstandsfähigkeit gegen Krankheiten überhaupt und eine Tuberkuloseanfälligkeit. Beide Eigenschaften werden bald als dominant, bald als recessiv angenommen. Den Überlegungen Schuberths liegen keine größeren Untersuchungsreihen zugrunde, seine Auffassung ist aber interessant.

GEISSLER unterscheidet bei seinen Überlegungen über den Erbgang der Tuberkulosedisposition scharf zwischen Tuberkulose*anfälligkeit* und *-hinfälligkeit*. Ebenso wie DIEHL und v. VERSCHUER sieht er in den an Tuberkulose Sterbenden die ausgesprochensten Träger der erblichen Tuberkulosedisposition. GEISSLER kann sich auf Grund seines Beobachtungsgutes nicht zur Annahme eines recessiven Erbganges entschließen. Gegen diese Annahme sprechen nach ihm folgende Beobachtungen:

1. Ein tuberkulosehinfälliger Mann war in erster Ehe mit einer gesunden, in zweiter Ehe mit einer tuberkulosehinfälligen Frau verheiratet. Aus erster Ehe entsprangen neben drei klein gestorbenen Kindern 3 Söhne, welche die Gefährdungsperiode voll durchlebt haben, ohne an Tuberkulose zu erkranken. Von den 8 Kindern aus zweiter Ehe sind 6, d. i. 75% an Tuberkulose verstorben, 2 Kinder waren nicht tuberkulosehinfällig. Von den 17 Enkeln starben einer klein an Meningitis tuberculosa, einer hat eine verdächtige Krankheit überstanden. Von 24 Urenkeln und 15 Ururenkeln ist bei keinem Tuberkulose festgestellt worden. Nichttuberkulosehinfällig waren aus zweiter Ehe der älteste und der jüngste Sohn; diese waren beim Tode der Mutter 20, bzw. 10 Jahre alt.
2. Zwei tuberkulosehinfällige Eltern haben 9 Kinder, von denen 1 Kind klein (nicht an Tuberkulose) verstorben ist, mindestens 2 weitere Kinder sind nicht tuberkulosehinfällig.

Da beide Beobachtungen in die Zeit zwischen 1820 und 1865 fallen, in der die Tuberkuloseepidemie in der betreffenden Gegend (s. weiter oben) ihren höchsten Stand erreichte, ist die Wahrscheinlichkeit für eine Manifestationshemmung der Anlage auf Grund exogener Gegebenheiten sehr gering. Es ist also nach GEISSLER höchst unwahrscheinlich, daß die erbliche Tuberkulosedisposition bzw. Tuberkulosehinfälligkeit sich einfach dominant, oder einfach recessiv vererbt. Diese Auffassung von GEISSLER trifft dann jedoch nicht zu, wenn man einen unvollständigen Durchschlag des Genotypus — wie er ja auch aus den Zwillingsforschungen von DIEHL und v. VERSCHUER zu folgern ist — annimmt. Bei dieser Annahme sind auch von zwei tuberkulosehinfälligen Eltern, wenn auch selten, nichttuberkulöse Kinder zu erwarten.

Gegen einen recessiven Erbgang spricht nach GEISSLER auch die Tatsache, daß der Hundertsatz der tuberkulosehinfälligen Geschwister von tuberkulosehinfälligen Personen, deren Eltern beide tuberkulosefrei waren, zwischen 20 und 44,4% schwankt, im Durchschnitt also bei 32,35%, und nicht, wie bei recessivem Erbgang zu erwarten wäre, bei 25% liegt. Allerdings sind die dieser Berechnung zugrunde liegenden Zahlen klein. Auch gegen diese Ausdeutung GEISSLERs lassen sich Einwände erheben. Haben wir es doch bei der Tuberkulose nicht mit einem Erbmerkmal zu tun, das einfach festzustellen ist oder nicht.

GEISSLER kommt somit zum Schluß, daß die Dinge bei der Tuberkulose komplizierter liegen. Für ihn ist es auch fraglich, daß es nur einen einzigen einheitlich mendelnden Erbfaktor „Tuberkulosedisposition" gibt. Zu dieser Auffassung führt ihn die schon weiter vorne ausführlich besprochene Tatsache der größeren Häufigkeit tuberkulosehinfälliger Personen in seiner Sippe vor und nach 1860, für die die natürliche Auslese allein nicht ausschlaggebend sein kann. Will man diese auffällige Tatsache erklären, so ist man gezwungen anzunehmen, daß entweder vor 1860 die Abwehrkräfte der Menschen durchschnittlich geringer gewesen sein müssen als jetzt, oder aber, daß die krankmachende Kraft des Tuberkulosevirus damals viel größer war als sie heute ist. Die Abwehrkraft des Menschen, irgendwie genotypisch verankert, kann aber wohl kaum durch Umwelteinflüsse und Auslesevorgänge in dieser an sich doch relativ kurzen Zeitspanne so entscheidend geändert worden sein, daß solche Differenzen zustande kommen. Es kann aber auch nicht angenommen werden, daß die einzige einheitliche Erbanlage „Tuberkulosedisposition“ gegenüber dem Erreger eine schwankende Wertigkeit hat. Auch die In-Rechnung-Stellung sehr starker Manifestationsschwankungen durch erbliche und nichterbliche, insbesondere umweltbedingte Modifikationsfaktoren kann nicht hinreichen, um den großen Unterschied der absoluten und relativen Hinfälligkeitshäufigkeit innerhalb derselben Sippe in der Zeit um die Mitte des vorigen Jahrhunderts und jetzt zu erklären. Nach GEISSLER zwingen diese Überlegungen zur Annahme, daß es einen einzigen einheitlich mendelnden Erbfaktor „Tuberkulosedisposition“ nicht gibt. Nach ihm sind an die Seite der allgemeinen artmäßigen Tuberkuloseempfänglichkeit (T) zwei verschiedene Genotypen zu stellen, deren Kombinationen in den einzelnen Phänotypen die verschiedenen Formen des Tuberkuloseverlaufs bedingen: 1. eine Zusatzempfänglichkeit für Tuberkulose (Z) und 2. ein Abwehrfaktor (H).

Er kommt so zur Aufstellung folgender 3 Gruppen möglicher Konstellationen des Phänotyps:

Gruppe a: absolute Tuberkulosehinfälligkeit:
ThhZZ }
ThhZz } Abwehrfaktoren fehlen, Zusatzempfänglichkeit ist in homo- bzw. heterozygoter Form vorhanden.

Gruppe b: Tuberkuloseempfänglichkeit bei teilweiser Resistenz:
THhZZ
THhZz
THHZZ
THHZz

Gruppe c: Völlige Tuberkuloseresistenz:
THHzz
THhzz
Thhzz

GEISSLER unterbaut seine Erbformel, die er ausdrücklich nur als eine Arbeitshypothese bezeichnet, mit einer Reihe beachtenswerter Argumente.

1. Durch die Annahme eines dimeren Vererbungsmodus wird erklärlich, daß zwei tuberkulosehinfällige Eltern nicht hin- und nicht anfällige Kinder zeugen können. Diese Tatsache fand GEISSLER in seiner Sippe zweimal.

2. Der dimere Vererbungsmodus würde weiter erklären, daß sich in einer Familie Tuberkulosehinfälligkeit mit dominanter Prägung gehäuft und in direkter Übertragung fortpflanzen kann, ohne daß bei dem anderen Ehegatten eine Belastung oder Anfälligkeit für Tuberkulose nachweisbar ist.

3. Der Erbfaktor „Abwehrkraft“ braucht keineswegs als tuberkulosespezifisch angenommen werden, sondern kann als ein nichtspezifischer Faktor gewertet werden. Diese letztere Annahme würde verständlich machen, warum Umwelteinflüsse wie Hunger und dergleichen auf das Tuberkulosegeschehen einen so fühlbaren Einfluß ausüben.

4. Auch für den Intensitätsgrad der Epidemiewellen würde dieser Vererbungsmodus eine Erklärung zu geben vermögen. Die zu errechnende Höchstzahl Tuberkulosehinfälliger bei Zugrundelegung eines dimeren Vererbungsmodus entspricht etwa der Verhältniszahl der an Tuberkulose Gestorbenen zur Gesamtsterblichkeit in der Zeit des Höchststandes der Tuberkulosekurve.

Ob die Annahme eines dimeren Vererbungsmodus bei der spezifischen erblichen Tuberkulosedisposition zurecht besteht, wird die weitere Forschung zu erweisen haben. GEISSLER gebührt zweifellos das Verdienst, den Besonderheiten bei der Tuberkulose, die nur schwer mit einem einfach recessiven Erbgang in Einklang zu bringen sind und die doch gerade im einzelnen so scharf und auch häufig hervortreten, Rechnung getragen zu haben.

Manche von DIEHL und v. VERSCHUER herausgestellte Erkenntnis deckt sich weitgehend mit den von GEISSLER auf andere Art gefundenen Ergebnissen.

Auch DIEHL und v. VERSCHUER schlossen auf die Existenz eines zusätzlichen, von der allgemeinen Empfänglichkeit aller Menschen für das tuberkulöse Virus als Ausdruck ihres Artcharakters zu trennenden besonderen Faktors. DIEHL und v. VERSCHUER haben die Existenz gradueller Unterschiede in der Tuberkulosedisposition eingehend erörtert. Sie haben die Existenz umweltlabiler und umweltstabiler erblicher Anlagen herausgestellt. Sie erwogen ebenfalls die Möglichkeit des Wirkens mehrerer Erbfaktoren bei der Tuberkulose. Die Auffassung von GEISSLER findet somit auch eine gewisse Stütze durch Ergebnisse der Zwillingsforschung.

7. Über das Wesen der spezifischen erblichen Tuberkulosedisposition.

Trotzdem wir bisher keinerlei Anhaltspunkte darüber haben, in welcher Richtung und auf der Grundlage welcher Gegebenheiten das Wesen der spezifischen erblichen Tuberkulosedisposition gesucht werden muß, so sei doch kurz auf dieses Problem hier eingegangen. DIEHL und v. VERSCHUER haben nach ihrer Feststellung an Zwillingen, daß eine erbliche Veranlagung für Entstehung und Ablauf der Tuberkulose von maßgebender Bedeutung ist, die Frage nach dem Wesen der erblichen Tuberkulosedisposition aufgeworfen. Sie haben folgende 3 Fälle als möglich angesehen und im einzelnen erörtert:

Fall 1. Eine oder mehrere Erbanlagen sind die Ursache für eine *spezifische Disposition* zur Tuberkulose.

Fall 2. Die erbliche Disposition zur Tuberkulose ist eine *unspezifische* in der Art, daß bestimmte, erbbedingte Körperzustände, die auch bei Nichttuberkulösen vorkommen, mit häufiger Erkrankung an Tuberkulose einhergehen. Die Forschungen um den Problemkreis „Konstitution und Tuberkulose“ haben eine Reihe derartiger Beziehungen ergeben, ohne daß wir aber bis heute wissen, ob die für die Tuberkulose wichtigen konstitutionellen Besonderheiten selbst die erbliche Disposition darstellen, oder ob sie nur manifestationsfördernde Faktoren für eine spezifische Erbdisposition sind.

Fall 3. Es gibt weder eine spezifische noch eine unspezifische erbliche Tuberkulosedisposition; trotzdem können erbgleiche Zwillingspaare in ihrem Tuberkuloseverhalten ähnlicher sein als erbverschiedene, weil sie infolge ihrer ähnlichen körperlichen und psychischen Verfassung häufiger in gleicher Weise der Infektion ausgesetzt werden.

DIEHL und v. VERSCHUER nehmen zuerst zum *3. Fall* Stellung. Neben anderem weisen sie besonders darauf hin, daß gegen eine solche Annahme die größere Verschiedenheit im Tuberkuloseverhalten der Paarlinge der *älteren* erbverschiedenen Zwillingspaare spricht, während bei den erbgleichen Zwillingspaaren Diskordanzen gerade bei den *jüngeren* Paaren zu beobachten sind. Darüber hinaus ist bei den erbverschiedenen Zwillingspaaren in zahlreichen Beobachtungen eine schwerste Exposition beider Paarlinge nachgewiesen (siehe auch die Beobachtungen von ELIASBERG, UEHLINGER und KÜNSCH u. a.), trotzdem erkrankt nicht selten nur *ein* Paarling; daß dies vorwiegend bei erbverschiedenen Zwillingspaaren vorkommt, kann nicht aus Gründen des Infektionsvorgangs erklärt werden. Die Möglichkeit 3 wird so von DIEHL und v. VERSCHUER abgelehnt.

Um zu einer Klärung der zweiten Möglichkeit, wie sie oben als *Fall 2* angeführt ist, zu kommen, haben DIEHL und v. VERSCHUER in mühevoller Kleinarbeit ihr anthropologisches Material zusammengestellt und überprüft. Sie haben die Korrelationen zwischen den Tuberkulosekonkordanz- bzw. -diskordanzwerten (bei erbgleichen und erbverschiedenen Zwillingspaaren getrennt) zu Körpergewicht, Körpergröße, Länge der vorderen Rumpfwand usw. unter Berechnung der Mittelwerte der prozentualen Abweichung geprüft. Sie haben weiter Indexberechnungen, unter Zugrundelegung der Befunde bei gesunden Zwillingspaaren im Vergleich zu den tuberkulösen vorgenommen. Es war aber nicht möglich, zu diesen Gegebenheiten oder zu sonstigen besonderen körperlichen Erscheinungsformen irgendwelche Beziehungen zu finden.

DIEHL und v. VERSCHUER sind somit zu einer Ablehnung auch des Falles 2 gekommen. Da Fall 2 und 3 abzulehnen war, blieb nur die Möglichkeit des *Falles 1*, nämlich das Bestehen einer spezifischen erblichen Tuberkulosedisposition: „Eine oder mehrere Erbanlagen bewirken, daß ihr Träger mit überdurchschnittlicher Wahrscheinlichkeit an Tuberkulose erkrankt und eine größere Hinfälligkeit gegenüber der tuberkulösen Infektion zeigt; Fehlen des betreffenden Genotyps verleiht eine erhöhte ‚natürliche' Resistenz gegen tuberkulöse Infektion."

Die Frage, ob es verschiedene Genotypen „Tuberkulosedisposition" gibt, mußte von DIEHL und v. VERSCHUER offen gelassen werden. Eine solche Annahme wurde von ihnen als möglich, wenn auch nicht als sehr wahrscheinlich bezeichnet. Klar wurde aber ausgedrückt, daß auf Grund ihrer Beobachtungen an erbgleichen Zwillingen als feststehend anzunehmen ist, daß die *phänotypische Manifestierung der Anlage beträchtlichen Schwankungen unterworfen* ist. Als Ursachen hierfür erkannten sie erbliche und nichterbliche Modifikationsfaktoren.

Im Rahmen der *erblichen Modifikationsfaktoren* liegt die Bedeutung konstitutioneller Eigentümlichkeiten, so auch vom Habitus asthenicus, von innersekretorischen Störungen, von lokalen und Organdispositionen usw.; im Rahmen der *nichterblichen Modifikationsfaktoren* liegt die umweltbedingte Dispositionssteigerung und vor allem der modifizierende Einfluß von seiten der Infektion.

Diese Auffassung von DIEHL und v. VERSCHUER hat im allgemeinen Zustimmung erfahren. Es ist ja an sich gleichgültig, ob mit DIEHL und v. VERSCHUER von erblichen und nichterblichen Modifikationsfaktoren, oder, wie ICKERT und BENZE es tun, von Hilfsfaktoren oder wie von anderer Seite es geschieht, von Gestaltungsfaktoren gesprochen wird. Im einzelnen aber ergeben sich bei den Autoren doch bemerkenswerte Unterschiede.

So konnten DIEHL und v. VERSCHUER, ausgehend von der Tatsache, daß sie keine Anhaltspunkte dafür gewinnen konnten, daß die erbliche Tuberkulosedisposition mit besonderen Zuständen der Körperverfassung verknüpft ist, dem Faktor „Körpertyp", hierunter selbstverständlich auch dem asthenischen Typus, lediglich die Bedeutung einer, die Manifestation der Anlage etwas modifizierenden Gegebenheit zuweisen. ICKERT und BENZE kommen im Laufe ihrer Stammbaumuntersuchungen zwar auch zu dem Ergebnis, „daß Körpertyp und Tuberkulose bzw. Anlage zur Tuberkulose keinesfalls als stets miteinander gekoppelt angesehen werden können", sehen aber doch im leptosomen Habitus einen Hilfsfaktor von solchem Ausmaß, daß sie eine Gefahrenskala für den Einfluß des leptosomen Körpertyps auf die Häufigkeit der Tuberkulose aufgestellt haben und ihre Verwendung für die Eheberatung empfehlen. Auch SCHREMPF sieht sehr enge Koppelungen zwischen der erblichen Tuberkulosedisposition und dem asthenischen Habitus als gegeben an. Es ist so sehr dankenswert, daß GEISSLER in seiner Sippe auch diesem Problem nachgegangen ist. Zum ersten Male ist an Stelle einer summarischen Betrachtung einer größeren Anzahl von Einzelindividuen diese Frage bei verschiedenen Erblinien geprüft worden. GEISSLER untersuchte, ob in Erblinien mit häufig auftretendem leptosomen Körperbautyp die Tuberkuloseempfänglichkeit höher liegt als bei anderen Erblinien. Dieser Weg war besonders deshalb aussichtsreich, weil sich ergab, daß die einzelnen Körperbautypen weitgehend von Erbeinflüssen abhängig sind. Er kommt zu dem Ergebnis, daß ein innerer kausaler Zusammenhang zwischen der Häufigkeit des leptosomen Typus und der Tuberkulosehinfälligkeit der einzelnen Erblinien nicht angenommen werden kann. Wenn die Anfälligkeit einschließlich Tuberkuloseverdacht berücksichtigt wird, so verschiebt sich das Ergebnis nur unwesentlich. Er fand dagegen, daß bei Angehörigen von Erblinien mit stärkerer Tuberkulosehinfälligkeit meist gleichzeitig auch eine erhöhte durchschnittliche Anfälligkeit für anderweitige Erkrankungen besteht, ein Ergebnis, das dafür spricht, daß der allgemeinen Körperverfassung eine gewisse begünstigende Rolle bei der Tuberkulosehinfälligkeit zukommt. Diese allgemein wenig widerstandsfähige Körperverfassung drückt sich aber nicht in einem bestimmten Körpertyp aus.

Die Stellungnahme von UEHLINGER und KÜNSCH entspricht im wesentlichen derjenigen von DIEHL und v. VERSCHUER. Sie schlagen vor, mehr von einem *genischen Milieu*, das zur Tuberkuloseerkrankung disponiert, zu sprechen, in dem sowohl die spezifische Disposition wie die erblichen Modifikationsfaktoren eingeschlossen sind. „Das genische Milieu bestimmt die allgemeine Entwicklungstendenz des Tuberkuloseinfektes im Sinne eines letalen oder nichtletalen Ablaufes, in seltenen Fällen auch die Lokalisation postprimärer Herde." UEHLINGER und KÜNSCH lösen aber aus dem Ausdrucksbereich der erblichen Tuberkulosedisposition den postprimären Ausbreitungsmodus, die Zahl und Lokalisation der Metastasen heraus und sehen diese Gegebenheiten vor allem von der konditionalen Konstellation, insbesondere vom Lebensalter abhängig. Auf die hohe Wertung des Lebensalters für die Formgestaltung der Tuberkulose durch GSELL und UEHLINGER wurde schon weiter vorne hingewiesen. Es wurde aber weiter vorne auch ausgesprochen, daß zweifellos nicht allein die Verlaufsrichtung, sondern auch das pathogenetische Erscheinungsbild des tuberkulösen Geschehens von erblichen Gegebenheiten abhängig ist. Die endgültige Entscheidung in dieser Frage wird durch das Tierexperiment fallen.

Während BERGHAUS in seiner vorläufigen Mitteilung, DIEHL und v. VERSCHUER folgend, eine Spezifität der Erbanlagen für wahrscheinlich hielt, tritt er nun, der Ansicht MÜNTERs beipflichtend, mehr für ihre Unspezifität ein. Seines Erachtens „kommt es der Tuberkulose weniger auf die Spezifität der Disposition an als vielmehr auf eine Schwäche, Minderwertigkeit des betreffenden Gewebes, mag sie nun ererbt oder erworben sein. Dieser Minderwertigkeit bedarf sie zu ihrer Ansiedlung; ein ungeschwächtes Gewebe läßt ihre Entwicklung nicht zu. Die Disposition stellt somit ein Negativum in der Widerstandskraft des menschlichen Körpers dar. — Ein weiterer Grund für die Annahme einer unspezifischen Disposition ist für mich das auffallend häufige Vorkommen konstitutioneller Erkrankungen in den Sippen der extrapulmonalen Tuberkulose. Nur wenig dieser lassen die Merkmale einer körperlichen Minderwertigkeit vermissen" (BERGHAUS).

So schön und wertvoll die Untersuchungen von BERGHAUS sind, so ist es gerade dieses Moment der Aufzählung unzähliger krankhafter Zustände heterogenster Art, die sicher nichts mit Tuberkulose zu tun haben (sie sollen wohl nach BERGHAUS das Moment der Minderwertigkeit bestimmter Organe bzw. Organsysteme darlegen), die den Leser stutzig machen und ihm die reine Freude an der Arbeit nehmen. Berührt die *grundsätzliche Auswertung* des Vorkommens einer Tuberkulose des Darmbeines bei einem Jungen und des Vorkommens einer kongenitalen Hüftgelenksluxation ohne Tuberkulose bei seiner Schwester schon eigenartig, so ist aber erschütternd die Verleihung des Knochentuberkulosekennzeichens (Tafel I) einer Person, die mit den Worten: „lebt ledig, seit einem Jahr offener Fuß" gekennzeichnet ist. Anscheinend erhält diese Person dies Zeichen nur deshalb, weil zwei weitere Personen der Sippe eine eindeutige Knochentuberkulose haben. Dieses ist nicht der einzige Fall dieser Art, sondern nur einer von vielen. Wenn diese Feststellung auch wohl nichts an den genealogischen Ergebnissen ändert, so ergibt sich hieraus doch ein Moment der Unsicherheit. BERGHAUS scheint alles unter seinen Händen zu verschwimmen und es darf so nicht wundernehmen, daß er zum Begriff der Unspezifität der Tuberkulosedisposition gelangt.

Dieser Annahme steht neben den von Diehl und v. Verschuer durchgeführten Konstitutionsuntersuchungen sicher aber die zwingende Tatsache gegenüber, daß bisher nicht eine einzige Zwillingsbeobachtung bekannt geworden ist, wo die Tuberkulose irgendeines besonderen Organs oder Organsystems bei einem Paarling mit einer anderen Krankheit dieses Organs oder Organsystems bei dem anderen Paarling zusammengetroffen wäre. Es ist hier gleichgültig, ob es sich hier um die Lungen, Haut oder Knochen handelt. Die Geisslersche Feststellung, daß bei Angehörigen von Erblinien mit stärkerer Tuberkulosehinfälligkeit meist gleichzeitig auch eine erhöhte durchschnittliche Anfälligkeit für anderweitige Erkrankungen besteht, wird hierdurch nicht berührt. Gerade Geissler hat in einer eben erst erschienenen Arbeit, die die Untersuchungen von Klare und seiner Schule zu seinen Auffassungen in Einklang zu bringen sucht, die Spezifität der erblichen Tuberkulosedisposition hervorgehoben. Für ihn sind alle übrigen erblichen Modifikationsfaktoren der Konstitution unspezifische Gegebenheiten.

VII. Die Staublungenkrankheit.

Es mag überraschen, daß im Kreis der in diesem Handbuch anzuführenden Krankheiten sich auch die Staublungenerkrankung findet. Es liegen jedoch in der Literatur Mitteilungen vor, die das Wirken erblicher Gegebenheiten bei der Entstehung von Staublungen, vor allem schweren Grades, sehr nahe legen.

Die Staubkrankheit hat in den letzten $1^1/_2$ Jahrzehnten eine beträchtliche Bearbeitung erfahren, die Anschauungen über das Wesen dieser Krankheit haben als Folge zahlreicher Untersuchungen über die Verbreitung und Entstehung der Staublungen bei staubgefährdeten Personen eine wesentliche Wandlung erfahren. Während 1919 Kölsch, ein guter Kenner dieser Krankheit noch äußern konnte: „Wer in ein Staubgewerbe geht, weiß, was er zu erwarten hat“ und Thiele 1921 noch die Ansicht vertrat: „Wohl hat jeder Porzellaner mit zunehmendem Berufsalter die Aussicht, an seiner Lunge geschädigt zu werden“, faßt wenige Jahre später Mavrogordato seine Ansicht dahin zusammen, „daß unter gleichen Verhältnissen nicht bei jedem Menschen eine Staublunge entsteht“. Diese Ansicht wird heute von zahlreichen Autoren geteilt und hat inzwischen verschiedentlich zur meist rein spekulativen Erörterung der Frage geführt, ob es eine individuelle Disposition zur Staublunge gibt. Diese Frage wird von Ickert und anderen bejaht.

In letzter Zeit sind von verschiedenen Seiten Familienbeobachtungen mitgeteilt worden, die geeignet erscheinen, den Begriff der „*individuellen Disposition*“ bei der Staublungenkrankheit zu spezifizieren.

Lochtkemper fand bei Sichtung seines Beobachtungsmaterials in der Anamnese nicht selten die Angabe, daß Vater, Sohn und Bruder in demselben Beruf tätig waren und vielfach unter den gleichen äußeren Verhältnissen arbeiteten. Auffällig war nun, daß in manchen Familien keine schwere Silicose, in anderen aber schon frühzeitig eine schwere Silicose auftrat. Das von Lochtkemper mitgeteilte Beobachtungsgut sei im folgenden wiedergegeben.

Ein Schleifer hatte nach 51 Jahren nur eine leichte Silicose, sein Sohn zeigte nach 10 Jahren fragliche Silicose. Ein Vetter und dessen Sohn waren ebenfalls wenig geschädigt.

In einer anderen Schleiferfamilie E. fand sich nach 10, 26 und 47 Jahren silicotische Veränderung geringen Grades, bei einer verwandten Familie nach 59 und 42 Jahren mittlere Silicose.

Im Gegensatz hierzu bei Familie Ch. bei einem Schleifer am Sandstein nach $8^3/_4$ Jahren Silicose III, bei einem Bruder nach 8 Jahren Silicose II.

Familie G. zeigte bei 5 Familienangehörigen die mittelschwere bis schwere Staublungenform.

In einer Schleiferfamilie N. starben 3 Brüder an Schleiferlunge im Alter von 39, 41 und 50 Jahren, ein noch lebender Bruder hat nach 27 Jahren eine Silicose III. Anamnestisch kein Anhalt für Tuberkulose.

In der Familie A. B. starb der Vater im Alter von 55 Jahren an Silicose; 6 Söhne wurden ebenfalls Schleifer, davon starben 3 Söhne im Alter von 38, 39 und 41 Jahren an Silicose, ein Sohn im Alter von 44 Jahren hat nach 25 Jahren eine Silicose III, 2 Söhne fühlen sich gesund (sie konnten bisher noch nicht erfaßt werden).

In einer Steinklopferfamilie N. erkrankten 3 Brüder nach 38, 34 und 36 Jahren nur an einer leichten bis mittelschweren Form der Silicose. In einer Seitenlinie dieser Familie N. erkrankte ein Steinklopfer auf Grauwacke nach 23 Jahren an Silicose III, dessen Bruder, ebenfalls ein Steinklopfer, mit 42 Jahren an Staublunge gestorben war.

Bei Quarzmühlenarbeitern waren diese Beobachtungen noch auffälliger:

Zum Beispiel: W. St. erkrankt nach 3jähriger Tätigkeit an einer leichten Silicose und hat schon nach *einem* weiteren Jahr eine Silicose III. Er ist an schwerer Silicose gestorben. Ein Bruder hatte bei der ersten Kontrolluntersuchung nur eine ganz beginnende Staublunge (0—I), bei der zweiten Kontrolluntersuchung nach einem Jahr schon eine Silicose II. Die Eltern leben, sind gesund. Ein Verwandter zeigte nach 5 Jahren eine Silicose II. Grades.

Die Gebrüder M. erkrankten nach $1^3/_4$ Jahren, bzw. 7 Jahren (davon 3 Jahre als Vorarbeiter) an Silicose II bzw. III.

Nach LOCHTKEMPER können diese Beobachtungen eine gewisse vererbbare Disposition vermuten lassen, sind aber noch zu gering, um zu überzeugen. LOCHTKEMPER glaubt zu ersehen, daß die Schwere und der weitere Verlauf der Silicose mit von der Empfänglichkeit des Bodens, auf den die Kieselsäure einwirkt, abhängig ist.

Inzwischen sind Beobachtungen von SCHILLING mitgeteilt worden, die denen von LOCHTKEMPER sehr ähneln, und die SCHILLING zur Annahme einer gewissen familiären Disposition zur Pneumokoniose führten. SCHILLING sah bei Familien, von denen 3 oder 4 Söhne im Schauinslandbergwerk beschäftigt waren, nach 6, 8 und 10 Jahren Arbeitszeit nur eine Silicose I. oder II. Grades auftreten, während in anderen Familien sämtliche Mitglieder unter genau denselben Arbeitsbedingungen schon nach $2^1/_2$—5 Jahren die schwersten Lungenveränderungen aufwiesen.

Systematisch ist dieses Problem erstmalig von E. GEISLER an der Mansfelder Bergwerksbevölkerung bearbeitet worden. Die Untersuchungen bestätigen einmal die schon von anderer Seite hervorgehobenen großen individuellen Schwankungen bei der Ausbildung von Staublungenveränderungen. Sie zeigen weiter, daß die individuellen Schwankungen nicht nur das Entwicklungstempo der schweren Staublungen, sondern auch die fein- und mittelknotigen Staublungen betreffen.

Die Untersuchungen von E. GEISLER bestätigen weiter die Ergebnisse von LOCHTKEMPER und SCHILLING. Es ergab sich ein familienweise recht deutlich verschiedenes Verhalten dem kieselsäurehaltigen Staub gegenüber, das sich auf der einen Seite in einer gleichmäßigen Anfälligkeit, auf der anderen Seite in einer übereinstimmenden Widerstandsfähigkeit äußerte. Abweichende Beobachtungen sind vorhanden, aber verhältnismäßig selten. Sie betreffen vor allem Familien, in denen die Bereitschaft zur Staublungenerkrankung um eine mittlere Linie schwankt. Auffallenderweise stimmt in vielen Familien die Zeit, die zur Ausbildung des, der jeweiligen Familie eigentümlichen Staublungengrades notwendig ist, bei den einzelnen Familienmitgliedern weitgehend überein. Dieses zeigt sich besonders auffällig bei 2 Zwillingspaaren.

Leider ist die Eiigkeit der gleichgeschlechtlichen Zwillinge nicht bestimmt worden. Bei dem einen Paar hatten die Zwillingsbrüder bei weitgehend gleicher Umweltgefährdung nach 47 bzw. 48 Jahren eine schwere Staublunge, bei dem anderen Zwillingspaar nach 37 bzw. 38jährigem Untertagearbeiten beide Brüder das Stadium II—III erlangt.

Die Tatsache der individuell wechselnden Entstehungszeit der Staublungen, die familiäre Häufung der Staublungen und endlich die Übereinstimmung in zeitlicher Hinsicht zur Ausbildung bestimmter Staublungengrade bei den Gliedern der einzelnen Familien legt nach GEISLER eine Abhängigkeit der Erkrankung an schwerer Staublunge vom Anlagegefüge nahe.

Bei der Erörterung über das Wesen der Staublungendisposition stellt E. GEISLER fest, daß nach allem ein einheitlicher Faktor für diese Disposition nicht angenommen werden kann. Der *Staubfilterung durch die Nase,* für die LEHMANN in seinen wertvollen Untersuchungen eine große Individualität festgestellt hatte, möchte E. GEISLER nicht eine so entscheidend große Bedeutung für das verschiedene Verhalten der Staubgefährdeten beimessen, wie es LEHMANN getan hat, doch wird dieser Faktor durchaus anerkannt. Als weiteren, hier in Betracht zu ziehenden Faktor, erörtert E. GEISLER die *Selbstreinigung* der Lunge: Sekretion der Schleimhäute, Flimmerepithelstrom, Phagocytose in den Alveolen, Abtransport des Staubes in den Lymphbahnen des Lungengewebes (BÖHME und LUCANUS). Hierzu kommt, daß nach den Untersuchungen von GERSTEL auf große individuelle Unterschiede in der *Reaktionsgröße gegenüber Kieselsäure* geschlossen werden muß. Auf die verschiedene Intensität der Selbstreinigung der Lunge von Staub und auf die individuell graduellen Unterschiede in der Reaktionsfähigkeit gegenüber Kieselsäure gründet sich letztlich die Bereitschaft zur Erkrankung an Staublunge.

Welcher unter den angeführten Gegebenheiten die entscheidende Rolle für die Staublungendisposition zuerkannt werden muß, ist nicht klar. Da die Übereinstimmung in zeitlicher Hinsicht im Rahmen der einzelnen Familien so groß ist, ist nach E. GEISLER damit zu rechnen, daß entweder einem dieser Faktoren ein Vorrang zukommt, oder aber es besteht zwischen diesen Faktoren ein enger innerer Zusammenhang.

Diese letzten Ausführungen von E. GEISLER erinnern daran, daß von ICKERT vor Jahren auf Grund auch von Erhebungen bei der Mansfelder Bergwerksbevölkerung mitgeteilt wurde, daß Leptosome den größten Anteil unter den Staublungenkranken des dritten Stadiums stellen. Nach SCHWARZ bestehen aber eindeutige Beziehungen zwischen dem Körperbautyp und dem Charakter und damit der Funktion der Schleimhaut. Man könnte also versucht sein, die Ergebnisse von ICKERT mit den Ausführungen von E. GEISLER hinsichtlich der Selbstreinigung der Lunge in Beziehung zu setzen. Leider hat aber E. GEISLER die Ergebnisse von ICKERT nicht bestätigen können. Sie fand bei der Mansfelder Bergwerksbevölkerung keine klaren Beziehungen zwischen Körperbautyp und einer anderen körperbaulichen Besonderheit und schwerer Staublunge, abgesehen von einer möglichen Bevorzugung der besonders schwächlichen und besonders fettleibigen Typen.

E. GEISLER hält es für möglich, daß die letzte Ursache für die Ausbildung einer schweren Staublunge in einer gewissen familiären Organschwäche besteht. Sie kommt zu dieser Auffassung, weil sie in den Familien, in denen schwere Staublungenerkrankungen auftreten, oft auch eine Häufung anderer Lungenkrankheiten (Tuberkulose, Pneumonie) beobachten konnte. Ob nur in einer solchen allgemeinen und nicht in einer spezifischen Ursächlichkeit das Wesen der Staublungendisposition besteht, das wird die weitere Forschung zu ergeben haben. Die Feststellung von E. GEISLER, daß zwar nur ein kleiner Teil der Bergleute an *schwerer* Staublunge erkrankt, die Zahl der Arbeiter aber andererseits, die unter den gleichen Bedingungen nicht wenigstens eine mittlere Staublunge erwerben, noch viel geringer ist, spricht nicht gegen die Möglichkeit des Vorliegens spezifischer Vorgänge. Mit aller Reserve sei hier auf die Verhältnisse bei der Tuberkulose hingewiesen. Wie bei ihr besteht anscheinend auch gegenüber kieselsäurehaltigem Staub eine allgemeine Empfänglichkeit, zu der aber eine Zusatzempfänglichkeit hinzutreten kann, für die die bekannten natürlichen und auch erworbenen Dispositionen zur Staublunge keine hinreichende Erklärung zu geben vermögen, die vielmehr zur Annahme spezifischer Hinfälligkeit auf erblicher Grundlage zwingt.

Schrifttum.

Physiologie.

SPAICH, D. u. M. OSTERTAG: Die Vitalkapazität bei eineiigen und zweieiigen Zwillingen. Erbarzt **1936**, Nr 5.

VERSCHUER, v.: Ergebnisse der Zwillingsforschung. Verh. Ges. phys. Anthrop. **6**.

WEITZ, WILH.: Studien an eineiigen Zwillingen. Z. klin. Med. **101** (1925). — WERNER, M.: Erb- und Umweltunterschiede in der Vitalkapazität der Lungen. Dtsch. Ges. Vererbgswiss. **1937**. — Die Erb- und Umweltbedingtheit der Unterschiede bei der vitalen Lungenkapazität und einigen zugehörigen Körpermaßen und Indices. Z. menschl. Vererbgslehre **21**, H. 3 (1937).

Lungenlappung.

BACANU, C.: Zum Studium des überzähligen Lungenlappens (Lobus azygos). Z. Tbk. **80** (1938). — BLASI, BENEDETTO e ALLESSANDRO GORGONE: Ulteriore contributo allo studio della lobazione polmonare specialmente in rapporto ai tipi costitutionali. Arch. ital. Anat. **31** (1933). — BLUNTSCHLI, H.: Bemerkungen über einen abnormen Verlauf der Vena azygos in einer den Oberlappen der rechten Lunge durchsetzenden Pleurafalte. Gegenbauers Jb. **33** (1905). — BOEHNHARDT, HERBERT: Das röntgenologische Bild des Azygoslappens. Dtsch. Tuberkulosebl. **12** (1938).

CAIRNEY, J.: Der Vena azygos-Lappen. J. of Anat. **58** (1923). — CERVIA, TOMAS: Neuer kasuistischer Beitrag zum Studium der rechtseitigen Azygoslappen und -einschnitte. Rev. argent. Tbc. **3** (1937).

DAAN, ALBERT: Der Lobus venae azygos im Röntgenbilde. Acta radiol. (Stockh.) **14** (1933). — DEHERRIPON, D'HOUR et CALLENS: Lobe azygos et malformations scissurales. Revue de la Tbc., III. s. **13** (1932).

FANANO, V.: Über einige pathologische Fälle von akzessorischem Lappen der rechten Lunge. Lotta contra Tbc. **8** (1937). — FLEISCHNER, FELIX: Der Lob. inf. acc. der Lunge und seine Bedeutung für die Röntgendiagnostik. Fortschr. Röntgenstr. **47** (1933).

GENNADIEW, A. N.: Zur Frage der Morphologie des Lungenläppchens der Vena azygos. Z. Anat. **92** (1930).

KERLEY, PETER: Congenital diseases of the lung. Brit. J. Radiol. **5** (1932).

LAMARQUE, P. et P. BÉTOULIÈRES: Quelques nouveaux cas de lobe azygos découverts par les rayons X. Arch. Eléctr. méd. **39** (1931). — LOBEN, FRANZ: Neuere Beobachtungen über den Lobus venae azygos. Fortschr. Röntgenstr. **43** (1931).

MÜLLER, HEINRICH: Lungen und Pleura. HENKE-LUBARSCH' Handbuch der speziellen pathologischen Anatomie und Histologie, Bd. III, Teil 1. Berlin: Julius Springer 1928. — MÜLLER, RICHARD: Über den Lobus venae azygos und sein Vorkommen im Kindesalter. Diss. Frankfurt a. M. 1930.

RÖSSLE: Die innere (oder anatomische) Ähnlichkeit blutsverwandter Personen. Verh. dtsch. path. Ges., 29. Tagg **1936**.

SCHNEIDER, P.: Die Mißbildungen der Atmungsorgane. SCHWALBEs Handbuch der Morphologie der Mißbildungen des Menschen und der Tiere, Teil III, 1. Lief., 2. Abt., Kap. VIII. Jena: Gustav Fischer 1909. — STIBBE, PHILIP: The accessory pulmonary lobe of the vena azygos. J. of Anat. **53** (1919).

TALIA, FERNANDO: Lungenabsceß im Lob. cardiacus. Radiol. med. **23** Nr 11 (1936).

Underwood, E. Ashworth and NORMAN TATTERSALL: The accessory lobe of the azygos vein. Tubercle **15** (1933).

VELDE, GUSTAV: Ein eigentümlicher Schattenstreifen in der rechten Lungenspitze. Fortschr. Röntgenstr. **36** (1927). — VITA, J.: Contributo anatomo-patologico e radiologico allo studio del lobo della vena azigos e del lobo cardiaco. Arch. di Radiol. **9** (1934).

Bronchiektasen, gutartiger Spontanpneumothorax.

Zusammenfassende Arbeiten.

BRAUER, LUDOLPH: Pathologie und Therapie der Bronchiektasen. Verh. dtsch. Ges. inn. Med. **1925**.

DUKEN u. VON DEN STEINEN: Das Krankheitsbild der Bronchiektasie im Kindesalter. Erg. inn. Med. **34** (1928).

KARTAGENER, M.: Das Problem der Kongenitalität und Heredität der Bronchiektasien. Erg. inn. Med. **49** (1935). — KJAERGAARD, HANS: Spontaneous pneumothorax in the apparently healthy. Kopenhagen 1932.

SAUERBRUCH, FERD.: Zur Frage der Entstehung und chirurgischen Behandlung von Bronchiektasen. Arch. klin. Chir. **148** (1927). — Die operative Behandlung der kongenitalen Bronchiektasen. Arch. klin. Chir. **180** (1934).

WEITZ, W.: Die Vererbung innerer Krankheiten. Stuttgart: Ferdinand Enke 1936. — WIESE, O.: Die Bronchiektasien im Kindesalter. Berlin: Julius Springer 1927.

Einzelarbeiten.

ACKERMANN, V.: Über einen Fall eines doppelseitigen Spontanpneumothorax nichttuberkulösen Ursprungs. Klin. Med. (russ.) **1931**, Nr 5. — ADAMS, RALPH and E. CHURCHILL: Situs inversus, Sinusitis, Bronchiektasis. J. thorac. Surg. **7**, H. 2 (1937). — AEBY: Der Bronchialbaum der Säugetiere und der Menschen. Leipzig: Wilhelm Engelmann 1880. — Der Bronchialbaum des Menschen bei Situs inversus. Arch. Anat. u. Entw.gesch. **1882**. — AQUILAR, NIJENSOHN y GUAGLIANONE: An. del centro de invest. Fisiol. Buenos Aires **1936**. — ARCE, JOSÉ: Total pneumonectomy for congenital bronchiectasis. J. thorac. Surg. **6** (1937).

BALLON, SINGER and GRAHAM: Bronchiectasis. J. thorac. Surg. **1**. — BARD: Les dilatations idiopathiques des organes tubulés ou cavitaires. J. Méd. Lyon **1922**. — BEHRMANN, A.: Über die Symptomentrias Situs inversus, Bronchiektasien und Polyposis nasi. Beitr. Klin. Tbk. **86** (1935). — BENDER, WILHELM: Über die Entwicklung der Lungen. Z. Anat. u. Entw.gesch. **75** (1925). — BJÖRKLUND, ÅKE: Röntgenogrammet och thorakoskopibilden vid ett fall av alternerande spontanpneumothorax. Förhandlingar vid Nordiska Tuberkulosläkarföreningens Tionde Nöte 1937. S. 99—105. Helsingfors 1938. — BROCK, B. W. and J. C. BELL: Disease of accessory nasal sinuses. Amer. Rev. Tbc. **38** (1938). — BÜHLER, KARL: Kongenitales bullöses Emphysem und Spontanpneumothorax. Z. Tbk. **79** (1938).

CAMERER, J. W. u. R. SCHLEICHER: Die Bedeutung der Erbveranlagung für die Entstehung einiger häufig vorkommenden Krankheiten nach Anamnesen von 1500 Zwillingspaaren. Erbarzt **1935**, Nr 5. — CASTEX, M., EGIDIO MAZZEI y O. VACCAREZZA: Pneumothorax expontaneo benigno com visibilidade radiologica de borbulhas subpleurales e comprovação thoracoscopica. Rev. brasil. Tbc. **6**, No 39 (1937). — CASTEX, M. y F. MAZZEI: Nuevos estudios sobre los neumothorax espontaneos. Buenos Aires: El Ateneo 1937. — Anatomia, Radiologia y Pleuroscopia de las Burbujas subpleurales. Arch. argent. Enferm. Apar. respir. Tbc. **5**, No 3—6 (1937). — CHODKOWSKA, S.: Kasuistische Beiträge zur Kenntnis der Wabenlunge. Virchows Arch. **301** (1938).

DEBRÉ, ROBERT, JULIEN MARIE et M. MIGNON: Kystes congénitaux du poumon. Bull. Soc. méd. Hôp. Paris III. s. **53** (1937). — DIEHL, K.: Vererbung von Lungenkrankheiten. Verh. dtsch. Ges. inn. Med. **1934**. — DORENDORF, H.: Über die meist gutartige Form des Spontan-Pneumothorax. Beitr. Klin. Tbk. **79** (1932).

EBBS, J. H.: The Relation of upper Respiratory Tract Infection to early Bronchiectasis in Children. Proc. roy. Soc. Med. **30**, Nr 11 (1937). — EDEL, GESINE: Beitrag zur Bedeutung der kongenitalen Anlage und der erworbenen Pneumonien für die Entstehung der kindlichen Bronchiektasen. Arch. Kinderheilk. **108 II** (1936). — ENGEL: Erkrankungen der Respirationsorgane. Handbuch der Kinderheilkunde, 4. Aufl., Bd. 3. 1931.

FISCHER, B.: Der gutartige Spontanpneumothorax durch Ruptur von Spitzennarbenblasen — ein typisches Krankheitsbild. Z. klin. Med. **95** (1922). — FLICK, JOHN B.: Diskussionsbemerkung. J. thorac. Surg. **1937**, Nr. 2. — FRANK: Häufigkeit und Genese der Bronchiektasen. Inaug.-Diss. Hamburg 1929.

GLAUM, KLAUS: Bronchiektasien bei Situs viscerum inversus totalis. Beitr. Klin. Tbk. **91**, H. 4 (1938). — GOODALE, ROBERT W.: An analysis of 75 cases of bronchiektasis from the viewpoint of sinus infection. Ann. of Otol. **47** (1938). — GOUGH, J.: Fatal pneumothorax due to rupture of a solitary bulla of the lung. Lancet **1937 II**.

HODGE, G. E.: Relation of bronchiectasis to infection of the paranasal sinuses. Arch. of Otolaryng. **22** (1935). — Canad. med. Assoc. J. **34** (1936). — J. Laryng. a. Otol. **53** (1938). — HOHENNER, KARL: Untersuchungen zur Entstehung des gutartigen Spontanpneumothorax. Beitr. Klin: Tbk. **84** (1934). — HORLACHER, A.: Bronchiektasien bei Situs viscerum inversus. Inaug.-Diss. Zürich 1935.

JACCHIA, P.: Kongenitale linke Cystenlunge mit Aplasie des Unterlappens. Röntgenprax. **4** (1932). — JERMAN, J.: Beitrag zum Problem der Pathogenese der Bronchiektasie (tschech.). Studia Tuberkulosea Pragensis, Bd. II. 1937.

KARTAGENER u. ULRICH: Bronchiektasen und Veränderungen der Nebenhöhlen der Nase. Beitr. Klin. Tbk. **86** (1935). — KAUTZKY, A.: Neuere bronchographische Ergebnisse bei Ektasien der Bronchien. Fortschr. Röntgenstr. **54** (1936). — KJAERGAARD, HANS:

Pneumothorax simplex. Two cases with autopsy findings. Acta med. scand. (Stockh.) **80** (1933).

LARSEN, HOLST: Om spontanpneumotoraks hos tilsynelatende friske. Norsk. Mag. Laegevidensk. **94**. — LENZ, F.: Die krankhaften Erbanlagen. BAUER-FISCHER-LENZ' Menschliche Erblehre. München: J. F. Lehmann 1936. — LILIENTHAL, HOWARD: Diskussionsbemerkung. J. thorac. Surg. **1937**, Nr 2. — LJUNGDAHL: Zur Ätiologie und Pathogenese des sogenannten spontanen Pneumothorax. Dtsch. Arch. klin. Med. **126** (1918). — LOSSOW, D. v.: Angeborene Bronchiektasenbildung bei Geschwistern und eineiigen Zwillingen. Dtsch. Z. Chir. **212** (1928).

MEYER, H. E.: Über Brochiektasen bei eineiigen Zwillingen. Zbl. inn. Med. **1938**. — MORAWITZ, P.: Familiärer Spontanpneumothorax als Ausdruck konstitutioneller „Lungenschwäche". Münch. med. Wschr. **1933 II**. — MÜLLER, H.: HENKE-LUBARSCH' Handbuch der speziellen pathologischen Anatomie und Histologie Bd. 3, Teil 1. 1928. — MÜLLER, PIUS: Über gutartigen familiären Spontanpneumothorax. Klin. Wschr. **1934 I**.

NEUMANN, W.: Klinische Beobachtungen zur Ätiologie der chronischen Brochiektasen. Med. Klin. **1938 I**. — NÜSSEL, KURT u. H. HELBACH: Bronchiektasen bei Situs viscerum inversus totalis. Beitr. Klin. Tbk. **84** (1934).

OECHSLI, WALDO and S. H. MILES: Simultaneous bilateral spontaneous pneumothorax. A review of the literatur and report of a recurrent case due to congenital cysts of the lung. Amer. Rev. Tbc. **30** (1934).

PEARSON, E. F.: Nonparasitic cystic disease of the lung. J. thorac. Surg. **4** (1934). PRUVOST, P., ANDRÉ MEYER, ROY et DEPIÈRRE: La suppuration des formations kystiques aérinnes du poumon. Presse méd. **1938**, No 93.

ROMHÁNYI, G. u. V. MACCONE: Zur Pathogenese der polycystischen Lungenveränderungen. Frankf. Z. Path. **50** (1937).

SANDOZ, E.: Über zwei Fälle von „fetaler Bronchiektasie". Beitr. path. Anat. **41** (1907). — SATTLER, ANTON: Rasche Heilung eines bilateralen Spontan-(Ventil-)-pneumothorax durch Dauerdrainage und Pleurolyse. Mitt. Ges. inn. Med. Wien **35** (1936). — SCHMINCKE, A.: Zur Genese des doppelseitigen Spontanpneumothorax. (Zugleich ein Beitrag zu den Mißbildungen des Lungengewebes.) Beitr. path. Anat. **80** (1928). — SCHWARZ: Siehe Staublungen. — SEGRE, R.: Le broncoectasie viste da un laringologo osservazioni et esperienze su 120 casi. Atti clin. otol. ecc. Univ. Torino **1938**. — SERGENT, EMILE et RAOUL KOURILSKY: Les kystes congénitaux isolès et suppurès du poumon. Bull. Soc. méd. Hôp. Paris III. s. **53** (1937). — SIEMS, H.: Umschriebene Blasenbildung in der Lunge als Ursache von Spontanpneumothorax. Beitr. Klin. Tbk. **77** (1931). — SUNDER-PLASSMANN: Über pathologische Veränderungen des intramuralen Ganglienapparates bei Bronchiektasen. Arch. klin. Chir. **183** (1935).

UEHLINGER, ERWIN u. M. KÜNSCH: Siehe Tuberkulose.

VOGL, ALFRED: Über die konstitutionelle Disposition zum sog. idiopathischen Spontanpneumothorax. Med. Klin. **1934 II**.

WALSH, THOMAS and OVID O. MEYER: Coexistence of bronchiektasis and sinusitis. Arch. int. Med. **61** (1938). — WERNLI-HAESSIG, A.: Situs inversus und Bronchiektasien. Z. Tbk. **77**, H. 2 (1937). — WETZEL, G. u. PETER, KARL: Charakteristik der wichtigsten Entwicklungsstadien des Kindes. Handbuch der Anatomie des Kindes. Bd. II. München: J. F. Bergmann 1938. — WIESE, O.: Die Bronchiektasenkrankheit beim Kinde. Kinderärztl. Prax. **6**, H. 2 — Die Bronchiektasenkrankheit. Zbl. Tbkforsch. **46** (1937).

Tuberkulose.

Zusammenfassende Arbeiten.

ALONS, C. L.: De erfelijke faktor in de Aetiologie van de Tuberculose. Groningen: Wolters 1928.

CLAUSSEN, F.: Über Erblichkeit innerer Krankheiten. Zbl. inn. Med. **1937**, Nr 46.

DIEHL, K.: Die Bedeutung von Vererbung und Konstitution für die Tuberkulose. Erg. Tbk.forsch. **3** (1931). — DIEHL, K. u. O. v. VERSCHUER: Zwillingstuberkulose. Jena: Gustav Fischer 1933. — Der Erbeinfluß bei der Tuberkulose. Jena: Gustav Fischer 1936. DOYER, J. TH.: Tuberkulose en erfelijkheid. Groningen: Wolters 1920.

GEISSLER, O.: Der Erbgang der Tuberkulosehinfälligkeit in einer geschlossenen Sippe. Beitr. Klin. Tbk. **91**, H. 1 (1938). — Zur Frage des Erbgangs der Tuberkulosehinfälligkeit, eine Auswertung der Ergebnisse klinischer Konstitutionsforschung. Leipzig: Georg Thieme 1939.

ICKERT, FR. u. HANS BENZE: Stammbäume mit Tuberkulösen. Tbk.bibl. Bd. 55 (1933).

KÜSTER, EMIL u. FRIED. KRÖNING: Der Einfluß des Genotyps und der Einfluß äußerer Faktoren auf die Tuberkuloseresistenz beim Meerschweinchen. Arb. Staatsinst. exper. Ther. Frankf. **1938**, H. 35.

REDEKER, F. u. A. HEINMÜLLER: Tuberkulose-Untersuchungen in einem Emslanddorf. Z. Tbk. **70** (1934). — RIFFEL, A.: Weitere pathogenetische Studien über Schwindsucht, Krebs. Frankfurt: Joh. Alt 1901.

SCHREMPF, KURT: Tuberkulosedisposition und Erblichkeit. Beitr. Klin. Tbk. **84** (1934).

WEITZ, WILHELM: Die Vererbung innerer Krankheiten. Stuttgart: Ferdinand Enke 1936.

Einzelarbeiten.

ABRAMOWITZ, WILLIAM: Lupus erythematosus of the face (in brother and sister) treated with colloidal bismuth ointment. Arch. of Dermat. **26** (1932). — ALESSANDRI, CARLO: Sull' esistenza di una disposizione famigliare alla pleurite essudativa primitiva tubercolare. Riv. Clin. med. **1929**, No 21. — ARMAND-DELILLE et KERAMBRUN: Eine Statistik über 1298 Kinder mit bakteriologischer Diagnose bei Lungentuberkulose durch Untersuchung des Mageninhaltes. Revue de la Tbc. **1937**, No 6.

BALDWIN: Zit. nach DUFAULT u. ROBINSON. Amer. Rev. Tbc. **29** (1934). — BAUER, JULIUS: Die Erbanlagen der Kinder in bezug auf Tuberkulose. Beitr. Klin. Tbk. **59**, H. 3 (1924). — BEEK, C. H.: Zbl. Hautkrkh. **53** (1936). — BERGHAUS, WILHELM: Gibt es eine erbliche Tuberkulosedisposition? Z. Hyg. **117** (1936). — Beitrag zur Frage Tuberkulose und Vererbung. Arb. Staatsinst. exper. Ther. Frankf. **1938**, H. 36. — Beitrag zur Zwillingstuberkulose. Arb. Staatsinst. exper. Ther. Frankf. **1938**, H. 36. — BIRK, W.: Über familiäre Erkrankungen. Mschr. Kinderheilk. **62** (1934). — BOSIK, L.: Zur Frage über den Einfluß der Erblichkeit und der Umwelt in der Physiologie und Pathologie des Kindesalters. Arb. med.-biol. wiss. Forsch.inst. Maxim Gorki **3** (1934). — BOTT, HANS PAUL: Die Hauttuberkulose im Rahmen der allgemeinen Tuberkulose. Z. Tbk. **80**, H. 4 (1938). — BREHMER: Ätiologie der chronischen Lungentuberkulose, 1885. — BRUNER, E. et ST. WASOWICZ: Ann. de Dermat. **1935**, No 5.

CAMMERER u. SCHLEICHER: Erbarzt **1935**, Siehe unter Bronchiektasen! — CARDIS, F. et A. JOANNETTE: Notes sur l'identité des localisations radiologiques des tuberculoses familiales. J. méd. Leysin **1931**, No 23. — COHN, P.: Verh. dtsch. dermat. Ges., A. Kongreß, **1907**.

DIEHL, K.: Beitrag zum Ablauf der Tuberkulose innerhalb der progressiven Durchseuchungsperiode. Beitr. Klin. Tbk. **65** (1926). — DIEHL, K. u. A. BREITBACH: Über die Nachkommenschaft Schwertuberkulöser. Erbarzt **1936**, Nr 10. — DUFAULT, P. and D. ROBINSON: Observations on pulmonary tuberculosis among members of the same families. Amer. Rev. Tbc. **29** (1934).

ECKERSTRÖM: Zit. von SCHEEL. Z. Tbk. **79** (1937). — EDEL, WILH.: Über den Loc. min. resist. hereditarius der Lunge bei chronischer Tuberkulose. Beitr. klin. Tbk. **50** (1922). — ELIASBERG, HELENE: Die Abhängigkeit des Tuberkuloseverlaufes beim Kinde von den Infektionsbedingungen, der hereditären Belastung und der Lokalisation der Tuberkulose. Jb. Kinderheilk. **89** (III. F. **39**) (1919).

FAHR u. REICHE: Zit. nach W. WEITZ. — FINKHEINER, ERNST: Die ersten 1010 Fälle der Basler Heilstätte, Davos. Inaug.-Diss. Basel 1907. — FISHBERG: Zit. bei DUFAULT u. ROBINSON: Amer. Rev. Tbc. **29** (1934). — FLEMING u. MILLER: Zit. nach B. LANGE u. W. WEITZ.

GEISSLER, O.: Der Verlauf der Tuberkuloseepidemie in Mittelbaden in den Jahren 1852—1932. Z. Tbk. **75** (1936). — Umfang der Naturauslese bei der Tuberkulose. Dtsch. Tbkbl. **1937**, H. 9. — GOEBEL, W. u. E. SCHUHARDT: Beitrag zur Frage des Erythema nodosum. Z. Tbk. **69** (1934). — GOLDSTEIN, M.: Tuberkulose **1933**. — GOTTSTEIN, A.: Allgemeine Epidemiologie der Tuberkulose. Berlin: Julius Springer 1931. — GOVAERTS, A.: The hereditary factor in the etiology of tuberculosis. Amer. Rev. Tbk. **6** (1922). — GRAUBNER, EMIL: Über den Erbeinfluß auf Entstehung und Verlauf der Tuberkulose. Stud. tbk. Pragensia **2** (1937). — GROUVEN, CARL: Anderweite Tuberkulose bei Lupus und Scrophuloderma. Beitr. Klin. Tbk. **1** (1903). — GRÜTZ, O.: Arch. f. Dermat. **147** (1924). — GSELL, OTTO u. ERWIN UEHLINGER: Gehirntuberkulose und ihre Stellung im Ablauf der hämatogenen Tuberkulose. Beitr. Klin. Tbk. **87** (1935). — Tuberkulöser Addison. Beitr. Klin. Tbk. **83** (1933).

HILL, BRADFORD: The inheritance of resistance to bacterial infection in animal species. Medical research council. London 1934. — HIRSCHBERGER, A.: Über familiäres Auftreten von fünf Erythemadodesfällen. Dermat. Wschr. **1936 II**. — HOFBAUER, FLATZEK, A.: Der säkulare Epidemieverlauf der Tuberkulose. Z. Tbk. **70** (1934). — HUBER, WALTER: Zur Disposition für Erkrankung an Tuberkulose; nebst Beitrag zur Häufigkeit der tuberkulösen Belastung und der Lungenblutungen. Beitr. Klin. Tbk. **72** (1929). — HÜBSCHMANN: Pathologische Anatomie der Tuberkulose. Berlin: Julius Springer 1928.

JORDAN: Zit. nach MASCHKILLEISON u. VERADOW.

KLARE, KURT: Über konstitutionelle Zusammenhänge bei der kindlichen Tuberkulose. Klin. Wschr. **1933 I**. — Konstitution und Tuberkulose im Kindesalter. Leipzig: Georg

Thieme 1935. — KLEIN, ELISABETH: Über Zwillingstuberkulose. Z. menschl. Vererbgslehre **20**, H. 5 (1937). — KOCH, HERBERT: Gleichartiges Auftreten eines Erythema nodosum bei Drillingen. Klin. Wschr. **1934 II**. — KRETSCHMER: Zit. von J. BAUER. — KRUTZSCH, GÜNTHER: Sippschaftstafeln Tuberkulöser. Erbarzt **1936**, Nr 8. — KUTHY: Z. Tbk. **10**, H. 1 (1913). — KUTSCHERA, A.: Tuberkulosebereitschaft und Tuberkuloseabwehr. Prakt. Tbkbücherei **1932**, H. 8.

LANGE, B.: Die individuelle natürliche Widerstandsfähigkeit als Gestaltungsfaktor der Tuberkulose unter besonderer Berücksichtigung ihrer erblichen Grundlagen. Erg. Hyg. **18** (1936). — LANGE, MAX: Knochen- und Gelenktuberkulose. I. Allgemeiner Teil. Erg. Tbk.forsch. **7** (1935). — LEGOBBE, E. BERN.: Familiärer Erythematodes. Dermat. Wschr. **1937 II**. — LÖFFLER, W.: Exogene und endogene Faktoren in der Genese der Tuberkulosekrankheit. (Familiäre tuberkulöse Endemie mit gehäuftem Auftreten von Erythema nodosum). Schweiz. med. Wschr. **1935 II**. — LORTAT-JAKOB: Zit. nach GOUGEROT (Congrès de Lyon 1934). — LYDTIN, K.: Die Frage der Auslese bei der Tuberkulose. Erbarzt **1934**, Nr. 5. — LYON, D. MURRAY and W. C. REID: The importance of a family history of tuberculosis, with special reference to life assurance. Edinburgh med. J. **1938**, Nr 45.

MARTIUS: Disposition und Konstitution. BRAUER, SCHRÖDER, BLUMENFELDS Handbuch der Tuberkulose, 3. Aufl., Bd. I. 1923. — MASCHKILLEISSON, L. N. u. L. A. NERADOW: Über Lupus erythematodes familiaris. Dermat. Z. **73**, H. 1 (1936). — MAYER, A. E.: Beiträge zur Lehre von der Vererbung eines Loc. min. resist. bei der Lungentuberkulose. Z. Tbk. **29**, H. 5 (1918). — MAYR, JULIUS: Lupusprobleme. Dermat. Wschr. **1937 I**. — MEDREI: Zit. nach W. WEITZ. — MICHELSON: Arch. of Dermat. **19** (1929). — MÜLLER, ERICH: Familiäre Belastung und Darmtuberkulose. Beitr. Klin. Tbk. **90**, H. 5 (1937). — MÜNTER, H.: Lungentuberkulose und Erblichkeit. Beitr. Klin. Tbk. **76** (1930).

NAEGELI, O.: Allgemeine Konstitutionslehre, 2. Aufl. Berlin: Julius Springer 1934. — NAUMANN: Z. Tbk. **3**, H. 2 (1902).

OFFENBERG, JAN: Beitrag zur Pathogenese der Tuberkulose. Polska Gaz. lek. **1928 II**. — OPITZ: Zit. von HAIDVOGL. Beitr. Klin. Tbk. **90** (1937).

PAUTRIER et ZORN: Bull. Soc. franç. Dermat. **1931**. — PEARL, R.: On the incidence of tuberculosis in the offspring of tuberculous parents. Z. Rassenkde **3**, H. 3 (1936). — PLIENINGER, TH.: Zur Frage der disseminierten Tuberkulose beim Kinde. Z. Tbk. **63** (1932).

RANKE, K. E.. Primäraffekt, sekundäre und tertiäre Stadien der Lungentuberkulose. Dtsch. Arch. klin. Med. **119**; **129**. — REDEKER, F.: X. internat. Tuberkulosetagung 1937. Z. Tbk. **79** (1938). — REHBERG: Lungentuberkulose und Lungenentzündung. Beitr. Klin. Tbk. **71** (1929). — RIFFEL, A.: Die Erblichkeit der Schwindsucht und tuberkulösen Prozesse usw. Karlsruhe 1890. — Mitteilungen über die Erblichkeit und Infektiosität der Schwindsucht. Braunschweig 1892. — RÖSSLE: Diskussionsbemerkung in der Berl. med. Ges. Med. Klin. **1930 II**. — Das Verhalten von Syphilis und Tuberkulose in Familien. Schweiz. med. Wschr. **1938 I**. — RONA, S.: Arch. f. Dermat. **56** (1901).

SCHOENBORN, S.: Aussterbende Familien. Beitr. Klin. Tbk. **2** (1904). — SCHOKKING, C. PH.: Uitbreiding van det Tweelingondersoek in Nederland. Leiden: Mulder & Sohn 1931. — SCHUBERTH, KARL: Über den Einfluß der erblichen Belastung auf die Pathogenese der Tuberkulose. Z. Tbk. **68** (1933). — Einige Zahlen und Bemerkungen zur Frage der erblichen Belastung und Tuberkulose. Wien. klin. Wschr. **1935 II**. — SCHÜRMANN, P.: Ablauf und anatomische Erscheinungsformen der Tuberkulose des Menschen. Beitr. Klin. Tbk. **57** (1923). — Zur Frage der Gesetzmäßigkeiten im Ablauf der Tuberkulose. Beitr. path. Anat. **81** (1929); **83** (1930). — SCHULTZ, W.: Konstitution und Vererbung in ihren Beziehungen zur Tuberkulose. Beitr. Klin. Tbk. **56** (1923). — SIDLIK: Arch. of Dermat. **20** (1929). — SIMON, L. i S. SYRKIN: Über die familiäre Hauttuberkulose. Bor'ba Tbk. **1934**, Nr 3. Ref. Zbl. Tbk.-forsch. **42**. — STAMM, CARL: Gleichzeitiges Auftreten verschiedener Tuberkuloseformen bei Zwillingen. Mschr. Kinderheilk. **48** (1930). — STRANDGAARD, N. S.: Vererbung der Disposition zur Lungentuberkulose. Z. Tbk. **17**, H. 1 (1911).

TRUFFI, M.: Giorn. ital. Mal. vener. e pelle **65** (1924). — TSCHIRKOFF: Zit. nach W. WEITZ. — TURBAN, K.: Die Vererbung des Locus minoris resistentiae bei der Lungentuberkulose. Z. Tbk. **1**, H. 1/2 (1900).

UEHLINGER, ERWIN u. M. KÜNSCH: Über Zwillingstuberkulose. Beitr. Klin. Tbk. **92** (1938). — UVSTEDT u. JOHANNSEN: Zit. von SCHEEL. Z. Tbk. **79** (1937).

VALDÉS-LAMBEA: Tuberkulose und Konstitution. Beitr. Klin. Tbk. **77** (1931). — VEIEL: Handbuch für Haut- und Geschlechtskrankheiten, Bd. 10/1. — VOGT, A.: Gedanken zur organgebundenen hereditären Resistenzminderwertigkeit. Klin. Mbl. Augenheilk. **97** (1936). — Weitere Augenstudien an eineiigen Zwillingen. Klin. Mbl. Augenheilk. **100** (1938).

WACKERBAUER, A.: Mitteilung eines seltenen Falles familiärer Lungentuberkulose. Dtsch. med. Wschr. **1936 I**. — WEINBERG, W.: Die Kinder der Tuberkulösen. Leipzig: S. Hirzel 1913. — Die familiäre Belastung der Tuberkulösen und ihre Beziehungen zur

Infektion und Vererbung. Beitr. Klin. Tbk. **7** (1907). — WOLFF: Die hämatogene Verbreitung der Tuberkulose und die Disposition bei Tuberkulose. Beitr. Klin. Tbk. **25** (1912). — WRIGHT, S. and P. A. LEWIS: Factors in resistence of guinea pigs to tuberculosis with special regard to inbreeding and heredity. Amer. Naturalist **55** (1921). — Effects of age parents on characteristics of the guinea pig. Amer. Naturalist **60** (1926).

ZIELER, KARL u. JOSEF HÄMEL: Hauttuberkulosen in ihren Beziehungen zur Tuberkulose innerer Organe. Erg. Tbk.forsch. **6** (1934).

Staublungen.

BÖHME, A. u. C. LUCANUS: Schr. Gewerbehyg. N. F. **1930**, H. 33.

GEISLER, E.: Die Bedeutung der konstitutionellen Disposition für die Erlangung einer schweren Staublungenerkrankung und die Auswirkung dieses Faktors auch in sozialer Beziehung. Jena: Gustav Fischer 1937. — GERSTEL, G.: Arch. Gewerbepath. **5** (1934); **6** (1935).

ICKERT, FRANZ: Über die Disposition zur Staublunge mit Tuberkulose und zur Staublungentuberkulose. Z. Tbk. **60** (1931).

KÖLSCH: Beitr. Klin. Tbk. **42** (1919).

LEHMANN, G.: Die Filterung der Atemluft und deren Bedeutung für Staubkrankheiten. Erg. Hyg. **19** (1937). — LOCHTKEMPER, J.: Familiäre Disposition zur Silikose. Ärztl. Sachverst.ztg **41** (1935).

MAVROGORDATO, A.: Gazz. Osp. **1929 I.**

SCHILLING, C.: Untersuchungen über Staublungenerkrankungen bei Arbeitern des Schauinsland-Bergwerkes. Kongreßh. zu Fortschr. Röntgenstr. **52** (1935). — SCHWARZ, M.: Körperbau und Schleimhautcharakter. Z. menschl. Vererbgslehre **21**, H. 1 (1937).

THIELE: Z. Tbk. **34** (1921).

Erbbiologie und Erbpathologie des Kreislaufapparates.

Von M. Gänsslen, K. Lambrecht und M. Werner, Frankfurt a. M.

Mit 36 Abbildungen.

Das vorliegende Kapitel über den Kreislaufapparat haben wir eingeteilt in die „normalen morphologischen und physiologischen Eigenschaften“, „die kongenitalen Mißbildungen des Herzens“, „die übrigen Erkrankungen des Herzens“ und schließlich „die Erkrankungen des Gefäßsystems“. Die normalen Eigenschaften hätte man auch jeweils im Zusammenhang mit den entsprechenden pathologischen Veränderungen bringen können. Es erschien uns aber zweckmäßig, die Erbbiologie des Kreislaufapparates getrennt von der Erbpathologie in einem besonderen Abschnitt zu behandeln. Den „kongenitalen Mißbildungen des Herzens“ wurde deswegen ein eigener Abschnitt gewidmet, weil gerade über die Vererbung der Mißbildungen ein gut durchgearbeitetes Beobachtungsgut vorliegt. Wenn ferner „die übrigen Erkrankungen des Herzens“ von den „Erkrankungen des Gefäßsystems“ getrennt dargestellt werden, so sei dabei betont, daß diese Trennung in erster Linie aus Gründen der besseren Übersichtlichkeit getroffen wurde, obwohl Herz und Gefäßsystem eine funktionelle Einheit darstellen.

I. Normale morphologische und physiologische Eigenschaften.

Über die Vererbung der normalen Eigenschaften des Kreislaufapparates geben uns vor allem eine Reihe von Zwillingsuntersuchungen Auskunft. Als erster hat sich Weitz 1924 mit der Vererbung normaler Eigenschaften des Herzens auf Grund von Zwillingsuntersuchungen befaßt, dem sehr bald v. Verschuer und andere mit weiteren derartigen Untersuchungen folgten. Die vorliegenden Arbeiten beziehen sich teils auf morphologische, teils auf physiologische Eigenschaften. Wenn auch in verschiedener Richtung verwertbare Ergebnisse vorliegen, so sind doch im Ganzen unsere Kenntnisse auf diesem Gebiet noch recht lückenhaft.

1. Morphologische Eigenschaften.

Von den morphologischen Eigenschaften des Kreislaufapparates liegen insbesondere über die Herzgröße und Herzform sowie über den Verlauf von Gefäßen und über die Form und Anordnung von Capillaren eine Anzahl verwertbarer Untersuchungen vor.

Größe und Form des Herzens wurde erstmals von Weitz im Jahre 1924 bei 45 EZ beurteilt. Er konnte orthodiagraphisch nachweisen, daß Größe und Gestalt im allgemeinen eine geradezu verblüffende Ähnlichkeit zeigten und z. B. die Transversaldurchmesser sich meist bis auf den Millimeter entsprachen. Gewisse Unterschiede bei EZ ließen sich zum Teil auf verschieden schwere körperliche Arbeit zurückführen. Curtius und Korkhaus untersuchten 35 EZ und 22 ZZ und stellten die Herzmaße an Hand von Röntgenbildern fest. Es zeigte sich, daß das Herz — ebenso wie die Lunge — bei EZ in rund zwei Drittel bei ZZ in nur ein Viertel der Fälle hochgradig ähnlich waren. Nach v. VERSCHUER und ZIPPERLEN ergaben Röntgenfernaufnahmen bei 28 EZ und 27 gleichgeschlechtlichen ZZ bezüglich der Form des Herzens und auch des Zwerchfells und Brustkorbs eine deutlich feststellbare größere Ähnlichkeit zwischen eineiigen als zwischen zweieiigen Zwillingen. Verschiedene Umweltverhältnisse, z. B. schwere körperliche Arbeit des einen Zwillings, hatten bei EZ, wenn auch nicht regelmäßig, Unterschiede von Herz- und Brustkorbentwicklung zur Folge. Zu ähnlichen Ergebnissen kamen DOXIADES und UHSE auf Grund von Röntgenfernaufnahmen bei 26 EZ und 26 ZZ. Auch WERNER konnte bei 20 EZ und 20 ZZ orthodiagraphisch eine größere Ähnlichkeit bezüglich der Herzmaße bei den EZ feststellen. Ferner beobachtete RIGLER an einigen Zwillingen und Drillingen eine gewisse Ähnlichkeit der eineiigen Partner. Demgegenüber konnte sich GUREWITSCH nicht von der vorwiegenden Bedeutung erblicher Einflüsse auf die Gestaltung der Herzform überzeugen. Nach Röntgenaufnahmen und Orthodiagrammen, die er bei 107 EZ und 86 ZZ vornahm, spielen die paratypischen Faktoren in der Variabilität des Herzdurchmessers eine vorherrschende Rolle. Wachstum, Gewicht, Brustumfang üben einen fast gleichmäßigen Einfluß auf den Durchmesser des Herzens aus. Im ganzen ist aber auch hier eine größere Ähnlichkeit bei den EZ festzustellen, so daß die Untersuchungen von GUREWITSCH nicht nennenswert von den Ergebnissen der übrigen Autoren abweichen.

Im ganzen läßt sich sagen, daß für die Herzform und die Herzgröße sowie die Entwicklung individueller Unterschiede nicht nur die Umwelt, sondern auch Erbanlagen von wesentlicher Bedeutung sind.

Feinere Unterschiede im anatomischen Bau des Herzens können lediglich durch Sektion festgestellt werden. Über einige interessante Befunde bei Zwillingsfeten berichtet ROESSLE. Er fand bei EZ im Gegensatz zu ZZ eine besondere Übereinstimmung in der Fettverteilung und Form des Herzens, eine weitgehende Ähnlichkeit in der Ausgestaltung der Herzspitze, der Kranzgefäße, der Sehnenfäden und des Reizleitungssystems, während sich Unterschiede bei ZZ in der Verzweigung der Sehnenfäden und der Coronararterien zeigten. Nur in einem Falle wurde bei einem Partner eines EZ-Paares ein abweichendes Verhalten in Form eines abnormen Sehnenfadens festgestellt.

Über Unterschiede im *Verlauf der Gefäße* und über besondere *Gefäßanomalien* bei Zwillingen berichten KADANOFF und BECHER. KADANOFF fand eine größere Ähnlichkeit im Verhalten der Armvenen bei EZ und BECHER stellte bei seinen anatomischen Untersuchungen an eineiigen Zwillingsfeten Variationen im Gefäßbild der Hautvenen der Ellenbeuge fest. E. FISCHER weist auf eine Arbeit von GÖPPERT (1911) über die Entwicklung von Varietäten im Arteriensystem der weißen Maus hin und vertritt die Ansicht, daß sich die dort mitgeteilten Ergebnisse prinzipiell auch auf den Menschen übertragen ließen. Nach seinen Ausführungen sind alle diese Varietäten einzeln zwar nicht erblich, es ist aber ein Grundplan der Gefäßarchitektur erblich gegeben. Im übrigen bedingen intrauterin wirksame kleinste Lageverschiedenheiten, Druckunterschiede, verschieden starke Wachstumsreize, also mehr oder weniger geringfügige peristatische Einflüsse die Einzelausgestaltung der Gefäßvarietäten.

Die Erblichkeit der *Capillarform* haben erstmals MAYER-LIST und HÜBENER auf Grund von capillarmikroskopischen Untersuchungen bei 27 EZ und 23 ZZ nachgewiesen. LOTTIG, DOXIADES und UHSE sowie SCHILLER konnten die Ergebnisse im wesentlichen bestätigen. In letzter Zeit haben LEHMANN und HARTLIEB die Befunde capillarmikroskopischer Untersuchungen bei 100 Zwillingspaaren (50 EZ, 50 ZZ und PZ) vorgelegt. Auch sie stellten fest, daß die Ausprägung der Capillaren vorwiegend erbbedingt ist, während sie sich gegenüber Umwelteinflüssen, von einigen diskordanten EZ-Paaren abgesehen, weitgehend stabil verhalten. Im Abschnitt über die Gefäßkrankheiten sind wir bei Besprechung der vasoneurotischen Diathese noch einmal auf das Verhalten der Capillaren eingegangen.

2. Physiologische Eigenschaften.

Untersuchungen über die Vererbung physiologischer Eigenschaften sind naturgemäß besonders schwierig und in erheblichem Maße Fehlerquellen ausgesetzt. Dementsprechend liegen bisher auch lediglich Untersuchungen über leicht meßbare Funktionen des Kreislaufs vor, und zwar über den Puls, den Blutdruck und das Elektrokardiogramm.

Die normale Pulszahl bei Zwillingen bestimmten vor allem v. VERSCHUER, ZIPPERLEN, CURTIUS und KORKHAUS, STOCKS und BARRINGTON, WEITZ sowie WERNER. Eine Zusammenstellung der von CURTIUS, v. VERSCHUER und ZIPPERLEN gefundenen Werte ergibt bei 116 EZ eine durchschnittliche Differenz von 7,3 und bei 86 ZZ eine solche von 8,0. WEITZ fand bei 34 EZ eine durchschnittliche Differenz von 6,5 und bei 27 ZZ von 6,8. Die Unterschiede zwischen EZ und ZZ sind nicht groß und daher auch nicht sicher beweisend. Eine größere Ähnlichkeit bei den EZ gegenüber den ZZ konnten STOCKS und BARRINGTON durch Berechnung des Korrelationskoeffizienten bei 56 EZ von 0,86, bei 52 ZZ von 0,72 und bei 59 PZ von 0,36 feststellen. Zu gleichsinnigen Ergebnissen kam MALKOVA bei 245 Zwillingspaaren; hier betrug der Korrelationskoeffizient nach IGNATIEV bei den männlichen EZ 0,42, bei den weiblichen EZ 0,66, bei den männlichen ZZ 0,31 und bei den weiblichen ZZ 0,40.

WERNER hat in seiner experimentellen Zwillingsarbeit über „Erbunterschiede bei einigen Funktionen des vegetativen Systems" unter anderem auch die Pulsfrequenz und den Blutdruck an 15 EZ und 15 ZZ geprüft und diese Untersuchungen später auf 22 EZ und 23 ZZ erweitert. An vier aufeinander folgenden Tagen wurde jeweils bei den stationär aufgenommenen Zwillingen Atropin, Pilocarpin, Adrenalin und Histamin subcutan injiziert und in Abständen von 2—20 Min. über 2—3 Stunden hindurch unter anderem Pulsfrequenz und Blutdruck gemessen. Zur statistischen Auswertung wurden nicht nur die zahlenmäßigen Ergebnisse, sondern auch der gesamte Verlauf der Puls- und Blutdruckkurve eindrucksmäßig und durch Ausmessung der von den Kurven beschriebenen Flächen verglichen; außerdem wurden bei der Beurteilung die höchsten und niedrigsten Kurvenpunkte berücksichtigt. Hierbei zeigte sich fast ausnahmslos bei den EZ eine größere Ähnlichkeit in der Reaktionsweise als bei den ZZ. Die durchschnittlichen Unterschiede bei den ZZ beliefen sich in mehreren Fällen auf das zweifache der Unterschiede bei den EZ. Das würde nach der von LENZ angegebenen Formel $\left(\frac{u_2}{u_1}\right)^2 - 1$ zur Berechnung des Erbeinflusses bedeuten, daß hier der Erbeinfluß den Umwelteinfluß mindestens um das dreifache übertrifft. Auch außerhalb des Versuches konnte während der viertägigen Beobachtungszeit eine größere Ähnlichkeit der EZ im Verhalten von Pulsfrequenz und Blutdruck nachgewiesen werden. Auf Grund der Ergebnisse läßt sich zusammenfassend sagen, daß die durchschnittliche Variabilität in der Reaktionsweise des vegetativen Systems auf Atropin, Pilocarpin, Adrenalin und Histamin nicht nur durch Unterschiede der Umweltfaktoren bedingt ist, sondern in eindeutiger Weise auch durch Unterschiede in den Erbanlagen. Aus dieser experimentell gesicherten Feststellung dürfen wir den weiteren Schluß ziehen, daß in einer gemischten Bevölkerung mindestens ebenso große Erbunterschiede in der Funktion des vegetativen Systems und speziell in der Regulation von Pulsfrequenz und Blutdruck vorkommen wie bei zweieiigen Zwillingen.

Einige Autoren haben auch *Herzfunktionsprüfungen* bei Zwillingen durchgeführt, teilweise unter Heranziehung des Elektrokardiogramms (Curtius und Korkhaus, Doxiades und Uhse, Werner, Hecht und Gupta, Brand und Werner u. a.). Auch hier ergab sich wieder eine größere Ähnlichkeit bei den EZ. Aus arbeitsphysiologischen Untersuchungen von Schochrin geht hervor, daß „im funktionellen Zustand des Herz-Gefäßsystems, soweit dieser durch die Pulsfrequenz und den Blutdruck charakterisiert werden kann, kein deutlicher Unterschied zwischen Männern und körperlich arbeitenden Frauen besteht". Es wurden lediglich bei Frauen im Vergleich zu Männern häufiger eine Senkung des Pulses unter die Ausgangswerte am Ende der Wiederherstellungsphase und unmittelbar nach der Arbeit ein stärkerer Anstieg des Pulsdruckes beobachtet.

Gewisse Unterschiede in der normalen *Pulsfrequenz* sind auch bei verschiedenen *Rassen* insbesondere von Gould festgestellt worden. Er fand bei Mulatten im militärdienstpflichtigen Alter eine durchschnittliche Pulszahl von 77, bei Indianern von 76, bei Weißen von 75 und bei Negern von 74. Auch bei anderen Rassen sind gelegentlich derartige Untersuchungen vorgenommen worden. Wie Flössner (nach Ranke und Deniker) mitteilt, wurden bei Kirgisen 77,7, Fellachen 76, Tarantschi in Chinesisch-Turkestan 72,9, Feuerländern 72 und Europäern 71—72 Pulsschläge in der Minute gezählt. Die Unterschiede sind bei diesen Rassen so gering, daß man sie kaum in irgendeinem Sinne verwerten kann. Dagegen beobachtete F. G. Benedict bei Majaindianern eine Bradykardie von 35—40 Schlägen in der Minute und Charkow bei den Mongolen der Inneren Mongolei eine mäßige Pulsverlangsamung von 65 pro Minute.

Beim *Blutdruck* beträgt die durchschnittliche Differenz unter Zusammenfassung der Ergebnisse von v. Verschuer, Curtius und Zipperlen bei 112 EZ 5,1 und bei 82 ZZ 8,4 mm Hg. Eine auffallende Ähnlichkeit im Verhalten des Blutdrucks bei EZ stellte Weitz fest. Stocks und Barrington erhielten bei 46 EZ einen Korrelationskoeffizienten von 0,46, bei 42 ZZ von 0,44 und bei 50 PZ von 0,34. Sie konnten ferner die interessante Feststellung machen, daß bei den 3—6jährigen die Unterschiede zwischen EZ und ZZ am geringsten sind und erst mit zunehmendem Alter die erblich bedingten Unterschiede stärker in Erscheinung treten. Der von Malkova ermittelte Korrelationskoeffizient beträgt für EZ 0,76 und für ZZ 0,37. Doxiades und Uhse fanden bei EZ geringere Unterschiede im Maximum, Minimum und in der Amplitude als bei ZZ. Die Ergebnisse von Werner bei seinen experimentellen Zwillingsuntersuchungen stimmen im wesentlichen mit den Befunden der übrigen Autoren überein.

Schließlich soll im Rahmen der physiologischen Eigenschaften des Herzens noch die im *Elektrokardiogramm zum Ausdruck kommende Herzstromkurve* behandelt werden. Wenn auch für das normale Elektrokardiogramm ein genauer definierbarer Normaltyp besteht, so ergeben sich doch innerhalb dieser Norm bei verschiedenen Menschen gewisse feinere Unterschiede, die die Frage nach ihrer Erb- und Umweltbedingtheit nahelegen. Dementsprechend liegen eine Reihe von elektrokardiographischen Untersuchungen an Zwillingen vor, und zwar von Weitz, d'Almeida, Doxiades und Uhse, Kabakoff und Ryvkin, Parade, Hecht und Gupta, Parade und Lehmann, Graf sowie von Brand und Werner.

1924 machte Weitz in seinen Studien an eineiigen Zwillingen auf die große Ähnlichkeit der Elektrokardiogramme von EZ-Partnern aufmerksam. Einen völlig gleichartigen Verlauf beobachtete d'Almeida an einem EZ-Paar. Parade fand bei 10 EZ in 5 Fällen eine auffallende Ähnlichkeit der Kurven, während sich in den übrigen Fällen peristatische Einflüsse mehr oder weniger stark bemerkbar machten. Kabakoff und Ryvkin konnten in einem großen Beobachtungsgut von 150 Zwillingspaaren bei 81 EZ in 87,6% völlige Gleichheit und bei

69 ZZ in 76,8% weitgehende Verschiedenheit im Verlauf des Herzaktionsstromes feststellen. Da uns diese Arbeit nur in einem kurzen Referat zugänglich war, können weitere Einzelheiten nicht gebracht werden. Nach Untersuchungen von HECHT und GUPTA an 51 Zwillingspaaren besteht bei EZ eine hochgradige Ähnlichkeit des Kurvenablaufes, während bei ZZ eine solche nur in etwa einem Drittel der Fälle vorliegt. Nach körperlicher Belastung kommt der Erbeinfluß nicht mehr so deutlich zum Ausdruck. Im einzelnen konnte eine größere Ähnlichkeit der EZ für Ruhefrequenz, P-Schwankung, P-Q-Intervall und Kammerkomplexform festgestellt werden, während sich hinsichtlich der elektrischen Hauptachse des Herzens keine deutlichen Unterschiede zwischen EZ und ZZ ergaben. Zu ähnlichen Ergebnissen kommen PARADE und LEHMANN in einer größeren Untersuchung an 106 Zwillingspaaren. Von 53 EZ waren bei einer vergleichenden Betrachtung 41,5% sehr ähnlich, 47,2% ähnlich und nur 11,6% verschieden; von 53 ZZ einschließlich 14 PZ waren nur 1,9% sehr ähnlich, 35,8% ähnlich und 62,3% verschieden. Im einzelnen wurden Vorhofschwankung, Vorhofkammerintervall, die Form des Kammerkomplexes und die Richtung der Hauptschwankung miteinander verglichen. Auch hier verhielten sich die EZ vorwiegend sehr ähnlich oder ähnlich, während bei den ZZ bzw. den PZ diese Merkmale des Elektrokardiogramms stärkere Verschiedenheit aufwiesen. Lediglich in der Ausschlaghöhe von R ergaben sich keine Unterschiede zwischen EZ und ZZ. An einem Beobachtungsgut von 24 EZ und 14 ZZ konnte GRAF „durch Ausmessung der Elektrokardiogramme nach Zackenhöhe und Phasenzeiten beweisen, daß die Herzstromkurven eineiiger Zwillinge eine erheblich größere Übereinstimmung in allen zwei Ableitungen aufweisen als die der zweieiigen". Bei einigen sehr ähnlichen Elektrokardiogrammen von EZ wurden spiegelbildliche QRS-Zacken beobachtet. Schließlich haben BRAND und WERNER die Elektrokardiogramme von 22 EZ und 23 ZZ miteinander verglichen und konnten auch an diesem kleineren Beobachtungsgut ähnliche Feststellungen machen.

Demgegenüber konnten DOXIADES und UHSE an 28 EZ und 33 ZZ keine wesentlichen Unterschiede zwischen EZ und ZZ nachweisen. In Anbetracht der Befunde bei den übrigen Untersuchern, die deutliche Unterschiede zwischen EZ und ZZ feststellen konnten, ist diesen Befunden wohl keine ausschlaggebende Bedeutung beizumessen, zumal nicht ersichtlich ist, welcher Maßstab für die Beurteilung des Ähnlichkeitsgrades angewandt worden ist.

Fassen wir die Ergebnisse dieser verschiedenen Untersuchungen zusammen, so läßt sich sagen, daß die im Elektrokardiogramm zum Ausdruck kommenden Funktionsabläufe des Herzens, nämlich die Art der Reizbildung und Reizleitung sowie der Erregung im Herzmuskel durch Erbanlagen mitbedingt werden. Daneben machen sich aber auch deutliche Umwelteinflüsse geltend, die im einzelnen teils nachgewiesen werden konnten, teils aber einer genaueren Analyse nicht zugänglich waren.

Damit haben wir die wesentlichen Kenntnisse über die Vererbung normaler morphologischer und physiologischer Eigenschaften des Kreislaufapparates besprochen. Wenn wir uns nun den *Erkrankungen des Herz- und Gefäßsystems* zuwenden, so sei an dieser Stelle vorweggenommen, daß wir theoretisch ganz allgemein und auch speziell beim Kreislaufapparat von dem Vorhandensein krankhafter Erbanlagen auf entsprechende normale Erbanlagen schließen dürfen. Es sei aber ausdrücklich betont, daß dieser Weg nur in ganz bestimmten Fällen beschritten werden kann, in anderen dagegen unsere pathogenetischen Kenntnisse noch zu gering sind, als daß man ohne weiteres derartige Rückschlüsse machen dürfte.

II. Die kongenitalen Mißbildungen des Herzens.

Unter den kongenitalen Mißbildungen des Herzens werden im allgemeinen Anomalien in der Entwicklung des Herzens und der großen Gefäße verstanden. Im Rahmen dieser Abhandlung sollen auch der Situs inversus totalis und die isolierte Dextrokardie als kongenitale Anomalien mitberücksichtigt werden.

1. Die eigentlichen kongenitalen Mißbildungen.

Eine wirklich sinnvolle *Einteilung* der zahlreichen verschiedenen Formen von kongenitalen Mißbildungen des Herzens ist kaum möglich. Obwohl sich die Pathologen seit jeher eingehend mit ihnen befaßt haben, ist es bisher nicht gelungen, eine befriedigende Erklärung ihrer Entstehung und damit eine brauchbare Einteilung zu geben. Das ist zum Teil bedingt durch den komplizierten Mechanismus der embryonalen Herzentwicklung, der eine Deutung der Entstehungsweise von Mißbildungen besonders erschwert. Eine sehr gute Übersicht über die Fülle der vorkommenden Mißbildungen findet sich bei Moenckeberg im Handbuch der speziellen Pathologie (1924), in dem er auch auf die Bedeutung der inneren, im Keim gelegenen Ursachen hinweist. In letzter Zeit hat H. Bredt (1936) vom Standpunkt des pathologischen Anatomen eine bemerkenswerte Darstellung der Mißbildungen des menschlichen Herzens gegeben. Wenn wir ihr hinsichtlich der Einteilung und auch sonst in einigen grundlegenden Punkten folgen, so geschieht das deswegen, weil die Erbbiologie der angeborenen Herzfehler neben der klinischen vor allem auch durch eine pathologisch-anatomische und entwicklungsgeschichtliche Betrachtungsweise gefördert werden kann.

Bredt teilt ein in die umschriebenen örtlichen Fehlbildungen der einzelnen Herzteile und in die gekoppelten Fehlbildungen des Herzens. „Unter Anlehnung an die Darstellung der normalen Entwicklungsgeschichte wird mit der Sinuatrialregion begonnen und mit dem Blutstrom fortschreitend ein Herzteil nach dem anderen behandelt.“ Für die Gliederung im einzelnen sind allgemeine pathologische Vorgänge, z. B. Wachstumshemmung, Überschußbildung, Verlagerung maßgebend. Um einen Einblick in die Vielgestaltigkeit der vorkommenden Mißbildungen zu vermitteln, sollen im folgenden die verschiedenen umschriebenen örtlichen Fehlbildungen der einzelnen Herzteile aufgezählt werden.

Zu den Mißbildungen der Sinuatrialregion gehören Defekte in der Vorhofscheidewand und Fehlbildungen im Bereich des foramen ovale, Fehlbildungen des rechten und linken Vorhofs, Mündungsatresie des Sinus coronarius. Zu den Mißbildungen der Ventrikelregion gehören Defekte der Kammerscheidewand, Fehlbildungen im Bereich des Tricuspidalostiums und des Mitralostiums, z. B. Atresie des Tricuspidalostiums oder Verbildung und Verlagerung einzelner Segel, sowie Stenosen und Atresien der linken Herzhälfte, z. B. der Mitralis, des linken Ventrikels oder der Aorta. Schließlich sind als Mißbildung der Bulbus-Truncusregion zu nennen: Defekte des Bulbus-Truncusseptums, Ventrikel-Septumdefekt, Fehlbildungen der Taschenklappen der großen Gefäße, Fehlbildungen der Kranzgefäße, Stenose, Atresie und Agenesie der Pulmonalis, Transposition der großen Gefäße. Hierher gehört auch das Offenbleiben des Ductus arteriosus Botalli, obwohl es streng genommen nicht mehr zu den „angeborenen“ Fehlbildungen gerechnet werden kann.

Auf die zahlreichen feineren Unterschiede, die den pathologischen Anatomen aus Hunderten von Sektionen bekannt sind, kann hier nicht näher eingegangen werden. Alle diese verschiedenen Fehlbildungen kommen in ihrer Mehrzahl offenbar isoliert vor. Es finden sich hier auch Übergänge zu völlig harmlosen Abweichungen von der Norm. Daneben aber werden bestimmte Fehlbildungen auch kombiniert mit anderen beobachtet, besonders solche der Septen. Meistens handelt es sich um mehr oder weniger zufällige Kombinationen, die BREDT als bedingte Koppelungen bezeichnet. Nur in ganz wenigen Ausnahmen kommen unbedingte Koppelungen vor, bei denen die gleichen Entwicklungsstörungen zusammentreten. Ein von HERXHEIMER durchgeführter Versuch, die Beziehungen der verschiedenen Koppelungen statistisch zu erfassen, hat nach BREDT bei der relativen Kleinheit des Beobachtungsgutes kein verwertbares Ergebnis gezeitigt.

Über die *Entstehung der Herzmißbildungen* sind verschiedene Theorien aufgestellt worden. BENEKE hat z. B. den Versuch gemacht, in der rein mechanisch wirksamen Blutströmung die wesentlichen Kräfte für die Entwicklung des normalen Herzens und seiner Mißbildungen zu suchen, während SPITZER in den Kräften der Phylogenese das wesentliche Entwicklungsprinzip zu sehen glaubte. Nach BREDT dagegen hat jeder Herzanteil seine eigenen Entwicklungsgesetze in sich, unabhängig, ja oft gegen die Kräfte des Blutstroms. Nur gelegentlich können hämodynamische Kräfte an einer bestimmten Entwicklung mitwirken. Demnach ist die eigentliche übergeordnete Ursache für die Entstehung der Herzmißbildungen in einer erblichen Veranlagung zu suchen. Wie sich die krankhaften Erbanlagen im Laufe der Embryonalentwicklung im einzelnen manifestieren, ist vorerst noch unklar. Es liegen die Ergebnisse embryonaler Transplantationsversuche am Herzen vor (SPEMANN, STÖHR), die sich aber auf die komplizierten Verhältnisse beim Menschen nicht ohne weiteres übertragen lassen. Mehr Aussicht auf Erfolg verspricht ein entwicklungsgeschichtliches Studium von angeborenen erblichen Herzmißbildungen bei höheren Tieren.

Gegenüber der Bedeutung krankhafter Erbanlagen, die im einzelnen später noch behandelt werden, spielen *exogene Ursachen* offenbar nur in wenigen Fällen eine Rolle. Als solche exogenen Momente können eine fetale Endokarditis, kongenitale Lues und vielleicht mechanische Einwirkungen infolge von anderen Mißbildungen des Herzens und seiner Umgebung (Thorax, Wirbelsäule) in Betracht kommen. Natürlich kann in manchen Fällen auch eine Kombination von erblich bedingten Störungen mit derartigen exogenen Einflüssen vorliegen.

Um uns von der Bedeutung dieser exogenen Faktoren für die Entstehung von Herzmißbildungen ein Bild zu machen, wollen wir im folgenden noch etwas näher darauf eingehen. Über fetale Endokarditis liegen einige entsprechende Beobachtungen vor (GARROD, V. HANSEMANN, DE LA CAMP, THOREL, B. FISCHER, ABRAHAM und vor allem R. FELDMANN mit weiteren Literaturangaben). Auch BREDT weist auf das gelegentliche Vorkommen von entzündlichen Veränderungen an den Klappen infolge einer Infektion durch die Mutter hin. Durch ein derartiges Zusammentreffen von Endokarditis bei Mutter und Kind kann unter Umständen eine Vererbung vorgetäuscht werden.

Während früher der kongenitalen Lues ein wichtiger Einfluß vor allem von französischen und italienischen Autoren zugesprochen wurde, hat sie in Wirklichkeit nur eine sehr untergeordnete Bedeutung. Nach HOCHSINGER und von ihm zitierten anderen Autoren ist die Lues zwar in der Lage, zu faßbaren klinischen Erscheinungen des Herzens im Säuglingsalter zu führen. So sind Veränderungen an den Herzganglien beobachtet worden, die den Tod luisch infizierter Säuglinge zur Folge hatten; ferner wurden letal endende luische Säuglingsmyokarditiden und schließlich Angina pectorisartige Bilder bei lueskranken Säuglingen beschrieben. Aber solche Fälle sind äußerst selten und spielen praktisch keine Rolle. In einer von BABONNEIX (1913) mitgeteilten Familie hatten ein Junge und seine Tante einen kongenitalen Herzfehler mit Cyanose. Er selbst sowie seine Mutter und die beiden Großväter waren luisch. Wahrscheinlich handelt es sich hier um eine intrauterine Übertragung der Lues, die zu einem kongenitalen Herzfehler geführt hat. Auch hier dürfte es sich ähnlich wie bei der Endokarditis nur scheinbar um eine Vererbung handeln.

Es liegen auch einige statistische Untersuchungen an einem größeren Beobachtungsgut vor. Hochsinger (1927) findet unter 500 Kindern mit kongenitaler Lues sieben mit angeborenem Herzfehler, Irvine Jones (1927) umgekehrt unter 100 Fällen von kongenitalem Herzfehler vier mit Lues. Rösler, der unter 60 Fällen mit kongenitalen Herzfehlern viermal Lues feststellen konnte, kommt zu dem Schluß, daß auf Grund der statistischen Unterlagen ein Zusammenhang zwischen Lues und kongenitalen Herzfehlern aus seinem Material nicht in beweisendem Maße ersichtlich ist.

Ob *mechanische Einflüsse* eine Rolle spielen können, bleibt ungewiß. Beobachtungen von Barié, Laubry et de Lamothe und von Lommel scheinen dafür zu sprechen. Auch sollen nach Bredt bei angeborener Mitralstenose infolge Drucksteigerung im linken Vorhof intra- oder extrauterin entstandene Defekte des Vorhofseptums möglich sein.

Rösler (1928) hat auf Grund seines Beobachtungsgutes auch noch die etwaige ätiologische Bedeutung anderer Faktoren zu klären versucht. Nach seiner Ansicht könnte allenfalls dem Alkoholismus eine gewisse Bedeutung zukommen, nicht aber den übrigen Faktoren (Herzkrankheiten, Traumen, Geisteskrankheiten).

Die angeborenen Herzfehler sind verhältnismäßig selten und spielen daher praktisch keine allzu große Rolle. Die schweren Mißbildungen des Herzens sind überhaupt nicht mit dem Leben vereinbar. Ein Teil der Lebendgeborenen stirbt in den ersten Wochen oder Lebensjahren; ein Teil kann aber auch ein höheres Alter erreichen und an einer anderen Krankheit sterben, wenn es sich um verhältnismäßig harmlose Mißbildungen handelt.

Die genaue Diagnose der verschiedenen Formen eines angeborenen Herzfehlers ist oft recht schwierig und in manchen Fällen, vor allem bei kleineren Kindern, unmöglich. Ein besonders wichtiges und auffallendes Symptom ist die schon gleich nach der Geburt in Erscheinung tretende Blausucht (Morbus coeruleus), die im Gegensatz zu der rein peripheren Cyanose der erworbenen Herzinsuffizienz mehr oder weniger zentral bedingt ist. Es kommt ferner häufig auch zu einer Polyglobulie und zur Ausbildung von Trommelschlegelfingern. Diagnostisch wichtig sind weiter laut schwirrende Geräusche am Herzen, Anfälle von Dyspnoe und Erstickung mit Krämpfen und Ohnmachten, und das gleichzeitige Vorkommen von anderen Mißbildungen und allgemeinen Entwicklungshemmungen (Infantilismus). Schließlich können das Röntgenbild und das Elektrokardiogramm wichtige diagnostische Hinweise geben.

Von den in Betracht kommenden Herzmißbildungen, mit deren diagnostischen Merkmalen wir uns im einzelnen hier nicht befassen wollen, ist das *Offenbleiben des Ductus arteriosus Botalli* eine verhältnismäßig harmlose Störung. *Ein offenes Foramen ovale,* das bei 20—30% aller Herzen gefunden wird, gewinnt praktisch dadurch gelegentlich eine Bedeutung, daß es eine sog. gekreuzte oder paradoxe Embolie im arteriellen Kreislauf ermöglicht. Wesentlich schwerere Erscheinungen machen die *Septumdefekte,* die im allgemeinen mit einer längeren Lebensdauer nicht vereinbar sind. Praktisch wichtig ist ferner auch die angeborene *Pulmonalstenose,* die durch eine unvollständige Ausbildung des Conus pulmonalis bedingt wird und häufig mit einem Ventrikel-Septumdefekt kombiniert ist. Im Zusammenhang mit der Obliteration des Ductus arteriosus kommt es gelegentlich zu einer *Isthmusstenose der Aorta,* die durch typische klinische und röntgenologische Zeichen charakterisiert ist. Eine *Transposition der großen Gefäße,* derart, daß z. B. die Aorta aus dem rechten, die Pulmonalis aus dem linken Herzen entspringt, ist meist mit anderen Mißbildungen, z. B. Ventrikel-Septumdefekt, verbunden und kommt in den verschiedensten Formen vor. Ein extrauterines Leben ist in vielen Fällen nicht möglich, es sei denn, daß durch einen offenen Ductus Botalli oder durch einen Septumdefekt ein gewisser Ausgleich der Blutströmungsverhältnisse geschaffen wird.

Nach den einleitenden Ausführungen über die Pathogenese, Ätiologie und Klinik der Herzmißbildungen wenden wir uns nunmehr unserem eigentlichen Problem, der *Vererbung* zu. Im Verhältnis zum Vorkommen angeborener Herzfehler sind familiäre Beobachtungen ziemlich selten. Im folgenden sollen zunächst sämtliche im Schrifttum gefundenen familiären Beobachtungen zusammengestellt und soweit möglich ausgewertet werden. Im ganzen haben wir 68 Fälle in der Literatur sammeln können, eine im Verhältnis zum Vorkommen angeborener Herzfehler ziemlich kleine Zahl. In 23 Familien liegen Sektionsbefunde vor, während in den übrigen 45 Familien die Diagnose durch den klinischen Befund gestützt wird. In einem Viertel der Fälle liegen Beobachtungen über mehrere Generationen vor. Die Einzelheiten sind aus den Stammbäumen und Tabellen zu entnehmen.

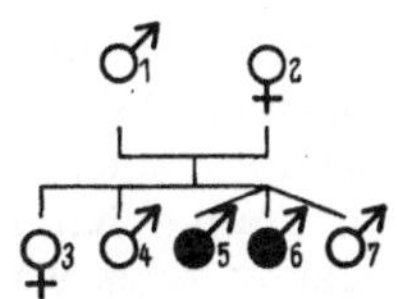

Abb. 1. Kongenitale Herzhypertrophie in einer Familie mit zwei Sektionen. (Nach ULLRICH.)

1: 37 J. Klagt über Herzbeschwerden. Herz nicht vergrößert. 2: Gesund, 35 J. 3: Gesund, 8 J. 4: Mit 3 Monaten an einer Erkrankung, die mit Husten und Atemnot verbunden war, gestorben. Röntgenologisch und bei der Sektion keine kongenitale Herzhypertrophie nachweisbar. 5: 7 Monate. Früher schon einmal blau und fast leblos gewesen. Jetzt extreme Blässe, Lippencyanose, stärkste Dyspnoe mit stöhnendem Exspirium. Herzdämpfung rechts und links verbreitert. Herztöne rein und laut. *Diagnose:* Kongenitale Herzhypertrophie. *Sektion:* Sehr großes Herz, beiderseits Kammerwanddicke verstärkt, Endokardfibrose. Gewicht des Herzens viermal so groß wie normal. Histologisch reine Hypertrophie der Herzmuskulatur. 6: Hautblässe, Herzdämpfung nach rechts und links verbreitert, Herztöne rein. *Diagnose* und *Sektionsbefund* wie bei Nr. 5. 7: Herz physikalisch und im Ekg normal. Röntgenologisch keine als sicher pathologisch zu wertenden Abweichungen.

Eine sichere Diagnose eines kongenitalen Herzfehlers beim Lebenden ist, wie schon erwähnt, oft recht schwierig. Eine restlose Sicherheit kann in den meisten Fällen nur durch die Sektion verbürgt werden. Es sollen daher Familien mit Sektionsbefunden an erster Stelle und ausführlicher behandelt werden.

Familien mit *zwei Sektionen* sind im ganzen sieben bekannt. Zuerst werden vier Familien aufgeführt, in denen die Sektionsbefunde völlig übereinstimmen, dann folgen die drei übrigen.

COOPER und ENGLENOT (1818): Unter 12 Geschwistern zeigen mehrere bei der Geburt Störungen von seiten des Herzens. Bei 2 Geschwistern ergibt die Sektion: Isthmusstenose der Aorta, Offenbleiben des Ductus arteriosus, offenes Foramen ovale, Ventrikel-Septumdefekt und eine weite Aorta.

SMITH (1929): Von einem männlichen EZ-Paar starben beide Partner, der eine mit 25, der andere mit 33 Tagen, unter Anfällen von Cyanose. Bei der Sektion wurde bei beiden ein für eine Sonde bequem durchgängiger Ductus arteriosus Botalli gefunden.

MEDVEI und RÖSLER (2. Familie 1932): 2 Brüder, die seit Geburt cyanotisch waren, starben in der 3. und 5. Lebenswoche. Die Sektion ergab bei beiden Herzverbreiterung, offenes Foramen ovale, offener Ductus Botalli. Der Vater hatte eine Atherosklerose und eine Myodegeneratio cordis. 6 männliche Geschwister der Großmutter mütterlicherseits sollen in den ersten zwei Lebensjahren gestorben sein.

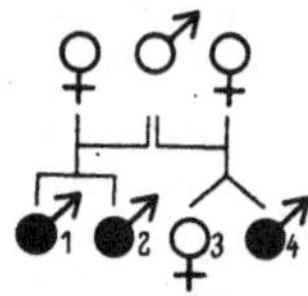

Abb. 2. Offener Ductus Botalli, Stenose der Pulmonalarterie und Erweiterung des rechten Ventrikels in einer Familie mit zwei Sektionen und zwei Ehen. (Nach FRIEDBERG.)

1: Blausüchtig, mit 10 Wochen gestorben. 2: Blausüchtig, mit 7 Monaten gestorben. *Sektion:* Herz liegt weit rechts, rechter Ventrikel erweitert, Stenose der Pulmonalarterie und offener Ductus Botalli. 3: Totgeburt. *Sektion:* Kein pathologischer Befund. 4: Mit 7 Tagen gestorben. *Sektion:* Herz liegt weit rechts, Stenose der Pulmonalarterie, rechter Ventrikel erweitert und konzentrische Hypertrophie des linken Ventrikels.

ULLRICH (1938): Siehe Sippentafel und Legende Abb. 1.

FRIEDBERG (1844): Siehe Sippentafel und Legende Abb. 2.

KELLY (1871): Von 12 Geschwistern starben das erste und das zwölfte Kind mit 5 bzw. 2 Monaten unter Krampfanfällen und Cyanose. Die Sektion ergab bei dem einen abnorme Stellung der Arterien des Herzens, beim anderen Transposition der großen Gefäße (die linke Arteria carotis entspringt von der Arteria anonyma), beide Ventrikelwände waren gleich dick. Es bestand ferner ein weit offenes Foramen ovale.

BROEMSER (1898): 2 Brüder starben mit 10 bzw. 11 Jahren an kongenitalem Herzfehler. Die Sektion ergab bei dem einen: Hypertrophie des Herzens, verrucöse Endokarditis der Mitralis und Tricuspidalis, großer Defekt im Septum ventriculorum, Transposition der großen Gefäße, Hypoplasie der Arteria pulmonalis, offenes Foramen ovale; bei dem anderen: bleistiftdicke, runde Öffnung im Septum ventriculorum, recurrierende verrucöse und ulceröse Endokarditis der Pulmonalis und Tricuspidalis.

Im Falle FRIEDBERG findet sich bei sonst weitgehender Übereinstimmung bei dem einen Halbbruder außerdem noch ein offener Ductus Botalli. Bemerkenswert ist hier auch noch die Tatsache, daß der Vater mit zwei verschiedenen Frauen kranke Kinder gezeugt hat, was für Dominanz sprechen würde. Der Fall KELLY zeigt weitgehende Ähnlichkeit vor allem auch im klinischen Bild, sofern wir annehmen dürfen, daß mit der abnormen Stellung bzw. der Transposition der großen Gefäße im wesentlichen gleichartige Befunde bezeichnet werden sollten. Außerdem kommt bei dem einen Bruder noch ein offenes Foramen ovale vor. Im Fall BROEMSER findet sich ähnlich wie im Fall KELLY bei dem einen Bruder außer den gemeinsamen Veränderungen am Ventrikelseptum und an den Klappen noch ein offenes Foramen ovale. Vermutlich ist aber hier die Endokarditis erst eine Folge der angeborenen Mißbildung, eine Erscheinung, auf die wir an späterer Stelle noch eingehender zurückkommen werden.

Wir können aus diesen 7 Fällen den wichtigen Schluß ziehen, daß sich eine ganz bestimmte Art oder eine bestimmte Kombination von Mißbildungen vererben können. Auffallend ist das mehrfache gemeinsame Vorkommen von Offenbleiben des Ductus Botalli. Es scheinen also unter anderem bestimmte krankhafte Erbanlagen vorhanden zu sein, die den rechtzeitigen Verschluß des Ductus arteriosus verhindern. Bei den Fällen von FRIEDBERG, KELLY und BROEMSER kommen bestimmte Mißbildungen gemeinsam vor, während sich eine weitere Mißbildung, z. B. Offenbleiben des Ductus arteriosus oder offenes Foramen ovale nur bei einem der Geschwister findet. Man kann vermuten, daß hier also nur ein Teil der krankhaften Erbanlagen bei den Geschwistern gemeinsam war, oder bei einem der Geschwister eine teilweise Manifestationshemmung vorlag.

Bei den im folgenden aufgeführten weiteren 16 Familien wurde jeweils nur *eine Sektion* ausgeführt, während im übrigen lediglich klinische Befunde vorlagen. Immerhin ist durch die Sektion die Diagnose einer angeborenen Mißbildung des Herzens soweit gesichert, daß sich eine Einzeldarstellung der entsprechenden Sippen lohnt. Sie werden nach bestimmten Gesichtspunkten und in der zeitlichen Reihenfolge ihrer Mitteilung in der Literatur zum Teil in Form von Sippentafeln genauer dargestellt. Über gleichzeitiges Auftreten von Herzmißbildungen lediglich bei *Geschwistern* berichten KAPELLER, POTOCKI, FEDERICO, CAREY, HELLMER, LUCKSCH und STOHR, MILDENBERGER und SCHÖNE. Die Einzelheiten finden sich in Tabelle 1.

Tabelle 1. Familien mit einer Sektion (Geschwister).

Autor	Familienmitglieder	Diagnose	Bemerkungen
KAPELLER (1863)	1. Bruder, 30 J.	1. Septumdefekt, reitende Aorta, Pulmonalstenose, offenes Foramen ov.	1. Klinisch Zeichen für kongenitales Vitium. *Sektion:* Septumdefekt, reitende Aorta, Pulmonalstenose, offenes Foramen ov.
	2. Schwester, 9 J.	2. Kongenitaler Herzfehler (?)	2. Klinisch Zeichen für kongenitales Vitium. Gestorben
POTOCKI (1886)	1. Mutter	1. Kongenitaler Herzfehler	1. —
	2. Tochter, 29 J.	2. Pulmonalstenose, Defekt der Vorhofscheidewand	2. *Sektion:* Pulmonalstenose bei geschlossenem Septum, aber Defekt der Vorhofscheidewand

Tabelle 1 (Fortsetzung).

Autor	Familienmitglieder	Diagnose	Bemerkungen
FEDERICO (1902)	1. Schwester, 40 J.	1. Pulmonalstenose, offenes Foramen ov. Veränderungen an beiden Ventrikeln und an der Pulmonalarterie	1. Unterentwicklung, Cyanose, über der Pulmonalis schwirrendes Geräusch. *Sektion:* Rechter Ventrikel sehr groß, bildet die Herzspitze. Linker Ventrikel Anhängsel des rechten. Hochgradige Pulmonalstenose, offenes Foramen ov., Dilatation der Pulmonalarterie, Aortenhypoplasie
	2. Schwester	2. Aortenstenose	2. —
CAREY (1922)	1. Schwester, 23 J.	1. Pulmonalstenose, Ventrikel-Septumdefekt, Endokarditis der Aortenklappen	1. *Sektion:* Pulmonalstenose, Ventrikel-Septumdefekt, Endokarditis der Aortenklappen
	2. Bruder, 7 J.	2. Kongenitaler Herzfehler (?)	2. Cyanose. Im 1. Lebensjahr wurde eine „Herzkrankheit" festgestellt. Gestorben
HELLMER (1935)	1. Bruder, 3 Tage	1. Angeb. Herzfehler	1. Keine näheren Angaben
	2. Bruder, 7 J.	2. Angeb. Herzfehler (?)	2. Keine näheren Angaben
	3. Bruder, 45 J.	3. Transposition der großen Gefäße, Dextrokardie	3. Dyspnoe, Cyanose, Herz beiderseits groß, systolisches Geräusch über dem Herzen. *Sektion:* Herz sehr groß, liegt zum Teil rechts von der Mittellinie. Herzspitze zeigt schräg nach rechts unten. Linkes Herzohr erweitert, Verlagerung der großen Gefäße, Dilatation beider Vorhöfe und Kammern, Verlagerung des Reizleitungssystems
LUCKSCH u. STOHR (1936)	1. Tochter, 3 Tage	1. Angeb. Herzfehler	1. Frühgeburt. Bei der Geburt stark cyanotisch. An der Herzspitze systolisches Geräusch. außerdem gespaltener 2. P.T, Tod
	2. Sohn, $4^1/_2$ J.	2. —	2. Röntgenologisch und elektrokardiographisch o. B.
	3. Tochter, 2 Tage	3. Defekt der Vorhofscheidewand, Transposition der großen Gefäße, Atresie des linken Ventrikels	3. Bei der Geburt stark cyanotisch. Cyanose wurde am 2. Lebenstage immer stärker, Nahrungsaufnahme war nicht möglich. Das Kind schlief fortwährend. Am Herzen keine path. Geräusche. Tod am 2. Tg. *Sektion:* Gemeinschaftl. Abgang von Aorta und Pulmonalis aus dem rechten Ventrikel. Defekt der Vorhofscheidewand. Dilatation und Hypertrophie des rechten Ventrikels. Appendixartiger linker Ventrikel ohne Ausgang
LUCKSCH u. STOHR (1936)	4. Vater	4. Herzfehler	4. Gelenkrheumatismus, Herzfehler. Klinisch Herz gesund
	5. 3 Geschwister von 4	5. Gesund	5. —
	6. Mutter und 3 Geschwister	6. Gesund	6. —
	7. Großvater väterl.	7. Aortenstenose (?)	7. Soll Aortenstenose haben
	8. Großmutter mütterl.	8. Mitralinsuffizienz	8. Mitralinsuffizienz

Tabelle 1 (Fortsetzung).

Autor	Familienmitglieder	Diagnose	Bemerkungen
MILDENBERGER (1937/38)	1. Sohn, 11 J.	1. Mitralstenose ?	1. Pulsation im 3., 4. und 5. Intercostalraum, Spitzenstoß anklopfend, präsystolisches Geräusch an der Spitze. Röntgenologisch Herz mitralkonfiguriert. Im Ekg Ableitung 1 und 2 gespaltenes P. In der Anamnese keinen Gelenkrheumatismus
	2. Sohn, 8 J.	2. Pulmonalstenose, subaortaler Septumdefekt ?	2. Schon als Kind cyanotisch. Jetzt blaue Lippen, blasse, cyanotische Haut. Herz nach links verbreitert, systolisches Schwirren über dem Herzen. Im II. Intercostalraum links und rechts am Sternalrand lautes systolisches Geräusch, am lautesten rechts. Röntgenologisch schuhförmiges, nach links und rechts verbreitertes Herz. Außerdem Trommelschlegelfinger und -zehen
	3. Sohn, 3 Monate	3. Offener Ductus Botalli, offenes Foramen ovale, Hypertrophie des rechten Herzens, abnorme Einmündung der rechten Lungenvenen in den rechten Vorhof	3. Seit Geburt „Bronchialkatarrh". Jetzt Herz nach links verbreitert, Stauungsbronchitis, angeborener Herzfehler ? *Sektion:* Offener Ductus Botalli, offenes Foramen ovale, Hypertrophie des rechten Herzens, abnorme Einmündung der rechten Lungenvenen in den rechten Vorhof
	4. Vater, 32 J. 5. Mutter, 31 J.	4. } gesund, nicht 5. } blutsverwandt	4. — 5. —
SCHÖNE (1939)	1. Bruder, 5 J.	1. Aortenstenose	1. Mit 5 J. an Bronchopneumonie gestorben. Sektion: Geringe angeborene Aortenstenose.
	2. Bruder, 13 J.	2. Aortenstenose (?)	2. Beschwerden bei körperlichen Anstrengungen. Systolisches Geräusch über allen Ostien, Blutdruck 100/60 mm Hg. Röntgenologisch gewisse Linksverbreiterung. Ekg o. B.
	3. Bruder	3. —	3. Nicht untersucht
	4. } Brüder 5. } 6. Eltern	4. } 5. } Gesund 6. }	—

Aus dieser ersten Gruppe von Familien, in der nur jeweils eine Sektion durchgeführt wurde, ergeben sich keine weiteren Gesichtspunkte, die uns mit Sicherheit einen tieferen Einblick in die Art der Vererbung der angeborenen Mißbildungen des Herzens geben könnten.

Bei den folgenden 4 Familien (Abb. 3, 4, 5, 2) hat eines der *Eltern mehrmals geheiratet*, so daß die Befunde bei Halbgeschwistern miteinander verglichen werden können. Es handelt sich um die Familien von STREHLER (2 Ehen), DUCKWORTH (3 Ehen), SPRAQUE, BLAND und WHITE und FRIEDBERG (je 2 Ehen). Letztere wurde schon bei den Familien mit 2 Sektionen besprochen (Sippentafel, Abb. 2).

In der Familie von DUCKWORTH, in der eine Frau dreimal verheiratet war und Kinder hatte, werden in direkter Folge nur in der dritten Ehe kranke Kinder geboren. In der ersten Ehe ist eine Enkeltochter erkrankt, in der zweiten Ehe sind die Kinder und Kindeskinder sämtlich gesund. Diese Befunde sprechen mehr für einen dominanten Erbgang, denn es ist unwahrscheinlich, daß zwei von den drei Männern heterozygote

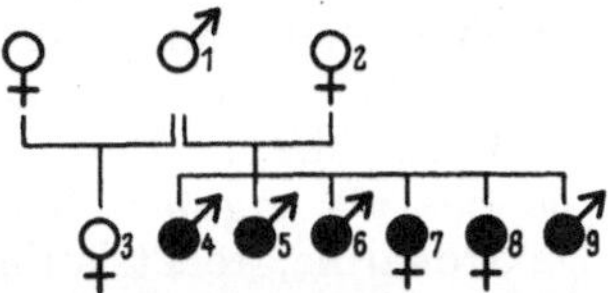

Abb. 3. Offenes Foramen ovale, offener Ductus Botalli und Cyanose in einer Familie mit einer Sektion und zwei Ehen. (Nach STREHLER.)
1: An Tuberkulose gestorben. 2: Zeichen einer durchgemachten Rachitis. 3: Gesund. 4—8: Alle teils gleich, teils bald nach der Geburt in Anfällen von Cyanose gestorben. Sehr wahrscheinlich kongenitaler Herzfehler. 9: Mit 6 Wochen Cyanose. Tod. *Sektion:* Offenes Foramen ovale, offener Ductus Botalli, Dilatation des rechten Vorhofes.

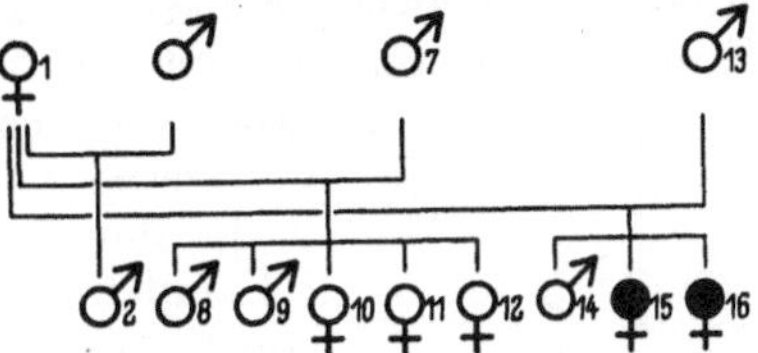

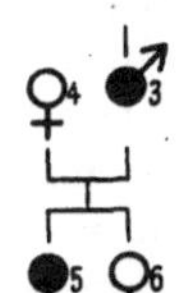

Abb. 4. Ventrikel-Septumdefekt, offener Ductus Botalli und Pulmonalstenose in einer Familie mit einer Sektion und drei Ehen. (Nach DUCKWORTH.)
1: 30 J. Hat noch mehrere Geschwister. 2: Neigt zu Gicht. 3: Herzmißbildung. 4: Tochter eines Gichtikers. 5: Im Wachstum zurückgeblieben, Cyanose, Dyspnoe. Herzgeräusch rechts vom Sternum und Dilatation des rechten Ventrikels. Mit 13 Jahren gestorben. 6: Gesund. 7: Gesund, 47 J. An Herzerweiterung und Hemiplegie gestorben. 8—12: Gesund, ebenso die Enkelkinder. 13: Gesund, 30 J. Eltern beide Gichtiker. Er heiratete später die Tochter eines Gichtikers und hatte aus dieser Ehe 2 gesunde Kinder. 14: Gesund. 15: Im 2. Lebensjahr Dyspnoe, Cyanose, Trommelschlegelfinger, systolisches Geräusch über der Pulmonalis. Mit 13 J. an Scharlach gestorben. 16: Hochgradig cyanotisch geboren und stirbt nach 14 Stunden. *Sektion:* Kleiner Ventrikel-Septumdefekt, extrem schmale Pulmonalvenen, offener Ductus Botalli.

Träger der Erbanlagen gewesen wären. In der Familie von SPRAQUE, BLAND und WHITE stammen wiederum aus beiden Ehen kranke Kinder, was wie im Falle DUCKWORTH für Dominanz sprechen würde. Die übrigen Angaben über die Seitenlinie sind nicht so hinreichend gesichert, als daß aus ihnen besondere Schlüsse gezogen werden könnten. Wie schon oben erwähnt, gibt auch die Familie von FRIEDBERG einen Hinweis auf Dominanz.

In der Familie von STREHLER ist bemerkenswert, daß der Vater aus der einen Ehe nur kranke Kinder hatte, die sämtlich bald nach der Geburt in Anfällen von Cyanose starben, während aus einer anderen Ehe eine völlig gesunde Tochter stammt. Aus dieser Beobachtung können keine sicheren Schlüsse auf das Vorliegen von Dominanz oder Recessivität gezogen werden.

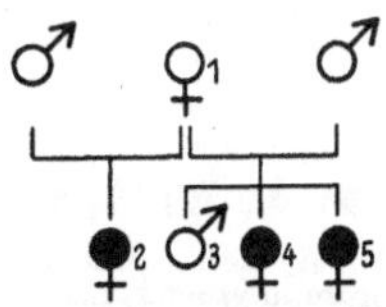

Abb. 5. Offener Ductus Botalli und kongenitale idiopathische Herzhypertrophie in einer Familie mit einer Sektion und zwei Ehen. (Nach SPRAQUE, BLAND und WHITE.)
1: Gesund, 31 J. 2: 10 J. Herz seit Geburt nicht normal. Blässe, keine Cyanose. Über der Pulmonalis ein systolisches und teilweise diastolisches Geräusch. Röntgenologisch vorspringender Pulmonalbogen und pulsierende Hilusgefäße. *Diagnose:* Offener Ductus Botalli. 3: Gesund, 4 J. 4: 5 Monate. Tachypnoe, keine Cyanose. An der Herzspitze systolisches Geräusch. Röntgenologisch Herz stark vergrößert. Tod. *Diagnose:* Kongenitaler Herzfehler, vielleicht kongenitale idiopathische Herzhypertrophie. 5: Mit 7 Monaten gestorben. *Sektion:* Typische kongenitale idiopathische Herzhypertrophie.

In der folgenden Gruppe sind Familien, die auch in *Seitenlinien* kranke Angehörige aufzuweisen haben, besonders zusammengestellt. Das Vorkommen eines Herzfehlers in den Seitenlinien spricht im allgemeinen für dominantes Verhalten der Erbanlagen. Es handelt sich um die Familien von BAUMGARTH, SCHRADER und CRAWFORD und WEISS.

BAUMGARTH beschreibt ein Kind, das mit 11 Monaten gestorben ist. Die Sektion ergab: Isolierte Rechtslage des Herzens, sehr großer Ventrikel-Septumdefekt, nur ein Vorhof, korrigierte Transposition der großen Gefäße, Atresie der Pulmonalarterie, offener Ductus Botalli, abnorme Vena cava superior sinistra. Zwei Geschwister der Mutter sind in jugendlichem Alter an Blausucht gestorben, während die Eltern gesund waren.

Die Familien von SCHRADER und von CRAWFORD und WEISS sind in Sippentafeln mit Legenden dargestellt (Abb. 6, 7). In den Familien von CRAWFORD und WEISS (1929) sind die beiden Väter Brüder und die beiden Mütter Basen. Hier treffen also je zwei Ehepartner zusammen, die möglicherweise aus ihren beiden Familien krankhafte recessive Erbfaktoren an ihre Kinder weitergegeben haben. Es ist natürlich ebenso auch eine dominante Vererbung von seiten der Väter möglich.

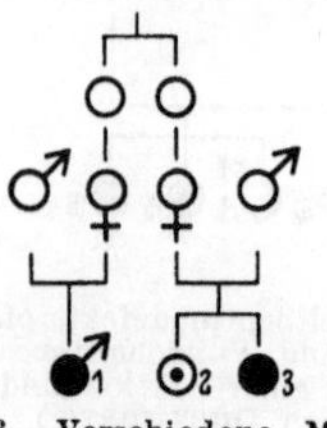

Abb. 6. Verschiedene Mißbildungen des Herzens und Oesophagusstenose in einer Familie mit einer Sektion und Seitenlinie. (Nach SCHRADER.) 1: Mit 5 Tagen unter den Zeichen schwerster Atemnot gestorben. *Sektion:* Stenose und Atresie der Aorta ascendens, Defekte in der Vorhof- und Kammerscheidewand, Persistenz des stark ausgeprägten fetalen Isthmus aortae. 2: Oesophagusstenose, kurz nach der Geburt gestorben. 3: Herzmißbildung (nicht näher diagnostiziert), kurz nach der Geburt gestorben.

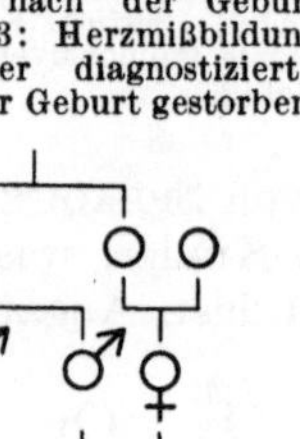

Abb. 7. Myokard- und Endokardfibrose in einer Familie mit einer Sektion und Seitenlinie. (Nach CRAWFORD und WEISS.) 1: Mit 14 Wochen gestorben. *Sektion:* Herzhypertrophie mit Myokard- und Endokardfibrose ohne Zellfiltration sowie Wandverdickung der Coronargefäße. 2—5: Starben als Säuglinge unter ähnlichen klinischen Erscheinungen wie Nr. 1.

In der nun folgenden letzten Gruppe finden sich 2 Familien, die aus *Verwandtenehen* stammen. Eine von FOSTER veröffentlichte Familie ist in der Sippentafel Abb. 8 dargestellt. In einer von MEDVEI und RÖSLER beschriebenen Familie handelt es sich um 2 Brüder mit kongenitalen Herzfehlern. Der eine starb mit 6 Jahren und die Sektion ergab isolierte Dextrokardie, rechtsläufige Aorta, offenen Ductus Botalli, Atresie der Pulmonalarterie, Ventrikel-Septumdefekt, Transposition der Aorta in dem rechten Ventrikel, isolierte Inversion der Ventrikelregion und des Truncusgebietes. Bei dem $3^1/_4$ Jahre alten anderen Bruder fanden sich zahlreiche für ein kongenitales Vitium sprechende Symptome wie mäßige Cyanose, Trommelschlegelfinger, lautes systolisches Geräusch über der Pulmonalis, röntgenologisch Vergrößerung des rechten Ventrikels, typische Veränderungen im Elektrokardiogramm. Die Eltern waren gesund.

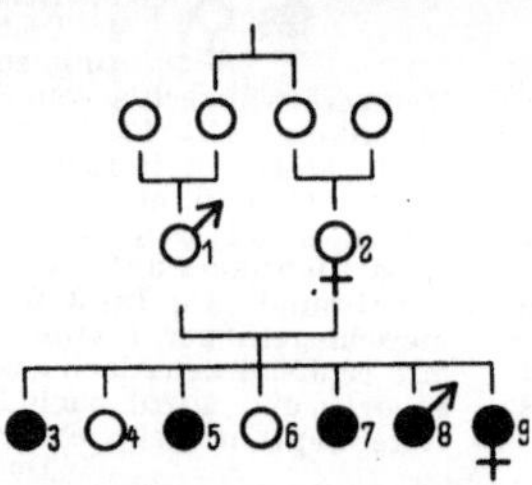

Abb. 8. Offenes Foramen ovale und kongenitale Cyanose in einer Familie mit einer Sektion und Verwandtenehe. (Nach FOSTER.) 1 und 2: Vetter und Base. 3: Bei der Geburt stark cyanotisch, mit 8 Monaten gestorben. 4: Gesund. 5: Bei der Geburt stark cyanotisch, mit 21 Monaten gestorben. 6: Gesund. 7: Konnte niemals gehen. Zunehmende Cyanose während des Lebens. Mit 7 J. gestorben. 8: Konnte weder gehen noch sprechen. Starke Cyanose, Herzbuckel. Herz nach rechts groß, Spitzenstoß im 6. Intercostalraum, systolisches Geräusch über dem Herzen. 9: 2 J. Stark cyanotisch, konnte ein wenig gehen und sprechen. Systolisches Geräusch am Ansatz der 3. Rippe links. *Sektion:* Offenes Foramen ovale, große Eustachische Klappe, rechte Vorhofswand mäßig verdickt, Lungenstauung.

In beiden Familien liegt eine Verwandtenehe ersten Grades vor, aus der 5 bzw. 2 kranke Kinder hervorgegangen sind. Hier dürfen wir Recessivität annehmen.

Wir kommen nun zu dem zweiten Teil des von uns zusammengestellten Beobachtungsgutes, zu den 45 Familien, in denen keine Sektion vorliegt und die Diagnose lediglich mit klinischen Mitteln gestellt werden konnte.

Die einzelnen Veröffentlichungen sind in zeitlicher Reihenfolge zusammengestellt. Es folgen zunächst Familien, in denen nur Geschwister beobachtet wurden, dann solche, in denen Beobachtungen über mehrere Generationen vorliegen und schließlich solche mit Seitenlinien und mit mehreren Ehen seitens der Eltern. Verwandtenehen konnten in diesen Beobachtungen nicht gefunden werden. Wenn diese Arbeiten auch keine wesentlich neuen Feststellungen ergaben, so behalten sie doch für die Frage der Vererbung ihren kasuistischen Wert und werden deshalb hier berücksichtigt.

Familien mit kongenitalen Mißbildungen des Herzens bei Geschwistern sind im ganzen noch 26mal beobachtet worden und zwar von KAPELLER; HUILLET;

Tabelle 2. Familien ohne Sektion in 2 Generationen und eine Familie (FERRANNINI) in 3 Generationen.

Autor	Familienmitglieder	Diagnose
NAUNYN (1899) (zit. nach POSSELT 1909)	1. Mutter, 35 Jahre 2. Tochter, 5 Jahre	1. Pulmonalstenose 2. Pulmonalstenose
INADA (1901) (zit. von KOMAI)	1. Mutter, 36 Jahre 2. Sohn, 14 Jahre 3. Tochter, 9 Jahre 4. Tochter, 2 Jahre 5. Vater, 43 Jahre 6. 1 Geschwister der Mutter 7. Großvater väterl. 8. Großmutter väterl. 9. Großvater mütterl. 10. Großmutter mütterl.	1.–4. Unvollständiger Schluß der Herzklappe 5.–10. Anamnestisch gesund
FERRANNINI (1903)	III. Familie: 1. Vater 2. Mutter 3. Schwester des Vaters 4. 3 Söhne 5. Sohn 6. Sohn 7. 3 Enkelkinder	 1. Mitralstenose 2. „Organische Herzkrankheit“ 3. Mitralstenose, Aortendilatation 4. Mitralstenose 5. „Herzangst“ 6. Nicht untersucht 7. Kongenitaler Herzfehler (?)
FERRANNINI (1903)	I. Familie: 1. Mutter 2. Tochter 3. Sohn 4. 2 weitere Söhne 5. Vater 6. Sohn	 1. Mitralstenose 2. Mitralstenose 3. Multiple Klappenerkrankung und differenzierte Aortendilatation 4. Gesund 5. Nicht untersucht 6. Nicht untersucht
BABONNEIX (1913)	1. Schwester der Mutter 2. Mutter 3. Sohn 4. Sohn 5. Tochter 6. Sohn 7. Großvater mütterl. 8. Großvater väterl.	1. Cyanose, 12jährig gestorben 2. Lues 3. Gesund 4. An Magenleiden gestorben 5. Gesund 6. Cyanose, kong. Lues cong. Herzfehler (?) 7. Lues 8. Lues
GERHARDT (1913)	1. Sohn, 33 Jahre 2. Mutter 3. Sohn, 18 Jahre 4. Sohn, 38 Jahre 5. Sohn, 40 Jahre	1. Mitralstenose 2. „Herzkrank“ 3. An „Herzleiden“ gestorben 4. „Herzkrank“ 5. „Herzkrank“
BUSCO (1915)	1. Schwester, 14 Jahre 2. Schwester, 6 Jahre 3. Nichte, 5 Jahre	1. Pulmonalstenose (?) 2. Ventrikel-Septumdefekt 3. Kong. Herzfehler (?)
BAUMEISTER (1917)	1. Mutter, 54 Jahre 2. Tochter, 23 Jahre	1. Offener Duct. Botalli 2. Offener Ductus Botalli
CASSEL (1917)	1. Vater 2. Tochter, 18 Jahre 3. Sohn 11 Monate	1. Herzfehler 2. Herzfehler 3. Kong. Herzfehler (mongoloid)
JANZEN (1918)	1. Mutter 2. Sohn, 43 Jahre 3. 3 weitere Kinder 4. 4 weitere Kinder	1. Cyanose 2.–3. Morbus coeruleus 4. Gesund
DEBRÉ, CORDEY u. OLIVIER (1923)	1. Mutter, 30 Jahre 2. Sohn, 20 Monate 3. 2 weitere Kinder	1. Dyspnoe, Ventrikel-Septumdefekt 2. Ventrikel-Septumdefekt ? 3. Gesund

Tabelle 2 (Fortsetzung).

Autor	Familienmitglieder	Diagnose
MEDVEI u. RÖSLER (1932)	III. Familie:	
	1. Mutter, 33 Jahre	1. Offener Ductus Botalli (?)
	2. Tochter, 7 Jahre	2, Offener Ductus Botalli (?)
SEITZ (1935)	1. Vater	1. } Scheidewanddefekt
	2. Tochter	2. } Scheidewanddefekt
	3. 3 weitere Söhne	3. } Scheidewanddefekt
MÜLLER, H. (1937)	1. Mutter	1. Gesund
	2. Vater, 67 Jahre	2. Mitralinsuffizienz, absolute Arythmie, Schenkelblock
	3. Sohn, 42 Jahre	3. Mitralinsuffizienz und -stenose, absolute Arythmie, rechtsseitiger Schenkelblock
	4. Tochter, 29 Jahre	4. Mitralinsuffizienz
	5. Sohn, 28 Jahre	5. Vorhofflimmern und rechtsseitiger Schenkelblock
SCHÖNE (1939)	1. Vater	1. An Herzwassersucht gestorben
	2. Tochter, 23 Jahre	2. Ventrikelseptumdefekt
	3. Tochter	3. Herzklappenentzündung
	4. Sohn	4. Ventrikelseptumdefekt (?).
FERRANNINI (1903)	II. Familie:	
	1. Vater (2 Frauen)	1. An Cholera gestorben
	2. *erste* Frau	2. An Lungentuberkulose gestorben
	3. 2 Töchter	3. Klein gestorben
	4. Tochter	4. Herzleidend, an Apoplexie gestorben
	5. Tochter	5. Herzleidend
	6. Tochter	6. Gesund
	7. Sohn von Nr. 5	7. Mitralstenose, Aorteninsuffizienz
	8. Tochter von Nr. 5	8. Mitralstenose
	9. Tochter von Nr. 5	9. Mitral- und Pulmonalstenose
	10. 4 weitere Kinder von Nr. 5	10. Kein Herzleiden angegeben
	11. 8 Kinder von Nr. 4 u. 6	11. Kein Herzleiden angegeben
	12. *zweite* Frau	12. Herzleidend (5 Aborte)
	13. Sohn	13. Herzkrämpfe
	14. Tochter	14. Herzkrämpfe
	15. Sohn	15. Klein gestorben
	16. 3 Kinder von Nr. 13	16. Mitralstenose
	17. 1 Kind von Nr. 13	17. „Herzangst“
	18. 3 Kinder von Nr. 13	18. Kein Herzleiden angegeben
	19. 2 Töchter von Nr. 14	19. Mitralstenose
	20. 2 Kinder von Nr. 14	20. Kein Herzleiden angegeben

EICHHORST; DABNEY; DE LA CAMP; FERRANNINI; MOHR; HESS und PEARCE; SACHS; SEHAM; IRVINE JONES; SPRAQUE, BLAND und WHITE; PADILLA; RABIOSSI; POSSELT; WEITZ; ATTINGER und SCHÖNE.

Es fanden sich bei 2 und gelegentlich auch 3 Geschwistern offener Ductus Botalli, Ventrikel-Septumdefekt, Pulmonalstenose, Aorteninsuffizienz, Mitralstenose und die Sammeldiagnose „angeborener Herzfehler“. Die für die Frage der Vererbung wertvollen Familien mit 2 Generationen — im ganzen noch 15 — und eine Familie mit 3 Generationen (FERRANNINI, zweite Familie 1903) finden sich in Tabelle 2 (Seite 207). Ferner sind noch eine weitere Familie mit 2 bzw. 3 Generationen von REZEK und 2 Familien mit 4 Generationen von BURWINKEL und von YAMADA beschrieben worden, die als Sippentafeln gebracht werden (Abb. 9, 10, 11).

Das Vorkommen durch mehrere Generationen hindurch spricht eindeutig für Dominanz. Bei einigen Familien fällt wieder auf, daß die gleiche Art eines Herzfehlers bei mehreren Mitgliedern vorzukommen scheint, wie aus unseren

Tabellen deutlich hervorgeht. Insbesondere wird mehrmals in 2 Generationen und auch bei Geschwistern außer Blausucht ein offener Ductus Botalli, Ventrikel-Septumdefekt, Mitralstenose und Pulmonalstenose diagnostiziert.

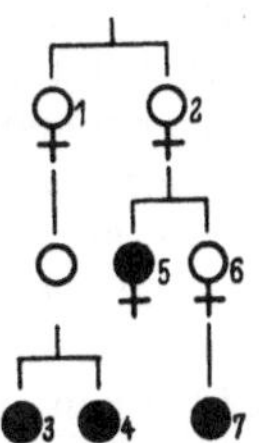

Abb. 9. Kongenitale Herzfehler in einer Familie mit Seitenlinie. (Nach REZEK.)
1: Herzkrank. 2: Vorhofflimmern (?). 3—5: Kongenitaler Herzfehler. 6: Gesund. 7: Kongenitaler Herzfehler.

Von besonderem Interesse sind die Sippen von REZEK (Sippentafel, Abb. 9), FERRANNINI (dritte Familie), BURWINKEL (Sippentafel, Abb. 10), BABONNEIX, BUSKO und YAMADA (Abb. 11), weil bei ihnen ein Herzfehler auch in Seitenlinien beobachtet wurde. Diese Tatsache würde ebenfalls wieder für Dominanz sprechen.

Ferner berichtet FERRANNINI von einem Mann, der zweimal geheiratet hat; er selbst und seine erste Frau hatten angeblich keinen kongenitalen Herzfehler. Auch bei der zweiten Frau hat anscheinend nur ein erworbenes Herzleiden vorgelegen. Aus beiden Ehen gehen in den folgenden 2 Generationen mehrere Kranke mit Herzleiden hervor, von denen wenigstens bei einem Teil angenommen werden darf, daß es sich um kongenitale Vitien gehandelt hat. Auch dieses würde wiederum für dominantes Verhalten der Erbanlagen sprechen.

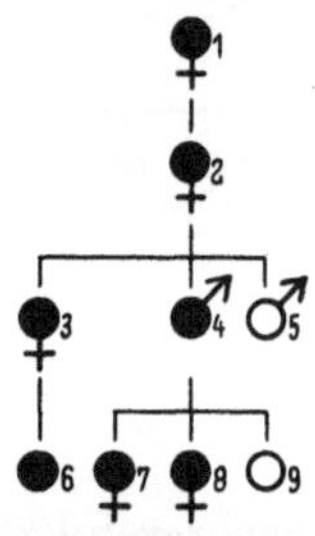

Abb. 10. Familie mit kongenitaler Cyanose in vier Generationen und Seitenlinie. (Nach BURWINKEL.)
1: Seit Kindheit Cyanose, mit 76 J. gestorben. 2: Seit Kindheit Cyanose, mit 44 J. gestorben. 3: Starke Cyanose. 4: Morbus coeruleus, 54 J. Systolisches Geräusch links am Ansatz der 3. Rippe. 5: Normal aussehend, an Ulcus ventriculi gestorben. 6: Starke Cyanose. 7: Starke Cyanose, 18 J. 8: Starke Cyanose, 10 J. 9: Keine näheren Angaben.

Auch in der *Tierwelt* ist gelegentlich Vererbung von angeborenen Herzfehlern beobachtet worden. Eine besonders interessante Mitteilung dieser Art über Vererbung eines kongenitalen Herzfehlers durch mehrere Taubengenerationen verdanken wir BORGHERINI (Sippentafel, Abb. 12). Das Taubenpaar (Nr. 1 und 2) ist sehr nahe blutsverwandt. Die Nachkommen in der ersten Generation sind bis auf 2 Junge (Nr. 3 und 4) nicht lebensfähig. Vermutlich ist die Ursache hierfür in homozygoten recessiven Letalfaktoren zu suchen. Der Täuber (Nr. 4) ist sehr wahrscheinlich erbkrank; ob er auch phänotypisch erbkrank ist, bleibt

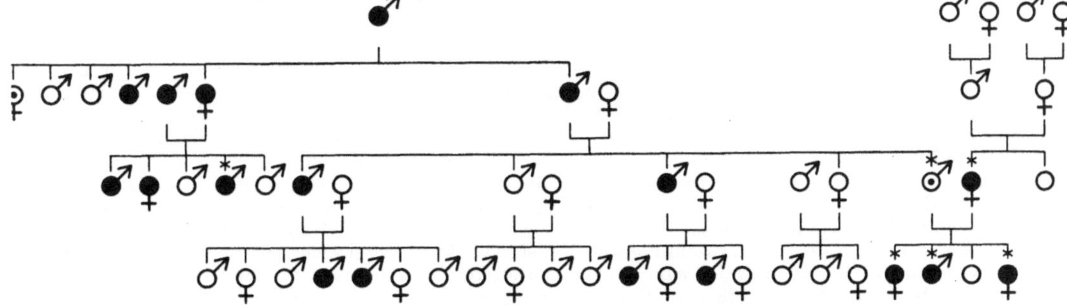

Abb. 11. Kongenitale Cyanose und persistierender Ductus Botalli in vier Generationen und Seitenlinie. (Nach YAMADA.)
● Cyanose und persistierender Ductus Botalli. ○ Anamnestisch gesund. ⊙ Wahrscheinlich krank. *○ Ärztlich geprüft.

leider ungewiß, weil keine Sektion vorliegt. Die F_1-Generation von Nr. 4 und 5 ist bis auf eine Ausnahme (Nr. 7) auch phänotypisch erbkrank. Die Sektion ergab bei allen neun, auch bei der lebensfähigen Taube Nr. 7 unter anderem einen offenen Ductus Botalli. Das würde für Recessivität sprechen, wenn die phänotypisch gesunde Taube (Nr. 5), die besonders alt geworden ist, heterozygot erbkrank wäre. Andernfalls müßte Dominanz vorliegen. Die Taube Nr. 6 ist besonders jung gewesen; ihre Nachkommenschaft (Nr. 8), über deren Anzahl nichts angegeben wird, war gesund. Inwieweit das Alter der beiden Tauben 5 und 6 für die kranke bzw. gesunde Nachkommenschaft eine Rolle spielt, ist schwer zu sagen. Die Nachkommenschaft von Nr. 3 ist früh gestorben. Eine genauere Untersuchung wurde aber nicht vorgenommen. Bedauerlicherweise wurde Nr. 7 nicht weiter gezüchtet. So können uns diese an sich sehr interessanten Beobachtungen, die noch aus den letzten Jahren der vormendelistischen Zeit stammen, keine wesentlichen neuen Erkenntnisse vermitteln.

Einen weiteren Aufschluß über die Frage der erblichen Bedingtheit können wir auch von den vorliegenden *Zwillingsuntersuchungen* erwarten. Kongenitale Herzfehler bei Zwillingen sind allerdings nur selten beobachtet worden. Leider

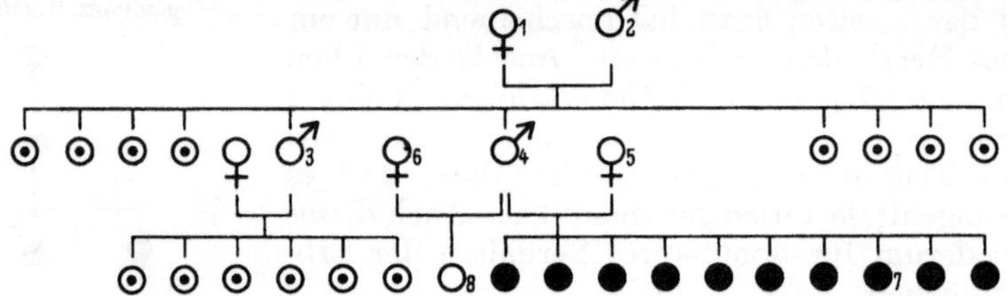

Abb. 12. Offener Ductus Botalli in einer Taubenfamilie. (Nach BORGHERINI.)

ist in mehreren Fällen auch nicht angegeben, ob es sich um EZ oder ZZ gehandelt hat. Wir müssen daher die sicheren Fälle von den unsicheren unterscheiden.

Von Zwillingsbeobachtungen sind folgende eineiige Paare bekannt:

SMITH (1929): EZ, ♂, konkordant, beide seziert. Der erste Partner mit 25, der zweite mit 33 Tagen gestorben. Bei beiden Anfälle von Cyanose. Sektion: Bei beiden ein für eine Sonde bequem durchgängiger Ductus arteriosus Botalli.

CLAUSSEN (1938): EZ, ♂ konkordant, 28 Jahre. Bei beiden Partnern mit größter Wahrscheinlichkeit ein Ventrikel-Septumdefekt, bei dem einen in stärkerem Maße. Bei dem einen Partner findet sich ferner eine ausgesprochene Lippen-Gaumenspalte, bei dem anderen nur eine Mikromanifestierung in Form einer Reduktion des linken seitlichen oberen Schneidezahnes. Bei beiden Partnern Unterentwicklung der Hoden mit Impotenz, bei dem Partner mit der Lippen-Gaumenspalte stärker als bei dem anderen.

ULLRICH (1938): EZ, ♂, konkordant, 7 Monate. Beide seziert. Drillinge, von denen zwei EZ-Partner eine angeborene Herzhypertrophie mit Endokardfibrose hatten, während der dritte gesund war. Näheres siehe Sippentafel Abb. 1.

LIEBENAM (1935): EZ, ♀, diskordant. Partner 1 im 1. Lebensjahr ohne pathologischen Befund. Partner 2 mit multiplen Mißbildungen am 4. Lebenstage asphyktisch gestorben. Sektion: Offenes Foramen ovale, außerdem unter anderem Fehlen der Lendenwirbelsäule, Mißbildung der Brustwirbelsäule, Rippendefekte, Fehlen der Bauchmuskulatur links, Beckenniere rechts, Kuchenniere beiderseits, Klumpfuß beiderseits.

WEITZ (1936): EZ, ♀, diskordant, 13 Jahre. Partner 1: Völlig gesund. — Partner 2: Bei der Geburt blau. In den ersten Lebensjahren zunehmende Verbiegung der Wirbelsäule. Klagt über Atemnot, Cyanose der Lippen, Wangen und Hände. Keine deutlichen Trommelschlegelfinger, aber Verkrümmung der Nägel, sowohl in der Längs- als auch in der Querrichtung. Über allen Ostien systolisches Geräusch. Röntgenologisch: Starke Vergrößerung des Herzens nach rechts und links. Diagnose: Wahrscheinlich offener Ductus Botalli.

GEBBING (1936): EZ, ♂, diskordant, 12 Jahre. Partner 1: Herz klinisch und röntgenologisch o. B. Partner 2: Kurz nach der Geburt wurde ein kongenitaler Herzfehler festgestellt. Atemnot, Cyanose, Trommelschlegelfinger. Vergrößerte Leber. Herz nach links verbreitert, lautes systolisches und diastolisches Geräusch an der Aorta. Röntgenologisch: Linksverbreiterung des Herzens mit Aortenform. Diagnose: Angeborenes kombiniertes Aortenvitium, vorwiegend Insuffizienz. Mitralklappe o. B. Also: Hyperplasie und Exzeßbildung, diffuse Schwielenbildung des Endokards. Histologisch fehlen die Zeichen von Entzündung.

Gebbing (1936): ZZ, ♂ diskordant, 10 Jahre. Partner 1: Klinisch, röntgenologisch und elektrokardiographisch o. B. Partner 2: Gleich nach der Geburt Herzfehler festgestellt. Auf Grund eingehender klinischer, röntgenologischer und elektrokardiographischer Untersuchungen wurde ein komplizierter kongenitaler Herzfehler angenommen.

Bei den restlichen folgenden Zwillingsbeobachtungen ist die Ähnlichkeitsdiagnose nicht gesichert:

D'Allocco (1890): Konkordant. Angeborener Herzfehler bei beiden Partnern. Nähere Angaben waren nicht zu erhalten.

Schmilinsky (1900): ♀, diskordant, 9 Jahre. Partner 1: Gesund. Partner 2: Asphyktisch geboren. Herz liegt rechts. Leicht cyanotisches Aussehen, Trommelschlegelfinger. Nach den klinischen Erscheinungen wurde die Diagnose: Dextrokardie und Persistenz des Ductus Botalli gestellt.

Sachs (1921): Konkordant, wahrscheinlich EZ. Zwei 19jährige Zwillingsschwestern mit anscheinend kongenitaler Mitralstenose. Ein 24jähriger Bruder ebenfalls mit Mitralstenose. Eltern und eine Schwester gesund.

Jones (1927): 3 Paare, diskordant. Verfasser findet bei seinen Untersuchungen über kongenitale Herzkrankheiten in der Kindheit dreimal Zwillinge, von denen jedesmal der eine Partner krank, der andere völlig gesund war.

Bei der *Auswertung der Zwillingsbefunde* ergibt sich folgendes: Von den sicher eineiigen Zwillingspaaren sind nur zwei konkordant, die übrigen fünf völlig diskordant. Ob hier eine Manifestationshemmung vorliegt, oder lediglich Umwelteinflüsse wirksam waren, läßt sich nicht entscheiden. Bei dem Paar von Liebenam, bei dem der eine Partner völlig gesund war, während der andere multiple schwerste Mißbildungen aufwies, wird angenommen, daß lediglich exogene Faktoren für die Entstehung in Frage kommen, z. B. intrauterine Druckwirkung, Raumbeengung durch Zwillingsschwangerschaft, Fruchtwassermangel.

Bei den 4 weiteren Zwillingsfällen mit sicherer Ähnlichkeitsdiagnose handelt es sich um zweieiige, diskordante Paare, die für unsere Überlegungen keine neuen Anhaltspunkte bieten. Ebenso lassen sich die 5 Zwillingspaare mit unklarer Ähnlichkeitsdiagnose nicht weiter für unsere Fragestellung verwerten. Es ist wahrscheinlich, daß sich darunter auch EZ befinden, die dann zum Teil ebenfalls diskordant wären. Bei der Seltenheit und der verhältnismäßig hohen Mortalität angeborener Herzfehler ist es verständlich, daß bisher nicht mehr Zwillinge beobachtet worden sind.

Wenn wir uns nunmehr mit der *Art der Vererbung* befassen, so müssen wir feststellen, daß eine ganze Reihe von Beobachtungen vorliegen, die sehr stark für *Dominanz,* zum mindesten für unregelmäßige Dominanz sprechen, nämlich der Nachweis eines angeborenen Herzfehlers durch mehrere Generationen und in Seitenlinien, sowie die mehrfachen Beobachtungen eines angeborenen Herzfehlers bei Stiefgeschwistern. Wie schon an früherer Stelle ausgeführt wurde, scheinen in manchen Fällen bestimmte krankhafte Erbanlagen bei Geschwistern gemeinsam vorzukommen, in anderen sich dagegen unabhängig voneinander oder nur teilweise zu manifestieren.

Auf der anderen Seite müssen wir aber wegen einer gewissen Häufung von Verwandtenehen auch die Frage der Recessivität erörtern. Wie schon bei unseren familiären Fällen wiederholt Verwandtenehen festgestellt werden konnten, so sind auch bei größeren Sammeluntersuchungen von Einzelfällen verwandtschaftliche Beziehungen der Eltern überdurchschnittlich gehäuft beobachtet worden. Schon Gerhardt (1874) hat auf diese auffällige Erscheinung hingewiesen. Eger (1893) stellte unter 12 Fällen dreimal, Rösler (1928) unter seinen 60 Fällen sechsmal Verwandtenehen fest. Von den Röslerschen Fällen sind aber nur 3 für das vorliegende Problem verwertbar, weil in den 3 anderen Fällen lediglich einer der Eltern des Kranken aus einer Verwandtenehe stammt. Bei den von uns aufgeführten 53 Familien wurde zweimal Blutsverwandtschaft der Eltern (Foster und Medvei und Rösler), also etwa in 4% festgestellt.

Demgegenüber muß erwähnt werden, daß CASSEL (1903) unter 25 Fällen irgendwelche verwandtschaftlichen Beziehungen der Eltern nicht aufdecken konnte.

Zählen wir die Beobachtungen von EGER, RÖSLER und CASSEL zusammen, so erhalten wir unter 97 Einzelfällen sechsmal Verwandtenehen, das wäre etwa 6%. Diese Zahl liegt etwas höher als der von uns oben ermittelte Wert von 4%. LENZ schätzte früher im Durchschnitt für Vetternehen ersten Grades in Deutschland 1%, bei Einbeschließung entfernterer verwandtschaftlicher Beziehungen 2,3%, und kommt neuerdings bei Zugrundelegung der preußischen Großstadtbevölkerung nur auf rund 0,1%. Unsere Zahlen gehen also deutlich über den Durchschnitt hinaus und würden daher für *Recessivität* sprechen. Bei der Annahme recessiver Erbanlagen ließe sich auch das Vorkommen von sporadisch auftretenden kongenitalen Herzfehlern am ehesten erklären.

Nach unseren bisherigen Beobachtungen gewinnen wir demnach den Eindruck, daß angeborene Herzfehler sich sowohl dominant als auch recessiv vererben können. Anhaltspunkte dafür, daß etwa schwere Formen recessiv und leichte Formen dominant vererbt werden, konnten nicht gefunden werden.

Verschiedene Autoren führen nun noch Stammbäume von Kranken mit kongenitalen Vitien an, in denen in der Aszendenz oder bei Geschwistern *erworbene Herzfehler* vorkommen. Solche Familien sind von IRVINE JONES, ATTINGER, FERRANNINI u. a. beschrieben worden. Auch bei den von uns zusammengestellten Sippen finden sich häufig Angaben über „Herzerkrankung" in der Aszendenz. Es handelt sich hier um ein besonders schwer zu klärendes Problem. Verschiedentlich wird von einer kongenitalen kardialen Minderwertigkeit gesprochen, die sich in der Form angeborener und erworbener Herzfehler äußern könne. Derartige Schlüsse aus einzelnen Familien zu ziehen, erscheint uns zu weitgehend, zumal erworbene Herzkrankheiten zu den häufigsten Erkrankungen gehören. Erst an einem großen, statistisch einwandfreien Beobachtungsgut ließen sich derartige Fragen mit genügender Sicherheit klären.

Es gibt allerdings eine recht interessante Beobachtung, die im obigen Sinne verwertet werden könnte. Nach LEWIS kommen in nicht ganz 1% aller Autopsien statt der normalerweise vorhandenen drei Segel nur zwei an den Aortenklappen vor. Ein Fünftel aller Menschen, die diese Anomalie aufweisen, erkrankt an einer infektiösen Endokarditis (Endokarditis lenta). Wir haben hier ein sehr interessantes Beispiel für die Bedeutung einer wohl erblich bedingten Konstitutionsanomalie als Angriffspunkt für eine Infektionskrankheit.

Bei den kongenitalen Mißbildungen des Herzens findet sich nicht selten noch eine *Kombination mit anderen Entwicklungsstörungen.*

Als erster hat STENSON (1671) auf die Kombination eines angeborenen Herzfehlers mit sonstigen Mißbildungen hingewiesen. Er fand bei einer Mißgeburt mit Ventrikel-Septumdefekt, Fehlen des Ductus arteriosus Botalli und Pulmonalstenose, eine Hasenscharte und Bauchspalte. Die vielen Einzelarbeiten, die sich seitdem mit derartigen Beobachtungen befassen, können aber im übrigen an dieser Stelle nicht gebracht werden. Eine gute Zusammenstellung dieser Anomalien findet sich bei VIERORDT, BLUMENFELDT und IRVINE JONES. Es kommen unter anderem an den inneren Organen Situs inversus der Brust- und Bauchorgane, Bronchiektasen, Bauchspalte, Zwerchfelldefekte, Spina bifida, Fehlen einer Niere, Cystennieren, Hufeisennieren, große Nebenniere, Kryptorchismus, Hypospadie, Uterus bicornis, Atresia ani vor. An den Extremitäten finden sich Polydaktylie, Arachnodaktylie, Klumpfuß, Fehlen eines großen Röhrenknochens; ferner wurden Mongolismus, Myxödem, hämolytischer Ikterus, angeborene Taubstummheit, Hasenscharte, Gaumenspalte, Zahnanomalien, angeborene Ptosis beschrieben. Nach VIERORDT treten mindestens 10% der angeborenen Herzkrankheiten mit anderen Mißbildungen zusammen auf.

Besonders erwähnenswert ist das Vorkommen von angeborenen Herzfehlern bei Mongolismus. Bei 60 Kindern mit mongoloider Idiotie fand CASSEL angeborene Herzfehler achtmal, GARROD in 10% seines Krankengutes, v. HOFE bei 15 von 150 Fällen und DOXIADES und PORTIUS bei 17 von 121 kranken Kindern. IRVINE JONES berichtet über 100 Kinder mit angeborenen Herzfehlern, von denen sieben gleichzeitig an mongoloider Idiotie litten. Die in vielen Fällen vorgenommene Sektion ergab unter anderem Transposition der großen Gefäße, Septumdefekte mit fehlender Vorhofscheidewand und Aortenstenose.

In letzter Zeit hat SCHWARZWELLER (1937) unter 60 aus der Literatur gesammelten Fällen von Arachnodaktylie 22 mit kongenitalen Herzfehlern gefunden.

Die mit angeborenen Herzfehlern kombiniert vorkommenden Anomalien betreffen in ihrer Mehrzahl Organe des *Mesoderms und Mesenchyms,* aus denen auch das Herz und die Gefäße sowie der blutbildende Apparat hervorgehen. Bei einem Teil dieser Störungen hat sich eine Erblichkeit nachweisen lassen, was die Annahme einer erblichen Bedingtheit der angeborenen Herzfehler bis zu einem gewissen Grad stützen würde. Man kann auch daran denken, daß sich hier bestimmte krankhafte Erbanlagen auf einer frühembryonalen Stufe manifestieren und dann zu Störungen in verschiedenen Organen und Organsystemen führen. Darin läge dann eine auffallende Ähnlichkeit mit der konstitutionspathologisch gut durchgearbeiteten hämolytischen Konstitution, die ja auch ein Sammelbecken der verschiedensten kombinierten Anomalien und Erbkrankheiten darstellt (GÄNSSLEN).

Für die Erbpflege spielen die schweren angeborenen Herzfehler keine Rolle, weil ihre Träger das Fortpflanzungsalter nicht erreichen. Deswegen kommt eine Sterilisierung wegen einer „schweren erblichen körperlichen Mißbildung" auch nicht in Frage. Dagegen müssen in bestimmten Fällen Bedenken gegen das Eingehen einer Ehe oder gegen die Fortpflanzung erhoben werden, besonders dann, wenn in der Familie des Probanden noch weitere Fälle nachgewiesen werden. Im einzelnen Falle ist unbedingt abzuraten von dem Eingehen einer Verwandtenehe, wenn einer der beiden fraglichen Partner an einem kongenitalen Herzfehler leidet. Aber auch wenn die Ehepartner nicht miteinander verwandt sind, besteht die Gefahr einer kranken Nachkommenschaft. Es sollte dann zum mindest die Kinderzahl beschränkt werden, vor allem dann, wenn 1 oder 2 gesunde Kinder schon vorhanden sind. RÖSLER berichtet von 2 Familien, in denen schon jeweils 1—2 kranke Kinder mit kongenitalen Vitien geboren waren. Er riet den Eltern auf ihre Frage nicht von der weiteren Zeugung ab, weil es unwahrscheinlich sei, daß wieder ein krankes Kind geboren werden könnte, nachdem schon 1—2 kranke Kinder vorhanden seien. Tatsächlich mußten die betreffenden Eltern es dann doch erleben, daß sie noch ein drittes angeboren herzkrankes Kind bekamen.

Auch bei einer Kombination eines angeborenen Herzfehlers mit irgendwelchen anderen Mißbildungen sollte man in der Eheberatung besonders vorsichtig und zurückhaltend sein. Im übrigen kann natürlich jeweils nur im Einzelfall die zweckmäßigste Entscheidung getroffen werden.

2. Situs inversus und Dextrokardie.

Im Anschluß an die eigentlichen Mißbildungen des Herzens sollen auch der Situs inversus und die kongenitale Dextrokardie behandelt werden. Sie gehören zwar streng genommen nicht mehr dazu, haben aber in ihrem vorerst noch wenig geklärten Entwicklungsablauf manches gemeinsam mit bestimmten Herzmißbildungen. Außerdem ist die Dextrokardie häufig kombiniert mit eigentlichen Mißbildungen des Herzens.

a) Situs inversus.

Das Wesen des Situs inversus hat unter anderem SPITZER ausführlich behandelt. Man unterscheidet eine partielle und eine totale Inversion. Eine partielle Inversion der Brustorgane ist fast immer mit Mißbildungen am Herzen und am Ursprung der großen Gefäße verbunden. Der Situs inversus viscerum totalis kommt nach LE WALD in etwa 0,033% der Bevölkerung vor, nach GÜNTHER in etwa 0,014%. Über den Entstehungsmechanismus besteht keine völlige Klarheit. Interessant ist die Tatsache, daß es im Tierexperiment gelungen ist, Situs inversus bei Embryonen von Hühnern (DARESTE) und einigen Amphibien zu erzeugen (SPEMANN und Mitarbeiter), worauf hier nur kurz hingewiesen sei.

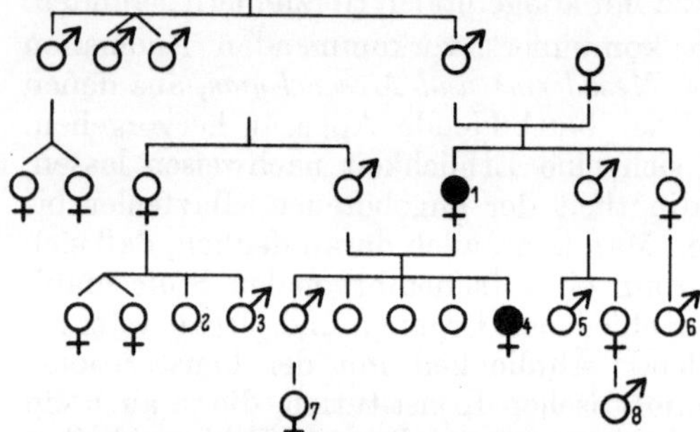

Abb. 13. Situs inversus in zwei Generationen. (Nach MATTISON.)
1: Röntgenologisch bestätigter Situs inversus, 77 J., Rechtshänder. 2: Mehrere Fälle von Linkshändigkeit. 3: Positives Scrotalsymptom. 4: Röntgenologisch bestätigter Situs inversus, 45 J., Rechtshänder. 5—7: Linkshänder. 8: Positives Scrotalsymptom.

Die Frage der Entstehung des Situs inversus hängt eng zusammen mit der Frage der Asymmetrie. Auf dieses schwierige Problem kann aber an dieser Stelle nicht weiter eingegangen werden. Einzelheiten darüber finden sich unter anderem im allgemeinen Teil der „Zwillingstuberkulose" von DIEHL und v. VERSCHUER und im Referat von EUGEN FISCHER auf der Tagung der Deutschen Gesellschaft für Vererbungswissenschaft (1938).

Im Zusammenhang hiermit ist von verschiedenen Autoren vermutet worden, daß Beziehungen zwischen Situs inversus einerseits und Zwillingsbildung, Linkshändigkeit und Tiefstand des rechten Hodens andererseits bestehen, worauf wir gleich noch näher zu sprechen kommen.

Eine gute Zusammenstellung unserer Kenntnisse über die *Heredität des Situs inversus* bringt unter anderem MATTISON; ebenso hat LICHTMAN unter Berücksichtigung einer großen Literatur in seiner Arbeit über isolierte Dextrokardie auch zu dem Problem des Situs inversus Stellung genommen.

Familiäre Fälle von Situs inversus sind in der Literatur insgesamt 19 beschrieben worden. Darunter befinden sich 4 Familien, in denen er durch mehr als eine Generation beobachtet wurde. Die Familien sind in den folgenden Tabellen 3, 4 und Sippentafeln (Abb. 13, 14, 15, 16) zusammengestellt. Wir haben auch den partiellen Situs inversus einbezogen.

Tabelle 3. Familien mit Situs inversus in 2 und 4 Generationen.

Autor	Familienmitglieder	Diagnose
	2 Generationen.	
MEYER-HÜRLIMANN (1916)	1. Vater, 66 Jahre 2. Sohn, $1^1/_2$ Jahre	1. Situs inversus 2. Situs inversus
MATTISON (1933)	1. Mutter, 77 Jahre 2. Tochter, 45 Jahre	1. Situs inversus 2. Situs inversus (Näheres Sippentafel Abb. 13.)
MATSUEDA (1929) (zit. von KOMAI)	1. Vater 2. 2 Söhne	1. } Partieller Situs inversus 2. }
	4 Generationen.	
LANCISI (zit. LICHTMAN, 1931)	4 Generationen	Situs inversus

Tabelle 4. Familien mit Situs inversus bei Geschwistern.

Autor	Familienmitglieder	Diagnose. Klinische Befunde
ROGI (1880)	1. Bruder, 34 Jahre 2. Schwester, 20 Jahre	1. Situs inversus 2. Situs inversus
LÖWENTHAL (1909)	1. Bruder, 21 Jahre 2. Bruder, 19 Jahre	1. Situs inversus 2. Situs inversus
MACKINLAY, REID (1909)	1. Bruder 2. Bruder	1. Situs inversus 2. Situs inversus
LEROUX, LABBÉ, BARRET (1912)	1. Bruder, 13 Jahre 2. Bruder, 7 Jahre	1. Situs inversus 2. Situs inversus
NEUHOF (1913)	1. Bruder 2. Schwester	1. Situs inversus 2. Situs inversus
CURSCHMANN (1919)	1. Vater 2. Mutter 3. Sohn, 22 Jahre 4. Sohn, 21 Jahre 5. Sohn, 20 Jahre 6. Sohn, 18 Jahre 7. Tochter, 17 Jahre	1. Rechtshänder 2. Rechtshänder 3. Rechtshänder 4. Rechtshänder 5. Situs inversus, Linkshänder 6. Rechtshänder 7. Situs inversus, Linkshänder
OCHSENIUS (1920)	1. Bruder, 12 Jahre 2. Bruder, 7 Jahre 3. Eltern	1. Situs inversus, Rechtshänder 2. Situs inversus, Rechtshänder 3. Gesund
GÜNTHER (1923)	1. Schwester, 22 Jahre 2. Schwester, 19 Jahre	1. Situs inversus 2. Situs inversus
HOFMANN (1926)	1. Bruder 2. Schwester 3. 4 weitere Schwestern	1. Situs inversus, positives Scrotalsymptom 2. Situs inversus 3. Gesund
FRÖLICH (1926)	1. Tochter, 4 Jahre 2. Sohn, 3 Jahre 3. Sohn, 2 Jahre 4. 2 weitere Söhne 5. Vater 6. Mutter	1.–3. } Situs inversus 4.–6. } Gesund
OSHIMA (1929) (zit. nach TAKU KOMAI)	3 Brüder (s. Sippentafel, Abb. 14)	Situs inversus
FELDMANN (1935)	1. Kind 2. Kind 3. 2 Söhne 4. 2 Töchter 5. Vater } bluts- 6. Mutter } verwandt	1.–2. } Situs inversus, Rechtshänder 3. Gesund 4. Gesund 5. Gesund 6. Mitralinsuffizienz
MAEKAWA (1927) (zit. nach TAKU KOMAI)	1. Vater 2. Mutter 3. Tochter, 13 Jahre 4. Tochter, 6 Jahre	1. Anscheinend gesund 2. Gesund 3. Situs inversus 4. Dextrokardie
KÖRNER (1937)	1. Bruder 2. Bruder 3. 4 weitere Geschwister 4. 9 Kinder von 1. und 2.	1.–2. } Situs inversus 3. Alle gesund 4. Alle gesund

In der von LANCISI beschriebenen Familie soll Situs inversus sogar in 4 Generationen vorkommen. In den Familien von FRÖLICH und von OSHIMA kommt ein Situs inversus bei 3 Geschwistern vor. In der von MAEKAWA beschriebenen Familie findet sich bei einer Schwester ein totaler Situs inversus, bei der anderen nur eine Dextrokardie, offenbar ein Beweis dafür, daß beide Anomalien genetisch eng zusammen gehören.

Auffallend ist in einigen Familien die bereits erwähnte Häufung von Zwillingsgeburten, Linkshändigkeit und Tiefstand des rechten Hodens. Daneben finden sich aber auch mehrere Familien, in denen diese Beobachtungen nicht gemacht wurden. MATTISON findet in seinen Inversionsfamilien, in denen also lediglich der Proband einen Situs inversus hatte, doppelt soviel eineiige Zwillinge als normalerweise mit 20—25% vorkommen. Seine Zahlen sind aber noch viel zu klein, als daß daraus weitere Schlüsse gezogen werden könnten.

Auch die *Linkshändigkeit* scheint in drei von MATTISON angeführten weiteren Familien von Situs inversus-Probanden, in denen sonst kein weiterer Fall von Situs inversus beobachtet wurde, neben Häufung von Zwillingsgeburten und positivem Scrotalsymptom gehäuft vorzukommen. Ohne damit an dieser Stelle auf die Ursache und Bedeutung der Linkshändigkeit näher eingehen zu wollen, liegt demnach die Vermutung nahe, daß bei Personen mit Situs inversus und in deren Familien die Linkshändigkeit gehäuft auftritt. Umfangreiche statistische Untersuchungen MATTISONs bei 84 Familienmitgliedern von Personen mit Situs inversus haben aber im Vergleich mit 1351 sonstigen Personen (Wehrpflichtige und Schüler) keine verwertbaren Unterschiede ergeben, selbst wenn man die Möglichkeit berücksichtigt, daß eine „maskierte“ Linkshändigkeit vorliegt.

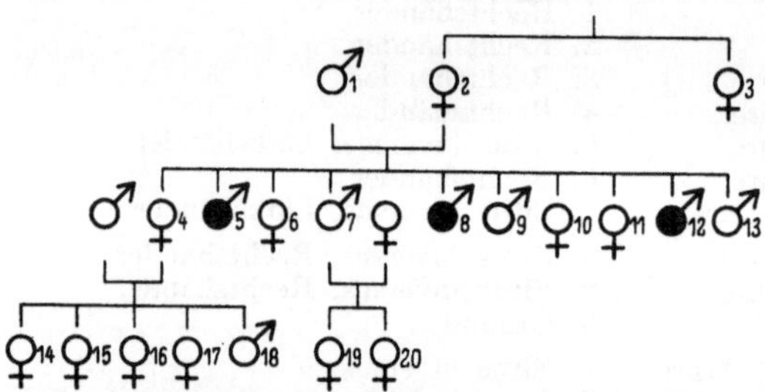

Abb. 14. Situs inversus bei drei Geschwistern. (Nach OSHIMA.) 1: Ärztlich geprüft, gesund, 73 J. 2 und 3: Nicht untersucht, anamnestisch kein Anhalt für Situs inversus. 4: Ärztlich geprüft, gesund, 46 J. 5: Situs inversus, 44 J. 6: Mit 3 J. gestorben. 7: Ärztlich geprüft, gesund, 39 J. 8: Situs inversus, 37 J. 9—11: Sehr früh gestorben. 12: Situs inversus, 34 J. 13—20: Ärztlich geprüft, gesund.

Dagegen konnte die Bedeutung eines *positiven Scrotalsymptoms* sichergestellt werden. EBSTEIN fand unter 36 Fällen von Situs inversus aus der Literatur 28mal Tiefstand des rechten Hodens. Auch LICHTMAN und andere weisen auf die Bedeutung des Scrotalsymptoms hin. Ein von TECCE beschriebener Mann mit Situs inversus hatte 3 Hoden, eine in diesem Zusammenhang vielleicht ganz interessante Beobachtung; sieben seiner Geschwister waren normal.

Bei den von MATTISON untersuchten Mitgliedern der Situs inversus-Familien kommen *Tiefstand des rechten Hodens und Gleichstand beider Hoden* deutlich häufiger vor als bei Kontrollpersonen. Die Unterschiede sind statistisch gesichert. Die genauen Zahlen sind einer Tabelle von MATTISON zu entnehmen:

Tabelle 5. Vorkommen des Scrotalsymptoms in Situs inversus-Familien und bei Wehrpflichtigen. (Nach MATTISON.)

	Anzahl	Tiefstand des rechten Hodens		Beide Hoden gleich		Summe	
		Anzahl	%	Anzahl	%	Anzahl	%
Mitglieder der Situs inversus-Familien . . .	146	22	21,9	23	15,8	55	37,7
Wehrpflichtige	456	55	12,1	54	11,8	109	23,9
Differenz in Prozent . . .			9,8 ± 3,75				13,8 ± 4,48

Auch bei *Zwillingen* ist Situs inversus beobachtet worden. Es handelt sich um folgende 4 Fälle:

REINHARDT (1912): EZ, ♂, konkordant, 20 Jahre. Beide Rechtshänder und bei beiden positives Scrotalsymptom. Bei beiden röntgenologisch bestätigter Situs inversus totalis. Näheres siehe Sippentafel (Abb. 15).

PEZZI und CARUGATI (1924): EZ, konkordant, erwachsen. Bei beiden Dextrokardie (röntgenologisch bestätigt) und wahrscheinlich kompletter Situs inversus. Im Elektrokardiogramm Richtung der Zacken in Ableitung I und III vertauscht.

DUBREUIL-CHAMBARDEL (1927): Anscheinend EZ, diskordant. Partner 1: Röntgenologisch bestätigter Situs inversus. Partner 2: Herz normal. Hasenscharte bei beiden, bei dem einen rechts, bei dem anderen links.

BARON (1825): EZ, diskordant. Partner 1: Gesund. Partner 2: Situs inversus.

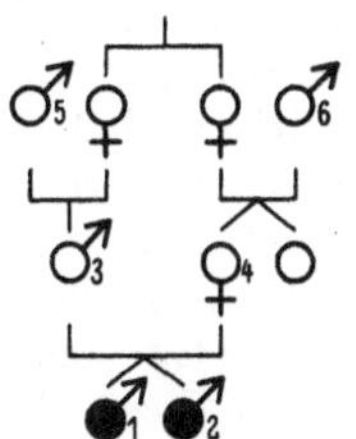

Abb. 15. Situs inversus bei Zwillingen und Verwandtenehe. (Nach REINHARDT.) 1 und 2: EZ, 20 J., mit röntgenologisch bestätigtem Situs inversus. Beide sind Rechtshänder und zeigen positives Scrotalsymptom. 3: Trinker. 4: Alkoholikerin, an Lungentuberkulose gestorben. 5 und 6: Blutsverwandt.

Die beiden ersten Fälle sind eindeutig konkordant. Die Konkordanz eines Situs inversus bei EZ spricht sehr stark gegen die Hypothese, daß seine Entstehung auf eine Zwillingsbildung zurückzuführen sei, bei der der eine spiegelbildliche Partner ohne einen Situs inversus nicht zur Entwicklung gekommen sei. Der dritte Fall ist nur teilweise konkordant. Die Ausbildung einer Hasenscharte weist darauf hin, daß auch noch andere Mißbildungen bei einem Situs inversus vorkommen können, worauf wir an späterer Stelle noch des näheren eingehen werden. Der Fall von BARON ist aus historischem Interesse mit angeführt; die Angaben sind zu ungenau, als daß wir sie mit Sicherheit verwerten können.

Zur Frage nach der *Art der Vererbung* läßt sich sagen, daß mehrere von den vorhin beschriebenen Familien, in denen der Situs inversus durch 2 und 4 Generationen hindurch beobachtet wurde, eindeutig für Dominanz sprechen. *Verwandtenehen* kommen in den von REINHARDT (1912) und von FELDMANN (1935) beschriebenen Familien vor (Abb. 15, 16). Zwei von F. LANGE als Beispiel für Verwandtenehen mitgeteilte isolierte Fälle von Situs inversus, deren Mütter Basen waren, können in diesem Falle nicht verwertet werden, weil ja lediglich die Mütter blutsverwandt waren. Allenfalls könnte diese Beobachtung für unregelmäßige Dominanz sprechen. Leider liegen keine weiteren verwertbaren Beobachtungen über die Häufigkeit von Verwandtenehen vor, so daß eine Entscheidung, ob eventuell auch ein recessiver Erbgang in Frage kommt, nicht möglich ist.

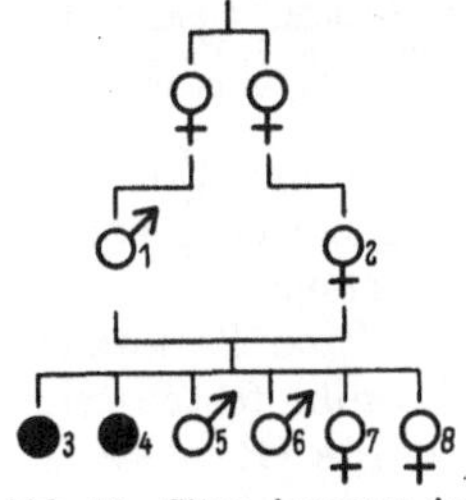

Abb. 16. Situs inversus in einer Generation und Verwandtenehe. (Nach FELDMANN.) 1: Gesund. 2: Mitralinsuffizienz (rheumatischer Genese). 3: Situs inversus, rechtshändig. 4: Situs inversus, rechtshändig. 5—8: Gesund.

Die Häufung eines *positiven Scrotalsymptoms* bei Menschen mit Situs inversus und in deren Familien läßt daran denken, daß es sich bei der Ausbildung dieses Symptoms um eine Teilmanifestation der Erbanlagen oder nach WEITZ um eine Manifestation in heterozygotem Zustand handelt. Auch hier bedarf es aber weiterer eingehender Familien- und Zwillingsbeobachtungen.

Die Kombination des Situs inversus mit anderen Mißbildungen wird bei der Dextrokardie im nächsten Abschnitt behandelt.

b) Dextrokardie.

Von der normalen Sinistrokardie über die Mesokardie bis zur regelrechten Dextrokardie gibt es alle Übergänge. Sie kann als Symptom eines Situs inversus viscerum totalis und als isolierte kongenitale Dextrokardie vorkommen. In einigen Fällen liegt lediglich eine Rechtsverlagerung des Herzens mit Beibehaltung seiner Achse vor, so daß die Spitze wie auch normalerweise nach links, die Basis nach rechts gerichtet ist. Bei den übrigen Formen handelt es sich um eine gegenüber der Norm mehr oder weniger spiegelbildliche Anordnung des ganzen Herzens oder einzelner Teile. Schließlich entsteht nach Spitzer in manchen Fällen eine Rechtsverlagerung des Herzens (Dextroversio), die durch eine entwicklungsgeschichtlich bedingte Drehung oder Pendelung des Herzens verursacht wird.

Eine Dextrokardie kann auch erworben sein durch bestimmte Prozesse innerhalb des Brustraums, z. B. durch Lungenschrumpfung infolge Pneumonie, Pleuritis und Tuberkulose, ferner durch Pleuraexsudate oder Tumoren. Diese erworbene Form, die uns in diesem Rahmen natürlich nicht beschäftigt, bezeichnet man auch als Dextropositio; hier liegt lediglich eine annähernd parallele Verschiebung des Herzens nach links vor.

Die letzte zusammenfassende Arbeit über die *Erblichkeit der isolierten kongenitalen Dextrokardie* stammt von Ostertag und Spaich (1936). Eine sehr ausführliche Darstellung des gesamten Gebietes mit einer guten Literaturübersicht bringen außerdem noch Spitzer, Rösler, Lichtman, Schlesinger und Fontana u. a.

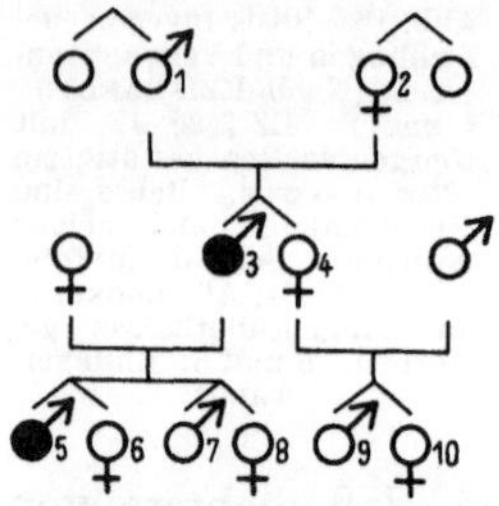

Familiäres Vorkommen von isolierter kongenitaler Dextrokardie ist nur in einem sicheren Fall durch 2 Generationen von Doolittle (1907) beschrieben worden, der als Sippentafel in Abb. 17 gezeigt wird. Eine Veröffentlichung über gleichzeitiges Auftreten bei Geschwistern konnte in der Literatur nicht gefunden werden. Soweit auf Grund dieser einen familiären Beobachtung ein Urteil erlaubt ist, scheint sich die isolierte kongenitale Dextrokardie *dominant* zu vererben.

Auffallend ist in der Familie von Doolittle die Häufung von Zwillingsgeburten. Auch in sonstigen Dextrokardiefamilien, in denen außer den Probanden kein weiterer Angehöriger eine Dextrokardie zu haben scheint, kommen Zwillingsgeburten gehäuft vor. Wahrscheinlich täuschen diese Beobachtungen aber nur eine Häufung vor und sind ebensowenig von Bedeutung, wie die entsprechenden Beobachtungen beim Situs inversus.

Abb. 17. Kongenitale Dextrokardie in zwei Generationen. (Nach Doolittle.) 1 und 2: Gesund. 3: Isolierte kongenitale Dextrokardie, 41 J. Als Kind linkshändig, später beidhändig. 4: Gesund. 5: Dextrokardie. 6: Gesund. 7 und 8: Fehlgeburt im 7. Monat. 9 und 10: Sollen gesund sein.

Eine *Verwandtenehe* konnte nur in einer einzigen von Rösler beschriebenen Familie festgestellt werden, die schon bei den kongenitalen Herzfehlern erwähnt wurde (Rösler, Familie 1, 1930 und 1932). Offenbar ist aber in der Literatur auf das Vorkommen von Verwandtenehen auch nicht besonders geachtet worden, so daß dieses negative Ergebnis zunächst noch nicht als bedeutungsvoll gewertet werden darf.

Verschiedene Autoren, unter anderem Mosler, Gruss, Baumgarth, Neumann und Lichtman fanden in Familien von Personen mit Dextrokardie häufig *Herzkrankheiten*. Die Angaben sind aber im allgemeinen so ungenau, daß bei der Häufigkeit von Herzkrankheiten derartige Beobachtungen, ähnlich wie bei den Familien mit kongenitalen Herzmißbildungen, nicht verwertet werden können.

Im Gegensatz zu der Seltenheit familiären Vorkommens gibt es 8 *Zwillingspaare* mit Dextrokardie, darunter 2 Doppelbildungen, 3 getrennte EZ, 2 PZ und ein unbestimmter Fall. Eine Spezialdiagnose für die besondere Art der Dextrokardie ist leider nur bei einem Teil der Paare angegeben. Interessanterweise sind sämtliche 8 Paare diskordant. Diese Tatsache ist im Hinblick auf den Entstehungsmechanismus der isolierten kongenitalen Dextrokardie vielleicht bedeutungsvoll. Weitere Schlüsse über die Art der Vererbung lassen sich aus diesen Ergebnissen vorerst noch nicht ziehen. Im einzelnen handelt es sich um folgende Fälle:

ALLEN und PANKOAST (1875): Doppelbildung, diskordant (die sog. „Siamesischen Zwillinge"): Der eine Partner hatte eine Dextrokardie. Da nur eine teilweise Obduktion vorgenommen wurde, konnte nicht mit Sicherheit festgestellt werden, ob außer der Dextrokardie auch ein Situs inversus vorlag.

CHAPOT und PRÉVOST (1901): Doppelbildung, diskordant. Die 8jährigen Thorakopagen Maria und Rosalina. Bei einer Trennungsoperation starb Maria. Sektion: Normaler Situs, bei Rosalina röntgenologisch Dextrokardie, anscheinend kein Situs inversus.

SCHOTT (1891): EZ, diskordant, 45 Jahre. Partner 1: Auf Grund des physikalischen Befundes Dextrokardie, Herzspitze nach rechts außen verlagert. Kein Anhalt für Situs inversus viscerum totalis oder für sonstige kongenitale Herzveränderungen. Partner 2: Völlig normale Verhältnisse.

PALTAUF (1901): EZ, diskordant, 7 Monate. Bei einer 7 Monate alten Zwillingsfrucht mit allgemeinem Hydrops bestand eine Rechtswendung des Herzens bei sonst völlig normal gebildetem Herzen ohne Gefäßanomalie. Es handelte sich um einen „homologen", also vermutlich eineiigen Zwilling. Offenbar war die Rechtswendung des Herzens durch den allgemeinen Hydrops hervorgerufen.

OSTERTAG und SPAICH (1936): EZ, ♀, diskordant, 28 Jahre. Partner 1: Völlig normale Verhältnisse. Röntgenologisch o. B. Partner 2: Schon mit 7 Jahren Rechtslage des Herzens festgestellt. Abgesehen von der Rechtslage kein pathologischer Befund, auch völlig normales Elektrokardiogramm. Röntgenologisch: Die Herzspitze ist nach rechts gerichtet, der Aortenknopf scheint dabei nach links vorzuspringen. Unter dem Aortenknopf befindet sich ein stark vorspringender Bogen, der wohl dem linken Vorhof entsprechen dürfte. Nach Kontrastdarstellung des Magens und Darms kein Situs inversus.

DOOLITTLE (1907): Fall 1: PZ, diskordant, 41 Jahre. Bruder mit isolierter kongenitaler Dextrokardie. Schwester gesund. Fall 2: PZ, diskordant, 4 Jahre. Bruder mit isolierter kongenitaler Dextrokardie. Schwester gesund.

SCHMILINSKY (1900): EZ oder ZZ, ♀, diskordant, 9 Jahre. Partner 1: gesund. Partner 2: Dextrokardie, Persistenz des Ductus Botalli. (Einzelheiten auf S. 211.)

Fassen wir das *Ergebnis* unserer Untersuchungen *über die Erblichkeit* der isolierten kongenitalen Dextrokardie zusammen, so kommen wir zu dem Schluß, daß in manchen Fällen ein *dominanter Erbgang vorzuliegen scheint*. Im übrigen aber ist es vorerst noch nicht möglich, etwas Näheres über die Art der Vererbung auszusagen.

Zum Schluß sei noch auf die *Kombinationen mit anderen Mißbildungen* der verschiedensten Art hingewiesen, die ähnlich wie bei den kongenitalen Herzmißbildungen auch bei der Dextrokardie bzw. dem Situs inversus totalis in großer Anzahl gefunden werden. Eine Zusammenstellung der vorhandenen einschlägigen Literatur bringt LICHTMAN (1931). Es wurden Mißbildungen der Lunge, Vorfall des Zwerchfells, Hemihypertrophie der rechten Gesichtshälfte, verschiedene Skeletanomalien und andere beobachtet. Interessant in diesem Zusammenhang sind von KARTAGENER beschriebene und von NÜSSEL und HELBACH sowie von BEHRMANN bestätigte Beobachtungen über eine Symptomentrias Situs inversus, Bronchiektasen und Polyposis nasi.

Im großen und ganzen handelt es sich hier um ähnliche Mißbildungen wie bei den kongenitalen Herzfehlern. Auch die pathogenetische und erbbiologische Bedeutung dieser Kombinationen dürfte der entsprechen, die wir bereits bei Behandlung der kongenitalen Herzfehler erwogen haben.

Beide Anomalien, der Situs inversus sowohl wie die kongenitale isolierte Dextrokardie, bedeuten für ihre Träger in keiner Weise eine Beeinträchtigung ihrer Gesundheit. Sie sind daher für *rassenhygienische* Erörterungen gegenstandslos.

III. Die übrigen Erkrankungen des Herzens.

Eine systematische Darstellung der Erblichkeit der übrigen Erkrankungen des Herzens stößt auf besondere Schwierigkeiten, weil es ein einigermaßen befriedigendes *Einteilungsprinzip* nicht gibt. Die übliche klinische Einteilung beruht teils auf ätiologischen, teils auf charakteristischen klinischen Gesichtspunkten. Bei einer erbpathologischen Betrachtungsweise müßten wir nach allgemeinen ätiologischen Faktoren und ihrer speziellen Auswirkung in bestimmten Organsystemen, Einzelorganen oder auch Teilen von Organen (z. B. Nervensystem der Coronargefäße des Herzens) vorgehen können. Das ist aber bei dem heutigen Stand unseres pathogenetischen Wissens und der Unvollkommenheit des vorhandenen erbpathologischen Beobachtungsgutes nur in großen Zügen und vorwiegend theoretisch möglich. Wenn wir versuchen, unter diesen Umständen unserer Aufgabe gerecht zu werden, dann ergibt sich folgende Behandlungsweise des in Frage kommenden Stoffes.

Im einzelnen gehören in den Kreis unserer Betrachtungen *die erworbenen Herzklappenfehler* mit ihren häufigsten Ausgangskrankheiten Angina, Gelenkrheumatismus und Endokarditis, ferner die *Myokardschädigungen* insbesondere die Myokarditis und die Myodegeneratio cordis, weiter die *Coronarerkrankungen*, Coronarsklerose, Coronarthrombose und Angina pectoris, dann die *Störungen des Rhythmus und der Frequenz*, die Reizbildungs- und Reizleitungsstörungen sowie die paroxysmale Tachykardie und die Herzneurose, und schließlich die *Erkrankungen des Perikards*.

Allgemeine ätiologische Vorbemerkungen. Ehe wir an die klinische und erbbiologische Besprechung dieser Krankheitsbilder herangehen, soll noch auf die vier wesentlichen ätiologischen Krankheitsvorgänge, nämlich auf die degenerativen, insbesondere atherosklerotischen Prozesse, die bakteriell toxischen Schädigungen, insbesondere die rheumatische Infektion, die „nervösen" Einflüsse und auf die teils noch unter die normale Variationsbreite fallenden Störungen der nachgeburtlichen Entwicklung, insbesondere das Tropfenherz und das hypoplastische Herz, sowie das Wachstums- und das Altersherz hingewiesen werden, weil sie für unsere Fragestellung von Bedeutung sind.

Neben den rheumatischen und sonstigen Infektionen sind *degenerative, insbesondere atherosklerotische Prozesse* die häufigste Ursache für die Entstehung von Herzleiden. Schon in den mittleren Lebensjahren kommt es an verschiedenen Stellen zu derartigen Veränderungen. Mit besonderer Vorliebe werden die Aorta und die Kranzgefäße des Herzens befallen. Am Herzmuskel beobachten wir eine zunehmende Ablagerung des braunen Abnutzungspigmentes. Auch fallen infolge ischämischer Störungen mehr und mehr Muskelfasern degenerativen Veränderungen anheim. Im Zusammenhang damit kommt es zu einem Nachlassen in der Elastizität der Muskulatur, die sich in einer Überdehnung äußern kann. Als Ausgleichsvorgang entwickelt sich in der Regel eine Hypertrophie, die aber schließlich nicht mehr ausreicht, die Kompensation aufrecht zu erhalten.

Zu den hier in Betracht kommenden Schädigungen des Herz- und Kreislaufapparates gehören die Aortensklerose, die sklerotischen Veränderungen des Endokards und die Coronarsklerose mit nachfolgender Myodegeneratio cordis. Da die sklerotischen Vorgänge des Endokards sich im wesentlichen im Bereich des Klappenapparates abspielen, spricht man auch von einer valvulären Sklerose, die ähnlich wie die Endokarditis zu Herzklappenfehlern führen kann. Im Einzelfall lassen sich diese verschiedenen Störungen nicht immer scharf voneinander trennen, weil sie oft miteinander kombiniert sind; das ist auch aus entwicklungsgeschichtlichen Gründen wohl verständlich.

Das *erbbiologische* Problem ist hier darin zu suchen, inwieweit eine allgemeine erbliche Bereitschaft, bzw. eine besondere lokale erbliche Disposition bestimmter Teile des Herzens (Coronargefäße, Klappen) zur Entstehung einer Atherosklerose in Frage kommt. Die an späterer Stelle aufgeführten Ergebnisse der Familien- und Zwillingsforschung können uns wenigstens in geringem Maße darüber Aufschluß geben.

Wenden wir uns nun den *bakteriell toxischen Schädigungen* zu, so kann die Mehrzahl der Infektionskrankheiten wie Diphtherie, Scharlach, Typhus und

Lues zu Erkrankungen am Herz- und Gefäßapparat führen. Soweit bei diesen Infektionskrankheiten eine unter anderem durch umfangreiche Zwillingsuntersuchungen nachgewiesene und in einem besonderen Kapitel dieses Handbuches (Degkwitz und Kirchmaier) behandelte erbliche Bereitschaft vorhanden ist, spielt diese indirekt auch bei der Vererbung der nachfolgenden Herzerkrankungen eine gewisse Rolle.

Zu den wichtigsten Entstehungsursachen auf bakteriell toxischer Grundlage gehört der *rheumatische Infekt*. Die Frage nach der Natur und der Genese der rheumatischen Erkrankungen ist heute noch keineswegs geklärt. Ein Teil der Autoren faßt den Rheumatismus als eine spezifische Infektionskrankheit mit vorläufig noch unbekanntem Erreger auf (Fahr). Bei anderen Autoren gilt der Erreger (Streptokokken, Tuberkelbacillen) als bekannt, kann aber nach ihrer Ansicht nur bei einer bestimmten Reaktionslage des Körpers rheumatische Erkrankungen hervorrufen. Eine besondere Förderung hat dieses Problem durch die Hyperergielehre von Rössle und Hueck, die dann von Klinge weiter ausgebaut wurde, erfahren. Soweit wir uns bei den weiteren Ausführungen diese Auffassung zu eigen machen, müssen wir uns klar darüber sein, daß es sich hier vorerst noch nicht um gesicherte Tatsachen handelt und daher auch unsere erbpathologischen Schlußfolgerungen noch hypothetischer Natur sein müssen.

Nach Rössle, Hueck und Klinge ist der Rheumatismus als eine besondere allergische Reaktion im Sinne einer Hyperergie gegenüber bestimmten Antigenen (artfremdes Eiweiß von Bakterien und ihren Toxinen) aufzufassen. Die Abwehrvorgänge des Organismus spielen sich nicht nur wie gewöhnlich bei Infekten am reticuloendothelialen System, sondern am gesamten Mesenchym ab. Dementsprechend kommt es auch beim Gefäß- und Bindegewebsapparat, unter anderem an Herz und Gelenken zu bestimmten charakteristischen Reaktionserscheinungen, z. B. zu dem bekannten subendokardialen Granulom Aschoffs (Aschoffsches Knötchen). Der Ausgangspunkt für die Entstehung von Antigenen ist hier mit überwiegender Mehrheit in Infektionsherden im Bereich der Mundhöhle und des Rachens (Fokalinfektion) zu suchen.

Im einzelnen kann sich nun unter anderem das Bild des Gelenkrheumatismus sowie der rheumatischen Endokarditis, der Myokarditis mit Beteiligung des Reizleitungssystems und der Perikarditis entwickeln. Natürlich treten diese Erkrankungen nicht immer isoliert auf, häufig geht eine Endokarditis mit einer Myokarditis einher oder auch eine Myokarditis mit einer Perikarditis, oder sind in Form einer Pankarditis alle drei Herzteile befallen. Nach Brugsch ist ungefähr ein Drittel der Herzkrankheiten rheumatischer Natur. Unter ihnen steht der akute Gelenkrheumatismus mit seinen Folgeerscheinungen an erster Stelle. Klinisch wichtig ist die Unterscheidung in akute, subakute und chronische Formen.

Erbbiologisch gesehen handelt es sich nun um das Problem, warum nur ein Teil der großen Zahl von Menschen mit einer Fokalinfektion von einer derartigen rheumatischen Erkrankung befallen wird. Sicher sind dabei Umweltschäden der verschiedensten Art, Erkältungen, Durchnässungen, Erschöpfungen und dergleichen von entscheidender Bedeutung. Daneben ist aber vermutlich ein nicht unwichtiger Faktor die besondere konstitutionelle Bereitschaft, auf den auslösenden Infekt „hyperergisch“ oder unverbindlicher gesagt „rheumatisch“ zu reagieren.

Wie wir später noch näher ausführen, spielt bei dieser konstitutionellen Bereitschaft eine erbliche Veranlagung eine nicht unwesentliche Rolle. Fraglich bleibt aber bisher, wie diese erbliche Veranlagung sich im einzelnen auswirkt. Aus Familien- und Zwillingsuntersuchungen, insbesondere von Hanhart, geht hervor, daß bei den sog. allergischen Krankheiten, die im wesentlichen auf einer hyperergischen Reaktion der Vasomotoren der Haut und der Schleimhäute beruhen, eine erbliche Disposition ganz deutlich beteiligt ist. Ob irgendwelche Beziehungen zwischen der erblichen Disposition zu den sog. allergischen Krankheiten und derjenigen zu der rheumatischen Hyperergie bestehen, bleibt vorerst noch ungewiß. Nach den klinischen Beobachtungen wird außer der allgemeinen Bereitschaft die Annahme einer besonderen lokalen erblich bedingten Disposition nahegelegt, die an der Entwicklung einer bestimmten rheumatischen Herzerkrankung beteiligt ist. Dafür würde z. B. das familiäre Befallensein ganz bestimmter Klappen sprechen.

Als drittes ätiologisches Moment spielen „*nervöse Einflüsse*" eine nicht unwesentliche Rolle bei vielen krankhaften Störungen des Herzens. Hierzu gehören abnorme Zustände im vegetativen Nervensystem in seiner Gesamtheit und speziell im Bereich der das Herz und den Kreislauf selbst versorgenden Anteile des Vagus und Sympathicus. Da das vegetative Nervensystem in engster Wechselbeziehung zu den endokrinen Drüsen steht, können diese ihrerseits die Funktion des Herzens weitgehend beeinflussen (Basedow, Klimakterium usw.). Neben der konstitutionellen Anlage können Umwelteinflüsse (Genußgifte, wie Nicotin, Art der Ernährung, Klima, Beruf usw.) zu wichtigen ursächlichen Faktoren werden. Schließlich führen rein psychische Vorgänge, wie z. B. Angstzustände und Depressionen zu subjektiv sehr unangenehm empfundenen Störungen der Herztätigkeit. Differentialdiagnostisch besteht in solchen Fällen die Möglichkeit, daß geringfügige organische Veränderungen der verschiedensten Art (Gumma, Myokardschwiele usw.) Teile des Reizleitungssystems in Mitleidenschaft ziehen und zu Störungen der Herztätigkeit führen. Wir sehen also, daß die sog. „nervösen" Herzstörungen ihrem Wesen nach sehr verschiedenartiger Natur sind und sich im Einzelfall die ätiologischen Ursachen oft nur schwer auseinander halten lassen.

Die *erblichen* Grundlagen dieser Störungen dürften demnach in einer abnormen Reaktionsbereitschaft des vegetativen Systems und einer besonderen seelischen Struktur zu suchen sein.

Schließlich wollen wir noch auf die Störungen der *nachgeburtlichen Entwicklung* des Herzens eingehen. Auch sie sind in mehr oder weniger starkem Maße an der Ausbildung bestimmter Krankheitsbilder beteiligt und daher für eine erbpathologische Betrachtungsweise ebenfalls von Bedeutung. Bekanntlich vollzieht sich das Wachstum in bestimmten Perioden, innerhalb deren sich bald das eine, bald das andere Organsystem stärker entwickelt. Von diesen unterschiedlichen Wachstumsvorgängen werden auch das Herz und der gesamte Kreislauf, insbesondere Größe, Form und Lage des Herzens betroffen (vgl. Brugsch, Edens, Frey u. a.). Soweit es sich hier um physiologische Unterschiede handelt, wurden sie schon bei der Vererbung der normalen Eigenschaften besprochen.

Zu den mehr in das Abnorme hinüberreichenden Störungen der Herzentwicklung gehören das Tropfenherz (Cor pendulum) und das hypoplastische Herz sowie das Wachstumsherz (Cor adulescentium). Das *Tropfenherz* findet sich fast ausschließlich bei Menschen mit asthenischem Habitus und stellt weniger eine auf das Herz beschränkte Entwicklungsstörung, als vielmehr ein besonderes Symptom in dem gesamten Komplex des asthenischen Habitus dar, dessen Erblichkeit an anderer Stelle behandelt wird (Hanhart). Hierher gehörig ist auch das sog. „*hypoplastische Herz*", das häufig mit einer etwas engen Aorta (Aorta angusta) kombiniert ist. Das *Wachstumsherz* (Cor adulescentium) beruht wahrscheinlich auf einer relativen Entwicklungshemmung der Kreislauforgane gegenüber dem besonders schnell sich entwickelnden jugendlichen Organismus während der Pubertätszeit, die sich im allgemeinen nach einigen Jahren wieder ausgleicht.

Das *Altersherz,* wie überhaupt die Altersveränderungen des Kreislaufs, sind eng gebunden an die mehr oder weniger pathologischen Vorgänge der Arteriosklerose. Klinisch ist es oft kaum möglich, normale „physiologische" Altersveränderungen von pathologischen zu trennen.

Im Einzelfalle gibt es sicher Kombinationen und Übergänge dieser verschiedenen Störungen, die eine Trennung unmöglich machen. Dazu kommt, daß sicherlich oft rein funktionelle und „nervöse" Störungen als beeinträchtigende Faktoren mitspielen. Daß an der Entstehung dieser nachgeburtlichen Entwicklungsstörungen auch *Erbanlagen* beteiligt sind, kann als sicher angenommen werden und muß daher bei erbpathologischen Untersuchungen und ihrer Auswertung mit berücksichtigt werden.

Wir gehen jetzt zur Besprechung der einzelnen klinischen Krankheitsbilder und der Ergebnisse über ihre Erblichkeit auf Grund von Familien- und Zwillingsuntersuchungen über.

1. Die erworbenen Herzklappenfehler.

Ein erworbener Herzklappenfehler besteht entweder in einer Schlußunfähigkeit (Insuffizienz) oder in einer Verengerung (Stenose) der Klappen oder auch in einer Kombination von beiden. Die Ursache eines erworbenen Klappenfehlers ist in erster Linie eine Endokarditis. Daneben können auch die Arteriosklerose und die Lues, ganz selten auch einmal ein Trauma zur Ausbildung eines Klappenfehlers führen.

Die Endokarditis tritt meist im Verlauf eines akuten Gelenkrheumatismus oder einer Chorea minor als rheumatische Endokarditis auf. Beim Zustandekommen dieser Erkrankungen spielt die Fokalinfektion in der Regel eine wichtige Rolle. Neben dem Gelenkrheumatismus und der Chorea minor können auch zahlreiche andere Infektionskrankheiten in etwa 1—3% der Fälle zu einer Endokarditis führen. Es handelt sich also hier um eine gleichartige Reaktion des Endokards, speziell des Klappenapparates auf die verschiedensten Infekte. Neben der Endocarditis verrucosa gibt es eine Endocarditis ulcerosa, die vor allem bei septischen Erkrankungen vorkommt. Eine besondere, chronisch verlaufende septische Form ist die Endocarditis lenta mit dem Streptococcus viridans als Erreger, deren Prognose fast immer infaust ist.

Die *Häufigkeit* der Klappenfehler beträgt schätzungsweise 1—2% der Aufnahmen in den Krankenhäusern. Nach MORAWITZ sterben etwa 10% der Menschen unmittelbar oder mittelbar an Klappenfehlern. Bei Sektionen ist die Häufigkeit wesentlich größer, weil Klappenfehler sehr oft keine deutlichen klinischen Erscheinungen machen und deshalb der Diagnose entgehen können.

Ihrer Häufigkeit im einzelnen nach aufgezählt haben wir nach KÜLBS an erster Stelle die Mitralfehler (37—65%), dann die Aortenfehler (18—25%), kombinierte Aorten- und Mitralfehler (7—24%) und die übrigen Klappenfehler mit 9—25%.

Während früher die *Mitralinsuffizienz* als der häufigste Herzfehler angesehen wurde, scheint sie nach neueren Erkenntnissen in Wirklichkeit kaum häufiger zu sein als die *Mitralstenose.* Ätiologisch spielt die Endokarditis bei beiden Herzfehlern in erster Linie eine Rolle. Für die *Aorteninsuffizienz* ist bei jüngeren Leuten vorwiegend eine Endokarditis die Ursache, bei älteren eine Lues oder eine Arteriosklerose der Aorta. Auch die *Aortenstenose* kann durch eine Endokarditis, Lues oder Arteriosklerose bedingt sein.

Die *Tricuspidalinsuffizienz* ist ein recht seltener Herzfehler, der meist durch Überdehnung des rechten Herzens bei Stauung entsteht und nur ausnahmsweise durch eine Endokarditis bedingt ist. Die *Tricuspidalstenose, Pulmonalinsuffizienz* und *Pulmonalstenose* spielen als erworbene Klappenfehler praktisch kaum eine Rolle.

Als Herzklappenfehler besonderer Art ist von Duroziez im Jahre 1862 eine reine, d. h. ohne Insuffizienz einhergehende Form der Mitralstenose abgegrenzt worden. Da für solche Fälle immer wieder die konstitutionelle Natur betont wurde, müssen wir in diesem Rahmen näher darauf eingehen. Klinisch sind sie dadurch gekennzeichnet, daß der Klappenfehler fast ausschließlich bei Mädchen in den Entwicklungsjahren und bei jungen Frauen gefunden wird. Zumeist weisen die Patienten bei asthenischem Habitus mehr oder weniger ausgeprägte infantilistische Züge auf. In den Klagen treten eigentliche subjektive Zeichen der Kreislaufdekompensation in den Hintergrund, oft werden neben allgemeiner Abgeschlagenheit dyspeptische Beschwerden angegeben. Von besonderer Bedeutung für die von manchen Autoren angestrebte Sonderstellung des Krankheitsbildes ist der Umstand, daß in der Anamnese rheumatische Erkrankungen völlig vermißt werden. Tatsächlich bekommt man nicht selten derartige Kranke zu Gesicht; es sind aber inzwischen Zweifel an den früher geäußerten pathogenetischen Erklärungsversuchen aufgetaucht.

Um die Jahrhundertwende haben insbesondere französische Autoren dieser Form der Mitralstenose eine erhöhte Aufmerksamkeit gewidmet. Duroziez, Ferrannini („infantilismo mitralico"), Pawlinow („kongenitale Mitralstenose") und andere waren der Ansicht, daß hier eine vielleicht sogar erbliche Anlage zugrunde läge, und die sonstigen ätiologischen Faktoren bei der Entstehung von Klappenfehlern keine Rolle spielten. Külbs meint, daß es berechtigt sei, diesen Klappenfehler als Hemmungsmißbildung anzusehen. Hierfür schienen nicht nur die gleichzeitig bestehende allgemeine körperliche Entwicklungshemmung und das völlige Fehlen rheumatischer Leiden in der Vorgeschichte zu sprechen, sondern vor allem auch die pathologisch-anatomischen Veränderungen an den Klappen. Man findet verdickte, oft verwachsene aber glatte Mitralklappen mit verdickten und retrahierten Sehnenfäden, die zu einer trichterförmigen Stenose des Mitralostiums führen (Frey). Gegen die Annahme einer angeborenen und vielleicht erblich bedingten Hemmungsmißbildung macht Frey den Einwand, daß es dann aus entwicklungsgeschichtlichen Gründen zu einer Insuffizienz der Mitralklappe kommen müßte. Manche Autoren halten eine ätiologische Aufklärung der Duroziezschen Krankheit wegen mangelnder zuverlässiger Unterlagen vorläufig für unmöglich. Von Potain, Chauffard u. a. ist eine tuberkulöse oder luische Endokarditis im frühesten Kindesalter und von Brugsch eine früh einsetzende Arteriosklerose des Mitralklappenrings, z. T. also eine erworbene Entstehungsursache in Betracht gezogen worden. Frey weist ferner darauf hin, daß das Fehlen deutlicher endokarditischer Zeichen nicht gegen entzündliche Vorgänge an den Klappen in früheren Stadien spräche. Auch ist das Fehlen rheumatischer Erkrankungen in der Anamnese von Kranken, die autoptisch sichere rheumatische Veränderungen an den Klappen aufweisen keine Seltenheit; und schließlich könnte nach Frey die allgemeine körperliche Entwicklungshemmung auch als Folge der langdauernden schlechten Blutversorgung der Organe bei früh einsetzender Mitralstenose angesehen werden.

Bisher liegt nur eine Beobachtung von Sachs über familiäres Vorkommen von „angeborener Mitralstenose" bei zwei nicht näher bestimmten Zwillingsschwestern und deren Bruder mit der Feststellung der Herzfehler im Alter von 3, 8 und 16 Jahren vor. Sachs betont, daß seine Fälle gegen die endokarditische Genese und für die Auffassung der Duroziezschen Krankheit als einer Hemmungsmißbildung sprächen. Da aber in diesen Fällen die Diagnose bereits in frühester Jugend gestellt wurde, haben wir Bedenken hier auf die Beobachtung Bezug zu nehmen und möchten sie eher als angeborene Mitralstenosen auffassen. Was die Deutung der Duroziezschen Krankheit anlangt, so erscheint es nach den bisherigen

Ausführungen noch nicht berechtigt, eine besondere Form der Mitralstenose als DUROZIEZsche Krankheit von den übrigen erworbenen Herzklappenfehlern abzutrennen und deren erbliche Bedingtheit gesondert zu behandeln. Auch WEITZ konnte sich von der Sonderstellung und der erblichen Bedingtheit der DUROZIEZschen Mitralstenose nicht überzeugen und möchte sie den erworbenen Klappenfehlern zurechnen. Eine endgültige Klärung der Natur dieser Form der Mitralstenose dürfte aber erst an Hand klinischer, autoptischer und eingehender erbbiologischer Untersuchungen möglich sein.

Wir setzen nun die Besprechung der erworbenen Herzklappenfehler mit allgemein statistischen Angaben fort.

Die beiden Geschlechter sind, wenn man die verschiedenen Zusammenstellungen der Handbücher zugrunde legt, ungefähr gleich häufig vertreten. Im ganzen kommen Mitralfehler, insbesondere die Mitralstenose, häufiger bei Frauen, Aortenfehler öfter bei Männern vor. Speziellere statistische Untersuchungen über diese Verhältnisse stammen unter anderem von GÜNTHER. Die häufigere Erkrankung der Männer an Lues könnte zum Teil ihren größeren Anteil an den Aortenfehlern erklären. Im übrigen liegt für die sonstige unterschiedliche Beteiligung der Geschlechter eine Erklärung bisher nicht vor.

Über ein bevorzugtes Auftreten der rheumatischen Endokarditis bei bestimmten *Rassen* ist nicht viel bekannt. Nach statistischen Untersuchungen von DAVIS und WEISS kommen rheumatische Herzerkrankungen bei Weißen doppelt und nach C. LAWS sowie nach STANLEY sogar dreimal so häufig wie bei Negern vor. Ähnliche Feststellungen machte FLAXMAN. Nach STONE und FEIL findet sich die Mitralstenose bei Weißen öfter als bei Negern. Wie HAUBOLD berichtet, ist der Rheumatismus in Amerika in der weißen Bevölkerung stärker verbreitet als in der schwarzen. Nach Untersuchungen von MELENEY und KELLERS scheint in Nordchina die Mitralstenose der häufigste Herzklappenfehler zu sein, obwohl ein akuter Gelenkrheumatismus selten beobachtet wird. Die Beteiligung der Geschlechter und verschiedenen Altersstufen war ähnlich wie in Europa und Amerika.

Nach DIETRICH spielen geographisch klimatische Momente eine große Rolle. Im einzelnen bereitet es demnach Schwierigkeiten, klimatische Einflüsse von einem etwa rassisch bedingten Unterschied zu trennen. In den Tropen sind rheumatische Erkrankungen fast unbekannt, in Indien etwas häufiger, während sie in dem gemäßigten Klima Europas zu den täglichen Erscheinungen zählen. Auffallenderweise traten in arktischen Gebieten rheumatische Erkrankungen erst dann in Erscheinung, als die dortigen Eingeborenen teilweise europäische Lebensgewohnheiten annahmen. Es müssen also die Lebensbedingungen im weitesten Sinne in Betracht gezogen werden.

Wir gehen nun zur Besprechung der in der Literatur vorliegenden *Familien- und Zwillingsuntersuchungen* über. Es liegt in der Natur der Sache, daß bei der Mehrzahl der Familien von rheumatischen Herzfehlerkranken nicht nur Herzfehler allein gefunden werden, sondern auch Gelenkrheumatismus, Chorea, und andere rheumatische Infekte. Aus derartigen Familien stammen zum Teil recht umfangreiche Untersuchungen von LAWRENCE, PYE SMITH und HAMMERSCHLAG u. a.

LAWRENCE hat die Eltern und Geschwister von 100 jugendlichen Herzfehlerkranken, insgesamt 480 Personen, genau auf Herzfehler, akuten Gelenkrheumatismus, rheumatische Infekte und Chorea untersucht. Seine Ergebnisse lassen sich am besten durch eine zusammenfassende Darstellung seiner Tabelle mitteilen (Tabelle 6).

Tabelle 6.
Zusammenfassende Darstellung der Tabellen von LAWRENCE über das familiäre Vorkommen von rheumatischen Infekten, Gelenkrheumatismus und Herzfehlern in den Familien von 100 herzklappenkranken Ausgangsprobanden.

Anzahl der erkrankten Personen in einer Familie	Anzahl der Familien, in denen zwei oder mehr Personen erkrankt sind an		
	„Rheumatic infection" (Herzerkrankung, Gelenkrheumatismus oder Chorea)	Herzerkrankung allein	Akuter Gelenkrheumatismus („Rheumatic fever")
2	33	22	17
3	14	5	6
4	2	2	—
5	1	—	1
Zusammen	50	29	24

Aus der Tabelle geht hervor, daß in 29% der Familien zwei und mehr Mitglieder (Eltern oder Geschwister) an einer Herzerkrankung leiden. Umgerechnet auf die Gesamtzahl der 480 Familienangehörigen ergibt sich eine Erkrankung bei 38 von 480 Angehörigen, das sind 8%. Die für die Ätiologie der Herzfehler in Betracht kommenden Erkrankungen finden sich bei zwei und mehr Mitgliedern sogar in insgesamt 50, also der Hälfte aller Familien. Der Gelenkrheumatismus allein kommt bei zwei und mehr Personen in 24 Familien vor. Die Zahlen sind wahrscheinlich deswegen so klein, weil es sich hier vorwiegend um anamnestische Angaben handelt. Von den 480 Angehörigen hatten 49 einen Gelenkrheumatismus durchgemacht, das sind rund 10%. Nach Schätzung des Autors finden sich in der Durchschnittsbevölkerung Herzfehler nur in 1—2%. Die Häufung von belasteten Mitgliedern einer großen Anzahl von Familien und das Vorkommen von Herzfehlern bei 8% der 480 Familienangehörigen spricht sehr stark für eine erbliche Bedingtheit.

PYE SMITH hat unter 400 Fällen von akutem Gelenkrheumatismus in 23% Heredität festgestellt. In 45 Fällen fand sich ein akuter Gelenkrheumatismus bei einem oder beiden Eltern, darunter in 4 Fällen auch ein Herzfehler. In 28 Fällen kam ein akuter Gelenkrheumatismus auch bei den Geschwistern vor.

HAMMERSCHLAG konnte unter 45 Fällen mit akutem Gelenkrheumatismus in 29% bei der Mutter, in 24% bei den Geschwistern, in 4% beim Vater und in 4% in der weiteren Aszendenz rheumatische Gelenkerkrankungen oder Herzfehler oder eine Kombination von beiden feststellen. In 10 von den 45 Familien trat die Belastung mit Herzfehlern besonders stark in Erscheinung. Insgesamt war eine Belastung in 50% nachweisbar. Die Vererbung soll über die Mutter besonders auf männliche Nachkommen erfolgen, was aber angesichts der kleinen Zahl nicht sicher ist und auch den sonstigen Erfahrungen nicht entspricht.

Ferner wurden von GOODHART (zit. nach CHEADLE), PRIBRAM, CASSEL, WIESEL, BARLEN, ZELLNER und HOLSTI und HUUSKONEN mehrere Einzelfamilien beschrieben, in denen in 1—3 Generationen ähnliche Beobachtungen gemacht wurden.

Außer diesen eben angeführten Familienuntersuchungen liegen nun noch eine ganze Reihe von ähnlichen Untersuchungen vor, die von einem *akuten Gelenkrheumatismus* ausgehen und lediglich Angaben über das weitere Vorkommen von Gelenkrheumatismus in der Verwandtschaft machen und eine Häufung von Endokarditis und Vitien nur gelegentlich vermerken. Diese Beobachtungen sind für unsere Fragestellung wichtig, weil sie ja mittelbar auch über die erbliche Veranlagung zur Entstehung eines Herzfehlers etwas aussagen. Besonders umfangreiche Untersuchungen dieser Art stammen in erster Linie von englischen Autoren aus der zweiten Hälfte des vorigen Jahrhunderts und aus den letzten

Jahren, über die PRIBRAM in einer größeren Arbeit ausführlicher berichtet. Es sind hier zu nennen die Veröffentlichungen von FULLER, SYERS, CHEADLE, GOODHART, GARROD gemeinsam mit COOKE, I. JONES, ROBERTS und THOMSON, DAWSON und TYSON, LÖWY und STEIN, ROLLY, HOLSTI und RANTASALO, WILSON und SCHWEITZER, sowie READ, CIOCCO und TAUSSIG, HANGARTER, ferner ein Bericht des Committee of the clinical Society mit 1300 Fällen.

Bei allen diesen Untersuchungen konnte in einem mehr oder weniger großen Prozentsatz familiäres Vorkommen des akuten Gelenkrheumatismus und sonstiger rheumatischer Erkrankungen festgestellt werden. Besonders erwähnenswert ist die Arbeit von I. JONES mit 1077 Fällen in 666 Familien. Bei einem Drittel seiner Familien waren mehrere Familienmitglieder befallen. Bei den Familienmitgliedern der Rheumatismuspatienten kamen rheumatische Erkrankungen doppelt so häufig vor wie bei einer größeren Anzahl von Kontrollpersonen. Da der chronische Gelenkrheumatismus sich häufig aus dem akuten entwickelt, so ist nicht überraschend, daß sich auch für die chronische Form nach Untersuchungen von SKALA, KRONER, MAYER, PAPP und TEPPERBERG, CLAUSSEN und PFAFF, PFAFF und HANGARTER eine gewisse Erblichkeit nachweisen läßt. Aus letzter Zeit liegen Familien- und Zwillingsuntersuchungen über die rheumatischen Erkrankungen, insbesondere den Gelenkrheumatismus von CLAUSSEN und CLAUSSEN und STEINER vor. In den Familien von 71 Zwillingspaaren mit Gelenkrheumatismus finden sich bei 42% weitere Erkrankungen an Gelenkrheumatismus, daneben auffallend häufig auch Anginen sowie Knick-, Flach- und Plattfüße als Ausdruck einer Schwäche im mesenchymalen System. Besonders erwähnenswert in diesem Zusammenhang sind die umfangreichen Sippenuntersuchungen von HANGARTER über das Erbbild der rheumatischen und chronischen Gelenkerkrankungen. Danach gibt es eine spezifisch arthritische Erbanlage, die ihrem Wesen nach rheumatischer Natur ist und sich unregelmäßig dominant vererbt.

Für ein Mitwirken erblicher Anlagen beim Zustandekommen des akuten Gelenkrheumatismus sprechen auch die Ergebnisse von *Zwillingsuntersuchungen* mit einigen konkordanten Paaren bei den EZ, während die ZZ fast ausnahmslos diskordant waren. Zu erwähnen sind hier Beobachtungen von CURTIUS und KORKHAUS (1 EZ d.), GLATZEL (1 EZ d., 1 PZ d.), I. JONES (2 EZ k., 5 ZZ d.), LANGBEIN (1 EZ k.), JENTSCH (1 EZ d.), WILSON und SCHWEITZER (2 EZ k., 2 EZ d.), MORGAN und WEBSTER (1 EZ k.), KAUFMANN und SCHEERER (27 EZ, davon 4 sicher k. und 22 sicher d., 26 gleichgeschlechtliche ZZ, 17 PZ, 2 Drillingspaare, bis auf eine Ausnahme sämtlich d.), CLAUSSEN und STEINER (43 EZ, davon 13 k., 30 d., 28 ZZ, davon 2 k., 26 d.).

Auch für das Auftreten von *Anginen,* die ja, wie bereits erwähnt, als fokale Herde eine ätiologische Rolle spielen, kann eine gewisse *erbliche Bereitschaft* angenommen werden. Familiäre Neigung zu Infektionen der Tonsillen bzw. des lymphatischen Rachenringes ist wiederholt festgestellt worden. So teilt z. B. WEITZ mit, daß er viele Familien mit offenbar dominantem Erbgang gesehen habe. In einer von CLOSS aufgestellten Sippentafel finden sich Anginen mit gelegentlich nachfolgender Polyarthritis, Endokarditis und Nephritis gehäuft in 3 Generationen. Vor allem aber spricht auch die größere Konkordanzhäufigkeit der EZ bei einer Reihe von Zwillingsuntersuchungen für die Abhängigkeit von erblichen Faktoren. Entsprechende Beobachtungen liegen vor von: CURTIUS und KORKHAUS (8 EZ davon 6 k., 2 d.), GLATZEL (27 EZ, davon 19 k., 8 d., 31 ZZ, davon 11 k., 20 d.), WEITZ (6 EZ, alle k.), CAMERER und SCHLEICHER (38 EZ, davon 30 k., 8 d., 33 ZZ, davon 9 k., 24 d., 20 PZ, davon 8 k., 12 d.), GEBBING (138 EZ, davon 102 k., 36 d., 138 ZZ, davon 66 k., 72 d., 99 PZ, davon 39 k., 60 d.), CLAUSSEN (25 EZ, davon 18 k., 7 d., 13 ZZ, davon 5 k., 8 d.).

Außer den bisher erwähnten Familien, in denen sich Herzfehler und die verschiedenen Ausgangskrankheiten nebeneinander finden, sind noch einige Familien beschrieben worden, in denen eine *Häufung von Herzfehlern* ganz im Vordergrund steht.

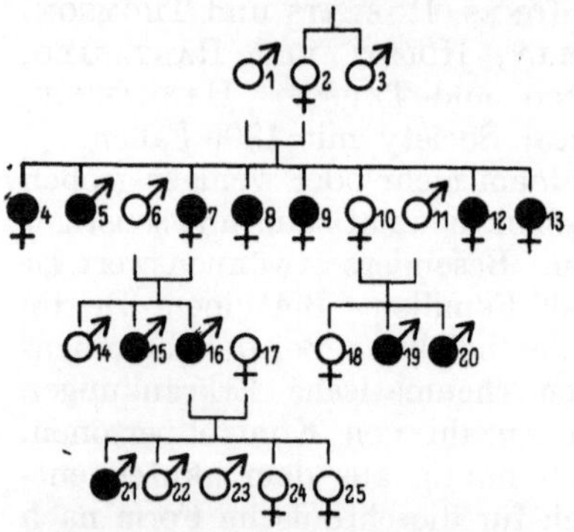

Besonders erwähnenswert ist hier eine Sippe von Strebel, in der Herzfehler der verschiedensten Art und mit ihnen kombiniert eine Linsenektopie und Myopie durch 3 Generationen gehäuft vorkommen. Die Einzelheiten sind aus der Sippentafel und Legende (Abb. 18) zu entnehmen. Eine auffallende Häufung von Herzklappenfehlern nach Gelenkrheumatismus und Endokarditis durch 3 Generationen findet sich ferner in einer von Hanhart mitgeteilten Familie, die ebenfalls als Sippentafel abgebildet ist (Abb. 19). Ferner berichtet Pletnew, daß er in einer Fürstenfamilie zahlreiche Herzfehler und auch „Gelenkerkrankungen" gesehen habe.

Abb. 18. Erworbene Herzfehler in drei Generationen. (Nach Strebel.)
1: Gesund. 2 und 3: Ektopia lentis et pupillae, Myopie. 4: Herzfehler. Mit 16 J. an Herzschlag gestorben, Myopie? 5: Herzfehler. Mit 25 J. an Herzschlag gestorben, Myopie? 6: Gesund. In zwei weiteren Ehen durch zwei Generationen nur gesunde Kinder. 7: Herzfehler. Mit 42 J. an Herzschlag gestorben. Ektopia lentis et pupillae, Myopie. 8: Mitralinsuffizienz und -stenose, mit 45 J. an Herzschlag gestorben. Ektopia lentis et pupillae, Myopie. 9: Herzfehler. Mit 50 J. an Herzschlag gestorben, Ektopia lentis et pupillae, Myopie. 10 und 11: Gesund. 12 und 13: Herzfehler, früh an Herzleiden gestorben, Ektopia lentis et pupillae. 14: Gesund? 15: Mitralinsuffizienz, Ektopia lentis et pupillae, Myopie. 16: Mitralinsuffizienz, Aorteninsuffizienz und -stenose, Ektopia lentis et pupillae, Myopie. 17 und 18: Gesund. 19 und 20: Herzfehler, Ektopia lentis et pupillae. 21 Mitralinsuffizienz und -stenose. Ektopia lentis et pupillae. 22—25: Gesund.

Für eine besondere *spezifische Disposition des gesamten Klappenapparates* spricht eine Familienbeobachtung von Hoffmann. Er sah im Verlauf einer schweren Influenzaepidemie, die ja im allgemeinen nur selten zu einer Endokarditis führt, bei 3 Geschwistern eine Endokarditis mit nachfolgendem Klappenfehler auftreten.

Besonders wichtig ist vielleicht auch die Tatsache, daß in einigen Familien *ein und dieselbe Art eines Herzfehlers* bei mehreren Angehörigen festgestellt werden konnte. So beobachtete Gerhardt bei 2 Brüdern von 18 und 23 Jahren eine Aorteninsuffizienz nach rezidivierendem Gelenkrheumatismus; bei beiden

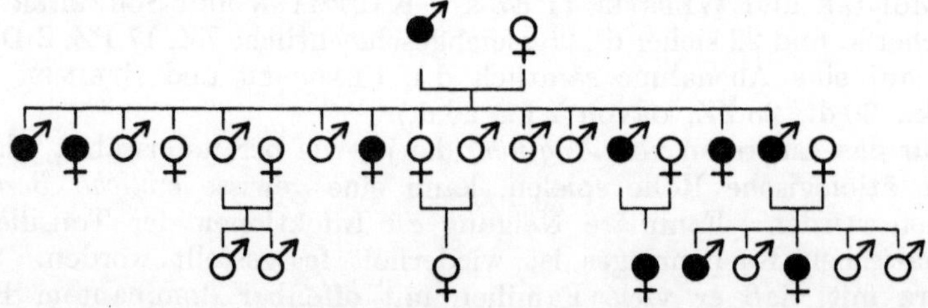

Abb. 19. Herzklappenfehler nach Gelenkrheumatismus und Herzklappenentzündung. (Nach Hanhart.)

fand sich außerdem als Komplikation eine Pleuritis und bei dem jüngeren noch eine Perikarditis. Ferner berichtet Hopmann von einer Mutter, die im 27. Lebensjahr an Gelenkrheumatismus mit nachfolgender Mitralstenose erkrankte und mit 37 Jahren starb; ein Sohn von ihr hatte ebenfalls eine Mitralstenose nach einer Chorea minor im 11. Lebensjahr und starb mit 16 Jahren. Interessanterweise ergab die Sektion eine weitgehende Übereinstimmung des pathologisch-anatomischen Befundes bei Mutter und Sohn. In diesen beiden Familien hat sich also offenbar die Neigung ganz bestimmter Klappen zur

Erkrankung vererbt. Bei der geringen Anzahl derartiger Beobachtungen kann allerdings ein zufälliges Zusammentreffen nicht ganz ausgeschlossen werden.

Nach JEGEROW ist daran zu denken, daß eine erbliche Disposition der Klappen vielleicht in einer abnormen Vascularisation zu suchen ist. In diesem Zusammenhang sei auch an die schon bei den kongenitalen Herzfehlern erwähnte Mitteilung von LEWIS erinnert, wonach die als Anomalie der Aortenklappen vorkommende Ausbildung von nur zwei Segeln statt der normalerweise vorhandenen drei Segeln zum Auftreten einer Endocarditis lenta disponiert.

Über *Herzfehler bei Zwillingen* liegen insgesamt 32 Beobachtungen (18 EZ und 14 ZZ) von folgenden Autoren vor: CURTIUS und KORKHAUS (2 EZ, 1 k., 1 d.), GOTTSTEIN (1 EZ, d.), GLATZEL (1 EZ d., 2 PZ d.), HAERING (zit. nach WEITZ) (9 EZ und 10 ZZ, darunter 3 PZ, sämtlich d.), GEBBING (2 EZ 1 k., 1 d., 2 ZZ d.), JENTSCH (1 ZZ d.), ATTINGER (1 EZ [?] k.), MORGAN und WEBSTER (1 EZ k.).

Unter den 18 EZ ist bei dem Paar von ATTINGER nicht angegeben, ob die Zwillinge ein- oder zweieiig waren. Offenbar hat es sich aber um EZ gehandelt. Wir hätten dann bei den EZ nur höchstens 4mal konkordantes und 14mal diskordantes Verhalten.

Konkordant sind folgende 4 EZ-Paare:

CURTIUS und KORKHAUS: Frauen, 44 Jahre. (EZ 24). Partner 1: Mit 24 und 38 Jahren Gelenkrheumatismus; Mitralinsuffizienz und Stenose, wechselnde Dekompensation, anginöse Beschwerden. Partner 2: Mit 20 Jahren Diphtherie, kein Gelenkrheumatismus; Mitralinsuffizienz und geringe Dekompensation, anginöse Beschwerden.

GEBBING: Mädchen, 11 Jahre. Partner 1: Mit 7 Jahren Polyarthritis rheumatica und Endokarditis. Oft Angina. Partner 2: Mit 4 Jahren Scharlach, oft Angina. Bei beiden anscheinend Mitralinsuffizienz mit fast vollkommen gleicher Herzform.

ATTINGER: Frauen. Partner 1: Seit dem 25. Lebensjahr Aortenstenose und Insuffizienz und schwere Coronarverengerung mit häufigen Angina pectoris-Anfällen. Mit 45 Jahren Exitus. *Sektion:* Endokarditis chronica fibrosa et calculosa der Aortenklappen. Partner 2: Im Anschluß an eine Polyarthritis nach Angina mit 18 Jahren hochgradige Mitralinsuffizienz und Stenose. Exitus mit 47 Jahren.

MORGAN und WEBSTER: Frauen, 23 Jahre. Beide Partner erkrankten mit 15 Jahren gleichzeitig an Gelenkrheumatismus; anschließend bei beiden eine Mitralstenose, an der die eine starb.

Diskordant verhielten sich insgesamt 14 EZ-Paare, die von CURTIUS und KORKHAUS, GOTTSTEIN, GLATZEL, GEBBING, JENTSCH, HAERING beschrieben wurden. Die 14 von GLATZEL, GEBBING und HAERING veröffentlichten ZZ-Paare waren sämtlich diskordant.

Außerdem wird auch bei den 72 anamnestisch erfaßten Zwillingspaaren mit akutem Gelenkrheumatismus von KAUFMANN und SCHEERER mehrmals diskordantes Vorkommen von Endokarditis und Herzfehler angegeben.

Bei all diesen Zwillingsuntersuchungen ist zu berücksichtigen, daß es sich nicht um ein ganz auslesefreies Beobachtungsgut handelt. Ferner dürften auch noch Verschiebungen in dem Konkordanz-Diskordanzverhältnis eintreten, weil viele Paare sich noch in einem jugendlichen Alter befinden. Immerhin ist beachtenswert, daß den 4 konkordanten EZ-Paaren kein einziges konkordantes ZZ-Paar gegenübersteht.

Fassen wir die bisherigen Ergebnisse über die *Erblichkeit der erworbenen Herzklappenfehler* zusammen, so ergibt sich auf Grund der Familienbeobachtungen eine *eindeutige erbliche Grundlage* für die auf dem Boden einer rheumatischen Endokarditis entstandenen Herzklappenfehler. Diese Grundlage ist zunächst identisch mit derjenigen für die Ausgangskrankheiten, insbesondere den akuten Gelenkrheumatismus und die Angina, und äußert sich in der Bereitschaft, auf entsprechende Infekte mit einer rheumatischen Erkrankung zu reagieren. Dabei spielt sehr wahrscheinlich eine besondere erbliche Disposition des gesamten

Klappenapparates oder auch ganz bestimmter Klappen in manchen Fällen wenigstens eine Rolle. Soweit es überhaupt heute schon einen Sinn hat, über den Erbgang dieser ihrem Wesen nach ja noch wenig geklärten Erbgrundlagen etwas auszusagen, scheint er *dominant* zu sein.

Über Herzklappenfehler infolge von arteriosklerotischen Prozessen liegen keine sicheren Familien- und Zwillingsbeobachtungen vor. Da sich aber für das Auftreten der Arteriosklerose zumindest für die präsenile Form eine erbliche Grundlage nachweisen läßt, worauf an späterer Stelle noch näher eingegangen wird, ist theoretisch auch für die Herzklappenfehler infolge atherosklerotischer Veränderungen das Vorhandensein einer erblichen Komponente als sicher anzunehmen.

Auf der anderen Seite aber zeigen die bisherigen Ergebnisse der Zwillingsuntersuchungen, daß die Bedeutung der *Umweltschäden* stark im Vordergrund steht. Hier müssen indessen noch umfangreichere und vor allem eingehendere Untersuchungen abgewartet werden, ehe über den Anteil von Erbanlage und Umwelt etwas Näheres ausgesagt werden kann.

2. Die Myokardschädigungen.

Für Myokardschädigungen kommen die verschiedensten ätiologischen Momente in Betracht. Infektiös-toxische Einwirkungen und arteriosklerotische Veränderungen stehen im Vordergrund. Der primäre Sitz der Schädigung kann der Herzmuskel selbst sein; in anderen Fällen wird die Ernährung des Herzens durch Erkrankung der Coronargefäße gestört. Die klinischen Erscheinungen sind weitgehend abhängig vom Ort der Erkrankung.

Wir unterscheiden bei den Myokardschädigungen die akute und chronische Myokarditis, die Myodegeneratio cordis und das Fettherz; ferner sonstige Herzmuskelerkrankungen z. B. durch Lues, Tuberkulose, endokrine Störungen, Blutkrankheiten, Tumoren und Parasiten. Über die erblichen Grundlagen dieser Erkrankungen lassen sich nicht viel mehr als ganz allgemeine Aussagen machen, die sich im wesentlichen auf die eingangs besprochenen allgemeinen ätiologischen Grundlagen der Atherosklerose und des Rheumatismus beziehen.

Die *Myokarditis* kann durch verschiedene Infektionen hervorgerufen werden, von denen in erster Linie der Rheumatismus zu nennen ist. Man unterscheidet eine akute und chronische Myokarditis. Nach Abklingen der entzündlichen Erscheinungen kommt es zur Ausbildung eines Narbengewebes (Herzschwiele), das die Ursache von Rhythmusstörungen sein kann, wenn Bezirke des Reizsystems einbezogen sind.

Spezielle Untersuchungen über die *Erblichkeit* von Myokarditis liegen nicht vor. Wie eingangs schon erwähnt, sind die erblichen Grundlagen für die Entstehung einer Myokarditis in erster Linie wohl bei den Ausgangsleiden, insbesondere bei der rheumatischen Infektion zu suchen. Ob außerdem noch eine lokale auch erblich bedingte Disposition in Frage kommt, bleibt vorerst ungewiß.

Bei der zweiten praktisch wichtigen Myokardschädigung, der *Myodegeneratio cordis*, handelt es sich um degenerative Veränderungen des Herzmuskels auf nichtentzündlicher Basis. Pathogenetisch steht eine Durchblutungsstörung der Kranzgefäße des Herzens im Vordergrund. Ferner können auch luische Veränderungen an der Aorta, die eine Stenosierung und Verziehung der Abgangsstellen der Kranzarterien verursachen, ätiologisch eine Rolle spielen. Daneben sind wahrscheinlich Umweltschäden der verschiedensten Art von wesentlicher Bedeutung. Der gestörte Coronarkreislauf führt zunächst zu einer Ischämie der Herzmuskulatur mit nachfolgenden Degenerationsherden und schließlich zur Ausbildung eines Narbengewebes in Form von Herzschwielen, ähnlich wie bei der Myokarditis. Durch einen völligen Verschluß (Thrombose) von sklerotischen Kranzarterien kommt es zu einem Herzinfarkt. Das klinisch wichtige Krankheitsbild der Angina pectoris sowie die paroxysmale Tachykardie, die auf dem Boden coronarer Durchblutungsstörungen bzw. einer Myodegeneratio cordis entstehen können, stellen für sich allein so charakteristische Krankheitsbilder dar, daß sie in besonderen Abschnitten besprochen werden müssen. Diese Notwendigkeit ergibt sich um so mehr, als gerade über die Erblichkeit der Angina pectoris und der paroxysmalen Tachykardie einige verwertbare Beobachtungen vorliegen.

Über die *Erblichkeit* der Myodegeneratio cordis als besonderes Krankheitsbild konnten keine speziellen Untersuchungen in der Literatur gefunden werden. Sicher ist aber eine erbliche Grundlage vorhanden und zwar in der Neigung zur Arteriosklerose, speziell der Kranzgefäße, auf die wir an späterer Stelle noch ausführlicher zu sprechen kommen.

Als dritte zu den Myokardschädigungen gehörige Erkrankung sei das „*Fettherz*" der Fettleibigen kurz besprochen. Wir finden hier das Herz mit Fett umwachsen und das Interstitium mit Fettgewebe durchsetzt, während die einzelne Muskelfaser erhalten bleibt.

Entsprechend seiner Pathogenese gehört das Fettherz auch vom Standpunkt der *Vererbung* in das Gebiet der Fettsucht. Wenn bei ihrer Entstehung auch exogene Momente (Mastfettsucht) nicht unwesentlich mitspielen können, so handelt es sich hier doch im wesentlichen um endogene Störungen. Die Einzelheiten hierüber, insbesondere auch über ihre Erblichkeit, finden sich in dem Kapitel über „Erbbiologie und Erbpathologie des Stoffwechsels" (HANHART).

Von den *sonstigen Myokardschädigungen* ist besonders eine von PAULI bei 2 Brüdern beobachtete *Geschwulstbildung* des Herzens und zwar eine angeborene diffuse Rhabdomyomatose zu nennen. Die Rhabdomyome sind Muskelgeschwülste, die in Gestalt multipler Knoten bis zu Walnußgröße oder diffuser Wucherungen die Wand durchsetzen und aus Zellen bestehen, deren Aussehen an Ganglienzellen erinnert. Da sie als Geschwülste des Myokards in Erscheinung treten, sollen sie an dieser Stelle behandelt werden, obwohl sie eigentlich embryonale Gewebsmißbildungen darstellen. Rhabdomyome werden oft mit anderen Entwicklungsstörungen z. B. Nierengeschwülsten, Cystennieren und tuberöser Hirnsklerose kombiniert gefunden. Die von PAULI beschriebenen beiden Brüder starben nach wenigen Tagen bzw. Monaten unter den Erscheinungen einer Herzinsuffizienz. Die Sektion ergab bei beiden eine diffuse Rhabdomyomatose, ferner bei dem einen unter anderem eine Hydrocele, bei dem anderen ein faustgroßes Riesenherz von kugeliger Form mit starker Verdickung des Myokards und des Septums interventriculare und einem Aneurysma der Aorta ascendens. Die Eltern hatten noch 2 gesunde Söhne und stammten aus Familien, in denen anamnestisch bis zu den Urgroßeltern keine ähnlichen Erkrankungen festgestellt werden konnten. Trotzdem dürfte eine erbliche Genese dieser Störung bei den beiden Brüdern sehr wahrscheinlich sein.

Schließlich sei noch auf die übrigen eingangs schon erwähnten *sonstigen Myokardschädigungen* kurz eingegangen. Bei einem Teil von ihnen, insbesondere beim Basedowherzen, darf mit großer Wahrscheinlichkeit angenommen werden, daß bei ihrer Entstehung auch eine erbliche Komponente zumindest mittelbar wirksam ist. Einzelheiten darüber sind aber nicht bekannt, es sei denn, sie beziehen sich wie beim Fettherz auf die Ausgangsleiden selbst, vor allem auf die Hypertonie, die Thyreotoxikose bzw. BASEDOWsche Krankheit und die Tuberkulose.

3. Die Coronarerkrankungen.

Die Veränderungen bei den Coronarerkrankungen, die ihren Sitz nicht nur in den Coronararterien selbst, sondern auch in den ihren Abgangsstellen benachbarten Anteilen der Aorta haben können, sind im allgemeinen durch eine Arteriosklerose oder Lues, in seltenen Fällen auch durch eine Thrombangitis obliterans oder durch eine Periarteriitis nodosa bedingt. Durch diese verschiedenen Prozesse kommt es zu einer allmählichen Verengerung der Coronargefäße, insbesondere zur *Coronarsklerose,* oder zu einer Verlagerung ihrer Abgangsstellen, die zu einer verminderten Blutversorgung der Herzmuskulatur mit allen ihren im wesentlichen schon bei den Myokardschädigungen besprochenen Folgeerscheinungen führt (Coronarinsuffizienz). Als wichtiges Krankheitsbild ist die Coronarsklerose zu nennen. Wird durch Thrombosierung oder seltener Embolie ein Kranzgefäß plötzlich verschlossen, so entsteht ein *Herzinfarkt.* Die *Coronarthrombose* entwickelt sich fast ausschließlich nur in Gefäßen, die schon durch arteriosklerotische oder luische Veränderungen, vielleicht auch durch Giftеinwirkung (Nicotin) geschädigt sind.

Die anatomisch bedingten Verengerungen werden häufig noch durch spastische Zustände der Gefäßmuskulatur verstärkt. Es entsteht dann unter anderem das durch charakteristische subjektive und objektive Symptome gekennzeichnete Zustandsbild der *Angina pectoris.* Nach Morawitz führen nur etwa 25% der Coronarsklerosen zu einer Angina pectoris. Die Schwere der anatomischen Veränderungen an den Kranzarterien und den befallenen Herzpartien allein ist also offenbar, wie man vielleicht annehmen könnte, nicht maßgebend für die Schwere und Häufigkeit der Anfälle sowie die Intensität der Schmerzen. Die nervöse Komponente spielt demnach bei der Entstehung der Anfälle eine nicht unwesentliche Rolle. Bei der *Angina pectoris vasomotoria* kommt es zu derartigen spastischen Zuständen, ohne daß sich irgendwelche organische Veränderungen an den Coronararterien nachweisen lassen. Kranke mit einer Angina pectoris vasomotoria neigen wahrscheinlich besonders leicht und schon in jüngeren Lebensjahren zu einer echten Angina pectoris mit Coronarsklerose.

Die *Coronarsklerose* befällt vorwiegend *Männer.* Nach größeren Statistiken, von denen unter anderem Untersuchungen von Nathanson, Mortensen, Bruenn und Kurtz, Stephan und Levy und Boas erwähnt seien, findet sie sich bei Männern drei- bis viermal häufiger als bei Frauen. Vermutlich spielt die berufliche Inanspruchnahme der Männer besonders in verantwortlichen Stellungen mit starker seelischer Beanspruchung eine entscheidende Rolle als auslösender Faktor. Vielleicht macht sich hier auch der größere Nicotinverbrauch geltend. Die *Coronarthrombose* kommt ebenfalls etwa viermal häufiger bei Männern als bei Frauen vor, wie größere statistische Untersuchungen zum Teil auf Grund von Sektionen von Parkinson, Pezzi, Conner und Holt, Landes, Hochrein, Holst, Willius, Kisch u. a. erwiesen haben. Schließlich wird auch die *Angina pectoris* bei Männern häufiger beobachtet als bei Frauen, und zwar nach umfangreichen Statistiken von Gallavardin ungefähr viermal so häufig, während nach Untersuchungen von Cowan, Weed und Smith, Landes u. a. der Unterschied zwischen Männern und Frauen nicht so erheblich ist.

Über die Beteiligung der verschiedenen *Rassen* an Coronarsklerose, Coronarthrombose und Angina pectoris liegen nur ganz vereinzelte Beobachtungen vor, aus denen ganz allgemein der Schluß gezogen werden kann, daß Coronarerkrankungen sicher bei der gelben und bei der schwarzen Rasse vorkommen. Nach Seki sind Japaner und nach Johnston, Flaxmann u. a. Neger weniger empfänglich für *Coronarsklerose* als Weiße. Ashmam, de Laureal und Mitarbeiter untersuchten elektrokardiographisch 5960 herzkranke Weiße und Neger in Amerika. Sie stellten bei Weißen doppelt so oft wie bei Negern eine große

Q-Zacke in Ableitung III fest, die von ihnen als Zeichen einer coronaren Durchblutungsstörung angesehen wurde.

Die *Angina pectoris* ist nach Wood jr., Stone und Vanzant und Jamison bei Negern in Amerika sehr selten, obwohl Neger häufig an sklerotischen und luischen Herz- und Gefäßleiden erkranken. Auch von anderen Autoren, so von Jaffé, Laws, Flaxmann u. a. wird darauf hingewiesen, daß luische Herz- und Gefäßkrankheiten (unter anderem Aortenlues [Aneurysma]) bei Negern in Amerika verhältnismäßig viel häufiger gefunden werden als bei der weißen Bevölkerung. Dabei sollen die Neger nicht in größerer Zahl mit Syphilis infiziert sein als die Weißen (Cason u. a.). Hieraus geht hervor, daß bei der schwarzen Rasse eine gewisse Disposition zu solchen Gefäßleiden besteht, während eine solche zu Angina pectoris nicht vorzuliegen scheint. Demgegenüber sollen nach Härtel Japaner wegen einer, wie er vermutet, geringeren Widerstandsfähigkeit des sympathischen Nervensystems relativ häufig an Angina pectoris erkranken.

Recht interessante Beobachtungen machte de Langen in Batavia. Obwohl autoptisch an den Coronargefäßen keine wesentlichen Unterschiede in der Häufigkeit zwischen Javanern, Chinesen und Europäern festgestellt werden konnten, kam in einer größeren Klinik bei sonst gleich häufiger Belegung der Betten innerhalb von 5 Jahren Angina pectoris nur einmal bei einem Javaner, 6mal bei Chinesen und 19mal bei Europäern vor. In der Privatpraxis, die von Patienten mit vorwiegend europäischen Lebensgewohnheiten aufgesucht wurde, fanden sich dagegen wesentlich mehr Javaner mit Angina pectoris. De Langen vermutet, daß die vorwiegend vegetarische Ernährung eine geringere Empfindlichkeit des vegetativen Systems bedingt. Auch nach Wenckebach findet sich bei Malaien nur sehr selten eine Angina pectoris. Dasselbe berichtet Rezek von den Hindus.

Erwähnenswert ist weiter eine Beobachtung von Burwinkel, nach der besonders Juden von Angina pectoris befallen werden. Ferner konnte Barker feststellen, daß die Iren im Gegensatz zur englischen Bevölkerung relativ frei von Angina pectoris sind.

Aus diesen Beobachtungen scheint hervorzugehen, daß offenbar vorwiegend Umwelteinflüsse, insbesondere die Ernährung und stärkere seelische Inanspruchnahme, wie sie die Lebensbedingungen der Zivilisation mit sich bringen, die Unterschiede bei den verschiedenen Rassen bewirken. Jedenfalls lassen sie sich nicht klar von den erblich bedingten Rasseneigenschaften abgrenzen.

Über die *Erblichkeit* der Coronarerkrankungen liegen einige Familienuntersuchungen vor, die unter anderem vor allem von Musser und Barton mitgeteilt werden. Wenn wir im folgenden die familiären Fälle von Angina pectoris getrennt von denen der Coronarthrombose besprechen, dann geschieht das lediglich im Hinblick auf den Titel der entsprechenden Arbeiten. Bemerkenswerterweise werden bei allen Familien mit Ausnahme derjenigen von Coombs und von Riesman immer auch für eine Angina pectoris sprechende Symptome wenigstens bei einem Familienangehörigen angegeben. Man kann also die klinischen Diagnosen nicht streng auseinanderhalten. Die einzelnen Familien sind in den Tabellen 7 und 8 zusammengestellt.

Familien mit *Coronarthrombose* finden sich dreimal in einer Generation (Riesman, Gordinier, Levine und Brown) und siebenmal in 2 Generationen (Frothingham, Coombs [2 Familien], Levine und Brown [4 Familien]).

Familien mit *Angina pectoris* sind zweimal in einer Generation (Vaquez, Morawitz), sechsmal in 2 Generationen (Levine und Tranter, Gruber, Coombs, Vaquez, Herepath und Perry und Fernando), zweimal in 3 Generationen (Burwinkel, Musser und Barton) und einmal in 4 Generationen (Boissevain) beschrieben worden.

Tabelle 7. Familien mit Coronarthrombose.

Autor	Familienmitglieder	Diagnose	Bemerkungen
		Geschwister.	
Riesman (1923)	1. Bruder, 45 J.	1. Coronarthrombose	1. Starker Raucher. Plötzlich Brustschmerzen. Der Blutdruck sank von 200 auf 80/50 mm Hg
	2. Bruder, 49 J.	2. Coronarthrombose (?)	2. Starker Raucher. Schmerzen im linken Bein. Plötzlicher Tod
Gordinier (1924)	1. Bruder, 68 J.	1. Coronarthrombose	1. Blässe Schweiß vernichtender Schmerz unter dem Sternum, der nach dem linken Arm zu ausstrahlte. Nach wiederholten Attacken Exitus
	2. Bruder	2. Coronarthrombose	2. Starb nach schwerem substernalem Anfall
	3. Bruder	3. Coronarthrombose (Angina pectoris)	3. Wiederholte Anfälle von Angina pectoris. Exitus 2 Wochen später an Coronarthrombose
	4. 2 weitere Brüder	4. Coronarthrombose (?) Angina pectoris	4. Litten an Angina pectoris und starben plötzlich
Levine u. Brown (1929)	1. Bruder, 56 J.	1. Coronarthrombose	1. Seit Tagen starke Brustschmerzen. Herz nicht vergrößert, keine Geräusche. Puls 100 bis 110 pro Min. Plötzlicher Tod
	2. Bruder, 55 J.	2. Coronarthrombose	2. An Coronarthrombose gest.
	3. Bruder, 62 J.	3. Coronarthrombose (Angina pectoris)	3. An Coronarthrombose gestorben, 4 Jahre vorher anginöse Attacken
		2 Generationen.	
Frothingham (1927)	1. Vater	1. Coronarthrombose	1. Mit 64 Jahren an Coronarthrombose gestorben
	2. Sohn, 45 J.	2. Coronarthrombose	2. Oppressionsgefühl am Sternum. In beide Arme ausstrahlende Schmerzen
Coombs (1929)	I. Familie:		
	1. Vater	1. Coronarthrombose (?)	1. Litt an Coronarerkrankung
	2. 4 Kinder	2. Coronarthrombose (?)	2. Litten an Coronarerkrankung. Einer starb plötzlich in jugendlichem Alter, ein anderer zeigte Symptome wie bei einem Herzinfarkt einige Monate vor seinem plötzlich eintretenden Tode
	II. Familie:		
	1. Vater	1. Coronarthrombose	1. An Coronarthrombose gest.
	2. Sohn	2. Coronarthrombose (?)	2. Hatte Herzattacken und zeigt im Ekg Veränderungen wie bei Coronarverschluß
Levine u. Brown (1929)	1. Vater	1. } Coronarthrombose (?)	1. } An Herzschlag gestorben (having died of „shock"). Anscheinend Coronarthrombose
	2. Mutter	2. }	2. }
	3. 3 Söhne	3. }	3. }
	4. Tochter, 52 J.	4. Angina pectoris (?)	4. Anginöse Attacken. Herz leicht vergrößert. Ventrikelextrasystolen
	1. Vater	1. } Coronarthrombose (?)	1. Mit 54 Jahren plötzlich an einer Herzerkrankung gest.
	2. Tochter	2. }	2. Mit 51 Jahren plötzlich an „Shock" gestorben
	3. Sohn, 58 J.	3. }	3. Hatte Schmerzen unter dem Sternum. Starb plötzlich

Tabelle 7 (Fortsetzung).

Autor	Familienmitglieder	Diagnose	Bemerkungen
	1. Vater 2. Sohn 3. Sohn, 47 J.	1. } Angina pectoris 2. } 3. Coronarthrombose	1. An Angina pectoris gestorben 2. An Angina pectoris gestorben 3. Plötzlich Brustschmerzen, die nach Rücken und Hals ausstrahlten. Herz vergrößert, Aktion regelmäßig. 1. Ton leise. Ekg: T_2 und T_3 im Sinne einer Coronarthrombose verändert
	1. Vater 2. Sohn 3. Sohn, 46 J.	1. } Angina pectoris, Coronarthrombose (?) 2. } 3. Angina pectoris	1. Starb plötzlich mit 42 Jahren an Angina pectoris 2. Starb plötzlich mit 42 Jahren an Angina pectoris 3. Hat anginöse Beschwerden, Herz vergrößert, systolisches Geräusch an der Basis

Tabelle 8. Familien mit Angina pectoris.

Autor	Familienmitglieder	Diagnose	Bemerkungen
		Geschwister.	
VAQUEZ (1928)	1. Bruder 2. Bruder 3. Bruder, 48 J.	1. } 2. } Angina pectoris 3. }	1. } Beide hatten anginöse Beschwerden und starben im 2. } gleichen Alter und mit denselben Erscheinungen 3. Bekam eines Tages einen anginösen Anfall und starb am folgenden Tage
MORAWITZ (1934)	Mehrere Brüder	Coronarsklerose, (Angina pectoris?)	Alle an Coronarsklerose um das 60. Lebensjahr gestorben, obwohl die äußeren Lebensverhältnisse sehr verschieden waren
		2 Generationen.	
LEVINE u. TRANTER (1918)	1. Vater 2. Sohn, 39 J.	1. Angina pectoris 2. Angina pectoris (?)	1. An Angina pectoris gestorben 2. Seit einem Jahr Krampf in der Herzgegend und Atembeschwerden. *Sektion:* Sklerose der Coronararterien, frischer Herzmuskelinfarkt
GRUBER (1924)	Sippentafel, Abb. 20	Angina pectoris, Coronarsklerose	Sippentafel, Abb. 20
COOMBS (1926)	1. Vater 2. Sohn, 39 J. 3. 2 weitere Söhne	1. Angina pectoris (?) 2. Angina pectoris 3. Angina pectoris (?) Coronarsklerose	1. Mit 47 Jahren plötzlich gest. 2. Hat anginöse Beschwerden 3. Mit 32 Jahren plötzlich gest. *Sektion:* (bei dem einen) Atheromatose des Aortenursprungs
VAQUEZ (1928)	1. Vater 2. Sohn	1. Angina pectoris 2. Angina pectoris	1. Starb plötzlich mit 50 Jahren in einem anginösen Anfall 2. Hat Angina pectoris
HEREPATH u. PERRY (1930)	1. Vater 2. Sohn 3. Sohn 4. Sohn	1. Angina pectoris (?) 2. } Angina pectoris 3. } Coronarsklerose 4. Angina pectoris	1. Plötzlich gestorben 2. Mit 30 Jahren plötzlich gest. 3. Mit 31 Jahren plötzlich gest. *2. und 3. Sektion:* bei einem Sohn Atherom der Coronararterie 4. Anginöse Beschwerden. Herz klinisch und röntgenologisch normal. Ekg im Sinne einer Coronarerkrankung verändert. Plötzlich gestorben

Tabelle 8 (Fortsetzung).

Autor	Familienmitglieder	Diagnose	Klinische Befunde
FERNANDO (1935)	1. Mutter, 45 J. 2. Sohn, 24 J.	1. Angina pectoris (?) 2. Angina pectoris	1. Mit 45 Jahren plötzlich an Herzschlag gestorben 2. Plötzlich Anfall von Atemnot; starker Schmerz in der Herzgegend, der nach der Innenseite des linken Armes ausstrahlte
		3 Generationen.	
BURWINKEL (1924)	1. Tante der Mutter 2. Onkel der Mutter 3. Mutter, 60 J. 4. Tochter 53 J. 5. Sohn, 53 J.	1.–4. Angina pectoris (?) 5. Angina pectoris	1.–4. Alle an Herzschlag plötzlich gestorben 5. Hat Angina pectoris
MUSSER u. BARTON (1931)	1. Großvater 2. Großonkel 3. Vater, 55 J. 4. Sohn 5. 1 Vetter des Vaters 6. 3 Vettern des Sohnes	1.–3. Angina pectoris (?) 4. Angina pectoris, Herzinfarkt 5. Angina pectoris 6. Angina pectoris (?)	1.–2. Sollen plötzlich gestorben sein 3. Tod infolge eines plötzlich aufgetretenen „Herzfehlers" 4. Mit etwa 50 Jahren in einem anginösen Anfall gestorben. *Sektion:* Frischer Herzmuskelinfarkt 5. Mit 50 Jahren plötzlich an Angina pectoris gestorben 6. Plötzlich gestorben, vorher anginöse Attacken
		4 Generationen.	
BOISSEVAIN (1931)	Siehe Sippentafel (Abb. 21)	Angina pectoris	Siehe Sippentafel (Abb. 21)

Wie aus den in den Tabellen 7 und 8 aufgeführten Familienbeobachtungen hervorgeht, ist eine Vererbung von jedem der beiden Eltern auf die Kinder möglich. Die plötzlichen Todesfälle an „Herzschlag" in oft verhältnismäßig jungen Jahren sprechen fast eindeutig für einen Coronarverschluß durch Coronarthrombose oder Angina pectoris.

Besonders bemerkenswert ist die von GRUBER beschriebene Familie, weil hier in 4 Fällen innerhalb von 2 Generationen Coronarsklerose durch Sektion sichergestellt werden konnte (Sippentafel, Abb. 20).

Ferner ist die Familie von BOISSEVAIN (Sippentafel, Abb. 21) besonders zu erwähnen, weil hier Angina pectoris durch 4 Generationen beobachtet wurde und in der zweiten Generation sämtliche 6 Mitglieder an Angina pectoris gestorben sind. In den beiden Familien von BURWINKEL und MUSSER und BARTON kommt eine Angina pectoris auch in Seitenlinien vor.

In diesem Zusammenhang sei auch auf eine Beobachtung von DEBRÉ, JULIEN, SOULIÉ und DE FONT-REAULX aufmerksam gemacht, derzufolge bei Vater und Sohn mit FRIEDREICHscher Ataxie im Elektrokardiogramm Veränderungen wie bei einer coronaren Durchblutungsstörung festgestellt wurden, obwohl die Herzen klinisch und röntgenologisch normal waren.

Außer diesen genauer untersuchten Einzelfamilien finden sich in der Literatur noch einige allgemeinere Angaben über familiäres Vorkommen von Coronarerkrankungen. So erwähnt HERZOG eine Familie, in der er Tod an Coronarsklerose in 3 Generationen beobachtete. HOCHREIN fand in 40% seiner Fälle mit Herzinfarkt (Coronarverschluß) eine familiäre Belastung durch Kreislauferkrankungen bei den Eltern. Auch weist er mit Nachdruck auf das konstitutionelle erbliche Moment bei der Angina pectoris hin. LEWIS erwähnt, daß die Coronarthrombose nicht selten bei Vater und Sohn oder bei 2 Brüdern vorkomme. GOLDSMITH und WILLIUS fanden auf Grund von Familienanamnesen bei 165 Kranken mit Coronarthrombose eine erhebliche Belastung innerhalb der nächsten Verwandtschaft mit Herzerkrankungen, unter anderem auch mit Apoplexie und Coronarthrombose (14 Fälle). Weiter wurde nach SEMERAU-SIEMIANOWSKI bei 48,7% der Kranken mit Angina pectoris ein Herzleiden bei den Eltern festgestellt.

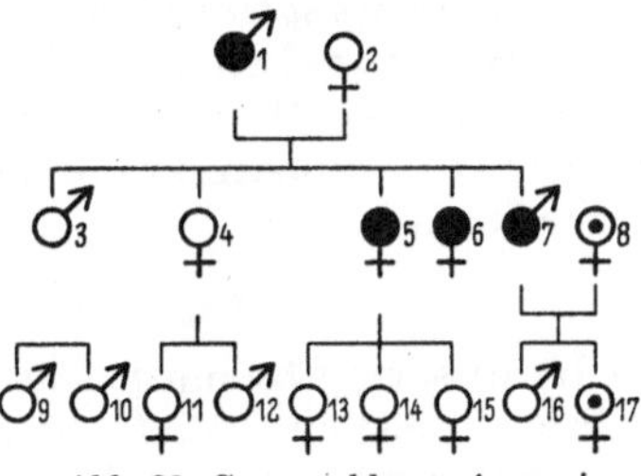

Abb. 20. Coronarsklerose in zwei Generationen. (Nach GRUBER.) 1: *Sektion:* Kranzgefäße des Herzens hart und stark verengt. Chronische Myokarditis. 2: Mit 36 J. gestorben. *Sektion:* Aorta innen stark mit Atheromen besetzt. 3: Mit 57 J. an Erysipel gestorben. 4: Mit 79 J. an Magencarcinom gestorben. 5: Mit 73 J. gestorben. *Sektion:* Starke Verkalkung der Herz-, Nieren- und Hirngefäße. 6: Mit 62 J. gestorben. *Sektion:* Starke Sklerose und teilweise auch Atheromatose der Coronargefäße. Aorta descendens verkalkt, Mitral- und Aortenklappen starr und gelb gefleckt. 7: Mit 73 J. plötzlich gestorben. Mit 70 J. schwere Myodegeneratio cordis mit Anfällen von Angina pectoris. *Sektion:* Coronargefäße sehr eng und verkalkt. Schwielen im Herzmuskel. Starke Atherosklerose der Aorta. 8: Mit 54 J. gestorben. *Sektion:* Aorta und große Halsgefäße gelblich. 9: Mit 38 J. gestorben. *Sektion:* Kranzgefäße fleckenlos. 10—17: Leben und sind gesund.

Eine sehr interessante *Zwillingsbeobachtung* über ein konkordantes EZ-Paar mit Angina pectoris und Coronarthrombose teilen PARADE und LEHMANN mit. Beide Partner litten an Anfällen von Angina pectoris und starben daran plötzlich im Alter von 55 Jahren. Bei dem einen Partner fand sich bei der Sektion ein Herzinfarkt infolge einer Thrombose des Ramus descendens der linken Kranzarterie mit arteriosklerotischen Veränderungen der Kranzgefäße und Nekroseherden sowie Schwielenbildungen im Bereich der linken Herzkammer. Auch ein größerer Ast des Ramus circumflexus der linken Kranzarterie zeigte einen thrombotischen Verschluß. Bei dem anderen Partner, der nicht obduziert wurde, bestand eine schwere Myokardschädigung. Die elektrokardiographischen Veränderungen und der Verlauf sprachen für das Vorliegen eines Infarktes im Ausbreitungsgebiet des Ramus descendens der linken Kranzarterie. Bei dem plötzlichen Tod handelt es sich offenbar um einen „Sekundenherztod". Danach zeigen beide Paarlinge einen außerordentlich ähnlichen Verlauf, vor allem war auch bei beiden im Ramus descendens der linken Kranzarterie die Durchblutungsstörung besonders stark ausgeprägt.

Bei der Behandlung der erworbenen Herzklappenfehler wurde schon ein von ATTINGER beschriebenes, wahrscheinlich eineiiges weibliches Zwillingspaar mit Herzfehlern angeführt, von dem nur die eine Partnerin außer einer Aortenstenose und -insuffizienz eine schwere Coronarverengerung (Sektion) mit Angina pectoris hatte, während bei der anderen keine Angina pectoris-Anfälle beobachtet werden konnten. Das hier zutage tretende diskordante Verhalten kann allerdings im Hinblick auf den schweren Aortenfehler bei der einen Schwester nicht verwertet werden.

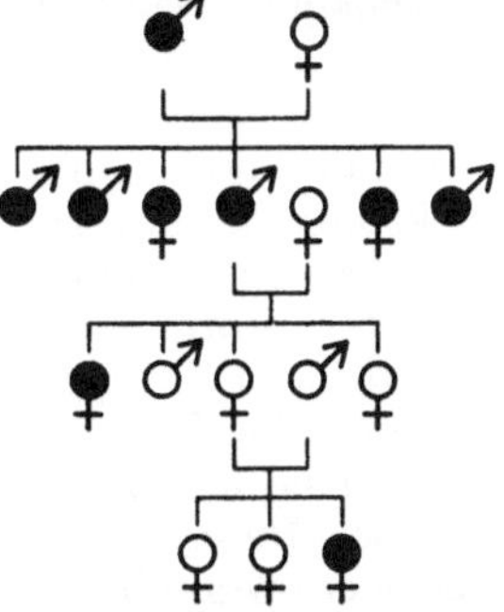

Abb. 21. Angina pectoris in vier Generationen. (Nach BOISSEVAIN.)

Aus den vorliegenden Beobachtungen geht hervor, daß ganz allgemein die Coronarerkrankungen, Coronarsklerose, Coronarthrombose und Angina pectoris, auf einer *erblichen Grundlage* entstehen, die zunächst in der Neigung zur Coronarsklerose zu suchen ist. Die darüber hinaus für das Zustandekommen der Angina pectoris wesentliche, in einer abnormen Reaktionsbereitschaft des vegetativen Nervensystems bestehende nervöse Komponente dürfte ebenfalls zum Teil auf einer erblichen Anlage beruhen. Auch über die erbliche Neigung zur Thrombose und Embolie liegen Untersuchungen vor, die in einem späteren Kapitel noch eingehender behandelt werden.

Vom *rassehygienischen* Standpunkt aus müßte man gegebenenfalls von einer Heirat zwischen 2 Ehepartnern abraten, die beide aus Familien mit offensichtlicher Häufung von Coronarerkrankungen stammen. Das wird besonders bei Coronarerkrankungen infolge arteriosklerotischer Veränderungen in Frage kommen.

4. Die Störungen des Rhythmus und Frequenz.

In diesem Abschnitt soll eine Reihe von pathologischen Zuständen des Herzens zusammengefaßt werden, die alle durch Störungen von Rhythmus und Frequenz charakterisiert sind, sich im übrigen aber klinisch und ätiologisch zum Teil recht erheblich voneinander unterscheiden und häufig Teilsymptome anderer Erkrankungen des Herzens, besonders des Myokards, darstellen.

Im einzelnen gehören hierzu die Störungen der Reizbildung, nämlich die Sinustachykardie, die Sinusbradykardie und die respiratorische Arhythmie als Störungen der nomotopen Reizbildung, sowie die Extrasystolien und die absolute Arhythmie als heterotope Reizbildungsstörungen. Ferner fallen darunter die verschiedenen Formen des Herzblocks, die durch eine Störung der Reizleitung (Überleitungsstörungen) bedingt sind. Und schließlich sind hier die seltenen Störungen der Kontraktilität des Herzmuskels bei Myokarderkrankungen (Pulsus alternans) zu erwähnen, bei denen sich aber eine eingehende Besprechung erübrigt, weil Anhaltspunkte für eine erbliche Bedingtheit nicht gefunden werden konnten. Außerdem können wir hier die paroxysmale Tachykardie und die Herzneurose als besondere Krankheitsbilder mit einer starken nervösen Komponente hinzurechnen.

Nur bei einem Teil dieser verschiedenen Störungen lassen sich organische Veränderungen, die eine ursächliche Bedeutung haben könnten, am Herzen nachweisen. Häufig steht ein nervöser, organisch noch nicht faßbarer Faktor im Vordergrund, der wahrscheinlich auch bedingt, daß im Einzelfall oft mehrere der genannten Störungen gleichzeitig gefunden werden.

a) Störungen der Reizbildung.

Bei den nomotopen Störungen der Reizbildung entsteht der Reiz zur Herzmuskelkontraktion zwar an normaler Stelle im Sinusknoten, wirkt sich aber normalerweise in einer Beschleunigung oder Verlangsamung der Frequenz aus. Zu diesen Störungen gehört die noch als physiologisch zu betrachtende *Sinustachykardie* bei körperlichen Anstrengungen und seelischen Erregungen und die Sinustachykardie bei Fieber und der Basedowschen Krankheit; außerdem gibt es eine konstitutionelle dauernde leichte Sinustachykardie ohne bekannte Ursache. Diese konstitutionelle Form wird wahrscheinlich auf dem Boden einer abnormen Veranlagung im vegetativen Nervensystem vererbt. Doch sind spezielle Beobachtungen hierüber nicht bekannt. Hierher gehört auch die konstitutionelle *Sinusbradykardie,* die ohne wesentliche Beschwerden bei sonst herzgesunden Menschen vorkommt. Die Pulsfrequenz kann bis auf 40 Schläge in der Minute und weniger heruntergehen.

Eine ebenfalls harmlose Störung ist die *respiratorische Arhythmie,* die mit Schwankungen im Herzvagustonus bei der Atmung zusammenhängt und bei Jugendlichen wie auch bei nervösen Erwachsenen mit einem labilen vegetativen Nervensystem häufig beobachtet wird.

Zur *Erblichkeit* der Sinusbradykardie und der respiratorischen Arhythmie liegen vereinzelte Beobachtungen vor. So konnte Sinusbradykardie von GALLAVARDIN, WENCKEBACH und WINTERBERG und v. VAQUEZ in je einer Familie durch 2 bzw. 3 Generationen hindurch beobachtet werden. Einzelheiten sind aus der Tabelle 9 zu ersehen.

Tabelle 9. Familien mit Sinusbradykardie.

Autor	Familienmitglieder	Diagnose	Klinische Befunde
		2 Generationen.	
GALLAVARDIN (1911)	1. Mutter, 58 J.	1.	1. Ruhepuls 50/Minute. Herz ohne Befund
	2. Sohn, 36 J.	2. Sinusbradykardie	2. Ruhepuls 50/Minute. Puls bei Anstrengung 60/Minute
	3. Tochter, 33 J.	3.	3. Puls zwischen 58 und 65 pro Minute
	4. Sohn, 29 J.	4.	4. Ruhepuls 45—50 pro Minute. Puls bei Anstrengung bis 75 pro Minute
	5. Enkelin, 3 J. (Tochter v. 3.)		5. Puls normal, gesund
WENCKEBACH (1927)	1. Vater	1.	1. 2. 3. Bei allen Bradykardie. Pulsfrequenz in der Jugend bisweilen sogar unter 40 pro Minute. Alle im übrigen gesund
	2. Mutter	2. Sinusbradykardie	
	3. 3 Kinder	3.	
	4. Kind		4. Puls normal
		3 Generationen.	
VAQUEZ (1928)	Mehrere Familienmitglieder	Sinusbradykardie	Pulszahl nicht über 50 pro Minute

CURTIUS und v. VERSCHUER haben bei ihren Zwillingsuntersuchungen unter anderem auch auf die respiratorische Arhythmie geachtet. Bei einer Zusammenfassung ihrer Feststellungen ergibt sich, daß von 94 EZ 14 konkordant und kein Paar ausgesprochen diskordant waren, während von 14 ZZ sich nur 5 Paare konkordant und 4 Paare diskordant verhielten.

Ferner sei in diesem Zusammenhange ein von CURTIUS und KORKHAUS beschriebenes, aber als Einzelbeobachtung nicht weiter verwertbares männliches EZ-Paar von 21 Jahren erwähnt, von dem der eine Partner eine Bradykardie und respiratorische Arhythmie hatte, während sich bei dem anderen Partner nur eine Extrasystolie fand.

Aus diesen Beobachtungen darf der Schluß gezogen werden, daß ein abnormer Vagustonus des Herzens auch von erblichen Faktoren abhängig ist.

Die *heterotopen* Reizbildungsstörungen sind dadurch gekennzeichnet, daß zwar die normale Reizbildung im Sinusknoten noch vorhanden ist, daneben aber an anderen Stellen Reize entstehen, die die normale Herzaktion stören. Hierzu gehören die Extrasystoien und die absolute Arhytmie.

Die *Extrasystolien* kommen ziemlich häufig vor, sind im allgemeinen aber harmloser Natur, zumal sie meistens auf nervöser bzw. toxischer Basis entstehen (Nicotin, Coffein, bakterielle Toxine, psychische Erregung usw.). Im mittleren und höheren Alter treten sie auch als Begleitsymptome bei organischen Herzerkrankungen auf. Eine gewisse Sonderstellung nehmen die in Form eines Bigeminus oder Trigeminus angeordneten Extrasystolien ein. Auf das anfallsweise Vorkommen von *Rhythmuswechsel* des Herzens bei Jugendlichen, das zu subjektiven Erscheinungen und objektiven Störungen bis zur Ohnmacht führen kann, wiesen kürzlich SCHOEN und WÜNSCHE hin. Hier kommt es, wie elektrokardiographische Untersuchungen zeigten, vorübergehend zu einem Atrioventrikularrhythmus anstelle des normalen Sinusrhythmus.

Bei der *Arhythmia absoluta*, die auch Arhythmia perpetua oder totalis genannt wird, schlägt das Herz, wie der Name schon andeutet, völlig unregelmäßig und ungleichmäßig. Das Wesen dieser Rhythmusstörung besteht zumeist in außerordentlich rasch aufeinanderfolgenden Reizen in den Vorhöfen, die zu einer entsprechenden Beschleunigung in der Frequenz der Vorhofkontraktionen bis zu etwa 350/Min. (Vorhofflattern) und sogar bis über 600/Min. (Vorhofflimmern) führen. Nur ein Teil der in den Vorhöfen entstehenden Reize wird völlig regellos auf die Ventrikel fortgeleitet, so daß das Bild einer absoluten Arhythmie zustande kommt. Die absolute Arhythmie ist ein häufiges Symptom der Mitralstenose mit Überdehnung des linken Vorhofs und der Myodegeneratio cordis auf dem Boden coronarer Durchblutungsstörungen.

Über die *Vererbung* von Extrasystolien und absoluter Arhythmie geben uns einige Familienuntersuchungen Auskunft. HOFFMANN beobachtete eine *Extrasystolenarhythmie* bei einer Familie innerhalb von 4 Generationen, was für die Möglichkeit eines dominanten Erbganges dieser Rhythmusstörung sprechen würde. Ferner sah CLOSS bei Geschwistern und Kindern eines Kranken mit paroxysmaler Tachykardie eine Neigung zu Extrasystolie. WEITZ denkt deswegen an die Möglichkeit, daß die paroxysmale Tachykardie und die Neigung zu Extrasystolie gelegentlich auf den gleichen Erbfaktoren beruhen können.

Eine *absolute Arhythmie* mit Vorhofflimmern beobachtete SEBASTIANI bei 3 Brüdern im Alter von 44, 41 und 34 Jahren, deren Eltern an einem Herzleiden gestorben waren. Beim ersten Bruder war eine Lues sichergestellt, bei einem anderen sehr wahrscheinlich; der dritte hatte mit 16 Jahren einen akuten Gelenkrheumatismus durchgemacht. Bei den beiden Brüdern mit Lues konnte das Vorhofflimmern elektrokardiographisch nachgewiesen werden, bei dem dritten handelte es sich klinisch einwandfrei um eine absolute Arhythmie. Anscheinend haben hier die Lues und der Gelenkrheumatismus eine bei allen 3 Brüdern vorhandene familiäre Neigung zum Auftreten von Vorhofflimmern ausgelöst. — Eine zweite Familie mit Vorhofflimmern, Schenkelblock und Mitralfehler bei einem Vater und 3 seiner Kinder wurde von H. MÜLLER beschrieben. Die Familie wird auch bei den kongenitalen Herzfehlern und beim Herzblock erwähnt. Danach kann man annehmen, daß der Erscheinung des Vorhofflimmerns neben den verschiedenen Umwelteinflüssen auch eine *erbliche Anlage* zugrunde liegen kann.

b) Störungen der Reizleitung.

Leichtere Störungen der Reizleitung führen zunächst lediglich zu einer Verlängerung der Überleitungszeit; in den schweren Fällen kann die Überleitung nach einigen Herzschlägen regelmäßig unterbrochen werden (partieller Herzblock) oder auch vorübergehend ganz blockiert sein (totaler Herzblock). Beim totalen Herzblock schlagen Vorhöfe und Kammern in ihrem eigenen Rhythmus, der bei den Kammern etwa 30—35 Schläge in der Minute beträgt. Einen besonders bedrohlichen Zustand, in dem es zu Ohnmachtsanfällen und gegebenenfalls zum Tode wahrscheinlich infolge von Hirnanämie kommt, stellt der sog. ADAMS-STOKESsche Symptomenkomplex dar. Die *Reizleitungsstörungen* sind meistens durch organische Schädigungen im Bereich des Reizleitungssystems infolge von arteriosklerotischen, rheumatischen, luischen und anderen infektiösen Prozessen des Myokards bedingt. Auch durch eine Digitalisüberdosierung können Verzögerungen und schließlich Blockierung der Überleitung entstehen. Es wird aber nicht immer eine organisch nachweisbare

Ursache gefunden. Gewisse Formen von Überleitungsverzögerungen und Herzblock sind konstitutionell bedingt und treten kongenital auf. Bei Männern kommt ein Herzblock häufiger vor als bei Frauen.

Inwieweit die *Vererbung* eine Rolle spielen kann, geht aus einigen Familienuntersuchungen hervor. Gehäuftes Vorkommen eines Herzblocks konnte siebenmal familiär beobachtet werden, und zwar dreimal bei Geschwistern von Morquio und von Dlugacz (2 Familien) und fünfmal in 3 Generationen von Osler (2 Familien), Taussig sowie von Fulton, Judson und Norris und von Müller. Die Familien sind in der Tabelle 10 zusammengestellt. In den beiden Familien von Dlugacz und Osler wurde ein Adams-Stokesscher Symptomenkomplex mehrmals beobachtet. Die familiär gehäuften Erkrankungen und Todesfälle infolge von Herzblock sind außerordentlich eindrucksvoll und sprechen für das Vorhandensein einer *erblichen Grundlage*, die offenbar dem *dominanten* Erbgang folgt.

Tabelle 10. Familien mit Herzblock.

Autor	Familienmitglieder	Diagnose	Bemerkungen
		Geschwister.	
Morquio (1901)	1. 4 Kinder	1. Herzblock (Adams-Stokesscher Symptomenkomplex)	1. Bradykardie seit 4. Lebensjahr mit synkopalen Krisen, teilweise plötzlich gestorben
	2. 2 Kinder	2. Herzblock	2. Haben Bradykardie seit dem 4. Lebensjahr, leben noch
	3. Tochter		3. Mit 15 Jahren an Typhus gest.
	4. Sohn, 2 J.		4. Bis jetzt gesund
	5. Vater, 42 J.		5. Gesund
	6. Mutter, 41 J.		6. Gesund
Dlugacz (1933)	I. Familie:		
	1. Sohn, 61 J. 2. Sohn, 59 J.	1. } 2. } Herzblock (Adams-Stokesscher Symptomenkomplex)	1. } 2. } Bei beiden anfallsweise Bradykardie (Puls 26—30/Minute) mit Adams-Stokesschem Symptomenkomplex. Im Ekg bei beiden komplette Dissoziation. Wa.R. bei beiden negativ
	3. 8 weitere Geschwister		3. Gesund
	4. Vater 5. Mutter		4. } 5. } Starben in hohem Alter und waren nie herzkrank
	II. Familie:		
	1. Bruder, 69 J.	1. Partieller Herzblock (luische Gefäßerkrankung ?)	1. Puls 24—30/Minute, Wa.R. im Blut positiv
	2. Bruder	2. Herzblock	2. Starb vor 10 Jahren in einem Ohnmachtsanfall und hatte jahrelang einen Puls von 30 bis 40 pro Minute
		2 Generationen.	
Osler (1903)	I. Familie:		
	1. Mutter	1. „Herzstörungen" (Herzblock ?)	1. Mit 63 Jahren an „Herzstörungen" gestorben
	2. Sohn, 57 J.	2. Herzblock	2. Puls um 38 und noch niedriger
	3. 2 Söhne	3. „Herzstörungen" (Herzblock ?)	3. Mit 30 bzw. 40 Jahren an „Herzstörungen" gestorben
	II. Familie:		
	1. Mann, 61 J.	1. Herzblock (?) Adams-Stokesscher Symptomenkomplex (?)	1. Puls zwischen 30 und 40 pro Minute. Plötzlicher Tod
	2. Weitere Familienmitglieder	2. Bradykardie (?)	2. Bei vielen Familienmitgliedern Puls um 60/Minute

Tabelle 10 (Fortsetzung).

Autor	Familienmitglieder	Diagnose	Bemerkungen
TAUSSIG (1910)	1. Vater 2. Tochter, 70 J. 3. Vetter der Tochter	1. 2. } Sinusbradykardie 3.	1. Auffallend langsamer Puls 2. Seit Geburt auffallend langsamer Puls 3. Auffallend langsamer Puls
	4. Sohn der Tochter	4. Offenes Foramen ovale	4. Cyanose, mit 7 Monaten gestorben
FULTON JUDSON u. NORRIS (1910)	1. Vater	1. Partieller Block	1. Synkopale Attacken und Angina pectoris. Inkompletter Block mit 3:1 Rhythmus
	2. Tochter, 20 J.	2. Partieller Block	2. Extrasystolen, inkompletter Block mit 2:1 Rhythmus
	3. Sohn, 18 J.		3. Gesund
	4. Tochter, 14 J.	4. Partieller Block (?)	4. Früher synkopale Attacken und Konvulsionen. Jetzt gesund
	5. Ein weiteres Kind	5. Kompletter Block	5. Schon in der ersten Lebenswoche Puls von 40—50/Minute. Mit 22 Monaten Ekg: kompletter Block
MÜLLER (1937)	1. Mutter		1. Klinisch Herz gesund
	2. Vater, 67 J. 3. Sohn, 42 J. 4. Tochter, 29 J. 5. Sohn, 28 J.	2. 3. } Rechtsseitiger Schenkelblock, kongenitale Mitralinsuffizienz (?), Vorhofflimmern 4. 5.	2. 3. } Alle haben seit frühester Jugend Mitralinsuffizienz und zeigen jetzt im Ekg Vorhofflimmern und rechtsseitigen Schenkelblock 4. 5.

c) Die paroxysmale Tachykardie.

Unter der paroxysmalen Tachykardie versteht man das anfallsweise Auftreten einer überaus starken Herzbeschleunigung bis zu 300 Schlägen in der Minute. Bei elektrokardiographischen Untersuchungen hat sich ergeben, daß die abnorm frequenten Reize meist nicht nur vom Sinusknoten, sondern auch von anderen Ursprungsorten ausgehen.

Die Entstehungsursachen sind anscheinend recht verschieden. Neben organischen Herzleiden gibt es Fälle ohne nachweisbare anatomische Veränderungen, wie z. B. CAMPBELL in über der Hälfte der von ihm untersuchten Fälle nachweisen konnte. Psychische Einflüsse können als auslösende Ursache auch bei den auf organischer Grundlage entstandenen Tachykardien eine Rolle spielen. Ferner bestehen anscheinend pathogenetische Zusammenhänge mit Störungen im vegetativen Nervensystem und der inneren Sekretion sowie mit allergischen Zuständen. Theoretisch wäre es denkbar, daß die scheinbar durch verschiedenartige Faktoren bedingte paroxysmale Tachykardie letzten Endes doch auf einer mehr oder weniger einheitlichen krankhaften Anlage beruht, die vielleicht in einer besonderen Erregbarkeit bestimmter Teile des vegetativen Nervensystems, speziell des Herznervensystems zu suchen ist. Hierbei spielt eine besondere *erbliche Disposition*, auf die kürzlich auch LAUTER hinwies, eine wesentliche Rolle.

Es liegen zum Teil recht eindrucksvolle *Familienbeobachtungen* vor, und zwar einmal in 1 Generation, sechsmal in 2, dreimal in 3 und einmal in 4 Generationen. In 1 Generation haben BERBLINGER und DUKEN paroxysmale Tachykardie bei 2 Brüdern gesehen. Als interessanter Nebenbefund fand sich bei beiden eine progressive Muskelatrophie mit Pseudohypertrophie. In 2 Generationen wurde eine paroxysmale Tachykardie von WATSON, FAISAN, FALCONER, WITTGENSTEIN, WEILL und RYWKIN beobachtet, ferner in 3 Generationen von LEUSSER, VAQUEZ, RYWKIN und schließlich in 4 Generationen von ÖTTINGER. Die betreffenden Familien sind in der Tabelle 11 und in den beiden Stammbäumen Abb. 22 und 23 im einzelnen aufgeführt. — Die in den meisten Fällen nachgewiesene direkte Vererbung durch mehrere Generationen spricht für *Dominanz*.

Tabelle 11. Familien mit paroxysmaler Tachykardie.

Autor	Familienmitglieder	Diagnose	Bemerkungen
		Geschwister.	
BERBLINGER u. DUKEN (1929)	2 Brüder	Paroxysmale Tachykardie	Bei beiden eigentümliche, regellos auftretende tachykardische Anfälle von minuten- bis tagelanger Dauer; bei dem einen dabei schwere abdominale Erscheinungen. Beide mit ausgesprochener progressiver Muskelatrophie mit Pseudohypertrophie
		2 Generationen.	
WATSON, WILLIAMS (1897)	1. Mutter 2. Sohn, 81 J.	1. Paroxysmale Tachykardie? 2. Paroxysmale Tachykardie	1. } 2. } Keine näheren Angaben
FAISAN (1900) (zit. HOFFMANN)	1. Mutter, 50 J. 2. Ältestes Kind 3. Kind 4. 4 Kinder	1. Paroxysmale Tachykardie 2. Paroxysmale Tachykardie? 3. Paroxysmale Tachykardie	1. Alle 8—14 Tage tachykardische Anfälle von minuten- bis stundenlanger Dauer 2. Mit 26 Jahren plötzlich gestorben 3. Klinischer Befund wie bei der Mutter 4. Gesund
FALCONER (1909)	1. Mutter, 43 J. 2. Tochter, 16 J. 3. 4 weitere Kinder	1. Paroxysmale Tachykardie 2. Paroxysmale Tachykardie	1. Tachykardische Anfälle. Im Anfall Puls 200—240 pro Min. 2. Mit 14 Jahren erstmals tachykardische Anfälle. Puls im Anfall 240 pro Minute 3. Gesund
WITTGENSTEIN (1925)	1. Vater 2. Sohn 3. Sohn 4. Sohn	1. Paroxysmale Tachykardie (Ekzem, Asthma bronchiale) 2. Paroxysmale Tachykardie (Ekzem) 3. Paroxysmale Tachykardie (Ekzem, Asthma bronchiale) 4. (Ekzem)	1. In den ersten Lebenswochen Ekzem, später dazu Asthma bronchiale und erstmals mit 18 Jahren tachykardische Anfälle von stundenlanger Dauer 2. Leidet an Ekzem und paroxysmaler Tachykardie seit dem 16. Lebensjahr 3. Ekzemkind. Im 8. Lebensmonat wie der Vater Anfälle von Asthma bronchiale 4. Leichtes Ekzem. Sonst gesund
WEILL (1932)	1. Vater 2. Sohn	1. Paroxysmale Tachykardie 2. Paroxysmale Tachykardie	1. Erster Anfall mit 20 Jahren 2. Erster Anfall mit 25 Jahren
RYWKIN (1936)	1. Onkel 2. Neffe (Bruders Sohn), 12 J.	1. Paroxysmale Tachykardie 2. Paroxysmale Tachykardie	1. Seit dem 7. Lebensjahr Anfälle von Herzklopfen. Dauer einige Minuten, dabei Pulsfrequenz 180—200 pro Minute. Mit 16 Jahren ertrunken 2. Seit $1^1/_2$ Jahren tachykardische Anfälle mit einer Pulsfrequenz von 180 bis 200 pro Minute

Tabelle 11 (Fortsetzung).

Autor	Familienmitglieder	Diagnose	Bemerkungen
		3 Generationen.	
LEUSSER (1917)	Siehe Sippentafel (Abb. 22)	Paroxysmale Tachykardie	Siehe Sippentafel (Abb. 22)
VAQUEZ (1928)	Familienmitglieder (3 Generationen)	Paroxysmale Tachykardie	Sonst keine näheren Angaben
RYWKIN (1936)	Siehe Sippentafel (Abb. 23)	Paroxysmale Tachykardie	Siehe Sippentafel (Abb. 23)
		4 Generationen.	
ÖTTINGER (1894)	1. Großmutter mütterlicherseits	1. } Paroxysmale Tachykardie	1. Anfälle von Herzjagen, mit 96 Jahren gestorben
	2. Mutter	2.	2. Anfälle von Herzjagen, starb früh im Wochenbett
	3. Sohn, 53 J.	3.	3. Seit Kindheit Anfälle von Herzjagen, die 2—3 Stunden anhielten. Puls im Anfall 180 pro Minute
	4. Enkel, 29 J.	4.	4. Seit Jahren Anfälle von Herzjagen

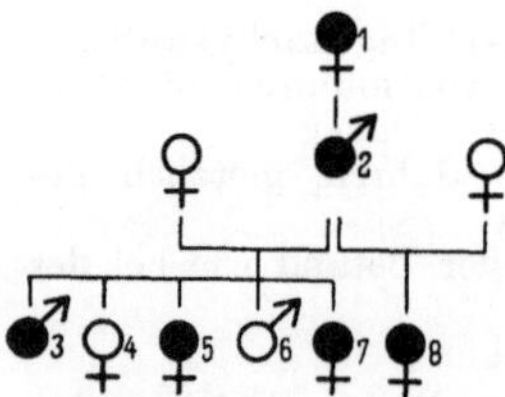

Abb. 22. Paroxysmale Tachykardie (nach LEUSSER).

1: Litt Jahrzehnte an tachykardischen Anfällen, mit 76 J. gestorben. 2: 71 J. Hatte seit der Pubertät Herzklopfen und zwar fortdauernd bis zum 3. Jahrzehnt. Dann traten gehäufte tachykardische Anfälle mit 45 J. auf. 3: Tachykardische Anfälle, 43 J. 4: Gesund. 5: Tachykardische Anfälle, 40 J. 6: Gesund. 7: Tachykardische Anfälle, 37 J. 8: Tachykardische Anfälle, 29 J.

Besonders erwähnenswert sind die Familien von RYWKIN und von LEUSSER (Abb. 22 und 23). In der einen Familie von RYWKIN kommt eine paroxysmale Tachykardie in 3 Generationen bei der erstaunlich hohen Anzahl von 12 Mitgliedern vor. — In der Familie von LEUSSER hat der kranke Vater mit 2 verschiedenen Frauen jeweils auch kranke Kinder gezeugt, eine Beobachtung, die die Annahme eines dominanten Erbgangs besonders stützt. In den beiden Familien von RYWKIN kommt ferner die paroxysmale Tachykardie auch in einer Seitenlinie vor, obwohl die Eltern der erkrankten Mitglieder zur Zeit der Untersuchung phänotypisch gesund waren. Ferner wird bemerkenswerterweise in der größeren Familie von RYWKIN mit 3 Generationen einmal eine Generation phänotypisch übersprungen (Nr. 42). Auch diese Tatsache spricht für einen dominanten Erbgang, und zwar für eine unregelmäßige Dominanz. Die Erklärung für dieses Verhalten dürfte in Manifestationshemmungen zu suchen

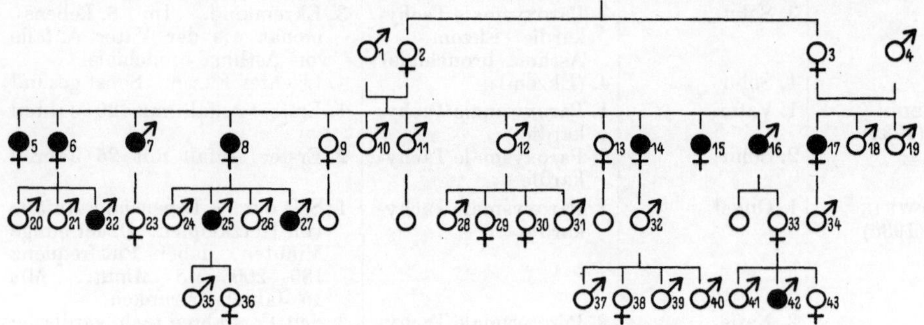

Abb. 23. Paroxysmale Tachykardie in drei Generationen und Seitenlinie. (Nach RYWKIN.) ● Tachykardische Anfälle. ○ Gesund bzw. Gesundheitszustand unbekannt.

sein, wie wir das auch bei anderen Erkrankungen des Kreislaufapparates gesehen haben.

Außerdem ist noch je eine Familie von FREYHAHN und von CLOSS, die nicht in den Tabellen gebracht werden, besonders hervorzuheben. In der von FREYHAHN beschriebenen Familie mit einer Frau von 42 Jahren, die seit etwa 25 Jahren an gelegentlichen Anfällen von paroxysmaler Tachykardie litt, wurde Herzklopfen bei mehreren Mitgliedern angegeben. In der Familie von CLOSS, einer Arztfamilie, konnte bei mehreren Geschwistern und Kindern eines Kranken mit paroxysmaler Tachykardie Neigung zu Extrasystolie festgestellt werden.

Man muß hier mit WEITZ daran denken, daß bei der Neigung zur paroxysmalen Tachykardie und zu dieser bestimmten Form der Extrasystolie vielleicht die gleichen Erbfaktoren wirksam sind, worauf schon bei der Besprechung der Extrasystolien hingewiesen wurde. Ein ähnlicher genetischer Zusammenhang zwischen paroxysmaler Tachykardie und „Herzklopfen" läßt sich in der Familie von FREYHAHN vermuten.

d) Die Herzneurose.

Die Herzneurose gehört zu denjenigen Störungen des Herzens, bei denen nach unseren heutigen Kenntnissen organische Veränderungen auch bei der Sektion nicht nachweisbar sind. Die subjektiven Beschwerden können unter anderem in oft außerordentlich störendem Herzklopfen, gelegentlichem Aussetzen des Herzschlages (Extrasystolen), Druckgefühl und Schmerzen in der Herzgegend oder über dem Sternum bestehen. Diese Beschwerden können sich anfallsweise bis zu Angina pectoris-artigen Zuständen (Angina pectoris vasomotoria) steigern. Häufig finden sich bei Kranken mit Herzneurose auch sonstige Anzeichen einer allgemeinen Vasoneurose, wie z. B. Dermographismus, Neigung zu Erröten, Acrocyanose und labiler Blutdruck. Offenbar bestehen auch engere Beziehungen zu allergischen und neurasthenischen Zuständen und zum asthenischen Habitus. Bis zu einem gewissen Grade kann man auch die paroxysmale Tachykardie als eine Herzneurose auffassen.

Es scheint so, daß Herzneurotiker häufig auch psychisch besonders labil sind. WERNER konnte z. B. in Untersuchungen an jüngeren Menschen mit labilem Blutdruck nachweisen, daß die Labilität des vegetativen Nervensystems auch mit einer solchen des psychischen Verhaltens einhergeht. Diese Beobachtungen entsprechen dem allgemeinen klinischen Eindruck. Umfangreichere Untersuchungen dieser Art liegen aber nicht vor. Die gegenseitigen Wechselbeziehungen sind sicher sehr komplizierter Natur und im Einzelnen oft gar nicht voneinander zu trennen. Kranke mit herzneurotischen Beschwerden finden sich in der ärztlichen Sprechstunde sehr zahlreich, vorwiegend in jüngeren und mittleren Lebensjahren. Im vorgerückteren Alter, aber auch schon vorher, ist es oft recht schwierig, den organisch bedingten Anteil der Beschwerden von dem rein nervösen und psychischen zu unterscheiden.

Spezielle Untersuchungen über die *Erblichkeit* von Herzneurosen sind nicht bekannt, was sich zum Teil daraus erklären mag, daß es sich ja bei der Herzneurose meist um eine Kombination heterogener Störungen handelt, wie schon bei den allgemeinen ätiologischen Vorbemerkungen ausgeführt wurde. Die erblichen Grundlagen bestehen wahrscheinlich in einer besonderen Bereitschaft des vegetativen Nervensystems und sonstigen konstitutionellen Abweichungen allgemeiner Art (Neurasthenie, Psychopathie). Daß Unterschiede in der Reaktionsweise des vegetativen Nervensystems auch erbbedingt sind, wurde bereits im ersten Abschnitt über die Vererbung der normalen Eigenschaften besprochen. Wir dürfen auf Grund dieser Ergebnisse annehmen, daß auch für abnorme Zustände im vegetativen Nervensystem eine erbliche Komponente mitbestimmend ist.

Neurasthenische und psychopathische Veranlagung ist für die Entwicklung einer Herzneurose oft von wesentlicher Bedeutung. Einzelheiten, die in dieses Gebiet fallen, werden in dem Kapitel über „Erbpathologie der Psychopathien“ (Panse) behandelt. Nach Weitz (1936) findet man im Verwandtenkreis der Neurastheniker und Psychopathen so häufig neurotische Herzstörungen, daß man an *dominante* Erbfaktoren denken muß.

5. Die Erkrankungen des Perikards.

Zu den Erkrankungen des Perikards gehören die verschiedenen Formen der Perikarditis sowie einige symptomatische Zustandsbilder und angeborene Mißbildungen. Eine *Perikarditis* tritt am häufigsten infolge einer rheumatischen oder tuberkulösen Infektion auf.

Über die *Erblichkeit* von Erkrankungen des Perikards sind uns keine speziellen Untersuchungen bekannt geworden. Auf die ätiologische Bedeutung der rheumatischen Infektion und ihre erblichen Grundlagen wurde bereits mehrfach hingewiesen. Sie dürften auch für die Entstehung einer Pericarditis rheumatica maßgebend sein. Soweit für die Tuberkulose ein Erbfaktor wesentlich ist, wird er sich mittelbar auch bei den tuberkulösen Perikardentzündungen auswirken.

Über die Vererbung der Disposition zu tuberkulösen Erkrankungen finden sich weitere Einzelheiten in dem Kapitel über den Lungenapparat (Diehl).

Bei *Männern* scheint eine Perikarditis häufiger vorzukommen als bei *Frauen*, insbesondere in ihrer chronischen adhäsiven Form (H. L. Smith und Mitarbeiter u. a.) und speziell als tuberkulöse Perikarditis (Keller, de Renzi, Harvey und Whitehill u. a.).

Zur Frage einer besonderen *rassischen* Bedingtheit teilten Harvey und Whitehill mit, daß die tuberkulöse Herzbeutelentzündung in Amerika mit auffallender Häufigkeit den Farbigen, insbesondere den Neger betrifft, was wahrscheinlich mit einer stärkeren Verbreitung der Tuberkulose in dieser Bevölkerung zusammenhängt.

Schließlich sei noch auf die angeborenen *Mißbildungen* des Perikards hingewiesen. Hier werden gelegentlich unter anderem kongenitale Teildefekte des Herzbeutels beobachtet, wie sie kürzlich Beyer sowie Southworth und Stevenson unter weitgehender Berücksichtigung der Literatur beschrieben haben. Über kongenitales völliges Fehlen des Herzbeutels berichtet unter anderem Ladd. Es darf angenommen werden, daß diesen Fehlbildungen ähnlich wie den kongenitalen Mißbildungen des Herzens zum Teil wenigstens krankhafte Erbanlagen zugrunde liegen. Entsprechende Beobachtungen, aus denen dies mit Sicherheit hervorgeht, sind aber bisher nicht veröffentlicht worden.

IV. Die Erkrankungen des Gefäßsystems.

1. Arteriosklerose.

(Atherosklerose.)

Der Ausdruck Arteriosklerose, d. h. Verhärtung der Arterien, bezeichnet einen Sammelbegriff, von dem Marchand mit Einführung des Begriffs *Atherosklerose* einen vor allen Dingen pathologisch-anatomisch enger umschriebenen Krankheitsprozeß abtrennte, von dem hier in erster Linie die Rede sein soll; wir behalten aber in den folgenden Ausführungen den in der Klinik gebräuchlichen Namen „Arteriosklerose“ bei. Die Beschäftigung mit diesem Thema vom erbbiologischen Standpunkt aus stößt vorläufig noch auf erhebliche Schwierigkeiten, so daß eine eindeutige Stellungnahme erschwert wird. Vor allen Dingen ist die Erforschung der Ätiologie und der Pathogenese des komplizierten

Krankheitsprozesses noch nicht zu einem Abschluß gekommen. Eine besondere Schwierigkeit liegt in der Tatsache, daß die im höheren Alter auftretende Arteriosklerose als eine mehr oder weniger gesetzmäßig sich einstellende Erscheinung des alternden Organismus betrachtet werden muß, die sich fast bei jedem Menschen, also auch ohne erbliche Anlage, einstellt. Da aber ausgeprägte Fälle von Arteriosklerose auch schon in jüngeren Jahren beobachtet werden, kann man das Alter nicht als den allein entscheidenden Faktor betrachten. In der hier besonders interessierenden Frage nach der kausalen Genese herrscht nur weitgehende Einigkeit darüber, daß für das Zustandekommen der typischen Gefäßveränderungen nicht eine Einzelursache, sondern ein Ursachenkomplex angeschuldigt werden muß, in dem auch erbliche Anlagefaktoren eine wichtige Rolle spielen.

Als Grundlage für den klinischen Begriff der Arteriosklerose scheint am ehesten eine Formulierung geeignet, die besagt, daß diese Krankheit eine chronische Erkrankung der größeren Arterien darstellt, als deren morphologische Hauptmerkmale wir herdförmige, bindegewebige Verdickungen (Platten) der Innenhaut mit mehr oder weniger reichlicher Lipoidanhäufung, häufig auch mit Verkalkung und Geschwürsbildung anzusehen haben (Internat. Kongreß für geographische Medizin. Utrecht 1934).

Während der Pathologe für den Nachweis der Arteriosklerose immer einen deutlichen Befund beibringen kann, ist der Kliniker, abgesehen von dem röntgenologischen Nachweis der Kalkeinlagerungen in der Media der Extremitätengefäße gelegentlich auch in der Aorteninnenwand, auf die Deutung von Symptomen angewiesen, die mehr oder weniger sicher auf arteriosklerotische Veränderungen schließen lassen. Die Klinik ist also auf die Beurteilung der im Verlauf des Krankheitsprozesses oft verhältnismäßig spät auftretenden Funktionsstörungen des in Mitleidenschaft gezogenen Organs oder Organsystems angewiesen. Da die Lokalisation der Arteriosklerose in den verschiedensten Gefäßgebieten des menschlichen Körpers erfolgen kann, so sind die klinischen Erscheinungsformen dieser Krankheit außerordentlich vielgestaltig.

Statistische Angaben allgemeiner Art wie Verbreitung, Geschlechtsverteilung, geographische Unterschiede usw. sind in zahlreichen Arbeiten aus pathologischen Instituten niedergelegt. Ein besonders umfangreiches, aus 20 Ländern stammendes pathologisch-anatomisches Beobachtungsgut ist von Anitschkow bearbeitet worden. Als Ergebnis dieser Sammelforschung wird zunächst einmal das Auftreten arteriosklerotischer Veränderungen in frühester Jugend bestätigt, wie das bereits von anderen Autoren festgestellt wurde. Allerdings gehen die entsprechenden Zahlenangaben der einzelnen Länder und Institute in diesem Punkt oft erheblich auseinander, was in erster Linie auf die unterschiedliche subjektive Einstellung in der Diagnosestellung zurückzuführen ist. Geringgradige Unterschiede im Befallensein beider Geschlechter treten nach Anitschkow bei der Arteriosklerose und besonders bei der Coronarsklerose insofern zutage, als sie bei Männern um etwa 15—20% häufiger als bei Frauen gefunden wird. Frühere Arbeiten (Romberg, Cramer, Günther u. a.) wiesen darauf hin, daß bis zum 50. Lebensjahr die Zahl der männlichen Arteriosklerotiker den Anteil des weiblichen Geschlechts stark überwiegt, daß sich aber mit zunehmendem Alter die Geschlechtsdifferenzen wieder weitgehend ausgleichen; diese Beobachtung wird auch von Anitschkow im wesentlichen bestätigt. Für die Annahme einer geschlechtsbegrenzten Vererbung der Anlage zur vorwiegend cardiorenalen Form der Arteriosklerose von der Mutter auf die Tochter und der vorwiegend coronaren Form vom Vater auf den Sohn, wie das von manchen Autoren vermutet wurde, sind wohl exakte Unterlagen nicht vorhanden.

Unterschiede im Auftreten und Ausbreitungsgrad der Arteriosklerose bei den einzelnen *Rassen* konnten, abgesehen von dem erhöhten Befallensein der Juden (Maresch), nicht festgestellt werden; nur scheint in Chile und auf Java ebenso wie bei den Negern Amerikas die Coronarsklerose seltener zu sein. Im Gegensatz dazu stehen allerdings die von Müller und Fossen sowie de Langen auf Java angestellten Untersuchungen. Nach ihnen lassen sich wesentliche Unterschiede im Auftreten der Arteriosklerose einschließlich der Coronarsklerose gegenüber den europäischen Verhältnissen nicht nachweisen, sofern man die kürzere durchschnittliche Lebensdauer der Eingeborenen berücksichtigt. Was die schwarze Rasse anlangt, so erhob Kampmeier bei 239 Negern unter 40 Jahren in 41,8% die für Arteriosklerose typischen Befunde; Anitschkow errechnete in 72,1% der Fälle ohne Altersbegrenzung arteriosklerotische Veränderungen aus den ihm zur Verfügung gestellten Berichten. Wenn man sich ausschließlich auf Sektionsbefunde stützen will, reichen also die bisher vorliegenden Angaben für die Feststellung einer unterschiedlichen Disposition der einzelnen Rassen zu Arteriosklerose nicht aus. Demgegenüber wird von klinischer Seite angenommen: „Arteriosklerose, Hochdruck und davon abhängige Krankheiten kommen bei der breiten Masse der Einwohner Afrikas, Chinas, Niederländisch-Indiens viel seltener vor als bei den Europäern und Amerikanern und den wenigen Afrikanern, Negern und Indern, die sich wie Europäer ernähren" (Weitz). Dies wird vor allem mit dem reichen Genuß Cholesterin- und Vitamin-D-haltiger Nahrung, Eiern, Butter, tierischem Fett, Fisch und Fleisch in Verbindung gebracht. Die von der Arteriosklerose angeblich weniger betroffenen Japaner, Chinesen und Inder pflegen im allgemeinen diese Nahrungsmittel weniger für die Ernährung zu verwenden als die an Arteriosklerose häufiger erkrankenden Europäer und Amerikaner.

Der Einfluß von *Beruf und sozialer Stellung* wird verschieden beurteilt; bei Zusammenfassung des gesamten Untersuchungsgutes zahlreicher Autoren wird von Anitschkow ein überwiegendes Befallensein der Angehörigen geistiger Berufe und höherer sozialer Schichten sehr wahrscheinlich gemacht. Nach Attinger sollen russische Autoren die Beobachtung gemacht haben, daß in denjenigen Kreisen, die körperlich kaum arbeiteten und die infolge der Revolution Zwangsarbeit verrichten mußten, die Arteriosklerose gegenüber früher weniger in Erscheinung trat. Mönckeberg konnte an Hand von Kriegssektionen einen Unterschied in der Schwere der arteriosklerotischen Veränderungen zwischen körperlich leicht und schwer arbeitenden Menschen nicht nachweisen, während Gaál, Görög und Heim deutlich geringere Befunde bei Landarbeitern im Gegensatz zu den Angehörigen geistiger Berufe erheben konnte, was wiederum den Feststellungen Anitschkows entsprechen würde.

Das der Konferenz für geographische Pathologie im Jahre 1934 vorliegende Beobachtungsgut bestätigt die auch schon von anderen Autoren (Thiersch, Gaál und Mitarbeitern, Björnwall u. a.) gemachte Feststellung, daß die Arteriosklerose in mittleren Städten und Großstädten etwas häufiger und in schwereren Formen zur Beobachtung kommt, als das auf dem flachen Lande der Fall ist.

Bei der Diskussion der zur Arteriosklerose führenden Ursachen ist neben mechanisch-physikalischen, entzündlichen, chemotoxischen und innersekretorischen Einflüssen sowie Anomalien des Stoffwechsels bereits in den älteren Arbeiten dem erblichen Anlagefaktor ein wichtiger Platz eingeräumt worden (Marchand, Osler, Romberg, Wiesel, Florschütz, Strümpell, Löhlein, Hueck, J. Bauer, Frey u. a.). Auf die erbliche Bedingtheit des Leidens haben mit besonderem Nachdruck Donner und die von ihm zitierten Autoren, sowie Munck, Weber, Weitz, Curtius, Wegelin, Rössle, v. Bergmann u. a.

hingewiesen. BURWINKEL schreibt 1920: „Arteriosklerose ist, wie Gicht, eine Familienkrankheit, bestimmend für die Lebensdauer ganzer Generationen. In ein und derselben Familie erkranken gar nicht selten viele Mitglieder im gleichen Alter an Sklerose ein und desselben Gefäßgebietes." Auch von anderer Seite wurde frühzeitig auf das bevorzugte Befallensein eines bestimmten Gefäßabschnittes bei einem Kranken und einem Teil seiner Blutsverwandten aufmerksam gemacht, so daß das klinische Krankheitsbild entsprechend der verschieden starken Empfindlichkeit der einzelnen Organe gegenüber Durchblutungsstörungen entweder von den Folgeerscheinungen der Arteriosklerose des Gehirns, des Herzens, der Nieren oder der Extremitäten beherrscht wird. Es ist deshalb auch von einer erblichen Disposition bestimmter Gefäßbezirke bzw. einer regionären Disposition des Gefäßsystems zur Erkrankung an Arteriosklerose gesprochen worden (UMBER, GRUBER, MEGGENDORFER, SCHULTZ, LENZ, WEITZ, RÖSSLE, CURTIUS u. a.).

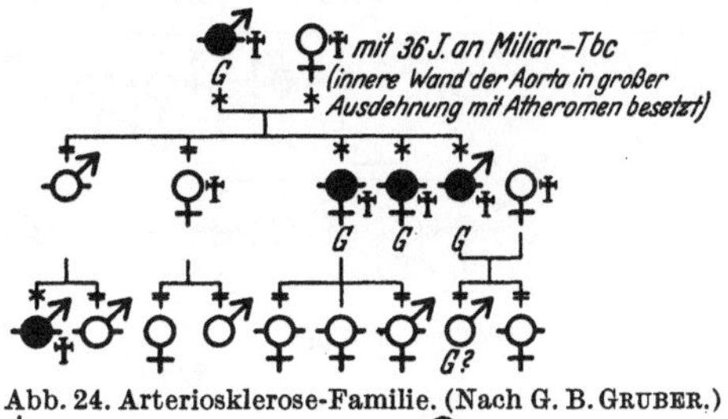

Auf Grund klinischer Beobachtungen und pathologisch-anatomischer Befunde ist auch immer wieder der Versuch gemacht worden, die Zusammenhänge zwischen der Arteriosklerose einerseits und dem Diabetes mellitus und der essentiellen Hypertonie andererseits zu klären. Zu befriedigenden Ergebnissen haben diese Bemühungen aber nicht geführt, wenn auch daran festgehalten werden darf, daß Wechselbeziehungen besonders im Sinne einer gegenseitigen Förderung der einzelnen Krankheitsprozesse bestehen. Bei erbanalytischer Betrachtung der Befunde in Arteriosklerotikerfamilien müssen jedenfalls diese Beziehungen berücksichtigt werden. Allerdings läßt sich schwer entscheiden, ob z. B. eine im Alter auftretende Zuckerharnruhr als Spätmanifestation der Diabetesanlage oder als Folge einer arteriosklerotischen Durchblutungsstörung des Pankreas aufgefaßt werden soll. UMBER ist der Meinung, daß die arteriosklerotische Gefäßschädigung mit einer bis dahin latent gebliebenen Minusvariante des Inselsystems zum Diabetes zusammentrifft. Noch stärkere Wechselbeziehungen bestehen zwischen der Arteriosklerose und der essentiellen Hypertonie, deren Anlage einem einfach dominanten Erbgang folgt.

Abb. 24. Arteriosklerose-Familie. (Nach G. B. GRUBER.) * ○ Sektionsbefund vorhanden. ● Anamnestische Angaben. -○- Adipositas bzw. Neigung zu Adipositas. *G* Gallensteinleiden.

Die Kombination mit solchen erbbedingten Krankheiten wie Diabetes und Hypertonie, die selbständig oder als Folge der Arteriosklerose entstanden sein können, erschwert also die erbanalytische Beurteilung.

Im Gegensatz zu der großen Zahl der Autoren, die auf Grund ihrer klinischen Erfahrung die Wirksamkeit eines erblichen Faktors bei der Arteriosklerose annehmen, ist die Zahl der Arbeiten, die exakte Familienuntersuchungen enthalten, außerordentlich gering, so daß es heute noch nicht möglich ist, die durch die tägliche Erfahrung zwar außerordentlich nahegelegte erbliche Bedingtheit der Arteriosklerose an Hand von Sippenbefunden mit Sicherheit zu erweisen. Einen besonders wertvollen Beitrag in Form der so selten zu erlangenden pathologisch-anatomischen Familienuntersuchung hat GRUBER geliefert. Er konnte über 7 Sektionen in 3 Generationen einer Arztfamilie berichten und die Feststellungen durch genauere anamnestische und ärztliche Befunde von fast allen Familienmitgliedern ergänzen. GRUBER erhielt die in Abb. 24 wiedergegebene Familientafel, aus der hervorgeht, daß der Vater und in geringerem Grade auch die Mutter und 3 von deren 5 Kindern an den Folgeerscheinungen der Arteriosklerose litten bzw. starben. Von Wichtigkeit erscheint außerdem die Tatsache, daß die befallenen Mitglieder der Familie eine ausgesprochene Adipositas aufwiesen. In bezug auf den Körperbau wird von zahlreichen Autoren die Ansicht vertreten, daß engere Beziehungen zwischen Arteriosklerose und dem pyknischen Habitus bestehen, während Rössle eine Relation zu einem bestimmten Habitus nicht entdecken kann. Nach dem Bericht des Wiener Pathologischen Instituts (Maresch) leiden Pykniker deutlich mehr an Arteriosklerose als die Vertreter anderer Konstitutionstypen. Diese Beziehungen können aber angesichts des Fehlens umfangreicher anthropologischer Untersuchungen und der Berücksichtigung der somatischen Stammesunterschiede nicht genauer festgelegt werden; ihr Bestehen könnte aber als ein weiterer Hinweis auf den erblichen Charakter der Arteriosklerose gedeutet werden.

1922 zeigte Ehrmann bei 2 Brüdern an Hand von Röntgenbildern des Thorax eine besonders schwere und frühzeitige Erweiterung der Aorta, die als Arteriosklerose der Aorta gedeutet werden muß. Besonders aufschlußreich für die Beurteilung des Einflusses exogener Momente ist die Tatsache, daß der 50jährige Patient, der sehr zurückgezogen lebte und körperlich nicht arbeitete, stärkere arteriosklerotische Veränderungen zeigte als der 3 Jahre ältere Bruder, der sehr üppig lebte und sich körperlich in hohem Maße betätigt hatte. Der Vater dieser beiden Kranken war mit 40 Jahren an unbekannter Ursache verstorben, während 2 Brüder des Vaters ebenfalls in der Mitte der vierziger Jahre an Herzinsuffizienz bzw. Schrumpfniere zugrunde gegangen waren.

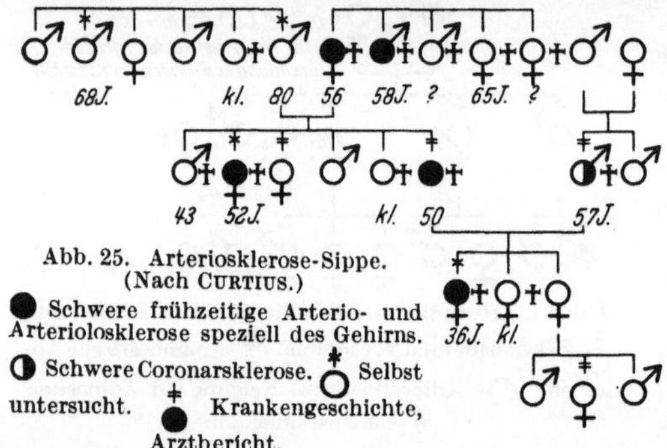

Abb. 25. Arteriosklerose-Sippe. (Nach Curtius.)
● Schwere frühzeitige Arterio- und Arteriolosklerose speziell des Gehirns.
◐ Schwere Coronarsklerose. ⚲̊ Selbst untersucht. ● Krankengeschichte, Arztbericht.

Im Rahmen einer größeren Arbeit über die Bedeutung des Schlaganfalls und der Arteriosklerose in der Aszendenz von Paralytikern und anderen Geisteskranken teilt Donner genauere Erhebungen bei 199 Eltern von 112 arteriosklerotischen Geisteskranken mit. Donner fand bei diesem Vorgehen eine gegenüber der Elternschaft anderer Geisteskranken und der Durchschnittsbevölkerung deutlich gesteigerte Häufung von Arteriosklerose und Apoplexie zwischen dem 50. und 70. Lebensjahr bei den Eltern dieser Kranken. Er kommt nach einschränkendem Hinweis auf die relative Kleinheit des Krankengutes zu dem Schluß, daß seine Ergebnisse „entschieden für die Annahme einer direkten Vererbung der Anlage zu Arteriosklerose“ sprechen. Es ist auffällig, daß Donner auch bei Paralytikern eine außerordentliche Belastung mit Arteriosklerose und Apoplexie in der Aszendenz gefunden hat, was die Annahme nahelegt, daß Wechselbeziehungen zwischen der Arteriosklerose und dem Ablauf der Lues bestehen.

Eine wertvolle Ergänzung der Donnerschen Ergebnisse stellt die Arbeit von Schultz dar, der bei Geschwistern von 100 Hirnarteriosklerotikern doppelt so häufig Arteriosklerose und Schlaganfall nachweisen konnte als in der Durchschnittsbevölkerung. Mortenson, der bei 300 Fällen von Arteriosklerose genauere Familienanamnesen erhob, fand in 67,5% des Krankengutes Arteriosklerose in der Aszendenz.

In neuerer Zeit hat Curtius in 3 Generationen einer Familie durch sorgfältige Nachforschungen die erbliche Bedingtheit der schweren und frühzeitigen Arteriosklerose bzw. Arteriolosklerose besonders des Gehirns sicherstellen können. Der entsprechende Stammbaum kommt in Abb. 25 zum Abdruck.

Eine abschließende Stellungnahme zur Frage der Erblichkeit der Arteriosklerose ist vorläufig noch erschwert durch den Mangel an systematischen Familienuntersuchungen. Das zahlenmäßig geringe und verwertbare Beobachtungsgut und die tägliche ärztliche Erfahrung lassen aber wenig Zweifel an der Wirksamkeit einer angeborenen und erblichen Anlage, die mit einer gewissen Wahrscheinlichkeit einem dominanten Erbgang folgt. Wir können uns diese Anlage vorstellen wie CURTIUS, der in Anlehnung an RÖSSLE annimmt, daß der Arteriosklerose eine ererbte krankhafte Reaktionbereitschaft zugrunde liegt, die zusammen mit den zahlreichen schädlichen Einwirkungen, die im Laufe des Lebens eintreten, zur Krankheitsmanifestation führt. STAEHELIN meint etwas Ähnliches, wenn er sagt, „daß die Arteriosklerose eine endogene Krankheit ist, deren Entwicklung durch äußere Faktoren befördert wird". Zu den äußeren Krankheitsbedingungen dürfen wir außer dem Alter, schwere psychische Belastungen und schwere körperliche Anstrengungen, üppige Nahrung und übermäßigen Verbrauch von Genußmitteln zählen. Für die Beurteilung des einzelnen Krankheitsfalles werden wir uns also vor Augen halten müssen, daß die Arteriosklerose ein kompliziertes klinisches Gebilde ist, an dessen Entstehung in besonderem Maße ein erblicher Faktor, aber auch die verschiedenartigsten endogenen und exogenen Momente beteiligt sind. Bei der Familienforschung wird also in manchen Sippen der erbliche Faktor stärker in Erscheinung treten und zur Aufstellung recht aufschlußreicher Stammbäume führen, während in anderen Sippen äußere Faktoren überwiegen, so daß der erbliche Charakter nicht so auffällig zutage tritt.

2. Essentielle Hypertonie.

(Roter Hochdruck.)

Seit Einführung der Blutdruckmessung haben die mit einer Blutdrucksteigerung einhergehenden Krankheiten eine zunehmende klinische Bedeutung erlangt. Die Beurteilung und Abgrenzung der einzelnen Hypertonieformen hat eine umfangreiche wissenschaftliche Diskussion hervorgerufen, die bis heute noch nicht abgeschlossen ist. Fast alle Autoren sind sich aber darüber einig, daß im wesentlichen zwei mit Hochdruck einhergehende Krankheitsgruppen unterschieden werden können, nämlich die *essentielle, genuine* oder *konstitutionelle Hypertonie* und die in der Regel mit einer Nierenerkrankung einhergehende *toxische* oder *sekundäre Hypertonie*. Nach dem äußeren Erscheinungsbild ist von VOLHARD die kurze und vielfach zutreffende Bezeichnung „roter" und „blasser" Hochdruck eingeführt worden. Auf die in diesen beiden Gruppen zusammengefaßten Formen und die Mischformen, sowie auf deren Ätiologie und Pathogenese können wir in diesem Rahmen nicht näher eingehen. Wir wollen uns hier nur mit der essentiellen Hypertonie befassen.

Für erbbiologische Studien ist es wichtig, die wesentlichen klinischen Symptome zu kennen. In den meisten Fällen macht der Hochdruck lange Zeit keinerlei subjektive Beschwerden, im Gegenteil zeigen die Kranken vielfach eine große Leistungsfähigkeit und Vitalität. Erst allmählich stellen sich Zirkulationsstörungen, mehr oder weniger ausgesprochene Zeichen von Herzinsuffizienz, anginöse Zustände oder ausgesprochene Angina pectoris-Anfälle ein. Vielfach kommt es dann zu lebensbedrohenden Schlaganfällen, mitunter auch zu gefährlichen Insuffizienzerscheinungen der Niere. Bei familienanamnestischen Erhebungen muß man daher auf die wichtigsten bei dieser Krankheit vorkommenden Todesursachen achten, nämlich den Schlaganfall, den Herztod infolge von Wassersucht oder Angina pectoris und schließlich die Urämie infolge von Schrumpfniere.

Die Blutdruckkrankheit ist außerordentlich häufig und sehr verbreitet. Vielfach ist behauptet worden, daß sie in den letzten Jahrzehnten eine absolute Zunahme erfahren habe, was besonders mit dem gesteigerten Lebenstempo in Verbindung gebracht wurde. Angesichts der Zunahme der durchschnittlichen Lebensdauer und der Bevölkerungszahl sowie der häufigeren Anwendung der Blutdruckmessung ist es heute nicht möglich ein eindeutiges Urteil zu gewinnen. Über die Beziehungen zwischen Hochdruckkrankheit und Beruf oder wirtschaftliche Lage kann ebenfalls nichts Sicheres ausgesagt werden. Mehrfach ist ausgesprochen worden, daß besser situierte Kreise und Menschen, die in verantwortungsvollem Beruf oder in Drang und Hetze stehen, häufiger erkranken. Auch gewinnt man den Eindruck, daß die Hypertoniekranken mehr aus der Großstadt und in geringerer Zahl aus der ausgesprochen bäuerlichen Bevölkerung stammen. Das Manifestationsalter der Krankheit liegt für die meisten Fälle im 4. und 5. Lebensjahrzehnt. Bei den Frauen tritt die Krankheit häufig mit dem Klimakterium in Erscheinung. Die Verteilung auf die Geschlechter scheint ziemlich gleichmäßig zu sein.

Bezüglich der Verbreitung der essentiellen Hypertonie in den einzelnen *Rassen und Völkern* besteht eine gewisse Übereinstimmung in den Angaben insofern, als sie bei der breiten Masse der Naturvölker nur selten angetroffen wird. Außer den Arbeiten, die zu dieser Frage Stellung nehmen (MAJORS, FROST, FISK, KOPF und DUBLIN, FOSTER, CASTEX, ISMAIL, DONNISON, SCHWAB und SCHULZ, CADBURY, CRUICKSHANK und KILBORN u. a.) hat vor allem RAAB durch schriftliche Anfragen bei Kollegen in den verschiedensten außereuropäischen Ländern wertvolle Angaben gemacht. Danach fehlt der arterielle Hochdruck fast gänzlich bei der ärmeren Bevölkerung Ägyptens (ISMAIL); ausgesprochen selten ist die Blutdruckkrankheit bei den afrikanischen Negern, deren durchschnittlicher systolischer Blutdruck von DONNISON mit 105 mm Hg angegeben wird; dagegen ist nach SCHWAB und SCHULZ bei den in Amerika lebenden Negern die Hochdruckkrankheit außerordentlich verbreitet und liegt sogar über der Morbidität der weißen Amerikaner. Bei den niedrigen sozialen Schichten der gelben Rasse gehört die Hypertonie ebenfalls zu den seltenen Erkrankungen, das gleiche gilt für die Eingeborenen Indiens und der Südseeinseln. Viele Autoren stimmen auch darin überein, daß bei den meisten der oben genannten Völker in den wohlhabenden Schichten die Blutdruckkrankheit häufiger angetroffen wird. Für die Erklärung dieser auffallenden Tatsache werden in erster Linie Ernährungseinflüsse in Betracht gezogen; und zwar wird die erhöhte Hypertoniemorbidität in den wohlhabenden und unter europäischem Einfluß stehenden Kreisen dem erhöhten Bedarf an Fleisch, Eiern und tierischen Fetten zugeschrieben, während die ärmeren Bevölkerungskreise dieser Länder vorwiegend vegetarisch leben. Im Widerspruch zu dieser Erklärung steht allerdings die interessante Angabe von THOMAS, RAAB u. a., daß die Eskimos von Grönland und Alaska trotz hohen Verbrauches von rohem Fleisch und tierischem Fett nur selten an Hypertonie zu erkranken scheinen. Die übrigen geographisch-medizinischen Angaben sind aber geeignet, die Bedeutung des alimentären Faktors — Cholesterin- und Vitamin-D-reiche Kost — in der Hypertoniegenese zu stützen.

Schon frühzeitig ist eine familiäre Häufung von Krankheitszuständen und Todesursachen aufgefallen, die wir heute wohl als Folgeerscheinungen einer Hochdruckkrankheit betrachten dürfen. So haben bereits PETER FORESTUS (1529—1597) und MORGAGNI (1759) (zit. nach GEORGE DEE WILLIAMS) und später DIEULAFOY (1876), SELLIER (1877), GOWERS (1893), BROADBENT (1898), VLANTASSOPOULO, RAYMOND und ALBUTT familiäre Häufung des Schlaganfalls beobachtet. Auch von einer Reihe neuerer Autoren wie VOLHARD, ALVAREZ,

GOLDSCHEIDER, KYLIN, PAL, VAQUEZ u. a. ist auf das hereditäre Moment hingewiesen worden. Es ist aber das Verdienst von WEITZ, durch ausgedehnte Familienuntersuchungen die erbliche Bedingtheit der Blutdruckkrankheit sichergestellt zu haben.

WEITZ hat nach seinem Bericht bei 82 Patienten mit Hypertonie neben genauen anamnestischen Erhebungen ausgedehnte Familienuntersuchungen durchgeführt. Es ließ sich 63mal (in 76,8%) feststellen, daß mindestens eins der Eltern an Herzleiden, Herzschlag, Wassersucht, Schlaganfall und gelegentlich auch an Nierenleiden gestorben war. Bei den übrigen 19 Fällen ließ sich dreimal das Leiden bei 2 Geschwistern und zehnmal bei einem Geschwister nachweisen oder wahrscheinlich machen. Nur sechsmal ergaben die familiären Nachforschungen ein negatives Resultat. Wenn von den Eltern keins an einer auf Hypertension verdächtigen Krankheit gestorben war, so war der Tod eines von ihnen gewöhnlich in relativ jugendlichem Alter erfolgt. Nur 4 der 82 Probanden hatten ihre beiden Eltern an einem nicht auf Hypertension verdächtigen Leiden im Alter von über 60 und ein einziges im Alter von über 70 Jahren verloren. Ferner konnte WEITZ durch umfangreiche Erhebungen bei den Geschwistern der Probanden nachweisen, daß die Hälfte derselben von dem Leiden befallen war, sofern es sich um ältere Hypertoniker handelte. Nach den WEITZschen Untersuchungen ist festzustellen, daß wahrscheinlich stets ein Elter der Probanden und die Hälfte der Probandengeschwister an dem Leiden erkranken, was für einen dominanten Erbgang der Hypertonie spricht. Nur NUNZAM und ELLIOT sowie ALLAN halten diese Schlußfolgerung nicht für erwiesen, während zahlreiche andere Untersucher in Bestätigung der WEITZschen Ergebnisse die große Bedeutung eines erblichen Faktors für die Hypertonie hervorheben. Die Ergebnisse der wichtigsten Arbeiten möchten wir im folgenden kurz wiedergeben.

ROSENBLOOM berichtet über eine Familie, in der die beiden Eltern im Alter von 45 Jahren an Schlaganfall gestorben waren und von ihren 10 Kindern 8 Hypertoniker waren. Die Kinder standen erst im Alter von 40—49 Jahren und 4 von ihnen waren bereits vor dem 47. Lebensjahr ihrer Krankheit erlegen.

O'HARE, WALKER und VICKERS fanden auf Grund anamnestischer Erhebungen in den Familien von 300 Hypertonikern bei 204 Fällen Arteriosklerose, Apoplexie, Herzkrankheiten, Nephritis oder Diabetes mellitus. Das entspricht einem Hundertsatz von 68, während bei 436 Fällen mit normalem Blutdruck dieser Prozentsatz nur 37,6% betrug.

NADOR-NIKITITS erhob unter 206 Fällen von Hypertonie und 93 Fällen von Nierensklerose bei 179 bzw. 78 Fällen, d. h. in 86%, eine positive Familienanamnese. Demgegenüber konnte bei 387 gesunden Menschen und hochdruckfreien Kranken nur in 12 Fällen, d. h. in 3,1%, der Hochdruck in der Familie nachgewiesen werden.

WIECHMANN und PAL konnten unter 500 Hypertonikern in 38,4% der Fälle nachweisen, daß eines der Eltern oder beide an Herzleiden, Herzschlag, Wassersucht oder Schlaganfall gestorben waren, während bei 100 beliebigen hochdruckfreien Vergleichspersonen nur in 19% der Fälle die entsprechende Angabe gemacht wurde.

O. MÜLLER und PARRISIUS kamen auf Grund sorgfältiger klinischer Durcharbeitung einer größeren Anzahl von Blutdruckkranken zu einer wertvollen Bestätigung der WEITZschen Feststellungen. In dem gleichen Krankengut konnte ZIPPERLEN etwa in 65% der Fälle familiäres Auftreten und bei strengem Maßstab in 55% dominanten Erbgang nachweisen. Es ist bemerkenswert, daß die genannten Autoren auch für die anderen Hypertonieformen (sekundäre und arteriosklerotische Schrumpfniere) einen ähnlichen Prozentsatz erblicher Belastung festgestellt haben; auf diesen interessanten Befund werden wir in dem Kapitel über Nierenkrankheiten zurückkommen.

Außer den genannten Autoren haben noch WIESEMANN, DAWSON, BARACH, PAL, POPPER u. a. Beiträge zur Frage der Erblichkeit der Hypertonie geliefert. Eindrucksvolle Stammbäume, die einen besonderen Wert für die Erforschung des Erbgangs der Blutdruckkrankheit besitzen, wurden außer von WEITZ durch ZIPPERLEN, WALBOTT, BADIA-BRANDIA, VOLHARD, AYMAN, KYLIN u. a. aufgestellt. Im folgenden geben wir den umfangreichen Stammbaum eines eigenen Patienten wieder, dessen Sippe von ZIPPERLEN untersucht wurde (Abb. 26).

Besondere Bedeutung für die erbliche Bedingtheit einer Krankheit hat von jeher die Zwillingsforschung gehabt. Ausgedehnte Untersuchungen von WEITZ sowie von CURTIUS, v. VERSCHUER, ZIPPERLEN u. a. an hochdruckfreien eineiigen und zweieiigen Zwillingen haben einwandfrei die Abhängigkeit des Blutdrucks von erblichen Einflüssen gezeigt. Nach WEITZ haben die genannten Autoren 145 Fälle von eineiigen Zwillingen untersucht, dabei hat sich eine durchschnittliche Blutdruckdifferenz von 5,04 mm Hg ergeben. Demgegenüber wurde unter 109 zweieiigen Zwillingspaaren eine durchschnittliche Blutdruckdifferenz von 9,36 mm Hg festgestellt.

Noch wertvoller für unsere Fragestellung sind die wenigen Zwillingsbeobachtungen von essentieller Hypertonie. Schon frühzeitig beobachtete MICHAELIS außerordentlich ähnliche 60jährige Zwillinge, die unter ganz verschiedenen Verhältnissen lebten. Sie erkrankten zu gleicher Zeit an Parästhesien der Beine mit großer psychischer Erregbarkeit, Ulcus perforans einer Zehe, Diabetes mellitus, gleicher Sehstörung durch Retinitis albuminurica und starben an Urämie in einem Zeitraum von wenigen Wochen. Obwohl damals (1904) eine Blutdruckmessung noch nicht ausgeführt werden konnte, gehen wir sicherlich nicht fehl, wenn wir hier einen gesteigerten Blutdruck annehmen. Dann ist vor allem das von WEITZ beobachtete 64jährige Zwillingspaar mit einem systolischen Blutdruckwert von 175 mm Hg hervorzuheben. Die beiden Schwestern, die über typische Herzbeschwerden klagten, hatten 40 Jahre unter ganz verschiedenen Verhältnissen gelebt. $2^1/_4$ Jahre nach der ersten Untersuchung waren die Herzbeschwerden verschwunden und der Blutdruck war bei beiden normal geworden. Diese Beobachtung spricht für eine gewisse genetische Abhängigkeit nicht nur des Beginns, sondern auch des Verlaufs der Blutdruckkrankheit. Ferner hat NADOR-NIKITITS ein an Hypertonie erkranktes männliches Zwillingspaar beschrieben, von dem der eine an Apoplexie der andere an Urämie zugrunde ging. Die Eineiigkeit dieses Paares ist sehr wahrscheinlich, wenn auch vom Autor nicht sichergestellt.

In jüngster Zeit hat FRÖHLICH über 12jährige männliche, wahrscheinlich eineiige Zwillinge berichtet, die eine etwa gleichschwere essentielle Hypertonie von labilem Charakter aufwiesen. Wir selbst verfügen über ein 57 Jahre altes männliches eineiiges Zwillingspaar mit Hochdruckwerten von 185/90 bzw. 165/90 mm Hg und schließlich haben HINES und PIPER konkordantes Vorkommen der Hypertonie bei eineiigen Zwillingen beobachtet.

Nachdem wir die wichtigsten Ergebnisse der Familien- und Zwillingsforschung kennen gelernt haben, müssen wir uns noch mit der *allgemeinen Konstitution der Hochdruckkranken* befassen. Der äußere Eindruck und alte ärztliche Erfahrung haben bekanntlich schon lange in dem Ausdruck Habitus apoplecticus ihren Niederschlag gefunden. O. MÜLLER und PARRISIUS kommen auf Grund reicher eigener Erfahrung und gestützt auf die exakten anthropologischen Messungen von ZIPPERLEN zu dem Resultat, daß die Kranken mit essentiellem Hochdruck vorwiegend der pyknischen Körperbauform mit spastisch-atonischem

Gefäßtyp angehören, während diejenigen mit renalem Hochdruck mehr der leptosomen bzw. asthenischen Körperbauform mit rein spastischem Gefäßtyp zuneigen. Dieser beim schwäbischen Volksstamm gewonnene Unterschied bleibt eindrucksvoll, ob man nun die Körperbauformen nach KRETSCHMER oder den Konstitutionsindex nach BRUGSCH oder PIGNET zugrunde legt. Allerdings muß man zugeben, daß die Beurteilung der Konstitution durch die körperbaulichen Unterschiede der einzelnen Volksstämme beeinträchtigt wird. In Süddeutschland sind z. B. die kurzen dicken Pykniker mit ihren tiefen Körperhöhlen viel häufiger als in Norddeutschland. Zum Teil dürfte dieser Umstand die verschiedenen Ansichten über den Konstitutionstypus beim roten Hochdruck erklären; KAHLER sowie POPPER in Wien finden unter ihrem Beobachtungsgut einen beträchtlichen Hundertsatz von Leptosomen und VOLHARD kommt sogar zu dem Schluß, daß ein bestimmter somatischer und psychischer Konstitutionstyp bei Hochdruckkranken wenig charakteristisch sei. Trotz dieser verschiedenen Ansichten im Schrifttum und bei Anerkennung vieler Ausnahmen ist ein gewisser Zusammenhang zwischen dem pyknischen Habitus und der essentiellen Hypertonie nicht von der Hand zu weisen. Noch deutlicher wird dieser Zusammenhang, wenn wir die dem pyknischen Habitus nahestehenden dysplastischen Typen mit einbeziehen. Es ist ja schon vielen Autoren aufgefallen, daß die Hypertoniker oft zu Fettsucht neigen, daß sie manchmal an Diabetes mellitus erkrankt sind, oder daß der Hochdruck sich im Laufe des Klimakteriums oder nach einer Röntgenkastration einstellt. Auch die Kombination von Hochdruck mit einer Reihe anderer innersekretorischer Störungen ist beschrieben worden (O. MÜLLER und BOCK, KAHLER, WEISS, KYLIN, FISCHBERG, SECHER u. a.). O. MÜLLER und PARRISIUS kommt das Verdienst zu, dieses konstitutionell-endokrine Moment in der Genese der essentiellen Hypertonie besonders herausgestellt zu haben.

Bei der Erörterung der konstitutionellen Merkmale wird man auch nicht die Beziehungen zur Vasoneurose übersehen dürfen, denn die Häufigkeit solcher Störungen beim roten Hochdruck ist ganz offensichtlich (O. MÜLLER und PARRISIUS 43%, O'HARE, WALKER und VICKERS 42%). Welchen Anteil die Vasoneurose beim Zustandekommen des Hochdrucks hat, soll hier nicht entschieden werden; daß aber eine vorhandene ausgedehnte Vasoneurose die Entstehung der Hypertension begünstigt, ist wohl sicher.

Wenn wir die *Frage der Vererbung* bei der essentiellen Hypertonie hier abschließend betrachten, so fassen wir noch einmal die Ergebnisse der Familien- und Zwillingsforschung kurz und kritisch zusammen. Durch zahlreiche Stammbäume ist belegt worden, daß sich die Blutdruckkrankheit über mehrere aufeinanderfolgende Generationen vererbt, und daß sie bei etwa 50% der im Manifestationsalter stehenden Sippenangehörigen vorkommt. Wenn die Stammbäume nicht immer mit derselben Exaktheit wie bei anderen Erbkrankheiten aufzustellen sind, so liegt das einerseits an dem späten Manifestationsalter und andererseits daran, daß die Angehörigen der ältesten Generation vielfach bereits an den Folgen ihrer Hochdruckkrankheit gestorben sind. Auch muß berücksichtigt werden, daß nach den Untersuchungen von WEITZ und SIEBEN u. a. in einem gewissen Prozentsatz die früher vorhandene Blutdrucksteigerung auf normale oder annähernd normale Druckwerte zurückgehen kann. Auf solche Perioden gesteigerten Drucks muß ja vielfach auch aus der Herzkonfiguration hochdruckfreier Kranker geschlossen werden. Eine weitere Schwierigkeit liegt darin, daß die Anlageträger im jugendlichen Alter im allgemeinen nicht zu erkennen sind. Wie der in Abb. 26 wiedergegebene Stammbaum zeigt, ist allerdings bei manchen Sippenangehörigen auch schon in der Jugend die Neigung zu Blutdrucksteigerung deutlich erkennbar. Der bestehende Verdacht kann nach unseren Erfahrungen verstärkt werden, wenn der Blutdruck bei Belastungen wie etwa einer Herzfunktionsprüfung ungewöhnlich ansteigt.

Die Sippenforschung gibt uns weiterhin einen interessanten Einblick in die verschiedenen Verlaufsarten der Krankheit. Der Stammbaum (Abb. 26) zeigt, daß die Kranken auf verschiedene Weise durch Schlaganfälle, infolge Herzschwäche

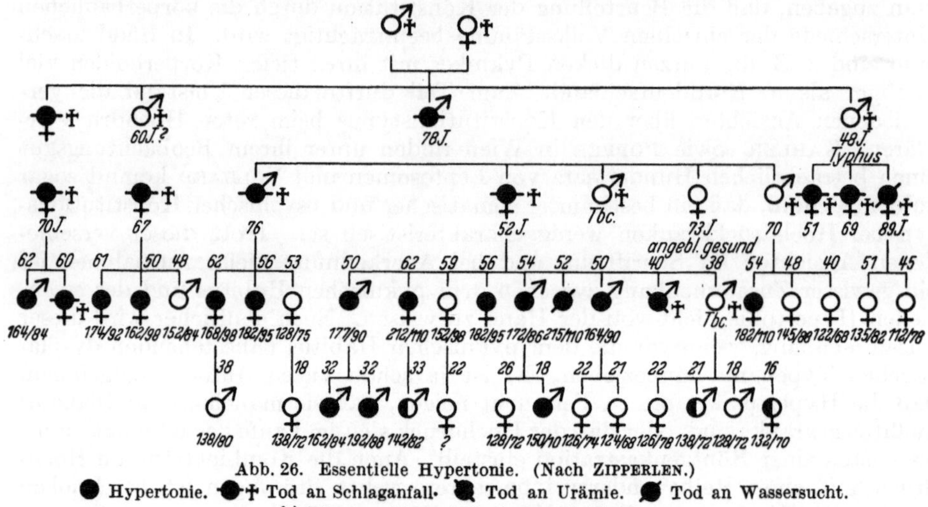

Abb. 26. Essentielle Hypertonie. (Nach ZIPPERLEN.)
● Hypertonie. ●† Tod an Schlaganfall. Tod an Urämie. Tod an Wassersucht.
◐ Für das Alter relativ hoher Blutdruck.

oder durch Harnvergiftung ihrem Leiden erlegen sind. Die Krankheit kann sich demnach innerhalb einer Familie an den verschiedenen mit Endarterien versorgten Organen verhängnisvoll auswirken. Dieser intrafamiliären Variabilität steht aber auch eine interfamiliäre gegenüber, insofern als es wiederum Familien gibt, in denen etwa vorzugsweise die Endarterien des Gehirns befallen sind und

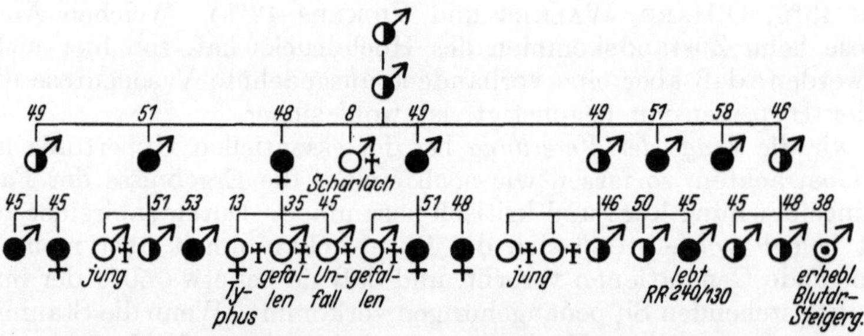

Abb. 27. Essentielle Hypertonie. (Nach ÉTIENNE, G. und G. RICHARD.)
● An Apoplexie gestorben. ◐ Plötzlich im 5. oder 6. Lebensjahrzehnt gestorben. ⊙ Proband.

die kranken Familienmitglieder fast alle an Schlaganfall sterben; in anderen Familien wird infolge Coronarsklerose die Durchblutung des Herzens verschlechtert, und eine Herzinsuffizienz oder ein Angina pectoris-Anfall setzt vielfach dem Leben ein Ende. Als Beispiel eine Apoplektikerfamilie sei der von ETIENNE und RICHARD aufgestellte Stammbaum hier wiedergegeben (Abb. 27).

Die Familienforschung hat auch gezeigt, daß neben der Verlaufsart das Manifestationsalter, Schwere und Dauer der Krankheit familienweise verschieden sein können, was dann dafür sprechen würde, daß auch hier erbliche Einflüsse wirksam sind. Wir erinnern hier nur an die von O. MÜLLER beschriebene Familie, in der die Befallenen frühzeitig erkrankten und zwischen dem 40. und

50. Lebensjahr starben. In anderen Familien erreichen die Kranken trotz großer Drucksteigerung ein hohes Alter.

Nach den Ergebnissen der Zwillingsforschung ist an einer beachtlichen Zahl von eineiigen Zwillingen *konkordantes* Verhalten der essentiellen Hypertonie erwiesen worden. Danach ist an der erblichen Bedingtheit dieses Leidens kein Zweifel.

Wir kommen also zu dem Schluß, daß es sich bei der essentiellen Hypertonie um ein *einfach-dominantes Erbleiden* handelt. Was vererbt wird, kann heute noch nicht sicher entschieden werden, da man annehmen muß, daß die Krankheitsgruppe der essentiellen Hypertonie aus verschiedenen Formen zusammengesetzt ist. Entsprechend den bekannten pathogenetischen Vorstellungen von der Hypertension ist an die Vererbung einer hypertonischen Reaktionsbereitschaft oder einer Neigung zu Elastizitätsverlust des Gefäßsystems oder an eine der Vasoneurose nahestehende vegetativ-endokrine Regulationsstörung gedacht worden, während bei der von KAHLER aufgestellten bulbären Hypertonie eine im Zentralnervensystem gelegene vererbbare Anomalie in Betracht gezogen werden müßte.

Die Besprechung der Erbpathologie können wir nicht abschließen, ohne auch auf die große Zahl von *äußeren Faktoren* hinzuweisen, denen von jeher für die Entstehung des Hochdrucks eine besondere Bedeutung zugeschrieben worden ist. So sind Genußgifte, vor allem Alkohol und Nicotin, körperliche und geistige Anstrengungen und seelische Erregungen, erworbene Krankheiten und anderes angeschuldigt worden. Bei näherer Nachprüfung hat sich aber bisher eine deutliche Einflußnahme nicht erweisen lassen. Nur der Genuß von tierischem Eiweiß scheint blutdrucksteigernd zu wirken, wie das die bekannten Untersuchungen von WEITZ und SAILE in verschiedenen Mönchsorden ergeben haben. Belastungsversuche mit Fleischkost, die GÄNSSLEN an gesunden Studenten und BOCK bei Hypertonikern durchführten, weisen in die gleiche Richtung. Auch die bisherigen Ergebnisse der geographisch-medizinischen Forschung, über die wir eingangs berichtet haben, sprechen für die Bedeutung des alimentären Faktors. Nachdem der erbliche Charakter der essentiellen Hypertonie sichergestellt ist, müssen wir uns im Klaren sein, daß die angeschuldigten äußeren Momente nur insofern eine ursächliche Rolle spielen, als sie die Manifestation der Erbanlage begünstigen und den Verlauf der Krankheit verschlimmern können.

Eine vorausschauende Gesundheitspflege wird vor allem die Frühdiagnose und die prophylaktische Anwendung bewährter therapeutischer Maßnahmen anstreben.

3. Essentielle Hypotonie.

Im Gegensatz zu den praktisch wichtigeren Problemen der Hochdruckkrankheit haben die Zustände mit andauernder Erniedrigung des Blutdruckes nur zeitweise eine stärkere wissenschaftliche Beachtung gefunden. Die erste klinische Beschreibung des hypotonischen Symptomenbildes stammt von FERRANNINI (1903), der zur Bezeichnung des neuen Krankheitsbildes den Namen „chronische arterielle Hypotension“ vorschlug, den er später durch den Ausdruck „konstitutionelle Angiohypotonie“ ersetzte. Von den weiteren Autoren, die sich in größeren Arbeiten mit dem gleichen Thema beschäftigt haben, sind unter anderem Fr. v. MÜLLER, CURSCHMANN, MARTINI und PIERACH, MUNK, GARIN, WEISS, STRASSER und LÖWENSTEIN, KISCH und schließlich SCHELLONG zu nennen.

Die weitaus größte Zahl der Autoren befaßt sich neben der Herausarbeitung des klinischen Symptomenbildes mit der ätiologischen Abgrenzung und pathogenetischen Differenzierung der vielen mit Hypotension einhergehenden

Zustandsbilder. Die Bemühungen führten schon frühzeitig zu einer Gruppierung der Hypotonieformen in solche, bei denen ein krankhafter organischer Prozeß mit der Blutdrucksenkung in Zusammenhang gebracht werden konnte, wie endokrine Störungen, Kreislaufkrankheiten und Krankheiten mit abnormem Zellzerfall usw. und solche, bei denen sich ein ätiologisch wirksamer krankhafter Prozeß nicht nachweisen läßt. Im Rahmen unserer erbpathologischen Betrachtungen müssen wir uns auf die Besprechung der letzten Gruppe, der Hypotonie als „primärer Tonuskrankheit“ (Pal) beschränken.

Die Grenzziehung zwischen normalem Blutdruck und Hypotonie muß mit einer gewissen Willkür erfolgen; die meisten Autoren haben sich dahin geeinigt, daß unter 35 Jahren Blutdruckwerte bis 100 mm Hg als hypotonisch gelten; jenseits dieser Altersgrenze wird für die Diagnose Hypotonie gefordert, daß der Blutdruck beim Mann 115 mm Hg und bei der Frau 105 mm Hg nicht überschreitet.

Menschen mit dem ausgeprägten Symptomenbild des arteriellen Tiefdrucks klagen über Mattigkeit, leichte Ermüdbarkeit, großes Schlafbedürfnis ohne Erfrischung nach langem Schlaf, Empfindlichkeit gegen Kälte. Sie zeigen auch charakteristische psychische Abweichungen mit Überwiegen schizoider Züge; Hypotoniker sind meist depressiv gestimmt, wenig mitteilsam, neigen zu Hypochondrie, im beruflichen Leben fehlt ihnen oft die notwendige Entschlossenheit und Initiative. Zu den Beschwerden der Hypotoniker gehören weiterhin dumpfe Kopfschmerzen, Leeregefühl im Kopf, Neigung zu Ohnmachten und von Seiten des Magen-Darmkanals Appetitmangel, Druck- und Völlegefühl im Magen, Verstopfung wechselnd mit Durchfällen. Objektiv zeigen solche Menschen mit ziemlicher Regelmäßigkeit die Stigmata des Asthenikers mit den Zügen verminderter vitaler Funktion. Ihr Gesichtsausdruck ist müde und abgeschlagen, die Haut ist blaß und kühl, die Skeletmuskulatur ist schlaff. Das Herz ist meist klein und schlaff (Tropfen- oder Pendelherz). Die Herztätigkeit ist nicht selten verlangsamt; im Magensaft finden sich häufig hyperacide Säurewerte. Damit sei der Kreis der wichtigsten Zeichen des hypotonischen Symptomenkomplexes umrissen, in dessen Mittelpunkt die Erniedrigung des Blutdruckes auf Werte um 100 mm Hg und darunter steht.

Es soll besonders hervorgehoben werden, daß arterieller Tiefdruck auch ohne die angeführten subjektiven und objektiven Zeichen vorhanden sein kann, während umgekehrt Symptome aus dem hypotonischen Beschwerdekomplex auch bei Menschen mit normalen Blutdruckwerten auftreten können. Hypotonie ist keineswegs immer gleichbedeutend mit Krankheit.

Über die Häufigkeit der essentiellen Hypotonie innerhalb einer größeren auslesefreien gesunden Bevölkerung liegen nur wenige Untersuchungen vor. So fanden Barach in 3,5%, Friedlander in 2,5—3,5% und Alvarez in 2,2% ihres Untersuchungsgutes Hypotonien bei organisch sonst gesunden Menschen. Zur Verteilung auf die Geschlechter können sichere Angaben nicht gemacht werden, deutliche Unterschiede scheinen aber nicht vorzuliegen. Ebenso ist eine Bevorzugung bestimmter Altersklassen nicht zu erkennen.

Angesichts der gesicherten erblichen Bedingtheit der Hypertonie ist auch die Frage nach der Abhängigkeit der essentiellen Hypotonie von *erblichen Faktoren* berechtigt. Die bisher beigebrachten Untersuchungsergebnisse zur Beantwortung dieser Frage sind zahlenmäßig noch sehr gering. Garin, Strasser und Löwenstein, Kisch sowie Weitz haben bisher die einzigen verwertbaren Angaben gemacht. Von besonderem Wert ist die Beobachtung von Weitz über konkordantes Vorkommen der Hypotonie bei weiblichen eineiigen Zwillingen, die im Alter von 45 Jahren Blutdruckwerte von 105/75 bzw. 95/65 mm Hg aufwiesen. Eine weitere Beobachtung bei einem männlichen eineiigen Zwillingspaar teilt KISCH mit; es handelte sich um 35jährige männliche Hypotoniker, die beide einen Blutdruck von 105 mm Hg hatten. Damit ließe sich die Annahme der erblichen Bedingtheit der arteriellen Hypotonie stützen.

Über familiäres Vorkommen der Hypotonie berichtet WEITZ, der sie „häufig bei Elter und Kind" gefunden hat. Auch wir verfügen über einige solcher Beobachtungen. Weiterhin haben STRASSER und LÖWENSTEIN sechsmal Hypotonie bei Mutter und Tochter, einmal bei Mutter und Sohn, zweimal bei Vater und Tochter und viermal bei Geschwistern festgestellt. KISCH sah außer dem bereits erwähnten konkordanten eineiigen Zwillingspaar, deren Mutter mit 63 Jahren einen Blutdruck von 120 mm Hg hatte, einen 22jährigen Patienten mit einem arteriellen Druck von 98 mm Hg, bei dessen Vater 100—106 mm Hg gemessen wurden. Über die größte Zahl von familiären Hypotoniefällen berichtet, soweit wir sehen, bisher als einziger GARIN, der 6 Hypotoniker in einer Familie feststellen konnte.

Nach den wenigen bisher vorliegenden Angaben kann mit großer Wahrscheinlichkeit angenommen werden, daß der essentiellen Hypotonie eine erbliche Anlage zugrunde liegt, die sich einfach-dominant zu verhalten scheint. Die Hypotonie würde damit demselben Erbmodus folgen wie die essentielle Hypertonie. Zur Sicherung unserer Kenntnisse über die Erblichkeitsverhältnisse wären allerdings in größerem Umfang systematische Sippenuntersuchungen erforderlich.

4. Thrombose-Embolie.

Nach der Formulierung von DIETRICH ist die Thrombose „die Entwicklung eines festen Pfropfes aus den Bestandteilen des Blutes innerhalb der Gefäßbahn". Als allgemein anerkannte unmittelbare Voraussetzungen für die Entstehung dieses Pfropfes gelten heute nach dem Vorgehen von VIRCHOW, LUBARSCH, ASCHOFF u. a. Veränderungen der Gefäßwand, Veränderungen in der Zusammensetzung des Blutes und Verlangsamung bzw. Änderung des Blutstroms. Die meisten Theorien über die Entstehung der Thrombose stützen sich auf diese drei Vorbedingungen, unterscheiden sich allerdings dadurch, daß sie das eine oder andere Moment stärker in den Vordergrund rücken. Auf Einzelheiten des unentschiedenen Meinungsstreites soll hier nicht eingegangen werden, wir verweisen auf die monographischen Darstellungen und auf das darin enthaltene Schrifttum (DIETRICH, SULGER, FREY, GEISSENDÖRFER u. a.). Wenn wir bei vorwiegend klinischer Betrachtungsweise eine lokale Wundthrombose, eine septische Thrombose und eine fortschreitende Fernthrombose in den großen Venen unterscheiden (FISCHER-WASELS), so können wir die beiden erstgenannten Thromboseformen, die sowohl ursächlich als auch örtlich in unmittelbarem Zusammenhang mit einem Krankheitsprozeß stehen, im Rahmen unserer erbbiologischen Erörterungen in den Hintergrund treten lassen. Hier soll in erster Linie die fortschreitende Fernthrombose — von ASCHOFF als statische Thrombose bezeichnet — berücksichtigt werden. Unter der Fernthrombose verstehen wir die gefürchtete und unberechenbare Komplikation nach chirurgischen Eingriffen und bei inneren Leiden, die in einem nicht geringen Teil der Fälle (nach DIETRICH in über 35%) zu massiver und tödlicher Lungenembolie führt. Die Pfropfbildung kommt dabei in einem von dem Krankheitsprozeß mehr oder weniger entfernt liegenden Gefäßgebiet zustande. Da es sich um die klinisch wichtigste und gefährlichste Form der Thrombose handelt, hat man sich um die Klärung ihrer Genese sowohl von pathologischer als auch von klinischer Seite immer wieder bemüht. Einen neuen Anstoß erhielt die Thromboseforschung durch die Feststellung von HEGLER, daß etwa seit 1923 eine erschreckende Zunahme der Thrombose und Embolie sowohl nach Operationen als auch bei inneren Erkrankungen zu beobachten sei.

Diese erste alarmierende Nachricht rief dann eine große Zahl von statistischen Bearbeitungen der Thrombose- und Emboliefälle aus pathologischen Instituten, chirurgischen, inneren und anderen Kliniken hervor, die fast ausnahmslos die Häufung der Thrombose in den Nachkriegsjahren bestätigten. Bei Auswertung des Krankengutes unter genauer Berücksichtigung der mathematisch-statistischen Methoden konnten allerdings Nürnberger, Sulger, Schulte, Kückens und Reichenmüller, Gruber, Geissendörfer u. a. nur eine geringe Zunahme feststellen.

Die Untersuchungen zur Thrombose- und Emboliehäufung warfen naturgemäß auch die Frage nach der Ursache dieser Zunahme und damit die Frage nach begünstigenden und ursächlichen Momenten der Thromboseentstehung überhaupt auf. Die Ergebnisse dieser Untersuchungen, bei denen eine große Zahl der verschiedenartigsten Faktoren in Betracht gezogen wurden, sollen hier nur soweit berücksichtigt werden, als sie die Beziehungen der Thrombose und Embolie zu den beiden Geschlechtern, zum Lebensalter und zur Körperbauform betreffen. In bezug auf die *Geschlechtsverteilung* ist zunächst darauf hinzuweisen, daß nach Günther, Kühne, Schulte, Geissendörfer u. a. keines der beiden Geschlechter eine stärkere Belastung eindeutig erkennen läßt. Es ließ sich aber für das weibliche Geschlecht eine *erhöhte Emboliemortalität* nachweisen. Allgemein anerkannt ist die mit dem Alter zunehmende Häufigkeit der Thrombose und Embolie, die zwar in jedem Alter zur Beobachtung gelangen können, am meisten aber die Menschen im 4.—6. Lebensjahrzehnt bedrohen. Während bei den meisten jugendlichen Fällen die Thrombose-Embolie mit einem schweren erschöpfenden Leiden des Kranken in Beziehung gebracht werden kann, muß für den alternden Organismus im Zusammenwirken mit den verschiedensten Aufbrauchs- und Abnutzungserscheinungen eine gewisse Thrombosebereitschaft angenommen werden. Angesichts dieser Sachlage ist mit gutem Grund von Sulger, Melzner u. a. die Zunahme der Thrombose-Embolie mit der Überalterung wenigstens der deutschen Bevölkerung in Zusammenhang gebracht worden.

Von einzelnen Autoren ist immer wieder die Thromboseneigung mit einer bestimmten *Körperbauform* in Zusammenhang gebracht worden. So prägte Rehn den Ausdruck „Typus embolicus“ und meinte damit fettleibige, breitgebaute, etwas untersetzte Menschen von leicht gedunsenem Aussehen, deren Muskulatur bis auf die der Bauchdecken und des Schultergürtels gut entwickelt ist. Die Beine dieses Typus sind etwas schwächer entwickelt als der übrige Körper, die Haut ist auffallend blaß und zart. Nach Rehn ist dieser Typus häufiger beim weiblichen Geschlecht anzutreffen. Hegler bestätigt diese Beobachtung für einen Teil seines Krankengutes. Im gleichen Sinne äußern sich Prochnow, de Quervain und Urban, Domanig, Wahlig, Melzner, Geissendörfer u. a.). Mit Nachdruck weist auch Ruef auf den Habitus der „Emboliker“ hin, der sich in der Beschreibung mit dem Rehnschen Typus embolicus weitgehend deckt. Eine größere Zahl von Autoren befaßt sich mit der Frage der Zusammenhänge zwischen Thrombose-Embolie und Fettsucht. In der Beantwortung dieser Frage gehen aber die Meinungen noch weit auseinander. Während Petren, Höring, Kuhn, Schulz, Wahlig u. a. und in neuerer Zeit Rössle, Wendt u. a. in ein Viertel bis ein Drittel ihrer Emboliefälle Fettleibigkeit feststellten, können Giertz, Mayer, Kückens und Reichenmüller sowie Sitsen u. a. diese Angaben nicht bestätigen. Kuhn glaubt an Hand seines Beobachtungsgutes auch eine deutlich erhöhte Emboliegefahr bei adipösen Thrombosekranken nachweisen zu können.

Zusammenfassend läßt sich also sagen, daß nach vielen Autoren ein engerer Zusammenhang zwischen der Thromboseneigung und einer etwa mit dem pyknischen Habitus Kretschmers übereinstimmenden Körperbauform besteht.

Zahlenmäßig können diese Beziehungen aber wegen des Fehlens von Vergleichswerten aus der Normalbevölkerung noch nicht erfaßt werden. Ebensowenig können sichere Angaben darüber gemacht werden, auf welchem Wege die Fettsucht einen begünstigenden Einfluß auf die Thromboseentstehung nimmt; von einigen Autoren werden die besonderen Kreislaufverhältnisse des Fettsüchtigen für die erhöhte Thromboseneigung verantwortlich gemacht.

Zusammenhänge zwischen Ernährungszustand bzw. Adipositas und Thrombose-Embolie werden auch durch die Berichte über die Thrombosehäufigkeit in anderen Ländern nahegelegt. So ist nach WASSILJEFF in Rußland, dessen Bevölkerung seit dem Krieg unter mangelhaften Ernährungsbedingungen lebt, ein Ansteigen der Thromboseerkrankungen nicht festzustellen. Ebenso fehlen nach ROSENTHAL für Amerika und Kanada mit mehr oder weniger gleichbleibenden sozialen Verhältnissen in den letzten Jahrzehnten Häufigkeitsschwankungen; dasselbe gilt für die Türkei, wo nach BURHANEDDIN bei knapper, vorwiegend vegetarischer Ernährung Fettsucht selten ist. Nach einer Mitteilung von REDDINGIUS kommt auch bei den fast ausschließlich vegetarisch lebenden Sudanesen und Javanern die Thrombose nicht zur Beobachtung. Um das interessante Problem auch von dieser Seite aus zu beleuchten, geben wir hier der Vollständigkeit halber diese Berichte wieder; zu einer eindeutigen Stellungnahme reichen sie aber nicht aus.

Die bisherige Ursachenforschung hat zwar für die Entstehung der fortschreitenden Fernthrombose einige Faktoren sicherstellen können, von einer völligen Aufklärung des krankhaften Geschehens sind wir aber noch recht weit entfernt. Angesichts dieser Mängel ist die Frage berechtigt, ob nicht auch ein anlagebedingter erblicher Faktor für die Entstehung wenigstens eines Teils der Thrombosefälle in Betracht gezogen werden kann. v. PHILIPPSBORN hat in einer Familie Zwillingsschwestern beobachten können, die beide im Anschluß an die erste Entbindung an Embolie ad exitum kamen. Leider fehlen, soweit wir sehen, weitere für unsere Fragestellung so wichtige Befunde der Zwillingsforschung, so daß die bisher einzige Beobachtung zu verbindlichen Schlußfolgerungen nicht berechtigt.

Es liegt aber eine größere Zahl von Beobachtungen über *familiäres Vorkommen* von Thrombose und Embolie vor, die hier in kürzerer Fassung mitgeteilt werden sollen, um die weitere Forschung in dieser Richtung anzuregen. SCHNITZLER hat wohl als erster im Jahre 1911 und später immer wieder mit Nachdruck auf familiäres Vorkommen der Thrombose bzw. Embolie hingewiesen und über die Häufung von postoperativer Thrombophlebitis bzw. Thrombose und Embolie in 6 Familien berichtet. Seitdem sind auch von verschiedenen anderen Autoren ähnliche Beobachtungen mitgeteilt worden.

1. SCHNITZLER. 18jähriges Mädchen. Appendektomie wegen chronischer Appendicitis; Thrombose des linken Beins. Heilung. *Mutter:* 2 Jahre vorher operative Lagekorrektur des Uterus und Appendektomie wegen chronischer Appendicitis. Postoperative Thrombose mit Ausgang in Heilung.

2. 40jährige Frau. Postoperative Thrombose nach Appendektomie wegen chronischer Appendicitis. Ausgang in Heilung. *Tochter:* 20 Jahre. Postoperative Thrombose nach Appendektomie wegen chronischer Appendicitis. Ausgang in Heilung.

3. 22jährige Patientin. 2 Wochen nach Appendektomie wegen rezidivierender Appendicitis embolische Lungeninfarkte; danach Thrombophlebitis der unteren Extremitäten. Heilung. *Bruder:* 20 Jahre. $^1/_2$ Jahr später im Ausland Appendektomie, Thrombophlebitis und zahlreiche Lungeninfarkte. Heilung.

4. 24jähriger Patient. Appendektomie wegen akuter Appendicitis. 10 Tage später post operationem Lungeninfarkt. Ein Tag später Manifestwerden einer Thrombose des linken Beins. Weitere Lungeninfarkte; Heilung. *Mutter:* Befindet sich zur Zeit der Erkrankung des Sohnes bereits 2 Monate lang in klinischer Behandlung wegen multiplen Lungeninfarkten, ausgehend von Thrombosen der Beine, die im Anschluß an eine Myomoperation aufgetreten sind.

5. (Abb. 28) 30jähriger Mann. Operation wegen Ulcus duodeni. 30 Stunden später Exitus. Autopsie: Embolie des unteren Astes der rechten Arteria pulmonalis. Thrombose tiefer Äste der Femoralvenen. *Vater:* An Lungenembolie nach Thrombophlebitis und Thrombose gestorben. *Großvater* (väterlicherseits): Litt viele Jahre an Venenentzündung. Tod an Apoplexie. *Bruder des Vaters:* Mit 40 Jahren im Anschluß an Leberoperation an Embolie gestorben. *Schwester des Vaters:* Mit 24 Jahren 14 Tage nach normal verlaufener Entbindung an Lungenembolie gestorben. Ein weiterer *Bruder des Vaters* soll an Embolie gestorben sein. Über die weiteren Mitglieder der Familie werden keine Angaben gemacht.

6. 46jähriger Mann. Behandlung wegen Thrombophlebitis der Beine, *Bruder* mit 50 Jahren, 10 Tage nach einer Hernienoperation, an Lungenembolie gestorben.

7. GRAFE. 54jährige Frau. Mit 19 Jahren im Anschluß an eine durch Zange beendete Geburt schwere Thrombophlebitis der ganzen unteren Körperhälfte. Nach den weiteren 5 Entbindungen jeweils Wiederholung des gleichen Krankheitsbildes, zum Teil mit Lungenembolie einhergehend. *Mutter:* Thrombophlebitis post partum. Varicen. Tod an Lungentuberkulose. *Schwester:* Nach der 8. Entbindung Tod an Embolie. *Schwester:* Thrombose post partum. Tod an Lungentuberkulose. *Schwester:* Tod an Lungentuberkulose. *Tochter:* Varicen. Thrombose post partum.

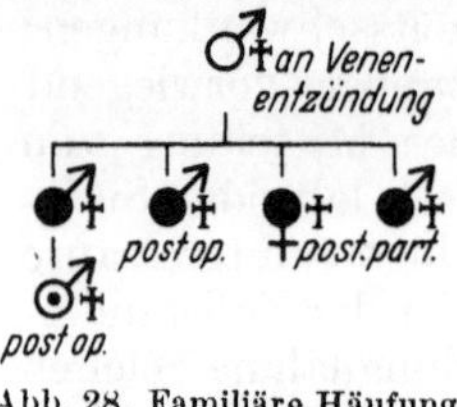

Abb. 28. Familiäre Häufung von Lungenembolie. (Nach SCHNITZLER.)

8. HEGLER. 20jährige Patientin. Mit 14 Jahren bereits Thrombose des linken Beins durchgemacht. Im Anschluß an Fehlgeburt Thrombose beider Beine. Thrombophlebitis, Sepsis. Tod an Lungenembolie. Sektion: „Alte Thrombose der Vena femoralis und iliaca sowie der unteren Hälfte der Vena cava bis in den rechten Vorhof; septischer Milztumor.“ *Mutter:* Mit 17 Jahren nach Pneumonie 8 Wochen Venenentzündung links; nach der ersten Entbindung mit 22 Jahren 6 Wochen an Venenentzündung erkrankt. Mit 24 Jahren nach der zweiten Entbindung Venenentzündung rechts. *Älteste Schwester* (der Patientin): Mit 17 Jahren Thrombose des linken Beins. Nach 3 Wochen Tod an Lungenembolie. *Zweitälteste Schwester:* Mit 2 Jahren wegen linksseitiger und mit 26 Jahren wegen rechtsseitiger Thrombose in klinischer Behandlung. Im Anschluß an erste Entbindung Thrombose beider Beine. *Großmutter* (ob von väterlicher oder mütterlicher Seite ist nicht vermerkt): Wiederholt an Thrombose des linken Beins erkrankt. *Großvater* (mütterlicherseits): Ulcus cruris links.

9. KERMAUNER. Frau, 23 Jahre. 3 Tage nach der ersten Geburt Thrombose am linken Unterschenkel bis zum Oberschenkel fortschreitend; am 4. Tag auf das rechte Bein übergreifend. Am 6. Wochenbettstag Exitus. Klinische Diagnose: Thrombophlebitis der ganzen Körpervenen, Mesenterialvenen, Thrombose, Darmgangrän, Peritonitis. *Mutter:* Im Wochenbett an Lungenembolie gestorben. *Schwester der Mutter:* Im Wochenbett an Lungenembolie gestorben.

10. Patientin. Schwere beiderseitige Schenkelvenenthrombose bis in die Vena cava reichend. Heilung. *Schwester:* Schenkelvenenthrombose post partum. *Mutter:* Schenkelvenenthrombose post partum.

11. CALMANN. Patientin. Thrombophlebitis und mehrere Lungeninfarkte nach Unterschenkelfraktur. *Bruder:* Mit 40 Jahren an Lungenembolie gestorben. *Tochter der Patientin:* Medizinisch indizierte Unterbrechung der zweiten Gravidität; nach 6 Tagen Thrombophlebitis des linken Beins, weitere 3 Tage später Thrombophlebitis des rechten Beins.

12. Patientin, 26 Jahre. Fieberhafte Thrombophlebitis 10 Tage nach komplikationsloser Entbindung und 14tägigem Wochenbett. *Mutter:* War an doppelseitiger Thrombophlebitis mit mehreren Lungeninfarkten erkrankt.

13. MONCANI. 19jähriger Patient. 1913 rechtsseitige Herniotomie; nach 8 Tagen Tod an Lungenembolie. 22jähriger *Bruder* rechtsseitige Leistenbruchoperation. 4 Tage später Erscheinungen einer Lungenembolie. Nach einer Woche neuerlicher embolischer Schub und Tod an Lungenembolie. 21jähriger *Bruder:* 1928 Radikaloperation einer rechtsseitigen Leistenhernie; am 12. Tage post operationem Lungeninfarkt, Lungengangrän, Heilung nach 3 operativen Eingriffen. *Schwester:* Doppelseitige Phlebitis im Anschluß an normale Entbindung. *Vater:* Mit etwa 60 Jahren Pneumonie gut überstanden. *Mutter:* Operation einer eingeklemmten Hernie. Postoperativer Verlauf ohne Komplikationen.

14. COUDRAY. 66jähriger Patient. Operation wegen Leistenbruch rechts. Nach der Entlassung am 15. Tage „Phlebitis des linken Beins“; später 2—3 Lungenembolien. *Sohn:* 34 Jahre. Arzt. Kleine Lungenembolien 12 Tage nach Appendektomie.

15. LUTAND. Patientin. Lagekorrektur des Uterus und Appendektomie. 10 Tage post operationem Lungeninfarkt. *Bruder:* Tod an Lungenembolie 14 Tage nach Appendektomie.

16. UFFERODUZZI. Postoperative Thrombophlebitis bei 2 Schwestern.

17. RIETTI. Patient 37 Jahre. Thrombophlebitis der Vena cava inferior. Ausgang in Heilung. *Bruder:* 37 Jahre. Tod an Lungenembolie. Beide Brüder entsprechen dem Typus embolicus (REHN).

18. GIAMPALMO. 48jähriger Mann. Tod an Mesenterialvenenthrombose. Sektion: Mesenterialvenenthrombose und Endarteriitis obliterans der Unterschenkel. Vier Geschwister leiden an „Venenentzündung" und Thrombose; eine Schwester ist an Lungenembolie gestorben.

MEYER-RUEGG berichtet, daß bei seinem Krankengut anamnestisch nur dreimal Thrombose bei einem der Eltern angegeben wurde.

Das hier zusammengetragene Beobachtungsgut umfaßt insgesamt 15 Familien, in denen dreimal in einer Generation, neunmal in 2 und dreimal in 3 Generationen Venenentzündungen, Thrombose post partum oder operationem und Embolien jeweils bei mehreren Familienmitgliedern vorgekommen sind. Das Material ist in bezug auf die klinische Diagnose nicht ganz einheitlich und wegen des Fehlens der Untersuchung aller erreichbaren Sippenmitglieder unvollständig, so daß auf eine erbanalytische Verwertung und damit auf verbindliche Schlußfolgerungen vorläufig verzichtet werden muß. Wenn heute ein zahlenmäßig größeres und überzeugenderes Beobachtungsgut nicht beigebracht werden kann, so liegt das wohl zum größten Teil an der mangelnden Beachtung, die man seither dieser Seite des Thrombose-Embolieproblems entgegengebracht hat. In diesem Zusammenhang soll auf die Äußerung eines erfahrenen Klinikers wie MAYER hingewiesen werden, der schreibt: „... ein familiäres Vorkommen der Thrombose ... haben wir nicht allzu selten gesehen. Wahrscheinlich sind diese Dinge häufiger, entgehen aber der Beobachtung, weil die Kranken Wohnort und Arzt wechseln". Auch muß man berücksichtigen, daß der behandelnde Arzt das Auftreten einer solchen Erkrankung in der Regel nur in einer Generation erlebt, im übrigen aber meist nur auf unzulängliche Familienangaben angewiesen ist. Nach allem darf wohl soviel gesagt werden, daß sich in einem Teil der Fälle von Thrombose und Embolie die Beteiligung eines erblichen Anlagefaktors nicht von der Hand weisen läßt.

Sollte sich durch weitere sorgfältige Familienforschung das Bestehen eines solchen erblichen Anlagefaktors sicherstellen lassen, so wären aus einer solchen Erkenntnis auch wertvolle prophylaktische Hinweise zu erwarten.

5. Varicen.

Die Varicen stellen in Breite und Länge krankhaft vergrößerte Venenabschnitte dar, die sich am häufigsten an den Unterschenkeln, insbesondere im Wurzelgebiet der Vena saphena finden. Sind mehr die in der Cutis verlaufenden Endverzweigungen der Venen befallen, wie das meist in der Knöchelgegend und an den Fußrändern der Fall ist, so kommt es zur Ausbildung von ausgebreiteten, aus dünnwandigen schwarzblau verfärbten Gefäßen bestehenden Netzen. Werden am Unter- und Oberschenkel mehr die gröberen subcutanen Venenverzweigungen varikös, so entstehen die knotenartigen, zylindrischen, spindel- oder sackförmigen oder die stärker geschlängelten und zu Knäueln angeordneten Venenausbuchtungen. Auch die tiefer gelegenen Venen der Muskulatur können varikös umgewandelt sein. Andere in bevorzugtem Maße befallene Venenbezirke sind der Plexus pampiniformis (Varicocele), die Venengeflechte am Beckenboden und besonders am Anus (Hämorrhoiden). Aber auch die Venen innerer Organe wie z. B. des Verdauungskanals oder des Nervensystems gehören in den Kreis unserer Betrachtungen. Auf die verschiedenen Komplikationen und Folgekrankheiten der Varicen kann an dieser Stelle nicht näher eingegangen werden.

Die variköse Entartung der Venen gehört zu den außerordentlich verbreiteten Leiden, wobei die Beinvaricen die krankhaften Venenerweiterungen der übrigen Körperregionen weit überwiegen. Das Auftreten der Varicen ist nicht an ein bestimmtes Lebensalter gebunden, doch ist eine Häufung des Krankheitsbeginns im dritten Lebensjahrzehnt nicht zu verkennen, wobei die Zeit um das

30. Lebensjahr einen besonders kritischen Zeitpunkt darstellt (CURTIUS). Hervorzuheben ist die bereits früh bekannte und von CURTIUS statistisch erhärtete Tatsache, daß die Phlebektasien mit steigendem Alter an Zahl deutlich zu nehmen.

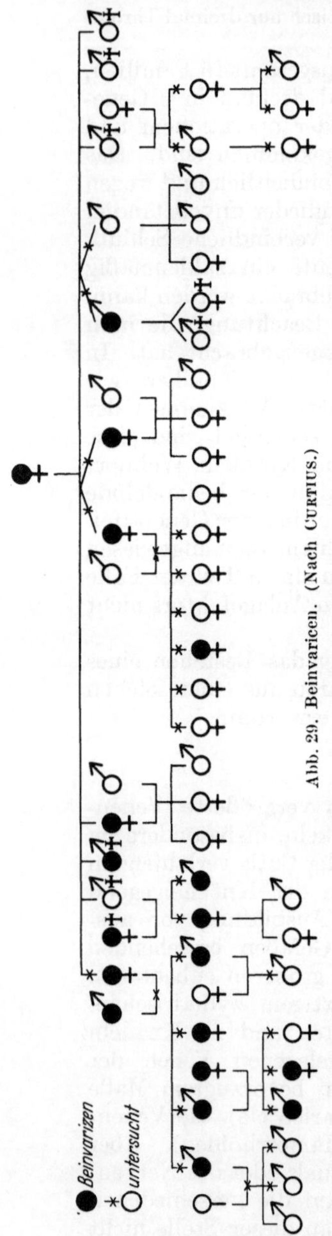

Abb. 29. Beinvaricen. (Nach CURTIUS.)

Hinsichtlich der *Beteiligung der Geschlechter* gehen die Meinungen auseinander. Zum Teil beruhen wohl die unterschiedlichen Ergebnisse auf der altersmäßigen Verschiedenheit des ausgewerteten Krankengutes. So muß berücksichtigt werden, daß beim weiblichen Geschlecht ein deutlicher Zusammenhang zwischen Varicenentstehung und Pubertät besteht, der beim männlichen Geschlecht viel weniger in Erscheinung tritt. Dann spielt natürlich auch die Schwangerschaft bei der Frau eine wichtige Rolle für den Beginn der Varicosis. Auch bei den Hämorrhoiden liegen widersprechende Angaben bezüglich der Geschlechtsverteilung vor. Nach den bisherigen im Schrifttum niedergelegten Beobachtungen besteht kein Grund zu der Annahme, daß bei der Varicenerkrankung wesentliche Geschlechtsunterschiede vorliegen.

Die Varicenentwicklung ist schon seit langem mit der beruflichen Tätigkeit in Beziehung gebracht worden; SCHULTES, BETRANO, DIEZ, SCHWARZ u. a. haben darüber Untersuchungen angestellt. Es herrscht weitgehende Einigkeit darüber, daß Menschen mit stehender beruflicher Tätigkeit wie Straßenbahnschaffner, Lokomotivführer, Schmiede, Verkäuferinnen u. a. auffällig häufiger an Varicen erkranken als Angehörige von Berufen, die dauerndes Gehen oder Sitzen verlangen. Über die Beziehungen zwischen anderen Venektasien insbesondere Hämorrhoiden und beruflicher Tätigkeit scheinen nähere Angaben nicht vorzuliegen, doch ist man geneigt, der sitzenden Arbeitsweise einen begünstigenden Einfluß einzuräumen.

Über die Unterschiede in der Häufigkeit der Varicen bei einzelnen *Rassen* haben SLAVINSKY, OMORI, LEHMANN u. a. Mitteilung gemacht. Bemerkenswert sind die Unterschiede in den Hundertsätzen der Varicenträger bei den zum Militärdienst gemusterten Wehrpflichtigen in Deutschland und Japan. Nach MIYAUCHI befanden sich unter 10000 militärdienstpflichtigen Japanern 0,11%, die wegen Krampfadern als dienstuntauglich erklärt werden mußten, während von 50406 gleichalterigen deutschen Dienstpflichtigen 0,65% wegen ausgeprägten Unterschenkelvaricen ausgemustert werden mußten. Die Unterschiede werden von dem genannten Autor auf die den venösen Blutstrom entlastende Wirkung der hockenden Sitzweise der Japaner zurückgeführt, während KRAEMER, BARDELEBEN, LEHMANN u. a. in erster Linie die Unterschiede in der durchschnittlichen Körpergröße der gelben und weißen Rasse zur Erklärung heranziehen.

Bei der Ursachenforschung der Varicen haben in der älteren Literatur mechanische bzw. hämodynamische Momente eine große, zeitweise eine beherrschende Rolle gespielt. Der mechanischen Behinderung des venösen Rückflusses durch

Abnahme der stromfördernden Kräfte bzw. durch Zunahme der Stromhindernisse wurde ein maßgebender Einfluß zugesprochen. Der vorwiegend mechanisch orientierten Betrachtungsweise wurde aber frühzeitig durch HASSE, ROKITANSKY, BILLROTH u. a. und später durch MAGNUS, SOMMER, NOBL, CLASEN, J. BAUER u. a. entgegengetreten, die mit Nachdruck auf die Wirksamkeit eines erblichen Anlagefaktors bei der Varicenentstehung hinwiesen. In dem gleichen Sinne sprachen die Beobachtungen von Varicen, die seit Geburt oder frühester Kindheit nachweisbar waren (PICKMANN, BIRCHER, BRAU-TAPIE, HASEBROEK, BUSCHIW u. a.). Genauere Angaben über das familiäre Vorkommen von Varicen allerdings zunächst nur auf Grund anamnestischer Erhebungen haben DELBERT, KRÄMER, BENNET, NASSE, CLASEN, LÖHR, BÜDINGER, NICHOLSON, DE TAKATS und QUINT, JENSEN, DIEHL, PAYNE, SWINTON u. a. gemacht. Danach lassen sich in der Anamnese von 50—70% der Patienten Varicen bei den Blutsverwandten nachweisen. Ein wichtiges Beweisstück für die erbliche Bedingtheit der Varicen lieferten WEITZ, v. VERSCHUER, CURTIUS, TROISIER und LE BAYON u. a., die bei einer Anzahl eineiiger Zwillingspaare konkordantes Vorkommen von Varicen beobachten konnten. Ein gelegentlich diskordantes Verhalten, das nur bei weiblichen eineiigen Paarlingen nachzuweisen war, wird auf die Einwirkung der Schwangerschaft bei dem erkrankten Zwilling zurückgeführt.

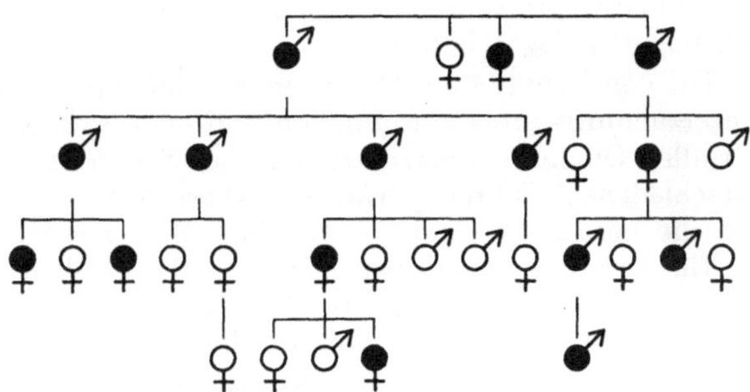

Abb. 30. Hämorrhoiden. (Stammbaum nach GUTMANN.)

Auf eine sichere Grundlage wurden unsere Kenntnisse über das Verhalten der erblichen Anlage der Varicen aber erst durch die Arbeiten von CURTIUS gestellt. Dieser Autor hat an Hand von Sippenuntersuchungen die Bedeutung der erblichen Varicenanlage und deren *einfach-dominantes Verhalten* nachgewiesen. In Abb. 29 ist einer der von CURTIUS aufgestellten Stammbäume wiedergegeben, aus dem hervorgeht, daß das Merkmal in ununterbrochener Generationsfolge weitergegeben wird.

Für die Hämorrhoiden hatte bereits vorher GUTMANN einen größeren Stammbaum auf Grund anamnestischer Erhebungen aufstellen können; der dominante Erbgang der Krankheitsanlage tritt auch in dieser Familie, deren Stammtafel in Abb. 30 dargestellt ist, klar zutage.

CURTIUS kam auf Grund seiner umfangreichen Untersuchungen schließlich zu weitgehenden korrelationspathologischen Schlußfolgerungen. Bei der Durchmusterung von insgesamt 6000 unausgelesenen Individuen verschiedener Altersklassen wurde bei den Varicenträgern das gleichzeitige Vorkommen einer Reihe weiterer Phlebektasien festgestellt. So wurde Naevus vasculosus, Lippenangiom, senile Angiome, Teleangiectasia aranea, Teleangiectasia Unna und andere an Gesicht, Nasenseptum, Brust, Rücken und Kreuzbein lokalisierte Teleangiektasien bei Trägern von Varicen, Hämorrhoiden oder Varicocelen gefunden. Von PÄTZOLD wurde ferner durch capillarmikroskopische Beobachtungen das Vorkommen von stark geschlängelten und aneurysmatisch erweiterten Capillaren bei Varicenträgern nachgewiesen. Die Varicen erscheinen also bei einer derartigen Betrachtungsweise nur als das Hauptmerkmal einer von den großen venösen Hauptstämmen bis zu den Capillaren reichenden Systemerkrankung. Diese Ergebnisse veranlaßten CURTIUS zur Aufstellung seines *Status varicosus*, den er auf eine allgemeine und ererbte Erweiterungstendenz des gesamten

Venensystems zurückführt. Auch die OSLERsche Krankheit, der wir unseres Erachtens zu Recht ein eigenes Kapitel gewidmet haben, wird als eine besonders schwere und gefährliche Erscheinungsform des Status varicosus aufgefaßt. Später hat dann CURTIUS Hernien und Fußdeformitäten, insbesondere Pedes plani, mit einbezogen und eine allgemein ererbte Bindegewebsschwäche als gemeinsame genetische Grundlage postuliert. Bei der erbanalytischen Auswertung der Befunde kommt CURTIUS zu dem Schluß, daß für einzelne Merkmale des Status varicosus wie z. B. die Beinvaricen der einfach-dominante Erbgang sicher nachgewiesen ist. Für die Polyphänie des übrigen Krankheitskomplexes mit seinen starken inter- und intrafamiliären Schwankungen wird an das Vorliegen einer multiplen Allelie gedacht, außerdem der Einfluß von Modifikations- bzw. Hemmungsfaktoren in Betracht gezogen. Bei besonders frühzeitiger und schwerer Ausprägung des Status varicosus wird Belastung durch beide Eltern, also homozygote Genkonstitution angenommen und durch entsprechende Beobachtungen belegt (DIEHL).

Die von CURTIUS auf Grund sorgfältiger statistischer Auswertung eines großen Untersuchungsgutes gewonnenen und eben skizzierten Schlußfolgerungen haben vor allen Dingen von dermatologischer Seite durch SIEMENS und BEEK eine ganz entschiedene Ablehnung erfahren. Diese Autoren konnten bei ihren Untersuchungen die herausgestellten genetischen Beziehungen nicht bestätigen und halten sie für Scheinkorrelationen. WEITZ glaubt dem Begriff des Status varicosus keinen besonderen klinischen Wert beimessen zu können, da dieser Status nach den Angaben von CURTIUS in 70% der Normalbevölkerung zwischen dem 35. und 50. Lebensjahr, also außerordentlich stark verbreitet angetroffen wird. Es erscheint uns heute verfrüht, zur Frage der Existenz des Status varicosus endgültig Stellung zu nehmen, es muß aber daran festgehalten werden, daß eine sich auf das gesamte Venengebiet erstreckende und einfach-dominant vererbbare Krankheitsanlage die wichtigste Voraussetzung für die Varicenentstehung ist. Dem Alter, Geschlecht, Beruf, sowie mechanischen, hämodynamischen und innersekretorischen Momenten kommt dabei lediglich die Bedeutung von Realisationsfaktoren zu.

Über die Zusammenhänge zwischen Varicosis und einem bestimmten Konstitutionstypus finden sich im Schrifttum nur wenige und nicht übereinstimmende Angaben (BÜDINGER, CURTIUS u. a.); sicher faßbare Korrelationen konnten bisher nicht nachgewiesen werden.

6. Teleangiectasia hereditaria haemorrhagica.
(OSLERsche Krankheit.)

Die erste eingehende klinische Beschreibung dieses Krankheitsbildes, für das noch eine große Zahl anderer, zum Teil recht umständlicher Bezeichnungen vorgeschlagen wurde, stammt von dem amerikanischen Arzt OSLER aus dem Jahre 1901. Lange Zeit vor OSLER wurden von BABINGTON (1865), WICKHAM LEGG (1876) und RENDU (1896) familiär und hereditär auftretende Krankheitsbilder beschrieben, die rückschauend ebenfalls als Fälle von OSLERscher Krankheit angesehen werden dürfen. RENDU kommt dabei das Verdienst zu, die Erkrankung gegen die Hämophilie, mit der sie vielfach in Beziehung gebracht wurde, scharf abgegrenzt zu haben. Die klinische Sonderstellung und Selbständigkeit der Teleangiectasia hereditaria haemorrhagica wurde aber erst durch die OSLERschen Veröffentlichungen herausgearbeitet.

Das klinische Bild des Leidens ist gekennzeichnet durch die Trias: multiple Teleangiektasien, Neigung zu Haut- und Schleimhautblutungen und Heredität. Zu den konstantesten Zeichen gehören die am Nasenseptum bereits im ersten

Lebensjahrzehnt, an den übrigen Körperstellen meist erst im Erwachsenenalter auftretenden Teleangiektasien mit ausgesprochener Blutungsneigung. Sie sind meist von rundlicher Form, gelegentlich auch netz- oder spinnenförmig und können bis zu etwa 5 mm Durchmesser anwachsen. Die kleineren Gefäßknötchen sind intensiv rot gefärbt, überragen je nach ihrer Größe das Hautniveau und verschwinden auf Glasspateldruck, während sich die dunkelroten größeren durch Druck nicht ganz wegdrücken lassen. Von besonderer klinischer Bedeutung ist die Verteilung der Teleangiektasien, die zwar an allen Körperstellen und allen

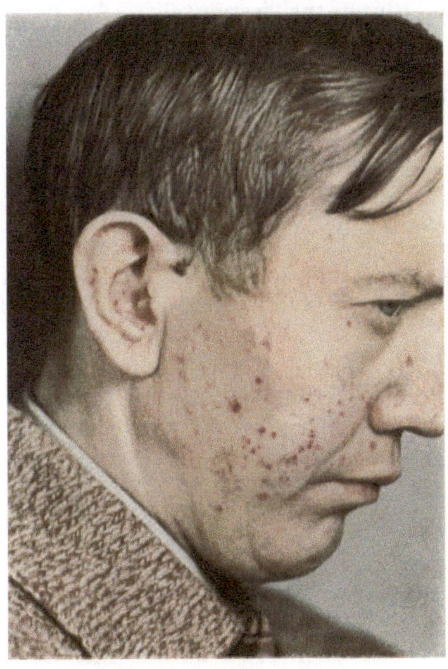

Abb. 31.

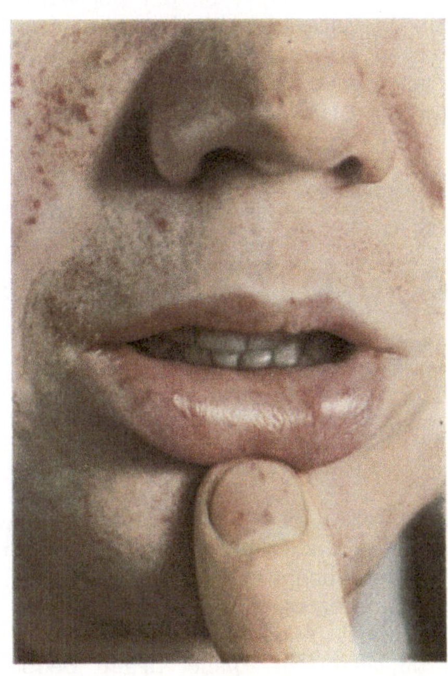

Abb. 32.

Abb. 31 u. 32 geben zwei Farbaufnahmen eines eigenen Falles von OSLERscher Krankheit wieder, der die Verteilung der Teleangiektasien an Wangen, Ohrmuschel, Unterlippe und Finger besonders deutlich erkennen läßt.

mit Schleimhaut ausgekleideten Organen gefunden werden können, aber doch ausgesprochene Prädilektionsstellen haben. Fast regelmäßig lassen sich die typischen Blutgefäßknäuel am Nasenseptum nachweisen. Es gehört deshalb das seit früher Kindheit mehr oder weniger periodisch auftretende und von äußeren Einflüssen nur in geringem Maße abhängige Nasenbluten zu den fast regelmäßig geäußerten Klagen der betroffenen Patienten. Mit absteigender Häufigkeit finden sich Teleangiektasien auf den Wangen, an den Ohren, auf der Kopfhaut, an Hals und Nacken, relativ häufig auch an den Fingern und unter den Fingernägeln, selten jedoch an den übrigen Partien der Extremitäten und am Rumpf. Von den Schleimhäuten sind neben der Nasenschleimhaut vorzugsweise die Lippen- und Wangenschleimhaut, Zunge und Gaumen und die Konjunktiven befallen, während über die Beteiligung der Schleimhäute des Magen-Darmkanals und der Luftwege nur einzelne Beobachtungen vorliegen. Bei entsprechender Lokalisation der Teleangiektasien kann es also auch zu Lungenblutungen (ARRAK, LIBMAN und OTTENBERG), gastro-intestinalen Blutungen (OSLER, BOSTON, HURST und PLUMMER u. a.), Blasen- und Nierenblutungen (FOGGIE, GOTSCH, BLUM u. a.) kommen. Die Hämorrhagien treten spontan oder nach geringfügigen Traumen auf. Von KELLY, HUTSCHISON und OLIVER, SCHMITT u. a. wurden jahreszeitliche Schwankungen beobachtet, die eine Regelmäßigkeit aber nicht erkennen lassen. Von anderen Autoren wird auf Zusammenhänge zwischen Auftreten der Teleangiektasien und der Blutungen mit Gravidität, Klimakterium oder auch Menstruation hingewiesen (CHIARI, HAWTHORNE, WAGNER u. a.).

Im Gegensatz zur Hämophilie finden sich bei der Teleangiectasia hereditaria haemorrhagica völlig normale gerinnungsphysiologische Verhältnisse. Auch werden abgesehen von der posthämorrhagischen, sekundären Anämie keinerlei charakteristische Abweichungen im übrigen Blutstatus festgestellt. An den inneren Organen wird meist ein normaler Befund erhoben. Nur FITZ-HUGH, CURSCHMANN u. a. beschreiben Milz- und Lebervergrößerung, SCHOEN, ROSENTHAL und UNNA sowie PILLSBURY u. a. berichten bei ihren Fällen über tastbaren Milztumor. Die histologisch nachgewiesenen Veränderungen im Aufbau des Bindegewebes (ROSENTHAL und UNNA u. a.) und die Kombination von OSLERscher Krankheit mit Phlebektasien, Varicen, Hämorrhoiden und Hernien haben CURTIUS veranlaßt, die Teleangiectasia hereditaria haemorrhagica als einen Zustand angeborener und vererbbarer Gefäßwand- bzw. Bindegewebsschwäche dem von ihm aufgestellten Status varicosus zuzurechnen. Dieser Deutung ist aber von GOTTRON, SIEMENS u. a. widersprochen worden.

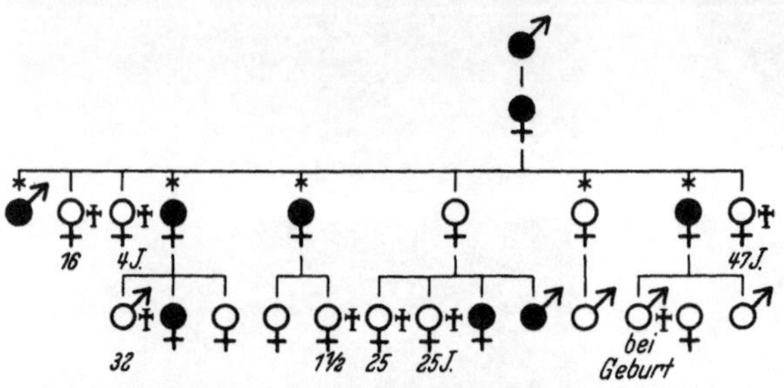

Abb. 33. Teleangiectasia haemorrhagica hereditaria, OSLERsche Krankheit. (Nach A. PROPPE.) ♂̊ untersucht.

Die OSLERsche Krankheit ist ein ausgesprochen *erbliches Leiden* mit hoher Morbidität in den befallenen Sippen. Beide Geschlechter werden in gleichem Maße betroffen. Bisher liegen Beobachtungen aus über 100 Familien mit Berichten über mehr als 800 Krankheitsfälle vor. Die meisten Arbeiten finden sich im anglo-amerikanischen Schrifttum; eine viel geringere Zahl von Veröffentlichungen stammt aus Deutschland, Frankreich, Holland und den skandinavischen Ländern. Soweit wir die Literatur übersehen, ist die OSLERsche Krankheit bisher nur bei Angehörigen der weißen Rasse beobachtet worden; man darf aber nicht ohne weiteres auf Rassegebundenheit schließen, weil die Kenntnis dieser relativ seltenen Krankheit zu wenig verbreitet ist.

Von erbbiologischer Bedeutung ist das Vorkommen von deutlichen inter- aber auch intrafamiliären Schwankungen in der Schwere des Krankheitsbildes. Im Gegensatz zu den Vollbildern ist bei manchen Kranken die Zahl der Teleangiektasien und die Blutungsneigung gering (EAST). Solche abortiven Krankheitsbilder oder formes frustes können in einer Familie neben Vollbildern der Krankheit auftreten, so daß bei der Aufstellung eines Stammbaumes nur die eingehende, besonders auch rhinologische Untersuchung die möglichst vollständige Erfassung der Krankheitsträger sichert und damit Fehldeutungen bei der Erbanalyse verhindert. Familientafeln sind zwar von fast allen Autoren aufgestellt worden, doch stützen sich die meisten Diagnosen nur auf anamnestische Angaben der Probanden. Umfangreiche Sippen wurden von STEINER, FITZ-HUGH, EAST, ANDRY u. a. mitgeteilt. In einer von PROPPE veröffentlichten Familie konnte die Diagnose in einer größeren Zahl der Fälle durch direkte Untersuchung gesichert werden; wir bringen deshalb die Sippentafel dieser Familie zum Abdruck (Abb. 33).

Bei Berücksichtigung dieses Stammbaumes folgt die OSLERsche Krankheit einem *einfach-dominanten Erbgang*; zu diesem Erbmodus führen auch die Untersuchungen fast aller Autoren, die familienanamnestische Angaben machen. Einige Arbeiten berichten über Unterbrechung der Dominanz bzw. Fehlen des erblichen Charakters (STEINER, OSLER, SCHMITT, DUVOIR und Mitarbeiter, EDEL u. a.); das Vorkommen der phänotypisch nur wenig auffälligen Krankheitsträger und der Mangel an systematischer Untersuchung der einzelnen Familienmitglieder legt aber die Vermutung nahe, daß in diesen Familien Anlageträger unentdeckt geblieben sind, so daß die gemachten erbbiologischen Schlüsse als Fehldeutungen angesehen werden müßten.

Vor der Erwägung erbpflegerischer Maßnahmen erscheint es erforderlich, einige Angaben über den Einfluß der Krankheit auf Lebensdauer und allgemeine soziale Lage der betroffenen Menschen zu machen. Die Zahl der Todesfälle, bei denen die Todesursache in engerem Zusammenhang mit dem Leiden steht, ist recht gering. Entsprechende Fälle werden von BOSTON, CHIARI, CURTIUS, PAUL u. a. mitgeteilt. In einzelnen Familien ist aber mit höherer Mortalität zu rechnen; so konnte PAUL allein von 3 Todesfällen in einer Familie berichten. Andererseits weist eine nicht geringe Zahl von Patienten ein recht hohes Lebensalter auf (ANDREY: 93 Jahre, STEINER: 92 Jahre, KENEDY: 80 Jahre, REINIGER: 72 Jahre, POSTMA: 70 Jahre). Von einer wesentlichen Beeinträchtigung der körperlichen oder geistigen Leistungsfähigkeit der Kranken wird in den vorliegenden Arbeiten nur ganz selten berichtet. Angesichts dieser Sachlage werden sich eingreifende gesetzliche Maßnahmen nur schwer vertreten lassen. In manchen Fällen wird man aber von einer Eheschließung abraten müssen (WEITZ).

7. Endarteriitis obliterans (v. WINIWARTER).

(Thrombangiitis obliterans, BUERGER. Endangiitis obliterans.)

Die erste umfassendere Schilderung dieses im letzten Jahrzehnt immer häufiger beschriebenen Krankheitsbildes stammt von v. WINIWARTER, einem Schüler BILLROTHs aus dem Jahre 1878. Rückschauend betrachtet WEISS als erste Veröffentlichung eine von SKEGG aus dem Jahre 1850 stammende Arbeit. In Anlehnung an eine zwei Jahre früher erschienene Arbeit von FRIEDLÄNDER über histologische Befunde an Gefäßen schlug v. WINIWARTER die Bezeichnung *Endarteriitis obliterans* vor. Inzwischen sind mehr als 30 Namen (s. BROWN, ALLEN und MARHORNER) für das gleiche Krankheitsbild geprägt worden, die der verschiedenartigen pathologisch-histologischen Auslegung der mikroskopischen Befunde entsprechen. So wurden die Veränderungen an den Gefäßen als Ausdruck einer atypisch verlaufenden Arteriosklerose mit Thrombose und nachfolgende Organisation des Thrombus (v. ZOEGE-MANTEUFFEL, WEISS u. a.) oder, wie heute von den meisten Autoren als eine von der Intima ausgehende entzündliche Gefäßwanderkrankung besonderer Art aufgefaßt. Über die Nomenklatur herrscht jedenfalls noch keine Einigkeit und in der Vielheit der Namen kommt die mangelnde Klarheit über Ätiologie und Pathogenese der Erkrankung zum Ausdruck. Es liegt aber bis zur endgültigen Klärung des Krankheitsgeschehens kein Grund vor, den ursprünglich geprägten Ausdruck *Endarteriitis obliterans* durch einen anderen zu ersetzen. Insbesondere ist gegen die von BUERGER geprägte Bezeichnung *Thrombangiitis obliterans* Widerspruch erhoben worden (DIETRICH, GRUBER u. a.). BUERGER, der erstmals an Hand eines großen Krankengutes (500 Fälle) ausführlich über das Krankheitsbild berichtete, war wie auch schon WEISS, BUNGE u. a. der Meinung, daß die Thrombose in den Gefäßen primär entstanden sei und mit der Gefäßwanderkrankung parallel laufe. Eine Thrombosierung der Gefäße wird zwar häufig gefunden, ihre unbedingte Notwendigkeit zur

Entstehung der Funktionsstörung aber abgelehnt. Es wird vielmehr heute angenommen, daß die röhrenförmige oder die mehr isoliert-polsterförmige Intimawucherung der Arterien mit nachfolgender fibrinoider Ausschwitzung der wesentliche pathologische Vorgang ist, der zur Verlegung der Arterienlumina führt. Die Entzündung greift dann auf die übrigen Gefäßschichten und das perivasculäre Gewebe über, führt durch narbige Schrumpfung zur weiteren Lumeneinengung. Dieser Vorgang zieht auch die Venen in Mitleidenschaft und bewirkt außerdem eine Schädigung der benachbarten Nervenfasern. Schließlich muß auch die Beteiligung einer erheblichen vasomotorischen Komponente für das Zustandekommen der krankhaften Veränderungen in Betracht gezogen werden. Auf Grund der inzwischen von Jäger, Dürck u. a. beigebrachten Untersuchungsergebnisse in anderen Gefäßgebieten des Körpers darf heute die Endarteriitis obliterans als eine ausgesprochen chronisch verlaufende, generalisierte Gefäßerkrankung aufgefaßt werden, von der allerdings die unteren Extremitäten bevorzugt und besonders schwer befallen werden. Daß wir es nicht nur mit einer Erkrankung der Extremitätengefäße zu tun haben, geht weiterhin aus den von neurologischer Seite stammenden Arbeiten über neurologische und psychiatrische Syndrome hervor, die autoptisch auf eine Endarteriitis obliterans der Gehirngefäße zurückgeführt werden konnten (Foerster und Guttmann, Spatz, Essen, Lange, Bielschowsky u. a.). Es fanden sich bei manchen dieser Fälle auch charakteristische Veränderungen an den Extremitätengefäßen, sie traten aber im klinischen Bild zurück. Eine Erweiterung des Krankheitsbildes strebt Marchesani auf Grund von Befunden am Auge an, die er bei der Periphlebitis retinae juvenile (juvenile rezidivierende Glaskörperblutung) erhoben hat. Sein Vorgehen ist bisher von Schmerer, Lange, Mészáros u. a. unterstützt worden, stößt aber heute noch bei der Mehrzahl der Ophthalmologen auf Widerspruch.

Auf das klinische Bild der Extremitätenerkrankung soll hier im einzelnen nicht näher eingegangen werden. Meist läßt sich im Krankheitsverlauf das Stadium der vasomotorisch bedingten und vorübergehenden Ischämie von dem Stadium der ernsteren trophischen Störungen abgrenzen. Im Beginn des Leidens klagen die Kranken über Ameisenlaufen, Kribbeln, Kälte- und Schweregefühl in einem der beiden Beine, schließlich über anfallsweise, nach mehr oder weniger langem Gehen auftretende, krampfartige Schmerzen in den Unterschenkeln, die als intermittierendes Hinken jahrelang das führende Symptom sein können. Unter außerordentlich langsamem Fortschreiten des Gefäßprozesses kommt es zu Beschwerden auch im anderen Bein, seltener in den Armen. Zu dieser Zeit läßt sich die Pulswelle der größeren Extremitätenarterien an typischer Stelle nicht mehr deutlich fühlen. Es treten zunächst schwer beeinflußbare, lang andauernde Schmerzzustände in den Beinen auf, schließlich kommt es zu einseitiger Gangrän, die die Amputation eines und vielfach weiterer Gliedmaßenabschnitte notwendig macht.

Das Manifestationsalter des Leidens liegt zwischen dem 20. und 50. Lebensjahr. Der relativ frühe Krankheitsbeginn ist ein differentialdiagnostisch wichtiges Kennzeichen, das auch in der Bezeichnung juvenile Gangrän oder in dem in der japanischen Literatur zu findenden Ausdruck „Gangrän der Jungen" seinen Niederschlag gefunden hat. Die Endarteriitis obliterans befällt Männer sehr viel häufiger als Frauen. Die Zahl der diagnostisch einwandfreien Erkrankungen bei Frauen wird nach einer Zusammenstellung aus der Weltliteratur von Millman nur mit rund 22 Fällen angegeben.

Das anfangs fast ausschließlich bei Angehörigen der jüdischen Rasse beobachtete und deshalb gelegentlich auch als *Russian-Jewish Disease* bezeichnete Krankheitsbild ist inzwischen in fast allen Rassen und Völkern beschrieben worden; aus den meisten europäischen Ländern liegen Beobachtungen vor; ferner wird über Erkrankungen bei Türken (Wieting, Nechat), Javanern (Lodder und Müller), Siamesen und Chinesen (Noble, Meleney und Miller), Japanern (Koyano, Härtel u. a.) berichtet. Allerdings wird man bei manchen Beobachtungen syphilitische Gefäßerkrankungen differentialdiagnostisch in Erwägung ziehen müssen; das gilt auch für die gründliche Mitteilung von Yater über 5 Fälle bei Negern, die alle eine positive Komplementreaktion aufwiesen. Von dem bis heute veröffentlichten Krankengut gehört nur etwas mehr als die Hälfte der Kranken der jüdischen Rasse an (Marchak), was in Anbetracht des minimalen Anteils an der Gesamtbevölkerung die Annahme einer erhöhten Belastung der jüdischen Rasse bestätigt. Allerdings liegt auch in nicht wenigen Arbeiten, die über ein verhältnismäßig großes Krankengut berichten, die Zahl der jüdischen Patienten weit unter diesem Hundertsatz; auf Grund derartiger Beobachtungen liegt dann der Schluß nahe, daß von einer besonderen Belastung der jüdischen Rasse nicht gesprochen werden könne. In bezug auf die Morbiditätsverhältnisse ist zu sagen, daß das verstärkte ärztliche Interesse und das Anwachsen der Kasuistik zu einer Scheinzunahme führt; es wird aber auch von manchen Autoren seit dem Krieg eine wirkliche Zunahme der Krankheitsfälle angenommen.

In der Ursachenforschung der Endarteriitis obliterans haben schon immer zwei äußere Faktoren eine wichtige Rolle gespielt; und zwar läßt sich bei einem großen Teil der Patienten der Beginn des Leidens mit einem starken Kälte- und Nässeschaden oder mit Tabakabusus in Zusammenhang bringen. So war es z. B. auffallend, daß von den erkrankten Kriegsteilnehmern des Weltkriegs ein großer Teil an der Ostfront gestanden hatte, wo er ungewöhnlichen Kältestrapazen ausgesetzt war. Bier und andere setzten sich in solchen Fällen mit Nachdruck für die Anerkennung des Leidens als Kriegsdienstbeschädigung ein.

Hinsichtlich des Tabaks haben Harkavy und Silbert die interessante Feststellung gemacht, daß Endarteriitiskranke bei intracutaner Applikation eines Tabakauszuges eine starke örtliche Hautreaktion zeigen, die bei gesunden Menschen ausbleibt. Neben den Fällen, für die einer der genannten Faktoren ätiologisch in Betracht gezogen werden kann, bleibt aber ein nicht geringer Teil, bei dem sich Kälte- bzw. Nässeschäden oder übermäßiger Tabakverbrauch in der Anamnese nicht nachweisen lassen. Weiterhin haben die Untersuchungen von Ratschow gezeigt, daß bei Arbeiterinnen, die in Fischkonservenfabriken langdauernder und erheblicher Kälte- und Nässeeinwirkung ausgesetzt waren, ernstliche periphere Durchblutungsstörungen im Sinne der Endarteriitis obliterans nicht aufgetreten sind. Ebenso konnte Ratschow bei einer Sichtung des veröffentlichten Krankengutes unter besonderer Berücksichtigung des Berufes feststellen, daß von 109 Fällen nur 11 Kranke dauernd bei schwerer körperlicher Arbeit Kälte und Nässe ausgesetzt waren, während 23 Patienten aus Berufen stammten, in denen sie bei körperlich leichter Arbeit groben thermischen Einflüssen nicht unterworfen waren.

Es hat auch nicht an Versuchen gefehlt, in der Störung eines bestimmten Organs bzw. Organsystems die Krankheitsursache zu erblicken. Wegen des bevorzugten Befallenseins des männlichen Geschlechts lag insbesondere die Annahme krankhafter innersekretorischer Störungen nahe. Nusselt dachte auf Grund seiner Beobachtungen an eine hyperthyreotische Störung, während Oppel mehr eine Überfunktion der Nebennieren in Erwägung zieht. Auf weitere ätiologische und pathogenetische Vorstellungen soll hier nicht näher eingegangen werden.

Es lag angesichts dieser widersprechenden Beobachtungen nahe, für das Zustandekommen der typischen Gefäßveränderungen noch ein anlagemäßiges Moment verantwortlich zu machen. Diese Vermutung haben insbesondere

Tabelle 12.

Lfd. Nr.	Autor und Jahr	Alter	Geschlecht	Verwandtschaftsgrad	Bemerkungen
I. Diagnostisch ausreichend gesicherte familiäre Fälle.					
1	GOLDFLAM, S. (1895)	35	♂	Patient	Bei beiden Brüdern waren die Unterextremitäten befallen
		44	♂	Bruder	
2	WEISS, E. (1895)	38	♂	Patient	Doppelseitige Amputation nach GRITTI
		36	♂	Bruder	Amputation im unteren Drittel des rechten Oberschenkels
3	IDELSEN, H. (1924)	24	♂	Patient	Gangrän eines Fußes, Amputation
		jünger	♂	Bruder	Claudicatio intermittens
4	RECHTMANN, A. M. (1929)	20	♂	Patient	„Phlebitis migrans" eines Unterschenkels
		?	♂	Vater	Amputation eines Unterschenkels
5	MÉSZÁROS, K. (1931)	22	♂	Proband	Pulsation der Aa. radial., ulnar., brachial., dorsal. pedes beiderseits nicht zu tasten
		51	♀	Mutter	Diagnose ebenfalls auf „Fehlen bzw. starke Herabminderung der Arterienpulsation und torpiden Geschwüre ..... gestützt". „Der capillarmikroskopische Befund spricht gegen vasomotorische Neurose".
		28	♀	Schwester	
		27	♂	Bruder	
		26	♀	Schwester	
		24	♀	Schwester	
		19	♂	Bruder	
					Ein Bruder und eine Schwester sind zur Zeit der Untersuchung gesund
6	SAMUELS, S. S. (1932)	34	♂	Proband	
		33	♂	Bruder	Erkrankung des linken Fußes
		29	♂	Bruder	Beide Brüder hatten mit 24 Jahren die ersten Beschwerden
		42	♂	Proband	Jahrelang wegen Endart. oblit. in Behandlung. Tod wahrscheinlich an Coronarverschluß
		35	♂	Bruder	Längere Zeit wegen Endarteriitis obl. behandelt. Tod an Herzinsuffizienz
		40	♂	Bruder	Gangrän des linken Fußes
		48	♂	Patient	
		43	♂	Bruder	Gangrän des linken Fußes
7	STRÄUSSLER u. Mitarbeiter (1937)	63	♀	Mutter	Klinisch in beiden Fällen Herderscheinungen ohne Extremitätengangrän. Diagnose Endart. obl. der peripheren Gefäße durch Sektion bestätigt
		47	♂	Sohn	
8	PARKES WEBER, F. (1937)	58	♂	Vater	Amputation des linken Unterschenkels
	PARKES WEBER, F. u. H. HUBER (1939)	33	♂	Sohn	Claudicatio intermittens. Ulcus cruris. Gangrän der kleinen Zehe links
9	WILENSKY, N.D. u. W. S. COLLENS (1938)	34	♀	Patient	Beide Beine und linker Unterarm befallen
		40	♀	Schwester	Leidet seit 14 Jahren an intermittierendem Hinken
10	FUGAZZOLA, F. (1938)	44	♂	Proband	Intermittierendes Hinken. Beide Unterschenkel ergriffen. Großzehe links abgestoßen
		29	♂	Bruder	Dritte Zehe beiderseits amputiert. Beide Unterschenkel ergriffen
		35	♀	Schwester	Linke Großzehe amputiert. Gangrän an beiden Füßen
		26	♂	Bruder	Intermittierendes Hinken. Rechter Fuß gangränös. Amputation wegen Sepsisgefahr
		40	♂	Bruder	Erstes Auftreten am linken Fuß. Jetzt beide Unterschenkel gleichmäßig befallen
		?	♂	Bruder	Nach Aussage der Geschwister gleiche Krankheit. Starb infolge Komplikationen nach Entfernung der rechten Großzehe

Tabelle 12 (Fortsetzung).

Lfd. Nr.	Autor und Jahr	Alter	Geschlecht	Verwandtschaftsgrad	Bemerkungen
	II. Wahrscheinliche, familiär aufgetretene Krankheitsfälle.				
11	v. ZOEGE-MANTEUFFEL (1893)		♀	Patientin	
			♀	Schwester	
			♀	Schwester	
12	STERNBERG, C. (1895)	31	♂	Patient	Gangrän an der linken Hand. Beide Beine befallen
		16	♂	Bruder	„Zeitweilig auftretendes Kältegefühl in den Waden, Reißen in den Händen und Füßen und Schwäche in den unteren Extremitäten."
13	HIGIER, H. (1922)	31	♂	Patient	Schmerzen und schnelles Ermüden der Beine
		?	♀	Mutter	Desgl.
14	FRIEDMANN (1931)	40	♂	Patient	Erkrankte an Sprachstörung, Schwindelanfällen, linksseitiger Hemianopsie. Sektion: Endarteriitis obl. der linken A. fossae Sylvii.
			♀	Mutter	Mutter des Pat. litt an einer ähnlichen Erkrankung
15	SILBERT, S. (1935)	Verf. sah achtmal die Erkrankung bei je 2 Brüdern			
	III. Fragliche, familiär aufgetretene Krankheitsfälle.				
16	NIEMEYER, R. (1921)	30	♂	Patient	
		56	♀	Mutter	„Krankhafte Veränderungen am Gefäßsystem", die im Anschluß an Typhus aufgetreten sind. (Schwellung des linken Beines nach längerem Gehen und Stehen, Taubheitsgefühl und Schweregefühl in der linken Hand.)
17	PÄSSLER (1938)	26	♂	Patient	
		?	♂	Großvater	Großvater habe die Hand erfroren, sie sei abgestorben und abgefallen

MICHELS, KRAMPF, KAZDA, STAPF, SILBERT, CSERNA, AMINJEW, FARKAS, CEELEN, RÖPKE, RIEDER, DÜRCK, ZOLOTOVA u. a. ausgesprochen. Um die Bedeutung eines etwaigen an die Erbmasse gebundenen Faktors zu erkennen, haben wir das erreichbare Schrifttum nach familiären und hereditären Beobachtungen durchgesehen und gemessen an der Gesamtzahl des veröffentlichten Krankengutes verhältnismäßig wenig verwertbare Angaben gefunden. Sie seien hier in einer tabellarischen Übersicht in zeitlicher Folge zusammengestellt. Da in manchen Berichten über familiäres Vorkommen von Endarteriitis obliterans die Diagnose nicht ausreichend gesichert schien, wurden diese als wahrscheinliche familiäre Krankheitsfälle von den durch ausführliche Beschreibung oder Operations- bzw. Sektionsbefunde gesicherten Fällen abgetrennt; der Vollständigkeit halber wurde eine weitere Gruppe angeschlossen, deren Diagnose als fraglich bezeichnet werden muß.

Einen wertvollen Beitrag hat in jüngster Zeit FUGAZZOLA geliefert, der in einer Familie unter 9 Geschwistern das Leiden bei 5 Brüdern und einer Schwester sicher nachweisen konnte. Besonders wichtig ist dabei die Tatsache, daß es sich bei den Eltern der Kranken um Vetter und Base ersten Grades handelt; es wird damit recessives Verhalten der Krankheitsanlage nahegelegt.

In Abb. 34 wird die von MÉSZÁROS aufgestellte Familienstammtafel mit auffälliger familiärer Häufung der Endarteriitis obliterans wiedergegeben; die Diagnose stützt sich jeweils auf eingehendere klinische Untersuchungen. Die einzigen systematischen Familienuntersuchungen stammen von PARKES WEBER und HUBER. Der in Abb. 35 wiedergegebene Stammbaum ist ihrer Arbeit entnommen.

Bei den 12 als diagnostisch sicher angesprochenen familiären Beobachtungen handelt es sich zweimal um das Vorkommen der Endarteriitis obliterans bei Vater und Sohn, zweimal bei Mutter und Sohn, einmal bei Geschwistern. Unter den befallenen Geschwistern waren einmal 5 Brüder und 1 Schwester, dreimal 3 Brüder, viermal 2 Brüder, einmal 3 und einmal 2 Schwestern erkrankt. Das bisher also insgesamt zwölfmal beschriebene familiäre Vorkommen der Endarteriitis obliterans dürfte zwar außerhalb des Bereichs des Zufälligen gelegen sein, reicht aber zu weitergehenden Schlußfolgerungen nicht aus.

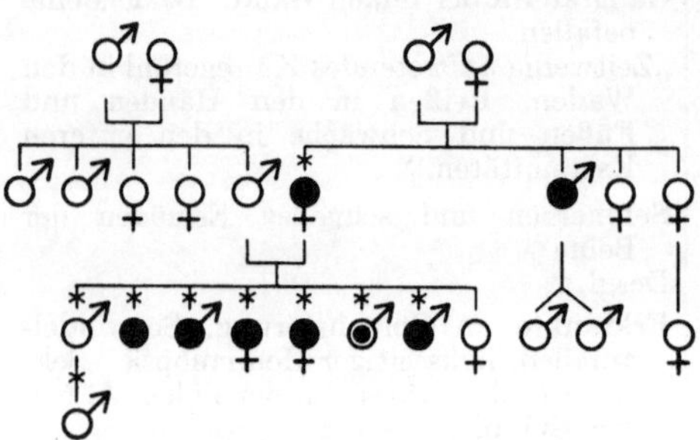

Abb. 34. Endarteriitis obliterans. (Nach MÉSZÁROS.)

Die Zwillingsforschung liefert, soweit wir das Schrifttum übersehen, bisher nur eine einzige Beobachtung von MEULENGRACHT und ØLLGAARD. Es handelt sich um ein eineiiges männliches Zwillingspaar im Alter von 44 Jahren mit konkordantem Verhalten; der Beginn der Erkrankung lag bei dem einen Paarling 8, bei dem anderen 10 Jahre zurück. v. HASSELBACH, der kürzlich eine umfassende Darstellung des Krankheitsbildes gegeben hat, fand in seinem großen Krankengut einmal diskordantes Verhalten bei einem männlichen Zwillingspaar, über dessen Eineiigkeit allerdings nichts ausgesagt wird.

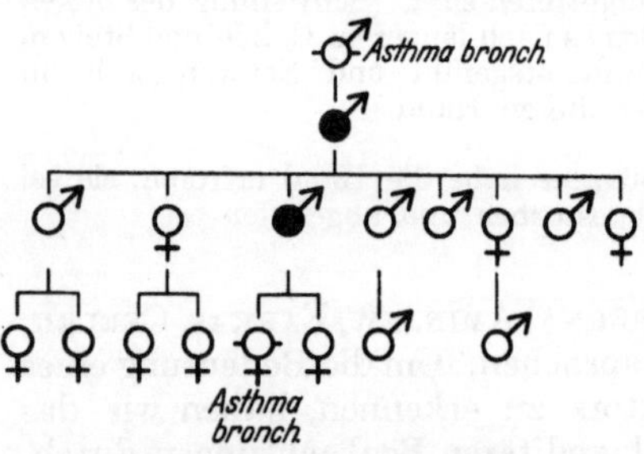

Abb. 35. Endarteriitis obliterans. (Nach PARKES WEBER und HUBER.)

Wenn wir das vorhandene Beobachtungsgut überblicken, so darf wohl die Vermutung ausgesprochen werden, daß bei der Entstehung des Leidens ein Anlagefaktor im Spiele ist, daß aber die Krankheitsmanifestation weitgehend von äußeren Faktoren abhängig ist. Diese Vorstellung könnte auch erklären, daß das Leiden nach der bisher vorliegenden Kasuistik in der Mehrzahl der Fälle isoliert vorkommt. Mit einem gewissen Recht werden Kälte, Nässe und starker Tabakverbrauch als solche Realisationsfaktoren angesprochen, während für einen beträchtlichen Teil der Fälle die Aufdeckung der von außen einwirkenden Schädlichkeiten nicht gelingt.

Für den endgültigen Nachweis des wohl mit Recht vermuteten Anlagefaktors und die Klärung seines erbpathologischen Verhaltens sind weitere systematische Sippenuntersuchungen dringend erwünscht, bei denen die intern-medizinischen Befunde notwendigerweise durch die Ergebnisse der ophthalmologischen und neurologischen Untersuchung zu ergänzen wären.

Bei gutachtlichen Äußerungen über die Endarteriitis obliterans dürfte es sich wie bisher empfehlen, den äußeren Faktoren eine wesentliche Bedeutung zuzumessen, auch wenn ihre Einwirkung längere Zeit zurückliegen sollte.

8. Capillaren. Vasoneurotische Diathese.

Für den Nachweis der Erbbedingtheit der Capillarform liegen eine Reihe wertvoller Untersuchungen an erbgleichen und erbverschiedenen Zwillingspaaren vor. Zuerst hat die O. MÜLLERsche Schule durch MAYER-LIST und HÜBENER an 27 eineiigen und 23 zweieiigen Paaren capillarmikroskopische Untersuchungen angestellt und dabei den Nachweis führen können, daß die Capillarbilder von 22 der 27 als gleicherbig angesprochenen Zwillingspaare jeweils völlig übereinstimmen, während bei den restlichen 5 Paaren geringe Unterschiede bemerkt wurden. Von den 23 zweieiigen Zwillingspaaren wurde in 20 Fällen deutliche Diskordanz in der Capillarausprägung gefunden. Diese Untersuchungsergebnisse sind inzwischen von LOTTIG, DOXIADES und UHSE, SCHILLER, LEHMANN und HARTLIEB u. a. bestätigt worden. Zur Erklärung der bei einzelnen eineiigen Zwillingspaaren vorkommenden Abweichungen ziehen LEHMANN und HARTLIEB in Anlehnung an E. FISCHER die Einwirkung peristatischer Faktoren im Embryonalleben in Betracht. Nach den heute vorliegenden Ergebnissen der Zwillingsforschung kann also gesagt werden, daß die Capillarstruktur ein erbbedingtes und weitgehend umweltstabiles Merkmal ist. Selbstverständlich sollen damit nicht feinere morphologische Veränderungen ausgeschlossen werden, wie sie etwa durch Erkrankungen, Funktionsstörungen, extrem einseitige Ernährung usw. verursacht werden können.

Die Zwillingsuntersuchungen haben aber auch die Erbbedingtheit des von O. MÜLLER in klassischer Weise herausgearbeiteten Gefäßsyndroms der vasoneurotischen Diathese dargetan. Mit dem Begriff der vasoneurotischen Diathese umspannt O. MÜLLER ein umfangreiches klinisches Gebiet, das vor allem von PARRISIUS capillarmikroskopisch erforscht wurde und durch den Nachweis des spastisch-atonischen Symptomenkomplexes charakterisiert ist. Hierher gehören also klinische Zustandsbilder wie Dermographismus, Erythema pudititiae, Cutis marmorata, Acrocyanose und andere. Da aber, soweit wir sehen, erbpathologische Studien zu diesen verschiedenen Erscheinungsformen der vasoneurotischen Diathese bisher nicht vorliegen, so muß auf eine ausführliche Behandlung im Rahmen dieses Handbuches verzichtet werden. Dagegen rechtfertigt das vorhandene Beobachtungsgut und die selbständige Stellung des Morbus Raynaud eine eigene Darstellung. Untersuchungsergebnisse von MAYER-LIST und HÜBENER an vasoneurotischen Zwillingen sprachen bereits im Sinne einer erblichen Bedingtheit der Vasoneurose. Nachuntersuchungen von SCHILLER, LEHMANN und HARTLIEB u.a. hatten das gleiche Ergebnis. Schließlich hat RATSCHOW in einer Familie das Vorkommen der Acrocyanose bei 2 Schwestern und den 5 Kindern (3 Töchter und 2 Söhne) der einen sicherstellen können; diese Beobachtung legt ebenfalls *dominantes* Verhalten der krankhaften Erbanlage nahe. Zur Erhärtung dieser Annahme können heute weitere Stammbäume noch nicht beigebracht werden. Wer aber einmal in einer Gegend gearbeitet hat, wo Vasoneurose häufig vorkommt, wie etwa in Schwaben, dem drängt sich schon in der täglichen Praxis der Gedanke an eine erbliche Gebundenheit der Vasoneurose ohne weiteres auf (O. MÜLLER).

9. RAYNAUDsche Krankheit.

Unter dem Titel „De l'asphyxie locale et de la gangrène symétrique des extrémités“ veröffentlichte M. RAYNAUD im Jahre 1862 den ersten größeren Bericht über ein Krankheitsbild, zu dem bereits vorher ältere Autoren kasuistische Beiträge geliefert hatten. Da sich RAYNAUD um die klinische Darstellung und um die pathogenetische Deutung des Krankheitsbildes in besonderem Maße verdient gemacht hat, ist von CASSIRER die Bezeichnung „RAYNAUDsche

Krankheit" geprägt worden. Dieser Ausdruck hat dann auch in der Literatur weitgehend Eingang gefunden, zumal keiner der anderen vorgeschlagenen Namen das Wesen der Erkrankung befriedigend kennzeichnet.

Die Schwierigkeiten, die einer ätiologischen und pathogenetischen Deutung der Krankheitserscheinungen entgegenstehen, — besonders da diese auch symptomatisch bei anderen Leiden auftreten können —, und der Mangel an übereinstimmenden pathologisch-anatomischen Befunden haben bisher eine klare klinische Abgrenzung des *Morbus Raynaud* verhindert. Von manchen Autoren wird die Existenz eines einheitlichen Krankheitsbildes überhaupt geleugnet (PEET und RAHN). LEWIS fordert eine straffere begriffliche Begrenzung und unterscheidet zwischen RAYNAUDschem *Phänomen* und RAYNAUDscher *Krankheit*; mit dem ersten Ausdruck bezeichnet er alle die leichten Zustände, die mit anfallsweise auftretender spastischer Unterbrechung der Fingerdurchblutung und vorübergehender Verfärbung der Haut einhergehen. Unter RAYNAUDscher Krankheit dagegen will LEWIS nur die schwereren Fälle verstanden wissen, die durch „intermittierende Spasmen in den Fingerarterien mit oder ohne lokale Ernährungsstörung" gekennzeichnet sind. LEWIS nimmt dann noch eine weitere Unterteilung in leichte und schwere, d. h. ohne bzw. mit lokalen Ernährungsstörungen einhergehende Formen der Krankheit vor. RATSCHOW hat in seiner neuesten Studie über die peripheren Durchblutungsstörungen auf die Benutzung des Ausdrucks RAYNAUDsche Krankheit ganz verzichtet und spricht in Anlehnung an LEWIS nur von RAYNAUDschem Phänomen.

Diese einleitenden Bemerkungen sollten die Schwierigkeiten aufzeigen, die heute noch in bezug auf Klinik und Differentialdiagnose dieser Gefäßerkrankung bestehen, und die naturgemäß eine erbpathologische Stellungnahme erschweren. Da aber andererseits das Schrifttum eine nicht geringe Zahl von verwertbaren Hinweisen auf die erbliche Bedingtheit des Leidens enthält, soll einer solchen Stellungnahme nicht aus dem Weg gegangen werden.

Im klinischen Symptomenbild läßt sich unterscheiden zwischen vasomotorischen, sensiblen und trophischen Störungen. Unter der Einwirkung von Nässe und Kälte, aber auch ohne stärkere Abkühlung sowie nach psychischen Erregungen kommt es anfallsweise zu hochgradiger lokaler Blutleere, die von den Fingerspitzen unter graublauer bis totenblasser Verfärbung der Haut langsam fortschreitet. Im allgemeinen werden ein oder mehrere Finger beider Hände, selten auch einmal Zehen, Nase und Ohren befallen. Bei mangelhafter Lösung der arteriellen Sperre entsteht weiterhin unter geringgradiger Schwellung regionäre Cyanose und schließlich eine lokale Hyperämie. Bei längerer Dauer des Anfalls treten als sensible Zeichen Taubheitsgefühl, Thermoparästhesien und schließlich nicht unbeträchtliche Schmerzen hinzu. Die nach mehrstündiger Blutsperre auftretenden trophischen Störungen bestehen entweder in sklerodermartiger Schwellung und Verdickung der Haut oder aber in Atrophie und schließlich Blasenbildung der Haut mit nachfolgender Nekrose und Gangrän der distalsten Teile der Akra. Bezüglich der einzelnen mit dem Capillarmikroskop zu erhebenden Befunde, die für das Verständnis der vorliegenden Zirkulationsstörung wichtig sind, verweisen wir auf die treffliche Darstellung von O. MÜLLER in seinem Capillarbuch.

Die RAYNAUDsche Krankheit ist in ihrer leichtesten Form eine ziemlich stark verbreitete Gefäßerkrankung; sie kommt nach LEWIS als RAYNAUDsches Phänomen bei etwa 20% aller Studenten und Krankenschwestern ohne Bevorzugung eines der beiden Geschlechter vor. Die schweren mit lokalen Ernährungsstörungen einhergehenden Formen werden vorzugsweise bei Frauen gefunden; so verhielt sich bei einem größeren Krankengut CASSIRERs die Zahl der Frauen zu der Zahl der Männer wie 2:1. ALLEN und BROWN zählten unter 150 Raynaudkranken nur 5% bzw. bei Berücksichtigung der weniger sicheren Fälle nur 11% Männer. Die Unterschiede in den Zahlenangaben erklären sich in erster Linie aus der unterschiedlichen subjektiv-diagnostischen Auffassung; über das bevorzugte Befallensein des weiblichen Geschlechts mit der schweren Form der RAYNAUDschen Krankheit herrscht aber weitgehende Übereinstimmung.

Eine engere Bindung der Krankheitsmanifestation an eine bestimmte Altersklasse ist nicht zu erkennen, die RAYNAUDsche Krankheit ist in nicht geringer Zahl bei Säuglingen von wenigen Wochen oder Monaten (PARKES WEBER, ULLRICH, DE DURAND und BOBILLO u. v. a.) und auch bei Patienten jenseits des 50. Lebensjahres beschrieben worden, wenn auch die Erkrankung nach diesem Zeitpunkt zu den Seltenheiten gehört.

Der Beruf spielt insofern eine Rolle, als die Arbeit in Kälte und Nässe die Auslösung von Raynaudanfällen außerordentlich begünstigt. Von mehreren Autoren wird außerdem auf Zusammenhänge mit chronischer Bleiintoxikation hingewiesen (RAYNAUD, CASSIRER u. a.).

Zu den Morbiditätsverhältnissen der einzelnen Rassen können verbindliche Angaben nicht gemacht werden. Bisher hat nur GEWIN über die Erkrankung bei einem 43jährigen „Farbigen" berichtet, dessen rassische Zugehörigkeit aber nicht näher gekennzeichnet ist.

In der pathogenetischen Beurteilung des Leidens stehen sich noch die verschiedensten Ansichten gegenüber, auf die hier nicht näher eingegangen werden soll. Wir wollen uns auf den Hinweis beschränken, daß sich in neuerer Zeit vor allem LEWIS in einer Reihe von Veröffentlichungen dahingehend geäußert hat, daß das Wesen der RAYNAUDschen Krankheit nicht in einer erhöhten und zentral bedingten vasomotorischen Reizbarkeit sondern in einer gesteigerten lokalen Reaktionsbereitschaft der Arterienwand auf direkte Reize hin zu suchen sei. RATSCHOW faßt seine Ansicht in die folgenden Worte: „Das ‚Primum movens' liegt in den Lebenskonditionen des Erkrankten. Eine abnorme Reaktionsbereitschaft des Gewebegefäßnervensystems ist integrierender Bestandteil in der Pathogenese solcher Krankheiten".

Im Gegensatz zu den Unstimmigkeiten in der pathogenetischen Auffassung herrscht weitgehende Einigkeit über die Bedeutung der *erblichen Krankheitsanlage* als den wichtigsten ätiologischen Faktor. Gestützt wird diese Anschauung durch die zahlreichen Veröffentlichungen über familiäres und hereditäres Vorkommen des Leidens (RAYNAUD, MAKINS, BEALE, BRAMANN, WEST, COLMAN und TAYLOR, SIMPSON, MONRO, ARNING, CASSIRER und HIRSCHFELD, DUPÉRIÉ, CURSCHMANN, ULLRICH, LÜDTKE, LEWIS und PICKERING, RATSCHOW, GROTE u. a.). Die Sichtung der von diesen Autoren veröffentlichten Beobachtungen hat folgendes Ergebnis: In etwa der Hälfte der Fälle des Krankengutes handelt es sich um das familiäre Vorkommen der Krankheit bei Schwestern; in den übrigen Familien kommt die Krankheit in zwei und mehr Generationen ebenfalls unter Bevorzugung des weiblichen Geschlechts zur Manifestation. Soweit wir sehen, ist ein Zwillingsbefund bisher nur von ULLRICH veröffentlicht worden, es handelt sich um ein zweieiiges männliches Zwillingspaar mit einem erkrankten und einem gesunden Paarling.

Zu eindeutigen erbpathologischen Schlußfolgerungen dürfte das bisher vorliegende familiäre und hereditäre Beobachtungsgut nicht genügen; ein erheblicher Mangel besteht z. B. darin, daß die einzelnen Familien durchweg nur anamnestisch und unvollständig erfaßt wurden. Einen wichtigen Beitrag zur Frage der Erblichkeit haben bisher LEWIS und PICKERING geliefert, die über das Auftreten leichterer Formen des Symptomenbildes (RAYNAUDsches Phänomen) in 2 bzw.

3 Generationen zweier Familien berichten konnten. In Abb. 36 ist die Stammtafel einer dieser Familien wiedergegeben. Die Analyse dieser beiden Stammbäume legt einen *einfach-dominanten* Erbgang der Krankheitsanlage nahe. Von manchen Autoren (Weiss, Popelow, Lustig, Cassirer und Hirschfeld u. a.) ist auf das Vorkommen von Raynaud und neuropathischen Zustandsbildern bei blutsverwandten Familienmitgliedern hingewiesen worden. Diese Unterlagen sind aber nicht durch systematische Untersuchungen gesichert und können

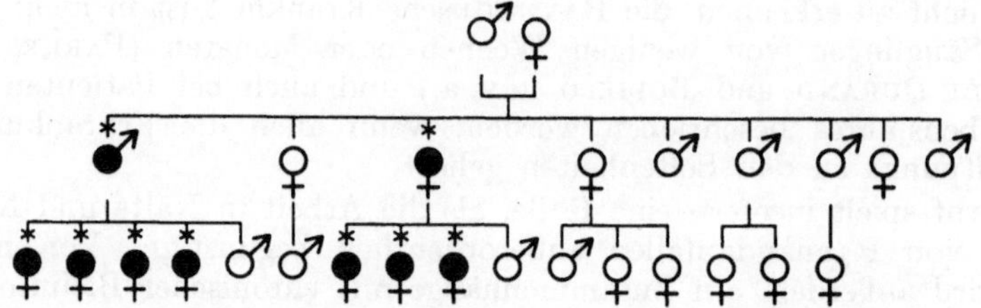

Abb. 36. Raynaudsches Phänomen. (Nach Lewis und Pickering.)

deshalb auch nicht zu konstitutionspathologischen Schlußfolgerungen herangezogen werden.

Zusammenfassend wird man sagen dürfen, daß beim Morbus Raynaud an der Wirksamkeit einer erblichen Anlage, die sich in den meisten Fällen *einfach-dominant* zu verhalten scheint, kaum zu zweifeln ist.

Schrifttum.

1. Hand- und Lehrbücher.

Bauer, J.: Die konstitutionelle Disposition zu inneren Krankheiten, 3. Aufl. Berlin: Julius Springer 1924. — Baur-Fischer-Lenz: Menschliche Erblehre und Rassenhygiene, Bd. 1, 4. neubearb. Aufl. München: J. F. Lehmann 1936. — Brugsch, Th.: Pathologie des Kreislaufs, 2. Aufl. Leipzig: S. Hirzel 1937.

Edens, E.: Die Krankheiten des Herzens und der Gefäße. Berlin: Julius Springer 1929.

Frey, W.: Die Herz- und Gefäßkrankheiten. Berlin: Julius Springer 1936.

Handbuch der inneren Medizin, herausgeg. von Bergmann u. Staehelin: Külbs, F.: Erkrankungen der Zirkulationsorgane, Bd. II/1. 1928. — Handbuch der Neurologie, herausgeg. von O. Bumke u. O. Foerster, Bd. 17. 1935 u. Bd. 11. 1936. — Handbuch der speziellen pathologischen Anatomie und Histologie, herausgeg. von F. Henke u. O. Lubarsch, Bd. 12. Berlin: Julius Springer 1924. — Handbuch der speziellen Pathologie und Therapie, herausgeg. von Nothnagel: Vierordt, H.: Die angeborenen Herzkrankheiten, Bd. 15, 2. 1901.

Lehrbuch der inneren Medizin, herausgeg. von Bergmann u. Mitarbeiter, Bd. 1. Berlin: Julius Springer 1934. — Lewis, Th.: Herzkrankheiten. Fachbücher für Ärzte, Bd. 17. Berlin: Julius Springer 1935.

Müller, L. R.: Das vegetative Nervensystem. Berlin: Julius Springer 1920. — Müller, Otfr.: Die Capillaren der menschlichen Körperoberfläche in gesunden und kranken Tagen. Stuttgart: Ferdinand Enke 1922. — Die feinsten Blutgefäße des Menschen, Bd. 1. Stuttgart: Ferdinand Enke 1937.

Neue Deutsche Klinik, herausgeg. von G. Klemperer, Bd. 4. Berlin-Wien: Urban & Schwarzenberg 1930.

Pathologie, spezielle und Therapie innerer Krankheiten, herausgeg. von Kraus u. Brugsch: Blumenfeldt, E.: Die angeborenen Herz- und Gefäßkrankheiten, Bd. IV/1, S. 449. Berlin-Wien: Urban & Schwarzenberg 1925.

Romberg, E.: Lehrbuch der Krankheiten des Herzens und der Blutgefäße. Stuttgart: Ferdinand Enke 1925.

Strümpell-Seyfarth: Lehrbuch der speziellen Pathologie und Therapie innerer Krankheiten. Leipzig 1914 u. 1918.

Vaquez, H.: Nouveau traité de médecine et de thérapeutique, Vol. 23, 2. Aufl. Paris: Libraire J. B. Baillière et fils. 1928. — Verschuer, O. Frhr. v.: Erbpathologie, Bd. 10, 2. Aufl. Dresden u. Leipzig: Theodor Steinkopff 1937.

Weitz, W.: Die Vererbung innerer Krankheiten. Stuttgart: Ferdinand Enke 1936.

2. Zusammenfassende Arbeiten.

ASCHOFF, L.: Konstitution und Erbkrankheiten. Arch. f. Orthop., 11. Kongr. **37**, 278 (1937). — Zur normalen und pathologischen Anatomie des Greisenalters. Berlin-Wien: Urban & Schwarzenberg 1938.

BREDT, H.: Die Mißbildungen des menschlichen Herzens. Erg. Path. **30**, 77 (1936). — BRUGSCH, TH.: Konstitutionslehre. Z. ärztl. Fortbildg **30**, 633, 668 (1934); **31**, 61, 89, 125, 154 (1934).

CASTÉRAN, R. et M. POUM AILLOUX: Revue des maladies du coeur et des vaisseaux. Rev. de Méd. **46**, 61 (1929) (Lit.). — CLAUSSEN, F.: Über Erblichkeit innerer Krankheiten. Zbl. inn. Med. **1937**, 897, 913. — CONDORELLI: Die Ernährung des Herzens und die Folgen ihrer Störungen. Dresden-Leipzig: Theodor Steinkopff 1932. — CONRAD, K.: Zwillingspathologie. Fortschr. Neur. **9**, 197.

DAGNINI, G.: Angina pectoris. Patologia delle coronarie. Milano: F. Vallardi 1937.

EHRHARDT, W.: Herz- und Gefäßkrankheiten bei Berufstätigen. Z. ärztl. Fortbildg **34**, 714 (1937).

FÜNFGELD, F.: Gefäßkrankheiten und Nervensystem. Fortschr. Neur. **9**, 391 (1937).

GIGON, A.: Über Konstitution und Konstitutionsmerkmale. Z. Konstit.lehre **9**, 385 (1923). — GRAYBIEL, A. and P. D. WHITE: Progress in internal medicine. Diseases of the heart. A review of significant contributions made during 1937. Arch. int. Med. **61**, 808 (1938). — GÜNTHER, H.: Die Bedeutung der Sexualdisposition in der Pathologie des Blutgefäßsystems. Z. Kreislaufforsch. **21**, 217 (1929).

HART, C.: Konstitution und Disposition. Erg. Path. **20 I**, 1 (1922). — HECHT, A. F. R.: Herzkrankheiten beim Rinde. Wien. klin. Wschr. **1937 II**, 1180. — HEINRICH, H.: Die Geschichte der angeborenen Herzkrankheiten. Düsseldorf: G. H. Nolte 1937. — HOCHREIN: Der Myokardinfarkt. Dresden-Leipzig: Theodor Steinkopff 1937.

JUST, G.: Fragen und Ergebnisse der neueren menschlichen Vererbungswissenschaft. Jkurse ärztl. Fortbildg **26**, H. 1, 21 (1935). — Genetische Rundschau: Neues Schrifttum zur Vererbungs- und Konstitutionslehre. Jkurse ärztl. Fortbildg **27**, H. 1, 32 (1936).

KATZ, S. u. F. LEHR: Herzklappenfehler; kongenitale Klappenfehler am Herzen und an den großen Arterien. Neue Deutsche Klinik, Bd. 4, S. 633. 1930. — KOLLER, S.: Der jahreszeitliche Gang der Sterblichkeit an Krankheiten des Kreislaufes und der Atmungsorgane. Arch. Kreislaufforsch. **1**, 225 (1937).

LEWIS, TH.: Gefäßstörungen der Gliedmaßen. Monographie. Leipzig: Georg Thieme 1938.

MACKLIN, M. TH.: The role of heredity in disease. Medicine **14**, 1 (1935). — MÖNCKEBERG: Die Mißbildung des Herzens. In HENKE-LUBARSCHs Handbuch der speziellen Pathologie, Bd. II. 1924. — MÜLLER, E.: Die Angioneurosen. Neue Deutsche Klinik, Bd. 1, S. 421. 1928.

PÄSSLER, H.: Herzklappenfehler (erworbene). Neue Deutsche Klinik, Bd. 4, S. 696. 1930. — PERRY, C. BRUCE: The aetiology of heart disease. Brit. med. J. **1934**, Nr 3815, 278. PFISTER, A.: Beobachtungen an eineiigen Zwillingspaaren. Arch. Julius Klaus-Stiftg **12**, 587 (1937).

RATSCHOW, M.: Zur Beurteilung und Behandlung konstitutionell bedingter Gefäßkrankheiten. Ther. Gegenw. **79**, 110 (1938). — Die peripheren Durchblutungsstörungen. Med. Prax. **27** (1939). — ROESSLE: Die innere (oder anatomische) Ähnlichkeit blutsverwandter Personen. Zbl. Path. **66**, 112 (1937), Erg.-H.

SCHUBERT, G. u. A. PICKHAN: Erbschädigungen. Leipzig: Georg Thieme 1938. — SIEMENS, H. W.: Geschlechtsabhängigkeit erblicher Krankheiten. Virchows Arch. **240**, H. 3, 537. — STILLER, B.: Die asthenische Konstitutionskrankheit (Monographie). Stuttgart: Ferdinand Enke 1907.

VEIL, W. H.: Herzmuskel- und Herznervenkrankheiten. Neue deutsche Klinik, Bd. 4, S. 738; Bd. 5, S. 1. 1930. — VERSCHUER, O. Frhr. v.: Ergebnisse der Zwillingsforschung. Verh. Ges. phys. Anthrop. **6**, 1 (1932). — Der Erbeinfluß bei Herz- und Gefäßkrankheiten. 13. Fortbildungslehrgang in Bad Nauheim. Z. Kreislaufforsch. **29**, 797 (1937).

WAGENFELD, E.: Zur Diagnose und Therapie der Coronarerkrankungen. Med. Welt **12 I**, 370, 409 (1938). — WAGNER-JAUREGG, J.: Über Erblichkeit in der Pathologie. Wien. klin. Wschr. **1928 I**, 545, 595. — WARKANY, J. and A. G. MITCHELL: Relation of endocrin disturbances to certain heredodegenerative symptoms. Amer. J. Dis. Childr. **55**, 231 (1938). — WEITZ, W.: Über die Bedeutung der Erbmasse für die Ätiologie der Herz- und Gefäßkrankheiten. 3. Fortbildungslehrgang in Bad Nauheim, Bd. 3, S. 38. 1926. — Über die Vererbung von Nervenleiden und inneren Erkrankungen. Med. Welt **8 I**, 308 (1934). — Innere Erbkrankheiten und Versicherung. Arch. orthop. Chir. **37**, 293 (1937). — Erblichkeitsfragen in der Kreislaufpathologie. Nauheimer Fortbildungslehrgänge, Bd. 14, S. 38. 1938. — WENCKEBACH u. H. WINTERBERG: Unregelmäßige Herztätigkeit. Leipzig: Wilhelm Engelmann 1927. — WHITE, P. D.: Heart disease. (Monogr.). Macmillan Comp. New. York 1931.

3. Einzelarbeiten.

I. Normale, morphologische und physiologische Eigenschaften.

Almeida, Th.: Superposition de l'électrocardiogramme chez deux jumelles univitellines. C. r. Soc. Biol. Paris **101**, 399 (1929).

Becher, H.: Anatomische Untersuchungen an eineiigen Zwillingsfeten. Anat. Anz. **81**, Erg.-Bd. (1936). — Benedict, F. G.: Amer. J. physic. Anthrop. **16**, 463 (1932). Zit. nach Flössner. — Biotypologie, Bd. III. 1933. Zit. nach Flössner. — Brand, Ph. u. M. Werner: Elektrokardiographische Zwillingsstudien. (In Vorbereitung.)

Charkow, A. A.: Z. Rassenphysiol. **6**, 82 (1933). — Curtius, F. u. G. Korkhaus: Klinische Zwillingsstudien. Z. Konstit.lehre **15**, 229 (1930).

Deniker, J.: Les races et les peuples de la terre, 2. Aufl. Paris 1926. — Doxiades u. Uhse: Neue klinische Befunde an Zwillingen. Mschr. Kinderheilk. **62**, 196 (1934).

Fischer, E.: Versuch einer Phänogenetik der normalen körperlichen Eigenschaften des Menschen. Z. Abstammgslehre **76**, 47 (1939). — Flössner, O.: Rassenphysiologie. In: Rasse und Krankheit, S. 22. München: J. F. Lehmann 1937.

Göppert, E.: Über die Entwicklung von Varietäten im Arteriensystem. Morph. Jb. **40** (1909). — Gould: Zit. nach Flössner. — Graf, L.: Das Elektrokardiogramm bei ein- und zweieiigen Zwillingen. Z. Kreislaufforsch. **31**, 337 (1939). — Gurewitsch, I. B.. Rolle der Vererbung und der Umwelt in der Variabilität der Herzgröße. Untersuchungen an 193 Zwillingspaaren. Fortschr. Röntgenther. **54**, 62 (1936).

Hecht u. Gupta: E.K.G. und Vererbung. Dtsch. Arch. klin. Med. **181**, 160 (1937).

Kabakoff, J. B. u. J. A. Ryvkin: Proc. Maxim Gorki med. biol. Res. Inst. Moskau **3** (1934). Zit. nach Kranz, S. 134. — Kadanoff, D.: Clin. bulgara **7**, 425 (1935). (Deutsche Zusammenfassung.) — Untersuchungen über die Unterschiede in der Verästelung der Hautnerven und -venen der oberen Extremität bei ein- und zweieiigen Zwillingen. Z. Morph. u. Anthrop. **1938**.

Lehmann, W. u. J. Hartlieb: Capillaren bei Zwillingen. Z. menschl. Vererbgslehre **21**, 271 (1937). — Lottig: Beitrag angewandte Psychologie. Leipzig: Johann Ambrosius Barth 1931.

Malkova, N. N.: Proc. Maxim Gorki med. biol. Res. Inst. Moskau **3** (1934). Zit. nach Kranz. — Mayer-List, R. u. G. Hübener: Die Capillarmikroskopie in ihrer Bedeutung zur Zwillingsforschung, zugleich ein Beitrag zur idiotypischen Bedingtheit des vegetativen Gefäßsystems. Münch. med. Wschr. **1925 II**, 2185.

Parade, G. W.: Herzstromkurven eineiiger Zwillinge. Z. klin. Med. **128**, 114 (1935). — Parade, G. W. u. W. Lehmann: Elektrokardiogramme bei Zwillingen. Z. menschl. Vererbgslehre **22**, 96 (1938).

Ranke, J.: Der Mensch, Bd. I/II. Bibliographisches Institut Leipzig-Wien 1887—1890. — Rigler, L. G.: Roentgen studies of twins and triplets. Radiology **30**, 461 (1938). — Rössle: Die innere (oder anatomische) Ähnlichkeit blutsverwandter Personen. Verh. dtsch. path. Ges., 29. Tagg **1936**, 112.

Schiller, M.: Capillaruntersuchungen bei Schulkindern. Z. Neur. **151**, 700 (1934). — Schochrin, W.: Funktionelle Unterschiede des Herzgefäßsystems bei Männern und Frauen. Arb.physiol. **8**, 427 (1935). — Stigler, R.: Z. Rassenphysiol. **7**, 67 (1935). — Stocks, P. and A. Barrington: A biometric investigation of twins and their brothers. Ann. of Eugen. **4**, 49 (1930).

Verschuer, O. Frhr. v.: Die vererbungsbiologische Zwillingsforschung. Erg. inn. Med. **31**, 35 (1927). — Ergebnisse der Zwillingsforschung. Verh. Ges. phys. Anthrop. **6** (1931/32). Sonderheft. — Erbpathologie. Med. Prax. **18** (1937). — Verschuer, O. Frhr. v. u. Zipperlen: Die Erb- und Umwelt bedingte Variabilität der Herzform. Z. klin. Med. **112**, 69 (1929).

Weitz, W.: Studien an eineiigen Zwillingen. Z. klin. Med. **101**, 115 (1924). — Die Vererbung innerer Krankheiten. Stuttgart: Ferdinand Enke 1936. — Werner, M.: Erbunterschiede bei einigen Funktionen des vegetativen Systems nach experimentellen Untersuchungen bei 30 Zwillingspaaren. Verh. dtsch. Ges. inn. Med. **47** (Kongreß 1935). — Vegetatives System und Erbanlage. Experimentelle Untersuchungen an 45 Zwillingspaaren. In Vorbereitung.

II. Die angeborenen Mißbildungen des Herzens.

1. Die eigentlichen kongenitalen Mißbildungen.

Abraham, I.: Fetale Endokarditis. Zbl. Gynäk. **63 III**, 2698 (1937). — D'Allocco: Herzklappenfehler. Riv. Clin. e Ter. **12** (1890) (ital.). Ref. v. Noorden, in Eulenbergs Real-Enzyklopädie. — Attinger, E.: Angeborene Herzfehler. Schweiz. med. Wschr. **1936 II**, 1056.

BABONNEIX, M. L.: Du rôle de la syphilis dans la production des malformations foetales. Gaz. Hôp. **86**, 2237 (1913). — BARIÉ, LAUBRY et de LAMOTHE: Sur un cas de cyanose congénitale chez un adulte. Bull. Soc. méd Hôp. Paris **1913**. — BAUER, J.: Konstitutionelle Disposition zu inneren Krankheiten, 3. Aufl. Berlin: Julius Springer 1924. — BAUMEISTER, W.: Der offene Ductus Botalli. Inaug.-Diss. Straßburg 1917. — BAUMGARTH, H.: Cor biloculare mit Dexiocardie. Inaug.-Diss. Halle 1902. — BENEKE, R.: Der Wasserstoß als gewebsformende Kraft im Organismus. Beitr. path. Anat. **79**, 166 (1928). — BLUMENFELDT, E.: Die angeborenen Herz- und Gefäßkrankheiten. In KRAUS-BRUGSCHS Spezieller Pathologie und Therapie der inneren Krankheiten, Bd. IV/1. 1925. — BORGHERINI, A.: Cardiopatie familiari. Gazz. Osp. **1900**, 1415. — BREDT, H.: Formdeutung und Entstehung des mißgebildeten menschlichen Herzens. Virchows Arch. **296**, 114 (1935). — Die Mißbildungen des menschlichen Herzens. Erg. Path. **30**, 77 (1936). — BROEMSER, K.: 2 Fälle von kongenitalem Defekt im Septum ventriculorum des Herzens bei Geschwistern. Inaug.-Diss. München 1898. — BURWINKEL, O.: Morbus coeruleus bei vier Generationen. Berl. klin. Wschr. **1900 I**, 968. — BUSCO: Arch. lat.-amer. Pediatr. **9**, 243 (1915). Zit. nach MEDVEI u. RÖSLER.

CAMP, DE LA: Familiäres Vorkommen angeborener Herzfehler, zugleich ein Beitrag zur Diagnose der Persistenz des Ductus arteriosus Botalli. Berl. klin. Wschr. **1903 I**, 48. — Kongenitale Herzleiden. Deutsche Klinik, Bd. 4, S. 185. 1907. — CAREY, H. W.: Two instances of defective interventricular septum of the heart. Amer. J. med. Sci. **164**, 684 (1922). — CASSEL, J.: Statistische und ätiologische Beiträge zur Kenntnis der Herzfehler bei Kindern. Z. klin. Med. **48**, 389 (1903). — Über Mißbildungen am Herzen und an den Augen beim Mongolismus der Kinder. Berl. klin. Wschr. **1917 I**, 159. — CLAUSSEN, F.: Nachuntersuchungen von Zwillingen nach 10 Jahren. Verh. dtsch. phys. Anthrop. Tübingen. Anthrop. Anz. **1937**. — Phänogenetik vom Menschen. Ref. auf Grund der pathologischen Erscheinungen. Z. Abstammgslehre **1939**. — COOPER and ENGLENOT: Zit. nach LAUBRY u. PEZZI. — CRAWFORD and WEISS: Three specimens of hearts showing congenital lesions. J. techn. Methods. **12**, 180 (1929).

DABNEY, T. S.: Proc. Orléans. Paris méd. Soc. 1896, p. 124. — DEBRÉ, CORDEY, OLIVIER: Une mère et son enfant atteints de maladie de Roger. Hérédité similaire d'une cardiopathie congénitale. Bull. Soc. méd. Paris, III. s. **1923**, 1742. — DISSMANN, E.: Ein Fall von kongenitaler Aortenstenose und Endokardhyperplasie bei einem Neugeborenen. Frankf. Z. Path. **43**, 476 (1932). — DOXIADES u. PORTIUS: Zur Ätiologie des Mongolismus unter besonderer Berücksichtigung der Sippenbefunde. Z. menschl. Vererbgslehre **21**, 384 (1938). — DUCKWORTH, D.: Three cases of congenital heart disease, with notes of the family history to them. Lancet **1911 II**, 876.

EGER: Bemerkungen zur Pathologie und Pathogenese der angeborenen Herzfehler. Dtsch. med. Wschr. **1893 I**, 81. — EICHHORST: Demonstration in der 8. Wintersitzung am 23. Febr. 1895. Korresp.bl. Schweiz. Ärzte **25**, 210 (1895).

FEDERICO, F.: Stenosi congenita ed aneurisma dell'arteria polmonale. Clin. med. ital. **41**, 348 (1902). — FELDMANN, R.: Myokarditis und Endokarditis im Säuglingsalter. Jb. Kinderheilk. **150**, 138 (1938). — FERRANNINI, L.: Über hereditäre kongenitale Herzleiden. Zbl. inn. Med. **24**, 153 (1903). — FISCHER, B.: Über fetale Infektionskrankheiten und fetale Endokarditis. Frankf. Z. Path. **7** (1911). — FOSTER, B. W.: On patency of the foramen ovale, attended with cyanosis and a faint murmur synchronous with the first sound of the heart. Dublin Quart. J. med. Sci. **36**, 112 (1863). — FRIEDBERG, H.: Die angeborenen Krankheiten des Herzens und der großen Gefäße des Menschen, nebst Untersuchungen über den Blutverlauf des menschlichen Foetus. Leipzig: Wilhelm Engelmann 1844.

GARROD: On the association of cardiac malformation with other congenital defects. Bartholom. Hospit. Rep. **30**, 53 (1894). — Congenital haert disease in a mentally deficient child with a negroid-mongoloid facies. Brit. J. Childr. Dis. **14**, 269 (1917). — GEBBING, M.: Interne und neurologische Zwillingsstudien. Dtsch. Arch. klin. Med. **178**, 472 (1936). — GERHARDT: Lehrbuch der Kinderkrankheiten, 3. Aufl. Tübingen 1874. — GERHARDT, D.: Herzklappenfehler. In NOTHNAGELS Spezielle Pathologie und Therapie, Bd. 29. 1913. — GLATZEL, H.: Beiträge zur Zwillingspathologie. Z. klin. Med. **116**, 632 (1931).

HANSEMANN, v.: Diskussionsbemerkung. Verh. dtsch. path. Ges. **13**, 205 (1909). — HELLMER, H.: Fall von „primärer Dextroversion" des Herzens (sog. korrig. Transposition nach ROKITANSKY). Fortschr. Röntgenstr. **51**, 591 (1935). — HERXHEIMER, G.: Mißbildungen des Herzens und der großen Gefäße. In SCHWALBE: Die Morphologie der Mißbildungen. Jena: Gustav Fischer 1910. — HESS, J. H. and R. G. PEARCE: Three cases of congenital cyanosis affecting all children in a family. Amer. J. Dis. Childr. **13**, 1 (1917). — HOCHSINGER: Die Besonderheiten der kongenital-syphilitischen Erkrankungen der inneren Organe. Handbuch der Haut- und Geschlechtskrankheiten, Bd. 19, S. 118. 1927. — HOFE, F. H. VAN: A report of 150 cases of mongolian idiocy. Arch. of Pediatr. **39**, 737 (1922). — HUILLET: Persistance des ouvertures foetales chez quatre enfants du même père et de la même mère. Nice Méd. **1877 I**, 396.

Inada, S.: Aichiigakko Dosokai Zasshi **1901** (3—4)—20. Zit. nach Tahu Komai.

Jamada, T.: Tokio Igakkai Zasshi **1919**, 2153. Zit. nach Tahu Komai. — Janzen, E.: Über morbus coeruleus. Zbl. Herzkrkh. **10**, 67, 73 (1918). — Jones, I.: A clinical study of congenital heart disease in childhood. Amer. Heart J. **2**, 121 (1927).

Kappeler, O.: Angeborene Herzkrankheiten. Arch. Heilk. **1863**, 553. — Kelly, E.: Malformation of the heart; transposition of the great vessels; cyanosis. Trans. path. Soc. Lond. **22**, 92 (1871). — King, J. T. jr.: Stenosis of the isthmus (coarctation) of the aorta and its diagnosis during life. Arch. int. Med. **38**, 69 (1926). — Komai, Taku: Pedigrees of hereditary diseases and abnormalities in the japanese race. Contributions to the genetics of the japanese race. Kioto, Aug. 1934.

Laubry et Pezzi: Traité des maladies congénitales du coeur., p. 288. Paris 1921. — Lenz, F.: Menschliche Erblehre. In Baur-Fischer-Lenz, S. 321. München: J. F. Lehmann 1936. — Die Häufigkeit der Verwandtenehen und ihr Rückgang. Erbarzt **1937**, H. 8, 97. — Lewis, Th.: Herzkrankheiten. Fachbücher für Ärzte, Bd. 17, S. 165. Berlin: Julius Springer 1935. — Liebenam, E.: Pathologische Befunde bei eineiigen Zwillingspaaren. Erbarzt **1935**, Nr 10, 150. — Lommel: Über Stenose des Aortenisthmus. Med. Klin. **1919 II**. — Lucksch, F. u. R. Stohr: Über eine Herzfehlerfamilie. Med. Klin. **1936 II**, 1631.

Medvei, C. V. u. H. Rösler: Zur Erbbiologie angeborener Herzfehler. Z. klin. Med. **119**, 527 (1932). — Mildenberger, K.: Über abnorme Einmündung der Pulmonalvenen in das Herz und über das familiäre Auftreten angeborener Herzfehler. Frankf. Z. Path. **51**, 427 (1937/38). — Mönckeberg: Die Mißbildungen des Herzens. In Henke-Lubarschs Handbuch der speziellen pathologischen Anatomie und Histologie, Bd. II. 1924. — Mohr, L.: Über familiäre Herzfehler. Med. Klin. **1905 I**, 563. — Müller, H.: Gehäuftes familiäres Auftreten von Mitralfehlern, Vorhofflimmern und Schenkelblock. Münch. med. Wschr. **1937 II**, 1490.

Naunyn, Posselt: Unterelsässischer Ärzteverein, Sitzg 4. Febr. 1899. — Noorden, C. v.: Herzklappenfehler. In Eulenberg: Real-Enzyklopädie der gesamten Heilkunde, Bd. 10, S. 406. 1896.

Padilla, T.: Angeborene und familiäre Pulmonalstenose. Rev. Soc. Med. int. y Soc. Fisiol. **7**, 61 (1931) (span.). Ref. Kongreßzbl. inn. Med. **63**, 734. — Posselt: Zur Pathologie und klinischen Diagnose der Pulmonalstenose mit Septumdefekt. Wien. klin. Wschr. **1909 I**, 257. — Über klinische Diagnose und Aneurysmen des membranösen Septums der Vorhofscheidewand bei angeborenen Herzfehlern. Z. klin. Med. **121**, 50 (1932). — Potocki, J.: Vices de conformations multiples chez un foetus etc. Progrès méd. **2**, III. s., 776 (1886). Rabbiosi, U.: Drei Fälle kongenitaler familiärer Cyanose. Cuore **15**, 577 (1931). — Rezek: Hereditäre Herzfehler. Allg. Wien. med. Ztg **12**, 338 (1877). — Rösler, H.: Beiträge zur Lehre von den angeborenen Herzfehlern. Wien. Arch. inn. Med. **1928**, 495. — Internal septal defect. Arch. int. Med. **54**, 339 (1934). — Roux, W.: Zit. nach Bredt: Erg. Path. **30**, 182 (1936).

Sachs, G.: Über familiäre kongenitale Mitralstenose. Berl. klin. Wschr. **1921 I**, 541. — Schöne, G.: Über angeborene Herzfehler. Ein Beitrag zu ihrer Diagnostik, Zirkulationsgröße und ihrem familiären Vorkommen. Dtsch. Arch. klin. Med. **184**, 129 (1939). — Schrader, G.: Zwei Beiträge zu den Herzmißbildungen. Zbl. Path. **42**, 5 (1928). — Schwarzweller, F.: Die konstitutionelle Bedingtheit der sogenannten Arochnodaktylie. Erbarzt **1937**, Nr 7. — Seham, M.: Electrocardiography in congenital heart disease. Abt's Pediatrics **4**, 282 (1924). — Seitz, R. u. H. Baumann: Familiäres Vorkommen von angeborenen Herzfehlern. Z. Kreislaufforsch. **27**, 13 (1935). — Siebert, E. O.: Anatomische Untersuchungen über die Ähnlichkeit bei eineiigen und zweieiigen Zwillingen. Z. Anat. **108**, 1 (1937). — Smith, K. S.: Congenital cardiac disease in identical twins. Arch. Dis. Childr. **4**, 330 (1929). — Spemann: Zit. nach Bredt: Erg. Path. **30**, 181 (1936). — Spitzer: Phylogenese der Herzseptierung und ihre Bedeutung für die Erklärung der Herzmißbildungen. Wien. med. Wschr. **1921**. — Zur Kritik der phylogenetischen Theorie der normalen und mißgebildeten Herzarchitektur. Zbl. Anat. **84** (1927). — Spraque, H. B., E. F. Bland and P. D. White: Congenital idiopathic hypertrophy of the heart. Amer. J. Dis. Childr. **41**, 877 (1931). — Stenson, N.: Acta Hafniensia, Tome I, Obs. 111, p. 200. 1671/72. — Stöhr, Ph.: Experimentelle Studien an embryonalen Amphibienherzen. Roux' Arch. **112**, 696 (1927). — Strehler: III. Bunte Blätter. Med. Korresp.bl. bayr. Ärzte **1849**, 311.

Thorel: Pathologie der Kreislauforgane des Menschen. Erg. Path. **17** (1915).

Ullrich, O.: Angeborene Herzhypertrophie mit Endocardfibrose bei zwei eineiigen Partnern von männlichen Drillingen. Z. menschl. Vererbgslehre **21**, H. 4 (1938).

Vierordt, H.: Die angeborenen Herzkrankheiten. Nothnagels Spezielle Pathologie und Therapie, Bd. 15/II. 1901.

Weitz, W.: Die Vererbung der Krankheiten der Kreislauforgane und der Nieren. Verh. dtsch. Ges. inn. Med. **1934**, 73. — Über die Erblichkeit der Herz-, Gefäß- und Nierenkrankheiten. Dtsch. med. Wschr. **1934 II**, 1280. — Die Vererbung innerer Krankheiten. Stuttgart: Ferdinand Enke 1936.

2. Situs inversus und Dextrokardie.

ALLEN and PANCOAST: Trans. College physic. Philad. 3, 8 (1875). Zit. nach OSTERTAG u. SPAICH.

BARON: Paris 1825. Zit. nach CURSCHMANN. — BEHRMANN, A.: Über die Symptomentrias Situs inversus, Bronchiektasien und Polyposis nasi. Beitr. Klin. Tbk. **86**, 161 (1935).

CHAPOT et PRÉVOST: De l'inversion du coeur chez un des sujets composants d'un monstre double autositaire vivant, de la famille des pages. C. r. Acad. Sci. Paris **132 II**, 223 (1901). — CURSCHMANN, H.: Zur Kenntnis seltener familiärer Mißbildungen. Anat. H. **57**, 405 (1919).

DARESTE, C.: Recherches sur la production artificielle des monstruosités ou essai de tératogénie expérimentale. Paris 1891. — DIEHL, K. u. Frhr. v. VERSCHUER: Zwillingstuberkulose. Zwillingsforschung und erbliche Tuberkulosedisposition. Jena: F. Fischer 1933. — DOOLITTLE, W. F.: Congenital dextrocardia. Boston med. J. **157**, 662 (1907). — DUBREUIL-CHAMBARDEL: La dextrocardie chez les jumeaux. Presse méd. Paris **35**, 1157 (1927).

EBSTEIN, E.: Über die diagnostische Bedeutung der Hodenstellung und zur Frage der Händigkeit bei Situs inversus. Z. Konstit.lehre **8**, 42 (1922).

FELDMAN, W. M.: Transposition of viscera, behaving as a Mendelian recessive character with congenital absence of the appendix. Proc. roy. Soc. Med. **28**, 753 (1935). — FISCHER, E.: Versuch einer Phänogenetik der normalen körperlichen Eigenschaften des Menschen. Z. Abstammgslehre **76**, 47 (1939). — FLORSCHÜTZ: Ref. Klin. Wschr. **1925 II**, 1800. — FONTANE, A. e G. ZUBIANO: Le destrocardie congenite ed acquisite. Giorn. Clin. med. **16**, 119 (1935). — FRÖLICH, TH.: Beitrag zur Kenntnis des Situs viscerum inversus. Dtsch. Z. Chir. **199**, 127 (1926).

GRUSS, A.: Ein Fall von Dextrokardie ohne Situs perversus. Wien. med. Bl. **11**, 129 (1888). — GÜNTHER, H.: Die biologische Bedeutung der Inversionen. Zb. Biol. **43**, 175 (1923).

HOFMANN: Familiärer Situs inversus. Zbl. Chir. **1926**, Nr 26, 1633.

KARTAGENER, M.: Zur Pathogenese der Bronchiektasien. I. Mitt.: Bronchiektasien bei Situs viscerum inversus. Beitr. Klin. Tbk. **83**, 489 (1934). — KOMAI, T.: Contributions to the genetics of the japanese race. Pedigrees of hereditary diseases and abnormalities found in the japan. race. Kioto, Aug. 1934. — KÖRNER: Situs inversus bei zwei Brüdern. Röntgenprax. **9**, 197 (1937).

LANCISI: Zit. nach LICHTMAN. — LANGE, F.: Über zwei Fälle von Situs inversus totalis und ihr Verhalten im Elektrokardiogramm. Med. Klin. **1925 I**, 321. — LEROUX, LABBÉ et BARRET: Inversion viscérale totale chez deux frères de 13 et 7 ans. Bull. Soc. Pédiatr. Paris **14**, 297 (1912). — LE WALD, L. TH.: Complete transposition of the viscera. J. amer. med. Assoc. **84**, 261 (1925). — LICHTMAN, S. S.: Isolated congenital dextrocardia. Report of two cases with unusual findings. Arch. int. Med. **48**, 683 (1931) Lit. — LÖWENTHAL, L.: Transposition of the viscera occuring in brothers. Lancet **1909 I**, 461.

MACKINLAY, R.: Transposition of the viscera occuring in brothers. Lancet **1909 I**, 717. — MAEKAWA, T.: Zit. nach TAHU KOMAI. Aichi Igakkai Zasshi **1927**, 34—3—481. — MANDELSTAMM, M. u. S. REINBERG: Die Dextrokardie. Klinische, röntgenologische und elektrokardiographische Untersuchungen über ihre verschiedenen Typen. Erg. inn. Med. **34**, 154 (1928). — MATSUEDA, A.: Okayama Igakkai Zasshi **1929**. Zit. nach TAHU KOMAI. — MATTISSON, K.: Zur Frage der Hereditát bei Situs inversus viscerum totalis. Z. Anat. **17**, 325 (1933). — MEYER-HÜRLIMANN: Klinische Demonstrationen: Situs inversus totalis. Med. Klin. **1916 I**, 525. — MOSLER, F.: Über kongenitale Dextrokardie. Berl. klin. Wschr. **1866 I**, 221.

NEUHOF: A case of congenital familial dextrocardia. J. amer. med. Assoc. **60**, 1064 (1913). — NEUMANN, E.: Über einen Fall von Dextrokardie. Ein Beitrag zur Lehre des Situs transversus partialis. Inaug.-Diss. Marburg 1906. — NÜSSEL u. HELBACH: Bronchiektasien bei Situs viscerum inversus totalis. Beitr. Klin. Tbk. **84**, 424 (1934).

OCHSENIUS, K.: Über familiären Situs inversus. Mschr. Kinderheilk. **19**, 27 (1920). — OSHIMA, M.: Grenzgebiet 3—11—1509. 1929. Zit. nach TAHU KOMAI. — OSTERTAG, M. u. D. SPAICH: Diskordantes Auftreten einer isolierten Dextrokardie bei einem eineiigen Zwillingspaar. Z. menschl. Vererbgslehre **19**, 577 (1936).

PALTAUF, R.: Dextrokardie und Dextroversio cardis. Wien. klin. Wschr. **1901 I**, 1032. — PEZZI e CARUGATI: Destrocardia e trasposizione viscerale (situs inversus) in due gemelli. Cuore **8**, 361 (1924).

REINHARDT: Ein Fall von Situs viscerum inversus totalis bei Zwillingen. Dtsch. mil.-ärztl. Z. **41**, 932 (1912). — RÖSLER, H.: Beiträge zur Lehre von den angeborenen Herzfehlern. VI. Über die angeborene Rechtslage des Herzens. Wien. Arch. inn. Med. **19**, 505 (1930). — ROGI, E.: Storia di una trasposizione dei visceri. Sperimentale **45**, 376 (1880).

SCHLESINGER, A.: Ein Fall von angeborener isolierter Dextrocardie mit musikalischem Herzgeräusch. Med. Klin. **1931 II**, 1715. — SCHMILINSKY: Dextrokardie mit Persistenz des Ductus arteriosus Botalli. Dtsch. med. Wschr. **1900 I**, 194. — SCHOTT: Über kongenitale

Dextrokardie. Ther. Mh. 5, 280 (1891). — SPITZER, A.: Über Dextroversion, Transposition und Inversion des Herzens und der gegenseitigen Larvierung der beiden letzteren Anomalien. Virchows Arch. **271**, 226 (1929).

TECCE, S.: Klinischer und EKG.-Bericht über einen Fall von Situs viscerum inversus mit Anomalien der Geschlechtsorgane. Fol. med. (Napoli) **17**, 752 (1931).

III. Die übrigen Erkrankungen des Herzens.

1. Die erworbenen Herzklappenfehler.

ALBRECHT, W.: Über Konstitutionsprobleme in der Pathogenese der Hals-, Nasen- und Ohrenkrankheiten. Z. Hals- usw. Heilk. **29**, 18 (1931). — ATTINGER, E.: Angeborene Herzfehler. Schweiz. med. Wschr. **1936 II**, 1056.

BARD, L.: Die physikalischen Zeichen der Mitralstenose. Slg klin. Vortr. inn. Med., N. F. Nr 455, **10**, 35 (1907). — BARLEN, F.: Familiäre Häufung von Herzklappenfehlern. Diss. Marburg 1924. — BRUGSCH, TH.: Pathologie des Kreislaufs, 2. Aufl., S. 407 u. 433. Leipzig: S. Hirzel 1937.

CAMERER, J. W. u. R. SCHLEICHER: Die Bedeutung der Erbveranlagung für die Entstehung einiger häufig vorkommender Krankheiten nach Anamnesen von 1500 Zwillingspaaren. Erbarzt **2**, 75 (1935). — CAMPBELL, M. and J. W. SHACKLE: A note on aortic valvular disease. Brit. med. J. **1932**, 328. — CASSEL, J.: Statistik und ätiologische Beiträge zur Kenntnis der Herzfehler bei Kindern. Z. klin. Med. **48**, 389 (1903). — CHAUFFARD, A.: Rétrécissement mitral et syphilis héréditaire. Bull. méd. **26**, 429 (1912). — CHEADLE: Harveyan lectures on the various manifestations of the rheumatic state as exemplified in childhood and in early life. Lancet **1889**. — CLAUSSEN, F.: Erbfragen bei rheumatischen Krankheiten. Z. Abstammgslehre **73**, 541 (1937). — CLAUSSEN, F. u. F. STEINER: Die Bedeutung der Konstitution für die Erkrankung an Gelenkrheumatismus. Verh. dtsch. Ges. inn. Med. **1938**, 299. — CLOSS: Zit. nach WEITZ: Die Vererbung innerer Krankheiten, S. 9. — Committee of the clinical Society: Med. Tim. and Gazette, 3. Juni **1882**. — CURTIUS u. KORKHAUS: Klinische Zwillingsstudien. Z. Konstit.lehre **15**, 229 (1930).

DAVIS, D. and S. WEISS: Rheumatic heart disease. Amer. Heart J. **7**, 146 (1931). — DAWSON, M. H. and T. L. TYSON: The relationship between rheumatic fever and rheumatoid arthritis. Proc. amer. Assoc. Study a. Control rheumatic Dis. **1935**. — DIETRICH: Die Erbbedingtheit und Klimabedingtheit der rheumatischen Erkrankung. 95. Verslg Ges. dtsch. Ärzte u. Naturforsch. Stuttgart. Ref. Dtsch. med. Wschr. **1938 II**, 1562. — DUROZIEZ, P. L.: Du rétrécissement mitral pur. Arch. gén. Méd., VI. s. **30, II** 32 (1877). — Du rétrécissement mitral chez le foetus et chez l'enfant. L'Union méd. **1891**, 171.

FAHR, TH.: Die rheumatische Granulomatose vom Standpunkt des Morphologen. Erg. inn. Med. **54**, 357 (1938). — FULLER: On the nature of rheumatic inflammation and the cause of its migratory character. Brit. med. J. **1868**.

GARROD, A. and COOKE: A treatise on rheumatism and rheumatical arthritis. London 1890. — GEBBING, M.: Interne und neurologische Zwillingsstudien. Dtsch. Arch. klin. Med. **178**, 472 (1936). — GERHARDT, D.: Herzklappenfehler. Wien u. Leipzig 1913. — GLATZEL, H.: Beiträge zur Zwillingspathologie. Z. klin. Med. **116**, 632 (1931). — GOODHART: Harveyan lectures on the various manifestations of the rheumatic state as exemplified in childhood and in early life. Lancet **1899**. — GOTTSTEIN, W.: Wachstum und Herzfehler. Klin. Wschr. **1930 II**, 2396. — GÜNTHER, H.: Die Bedeutung der Sexualdisposition in der Pathologie des Blutgefäßsystems. Z. Kreislaufforsch. **21**, 217 (1929).

HAERING: Zit. nach WEITZ: Die Vererbung innerer Krankheiten, S. 31. — HAMMERSCHLAG, E.: Über die konstitutionelle Disposition zum akuten Gelenkrheumatismus. Wien. Arch. inn. Med. **13**, 361 (1927). — HAMPELN, P.: Über die „reine" Mitralstenose. Dtsch. Arch. klin. Med. **105**, 460 (1912). — HANGARTER, W.: Erbliche Disposition bei chronischer Arthritis. Z. Konstit.lehre **16**, 244 (1931). Das Erbbild der rheumatischen und chronischen Gelenkerkrankungen. Der Rheumatismus, Bd. 13. Dresden u. Leipzig: Theodor Steinkopff 1939. — HANHART: Zit. nach BAUR-FISCHER-LENZ: Menschliche Erblehre, S. 472. 1936. — HAUBOLD, H.: Rheumaanschauungen und Rheumabekämpfung in England, in den Vereinigten Staaten und in Frankreich. Dtsch. med. Wschr. **1938 I**, 649. — HOFFMANN: Lehrbuch der funktionellen Diagnostik und Therapie der Erkrankung des Herzens und der Gefäße. Wiesbaden 1920. — HOLSTI, Ö. and A. J. HUUSKONEN: Heredo-familial arthritis. (A study of four generations of an arthritis-family.) Acta med. scand. (Stockh.) Suppl. **89**, 128 (1938). — HOLSTI, Ö. and V. RANTASALO: On the occurrence of arthritis in Finland. Acta med. scand. (Stockh.) 88 (1936). — HOPMANN, R.: Familiäres Vorkommen reiner Mitralstenose nach Endokarditis. Berl. klin. Wschr. **1921 II**, 1322. — HORDER, TH. Sir: Brit. med. J., 3. April **1926**. — HUCHARD: Maladies du coeur. Artériosclerose (Monogr.). Paris 1910.

JEGOROW, B.: Beitrag zur Theorie der Endokarditis. Z. klin. Med. **103**, 584 (1926). — JENTSCH, F. R.: Über Nierenerkrankungen bei ein- und zweieiigen Zwillingen. Diss.

Hamburg 1936. — JONES, J.: Acute rheumatism as a familial disease. Amer. J. Dis. Childr. 45, 1184 (1933).

KATZ, G. u. F. LEHR: Angeborene Herzklappenfehler. IV. Anomalien am Ostium venosum sinistrum. Neue Deutsche Klinik, Bd. 4, S. 679. 1930. — KAUFMANN, O. u. E. SCHEERER: Über die Erblichkeit des akuten Gelenkrheumatismus. Z. menschl. Vererbgslehre 21, 687 (1938). — KLINGE F.: Die Merkmale der „hyperergischen Entzündung". Klin. Wschr. 1927 II, 2265. — Der Rheumatismus. Erg. Path. 27 (1933). — Die rheumatischen Erkrankungen der Knochen usw. In HENKE-LUBARSCHS Handbuch der speziellen pathologischen Anatomie und Histologie. Berlin: Julius Springer 1934. — KRONER, J.: Ursache und Wesen des chronischen Gelenkrheumatismus. Veröff. dtsch. Ges. Rheumabekämpfg 1928, H. 3; 1929, H. 4.

LANDOLFI, M.: Mediastinal syndrome of genuine mitral stenosis. J. Amer. med. Assoc. 93 II; 1420 (1929). — LANGBEIN, A.: Über konkordantes Vorkommen von Lebercirrhose bei eineiigen Zwillingen. Erbarzt 1935, 82. — LAWRENCE, W. ST.: The family association of cardiac disease, acute rheumatic fever and chorea. J. amer. med. Assoc. 79 II, 2051 (1922). — LAWS, C. L.: The etiology of heart disease in whites and in negroes in Tenessee. Amer. Heart. J. 8, 608 (1933). — LEWIS, TH.: Herzkrankheiten. Fachbücher für Ärzte, Bd. 17, S. 165. Berlin: Julius Springer 1935. — LÖWY, R. u. G. STEIN: Zur Ätiologie des akuten Gelenkrheumatismus. Z. Konstit.lehre 8, 54 (1921). — LUKCZYŃSKI, W.: Zur Diagnostik und Klinik der Mitralstenose. Now. lek. (poln.) 1931, 15. Ref. Z. Kreislaufforsch. 25, 328 (1933).

MAYER, M.: Heredofamiliäres Auftreten chronischer Gelenkerkrankungen. Wien. Arch. inn. Med. 16, 97 (1929). — MELENEY, H. E. and I. KELLERS: Mitral stenosis without rheumatic fever in North China. Arch. int. Med. 34, 455 (1924). — MERCKLEN: Pathogenesis of pure mitral stenosis. Paris méd. 61, 21 (1926). — MILIAN: Cardiopathies mitrales syphilitiques congénitales. Bull. Soc. méd. Hôp. Paris 6 (1913). — MORGAN, J. E. and S. J. WEBSTER: Rheumatic fever followed by mitral heart disease in each of identical twins. J. amer. med. Assoc. 110 II, 1744 (1938). — MOUSSOIR, J.: Concéption pathogénique et évolution du rétrécissement mitral. Rev. Méd. 46, 37 (1929). — MÜLLER, H.: Gehäuftes familiäres Auftreten von Mitralfehler, Vorhofflimmern und Schenkelblock. Münch. med. Wschr. 1937 II, 1490.

NEUSSER, V.: Zur Diagnose des Status thymico-lymphaticus. Monographie 1911. — NOBÉCOURT, P.: Étiologie du rétrécissement mitral pur des enfants. Bull. méd., 31. Okt. 1928, H. 46.

PAPP, J. u. K. TEPPERBERG: Chronischer Gelenkrheumatismus und Heredität. Erbarzt 4, 11 (1937). — PAUL, J. K. and G. L. DIXON: Climate and rheumatic heart disease. J. amer. med. Assoc. 108, 2096 (1937). — PAWLINOW: Kongenitale Mitralstenose, Chlorose, Lungentuberkulose und ihre Beziehungen zur schwachen Konstitution. Berlin 1909. — PFAFF, M.: Familienuntersuchungen bei Gelenkrheumatismus. Inaug.-Diss. Frankfurt a. M. 1939. — PLESCH, J.: Die Herzklappenfehler einschließlich der allgemeinen Diagnostik, Symptomatologie und Therapie der Herzkrankheiten. (Mitralstenose, S. 1307.) In KRAUS-BRUGSCHS Spezielle Pathologie und Therapie innerer Krankheiten, Bd. IV, S. 1001—1474. 1925. (Lit.) — PLETNEW: Zit. nach JEGEROW. — POTAIN: Clin. méd. de la Charité Paris 1894. Zit. nach PLESCH. — PRIBRAM: Der akute Gelenkrheumatismus. In NOTHNAGELS Spezielle Pathologie und Therapie, Bd. 5/1, S. 367. Wien 1899.

READ, F., A. CIOCCO and H. TAUSSIG: The frequency of rheumatic manifestations among the siblings, parents, uncles, aunts and grandparents of rheumatic and control patients. Amer. J. Hyg. 27, 719 (1938). — ROBERTS, I. A. F. and W. A. R. THOMSON: An inquiry into the family incidence of acute rheumatism. Ann. of Eugen. 6, 3 (1934). — RÖSSLE, R.: Über das Zusammentreffen und die gegenseitige Beeinflussung von Krankheiten. Dtsch. med. Wschr. 1932 I, 163. — Die geweblichen Äußerungen der Allergie. Wien. klin. Wschr. 1932 II, 609, 780. — Zum Formenkreis der rheumatischen Gewebsveränderungen mit besonderer Berücksichtigung der rheumatischen Gefäßentzündungen. Virchows Arch. 288, 780 (1933). — Die nosologische Stellung des Rheumatismus. Klin. Wschr. 1936 I, 809. — ROLLY: Der akute Gelenkrheumatismus. Berlin 1922.

SABATINI, G.: Über die Ätiologie der Aorten-Insuffizienz. Cuore 12, 89 (1928) (ital.). — SACHS, H.: Über familiäre kongenitale Stenose. Berl. klin. Wschr. 1921 I, 541. — SCHEERER: Zit. nach WEITZ: Die Vererbung innerer Krankheiten. S. 147. — SIMMONDS, ST. T.: Rheumatic heart disease. Amer. J. med. Sci. 187, 773 (1934). — SKALA: Zit. nach MAYER. — SMITH, P.: Zit. nach PRIBRAM. — STONE, C. S. and H. S. FEIL: Mitral stenosis. A clinical and pathological study of 100 cases. Amer. Heart J. 9, 53, 113 (1933). — STRAUSS, H.: DUROZIEZsche Krankheit und Hypogenitalismus. Z. Kreislaufforsch. 23, 350 (1931). — STREBEL: Korrelation der Vererbung von Augenleiden und Herzfehlern in der Nachkommenschaft Schleuß-Winkler Arch. Rassenbiol. 10, 470 (1913). — SYERS, H. W.: Analysis of 500 consecutive cases of acute rheumatism. Lancet 1888.

Tessier: Clin. méd. de la Charité. 1894. — Trémolières, F. et A. R. Salmon: Un cas de rétrécissement mitral silencieux. Bull. Soc. méd. Hôp. Paris **1927**, No 24, 1100.

Verschuer, Frhr. O. v.: Der Erbeinfluß bei Herz- und Gefäßkrankheiten. XIII. Fortbildungslehrgang Bad Nauheim 1937, S. 15.

Weitz, W.: Studien an eineiigen Zwillingen. Z. klin. Med. **101**, 115 (1925). — Die Vererbung innerer Krankheiten. Stuttgart: Ferdinand Enke 1936. — Wiesel, J.: Die rheumatische Infektion. Med. Klin. **1923 I**, 163. — Wilson, M. and M. D. Schweitzer: Rheumatic fever as a familial disease. J. clin. Invest. **16**, 555 (1937). — Wyn, J. E.: Etiology and symptoms of mitral stenosis. Review of 300 cases. Brit. med. J. **1933 I**, 307.

Zellner, E.: Beobachtungen über familiär auftretende Gelenkerkrankungen. Wien. Arch. inn. Med. **19**, 477 (1930).

2. Myokardschädigungen.

Pauli, W.: Zwei Fälle von angeborener diffuser Rhabdomyomatose des Herzens bei Geschwistern. Mschr. Kinderheilk. **66**, 22 (1938).

3. Die Coronarerkrankungen.

Ashman, R.: B. I. de Laureal a. o.: The large Q wave in lead III of the electrocardiogram. Comparison of the white and negro races. J. Labor. a. clin. Med. **18**, 1153 (1933). — Attinger: Angeborene Herzfehler. Schweiz. med. Wschr. **1936 II**, 1056.

Barker, L. F.: Coronary thrombosis: incidence, prevention and treatment. Amer. Med., N. s. **12**, 753 (1927). — Boissevain, E.: The inheritance of angina pectoris. Eugenical News **16**, 115 (1931). — Burwinkel, O.: Die Angina pectoris. Halle a. d. S.: Carl Marhold 1924.

Cason: Amer. J. Syph. **15** (1931). Ref. Kongreßzbl. inn. Med. **66** (1932). — Conner and Holt: Coronarthrombose. Amer. Heart J. **5** (1930). — Coombs: The aetiology of cardiac disease. Bristol med.-chir. J. **43** (1926). — Observations on the aetiological correspondence between anginal pain and cardiac infarction. Quart. J. Med. **23**, 233 (1929/30). — Cowan, J.: Observations on angina pectoris. Brit. med. J. **1931**, Nr 3672, 879.

Debré, R., M. Julier, P. Soulier et P. de Font-Réaulx: Modifications électrocardiograph. chez un enfant, atteint de maladie de Friedreich et chez son père. Bull. Soc. méd. Hôp. Paris, III. s. **1936 I**, 749.

Fernando, P. B.: Coronary occlusion in a patient aged 24 years. Brit. med. J. **1935**, Nr 3879, 976. — Flaxman, N.: Heart disease in the middle West. (Incidence and etiology of 1646 cases at the Cook County Hospital.) Amer. J. med. Sci. **188**, 639 (1934). — Foster: Zit. nach Weitz: Über Angina pectoris. Med. Klin. **1938 II**, 957. — Frothingham, C.: A case of coronary thrombosis. Med. Clin. N. Amer. **10**, 1357 (1927).

Gallavardin, L.: Étiologie de l'angine de poitrine. J. méd. Lyon **1938**, No 449, 527. — Goldsmith, G. A. and F. A. Willius: Bodily build and heredity in coronary thrombosis. Ann. int. Med. **10**, 1181 (1937). — Gordinier, H.: Coronary arterial occlusion: A perfectly definite symptomcomplex; the report of 13 cases with one autopsy. Amer. J. med. Sci. **168**, 181 (1924). — Gruber, B.: Ein Beitrag zur konstitutionellen Seite der Arterioskleroseefrage. Zbl. Herzkrkh. **16**, 97, 115 (1924).

Härtel: Rasse und innere Krankheiten. In J. Schotzky: Rasse und Krankheit. München: J. F. Lehmann 1937. — Herepath, C. E. K. and C. B. Perry: The coronary arteries in a case of familial liability to sudden death. Brit. med. J. **1930 I**, 685. — Herzog: Aussprache über den Vortrag von Roessle: Über die innere (oder anatomische) Ähnlichkeit blutsverwandter Personen. Verh. dtsch. path. Ges., 29. Tagg, **1937**, 125. — Hochrein, M.: Können wir die Entstehung des Myokardinfarktes verhüten? Münch. med. Wschr. **1933 II**, 1613. — Angina pectoris. Entstehung und Behandlung. Med. Klin. **1937 II**, 1385. — Holst, J. E.: Myokardinfarkt. Z. klin. Med. **128**, 130 (1935).

Jaffé, R. H.: Virchows Arch. **265** (1927). — Klin. Wschr. **1931 I**. — J. Labor. a. clin. Med. 18 (1933). — Jamison, Ch.: Angina pectoris. New Orleans med. J. **79**, 900 (1927). — Johnston, Ch.: Racial differences in the incidence of coronary sclerosis. Amer. Heart J. **12**, 162 (1936).

Kisch, F.: Klinisch-Statistisches zu den Lebensaussichten bei der Coronarthrombose. Klin. Wschr. **1936 I**, 440.

Landes, G.: Über die lokale Häufigkeit der Angina pectoris und Coronarthrombose. Klin. Wschr. **1937 II**, 1644. — Langen, de: Clinical arteriosclerosis in Java. Meded. Dienst Volksgezdh. Nederl.-Indië **24**, 1 (1935). — Laws, C. L.: The etiology of heart disease in whites and negroes in Tenessee. Amer. Heart. J. 8, 608 (1933). — Levine, S. A. and Ch. M. Brown: Coronary thrombosis; its various clinical features. Medicine 8, 245 (1929). — Levine, S. A. and C. L. Tranter: Infarction of the heart simulating acute surgical abdominal conditions. Amer. J. med. Sci. **155**, 57 (1918). — Levy, H. and E. P. Boas: Coronary artery disease in women. J. amer. med. Assoc. **107 I**, 97 (1936). — Levy, R. W. a. o.: Facts on disease of the coronary arteries, based on a survey of the clinical and pathological records of 762 cases. Amer. J. med. Sci. **187**, 376 (1934). — LEWIS, TH.: Herzkrankheiten. Fachbücher für Ärzte, Bd. 17. Berlin: Julius Springer 1935.

MORAWITZ, P.: Krankheiten des Kreislaufes. In Lehrbuch der inneren Medizin, Bd. I, S. 365. Berlin: Julius Springer 1934. — MORTENSEN, M. A.: Study of 800 abnormal electrocardiograms and associated clinical conditions. Ann. int. Med. **6**, 1308 (1933). — MUSSER, J. H. and J. C. BARTON: The familial tendency of coronary disease. Amer. Heart J. **7**, 45 (1931).

NATHANSON, M. H.: Coronary disease in 100 autopsied diabetics. Amer. J. med. Sci. **183**, 459 (1932).

PARADE, G. W. u. W. LEHMANN: Angina pectoris bei erbgleichen Zwillingen. Klin. Wschr. **1938 II**, 1036. — PARKINSON, J.: Cardiac infarction and coronary thrombosis. Lancet **214**, 4 (1928). — PEZZI, C.: Der Herzinfarkt. Klinische und elektrokardiographische Untersuchungen (ital.). Cuore **13**, 141 (1929).

RECEK: Zit. nach WEITZ: Über Angina pectoris. Med. Klin. **1938 II**, 957. — RIESMAN, D.: Coronary thrombosis. With an account of the disease in two brothers. Med. clin. N. Amer. **6**, 861 (1923).

SEKI, M.: Über die Atherosklerose der Coronararterien des Herzens bei Japanern. Trans. jap. path. Soc. **20**, 603 (1930). — SEMERAU-SIEMIANOWSKI, M.: Die Klinik der Angina pectoris (poln.). Polskie Arch. Med. wewn. **11**, 371 (1933). (Franz. Zusammenfassung.) STEPHAN, E.: Über die Coronarsklerose im mittleren Lebensalter. Z. Kreislaufforsch. **26**, 845 (1934). — STONE, CH. T. and F. R. VANZANT: Heart disease as seen in a southern clinic. A clinical and pathological survey. J. amer. med. Assoc. **89**, 1473 (1927).

VAQUEZ, H.: Maladies du coeur. Nouv. traité méd. et thérap. **23**, 460 (1928). — VOIGT: Zur Klinik des Myokardinfarkts. 26. Tagg nordwestdtsch. Ges. inn. Med. Hamburg, 28. u. 29. Jan. 1938. Ref. Zbl. inn. Med. **59 II**, 530 (1938).

WEDD, A. M. and R. SMITH ELOISE: Observations on prognosis in angina pectoris. Amer. J. med. Sci. **189**, 690 (1935). — WEITZ, W.: Über Angina pectoris. Med. Klin. **1938 II**, 957. — WENCKEBACH u. H. WINTERBERG: Unregelmäßige Herztätigkeit. Leipzig: Wilhelm Engelmann 1927. — WILLIUS, F.: Life expectancy in coronary thrombosis. J. amer. med. Assoc. **106 II**, 1890 (1936). — WOOD, J. E. jr., T. D. JONES and R. D. KIMBROUGH: The etiology of heart disease. Amer. J. med. Sci. **172**, 185 (1926).

4. Die Störungen des Rhythmus und der Frequenz.

BERBLINGER u. DUKEN: Der kardio-intestinale Symptomenkomplex bei der progressiven Muskeldystrophie. Z. Kinderheilk. **47**, 1 (1929). — BRILL, I. C.: Auricular fibrillation; the present status with the review of the literature. Ann. int. Med. **10**, 1487 (1936/37).

CAMPBELL: The Saint Cyres lecture on the etiology of cardiac arythmias. Guy's Hosp. Rep. **1935**. — CLOSS: Zit. nach WEITZ: Die Vererbung innerer Krankheiten, S. 35. Stuttgart: Ferdinand Enke 1936. — CURTIUS u. KORKHAUS: Klinische Zwillingsstudien. Z. Konstit.lehre **15**, 229 (1930).

DLUGACZ, B.: Über familiäre Disposition zu Herzblock, zugleich ein Beitrag zur Frage des pathogenetischen Zusammenhanges zwischen ADAMS-STOKES und CHEYNE-STOKESschem Symptomenkomplex. Med. Klin. **1933 II**, 1109.

FAISANS: Cases in a family with malaria. Bull. Soc. méd. Hôp. Paris **1890**, 964. — FALCONER, A. W.: Paroxysmal tachycardia with notes of a cases occuring in mother and daughter. Practitioner **82**, 269 (1909). — FREYHAHN: Zit. nach HOFFMANN: Die paroxysmale Tachykardie. Wiesbaden 1900. — FULTON, JUDSON and NORRIS: Congenital heart block occuring in a father and two children and an infant. Amer. J. med. Sci. **140**, 339 (1910).

GALLAVARDIN, L.: Bradycardie physiologique totale familiale. Lyon méd. **1911**, 1298.

HOFFMANN, A.: Die paroxysmale Tachykardie. Wiesbaden 1900. — Lehrbuch der funktionellen Diagnostik und Therapie der Erkrankungen des Herzens und der Gefäße. Wiesbaden: J. F. Bergmann 1920.

LAUTER, S.: Über die paroxysmale Tachykardie. Münch. med. Wschr. **1938 II**, 1430. — LEUSSER: Über Anfälle von Herzjagen. Münch. med. Wschr. **1917 I**, 739. — LUNDY, C. J.: Paroxysmal ventricular tachycardia: An etiological study with reference to the type. Ann. int. Med. **7**, 812 (1934).

MORQUIO, L.: Sur une maladie infantile et familiale caractérisée par des modifications permanentes du pouls, des attaques syncopales et épileptiformes et de la mort subite. Arch. Méd. Enf. **4**, 467 (1901). — MÜLLER, H.: Gehäuftes familiäres Auftreten von Mitralfehler, Vorhofflimmern und Schenkelblock. Münch. med. Wschr. **1937 II**, 1490.

OSLER, W.: On the so-called STOKES-ADAMS disease. Lancet **1903 I**, 517. — ÖTTINGER: De la tachycardie essentielle paroxystique. Semaine méd. **1894**, 421.

PAYNE-COTTON, R.: Brit. med. J. **1867**, 629.

RYWKIN, J. A.: Beitrag zur Frage derVererbung des Herzjagens. Z. klin. Med. **129**, 1 (1936).

SCHÖN, R. u. H. W. WÜNSCHE: Über anfallsweise auftretenden Rhythmuswechsel des Herzens bei Jugendlichen. Dtsch. Mil.arzt **1937**, 439. — SEBASTIANI, A.: Fibrillazione auricolare nella stessa famiglia. Cuore **9**, 195 (1925).

TAUSSIG: A case of complete heart-block possibly congenital. Weekly Bull. Saint Louis med. Soc. **4**, 279 (1910).

VAQUEZ, H.: Maladies du coeur. Nouv. traité méd. thérap. **23**, 556 (1928).

WATSON, W.: Paroxysmal tachycardia. Bristol med.-chir. J. **1897**, 363. — WEILL, O.: Tachycardie paroxystique et anaphylaxie. Presse méd. **1932 I**, 376. — WENCKEBACH u. WINTERBERG: Unregelmäßige Herztätigkeit. Leipzig: Wilhelm Engelmann 1927. — WITTGENSTEIN: Asthma bronchiale und paroxysmale Tachykardie. Wien. Arch. inn. Med. **11**, 417 (1925).

5. Die Erkrankungen des Perikards.

BEYER, R.: Über angeborene Herzbeuteldefekte. Z. Kreislaufforsch. **30**, 411 (1938).

HARVEY, A. M. and M. R. WHITEHILL: Tuberculous pericarditis. Medicine **16**, 45 (1937).

KELLER, E.: Über Pericarditis tuberculosa unter Berücksichtigung des Infektionsweges. Beitr. Klin. Tbk. **82**, 213 (1933).

LADD, W. E.: Congenital absence of the pericardism with report of a case. New England J. Med. **214**, 183 (1936).

DE RENZI, S.: La pericardite tubercolare. Arch. ital. Anat. e Istol. pat. **5**, 711 (1934).

SMITH, H. a. o.: Pericarditis. I. Chronic adherent pericarditis. Arch. int. Med. **50**, 171 (1932). — SOUTHWORTH, H. and CH. S. STEVENSON: Congenital defects of the pericardium. Arch. int. Med. **61**, 223 (1938).

IV. Erkrankungen des Gefäßsystems.

1. Arteriosklerose (Atherosklerose).

AMÉLINE, M.: De l'hérédité et en particulier de l'hérédité similaire dans la paralysie générale. Ann. méd.-physiol. **1900**, 459. — ANITSCHKOW, N.: Das Wesen und die Entstehung der Atherosklerose. Erg. inn. Med. **28**, 1 (1925). — Über die experimentelle Atherosklerose der Arterien und ihre Bedeutung für das Verständnis der Atherosklerose beim Menschen. Arch. Sci. med. **50**, 237 (1927). — Pathologie générale et anatomie pathologique de l'artériosclérose. C. r. 2. confér. internat. de Pathol. géographique Utrecht 1934, p. 44. — ÅRNASON, Å.: Apoplexie und ihre Vererbung. Monogr. Acta psychiatr. (Københ.) Suppl. **7** (1935). — ASCHOFF, L.: Einleitung in COWDRY: Arteriosclerosis. — Konstitution und Erbkrankheiten. Arch. f. Orthop., 11. Kongr. **37**, 278 (1937). — Ref. über Arteriosklerose. Kongr. inn. Med. Wiesbaden 1939. — ATTINGER, E.: Skeletmuskeltätigkeit und Arteriosklerose. Schweiz. med. Wschr. **1933**, 441.

BAUER, J.: Die konstitutionelle Disposition zu inneren Krankheiten, S. 352. Berlin: Julius Springer 1921. — BENEDETTI, P. e U. DE CASTRO: L'arteriosclerosi picolo del circolo. Arch. Pat. e Clin. med. **7**, 207 (1928). — BERGMANN, G. v.: Pathogenese und Therapie der Arteriosklerose. Verh. 1. internat. Kongr. ther. Union **1937**, 30. — BINSWANGER u. SCHACKEL: Arch. f. Psychiatr. **58**, 141 (1917). — BOWEN, B. D. and E. C. KOENIG: Arteriosclerosis and diabetes, including a roentgenological study of the lower extremities. Bull. Buffalo gen. Hosp. **5**, 31 (1927). — BRITTEN, R. H. and L. R. THOMPSON: A healthy Studie of 10 000 Industrial Workers. U.S. Publ. Health Bull. Nr 162. — BÜCHER, M.: Über die Verkalkung der peripheren Arterien des Menschen. Z. Kreislaufforsch. **26**, 50 (1934). — BURWINKEL, O.: Über Arteriosklerose und ihre Behandlung. Sammlung diagnostisch-therapeutischer Abhandlungen für den praktischen Arzt. München: Verlag Ärztl. Rundschau 1920.

CANDIA, S. DE: L'arteriosclerosi considerata come malattia distrofica cirrogena arteriale. Policlinico, sez. med. **43**, 285 (1936). — Comptes rendus de la deuxième conférence internationale de la Pathologie géographique Utrecht, 26.—28. Juli 1934. — COWDRY, E. V.: Arteriosclerosis. A survey of the problem. New York: Macmillan & Co. 1933. Lit. — CRAMER, H.: Beitrag zur Atheriosklerosefrage mit besonderer Berücksichtigung der Beziehungen zwischen Tuberkulose und Atherosklerose. Virchows Arch. **230**, 46 (1921). (Lit.) — CURSCHMANN, H.: Über Entstehung, Vorbeugung und Behandlung der Arteriosklerose. Slg Abh. Verdgskrkh. **6**, 3 (1920). — CURTIUS: Anamnese und Diagnose der Erkrankungen des arteriellen Systems. Schriftenreihe zur D.M.W., H. 1. Leipzig: Georg Thieme 1935.

DLUGACS, B.: Über familiäre Disposition zu Herzblock. Med. Klin. **1933 II**, 1109. — DONNER, S. E.: Über Belastung mit Schlag und Arteriosklerose bei progressiver Paralyse und anderen Geisteskrankheiten. Z. Konstit.lehre **12**, 564 (1926). — DORMANNS, E. u. E. EMMINGER: Vergleichende Untersuchungen über Ausbreitung und Stärke der Atherosklerose an 1000 Leichen von über 20 Jahre alten Personen mit besonderer Berücksichtigung des Krebses, Tuberkulose und Lues. Virchows Arch. **293**, 545 (1934).

EHRMANN, R.: Über familiäre Arteriosklerose speziell der Aorta. Med. Klin. **1922 II**, 1431.

FELLER, A.. Statistisches zur Arteriosklerose. Wien. klin. Wschr. **1935 I**, 686. — FISCHER-WASELS u. JAFFÉ: Arteriosklerose. Handbuch der normalen und pathologischen Physiologie, Bd. VII/2, Blutzirkulation, S. 1087. — FLORSCHÜTZ: Sterblichkeit und Todesursachen der ersten 5 Versicherungsjahre unter den seit 1900 Versicherten der Gothaer Lebensversicherung. Ärztl. Sachverst.ztg **1912**, Nr 45, 92. — FREY, W.: Über Arteriosklerose und eine wirtschaftliche Behandlung derselben. Münch. med. Wschr. **1925 II**, 1367. — Verbrauch und Altern. Arteriosklerose. Nauheimer Fortbildungslehrgänge, Bd. 13, S. 51. 1937. — FUIKE: Über Diabetes mellitus als Erbkrankheit und seine konstitutionellen Beziehungen zu anderen Krankheiten. Z. klin. Med. **114**, 713 (1930).

GAÁL, A. v., D. GÖRÖG u. V. HEIM: Statistische Untersuchungen über die Arteriosklerose. Z. Kreislaufforsch. **26**, 420 (1934). — GRUBER: Ein Beitrag zur konstitutionellen Seite der Arteriosklerose. Zbl. Herzkrkh. **16**, 97 (1924). — GÜNTHER: Sexualdisposition des Blutgefäßsystems. Z. Kreislaufforsch. **21**, 217.

HERZ, M.: Vorträge über Herzkrankheiten. Med. Klin. **1913 II**, 1965. — HESS, L.: Zur Pathologie der syphilitischen Aortaerkrankung. Klin. Wschr. **1936 I**, 898. — HUECK, W.: Anatomisches zur Frage nach Wesen und Ursache der Arteriosklerose. Münch. med. Wschr. **1920 I**, 535, 573, 606.

JAFFÉ, R. H.: Häufigkeit der Aortenlues mit besonderer Berücksichtigung ihres Vorkommens bei der weißen und farbigen Rasse. Klin. Wschr. **1931 II**, 2081. — JIMÉNEZ-DIAZ, C.: Statistique, prophylaxie et thérapeutique de l'arteriosclérose. Comptes rendus 2. conf. internat. de Pathol. géographique Utrecht 1934, p. 263. — JORDAN, W. R. and W. PRESTON: Spontaneous cerebral vascular accidents in diabetes. Amer. J. med. Sci. **186**, 488 (1933). — JOSLIN, E.: Arteriosclerosis and diabetes. Ann. clin. Med. **5**, 1061 (1927). — Arteriosclerosis in diabetes. Ann. int. Med. **4**, 54 (1930). — JUNGMANN, H.: Entstehungsbedingungen spätluetischer Gefäßerkrankungen. Klin. Wschr. **1926 I**, 702.

KAMPMEIER, R. H.: Arteriosclerosis and arcus senilis in young negro male. J. trop. Med. **39**, 164 (1936). — KOCH, W.: Über provinzielle Ausbreitung und Charakter der Arteriosklerose mit besonderer Berücksichtigung des röntgenanatomischen Bildes. Verh. dtsch. path. Ges. Wiesbaden **1928**. — Über die pathologisch-anatomischen Grundlagen und Folgen der Erkrankungen der Coronararterien. VIII. Fortbildungslehrgang Bad Nauheim. Leipzig: Georg Thieme 1932. — KÜRTEN: Arch. Rassenbiol. **28**, 38 (1934).

LANGE, F.: Hypertension in Relation to Arteriosclerosis in Cowdry: Arteriosclerosis. — LANGEN, C. D. DE: Clinical arteriosclerosis in Java. Meded. Dienst Volksgezdh. Nederl.-Indië **24**, 1 (1935). — LANGER, E.: Die Häufigkeit der luetischen Organveränderungen, insbesondere der Aortis luetica. Münch. med. Wschr. **1926 II**, 1782. — LAZAROVITS, L.: Die Rolle der Konstitution bei der Entwicklung der spätluetischen Veränderungen. Wien. klin. Wschr. **1932 II**, 1585. — LEUTENEGGER, F.: Diabetes mellitus und Gefäßsystem. Z. klin. Med. **118**, 164 (1931). — LIAN: Comptes rendus de la 2. conf. internat. de Pathol.-géographique Utrecht 1934, p. 526. — LÖHLEIN, M.: Vasculäre Nierensklerose. Med. Klin. **1916 II**, 1046. — LUNDSQAARD, C. u. E. RUD: Röntgenologischer Nachweis der peripheren Arteriosklerose und seine klinische Bedeutung. Z. klin. Med. **109**, 502 (1928). — LUNDSQUIST, C. W. u. I. BJÖRNWALL: Beobachtungen über die Arteriosklerose im nördlichen Schweden auf Grund des Obduktionsmaterials des Zentralkrankenhauses in Umeå. Sv. Läkartidn. **1936**, 1209 (schwed.). Ref. Kongreßzbl. inn. Med. **88**, 65 (1937).

MARCHAND: Arteriosklerose. Zbl. Path. **15**, 400 (1904). Über Arteriosklerose. 21. Kongr. inn. Med. 1904. — MARGOLIS, Z.: Calcoseous aortic valvular disease. Amer. Heart J. **6**, 349 (1931). — MEGGENDORFER, F.: Ätiologie der Dementia senilis und der Arteriosclerosis cerebri. Psychiatr.-neur. Wschr. **1928 II**, 424. — MÖNCKEBERG: Über Atherosklerose der Kombattanten. Zbl. Herzkrkh. **7**, 7 (1915). — MORRISON, W. B. and L. K. BOGAN: Calcification of the vessels in diabetes. J. amer. med. Assoc. **92 II**, 1424 (1929). — MORTENSEN, M. A.: Is arteriosclerosis a hereditary constitutional disease? J. amer. med. Assoc. **85**, 1696 (1925). — MÜLLER, H. u. A. FOSSEN: Die Altersveränderungen der Arterien bei Malaien und auf Java lebenden Chinesen. Meded. Dienst Volksgezdh. Nederl.-Indië **24**, 9 (1935). — MÜNZER, E.: Gefäßsklerosen. Wien. Arch. inn. Med. **2**, 1 (1920). — MUNK, F.: Gefäßerkrankungen mit besonderer Berücksichtigung der Arteriosklerose. Erg. Med. **11 II** (1928). — Neue Gesichtspunkte in der Klinik der Arteriosklerose. Med. Klin. **1928 II**, 1731. — Über die sogenannte periphere Arteriosklerose. VII. Fortbildungslehrgang Bad Nauheim, S. 121. Leipzig: Georg Thieme 1931. — Vegetatives System und Arteriosklerose. Med. Welt **11 I**, 811 (1937).

OSLER, W.: The principles and practice of medicine. New York: D. Appleton & Co. 1892.

PEL, P. K.: Die Erblichkeit der chronischen Nephritis. Z. klin. Med. **38**, 127 (1899). — PLESCH, J.: Die Arteriosklerose. Jkurse ärztl. Fortbildg **1931**, H. 22, 18. — POSSELT, A.: Zur Pathologie und Klinik der primären Atherosclerosis pulmonalis. Wien. Arch. inn. Med. **11**, 357 (1925).

Roessle: Bemerkungen zum Verhandlungsgegenstand „Arteriosklerose". Comptes rendus 2. confér. internat. de Pathol. géographique Utrecht 1934, S. 503. — Romberg: Arteriosklerose. Verh. 21. Kongr. inn. Med. Leipzig **1904**. — Root, H. F. and Th. P. Sharkey: Arteriosclerosis and hypertension in diabetes. Ann. int. Med. **9**, 873 (1936).

Saphir, O.: Thromboangiitis obliterans of the coronary arteries and its relation to arteriosclerosis. Amer. Heart J. **12**, 521 (1936). — Schubert, F.: Über Atherosklerose. Wien. klin. Wschr. **1924 I**, 751. — Schultz, B.: Hereditäre Beziehungen der Hirnarteriosklerose. Z. Neur. **120**, 35 (1929). — Seckel: Heredofamiliäre und konstitutionelle Häufung von Stoffwechselkrankheiten beim Diabetes mellitus. Z. klin. Med. **102**, 195 (1926). — Siebeck: Über Erkrankungen des arteriellen Systems. Schriftenreihe zur Dtsch. med. Wschr. **1935**, H. 1. — Sjövall, H. u. G. Wihmann: Beobachtungen über die Arteriosklerose in Schweden. Acta path. scand. (Københ.) Suppl. **20**. — Spiller, U.: Über Vorkommen, Lokalisation und Ursache der sogenannten peripheren Arteriosklerose. Z. klin. Med. **109**, 647 (1929). — Staehelin, R.: Klinik der Arteriosklerose. Comptes rendus 2. confér. internat. de Pathol.géographique Utrecht 1934, S. 102, 547. — Strümpell: Lehrbuch der speziellen Pathologie und Therapie innerer Krankheiten. Leipzig 1914, S. 480 u. 1922, S. 542.

Thiersch: Sitz und Verteilung der Arteriosklerose in Freiburg und Südbaden. (Sektionsprotokolle.) Z. Kreislaufforsch. **27**, 609.

Umber, F.: Richtlinien in der Klinik der Nierenkrankheiten. Berl. klin. Wschr. **1916 II**, 1261.

Veal, J. R.: Factors in the mortality rate of arteriosclerotic gangrene. J. amer. med. Assoc. **110 I**, 785 (1938).

Weber, A.: Arteriosklerose. Handbuch der ärztlichen Begutachtung, Bd. II, S. 34. 1931. — Wegelin: Comptes rendus 2. confér. internat. de Pathol.géographique Utrecht 1934, p. 502. — Weitz, W.: Über die Erblichkeit der Herz-, Gefäß- und Nierenkrankheiten. Dtsch. med. Wschr. **1934 II**, 1280. — Wiesel, J.: Der heutige Stand der Lehre von der Arteriosklerose. Wien. klin. Wschr. **1909 I**, 401. — Williams, G. D.: Hereditary aspects of arterial hypertension. In Cowdry: Arteriosclerosis, Kap. 19, p. 537. 1933. (Lit.!).

2. Essentielle Hypertonie.

Abd ed Aziz Ismaîl: Congr. internat. du Caire. Déc. 1928. Zit. nach Richard. — Allan, W.: Heredity in hypertension. A statistical study. Arch. int. Med. **52**, 954 (1933). — Allbutt, C.: Diseases of the arteries, including angina pectoris, Vol. I, p. 164, 412. New York: Macmillan & Co. 1915. — Alvarez, W. C.: Blood pressure in university freshmen and office patients. Arch. int. Med. **26**, 381 (1920). — Årnason, Á.: Apoplexie und ihre Vererbung. Monogr. Acta psychiatr. (Københ.) Suppl. **7** (1935). — Ayman, D.: Normal blood pressure in essential hypertension. J. amer. med. Assoc. **94**, 1214 (1930). — The hereditary aspect of arteriolar (essential) hypertension. Report of a family. New England J. Med. **209**, 194 (1933). — Heredity in arteriolar (essential) hypertension. Arch. int. Med. **53**, 792 (1934).

Badía-Brandia, M.: El factor herenica en la étiologica de la hipertonia esential. Rev. méd. Barcelona **133** (1930). — Barach, J. H.: The constitutional factors in hypertension disease. J. amer. med. Assoc. **91**, 1511 (1928). — Baráth, E. u. A. v. Mirgay: Über die Rolle von Umweltfaktoren bei der Entstehung der primären (vasculären) Hypertonie. Wien. Arch. inn. Med. **25**, 221 (1934). — Bard, L.: De la pathogénie de l'hypertension artérielle diathésique, dite solitaire. Arch. Mal. Coeur **21**, 705 (1928). — Barker, L. F.: The excuse and treatment of the conditions undulying high blood pressure. Ohio State med. J. **1920**. — Bell, E. T. and B. J. Clawson: Primary (essential) hypertension. Arch. of Path. **5**, 939 (1928). — Berg, J.: Über den Blutdruck in und nach Seebädern und Sonnenbädern. Z. klin. Med. **120**, 654 (1932). — Bergmann, v.: Die Blutdruckkrankheit als Problem. Jkurse ärztl. Fortbildg **1924**, H. 2. — Bertelson: Zit. nach Raab, S. 548. — Blackford, J. M. and Baker: Follow-up study of hypertension. J. amer. med. Assoc. **94 I**, 328 (1930). — Blackford, J. M. and J. N. Wilkinson: Hypertension. 202 cases followed for an average of ten years. Ann. int. Med. **6**, 54 (1932). — Bock, K. A.: Persönliche Mitteilung. — Bonveret: Wien. med. Jb. **2**, 279 (1901). — Braun, E. u. F. Schellong: Über die konstitutionellen Grundlagen der essentiellen Hypertonie. Dtsch. med. Wschr. **1936 I**, 371. — Breitschu, A.: Gibt es eine konjugale Hypertension? Münch. med. Wschr. **1933 I**, 807. — Bresadola, G.: Sui sintomi morbosi dell'ipertensione arteriosa e sulla loro origine remota. Arch. Pat. e Clin. med. **13**, 607 (1934). — Broadbent, W. H.: The pulse. (Monogr.) London: Cassell & Co. 1890. — Brugsch, Th. u. F. H. Lewy: Die Biologie der Person. II. Berlin-Wien: Urban & Schwarzenberg 1931.

Cadbury: The blood pressure of Cantonese students. China med. J. **37**, 823 (1923). — Castex: La hipertension arterial. Andreetta. Buenos Aires 1929. — Cellier: Zit. nach G. D. Williams. — Chamberlain: A study of the systolic blood pressure and the pulse rate of healthy adult males in the Philippines. Philippine J. Sci. **6**, 467 (1911). — Concepción and BULATAO: Blood pressure of the Filipinos. Philippine J. Sci. **11**, 135 (1916). — CRUICKSHANK: Physiological standards in North China. China med. J. **37**, 1 (1923). — CURTIUS, ENGEL, MARX u. SIEBECK: Über die Erkrankungen des arteriellen Systems. Leipzig: Georg Thieme 1935. — CURTIUS, F. u. G. KORKHAUS: Klinische Zwillingsstudien. Z. Konstit.lehre **15**, H. 2, 229. — CZONICZER, G.: Die essentielle Hypertonie. Orvosképzés (ung.) **26**, 134 (1936).

DANIELS: Zit. nach RAAB. — DAWSON: Discusion of hypertension. Brit. med. J. **1925 II**, 1161. — DENNIG, H.: Die Blutdruckerhöhung und ihre Behandlung. Med. Welt **12 II**, 1659 (1938). — DEWEES, W. P.: Practice of Physic. (Mon.) Philadelphia: Carey, Lea and Blanchard 1833. — DIEULAFOY: Du rôle de l'hérédité dans la production de l'hémorragie cérébrale. Gaz. Sci. méd. Bordeaux **13**, 594 (1876). — DIETRICH, K.: Die Hypertonie im kleinen Kreislauf. Verh. dtsch. Ges. Kreislaufforsch. **1932**, 121. — DMITRENKO, L. F.: Angiokardiopathische Vegetatosen. (II. u. III. Mitt.) Z. Kreislaufforsch. **26**, 659 (1934). — DONNISON, C. P.: Cardiac disease in South African. Brit. med. J. **1929**, 478. — Blood pressure in african natives. Lancet **1929 I**, 6. — DONZELOT, E.: La part des endocrines dans les hypertensions artérielles. Arch. Mal. Coeur **31**, 285 (1938). — DOXIADES, L. u. W. UHSE: Neue klinische Befunde an Zwillingen. Mschr. Kinderheilk. **62**, 196 (1934). — DUBLIN, FISK and KOPF: Physical defects as revealed by periodic health examinations. Amer. J. med. Sci. **170**, 576 (1925). — DUMAS, A.: La maladie hypertensive. Considérations étiologiques et thérapeutiques. Presse méd. **1931 I**, 129. — DURIG, A.: Der arterielle Hochdruck. Verh. dtsch. Ges. inn. Med. **1923**, 124.

EDENS, E.: Die Krankheiten des Herzens und der Gefäße, S. 416. Berlin: Julius Springer 1929. — EHRMANN, R.: Über familiäre Arteriosklerose, speziell der Aorta. Med. Klin. **1922 II**, 1431. — ENGEL, R.: Katamnese und Prognose der Hypertonie. Dtsch. med. Wschr. **1935 I**, 498. — ENOCH: Arznei-, Balneo- und Diättherapie der Hypertonien. Verh. dtsch. Ges. Kreislaufforsch. **1932**, 105. — ÉTIENNE, G. et G. RICHARD: L'hérédité chez les hypertendus. Bull. Acad. Méd. Paris, III. s. **1933**, 648.

FABER, A.: Ursachen der Blutdrucksteigerung, speziell der dauernden. Ugeskr. Laeg. (dän.) **86**, 151 (1924). — FAHR, G. M.: Hypertension heart. Amer. J. med. Sci. **175**, 553 (1928). — The heart in hypertension. J. amer. med. Assoc. **105**, 1396 (1935). — FEIL, A.: L'influence du milieu souterrain sur le coeur et l'apparail circulatoire du mineur. Bull. Acad. Méd. Paris, III. s. **1935**, 863. — FISHBERG, A. M.: The interpretation of increased blood uric acid in hypertension. Arch. int. Med. **34**, 503 (1924). — Anatomic findings in essential hypertension. Arch. int. Med. **35**, 650 (1925). — FLAXMAN, N.: Heart disease in the middle West. Amer. J. med. Sci. **188**, 639 (1934). — FORESTUS, P.: Zit. nach G. D. WILLIAMS. — FOSTER, J. H.: Blood pressure of foreigners in China. Arch. int. Med. **40**, 38 (1927). — The practice of medicine in China and New-England with observations on hypertension. New England J. Med. **203**, 1073 (1930). — FRÖHLICH, K.: Jugendliche Zwillinge mit arteriellem Hochdruck. Med. Klin. **1937 II**, 1196. — FROST H. M.: „Hypertension and Longevity". Boston med. J., **193**, 241 (1925).

GAGER, L. T.: The incidence and management of hypertension. J. amer. med. Assoc. **90 I**, 82 (1928). — GÄNSSLEN, M.: Der Einfluß veränderter Nahrung auf den periphersten Gefäßabschnitt. Klin. Wschr. **1927 I**, 786. — GILKS and ORR: The nutritional condition of the Gast-African native. Lancet **212**, 560 (1927). — GLOMSET, P. J.: Hereditary hypertension. J. Jowa State med. Soc. **21**, 220 (1931). — GOLDSCHEIDER, A.: Die essentielle Hypertonie und ihre Behandlung. Z. physik. u. diät. Ther. **25**, 1 (1921). — GOWERS, W. R.: Diseases of the nervous system, Vol. 2, p. 386. London: J. a. A. Churchill 1893. — GRANGER, A. ST.: The present conception of essential hypertension. J. amer. med. Assoc. **93**, 819 (1929).

HANSE, A.: Erbbiologie und Konstitution beim arteriellen Hochdruck. Hippokrates **1937**, 958. — HANTSCHMANN, L.: Klinische und experimentelle Studien zur Frage der essentiellen Hypertonie. Klin. Wschr. **1937 I**, 378. — HASHIMOTO, HIROTOSHI u. a.: The incidence of hypertension among urban Japanese. Ann. int. Med. **7**, 615 (1933). — HEINEMANN, H.: Die essentielle Hypertonie und ihre Behandlung. Med. Welt **1937 I**, 612. — HERRICK, W. W.: Factors, which produce the prognose of high blood pressure. Ann. int. Med. **3**, 467 (1929). — HINES, E. A. jr.: A standard test for measuring the variability of blood pressure. Ann. int. Med. **7**, 209 (1933). — The hereditary factor in essential hypertension. Ann. int. Med. **11**, 593 (1937). — HINES, E. A. and PIPER: Proc. Mayo-Clin. **1937**, 815. Zit. nach DENNIG. — HOFMEIER, K.: Die Bedeutung der Erbanlagen für die Kinderheilkunde. Arch. Kinderheilk., Beih. **1938**. — HORINE, E. F.: The relation of syphilis to hypertension (statistical study). Amer. Heart J. **6**, 121 (1930). — HOST, H. F.: Klinische und statistische Untersuchungen über Blutdruckkrankheiten. Norsk. Mag. Laegevidensk. **1931**, 1045. — HURST, A. F.: An address on the constitutional factor in disease. Brit. med. J. **1927**, Nr 3461/62, 823, 866.

ISMAIL: Etiology and of hyperpsesis in Egyptians. Lancet **1928 I**, 215, 275.

JANEWAY, T. C.: The etiology of the diseases of the circulatory system. Boston med. J. **174**, 925 (1916). — JOHN, H. J.: Hypertension and diabetes. Ann. int. Med. **5**, 1462 (1932).

Kahler, H.: Die verschiedenen Formen von Blutdrucksteigerung. Wien. klin. Wschr. **1923 I**, 265. — Die Blutdrucksteigerung, ihre Entstehung und ihr Mechanismus. Erg. inn. Med. **25**, 265 (1924). — Zum Problem der Pathogenese des arteriellen Hochdrucks. Wien. klin. Wschr. **1931 II**, 1241. — Katz, G.: Idiopathische Herzmuskelhypertrophie — eine konstitutionelle Erkrankung. Ther. Gegenw. **70**, 554 (1929). — Kauffmann, F.: Über die Häufigkeit einzelner wichtiger Klagen und anamnestischer Angaben bei Kranken mit arterieller Hypertension. Münch. med. Wschr. **1924 II**, 1230. — Kennedy, W.: Morbidity in a family tree. Brit. med. J. **1934**, Nr 3848, 630. — Kerppola, W.: Beitrag zur Symptomatologie und Pathogenese der sog. essentiellen Hypertonie. Acta med. scand. (Stockh.) Suppl. **7**, 298 (1924). — Kilborn: The blood pressure of hypertension. China med. J. **40 I** (1926). — Klemola, E.: Essentielle Hypertonie bei 23 jährigen eineiigen Zwillingen. Z. menschl. Vererbgslehre **22**, 69 (1938). — Koch, F.: Der genuine Hochdruck. Handbuch ärztlicher Begutachtung, S. 121. 1931. — Kröber: Beobachtungen und Erfahrungen in der ostafrikanischen Praxis. Klin. Wschr. **1933 I**, 724. — Kucsynski: Pathologisch-geographische Untersuchungen in der kirgisisch-ungarischen Steppe. Ref. Klin. Wschr. **1925 I**, 39. — Kürten, H.: Die Therapie von Volhards rotem Hochdruck vom Standpunkt der Erbgesundheitslehre. Zbl. inn. Med. **1932**, 698. — Die Alters- und Frühform der essentiellen Hypertonie im Lichte der menschlichen Erblichkeitslehre. Zbl. inn. Med. **1933 I**, 433. — Kylin, E.: Hypertonie und Zuckerkrankheit. Vorl. Mitt. Zbl. inn. Med. **42**, 873 (1921). — Über die essentielle Hypertonie als Teilsymptom einer funktionellen Krankheit. Klin. Wschr. **1923 II**, 2064. — Die Behandlung der Hypertoniekrankheiten. Ther. Gegenw. **68**, 289, 342, 392 (1927). — Die Hypertoniekrankheiten, Bd. VIII. Berlin: Julius Springer 1926 u. 2. vollst. umgearb. u. erweiterte Aufl. 1930. — Der Blutdruck des Menschen. Dresden u. Leipzig: Theodor Steinkopff 1937. (Lit.!).

Laws, C. L.: The etiology of heart disease in whites and negroes in Tennessee. Amer. Heart. J. **8**, 608 (1933). — Levine, V.: Myocardial changes in hypertension. Arch. of Path. **18**, 331 (1934).

Major, R. H.: Illinois med. J. April 1928. — Blood chemical studies in arterial hypertension. Amer. J. med. Sci. **177**, 188 (1929). — Mannaberg, J.: Über Hochdrucktachykardie. Wien. klin. Wschr. **1922 I**, 145. — Marshall, R.: Essential hypertension. A review of 100 cases. Brit. med. J. **1932**, Nr 3714, 468. — Master, A. M. and E. T. Oppenheimer: A study of obesity, circulatory, roentgenray and electrocardiogr. investigations. J. amer. med. Assoc. **92 II**, 1652 (1929). — McCarrison: Food. Madras, Bombay, London: McMillan Co. — McCollum: Zit. nach Raab, S. 548. — McLester, J. S.: The causes and treatment of high blood pressure. Amer. J. med. Sci. **172**, 643 (1926). — Michaelis: Arch. Rassenbiol. **1904 I**. — Mommsen, H.: Zur Pathogenese der dauernden Blutdrucksteigerung. Diss. Freiburg 1923. — Moog, O. u. K. Voit: Klinische Beobachtungen an jugendlichen Hypertonikern. Münch. med. Wschr. **1927 I**, 9. — Morawitz, P.: Über Hypertension und ihre Behandlung. Fortschr. Ther. **2**, 549 (1926). — Morgagni: Zit. nach G. D. Williams. — Moschcowitz, E. A. B.: Hypertension: its significance, relation to arteriosclerosis and nephritis and etiology. Amer. J. med. Sci. **158**, 668 (1919). — Cause of hypertension of the greater circulation. J. amer. med. Assoc. **93**, 347 (1929). — Müller, J. R.: Über die Krankheiten des Orients. Münch. med. Wschr. **1921 I**, 905. — Müller, Ot.: Die Blutdruckkrankheit in Schwaben. Verh. dtsch. Ges. Kreislaufforsch. **1932**, 9, 158. — Müller, Ot. u. K. A. Bock: Über konstitutionelle Blutdrucksteigerung und die sog. paradoxe Reaktion. Dtsch. med. Wschr. **1929 II**, 1291. — Müller, Ot. u. G. Hübener: Über Hypertonie. Dtsch. Arch. klin. Med. **149**, 31 (1925). — Müller, Ot. u. W. Parrisius: Die Blutdruckkrankheit. Klinische, erbbiologische, anthropometrische, biochemische, histologische, capillarmikroskopische und andere Untersuchungen am Blutumlauf bei Hypertonikern, Bd. IV, S. 142. Stuttgart: Ferdinand Enke 1932. — Munk, F.: Zur sogenannten Hochdruckkrankheit. Med. Klin. **1937 II**, 1192. — Musgrave and Sison: Blood pressure in the Tropics. Philippine J. Sci. **5**, 325 (1910). — Mussliner, St.: Beiträge zur sog. idiopathischen Herzmuskelhypertrophie. Z. Kinderheilk. **50**, 134 (1930).

Nador-Nikitits, E. de: Über die Ätiologie der arteriellen essentiellen Hypertension und der renalen Sklerose. Arch. Mal. Coeur **18**, 582 (1925). — Nunzum, F. R. and A. H. Elliot: An analysis of 500 instances of arterial hypertension. Amer. J. med. Sci. **181**, 630 (1931).

O'Hare, J. P., Walker and Vickers: Heredity and Hypertension. J. amer. med. Assoc. **83 I**, 27 (1924). — Ohler, W. R.: The signs and symptoms of hypertension. Amer. Heart J. **2**, 609, 687 (1927). — Opsahl, R.: Zur Pathogenese der arteriellen Hypertension. Acta med. scand. (Stockh.) Suppl. **92** (1938) Monogr.

Pal, J.: Hypertonie der Arterien. Dtsch. med. Wschr. **1930 II**, 2205. — Die Hypertonien der Jugendlichen. Wien. med. Wschr. **1930 I**, 33. — Über die Grundlage der Hypertonie und ihre Behandlung. Wien. med. Wschr. **1931 I**, 216. — Die Tonuskrankheiten des Herzens und der Gefäße. Ihre Biologie und Therapie, Bd. VIII, S. 228. Wien: Julius Springer

1934. — PAULLIN, J. E.: Ultimate results of essential hypertension. J. amer. med. Assoc. **87 I**, 925 (1926). — PERRIN et RICHARD: L'hypertension artérielle. Baillière Paris et Paris méd., 22. März 1930. — PIGNET: Zit. bei BRUGSCH: Die Biologie der Person, Bd. II, S. 48. — POPPER, L.: Studien zur primären Hypertonie an einem zehnjährigen Material. Wien. Arch. inn. Med. **22**, 321 (1932). — Hypertonie artérielle primitive et hypertonie toxogène. Arch. Mal. Coeur **25**, 513 (1932). — POST, W. E.: Hypertension. Clinical aspects of the etiology and therapy. Amer. J. med. Sci. **171**, 648 (1926).

QUINAN, C.: Sinistrality in relation to high blood pressure. Arch. int. Med. **27**, 255 (1921).

RAAB, W.: Die zentrogenen Formen des arteriellen Hochdrucks. Erg. inn. Med. **46**, 452 (1934) Lit. — RAUTMANN, H.: Klinische Konstitutions- und Vererbungsforschung. Dtsch. med. Wschr. **1923 II**, 1552. — RAYMOND, P.: L'hérédité dans l'hemorrhagie cérébrale. Le Progrès méd. Paris **23**, 197 (1907). — RICHARD, G.: Nouvelles recherches sur l'hérédité de l'hypertension artérielle. Bull. Acad. Méd. Paris, III. s. **1938**, 411 (Lit.). — Recent studies on the relation of heredity in cases of hypertension. Ref. J. amer. med. Assoc. **110 II**, 1847 (1938). — RISEMAN, J. E. F. and S. WEISS: The age and sex incidence of arterial hypertension. Amer. Heart J. **5**, 172 (1929). — ROCH, M.: Hypertension artérielle et diabète sucré. Rev. méd. Suisse rom. **54**, 82 (1934). — ROSENBLOOM, J.: Familial hypertension with report of one case. J. Labor. a. clin. Med. **8**, 681 (1923).

SAILE, F.: Über den Einfluß der vegetarischen Ernährung auf den Blutdruck. Med. Klin. **1930 I**, 929. — SCHEERER, R. u. C. ERNST: Hypertension und Augenhintergrund. Dtsch. Arch. klin. Med. **174**, 64 (1932). — SCHELLONG, F.: Hypertonie bei Jugendlichen. Fortbildungslehrgang für Ärzte Bad Nauheim, Bd. 6, S. 124. 1930. — SCHULZE, V. E. and E. H. SCHWAB: Arteriolar hypertension in the american negro. Amer. Heart J. **11**, 66 (1936). — SCHWAB, E. H. and V. E. SCHULZE: The incidence of heartdisease and of the etiological types in a southern dispensary. Amer. Heart. J. **7**, 223, 710 (1932). — SECHER, K.: Eine Untersuchung über die Ursachen der Hypertension. Acta med. scand. (Stockh.) **73** (1930). — SELLIER: Zit. nach G. D. WILLIAMS. — SEYFERT: Ernährung der Naturvölker. Ref. Ber. Physiol. **66**, 408 (1932). — SHATTUCK, G. C.: The possible significance of low blood pressures observed in Guatemalans and in Yucatecans. Amer. J. trop. Med. **17**, 513 (1937). — SIEBECK, R.: Über die Beurteilung und Behandlung Kranker mit hohem Blutdruck. Klin. Wschr. **1925 I**, 193. — Über Erkrankungen des arteriellen Systems. Dtsch. med. Wschr. **1935 I**, 489. — SIEMENS, W.: Zwillingspathologie. Berlin: Julius Springer 1924. — SINGER, R.: Über die Ursachen der Zunahme der Herz- und Gefäßerkrankungen im Allgemeinen und der Angina pectoris im Besonderen. Wien. klin. Wschr. **1935 I**, 353. — SITSEN: Über den Einfluß der Rasse in der Pathologie. Virchows Arch. **245**, 281 (1923). — SODEMAN, W. A.: Recent concepts in the pathogenesis of diastolic hypertension. Amer. J. med. Sci. **195**, 115 (1938). — STEFKO, W. H. u. A. A. CHARKOW: Z. Rassenphysiol. **6**, H. 3 u. 4 (1933). — STEINERT, H.: Hypertonieprobleme. Nimmt die Sterblichkeit an essentieller Hypertonie und deren Folgen zu? Z. Kreislaufforsch. **30**, 693 (1938). — STIRPE, G.: Der Harnstickstoff, die Glykämie und ihr Verlauf, sowie die Cholesterinämie bei verschiedenen Formen von arteriellem Hochdruck. Cuore **14**, 447 (1930) (ital.). Ref. Kongreßzbl. inn. Med. **59**, 746. — STOCKS: Zit. nach HOFMEIER. — STONE, C. T. and F. R. VANZANT: Hearl disease as seen in a souclinic. J. amer. med. Assoc. **89 II**, 1473 (1927). — STRAUSS, H.: Klinisches und Kritisches über Hypertonie. Med. Klin. **1930 II**, 1735. — STRÜMPELL, A. v.: In LEYDEN und KLEMPERER: Die deutsche Klinik, Bd. 4, S. 69. 1901.

THOMAS, W. A.: Healthof carnivorous race. J. amer. med. Assoc. **88 II**, 1559 (1927). — TSUJI, Kw.: Über die Pathogenese der essentiellen Hypertonie, besonders vom klinischen und pathologischen Standpunkt aus. Acta Scholae med. Kioto **20**, 581 (1938). Ref. Kongreßzbl. inn. Med. **95**, 607 (1938). — TSUTSULOPULOS, G.: Bedeutung der Erbmasse (Familienanamnese) für die Entstehung der Hypertonie, speziell der essentiellen Hypertonie der Schwangeren. Arch. Gynäk. **163**, 358 (1937). — TUNG: Relative hypotension of foreigners in China. Arch. int. Med. **40**, 153 (1927).

VAQUEZ, H.: Maladie du coeur. Noeveau traité de méd. et de thér., Vol. II, p. 23. 1928. — VERSCHUER, O. Frhr. v.: Die vererbungsbiologische Zwillingsforschung. Erg. inn. Med. **31**, 35 (1927). — VERSCHUER, v. u. ZIPPERLEN: Die erb- und umweltbedingte Variabilität der Herzform. Z. klin. Med. **112**, 66 (1929). — VLANTASSOPOULO: Zit. nach G. D. WILLIAMS. — VOLHARD, F.: Der arterielle Hochdruck. Verh. Dtsch. Ges. inn. Med. **35**, 134 (1923). — Die doppelseitigen hämatogenen Nierenerkrankungen. In BERGMANN-STAEHELINs Handbuch der inneren Medizin, Bd. VI/1. Berlin: Julius Springer 1931. — VOLTERRA, M.: Über den mittleren arteriellen Druck (POTAIN-VAQUEZ) und seinen klinischen Wert, besonders für die sogenannte essentielle Hypertonie. Zbl. inn. Med. **1931**, 1153.

WALDBOTT, G.: Hypertension associated with allergy. J. amer. med. Assoc. **94 II**, 1390 (1930). — WALKO, K.: Über die Hypertension Jugendlicher. Med. Klin. **1932 II**, 712. — WEISS, R. F.: Über konstitutionelle familiäre Hypertonie. Med. Klin. **1925 I**, 1049. —

Über konstitutionelle Hypertonie. Zbl. Herzkrkh. **18**, 309 (1926). — Wechselbeziehungen zwischen arterieller Hypertonie und Hypotonie. Med. Klin. **1928 I**, 451. — Weiss, S.: The rational treatment of arterial hypertension. J. amer. med. Assoc. **95 I**, 846 (1930). — Weitz, W.: Zur Ätiologie der genuinen und vasculären Hypertension. Z. klin. Med. **96**, 151 (1923). — Bedeutung der Erbmasse für die Ätiologie der Herz- und Gefäßkrankheiten. Fortbildungslehrgang Bad Nauheim, Bd. 3, S. 85 u. Bd. 4, S. 38. 1926. — Weitz, W. u. A. Sieben: Beitrag zur Prognose der essentiellen Hypertension. Münch. med. Wschr. **1926 II**, 2197. — Wesselow, O. L. V. de: Arterial Hypertension. Lancet **1934 II**, 687. — Westphal, K. u. Ch. Sievert: Über den Reizstoff der genuinen Hypertension. Z. klin. Med. **133**, 248 (1938). — Westrienen, A. F. A. G. van: Ein Fall von Hypertension bei einem Kind. Mschr. Kinder-Geneesk. **3**, 156 (1934). — Wetherley, M.: A comparison of blood pressure in men and women. Ann. int. Med. **6**, 754 (1932). — Wiechmann, E.: Hypertension und Blutzucker. Dtsch. Arch. klin. Med. **161**, 92 (1928). — Wiechmann, E. u. H. Pal: Über Hypertonie, insbesondere über die Blutgruppen der Hypertoniker. Dtsch. Arch. klin. Med. **154**, 287 (1927). — Williams, G. D.: Hereditary aspects of arterial hypertension. In Cowdry: Arteriosclerosis, Kap. 19. 1933. — Wisemann, J. P.: Hereditary hypertension and arteriosclerosis. J. amer. med. Assoc. **78 I**, 409 (1922). — Wood, Jones and Kimbrough: The etiology of heart discase. Amer. J. med. Sci. **172**, 185 (1926).

Zipperlen, V. R.: Körperbauliche Untersuchungen an Hypertonikern. Z. Konstit.lehre **16**, 93 (1931).

3. Die essentielle arterielle Hypotonie.

Alvarez, W. C., R. Wulzen and L. J. Mahoney: Blood pressures in 15000 university freshmen. Arch. int. Med. **32**, 17 (1923). — Augustin, V.: Statistische Untersuchungen über die Vererbung des systolischen Blutdrucks. Dtsch. med. Wschr. **1936 I**, 388.

Barach, J. H.: Arterial Hypotension. Arch. int. Med. **35**, 151 (1925). — Bishop, L. F.: Aussprache zum Vortrag Roberts. J. amer. med. Assoc. **79 I**, 267 (1929). — Brugsch, Th.: Die arterielle Hypotonie. In Die Pathologie des Kreislaufs, S. 674. Leipzig: S. Hirzel 1937. — Buday, L. v.: Zur Vererbung des Blutdrucks. Dtsch. med. Wschr. **1936 I**, 387. — Curschmann, H.: Zur Frage einer „essentiellen Hypotonie“. Z. klin. Med. **103**, 565 (1926). — Curtius u. Korkhaus: Klinische Zwillingsstudien. Z. Anat. **15**, 237 (1931).

Da-Rin, O. e E. Vialetto: Studio clinico sull'angioipotonia costituzionale del Ferrannini. Clin. med. ital., N. s. **64**, 515 (1933). — D'Este, St. e P. Varenna: Contributi di neurochirurgia. Riv. Pat. nerv. **49**, 467—663 (1937) (ausländische Lit.). — Doumer, E.: Hypotension permanente, acrocyanose et aplasie cardio-artérielle. Bull. Soc. méd. Hôp. Paris, III. s. **1930**, 1865. — Hypotension artérielle aux membres supérieurs avec tension normale au cou-de-pied. Bull. Soc. méd. Hôp. Paris, III. s. **1932**, 831.

Faber, H. and Ch. A. James: Grenzen des Blutdrucks beim normalen Kind (engl.). Amer. J. Dis. Childr. **22**, 7 (1921). — Ferrannini, A.: Konstitutionelle Angiohypotonie und chronische idiopathische arterielle Hypotension. Z. Kreislaufforsch. **23**, 547 (1931); Lancet **1931 I**, 1131. — Fossier, A. E.: A cause of essential hypotension. Amer. J. med. Sci. **171**, 496 (1926). — Friedlander, A.: Hypotension. Monogr. Medicine **6**, 143—339 (1927).

Garin: Zit. nach Ferrannini. — Goodman, F. H.: Some cases of hypotension associated with a definite symptomatology. Amer. J. med. Sci. **147**, 503 (1914). — Graul, G.: Über essentielle Hypoglykämie und Hypotension. Med. Klin. **1938 II**, 961. — Greene, C. L.: Medical diagnosis. Monogr. P. Blakiston's Son & Co., 5. ed. 1923.

Herz, M.: Über Bradycardie, Hypotonie und bradycardiale Hypotonie. Wien. klin. Wschr. **1910 I**, 768.

Joachim, G.: Der hypotonische Symptomenkomplex. Münch. med. Wschr. **1926 I**, 648. — Junker: Über konstitutionelle Hypotonie, insbesondere ihre differentialdiagnostische Bedeutung bei Tuberkulose. Dtsch. med. Wschr. **1929 II**, 1589.

Kahler, H.: Die Blutdrucksteigerung, ihre Entstehung und ihr Mechanismus. Erg. inn. Med. **25**, 265 (1924). — Kauffmann, F.: Der niedrige arterielle Blutdruck. In Bethe-Bergmanns Handbuch der normalen Pathologie und Physiologie, Bd. VII/2, S. 1407. 1927. — Kisch, F.: Studien über den arteriellen Tiefdruck (Hypotonie). Klin. Wschr. **1929 I**, 929. — Der arterielle Tiefdruck (Hypotonie). Erg. inn. Med. **38**, 96 (1930). — Klemperer, G.: Vom niederen Blutdruck und essentieller Hypotonie. Neue Deutsche Klinik, Bd. 12, 2. Erg.-Bd., S. 560. 1934. — Kylin, E.: Der Blutdruck des Menschen, S. 236. Monogr. Dresden: Theodor Steinkopff 1937.

Larimore, J. W.: A study of blood pressure in relation to types of bodily habitus. Arch. int. Med. **31**, 505 (1923). — Laubry, Ch. et E. Doumer: L'hypotension orthostatique. Presse méd. **1932 I**, 17. — Lawrence, C. H.: Some aspects of hypotension. Interstate med. J. **23**, 165 (1916).

Martini, P. u. A. Pierach: Der niedere Blutdruck und der Symptomenkomplex der Hypotonie. Klin. Wschr. **1926 II**, 1809, 1857. — Meyer, F. A.: Beitrag zur Kenntnis der arteriellen Gefäßhypotonie. Med. Klin. **1932 I**, 827. — Mills, W. R.: Relation of bodily habitus to the viscera. Amer. J. Roentgenol. **4**, 155 (1917). — MORETTI, E.: Über orthostatische Hypotension. Zbl. inn. Med. **1934 I**, 497. — MÜLLER, F. v.: Die Bedeutung des Blutdrucks für den praktischen Arzt. Münch. med. Wschr. **1923 I**, 1. — MÜNZER, E.: Zur Lehre von den vasculären Hypotonien. Wien. klin. Wschr. **1910 II**, 1341. — MUNK, F.: Der niedere arterielle Blutdruck = arterielle Hypotonie. Med. Klin. **1926 II**, 1403, 1444.

PAL, J.: Die Tonuskrankheiten des Herzens und der Gefäße, S. 191. Berlin: Julius Springer 1934.

RIESMAN, D.: Evolution and treatment of abnormalities in blood pressure. Atlantic med. J. **24**, 484 (1923/24). — ROBERTS, S. R.: A study of hypotension. J. amer. med. Assoc. **79 I**, 262 (1929).

SALLER, K.: Hypotonie. Fortschr. Med. **55**, 337 (1937). — SCHELLONG, F.: Weiteres über das Symptom der Blutdrucksenkung nach Körperarbeit. Klin. Wschr. **1932 I**, 53. — Arterielle Hypotension. Verh. dtsch. Ges. inn. Med. **45**, 143 (1933). — STEIN, F. W.: Hypotonia nervosa, ein konstitutionelles Krankheitsbild. Med. Klin. **1929 I**, 180. — STRASSER, A. u. W. LÖWENSTEIN: Über Hypotension. Wien. Arch. inn. Med. **17**, 403 (1929).

UBENAUF, K.: Die konstitutionelle pathologische Bedeutung der Capillarhemmung. Arch. f. Psychiatr. **100**, 700 (1933).

WEISS, R. F.: Wechselbeziehungen zwischen arterieller Hyper- und Hypotonie. Med. Klin. **1928 I**, 451. — WEITZ, W.: Hypotonie. Die Vererbung innerer Krankheiten, S. 46. Stuttgart: Ferdinand Enke 1936.

4. Thrombose — Embolie.

ASCHOFF, L.: Thrombose und Embolie. Verh. Ges. dtsch. Naturforsch. **83**, 344 (1911). — Über Thrombose und Embolie. Wien. klin. Wschr. **1938 II**, 1277.

BARDIN, P.: L'embolie pulmonaire. Paris: Masson & Cie. 1937. Monogr. — BONNE, C.: Über Thrombose und Embolie in Indien. Geneesk. Tijdschr. Nederl.-Indië **1938**, 795. — BURHAUEDDIN, A.: Zur Ätiologie der postoperativen Thrombosenbereitschaft. Dtsch. med. Wschr. **1931 II**, 1492.

CALMANN, A.: Klinische und therapeutische Erfahrungen bei Thrombosen und Embolie. Zbl. Gynäk. **37**, 2346 (1928). — COUDRAY, J.: Zur Embolie nach Thrombose. Ref. Zbl. Chir. **40**, 2547 (1929).

DAMBLÉ, K.: Über Thrombose und Embolie. Z. klin. Med. **121**, 663 (1932). — DIETRICH, A.: Thrombose, ihre Grundlage und ihre Bedeutung. Berlin u. Wien: Julius Springer 1932. Monogr. — DOMANIG, E.: Die Thrombosebereitschaft. Wien. klin. Wschr. **1931 I**, 513.

EPPINGER, H.: Thrombose und Embolie. Wien. klin. Wschr. **1935 I**, 68.

FAHR, TH.: Über die neuerdings beobachtete Häufung von Todesfällen an Thrombose und Lungenembolie. Klin. Wschr. **1927 II**, 2179. — FARR, CH. E. and R. SPIEGEL: Pulmonary infection and embolism. Ann. Surg. **89 I** (1929). — FELLER, A.: Thrombose und Embolie. Wien. klin. Wschr. **1934 II**, 1473. — FISCHER-WASELS, B. u. J. TANNENBERG: Endothel, Thrombose, Embolie. Dtsch. med. Wschr. **1929 I**, 524. — FREY, S.: Die Embolie. Leipzig: Georg Thieme 1933. — Thrombose und Embolie in der Chirurgie. Erg. Med. **19**, 525 (1934). — FRITZSCHE, E.: Witterung, Thrombose und Embolie. Schweiz. med. Wschr. **1930 I**, 1055.

GEISSENDÖRFER, R.: Thrombose und Embolie. Monogr. Leipzig: Johann Ambrosius Barth 1935. — GELPKE, L.: Zur Verhütung der Thrombosen. Schweiz. med. Wschr. **1925 I**, 518. — GIERTZ, K. H. u. C. CRAFOORD: Arch. klin. Chir. **152**, 98 (1928). — GRAFE, E.: Zur Frage der Thromboembolie. Münch. med. Wschr. **1924 I**, 643. — GRUBER, G. B.: Embolie und Thrombose. Klin. Wschr. **1930 I**, 721. — GÜNTHER, H.: Die Bedeutung der Sexualdisposition in der Pathologie des Blutgefäßsystems. Z. Kreislaufforsch. **21**, 217 (1929).

HAVLICEK, H.: Neue Wege der Thromboseforschung. Verh. dtsch. Ges. Kreislaufforsch. **7**, 195, 248 (1934). — HEGLER, C.: Die Häufung von Thrombose und Thrombophlebitis in den letzten Jahren. Zbl. inn. Med. **47 I**, 637 (1926). — Die Thrombosekrankheit. Karlsbad. ärztl. Vortr. **10**, 235 (1929). — Die Thrombosekrankheit. Z. ärztl. Fortbildg **26**, 48 (1929). — HÖRING, F.: Über die Zunahme der tödlichen Lungenembolie und ihre Ursachen. Dtsch. Z. Chir. **207**, H. 5/6 (1928). — HUTTER, K. u. K. URBAN: Zur Frage der Embolie und Thrombose bei chirurgischem Material nebst Bemerkungen über konstitutionelle Zusammenhänge. Arch. klin. Chir. **160**, 48 (1930).

KAZDA u. STÖHR: Zur Frage der tödlichen Lungenembolie. Dtsch. Z. Chir **231**, 187 (1931). — KERMAUNER, F.: Besonderer Verlauf einer Venenentzündung im Wochenbett. Mschr. Geburtsh. **73**, 188 (1926). — KILLIAN, H.: Tödliche Lungenemboliefälle der Freiburger Klinik. Klin. Wschr. **1930 I**, 730. — KOLLER, S.: Der jahreszeitliche Gang der Sterblichkeit an Krankheiten des Kreislaufes und der Atmungsorgane. Arch. Kreislaufforsch. **1**, 240 (1937). — KÜCKENS u. REICHENMÜLLER: Klinische Erfahrungen über Thrombose und Embolie. Würzburg. Abh. **27**, H. 13. — KUHN, J. K.: Die Bewegung der Thrombosen und Embolien in den Nachkriegsjahren und ihre Ursachen. Mitt. Grenzgeb. Med. u. Chir. **41**, 329 (1929).

LAMPERT, H.: Thrombose und Embolie. Breslau u. Leipzig: Theodor Steinkopff 1933. — Thrombose. Med. Welt **10 I**, 845 (1936). Lit. — LOMMEL, F.: Gründe der zunehmenden Thrombosegefahr. Dtsch. med. Wschr. **1938 I**, 181. — LUBARSCH, O.: Thrombose und Infektion. Berl. klin. Wschr. **1918 I**, 225. — LUTAND, P.: Embolie und Herzschlag 10 Tage nach einer Laparatomie. Ref. Zbl. Chir. **56 III**, 2547 (1929).

MARTINI, P. u. R. OPPITZ: Untersuchungen über die Zunahme der Thrombosen und Embolien in den letzten Jahren. Münch. med. Wschr. **1928 II**, 1593. — MAYER, A.: Thrombose und Embolie vom Standpunkt des Gynäkologen aus. Münch. med. Wschr. **1931 I**, 175. — MELZNER, E.: Problem Thrombo-Embolie. Klin. Wschr. **1933 II**, 1121. — MEYER-RUEGG: Postoperative und puerperale Venenthrombosen und Lungenembolien. Ref. Schweiz. med. Wschr. **1925 I**, 505. — MONCANI, M. C.: Trios cas d'embolie postopératoires. Bull. Soc. des Chir. de Paris **20**, 793 (1928). — MORAWITZ, P.: Thrombose. Verh. dtsch. Ges. Kreislaufforsch. **7**, 80 (1934).

NÜRNBERGER, F.: Über die Zunahmen der Thrombosen und Embolien. Med. Klin. **1930 I**, 576.

OBERNDORFER, N.: Die Zunahme der Lungenembolie. Münch. med. Wschr. **1928 I**, 683. — ORATOR u. STRAATEN: Zur Klinik der postoperativen Infarktpneumonien. Klin. Wschr. **1930 I**, 740.

PETREN, G.: Studien über obturierende Lungenembolie. Beitr. klin. Chir. **84**, 606 (1913). — PHILIPPSBORN, E. v.: Zit. nach H. LAMPERT: Thrombose und Embolie, S. 464. Dresden: Theodor Steinkopff 1933. — PRIMA, C.: Zur Frage der postoperativen Thrombo-Embolie und ihrer Prophylaxe. Münch. med. Wschr. **1937 I**, 827. — PROCHNOR, F.: Über die Vermehrung postoperativer Thromboembolien und deren Ursachen. Arch. klin. Chir. **151**, 99 (1928). — Statistische Gesichtspunkte zur Erklärung der Vermehrung postoperativer tödlicher Lungenembolien. Zbl. Chir. **37 III**, 2376 (1930). — PUTNOKY, I. u. K. FARKAS: Vergleichende pathologisch-histologische Untersuchungen des Herzmuskels bei 1009 Obduktionen, unter besonderer Beachtung der Fälle von Thrombosen und Embolien. Virchows Arch. **287**, 400 (1932).

REDINGIUS, T.: Postoperative Thrombose und Embolie in den Tropen. Zbl. Chir. **58 II**, 1953 (1931). — REHN, E.: Die chirurgischen Behandlungen in ihren allgemeinen und besonderen Beziehungen zur Organfunktion. Klin. Wschr. **1926 II**, 1764. — RIETTI, F.: Sulla disposizione individuale e familiare alla trombo-embolia. Arch. ital. Chir. **46**, 502 (1937). — RÖSSLE, R.: Über die Häufung von Thrombose und Embolie nach dem Kriege. Sitzgsber. preuß. Akad. Wiss., Physik.-math. Kl. **1935**, 87. — ROHDEN, W.: Über die Häufigkeit von Thrombosen und Embolien im Göttinger Sektionsgut vor und nach dem Kriege. Z. Kreislaufforsch. **25**, 171 (1933). — ROSENTHAL, R.: Thrombosis and fatal pulmonary embolims. Arch. of Path. **14**, 215 (1932). — RUEF: Zbl. Chir. **4**, 239 (1928).

SARAFOFF, D.: Statistik über das Vorkommen von Thrombosen und Lungenembolien an der Leipziger chirurgischen Universitätsklinik 1920—1929. Arch. klin. Chir. **161**, 493 (1930). — SCHNITZLER, J.: Über konstitutionelle und konditionelle Mitbedingtheit postoperativer Vorkommnisse. Wien. klin. Wschr. **1926 I**, 26. — Zur Frage der Thromboembolie. Chirurg **1**, 949 (1929). — Prophylaxe und Therapie der postoperativen Thrombose und Embolie. Wien. klin. Wschr. **1929 I**, 272. — SCHULTE, H. J.: Thrombose und Embolie. Z. klin. Med. **121**, 380 (1932). — SCHULZ, K.: Zur Häufung der Thrombosen und Lungenembolien in den letzten Jahren. Z. Krankheitsforsch. **7**, 83 (1930). — SITSEN, A. E. u. G. H. BARTSCH: Zur Frage der Häufigkeit der Thromboembolie. Z. Kreislaufforsch. **25**, 577 (1933). — SNELL, A. M.: The relation of obesity to fatal postoperative pulmonary embolism. Arch. Surg. **15**, 237 (1927). — STORZ, H.: Die konstitutionelle Disposition zur Thrombose und Embolie. Verh. dtsch. Ges. Kreislaufforsch. **7**, 172 (1934). — Zur Pathogenese der Fernthrombose. Dtsch. med. Wschr. **1935 II**, 1583. — SULGER, E.: Die postoperative Venenthrombose und Lungenembolie. Erg. Chir. **24**, 326 (1931).

TAKAURA, G.: Experimentelle Untersuchung über die Ätiologie der Thrombose. Arch. klin. Chir. **188**, 138 (1937).

UFFREDUZZI, O.: Boll. Soc. Piem. Chir. **1933**, 980. Zit. nach RIETTI.

VOZZA, F.: Vol. pel trentennio di fondaz. della R. Clin. Ostetr.-Ginec. di Milano 1936. Zit. nach RIETTI.

WAHLIG, F.: Über Embolievermehrung und intravenöse Injektion. Klin. Wschr. **1930 II**, 2110. — WEIL, P. E. et M. BLOCH: Thromboses veneuses au cours d'états émorragiques chroniques. Bull. méd. **34**, 1025 (1920). — WENDT, L.: Über die Disposition der Fettleibigen zu Thrombosen und Embolie. Diss. Path. Inst. Berlin 1934.

5. Varicen.

AIEVOLI, E.: Alterazioni delle ossa della gamba in infermi di ulceri varicose. Gazz. internaz. med.-chir. **1924**, 154.

BARDELEBEN, K. v.: Das Klappendistanzgesetz. Jena. Z. Naturwiss., N. F. **14**, 467 (1886). — BAUER, J.: Die konstitutionelle Disposition zu inneren Krankheiten, S. 361.

Berlin: Julius Springer 1921. — BAUER, K. H.: Erbkrankheiten und Versicherung vom Standpunkt der Chirurgie. Arch. orthop. Chir. **37**, 304 (1937). — BEEK, C. H.: Gibt es einen Status varicosus Curtius? Med. Welt **11 II**, 961 (1937). — BENETT, W. H.: Die Ätiologie und Therapie der Varicen. Die Heilkunde, Bd. III, S. 133. 1898. — BERNTSEN, A.: Des varices du membre inférieur, spécialement au point de vue de l'étiologie et du traitement chirurgical. Acta chir. scand. (Stockh.) **62**, 61 (1927). — BELTRANO, A.: Varicen der unteren Extremität als Berufskrankheit der Trambahnführer. Fol. med. (Napoli) **11**, 226 (1925). — BILLROTH u. v. WINIWARTER: Die allgemeine chirurgische Pathologie und Therapie, S. 760. Berlin: G. Reimer 1889. — BIRCHER, E.: Genuine Phlebektasie des Armes. Arch. klin. Chir. **97**, 1035 (1912). — BOAS, J.: Das Hämorrhoidalleiden. Slg Abh. Verdgskrkh. **7**, 1 (1922). — BONNET, M.: Mémoire sur le traitement des varices des membres inférieurs. Arch. gén. Méd. **5**, 30 (1839). — BRAU-TAPIE, J.: Varices congénitales du membre inférieur. Arch. gén. Chir. **8** (1914). — BUDINGER, K.: Varicen und Phlebitis der unteren Extremität. Med. Klin. **1923 I**, 333. — BUSCHIRO: Un caso di varici congeniti. Riv. Chir. **2** (1933).

CHAMPENDAL, M.: Des varices congénitales. Thèse de Genève **1900**. — CHODKEVIE, S.: Venenerweiterungen bei Bergwerksarbeitern, Beobachtungen aus den Bergwerken Anzerka-Sudzenka. Ref. Z.org. Chir. **56**, 62 (1932). — CLASEN, E. F.: Varicen-Ulcus cruris und ihre Behandlung. Wien u. Berlin: Urban & Schwarzenberg 1918 u. 1925. — CONTRERAS, O. N. et J. A. SALABER: Les varices anéviesmatiques de la saphène. Rev. sud.-amer. Méd. et Chir. (Paris) **1**, 122 (1930). — CURTIUS, F.: Syringomyelie und Status varicosus. Münch. med. Wschr. **1928 I**, 548. — Untersuchungen über das menschliche Venensystem. III. Mitt. Klin. Wschr. **1928 II**, 2141. — Untersuchungen über das menschliche Venensystem. I. Mitt. Dtsch. Arch. klin. Med. **162**, 194 (1928). — Untersuchungen über das menschliche Venensystem. II. Mitt. Dtsch. Arch. klin. Med. **162**, 330 (1928). — Schlußwort zu der Arbeit von SIEMENS: Das Problem der allgemeinen Venenwandschwäche. Med. Klin. **1937 I**, 822. — CURTIUS, F. u. G. KORKHAUS: Klinische Zwillingsstudien. Z. Konstit.lehre **15**, 229 (1930). — CURTIUS, F. u. K. F. PASS: Untersuchungen über das menschliche Venensystem. VI. Mitt. Z. menschl. Vererbgslehre **19**, 175 (1935). — CURTIUS, F. u. E. SCHOLZ: Untersuchungen über das menschliche Venensystem. Med. Welt **1935**, 802.

DELAHARPE: Quelques mots sur les causes probables des varices chez l'homme. Schweiz. Z. **1855**, 16. — DELATER, G.: Les maladies des veines et leur traitement. Paris: Masson & Cie. 1932. — DELBET, P.: Les varices. Progrès méd. **48**, 463 (1921). — DIEHL, O.: Untersuchungen über das menschliche Venensystem. Dtsch. med. Wschr. **1933 II**, 1635. — DIETZ, S.: Untersuchungen über den Einfluß des Berufes auf die Krampfaderentstehung. Policlinico, sez. chir. **36**, 397 (1929). — Über den ursächlichen Zusammenhang zwischen Varicen und körperlicher Anstrengung. Policlinico, sez. chir. **39**, 20 (1932).

GAUGIER, L.: Quelques remarques cliniques au sujet de l'étiologie des varices, rôle des glandes génito-hypophysaires. Presse méd. **34 II**, 1442 (1926). — GERSON, L.: Les varices. Paris: G. Doin et Cie. 1933. — GOLDSCHEIDER: Über die Erkrankungen der peripheren Blutgefäße. Z. ärztl. Fortbildg **25**, 2, 65 (1928). — GOULD, P.: Certain diseases of the bloodvessels. Lancet **1902 I**, 576. — GÜNTHER, H.: Die Bedeutung der Sexualdisposition in der Pathologie des Blutgefäßsystems. Z. Kreislaufforsch. **21**, 230 (1929). — GUTMANN, M. J.: Zur Vererbung der Hämorrhoiden. Arch. Rassenbiol. **17**, 321 (1925).

HARTFALL, S. J. and G. ARNCITAGE: Thrombo-phlebitis migrans. A report of two cases. Guy's Hosp. Rep. **82**, 424 (1932). — HASEBROEK, R.: Über die Pathogenese der kongenitalen Varicen. Frankf. Z. Path. **22**, H. 2 (1919). — HAXTHAUSEN, H.: Über die Pathogenese von Ulcus cruris varicosum. Ref. Zbl. Hautkrkh. **56** (1937). — HIRSCH, A.: Krankheiten der Arterien und Venen. Handbuch der historisch-geographischen Pathologie, Bd. II, S. 333. Erlangen: Ferdinand Enke 1862. — HOLZAPFEL, K.: Was muß man zur Krampfadernverödung von der Ätiologie und Pathologie der Varicen wissen? Zbl. Chir. **58 II**, 1304 (1931). — HORGAN, E.: Varicose veins, with special reference to treatment by ligation, stripping and injection. Surg. etc. **3**, 528 (1938).

JAEGER, F.: Ätiologie und Therapie der Varicen und des varicösen Symptomenkomplexes. Leipzig: Johann Ambrosius Barth 1936. — Phlebosklerose und Varicen. Arch. klin. Chir. **189**, 713 (1937). — JENSEN, R.: Varicose veins and their treatment. Ann. Surg. **95 I**, 738 (1932). — JENTZER, A.: Syndrom dit variqueux. Rev. méd. Suisse rom. **53**, 482 (1933).

KALLENBERGER, W.: Beitrag zur Pathologie der Varicen. Virchows Arch. **180**, 155 (1905). — KASHIMURA, S.: Die Entstehung der Varicen der Vena saphena und ihre Abhängigkeit vom Gefäßnervensystem. Virchows Arch. **179**, 373 (1905). — KAZDA, F.: Zur Lokalisation von Gefäßerkrankungen an den unteren Extremitäten. Mitt. Grenzgeb. Med. u. Chir. **38**, 33 (1925). — KIRCHENBERGER, S.: Ätiologie und Histogenese der varicösen Venenwanderkrankungen und ihr Einfluß auf die Diensttauglichkeit. Wien: Josef Safòr 1893. — KOCH, O.: Krampfadern, Krampfaderbrüche und Unfall. Inaug.-Diss. Bonn 1905. — KORINSKI, CH.: Observations on the superficial venous system of the lower extremity. J. of Anat. **60**, 131 (1926). — KRÄMER: Über die Ätiologie und Therapie der Varicen. Münch. med. Wschr. **1898 II**, 1201.

Lačný, P.: Ätiologie der Varicen. Ref. Zbl. Hautkrkh. **25**, 225 (1928). — Larroque: Zit. nach Virchow: Die krankhaften Geschwülste, Bd. III, S. 1. 1862. — Lebert, H.: Krankheiten der Venen. Virchows Handbuch der speziellen Pathologie, Bd. V/2, S. 54. 1854. — Lehmann, E.: Über Ätiologie, Pathogenese und histologische Struktur von Varicen. Frankf. Z. Path. **33**, 300 (1925). — Leitner: Ist für die Beschwerden verursachenden Varicen der Soldaten die Behandlung mit sklerosierenden Injektionen oder die operative Behandlung mit Rücksicht auf die endgültige Erhaltung der Dienstfähigkeit vorzuziehen? Veröff. Heeressan.wes. **1934**, 5, 92. — Lereboullet, F., St. Girous et J. J. Gournay: Sur un cas de varices congénitales du membre inférieur. Bull. Soc. Pédiatr. Paris **24**, 76 (1926). — Lesser, L. v.: Über Varicen. Virchows Arch. **101**, 528 (1885). — Liebig, F.: Kongenitale Varicen. Bruns' Beitr. **154**, 247 (1932). — Löhr, W.: Ein Beitrag zur Varicenbehandlung. Dtsch. Z. Chir. **165**, 166 (1921). — Lonjon, A.: Anatomie et physiologie pathologique des varices. Arch. Soc. Sci. méd. et biol. Montpellier **10**, 275 (1929). — Lurje, A.: Varicöse Venenerweiterungen bei Schwangeren und die Rolle des Berufs bei ihrer Entstehung. Ref. Z.org. Chir. **55**, **447** (1931).

MacLeod, J. M. H., Sicard, Forestier u. a.: Discussion on the treatment of varicose ulcers by intravenous injections. Proc. roy. Soc. Med. **21**, 1823 (1928). — Magnus, G.: Über Krampfadern und den varicösen Symptomenkomplex. Klin. Wschr. **1926 II**, 1449. — Der varicöse Symptomenkomplex. Med. Klin. **1934 II**, 1481. — Menykárd, J.: Rolle der Vererbung bei chronischen Unterschenkelerkrankungen. Jverslg ung. dermat. Ges., 11. Juni 1933. Ref. Zbl. Hautkrkh. **47**, 458 (1934). — Merz, F.: Die ambulante Behandlung des Beingeschwürs und der Krampfadern. Arch. f. Dermat. **155**, 315 (1928). — Miyauchi, K.: Die Häufigkeit der Varicen am Unterschenkel bei Japanern und der Erfolg einiger operativ behandelter Fälle. Arch. klin. Chir. **100**, 1079 (1913). — Moncorps, C.: Probleme und Ergebnisse der Dermatologie und Venerologie. Jkurse ärztl. Fortbildg **24**, 7 (1933). — Mucha, V. u. F. Mras: Der varicöse Symptomenkomplex. Jadassohns Handbuch der Haut- und Geschlechtskrankheiten, Bd. 6/II, S. 366. 1928. Lit.

Nasse, D.: Chirurgische Krankheiten der unteren Extremitäten. Dtsch. Z. Chir. **66 I**, 175 (1910). — Neumann: Krampfadern als Grund der Unbrauchbarkeit bei Militärpflichtigen und Soldaten. Dtsch. mil.ärztl. Z. **1888**, H. 11, 520. — Neumann, R.: Die natürliche Retraction und die Dehnbarkeit der Vena saphena magna. Virchows Arch. **296**, 158 (1936). — Anal-Varicen (Haemorrhoiden) und Rectal-Varicen. Dtsch. Z. Chir. **250**, 263 (1938). — Nicholson, B. B.: Varicose veins. Arch. Surg. **15**, 351 (1927). — Varicose veins: physiopathology and etiology. Urologic. Rev. **41**, 38 (1937). — Nicolai u. Schwiening: Über die Körperbeschaffenheit der zum Einjährig-Freiwilligendienst berechtigten Wehrpflichtigen Deutschlands. Veröff. Mil.san.wes., Med.-Abt. Preuß. Kriegsminsteriums **1909**, H. 40. — Nobl, G.: Der varicöse Symptomenkomplex, seine Grundlagen und Behandlung, 2. Aufl. Wien: Urban & Schwarzenberg 1918. — Der varicöse Symptomenkomplex. Zbl. Hautkrkh. **18**, 1 (1925). — Nobl, G. u. F. Remenowsky: Über die Beziehungen des varicösen Komplexes zum Bewegungsapparat, insbesondere dem Plattfuß. Wien. klin. Wschr. **1925 II**, 927, 960. — Novák, E. v. u. Zoltán v. Tabó: Über die Behandlung des varicösen Symptomenkomplexes. Bruns' Beitr. **167**, 337 (1938).

Ochsner, A. and H. R. Mahorner: The modern treatment of varicose veins. With a review of 285 cases. Surg. etc. **2**, 889 (1937). — Offergeld: Varicen nach Trauma. Ärztl. Sachverst.ztg. **1904**, 217. — Omori: Zit. nach Miyauchi. — Orel: Beitrag zur Kasuistik der genuinen diffusen Phlebektasie. Z. Kinderheilk. **42**, 668 (1926). — Ottley, O.: Heredity and varicose veins. Brit. med. J. **1934 I**, 528. — Oudard, G. J. et Solgard: Les indications du traitement dans les varices essentielles de l'adulte. Lyon. chir. **22**, 299 (1923).

Pätzold, A.: Untersuchungen über das menschliche Venensystem. IV. Mitt. Dtsch. Arch. klin. Med. **171**, 89 (1931). — Pastel, L.: Ein Fall von allgemeiner Venenerweiterung mit ungewöhnlicher Lokalisation der Veränderungen nach den neuesten Ansichten der Konstitutionspathologie. Polska Gaz. lek. **1938**. Ref. Z.org. Chir. 88, 268 (1938). — Payne, R. T.: Treatment of varicose diseases of the lower limbs. Brit. med. J. **1936 I**, 877. — Pickmann, O.: Kongenitale Phlebektasie. Mh. Dermat. **53**, 611 (1911). — Pretty, H. G.: Varicose veins and their traetment by sclerosis. Canad. med. Assoc. J. **20**, 481 (1929). — Puchelt, Fr.: Das Venensystem in seinen krankhaften Verhältnissen, Teil 1. Leipzig: F. A. Brockhaus 1843.

Quincke, H.: Krankheiten der Gefäße. Ziemssens Handbuch der speziellen Pathologie und Therapie, Bd. 6, S. 451, 458. 1876.

Ramel, E.: Pathogénèse du complexe dit variqueux. Rev. méd. Suisse rom. **53**, 449 (1933). — Ratschow, M.: Kausalgenese bei der Varicenkrankheit. Klin. Wschr. **1931 II**, 2226. — Zur Blutverteilung und Behandlung konstitutionell bedingter Gefäßkrankheiten. Ther. Gegenw. **79**, 110 (1938). — Reinbach, G.: Hämorrhoiden im Kindesalter. Mitt. Grenzgeb. Med. u. Chir. **12**, 272 (1903). — Roessle: Die innere (oder anatomische) Ähnlichkeit blutsverwandter Personen. Zbl. Path. **66**, 112 (1937). — Rokitansky, C. v.: Lehrbuch der pathologischen Anatomie, Bd. II, S. 364. Wien: Wilhelm Braumüller 1856.

SASSOWER, D.: Ätiologie, Pathologie und Behandlung der Varicen. Ref. Zbl. Hautkrkh. 28, 727 (1929). — SCHAMBACHER, C.: Über die Ätiologie der kavernösen Venenerkrankung. Dtsch. Z. Chir. 53, 575 (1899). — SCHERBER: Varicöser Symptomenkomplex. Arch. f. Dermat. 125, 75 (1920). — SCHOLZ, E.: Bemerkungen zu der Arbeit von C. H. BEEK. Med. Welt 1937 II, 963. — SCHULTES: Krampfadern und Beruf. Dtsch. med. Wschr. 1901 I. — SCHULTZ, A.: Pathologie der Blutgefäße. LUBARSCHs Ergebnisse der allgemeinen Pathologie und pathologischen Anatomie. München: J. F. Bergmann 1930. — SCHWARZ, E.: Die Krampfadern der unteren Extremitäten mit besonderer Berücksichtigung ihrer Entstehung und Behandlung. Erg. Chir. 27, 256 (1934). Lit. — SIEBERT-WRESZYNSKI: Operationslose Krampfadernbehandlung durch künstliche Verödung. Berlin u. Wien: Urban & Schwarzenberg 1930. — SIEMENS, H. W.: Die Krisis der Konstitutionspathologie. Münch. med. Wschr. 1934 I, 515. — Das Problem der allgemeinen Venenwandschwäche. Med. Klin. 1937 I, 797. — SLAVINSKY: Pathologische Anatomie der Varicen. Zbl. Path. 1902, 952. — SOMMER, E. F.: Über multiple Phlebektasien. Inaug.-Diss. Zürich 1896. — STAROŠKLOVSKAJA, R.: Venenerweiterungen an den unteren Extremitäten und Beruf. Ref. Zbl. Hautkrkh. 27, 77 (1928). — SWINTON, N. W.: Recent trends in the treatment of varicose veins and varicose ulcer. Surg. Chir. N. Amer. 16 II, 1723 (1936).

TAKATS, G. DE and H. QUINT: The injection treatment of varicose veins. Surg. etc. 50, 545 (1930). — TROISIER, J. et LE BAYON: Etude génétique des varices. Ann. Méd. 41, 30 (1937).

VERSCHUER, O. Frhr. v.: Vererbungsbiologische Zwillingsforschung. Erg. inn. Med. 31, 35 (1927). — VIBERT: Études sur l'évolution de quelques maladies chroniques. Thèse de Paris 1859. — VIRCHOW, R.: Über die Erkrankung kleinerer Gefäße. Virchows Arch. 3, 427 (1851). — Die krankhaften Geschwülste, Bd. III/1. S. 436. 1862/63.

WEBER, O.: Krankheiten der Haut, des Zellgewebes, der lymphatischen und Blutgefäße der Nerven. C. Verletzungen und Krankheiten der Venen. Handbuch der allgemeinen und speziellen Chirurgie, Bd. II/2. 1. Hälfte, S. 123. Stuttgart: Ferdinand Enke 1882. — WEBER, P. F.: A note on cutaneous teleangiectasis and their etiology: Comparison with the etiology of haemorrhoids and ordinary varicose veins. Edinbourgh med. J. 57 (1904). — WEITZ, W.: Studien an eineiigen Zwillingen. Z. klin. Med. 101, 115 (1925). — WOJCIECHOWSKI, A.: Zur Ätiologie der Varicen. Zbl. Hautkrkh. 38, 530 (1931).

YAMATO, S.: Über pathologisch-anatomische Befunde bei Varicen des Unterschenkels und bei Ulcus cruris. Virchows Arch. 257, 490 (1925).

ZEITZ-KUCKENBERG, F. u. E. BETTMANN: Die Bedeutung des Fußcapillarbildes. Z. klin. Med. 122, 558 (1932). — ZIELER, K.: Lehrbuch und Atlas der Haut- und Geschlechtskrankheiten, 4. Aufl. Berlin u. Wien: Urban & Schwarzenberg 1937.

6. Teleangiectasia hereditaria haemorrhagica (OSLERsche Krankheit.)

ADANT: L'angiomatose hémorragique familiale. Rev. belge Sci. méd. 6, 665 (1934). — ALBRECHT, E.: OSLERsche Krankheit und ihre Bedeutung für den Militärarzt. Dtsch. Mil.arzt 2, 325 (1937). — ANGELERI, C.: L'angiomatosi emorragica familiare (OSLERs disease). Haematologica (Pavia) 15, H. 10 (1934). — ARCHER, B. W. C.: Multiple cavernous angiomata of the sweat duct, associated with hemiplegia. Lancet 1927 II, 595. — ARRAK, A.: Zur Kenntnis der Teleangiectasia hereditaria haemorrhagica. Dtsch. Arch. klin. Med. 147, 287 (1925). — AUBERTIN, CH. et R. LEVY: Angiomatose hémorrhagique familiale. Presse méd. 1932 II, 1052. — AUDRY: Forme familiale d'épistaxis résidivantes associées à des télangiectasies multiples de la peau et des mugues (OSLER). Rev. Méd. 21, 22 (1911).

BABINGTON: Familial hereditary epistaxis. Lancet 1865 II, 362. — BALLANTYNE: Multiple telangiectases: Three cases in one family. Glasgow med. J., Oct. 1908. — BALPH, J.: Multiple hereditary teleangiectasis. Boston med. J. 197, 1177 (1927). — BARBER, H. W.: Multiple angiomata. Proc. roy. Soc. Med. 25 II, 53, 389 (1931). — BARFORD, L. J.: A case of recurrent melaena, following and associating with recurrent epistaxis. Guy's Hosp. Rep. 76, 97 (1926). — BECKER, S. W.: Further studies on generalized teleangiectasia. Acta Dermato-vener. (Stockh.) 8, 117 (1927). — BLOOM, D.: OSLERs disease (hereditary familial telangiectasia). Arch. of Dermat. 37, 678 (1938). — BLUM, V.: Familiäre essentielle Hämaturie. Beitrag zur Frage der OSLERschen Krankheit. Med. Klin. 1936 II, 1254. — BLUMENTHAL, F.: OSLERsche Krankheit. Sitzgsber. Zbl. Hautkrkh. 41, 191 (1932). — BOGAERT, L. VAN: Sur l'angiomatose hémorragique héréditaire avec splénomégalie. Bull. Soc. méd. Hôp. Paris, III. s. 1933 II, 1572. — BOGAERT, L. VAN et J. H. SCHERER: Hémangiomatose familiale de Rendu-Osler et cirrhose hépatique. Ann. Méd. 38, 290 (1935). BOSTON, L. N.: Gastric hemorrhage due to familial teleangiectases. Amer. J. med. Sci. 180, 798 (1930). — BOTTEMA, C. W.: OSLERs disease; case. Nederl. Tijdschr. Geneesk. 74, 5560 (1930).

CHIARI, O.: Erfahrungen auf dem Gebiete der Hals- und Nasenkrankheiten, S. 60. 1887. — CROES, J. P.: Teleangiectasia congenita. Nederl. Arch. v. bin., en buitenl. Geneesk. Zwolle 2, 165 (1847). — CURSCHMANN, H.: Über familiäres Nasenbluten als Ausdruck einer „Pseudohämophilie". Klin. Wschr. 1930 I, 677. — CURTIUS, F.: Septumvaricen und

OSLERsche Krankheit als Teilerscheinung allgemeiner ererbter Venenwanddysplasie (Status varicosus). Klin. Wschr. **1928 II**, 2141.

DREYFUS, G.: OSLERS familiale hémorragique angiomatosis. Hôpital. **20**, 85 (1932). — DUVOIR, M., L. POLLET, H. BOULEY et E. ORINSTEIN: A propos d'un cas d'angiomatose hémorragique (maladie de RENDU-OSLER). Bull. Soc. méd. Hôp. Paris, III. s. **1936**, 156.

EAST, T.: Familial teleangiectasia. Lancet **1926 I**, 110, 332. — EDEL, K.: OSLERsche Krankheit. Sitzgsber. Zbl. Hautkrkh. **27**, 736 (1928). — EDEL, K., P. H. G. VAN GILSE u. C. POSTMA: Einige niederländische Familien mit erblichen Teleangiektasien der Schleimhäute der oberen Luft- und Speisewege und der Haut. Acta oto-laryng. (Stockh.) **13**, 525 (1929). — ERDHEIM, S.: Hereditary haemorrhagic telangiectasia: with a note on the age-incidence of the skin-lesions. Brit. J. Dermat. **41**, 55 (1929). — ERSNER: Diskussion zur Arbeit H. J. GOLDSTEINS und H. Z. GOLDSTEINS. Med. Tim. **58**, 344 (1930).

FITZ-HUGH, TH.: The importance of atavism in the diagnosis of hereditary hemorrhagic teleangiectasia. Amer. J. med. Sci. **166**, 884 (1923). — Splenomegaly and hepatic enlargement in hereditary hemorrhagic telangiectasia. Amer. J. med. Sci. **181**, 261 (1931). — FLANDIN et SOULIÉ: Un cas d'angiomatose hémorragique héréditaire. Bull. Soc. méd. Hôp. Paris, III. s. **1928**, No 367, 1781. — FÖLDVÁRI, F.: Teleangiectasia haemorrhagica hereditaria. Sitzgsber. Ref. Zbl. Hautkrkh. **35**, 338 (1930). — FOGGIE, E.: Haemorrhagic telangiectasia with recurring haematuria. Edinburgh med. J. **35**, 281 (1928). — FOX, T. C.: A case of bilateral telangiectasis of the trunk. Brit. J. Dermat. **20**, 145 (1908).

GELMANN, J.: Zur angeborenen Teleangiektasie (russ.). Sovet. Klin. Moskau **21**, 523 (1935). Ref. Zbl. Hautkrkh. **53**, 318 (1936). — GILSE, P. H. G. VAN u. C. POSTMA: Wiederholtes heftiges Nasenbluten als Folge von Teleangiektasien an Haut und Schleimhäuten. Nederl. Tijdschr. Geneesk. **72 I**, 2648 (1928). — GJESSING, E.: Teleangiectasia hereditaria haemorrhagica (OSLER). Dermat. Z. **23**, 193 (1916) (Lit.). — GOLDSTEIN, H. I.: Hereditary hemorrhagic telangiectasia with recurring hereditary epistaxis; 11 cases in 1 family. Arch. int. Med. **27**, 102 (1921). — GOLDSTEINS heredofamilial angiomatosis with recurring familial hemorrhages (RENDU-OSLER-WEBERS disease). Arch. int. Med. **48**, 836 (1931). — Maladie de RENDU-OSLER-WEBER ou maladie de GOLDSTEIN. Acta dermato-vener. (Stockh.) **13**, 661 (1932). Lit. — Heredo-familial angiomatosis with recurring hemorrhages. (RENDU-OSLER-WEBERS disease.) Verh. 9. internat. Kongr. Dermat. **1**, 756 (1935). — GORDON, H. W.: Telangiectasia. Brit. J. Dermat. **44**, 503 (1932). — GOSSAGE, A. M.: The inheritance of certain human abnormalities. Quart. J. Med. **1908**, 1, 331. — GOTSCH, K.: Morbus OSLER (Teleangiectasia hereditaria haemorrhagica). Sitzgsber. Med. Klin. **1932 I**, 533. — GOTTRON, H.: I. Kreislaufstörungen und Hämorrhagien der Haut. ARZT-ZIELERS Handbuch der Haut- und Geschlechtskrankheiten, Bd. II, S. 1. 1935. — GUSZMAN, J.: OSLERsche Krankheit. Sitzgsber. Ref. Zbl. Hautkrkh. **57**, 85 (1938).

HANES, F. M.: Multiple hereditary telangiectases causing hemorrhage. Bull. Hopkins Hosp. **20**, 63 (1909). — HARPER, R. A. J.: Multiple hereditary telangiectasis with recurring haemorrhages. Newcastle med. J. **9**, 182 (1929). — HAWTHORNE, C. O.: Recurring epistaxis with multiple telangiectases of the skin. Lancet **1906 I**, 90. — HENLE, K.: Studien über Vererbung von Hautkrankheiten. III. Gefäßmäler und Teleangiektasien. Arch. Dermat. **143**, 461 (1923). — HENNEBERT, P. et J. SCHUERMANS: Maladie de RENDU-OSLER. Angiomatose hémorragique intéressant 20 membres de la même famille. Presse méd. **1935 I**, 972. — HICKS and KNOX: Hereditary hemorrhagic telangiectasia. Two cases N. Y. State J. Med. **31**, 687 (1931). — HOUSER, K. MUSSER: Hereditary hemorrhagic teleangiectasia. Ann. of Otol. **43**, 731 (1934). — HUIZINGA, E.: Eine weitere niederländische Familie mit der sogenannten OSLERschen Krankheit. Acta oto-laryng. (Stockh.) **25**, 150 (1937). — HURST, A. F., N. S. PLUMMER, A. C. HAMPSON and A. G. YATES: Hereditary telangiectasia with hemorrhagic tendency. Guy's Hosp. Rep. **82**, 81 (1932). — HUTCHISON, R. and W. J. OLIVER: Multiple telangiectases with epistaxis of the familial type. Quart. J. Med. **9**, 67 (1916).

JOSSERAND: Zit. nach GJESSING.

KELLY, A. BROWN: Multiple telangiectases of the skin and mucous membranes of the nose and mouth. Glasgow med. J. **65**, 411 (1906). — Sketches of three patients with multiple telangiectases of the skin and mucous membranes of the nose and throat. Proc. roy. Soc. Med. **1/II**, Laryngol. Sect., 44 (1907/08). — KENEDY: Telangiectasia haemorrhagica hereditaria (OSLER). Dermat. Wschr. **92**, 955 (1931). — KOFLER, K.: Ein Fall von Naevus Pringle der Haut mit Teleangiektasien der Schleimhäute und wiederholten Blutungen aus denselben. Wien. klin. Wschr. **1908 I**, 570. — KOSINER, R.: Über familiäre Teleangiektasie (ein weiterer Fall von Morbus OSLER). Klin. Wschr. **1935 I**, 713.

LAFFONT: Téléangiectasie héréditaire hémorragique. Presse méd. **17**, 763 (1909). — LANGMEAD, F.: A case of hereditary multiple telangiectases. Proc. roy. Soc. Med. **3/I**, Clin. Sect., 109 (1909/10). — LAVRAND: Familial epistaxis. J. Sci. méd. Lille, 5. Okt. **1885**, No 19. — LEGG, W.: A case of hemophilia complicated with multiple naevi. Lancet **1876 II**, 856. — LIBMAN, E. and R. OTTENBERG: Hereditary hemoptysis. J. amer. med. Assoc. **81 II**, 2030 (1923).

MAKAY and MACKENTY: Hereditary hemorrhagic telangiectasia. Canad. med. Assoc. J. **17**, 65 (1927). — MADDEN, J. F.: Hereditary hemorrhagic telangiectasia. Arch. of Dermat. **36**, 675 (1937). — MEDVEI, C. V. u. ST. BJÖRK: Ungewöhnliche Kombinationen verschiedener Anämien mit Ikterus. Wien. Arch. klin. Med. **31**, 287 (1937). — MEKIE, E. C.: Hereditary haemorrhagic teleangiectasia. Brit. med. J. **1927 I**, 423.

NEUMARK: Polska Gaz. lek. **12**, 789, 809 (1933).

O'KANE, G. H.: Hereditary multiple telangiectasis with epistaxis. J. amer. med. Assoc. **111**, 242 (1938). — OLESEN, M.: Angiomatosis hereditaria (OSLERS disease) i to danske Familier. Hosp.tid. (dän.) **1934**, 1010. — ORMSBY: Familial telangiectasia, p. 627. Diseases Skin. 3. Ed. 1927. — OSLER, W.: On a family form of recurring epistaxis, associated with multiple telangiectases of the skin and mucous membranes. Bull. Hopkins Hosp. **12**, 333 (1901). — On multiple hereditary telangiectases with recurring hemorrhages. Quart. J. Med. **1907 I**, 53.

PAGNIEZ, PH., A. PLICHET et CH. RENDU: Contribution à la connaisance de la maladie de RENDU-OSLER (angiomatose hémorragique) à propos de deux cas anormaux. Bull. Acad. Méd. Paris, III. s. **115**, 742 (1936). — PANSINI, A.: Teleangiectasia e angiomatosi ereditaria emorragica. (Morbo di RENDU-OSLER). Boll. Sez. region Soc. ital. Dermat. **2**, 104 (1936). — PAUL, N. S.: Hereditary angiomata (teleangiectases) with epistaxis. Brit. J. Dermat. **30**, 27 (1918). — PHILLIPS, S.: A case of multiple telangiectases. Proc. roy. Soc. Med. **1/II**, Laryngol. Sect., 44 (1907/08). — PILLSBURY, D. M.: Multiple hereditary telangiectasia (RENDU-WEBER-OSLER syndrome). Arch. of Dermat. **32**, 145 (1935). — POSTMA, C.: OSLERsche Krankheit. Sitzgsber. Zbl. Hautkrkh. **27**, 736 (1928). — PROPPE, A.: OSLERsche Teleangiectasia haemorrhagica hereditaria. Dermat. Wschr. **106**, 232 (1938). — PUSEY, W. A.: Multiple hereditary telangiectases. Practice of Dermatol., 4. Ed., p. 1042. 1924.

REINIGER, A.: Über die Telangiectasia hereditaria haemorrhagica. Wien. med. Wschr. **1931 II**, 1590, 1681. — RENDU, M.: Epistaxis répétées chez un sujet porteur de petits angiomes cutannées et muqueux. Bull. Soc. méd. Hôp. Paris, III. s. **1896**, 731. — ROSENTHAL, F.: OSLERsche Krankheit. Demonstration. Zbl. Hautkrkh. **40**, 720 (1932). — ROSENTHAL, F. u. P. UNNA: Über das Wesen der OSLERschen Krankheit. Klin. Wschr. **1933 I**, 865.

SCAL, J. C.: Report of a case of persistent and profuse nasal hemorrhage checked by the use of radium. Med. J. a. Rec. **136**, 336 (1932). — SCHMITT, H.: Zur Frage der Erblichkeit, Erkennung und Behandlung der OSLERschen Krankheit. Z. Laryng. usw. **22**, 28 (1931). — SCHOEN, R.: Familiäre Telangiektasie mit habituellem Nasenbluten. Dtsch. Arch. klin. Med. **166**, 157 (1930). — SCHUSTER, N. H.: Familial hemorrhagic telangiectasia associated with multiple aneurysms of the splenic artery. J. of Path. **44**, 29 (1937). — SCHWARTZ, V. J.: Hereditary hemorrhagic telangiectasis. Minnesota Med. 8, 551 (1925). — SELLEI, J.: Die Telangiektasien. Acta dermato-vener. (Stockh.) **11**, 205 (1929). — SEQUEIRA, J. H.: Multiple telangiectases. Proc. roy. Soc. Med. **6/I**, Dermatol. Sect., 128 (1912/13). — Diseases of the skin. Monogr. 1927. — SÉZARY, A., P. LEFÈVRE et A. HOROWITZ: Angiomatose héréditaire familiale (maladie de RENDU-OSLER). Bull. Soc. franç. Dermat. **43**, 990 (1936). — SIEMENS, W.: Vererbungsforschung in der Dermatologie. Arch. f. Dermat. **160**, 37 (1929). — Die Krisis der Konstitutionspathologie. Münch. med. Wschr. **1934 I**, 515. — SOKOLOWSKI, A.: Polska Gaz. lek. **1936**, 24. Ref. Zbl. Hautkrkh. **53**, 547 (1936). — STEINER, W. R.: Hereditary hemorrhagic telangiectasia with report of three families. Arch. int. Med. **19**, 194 (1917). — STENGEL, FITZ-HUGH: Familial telangiectases with hemorrhages. Autopsy Records. Univ. of Penna 1930, p. 15. — STILLIANS: Teleangiectasia (familial). Sitzgsber. Arch. of Dermat. **12**, 568 (1925).

THOMSON, A. P. and F. W. M. LAMB: Case of hereditary familial telangiectasis. Birmingham Med. Rev. **3**, 259 (1928). — TOSCHKOPFF, D.: Fall von Teleangiectasis. Bulg. dermat. Ges. Sofia. Ref. Zbl. Hautkrkh. **50**, 485 (1935).

ULLMANN, K.: Über das Wesen der Angiomatosis. Mschr. Ohrenheilk. **65**, 1147 (1931).

WAGENEN, C. D. VAN: Med. Rec. New York **81**, 109 (1912). — WAGGETT, E. B.: A case of multiple telangiectases. Proc. roy. Soc. Med. **1/II**, Laryngol. Sect., 70 (1907/08). — WEBER, F. PARKES: Multiple hereditary developement angiomata (telangiectasis) of the skin and mucous membranes associated with recurring haemorrhages. Lancet **1907 II**, 160. — Developmental telangiectatic haemorrhage and so-called „teleangiectasia". — Familial and non-familial. Brit. J. Childr. Dis. **21**, 198 (1924). — Über familiäres Nasenbluten als Ausdruck einer Pseudohämophilie. Bemerkungen zur gleichnamigen Arbeit von Prof. CURSCHMANN. Klin. Wschr. **1930 II**, 1308. — WEBER, P. F. u. H. HUBER: Stammbaumuntersuchung bei der Thrombangiitis obliterans. Dtsch. med. Wschr. **1939 I**, 256. — WEIL, E. P.: Deux cas d'angiomatose hémorragique héréditaire. Bull. Soc. méd. Hôp. Paris, III. s. **1926 I**, 1135. — WEIL, E. P. et A. LEVY-FRANCKEL: L'hérédité dans les hémangiomes et dans la maladie d'OSLER-RENDU. (Télangiose hémorragique héréditaire.) Sang. **10**, 661 (1936). — WEITZ, W.: Hereditäre hämorrhagische Teleangiektasie (OSLERsche Erkrankung). Die Vererbung innerer Krankheiten. Stuttgart: Ferdinand Enke 1936. —

WERTHEIM, L.: Hämangiome. (Einschließlich der Teleangiektasien und verwandter Hautveränderungen.) JADASSOHNS Handbuch der Haut- und Geschlechtskrankheiten, Bd. XII/2, S. 375. Berlin: Julius Springer 1932. — WILLIAMS, C. M.: Hereditary hemorrhagic telangiectasia. Arch. of Dermat. **14**, 1 (1926). — WITTKOWER, E. u. B. RAREY: Beitrag zur OSLERschen Krankheit (Teleangiectasia hereditaria haemorrhagica). Z. klin. Med. **124**, 41 (1933). — WLADOS, G. H., D. J. KUPERMANN, B. P. SCHWEDSKI, B. J. SCHWABAUER: Über die OSLERsche Krankheit. Ž. ušn. Bol. (russ.) **12**, 285 (1935). Ref. Zbl. Hautkrkh. **52**, 87 (1936).

YDE, A. u. M. OLESEN: Angiomatosis hereditaria (OSLERS disease). Hosp.tid. (dän.) **1934**, 1010.

7. Endarteriitis obliterans (v. WINIWARTER). Thrombangiitis obliterans (BUERGER). Endangiitis obliterans.

ALLEN, E. V. and T. L. LAUDERDALE: Accidental transmission of thrombo-angiitis obliterans from man to man. Proc. Staff. Meet. Mayo-Clin. **11**, 641 (1936). — ALLEN, E. V. and F. A. WILLIUS: Disease of the coronary arteries associated with thromboangiitis of the extremities. Ann. int. Med. **3**, 35 (1929). — ALOI: Contributo allo studio della gangraena spontanea. Rinasc. med. **1**, 7 (1913). Zit. nach SCHUMM. — AMINJEW, A. M.: Veranlagung und Beruf als Ursache für die Entstehung von „spontaner Gangrän". Arch. klin. Chir. **166**, 320 (1931). — ASSMANN, H.: Über periphere Gefäßstörungen im jugendlichen und mittleren Lebensalter. Verh. dtsch. Ges. inn. Med. **1929**, 477. — Über periphere Gefäßstörungen im jugendlichen und mittleren Alter. RAYNAUDS Gangrän, Spontangangrän, Thromboangiitis obliterans. Klin. Wschr. **1929 II**, 1342. (Lit.). — AVERBUCK, S. H. and S. SILBERT: Thrombo-angiitis obliterans. IX. The cause of death. Arch. int. Med. **54**, 436 (1934).

BARÁTH, J.: Endarteriitis und thromboangiitis obliterans. Magy. orv. Arch. **19**, 1 (1938). Ref. Z. Kreislaufforsch. **30**, 429 (1938). — BARRON, M. E. and H. LINENTHAL: Thrombo-angiitis obliterans. Arch. Surg. **19**, 735 (1929). — BASTAI, P. et G. C. DOGLIOTTI: Hyperparathyroidie et syndromes angiospastiques. Presse méd. Paris **1934 II**, 1766. — BENEDEK, L.: Cerebrale Symptome bei Endarteriitis. Z. Neur. **156**, 646 (1936). — BENOIT, W.: Beitrag zur Angiitis productiva obliterans. Z. Kreislaufforsch. **23**, 261 (1931). — BERNHARD, A.: Summery of the chemical blood findings in thromboangiitis obliterans. Med. Rec. **97**, 430 (1920). — BIELSCHOWSKY, M.: Neuropathologische Mitteilungen. III. Cerebrale Veränderungen bei einem Fall von WINIWARTER-BUERGERscher Krankheit. Z. Neur. **155**, 329 (1936). — BIER, A.: 56. Chirurgenkongreß. Aussprache über Extremitätengangrän. Arch. klin. Chir. **173**, 86 (1932). — BIRNBAUM, W., M. PRINZMETAL and CH. L. CONNOR: Generalized thrombo-angiitis obliterans. Arch. int. Med. **53**, 410 (1934). — BORCHARD: Thromboarteriitis obliterans. Dtsch. Z. Chir. **44**, 131 (1897). — BRAEUCKER, W.: Die Heilerfolge bei den Gefäßerkrankungen an den Extremitäten. Verh. dtsch. Ges. Kreislaufforsch. **1936**, 319. — BROWN, G., E. V. ALLEN and H. R. MAHORNER: Thromboangiitis obliterans. Monogr. Philadelphia and London: Saunders 1928. — BROWN, G. E. and M. S. HENDERSON: J. Bone Surg. **9**, 613 (1927). — BUERGER, L.: Thrombo-angiitis obliterans: a study of the vascular lesions leading to presenile spontaneous gangrene. Amer. J. med. Sci. **136**, 567 (1908). — The pathology of thrombo-angiitis obliterans. Med. Rec. **97**, 431 (1920). — Circulatory disturbances of the extremities. Monogr. Philadelphia 1924.

CAHILL, J. A. jr.: Thrombo-angiitis obliterans. Report of an acute case in child of two years. South. med. J. **21**, 105 (1928). — CAWADIAS, A. P.: Endarteriitis obliterans of the extremities. A disease of metabolism. Brit. med. J. **1930 I**, 234. — CEELEN, W.: Über Extremitätenbrand. Arch. klin. Chir. **173**, 742 (1932). — CEELEN, W. u. E. v. REDWITZ: Beitrag zur Spontangangrän der Extremitäten. Dtsch. Z. Chir. **234**, 613 (1931). — COHEN, S. S. and M. E. BARRON: Thrombo-angiitis obliterans with special reference to its abdominal manifestations. New England J. Med. **214**, 1275 (1936). — CSERNA, ST.: Thromboangiitis obliterans. Verh. dtsch. Ges. inn. Med. **42**, 344 (1930).

De BLASI, A.: I reperti di autopsia nel morbo di BUERGER. Patologica (Genova) **26**, 258 (1934). — DELITALA, P.: Il morbo di BUERGER: T. A. O. Sua idèntificazione con la endo-arterite ed endoflebite con trombosi. Studi sassar. **13**, 205 (1935). — D'ESTE, ST. e P. VARENNA: Beiträge zur Neurochirurgie. (Klin. u. pathol.-anat. Beitrag.) Riv. Pat. nerv. **49**, 467 (1937). — DISSELBECK u. UHLENBRUCK: Der Brand der Extremitäten. Erg. inn. Med. **47**, 606 (1934). — DÜRCK, H.: Die pathologische Anatomie im Dienste der Unfallbegutachtung. Münch. med. Wschr. **1937 I**, 81.

EIMER, K.: Periphere Durchblutungsstörungen und ihre Behandlung. Z. ärztl. Fortbildg **32**, 96 (1935). — ERB, W.: Über das „intermittierende Hinken" und andere nervöse Störungen infolge von Gefäßerkrankungen. Z. Nervenheilk. **13**, 1 (1898). — ESSEN, K. W.: Hemiplegie bei Endarteriitis obliterans. Dtsch. Z. Nervenheilk. **138** (1935).

FARKAS, E.: Endarteriitis obliterans. Münch. med. Wschr. **1932 II**, 1117. — FOERSTER, O. u. L. GUTTMANN: Cerebrale Komplikationen bei Thrombangiitis obliterans. Arch. f. Psychiatr.

100, 506 (1933). — FOSSEL, M.: Über juvenile Gangrän (Thromboangiitis obliterans). Frankf. Z. Path. 47, 181 (1935). — FRIEDLANDER, M., N. LASKEY and S. SILBERT: Studies in thromboangiitis obliterans (BUERGER). Endocrinology 19, 461 (1935). — FRIEDMANN: Ein Fall von obliterierender Endarteriitis. Sitzgsber. Klin. Wschr. 1931 I, 382. — FUGAZZOLA, F.: Le lesioni scheletriche nel morbo di BUERGER. Ann. Radiol. e fisica Med. 12, 1 (1938) (Lit.).

GHIRON, V.: La tromboangioite obliterante. Arch. ital. Chir. 23 (1929). — GIAMPALMO, A.: Beitrag zur Endarteriitis obliterans des Gehirns. Dtsch. Z. Nervenheilk. 144, 166 (1937). — GOECKE, H.: Zur Entstehung der Endarteriitis obliterans. Virchows Arch. 266, 609 (1927). — GOLDFLAM, S.: Über intermittierendes Hinken und Arteriitis der Beine. Dtsch. med. Wschr. 1895 I, 587. — GRASSER, E. B.: Partial occlusion of the retinal vessels in thrombo-angitis obliterans. Amer. J. Ophthalm. 15, 235 (1932). — GRASSMANN, M.: Über die Spontangangrän der Extremitäten Jugendlicher. Münch. med. Wschr. 1928 II, 1679. — GRUBER, G. B.: Zur BUERGERschen Thromboangiitis obliterans. Zbl. Path. 46, Erg.-H., 290 (1929). — Gefäßstörungen und Gangrän. Z. Kreislaufforsch. 23, 537, 573 (1931). — GÜNTHER, H.: Über erbliche Sexualdisposition zu Krankheiten. Endokrinol. 16, 327 (1935). — GUILLAUME, A. C.: Les lésions artério-phlébitiques des artérites oblitérantes juvéniles des membres et la soit-disant maladie de BUERGER. Ann. d'Anat. path. 4, 550 (1927). — A propos de la prétendue maladie de BUERGER, Thromboangéite oblitérante ou artérite juvénile. Ann. d'Anat. path. 8, 277, 616 (1931).

HADORN, W.: Über Endarteriitis obliterans der Organe. Dtsch. Arch. klin. Med. 181, 18 (1937). — HÄRTEL, F.: In SCHOTTKY: Rasse und Krankheit. S. 265. München: J. F. Lehmann 1936. — Neue Krankheitsbilder bei Thrombangitis obliterans BUERGER. Helv. med. Acta 4, 728 (1937). — HANSER, R.: Zur Frage der Thromboangiitis obliterans. Bruns' Beitr. 159, 390 (1934). — HASSELBACH, H. v.: Die Endangitis obliterans. Arb. u. Gesdh. 36 (1939). — HERRELL, W. E. and E. V. ALLEN: Thromboangiitis obliterans in women: Report of a case. Amer. Heart J. 12, 105 (1936). — HERZBERG, B.: Das praktische Resultat der Nebennierenexstirpation bei der sogenannten Spontangangrän nach den Angaben von 110 Fällen russischer Chirurgen. Arch. klin. Chir. 143, 125 (1926). — HERZOG, F.: Orvosképzés (ung.) 1924. Zit. nach MÉSZÁROS. — HIGIER, H.: Zur Klinik und Pathogenese der atypischen Formen der Endarteriitis obliterans und des angiosklerotischen Hinkens. Dtsch. Z. Nervenheilk. 73, 71 (1922). — HORTON, B. T. and G. E. BROWN: Thrombo-angiitis obliterans among women. Arch. int. Med. 50, 884 (1932). — HUGUENEN, R., G. ALBOT et S. MOLDOVAN: A propos de deux cas de thrombo-angéite oblitérante chez des sujets non israélites. Ann. d'Anat. path. 8, 176 (1931).

JABLONS, B.: Thrombo-angiitis obliterans. Internat. Clin. 3, 193 (1925). — JÄGER, E.: Zur pathologischen Anatomie der Thromboangiitis obliterans bei juveniler Extremitätengangrän. Virchows Arch. 284, 526 (1932). Lit. — JDELSON, H.: Über die Claudicatio intermittens und deren Beziehungen zu Allgemeinerkrankungen nebst pathologisch-anatomischen Untersuchungen. Dtsch. Z. Nervenheilk. 80, 318 (1924). — JUNGHANNS, H.: Gefäßschädigung durch Arbeit mit Preßluftwerkzeug. Arch. orthop. Chir. 37, 421 (1937).

KAHLER, H.: Über Endarteriitis und Periarteriitis. Wien. klin. Wschr. 1931 I, 99, 139. — KAZDA, F.: Über Spontangangrän an den unteren Extremitäten. Dtsch. Z. Chir. 187, 86 (1924). Lit. — KLINGE, F.: Thromboangiitis obliterans. Monogr. München: J. F. Bergmann 1933. — KOYANO, K.: A clinical study of one hundred cases of thrombo-angiitis obliterans among the japanese. Acta Scholae med. Kioto 4, 489 (1922); 5, 353 (1923). — KRAMPF, F.: Beiträge zur Frage der Extremitätennekrose und zur Frage der Endarteriitis obliterans. Dtsch. Z. Chir. 174, 386 (1922). — KROMPECHER, ST.: Teleangiostenose, die morphologische Grundlage der „juvenilen“ oder „spontanen“ Gangränen. Beitr. path. Anat. 85, 647 (1930). — KUKIN, N.: Einfluß der Bleivergiftung auf die Entwicklung der obliterierenden Endarteriitis. Chirurgija 2, 90 (1937). — KVALE, W. and E. V. ALLEN: Sudden arterial occlusion in thromboangiitis obliterans. Amer. Heart J. 12, 458 (1936).

LANGE, F.: Über Thromboangiitis obliterans (BUERGER) der Organe. Verh. dtsch. Ges. Kreislaufforsch. 9, 311 (1936). — Durchblutungsstörung der Gliederspitzen. Münch. med. Wschr. 1937 I, 121, 163. — LEE, A., MCGREGOR, F. W. SIMSON: Thrombo-angiitis obliterans. Brit. J. Surg. 16, 539 (1928/29). — LEMANN, J. J.: Coronary occlusion in BUERGERS disease (thrombo-angiitis obliterans). Amer. J. med. Sci. 176, 807 (1928). — LERICHE, R. and P. STRICKER: Observations on juvenile obliterating arteriitis: Results of treatment by arteriectomy and epinephrectomy. Brit. J. Surg. 16, 500 (1929). — LEWIS, D. and E. F. REICHERT: The collateral circulation in thrombo-angiitis obliterans. J. amer. med. Assoc. 87 I, 302 (1926). — LEWIS, TH.: Gefäßstörungen der Gliedmaßen. Eine Darstellung für praktische Ärzte und Studierende. Leipzig: Georg Thieme 1938. — LIAN, C., P. PUECH et O. VIAU: De l'étiologie des artérites oblitérantes des membres inférieures se traduisant par la claudication intermittende. Bull. Soc. méd. Hôp. Paris, III. s. 1927, 534. — LINDENBAUM, I. u. L. KAPITZA: Zur Klinik und pathologischen Histologie der BUERGERschen Form der Thrombangiitis obliterans. Arch. klin. Chir. 184, 413 (1936). —

LODDER, J. u. H. MÜLLER: Die WINIWARTER-BUERGERsche Erkrankung. Geneesk. Tijdschr. Nederl.-Indië **1937**, 3315. (Englische Zusammenfassung.)

MADDOCK, W. G., R. L. MALCOLM and F. A. COLLER: Thrombo-angiitis obliterans and tobacco. Amer. Heart J. **12**, 46 (1936). — MARCHAK, J.: La maladie de BUERGER. Bull. Soc. méd. Hôp. Paris, III. s. **1933**, 1558. — MARCHESANI, O.: Eine neue Auffassung des Krankheitsbildes der sog. juvenilen rezidivierenden Glaskörperchenblutungen. Klin. Wschr. **1934 II**, 993. — Thromboangiitis obliterans am Auge. Arch. Augenheilk. **109**, 124 (1936). — MARCHESANI, O. u. K. H. STAUDER: Über cerebrale Symptome bei Periphlebitis retinae (Angiopathia retinae juvenilis). Arch. Augenheilk. **109**, 281 (1936). — MARCUS, H.: Studie über die symmetrische Gangrän. Acta med. scand. (Stockh.) **54**, 413 (1921). — McDOUGALL, J. B. and J. H. CRAWFORD: Thrombo-angiitis obliterans (BUERGERS disease), gassing as an aetiological factor. Lancet **1935 II**, 366. — McGRATH, E. J. G.: Experimental peripheral gangrene. Effect of estrogenic substance and its relation to thrombo-angiitis obliterans. Arch. int. Med. **55**, 942 (1935). — MELENEY, F. L. and G. G. MILLER: A contribution to the study of thromboangiitis obliterans. Ann. Surg. **81**, 976 (1925). — MERKELBACH, O.: Endarteriitis obliterans WINIWARTER. Homonyme Hemianopsie und Spontangangrän an der unteren Extremität. Z. klin. Med. **124**, 66 (1933). — MESCHEDE, H.: Zur Frage der juvenilen Gangrän und periarteriellen Sympathektomie nach LERICHE. Wien. klin. Wschr. **1929 II**, 1138. — MÉSZÁROS, K.: Arteriitis obliterans (Thromboangiitis BUERGER) als familiäre Erkrankung. Dtsch. Arch. klin. Med. **171**, 391 (1931). — Thromboangiitis obliterans mit Veränderungen am Augenhintergrund. Dtsch. Arch. klin. Med. **180**, 526 (1937). — MEULENGRACHT u. OLLGAARD: Thromboangiitis obliterans (BUERGERS Sjgdan) hos 2 Eetaegstvillinger. Hosp.tid. (dän.) **76**, 397 (1933). — MEWES, H.: Über cerebrale Beteiligung bei der Thrombangiitis obliterans. Nervenarzt **1938**, 127. — MEYER, J.: Intermittend claudication (thromboangiitis obliterans) involving the intestinal tract. J. amer. med. Assoc. **83 II**, 1414 (1924). — MEYER, W.: A further contribution to the etiology of thromboangiitis obliterans. Med. Rec. **97**, 425 (1920). — MICHELS, E.: Über angiosklerotische Gangrän bei jugendlichen Individuen. Klin. Jb. **21**, 557 (1909). — MIKUNI, M.: Thromboangiitis obliterans am Auge. Acta Soc. ophthalm. jap. **40**, 1182 (1936). — MILLMAN, S.: Thromboangiitis obliterans in a woman. Report of a case. Amer. Heart J. **15**, 746 (1938). — MOLITORIS, H. O.: Über Thromboangiitis obliterans BUERGER auf Grund des Untersuchungsergebnisses bei 10 Extremitäten von 8 neuen Fällen. Inaug.-Diss. Erlangen 1933. — MORAWITZ u. BRUGSCH: Gefäßkrankheiten. Neue Deutsche Klinik, Bd. 11. 1933. — MUSSER, J. H.: Tobacco sensitiveness in thromboangiitis obliterans. Amer. J. med. Sci. **185**, 279 (1933).

NECHAT, O.: Contribution à l'étude histopathologique de la thrombo-angéite oblitérante, juvenile. Ann. d'Anat. path. **7**, 317 (1930). — NIEMEYER, R.: Über primäre Endarteriitis obliterans der Extremitäten. Zbl. Herzkrkh. **13**, 273 (1921). — NOBLE, T. P.: Thromboangiitis obliterans in Siam. Lancet **1931 I**, 288. — NORPOTH, L.: Thromboangiitis obliterans mit Beteiligung der Abdominalgefäße. Münch. med. Wschr. **1932 II**, 1470. — NUSSELT, H.: Über endokrin-vegetative Störungen bei der BUERGERschen Thromboangiitis obliterans. Arch. f. Dermat. **169**, 29 (1934).

OPPEL, W.: Spontangangräne. Monogr. Petrograd 1923.

PÄSSLER: Thromboangiitis obliterans (Morbus BUERGER). Zbl. Hautkrkh. **57**, 250 (1938). — PAINTER, C.: Thromboangiitis obliterans. New England J. Med. **199**, 13 (1928). — PARSON, G. W.: Case of thromboangiitis obliterans in negroid. Texas State J. Med. **32**, 546 (1936). — PERLA, D.: An analysis of 41 cases of thromboangiitis obliterans. Surg. etc. **41**, 21 (1925). — PHILIPS, H. B. and I. S. TUNICK: Roentgen-ray therapy of thromboangiitis obliterans. J. amer. med. Assoc. **84 II**, 1469 (1925). — POPKEN, C.: Über juvenile Spontangangrän (Thromboangiitis obliterans). Beitr. path. Anat. **97**, 396 (1937). — PYRO, R.: Zur Deutung verschiedener Gangrän herbeiführender Gliedmaßenschäden. Z. Kreislaufforsch. **28**, 305, 337 (1936).

RECHTMAN, A. M.: Thromboangiitis obliterans (BUERGERS disease). Med. J. a. Rec. **129 I**, 367 (1929). — RIEDEL: Endarteriitis circumscripta A. femoralis mit nachfolgender Gangrän. Zbl. Chir. **1888**, 554. — RIEDER, W.: Die Endangiitis obliterans und ihre Behandlung. Arch. klin. Chir. **172**, 458 (1933). — RÖPKE: Spontangangrän der Extremitäten. Arch. klin. Chir. **173**, 720 (1932). — ROLANDO, S.: Nuovo contributo alla conoscenza della patogenesi del morbo di BUERGER. Boll. Soc. piemont. Chir. **4**, 847 (1934).

SAMUELS, S. S.: The incidence of thrombo-angiitis obliterans in brothers. Amer. J. med. Sci. **183**, 465 (1932). — SAPHIR, O.: Thromboangiitis obliterans of the coronary arteries and its relation to arteriosclerosis. Amer. Heart J. **12**, 521 (1936). — SCALA, G.: Gangrän der Extremitäten mit besonderer Form der Endoarteriitis obliterans. Ref. Z. Kreislaufforsch. **22**, 293 (1930). — SCHLESINGER, H.: Die Gangrängefahr bei dem intermittierenden Hinken. Med. Klin. **1933 I**, 248. — SCHMERER: Beitrag zu MARCHESANIS Anschauung von der Entstehung der juvenilen rezidivierenden Glaskörperchenblutungen. Klin. Mbl. Augenheilk. **93**, 821 (1934). — SCHRAPF, R.: Sur la maladie de BUERGER. Presse méd. **35**, 946

(1927). — SCHÜPBACH, A.: Thromboangiitis obliterans. Demonstr. Ref. Schweiz. med. Wschr. **68**, 1259 (1938). — SCHUM, H.: Das Krankheitsbild der juvenilen Gangrän. Bruns' Beitr. **146**, 551 (1929). Lit. — SCUPHAM, G. W. and G. TAKÁTS: Progress in internal medicine. Peripheral vasculardiseases. Arch. int. Med. **60**, 522 (1937). — SEBERT, F.: Über intermittierendes Hinken mit Gangränfolge bei Jugendlichen. Münch. med. Wschr. **1928 II**, 1551. — SIGLER, L. H.: Study of thrombo-angiitis obliterans. Ann. clin. Med. **3**, 475 (1925). — SILBERT, S.: The treatment of thrombo-angiitis obliterans by intravenous injection of hypertonie salt solution. J. amer. med. Assoc. **86 II**, 1759 (1926). — Thromboangiitis obliterans in women. Report of two cases. Ann. Surg. **101**, 324 (1935). — Thromboangiitis obliterans and ADDISONS disease in the same patient. J. amer. med. Assoc. **108 I**, 551 (1937). — SMITH, C. A.: Thrombo-angiitis obliterans: Report of a case in negro. Texas State J. Med. **32**, 462 (1936). — SPATZ, H.: Über die Beteiligung des Gehirns bei der v. WINIWARTER-BUERGERschen Krankheit (Thrombo-endangiitis obliterans). Dtsch. Z. Nervenheilk. **136**, 86 (1935). — SPONHEIMER, K.: Zur Frage der anatomischen Grundlage der Spontangangrän. Beitr. path. Anat. **82**, 122 (1929). — STAPF, A.: Spontane Extremitätengangrän im jüngeren Lebensalter. Erscheinungsformen zur Pathogenese und Ätiologie. Arch. klin. Chir. **158**, 297 (1930). — STAUDER, K. H.: Neurologische Störungen bei Thromboangiitis obliterans (BUERGER). Klin. Wschr. **1934 II**, 1784. — STENDER, A.: Zur Symptomatologie und Therapie der cerebralen Form der Endangiitis obliterans. Z. Neur. **156**, 761 (1936). — STERNBERG, C.: Ein Fall von Spontangangrän auf Grund einer Gefäßerkrankung. Wien. klin. Wschr. **1895 I**, 650, 687. — Endarteriitis und Endophlebitis obliterans und ihr Verhältnis zur spontanen Gangrän. Virchows Arch. **161**, 199 (1900). Lit. — STRÄUSSLER, E., R. FRIEDMANN u. J. SCHEINKER: Über die Endangiitis obliterans (v. WINIWARTER-BUERGERsche Krankheit) unter besonderer Berücksichtigung der Hirnveränderungen. Z. Neur. **160**, 155 (1937). — SULZBERGER, M. B.: Recent immunologic studies in hypertensivity to tobacco. J. amer. med. Assoc. **102**, 11 (1934).

TAUBE, N.: Mesentric involvement in BUERGERS disease. (Thrombo-angiitis obliterans.) J. amer. med. Assoc. **96 II**, 1469 (1931). — TELFORD, E. D. and S. B. STOPFORD: Thromboangiitis obliterans. Brit. med. J. **1935**, 863. — THOMAS, H. M. jr.: Persistent leucocytosis in the early stages of thromboangiitis obliterans. Amer. J. med. Sci. **165**, 86 (1923). — TODYO: Beitrag zur Pathogenese der sog. spontanen Gangrän. Arch. klin. Chir. **97**, 640 (1912).

UYAMA, Y.: Über das Vorkommen der sog. „Thromboangiitis obliterans am Auge“ unter Berücksichtigung anatomischer Untersuchungen. Graefes Arch. **137**, 398 (1937).

WEBER, PARKES F.: Thrombo-angiitis obliterans in father and son. Lancet **1937 II**, 72. WEBER, PARKES F. and H. HUBER: Stammbaumuntersuchung bei der Thromboangiitis obliterans. Dtsch. med. Wschr. **1939 I**, 256. — WEBER, F. PARKES, H. RAST and O. LUTTEROTTI: Thromboangiitis obliterans in non hebrew subjects. Brit. med. J. **1930 II**, 279. — WEISS, E.: Untersuchungen über die spontane Gangrän. Dtsch. Z. Chir. **40**, 1 (1895). — WIETING: Die angiosklerotische Gangrän und ihre operative Behandlung. Dtsch. med. Wschr. **1908 II**, 1217. — WILENSKY, N. D. and W. S. COLLENS: Thrombo-angiitis obliterans in sisters. J. amer. med. Assoc. **110 II**, 1746 (1938). — WINIWARTER, F. v.: Über eine eigentümliche Form von Endarteriitis und Endophlebitis mit Gangrän des Fußes. Arch. klin. Chir. **23**, 202 (1879). — WULFF, P.: Über Spontangangrän jugendlicher Individuen. Dtsch. Z. Chir. **58**, 478 (1901).

YATER, W. M.: Thromboangiitis obliterans in negroes. Amer. Heart J. **13**, 511 (1937).

ZELLER, O.: Die präsenile Gangrän der Extremitäten. Jkurse Fortbildg **19**, H. 12, 36 (1928). — ZOEGE-MANTEUFFEL, W. v.: Über Arteriosklerose und Rheumatismus an den unteren Extremitäten. Arch. klin. Chir. **45**, 222 (1893).

8. RAYNAUDsche Krankheit.

ACHARD, P.: Sur un cas de gangrène symétrique des doigts à évolution eiguë. Inaug.-Diss. Paris 1934. — ADSON, A. W. and G. E. BROWN: RAYNAUDS disease of the upper extremities. J. amer. med. Assoc. **92 I**, 444 (1929). — AITKEN, C. C.: A case of RAYNAUDS disease associated with uremia. Lancet **1896 II**, 875. — ALLEN, E. and G. E. BROWN: RAYNAUDS disease. A clinical study of 147 cases. J. amer. med. Assoc. **99**, 1472 (1932). — RAYNAUDS disease affecting men. Ann. int. Med. **5**, 1384 (1932). — ARNING, E.: Ein schwerer Fall von Morbus RAYNAUD. Arch. f. Dermat. **84**, 1 (1907). — ASSMANN, H.: Über periphere Gefäßstörungen im jugendlichen und mittleren Alter. Klin. Wschr. **1929 II**, 1342.

BAJPAYEE, A. P.: A case of RAYNAUDS disease. Indian med. Gaz. **64**, 692 (1929). — BEALE, C.: Symmetrical gangrene. Brit. med. J. **1887 I**, 730. — BERNHEIM, A. R. and I. H. GARLOCK: Parathyroidectomy for RAYNAUDS disease and scleroderma. Ann. Surg. **101**, 1012 (1935). — BLAAUW, E. E.: Die Augensymptome der RAYNAUDschen Krankheit. Slg Abh. Augenheilk. **9**, 1 (1913). — BLEZINGER, O.: Zit. nach CURSCHMANN. Inaug.-Diss. Tübingen 1907. — BLOCH, E.: RAYNAUDsche Krankheit und Hypophyse. Klin. Wschr. **1927 I**, 457. — BLOOMFIELD, M. D.: Neurovascular gangrene. Med. Rec. **84**, 829 (1913). —

BORAK, J.: Über die Knochenveränderungen bei der RAYNAUDschen Erkrankung. Fortschr. Röntgenstr. 36, 609 (1927). — Zur Pathogenese und Therapie der RAYNAUDschen Krankheit. Z. Neur. 111, 1 (1927). — BOROWSKY, M. L.: Zur Frage über die Pathogenese zur RAYNAUDschen Krankheit. Dtsch. Z. Nervenheilk. 114, 332 (1930). — BORY, L.: Un cas de morphée cervicale associée à une maladie de RAYNAUD. Bull. Soc. franç. Dermat. 36, 952, 1007 (1929). — BRAEUCKER, W.: Die Behandlung der RAYNAUDschen Krankheit. Arch. klin. Chir. 167, 807 (1931). — BRAMANN: Über symmetrische Gangrän. Zbl. Chir. (Beil.) 16, 39 (1889). — BROWN, G. E.: Three cases of vascular diseases affecting the feet. Med. Clin. N. Amer. 8, 1189 (1925).

CARP, L.: The association of RAYNAUDS disease with cerebral symptoms. Arch. Surg. 22, 409 (1931). — CASSIRER: Die vasomotorisch-trophischen Neurosen. Monogr. Berlin 1912, S. 275. Lit. bis 1912, S. 922. — Die symmetrische Gangrän (Asphyxie locale symétrique, RAYNAUDsche Krankheit). OPPENHEIMS Lehrbuch der Nervenkrankheiten, 7. Aufl., Bd. II, S. 2138. 1923. — CASSIRER, R. u. R. HIRSCHFELD: Vasomotorisch-trophische Erkrankungen. KRAUS-BRUGSCHS Spezielle Pathologie und Therapie innerer Krankheiten, Bd. X, Teil 3, S. 557. 1924. — Vasomotorisch-trophische Erkrankungen. I. Die RAYNAUDsche Krankheit. Handbuch der Neurologie, Bd. 17, S. 246. 1935. (Lit.). — CASTANA, V.: Forma anomala di Morbo di RAYNAUD in un lattante. Pediatria 31, 1305 (1923). — CATTANEO, D.: Morbo di RAYNAUD e cataratta. Arch. Ottalm. 38, 684 (1931). — CHOURAQUI, A.: Calcifications sous-cutanées accompagnant un syndrome de RAYNAUD. Bull. Soc. franç. Electrothér. et Radiol. méd. 44, 397 (1935). — CHRISTMAN, H. E.: Calcareous concretions in RAYNAUDS disease. Amer. J. Roentgenol. 30, 177 (1933). — COLMAN, W. S. and J. TAYLOR: Case of RAYNAUDS disease. Clin. Soc. Transact. 23, 195 (1890). — CURSCHMANN, H.: Vasomotorische und trophische Erkrankungen. II. RAYNAUDsche Krankheit. Handbuch der inneren Medizin, herausgeg. von BERGMANN und STAEHELIN, Bd. V/2, S. 1466. 1926.

DAL MASO, P.: Contributo allo studio clinico del morbo di RAYNAUD. Policlinico, sez. prat. 33, 581 (1926). — DANNIGER, H.: Ein Fall von RAYNAUDscher Krankheit mit Obduktionsbefund. Diss. Freiburg 1933. Lit. — DAVIS, H.: Kalkablagerungen und Sclerodaktylie bei RAYNAUDS disease. Amer. J. Dermat. a. genito-urin. Dis. 16, H. 11. — DIEHL, A.: Familiäres Auftreten von vasomotorisch-trophischen Störungen. Mschr. Psychiatr. 10, 401 (1901). — DISSELBECK, L. u. P. UHLENBRUCK: Der Brand der Extremitäten. Monogr. Erg. inn. Med. 47, 606 (1934). — DUPÉRIÉ, R.: Le syndrome de RAYNAUD chez le nourisson. Paris méd. 14 II, 222 (1924). — DURAND, C. M. DE u. J. D. BOBILLO: Symmetrische Gangrän bei einem Neugeborenen. Semaina méd. (span.) 1935 II, 725.

FISCHER-WASELS: Die funktionellen Störungen des peripheren Kreislaufs. Frankf. Z. Path. 45, 1 (1933). — FLANDIN, CH., POUMEAU-DELILLE et A. BOGAERT: Un cas de causalgie avec syndrome de RAYNAUD et érythromélalgie post-traumatique. Bull. Soc. méd. Hôp. Paris, III. s. 1931, 1293. — FONTAINE, L.: D'une pathogénie endocrinienne du syndrome de RAYNAUD et de divers syndromes vaso-moteurs. Thèse de Toulouse 1912, No 996. — FULTON, J. F.: Vasomotor and reflex sequelae of unilateral cervical and lumbar ramisectomy in a case of RAYNAUD disease. Amer. Surg. 88, 827 (1928). (Engl. Lit.).

GAGEL, O. u. J. M. WATTS: Zur Pathogenese der RAYNAUDschen Gangrän. Z. klin. Med. 122, 110 (1932). — GENNES, L. DE et P. ISAAC-GEORGES: Sur un cas de syndrome de RAYNAUD avec gangrène symétrique des extrémités. Bull. Soc. méd. Hôp. Paris, III. s. 1926, 353. — GERBIS: Bleigangrän oder RAYNAUDsche Krankheit. Ärztl. Sachverst.ztg 36, 161 (1930). — GEWIN, W. C.: RAYNAUDS disease: with a report of a case. Amer. J. Surg. 19, 188 (1915). — GRENET, H. et P. ISAAK-GEORGES: L'exploration oscillométrique des artères des membres au cours du syndrome de RAYNAUD. Presse méd. 34, 449 (1926). — GROTE: Zit. nach LENZ: BAUR-FISCHER-LENZ, Menschliche Erblehre, 4. Aufl., S. 377. 1936. — GRUBER, G. B.: Vorweisungen zur speziellen Pathologie der Gefäße bei Vasoneurosen. Zbl. Path. 50, 390 (1931).

HILLER, F.: Die Zirkulationsstörungen des Rückenmarks und Gehirns. V. a. Cerebrale Angiospasmen und RAYNAUDsche Krankheit. Handbuch der Neurologie, Bd. XI, S. 258. 1936. — HNÁTEK, J.: Beitrag zur Erkenntnis der Pathogenese der RAYNAUDschen Krankheit. Wien. klin. Rdsch. 20, 781, 803 (1906). — HOESSLIN, H. v.: Zur Kenntnis der RAYNAUDschen Krankheit. Münch. med. Wschr. 1910 II, 1534. — HUNT, J. H.: The RAYNAUD phenomena: a critical review. Quart. J. Med., N. s. 5, 399 (1936).

IWAI, S. and N. MEI-SAI: Etiology of RAYNAUDS disease. Trans. 6. congr. Eastern Assoc. trop. Med. Tokyo 1925. I. 1926, p. 905.

JUST, G.: Jkurse ärztl. Fortbildg 27, 32 (1936).

KAPITAN, J. C.: Ein Fall von RAYNAUDscher Krankheit. Geneesk. Tijdschr. Nederl.-Indië 74, 242 (1934). — KNAPP, P.: RAYNAUDsche Krankheit. Mbl. Augenheilk. 93, 466 (1934). — KOCH, P.: Über das Zusammentreffen einer familiär-hereditären Form der RAYNAUDschen Krankheit mit Sklerodermie und Migräne. Inaug.-Diss. Marburg 1921. — Die Klinik der peripheren Zirkulationsstörungen und Gangrän der Extremitäten. Bratislav.

lék. Listy **9**, 784 (1929). — KOPF, H.: Hypophyse und RAYNAUDsche Krankheit. Münch. med. Wschr. **1925 I**, 940. — KORNBLUM, K.: Bone changes in RAYNAUDs disease as revealed by the Roentgen ray. Amer. J. Roentgenol. **21**, 448 (1929). — KRAUSE, P.: Röntgenogramme von Fällen RAYNAUDscher Krankheit. Sitzgsber. Fortschr. Röntgenstr. **10**, 246 (1906/07).

LANDAU, A. et R. HERMAN: Acrocyanose chronique compliquée d'un syndrome de maladie de RAYNAUD. Arch. Mal. Coeur **26**, 560 (1933). — LANGE, F.: Durchblutungsstörung der Gliederspitzen. Münch. med. Wschr. **1937 I**, 164. — LEHRNBECHER, A.: Über Calcinosis interstitialis und ihre Beziehungen zur RAYNAUDschen Krankheit. Bruns' Beitr. **142**, 380 (1928). — LERICHE, R. et R. FONTAINE: Sur la nature de la maladie de RAYNAUD. Presse méd. **1932 II**, 1921. — Résultats du traitement chirurgical de la maladie de RAYNAUD. Presse méd. **1933 I**, 233. — LEWIS, TH.: Experiments relating to the peripheral mechanism involved in spasmodic arrest of the circulation in the fingers, a variety of RAYNAUDs disease. Heart **13**, 7 (1929). — RAYNAUDs disease, with special reference to the nature of the malady. Brit. med. J. **1932**, Nr 3733, 136. — Gefäßstörungen der Gliedmaßen. Leipzig: Georg Thieme 1938. — LEWIS, TH. and E. M. LANDIS: Further observations upon a variety of RAYNAUDs disease. Heart **15**, 329 (1931). — LEWIS, TH. and G. W. PICKERING: Observations upon maladies in which the blood suply to digits ceases intermittently or permanently, and upon bilateral gangrene of digits; observations revelant to so-called „RAYNAUDs disease". Clin. Sci. **1**, 327 (1934). — LINSER, P.: Über die Epidermolysis bullosa hereditaria und ihren Zusammenhang mit der RAYNAUDschen Krankheit. Arch. f. Dermat. **84**, 369 (1907). — LÜDTKE, G.: Paradentose bei RAYNAUDscher Krankheit. Diss. Berlin 1934. — LUSTIG, A. A.: Ein Fall von RAYNAUDscher Krankheit. Münch. med. Wschr. **1908 II**, 2384.

MAKINS, G. H.: A case of spontaneous gangrene of toes in a child with some remarks on its nature. St. Thomas Hosp. Rep. **12**, 155 (1883). — MARTINET, A.: Syndrome de RAYNAUD et hyposphyxie constitutionelle; il n'y a pas de maladie de RAYNAUD. Presse méd. **28**, 565 (1920). — MIRENGHI, N.: Ricerche sulla vasoregolazione cutanea nel morbo di RAYNAUD. Boll. Soc. ital. Dermat. **1931**, 167. — MONRO, TH. K.: RAYNAUDs disease with gangrene of the ear. Chorea with RAYNAUDs disease. Glasgow med. J. **47**, 92 (1897). — RAYNAUDs disease. Monogr. Glasgow 1899. — MUCHA, V.: Die RAYNAUDsche Krankheit. Monogr. Lit. Handbuch der Haut- und Geschlechtskrankheiten, herausgeg. von J. JADASSOHN, Bd. VI/2, S. 273. 1928. — MÜLLER, O.: Capillarbefunde bei vasomotorischer Konstitution. Z. angew. Anat. **6**, 175 (1920). — Die Capillaren der menschlichen Körperoberfläche. Stuttgart: Ferdinand Enke 1922. — Die Capillaren und ihre Krankheiten. Wien. med. Wschr. **1926 I**, 427 u. 485.

NEALE, A. V. and F. A. R. STAMMERS: RAYNAUDs syndrome treated by sympathectomy. Proc. roy. Soc. Med., Sect. Childr. Dis. **26**, 1542 (1933). — NÉKAM: Arbeiten aus dem dermatologischen Institut Orvosi hetilap. Beil. Orv. Hetil. (ung.) **29 I** (1903). Zit. nach CURSCHMANN. — NOBÉCOURT: Syndrome de MAURICE RAYNAUD et de WEIR-MITCHELL chez les enfants. Progrès méd. **52**, 165 (1924). — NORMAN: Die cerebralen Begleiterscheinungen der RAYNAUDschen Krankheit. Lancet **1916 I**.

OPPEL, A. W.: Die RAYNAUDsche Krankheit als Hyperadrenalinanemia. Arch. klin. Chir. **149**, 301 (1928). — OSBORNE, O. T.: RAYNAUDs syndrome: RAYNAUDs disease. Amer. J. med. Sci. **150** (1915). — OSLER, W.: On diffuse scleroderma with special reference to diagnosis and to the use of tyroid-gland extract. J. cutan. a. genito-urin. Dis. **16**, 49, 127 (1898).

PALLASSE, J. DECHAUME et ARNAUD: Lésions de la chaîne sympatique dans la maladie de RAYNAUD. Lyon. méd. **1931 II**, 117. — PANCRAZIO, F.: Sul morbo di RAYNAUD. Atti Soc. med. chir. Padova 8, 119 (1931). — PARRISIUS, W.: Capillarstudien bei Vasoneurosen. Dtsch. Z. Nervenheilk. **72**, 310 (1921). — PAULINY-TÓTH, I.: RAYNAUDsche Gangrän. Bratislav. lék. Listy **9**, 958 (1929). — PAUTRIER, L. M. et P. LANZENBERG: Cas de maladie de RAYNAUD à forme mutilante des deux mains. Bull. Soc. franç. Dermat. **42**, 842 (1935). — PEET, M. and E. A. KAHN: Vasomotor phenomena allied to RAYNAUDs syndrome. Arch. of Neur. **35**, 79 (1936). — POLLAK, F.: Zur Frage der cerebralen Trophik. Arch. f. Psychiatr. **89**, 788 (1930). — POSPELOW: Ein Fall von RAYNAUDscher Krankheit. Mosk. vener. u. dermat. Ges., 27. März 1892. Ref. Mh. Dermat. **1893 I**, 167. — PRIBRAM, B. O.: Hypophyse und RAYNAUDsche Krankheit. Münch. med. Wschr. **1920 II**, 1284. — PRINZMETAL, M.: Studies of the mechanism of circulatory insufficiency in RAYNAUDs disease in association with sclerodactylia. Arch. int. Med. **58**, 309 (1936).

RATSCHOW, M.: Diagnostik der peripheren Durchblutungsstörungen. Erg. inn. Med. **48**, 261 (1935). Lit. — Die peripheren Durchblutungsstörungen. Med. Prax. **27** (1939). — RAYNAUD, M.: De l'asphyxie locale et de la gangrène symétrique des extrémités. Paris: L. Leclerc 1862. — Traitement du diabète. Thèse d'agrégation. Paris 1869. — Gangrène symétrique des extrémités. JACCOUD: Nouv. dictionn. méd. et chir. pratique **15**, 636 (1872). — Nouvelles recherches sur la nature et le traitement de l'asphyxie locale des extrémités. Arch. gén. Méd. **1874 I**, 1. — RECHTMAN, A. M.: RAYNAUDs disease in man. Ann. int. Med. **10**, 549 (1936/37). — RICHET, CH. FILS, M. SOURDEL et A. MEYER-HEINE:

Syndrome de RAYNAUD consécutif à une hématémèse. Bull. Soc. méd. Paris, III. s. **1934**, 993. — RIEDER, W.: Klinik und Pathologie der RAYNAUDschen Erkrankung. Arch. klin. Chir. **159**, 1 (1930). — RUD, E.: Ein Fall von RAYNAUDscher Krankheit mit Nebenniereninsuffizienz. Hosp.tid. (dän.) **70**, 45 (1927). — RÜLF, J.: Intermittierende Gangstörung auf angioneurotischer Grundlage, kombiniert mit RAYNAUDscher Krankheit. Arch. f. Psychiatr. **56**, 899 (1916).

SAIZEV, N. P.: Morbus RAYNAUD. Sovet. Klin. (russ.) **20**, 478 (1934). Ref. Zbl. Neur. **76**, 678 (1935). — SANNICANDRO, G.: Sindromi di RAYNAUD e di WEIR-MITCHELL ed ipofisi. Endocrinologia **3**, 79 (1928). — SCHARAPOW, B. J.: Veränderungen am Nervensystem bei der spontanen Gangrän. Z. Neur. **123**, 227 (1930). — SCHNEIDER, E.: Zur Exstirpation des Ganglion stellatum bei der RAYNAUDschen Krankheit. Zbl. Chir. **65 I**, 402 (1938). — SCHLESINGER, H.: Funktionelle Gefäßstörungen, ihre interne und chirurgische Behandlung. Dtsch. med. Wschr. **1927 I**, 307. — SIMPSON, CH.: Brit. med. J. **1891 I**, 809. — Remarks on RAYNAUDs disease with cases. Edinburgh med. J. **1893 I**, 1030. — SIMPSON, S. L., G. E. BROWN and W. A. ADSON: RAYNAUDs disease. Evidence that it is a type of vasomotor neurosis. Arch. of Neur. **26**, 687 (1931). — SMITH: Case of spontaneous gangrene of the thumb and fingers of the right hand. Clin. Soc. Transact. **13**, 196 (1880). — STAEMMLER, M.: Anatomische Befunde am sympathischen Nervensystem bei vasomotorischen Neurosen. Dtsch. med. Wschr. **1924 I**, 457. — SUNDER-PLASSMANN, P. u. K. MÜLLER: Morbus RAYNAUD und neuro-vegetativ-hormonales System. Klin. Wschr. **1937 I**, 152. — Zum RAYNAUD-Problem. Zbl. Chir. **65 I**, 994 (1938).

ULLRICH, O.: Über familiäre „symmetrische Gangrän" mit Beginn in der Neugeburtsperiode. Z. Kinderheilk. **42**, 272 (1926). — RAYNAUDsches Symptom im frühen Säuglingsalter. Münch. med. Wschr. **1928 I**, 200.

VLAVIANOS, G. J.: Beitrag zu den sogenannten Vasoneurosen, speziell der RAYNAUDschen Krankheit. Z. Neur. **132**, 287 (1931).

WEBER-PARKES, F.: RAYNAUDs syndrome in a non-syphilitic infant, with a remarkable family history. Brit. J. Childr. Dis. **20**, 25 (1923). — WEISS, M.: Über sogenannte symmetrische Gangrän. Wien. Klin. **1882**, 347. — WEST, S.: RAYNAUDs disease. Brit. med. J. **1889 I**, 359.

ZELLER, O.: Die präsenile Gangrän der Extremitäten, RAYNAUDsche Krankheit und Erythromelalgie. Jkurse ärztl. Fortbildg **19**, H. 12, 36 (1928).

9. Capillaren — Vasoneurose.

BAYER, W.: Das Endothelsymptom und seine Beeinflußbarkeit. Die „Endothelasthenie". Jb. Kinderheilk. **128**, 311 (1930). — BOCK, K.: Über die Anklopferkrankheit und ihre Beziehungen zur vasoneurotischen Diathese. Ein Beitrag zur praktischen Capillarmikroskopie. Med. Welt **1933 I**, 948. — BRIEGER, H.: Zur Anwendung der Capillarmikroskopie nach JAENSCH-HOEPFNER-WITTNEBEN. Dtsch. Z. öff. Gesdh.pfl. **4**, 221 (1928).

CAVALCANTI, R.: Acrocyanose. Arch. Mal. Coeur **30**, 141 (1937). — COCHOL, E. u. O. KUDRJAŠOVA: Erfahrungen mit der Anwendung der Capillaroskopie im frühen Kindesalter. Ž. Izuč. rann. det. Vozr. (russ.) **10**, 591 (1929). (Deutsche Zusammenfassung.) Ref. Zbl. Neur. **57**, 535 (1930). — COMBY, J.: L'acrocyanose permanente des jeunes sujets. Arch. Méd. Enf. **31**, 645 (1928).

DOXIADES, L. u. W. UHSE: Neue klinische Befunde an Zwillingen. Mschr. Kinderheilk. **62**, 196 (1934).

ERNST, K.: Die Capillaren des Menschen. Neue Deutsche Klinik, Bd. 13, S. 64, 3. Erg.-Bd. 1935.

FISCHER, L.: Über allgemeine und örtliche Veränderungen am Capillarsystem. Klin. Wschr. **1931 II**, 1337. — Capillarbefunde an der Lippenschleimhaut und ihre Bedeutung. Z. Konstit.lehre **17**, 525 (1933). — FRASER, J.: Circulatory diseases of the extremities. Brit. med. J. **1935**, Nr 3869, 401.

GOLDBECK-LÖWE: Über die Rolle der Capillarmikroskopie bei der Beurteilung von angeblichen „traumatischen Neurosen". Münch. med. Wschr. **1929 I**, 491. — GRIGOROWA, O. P.: Zur Frage der Genese der Capillaren. Z. angew. Anat. **17**, 428 (1933).

HOEPFNER, TH.: Die Strukturbilder der menschlichen Nagelfalzcapillaren und ihre Bedeutung im Zusammenhang mit Schilddrüsenveränderungen sowie gewissen Schwachsinns- und Neuroseformen. Veröff. Med.verw. **26**, 1 (1928). — Beziehungen zwischen Konstitution, Körpermotorik und Sprachmotorik zu capillarmikroskopischen Ergebnissen. Mschr. Ohrenheilk. **62**, 836 (1928).

JAENSCH, W.: Capillaren und Konstitution. Verh. Ges. Heilpädag. **1931**, Teil 2, 289. — JAENSCH, W. u. O. GUNDERMANN: Klinische Rassenhygiene und Eugenik. Veröff. Med.verw. **43**, H. 1 (1934). — Methode und praktische Grundlagen einer capillarmikroskopischen Reifungskontrolle bei Kindern. Kinderärztl. Prax. **5**, 77, 128 (1934). — JAMIN, F.: Nagelfalzcapillaren und konstitutionelle Eigenart. Z. Neur. **131**, 114 (1931).

Kahle, H. R.: Capillarformen bei Schwachsinnigen und ihre Beziehungen zur geistigen Entwicklung. Arch. Psychiatr. **81**, 629 (1927). — Kleinschmidt, I.: Capillarmikroskopische Beobachtungen am Nagelwall bei Kindern. Sitzgsber. physik.-med. Soz. Erlangen **63/64**, 239 (1933). — Klotz, R.: Die Atonie der Capillaren als organische Grundlage von Neurasthenie und Neurosen. Z. Kreislaufforsch. **21** (1929). — Knittel, G.: Die Jaenschsche und die Otfr. Müllersche Auffassung des Capillarbildes bei Schwachsinnigen. Klin. Wschr. **1930 II**, 2389.

Lange, F.: Die Gestalt der Blutcapillaren bei Hypertonie. Dtsch. Arch. klin. Med. **152**, 302 (1926). — Leader, S. and M. Grozin: Capillary development and its relation to the intelligence of children with mongolism. Amer. J. Dis. Childr. **49**, 1169 (1935). — Lederer, E. v.: Capillarmikroskopische Studien. Mschr. Kinderheilk. **55**, 227 (1933). — Lehmann, W. u. J. Hartlieb: Capillaren bei Zwillingen. Z. menschl. Vererbgslehre **21**, 271 (1937). — Levi, L.: Sindromi associate acrocianotiche ed acromegaloidi e ricambio energetico. Arch. Pat. e Clin. med. **12**, 500 (1933). — Lottig: Beiträge zur angewandten Psychologie. Leipzig: Johann Ambrosius Barth 1931.

Mari, A.: La ricerca capillaroscopia in psychiatria. Riv. Pat. nerv. **40**, 588 (1932). — Marinesco, G., A. Bruch et G. Buttu: Recherches sur la corrélation entre les capillaires et la constitution. Bull. Sect. sci. Acad. roum. **15**, 70 (1932). — Mayer-List, R. u. G. Hübener: Die Capillarmikroskopie in ihrer Bedeutung zur Zwillingsforschung, zugleich ein Beitrag zur idiotypischen Bedingtheit des vegetativen Gefäßsyndroms. Münch. med. Wschr. **1925 II**, 2185. — Mees, J.: Beitrag zur Frage der Capillarmikroskopie als Forschungsmethode. Dtsch. med. Wschr. **1936 II**, 1722. — Morin, G.: Quelques idées nouvelles sur la pathologie des capillaires. J. Méd. Lyon **9**, 323, H. 202 (1928). — Müller, Otfr.: Capillarbefunde bei vasomotorischer Konstitution. Z. angew. Anat. **6**, 175 (1920). — Die Capillaren der menschlichen Körperoberfläche. Stuttgart: Ferdinand Enke 1922. — Die Capillaren und ihre Krankheiten. Karlsb. ärztl. Vortr. **7**, 3 (1926). — Über den praktischen Wert der Capillarpathologie. Dtsch. med. Wschr. **1930 I**, 575. — Nachwort zum Vortrag Knittel. Klin. Wschr. **1930 I**, 392.

Parrisius, W.: Capillarstudien bei Vasoneurosen. Dtsch. Z. Nervenheilk. **72**, 310 (1921). — Anomalien des peripheren Gefäßsystems als Krankheitsursache bei Menière und Glaukom. Münch. med. Wschr. **1924 I**, 224. — Popek, K.: Hautcapillaren — psychische Entwicklung — Konstitution. Rev. Neur. (tschech.) **26**, 337 (1929). (Englische Zusammenfassung.) — Pototzky, C.: Die klinischen Ergebnisse der Capillaroskopie bei neuropathischen und geistesschwachen Kindern. Mschr. Psychiatr. **69**, 188 (1928).

Ratschow, M.: Periphere Durchblutungsstörungen und Berufsschäden. Verh. dtsch. Ges. Kreislaufforsch. **9**, 220 (1936).

Schmidt, O.: Über Strukturbilder der menschlichen Nagelfalzcapillaren bei Hilfsschülern, Insassen des Jugendgefängnisses, Fürsorgezöglingen, Volksschülern und Aufbauschülern. Dtsch. Z. gerichtl. Med. **13**, 5 (1929). — Stefko, W. H. u. M. Glagolewa: Die rassen-konstitutionellen Beobachtungen an den Hautcapillaren. Die Nagelfalzcapillaren und die Schilddrüsen der Mongolen. Z. Konstit.lehre **16**, 291 (1931). — Suckow, H.: Capillarmikroskopie und Psychiatrie. Kritisches Referat. Zbl. Neur. **64**, 417 (1932). 240 Lit.-Angaben.

Ubenauf, K.: Die konstitutionell-pathologische Bedeutung der Capillarhemmung. Arch. Psychiatr. **100**, 700 (1933).

Villaret, M., L. J. Besancon, R. Cachera et R. Boucomont: Étude critique sur la pathogénie des troubles circulatoires périphériques. Arch. Mal. Coeur **27**, 725 (1934). — Volodin, A. u. J. Klebanski: Zur Klinik der Capillarstörungen. Russk. Klin. **10**, 142 (1928). (Deutsche Zusammenfassung.)

Weiss, B. u. O. Müller: Über Beobachtungen der Hautcapillaren und ihre klinische Bedeutung. Münch. med. Wschr. **1917 I**, 609. — Wittneben, W.: Capillaren und Konstitution. Verh. Ges. Heilpädag. **1931 II**, 317. Ref. Zbl. Neur. **63**, 403 (1932). — Wright, I. S. and A. W. Duryee: Human capillaries in health and in disease. Arch. int. Med. **52**, 545 (1933).

Erbbiologie und Erbpathologie des Blutes und der blutbildenden Organe.

Die Vererbung der Blutgruppen bei den Säugetieren.

Von S. SCHERMER, Göttingen.

Mit 5 Abbildungen.

I. Das Wesen der Blutgruppen.

Es gibt kaum ein Merkmal, das sich in der menschlichen Vererbungslehre als so fruchtbar erwiesen hat wie die Blutgruppen. Es lag daher nahe, auch die Tiere zu Blutgruppenuntersuchungen heranzuziehen, zumal daraus eine Vertiefung unserer Kenntnisse vom vergleichenden Standpunkt aus möglich erscheint. Im Gegensatz zu dem gewaltig angewachsenen Schrifttum über die menschlichen Blutgruppen müssen die bei Tieren auf diesem Gebiet vorhandenen Arbeiten immer noch als sehr spärlich bezeichnet werden.

Den Ausgangspunkt für die gesamte Blutgruppenforschung bildeten bekanntlich die mit der *Blutübertragung* auf den erkrankten Menschen gemachten Erfahrungen. Es zeigte sich, daß das Blut eines Individuums, in die Blutbahn eines anderen gebracht, bei diesem unter gewissen Umständen unverträglich ist, indem es nämlich schwere Erkrankungen, ja selbst den Tod bewirken kann. Es ist interessant, daß die ersten Blutübertragungen auf den Menschen mit Tierblut gemacht sind. Insbesondere ist Schafblut oft für diesen Zweck verwandt worden. Nach einer Zusammenstellung von LANDOIS aus dem Jahre 1875 sind bis dahin 129 im Schrifttum bekannte Tierblutübertragungen auf den Menschen vorgenommen worden. In 42 Fällen trat eine Heilung oder Besserung ein, in 25 Fällen war der Erfolg zweifelhaft, in 62 Fällen führte die Übertragung zu keinerlei Erfolg oder sogar zum Tode des betreffenden Menschen. Aus diesen Zahlen geht mit Deutlichkeit hervor, daß eine Tierblutübertragung auf den Menschen ein nicht ungefährlicher Eingriff ist. Man hat daher später kaum mehr Tierblut angewandt, sondern für diesen Zweck Menschenblut benutzt. Aber auch hierbei ereigneten sich immer wieder unglückliche Zufälle.

Sie lassen sich in folgender Weise erklären. Der Körper hat im allgemeinen das Bestreben, die ihm fremden Blutbestandteile abzubauen. Es ist anzunehmen, daß bei der Zerlegung fremder Eiweißstoffe innerhalb der Blutbahn Abbauprodukte entstehen, die schädigend, namentlich auf den Blutkreislauf, wirken und so die unerwünschten Zufälle herbeiführen. Letzten Endes ist die Blutübertragung ja nichts anderes als eine Gewebstransplantation. Wenn man bedenkt, daß körperfremde Transplantate mit Sicherheit nur bei eineiigen Zwillingen anwachsen, so kann die Unverträglichkeit fremdem Blutes nicht überraschen. Auffällig bleibt nur die Tatsache, daß fremdes Blut in vielen Fällen ohne Schädigung vertragen wird, in anderen dagegen nicht. Erst die Entdeckung der Blutgruppen durch LANDSTEINER zeigte, daß die eintretenden oder ausbleibenden Schädigungen an bestimmte Regeln gebunden sind.

Es ist möglich, diese Unverträglichkeit eines Blutes im Reagensglas zur Anschauung zu bringen. Vermischt man nämlich die roten Blutkörperchen des einen Individuums mit der Blutflüssigkeit oder dem Serum des anderen, so werden die Blutkörperchen gegebenenfalls zusammengeballt oder aufgelöst. Den ersten Vorgang bezeichnet man als *Hämagglutination*, den zweiten als Hämolyse. Es handelt sich also um aus der Immunitätslehre bekannte Vorgänge, die man wohl als die ersten Phasen einer Abwehrreaktion mit dem Ziel des Abbaus körperfremder Stoffe auffassen kann.

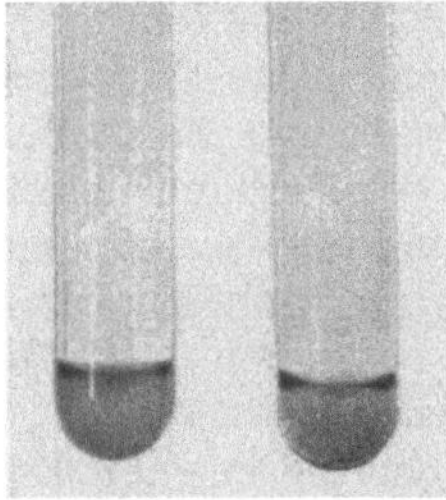

Abb. 1. Isoagglutination des Pferdeblutes; makroskopisch. Links negativ, rechts positiv.

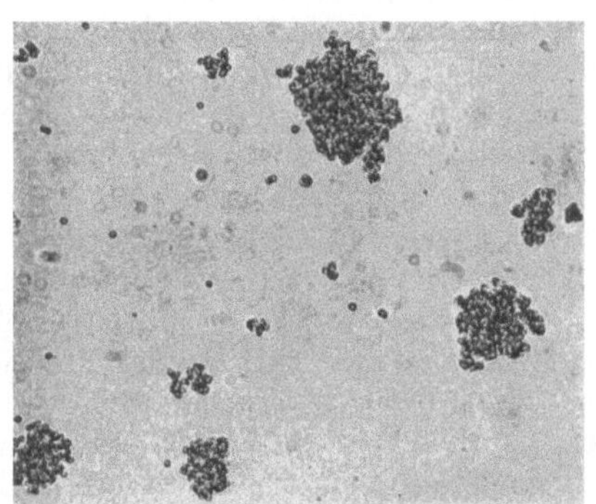

Abb. 2.

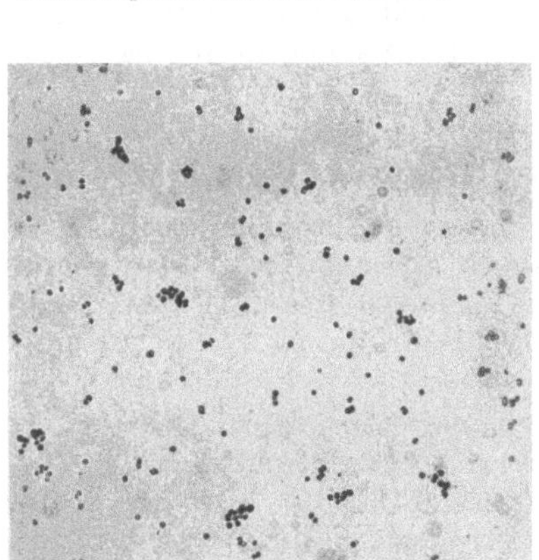

Abb. 3.

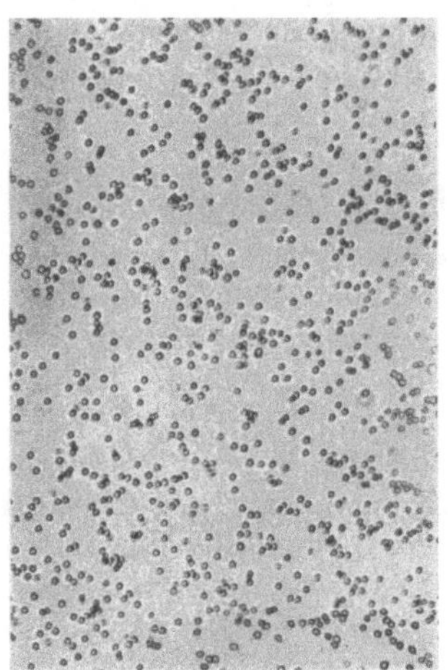

Abb. 4.

Abb. 2—4. Isoagglutination des Pferdeblutes; mikroskopisches Bild. Abb. 2, stark positive Reaktion. Abb. 3, schwach positive Reaktion. Abb. 4, negative Reaktion.

Zwischen Hämagglutination und Hämolyse bestehen enge Beziehungen. Jedes lytische Serum hat, sobald man es durch Erhitzen inaktiviert, auch die Fähigkeit zu agglutinieren. Nicht jedes agglutinierende Serum vermag aber eine Hämolyse herbeizuführen. Die Hämolyse ist die stärkere Abwehrreaktion und bedarf zu ihrer Wirkung des Komplements. Im übrigen verlaufen beide Reaktionen aber wesensgleich. Weil die hämolytischen Seren schneller unbrauchbar werden, die agglutinierenden überdies die größere Wirkungsbreite besitzen, hat sich die Hämagglutination für die Blutgruppenuntersuchung in erster Linie bewährt.

Damit eine Hämagglutination eintritt, ist es nötig, daß die Blutkörperchen des einen Individuums agglutinabel sind (sie enthalten ein *Agglutinogen*, auch Blutkörpercheneigenschaft, Receptor oder Antigen genannt) und daß im Serum des anderen ein *Agglutinin* (Serumeigenschaft, Antikörper, Antistoff) enthalten ist, das die Blutkörperchen zusammenballt. Tritt die Reaktion zwischen Blutbestandteilen verschiedener Tierarten ein, so spricht man von *Heteroagglutination*, werden dagegen die Blutkörperchen von Seren derselben Tierart zusammengeballt, so bezeichnet man die Reaktion als *Isoagglutination*.

Es ist nun bemerkenswert, daß es nicht nur agglutinable oder nichtagglutinable Blutkörperchen und dementsprechend agglutininhaltiges oder nichtagglutininhaltiges Serum schlechthin gibt, sondern daß innerhalb der gleichen Tierart, ja sogar bei demselben Individuum verschiedene Agglutinogene vorkommen können, die nur mit ganz bestimmten dazu passenden, also auch verschiedenen Agglutininen reagieren.

Um die Verhältnisse bei den Tieren zu übersehen, ist es zweckmäßig, von den am besten bekannten *Blutgruppen des Menschen* auszugehen. Bekanntlich gibt es hier zwei verschiedene agglutinable Blutkörpercheneigenschaften A und B und zwei ihnen entgegen gerichtete agglutinierende Serumeigenschaften Anti-A oder α und Anti-B oder β. Diese Eigenschaften können vorhanden sein oder fehlen. Daraus ergeben sich die 4 Blutgruppen, nämlich 0, A, B und AB. Nach der LANDSTEINERschen Regel finden sich in jedem Blut die physiologisch möglichen Serumeigenschaften, d. h. diejenigen, welche die eigenen Blutkörperchen nicht beeinflussen können. Es ergibt sich daraus folgende Gesamtstruktur der 4 Blutgruppen des Menschen: 1. $0\alpha\beta$, 2. $A\beta$, 3. $B\alpha$, 4. ABo.

Wenn auch inzwischen neue weitergehende Differenzierungen festgestellt sind, so kann trotzdem das 4-Gruppenschema LANDSTEINERs immer noch als gültig angesehen werden.

II. Blutgruppenfeststellung mit Hilfe von Immunseren.

Eine über das 4-Gruppenschema hinausgehende Differenzierung ließ sich beim Menschen insbesondere in dem Augenblick erreichen, als versucht wurde, neue Agglutinine durch *Immunisierung* von Versuchstieren mit Menschenblutkörperchen zu erzeugen. In der Regel werden für diesen Zweck Kaninchen benutzt.

Bei diesen Versuchstieren können nach entsprechender Vorbehandlung neben allgemeinen, gegen die betreffende Tierart gerichteten, also *artspezifischen Agglutininen*, auch solche entstehen, die eine Reaktion nur mit den Gruppeneigenschaften der für die Immunisierung verwandten Blutkörperchen geben, also *gruppenspezifische Agglutinine*. Wir sehen demnach, daß diese, die Blutkörpercheneigenschaften bedingenden Stoffe eine besondere antigene Wirkung ausüben können. Auf diesem Wege wurden Blutkörpercheneigenschaften aufgefunden, die wegen Mangels eines entgegengerichteten Agglutinins im Normalserum der Beobachtung entgehen mußten. Zu diesen gehören die Eigenschaften M, N und P (LANDSTEINER und LEVINE), G und H (SCHIFF) beim Menschen. Derartige, von einer fremden Tierart gewonnene Immunseren kann man als *Hetero-Immunseren* bezeichnen.

Es besteht aber auch die Möglichkeit, gruppenspezifische Eigenschaften durch gegenseitige Immunisierung innerhalb der gleichen Tierart aufzufinden, indem man also rote Blutkörperchen des einen Tieres in die Blutbahn eines anderen der gleichen Art spritzt. Man erhält so gegebenenfalls ein *Isoimmunserum*, mit dem es möglich ist, Differenzierungen der roten Blutkörperchen innerhalb der gleichen Tierart vorzunehmen. Auf diese Weise gelang der erste Nachweis gruppenspezifischer Eigenschaften durch EHRLICH und MORGENROTH bei Ziegen, später durch v. DUNGERN und HIRSCHFELD bei Hunden. Auch bei Hühnern (LANDSTEINER und MILLER, TODD u. a.) und Rindern (TODD und

White) führten derartige Versuche zum Erfolg. Ebenso konnten Hofferber und Winter, neuerdings auch Lehnert durch gegenseitige Immunisierung von Pferden Immunisoagglutinine erzeugen. Beim Menschen ist eine gegenseitige Immunisierung nur von Thomsen versucht worden, ohne aber seltsamerweise hier zum Ziel zu führen.

Es ist also durchaus möglich, durch Immunisierungsversuche noch weitere über die echten Isoreaktionen hinausgehende gruppenspezifische Differenzierungen festzustellen. Allerdings ist die Versuchstechnik wesentlich komplizierter und für Massenuntersuchungen weniger geeignet. Wie auch Marcussen mit Recht betont, führt die Verwendung von Immunseren zum Zwecke der Gruppenbestimmung zu großen Schwierigkeiten. Neben den gewünschten gruppenspezifischen Agglutininen entstehen immer artspezifische, die beseitigt werden müssen. Wie Andersen bei Schafen nachgewiesen hat, sind die Immunagglutinine durchaus verschieden von den Normalisoagglutininen. Auch reagieren die Versuchstiere durchaus nicht gleichmäßig auf die Einspritzung körperfremden Blutes, so daß die Versuche nicht ohne weiteres wiederholbar sind. Aus diesen Gründen und auch weil es den Rahmen dieser Abhandlung bei weitem überschreiten würde, werden sich die folgenden Ausführungen vorwiegend auf die Isoreaktionen erstrecken, die mit Immunseren erlangten Ergebnisse aber nur beiläufig erwähnt werden, namentlich soweit sie sich auch auf die Genetik beziehen.

Eine derartige Beschränkung wird ebenfalls hinsichtlich des umfangreichen Schrifttums nötig sein, das über das *Vorkommen menschlicher gruppenspezifischer Stoffe bei Tieren* vorhanden ist. Dabei soll von vornherein betont werden, daß die übliche Anwendung der gleichen Bezeichnungen für die Gruppeneigenschaften des Menschen und der verschiedenen Tiere (A, B, α, β) keineswegs dahin aufzufassen ist, daß die die Eigenschaften bedingenden Stoffe identisch sind.

III. Isoreaktionen bei Tieren.

Soweit unsere bisherigen Kenntnisse ein Urteil zulassen, ist festzustellen, daß echte Isoreaktionen (bedingt durch das Vorhandensein eines oder mehrerer Agglutinogene und ihren entgegengerichteter Agglutinine im *normalen* Blut) keineswegs überall im Tierreich verbreitet sind, sondern daß sie bei vielen Tierarten gar nicht oder doch äußerst selten zu finden sind. Zu diesen gehören: Hund, Katze, Ziege, Kaninchen, Meerschweinchen, Maus, Vögel, Fische u. a. Eine Gruppeneinteilung auf Grund von Isoreaktionen gelingt nicht, wohl aber lassen sich auch hier mittels künstlicher Immunseren Unterschiede feststellen.

Eine zweite Kategorie von Tierarten, der die meisten Haussäugetiere angehören (Rind, Schaf, Schwein), besitzt wohl Blutkörperchen mit gruppenspezifischen Receptoren und auch ihnen entgegengerichtete Iso-Agglutinine. Doch sind letztere viel seltener als beim Menschen und entsprechen nicht der Landsteinerschen Regel, d. h. sie sind nicht immer vorhanden, wo es physiologisch möglich wäre.

Die gleichen oder doch annähernd gleiche Blutkörpercheneigenschaften, wie die des Menschen sind bei den anthropoiden Affen, nicht aber bei den niederen Affen festgestellt.

Man könnte nach dem vorstehend gesagten annehmen, daß die eigenartige Differenzierung der Blutkörperchen ein Kennzeichen einer höheren Entwicklung im Tierreiche ist. Tatsächlich ist das aber nicht der Fall, denn es gibt Tiere, die eine wesentlich weitergehendere Differenzierung als der Mensch zeigen. Es sind das die Wildratte und das Pferd.

1. Tiere, bei denen Isoreaktionen selten sind oder fehlen.

Hund. Die Verhältnisse sind hier wenig geklärt, die bisherigen Veröffentlichungen widersprechen sich zum Teil. Ein Teil der Autoren (BROCKMANN, FISHBEIN, MCENERY, IVY und PECHOUS) stellten Isoreaktionen fest, ohne sie allerdings in Gruppen ordnen zu können. ZWETKOW fand Isoreaktionen verhältnismäßig häufig und stellte nicht weniger als 19 Gruppen (5 Hauptgruppen mit 14 Untergruppen) fest. Andere Autoren fanden überhaupt keine Isoreaktionen (LAUER, HEKTOEN u. a.). LAUER prüfte Hundeblut mittels Menschenseren und konnte durch Absättigungsversuche das Vorhandensein eines Receptors, der mit dem B des Menschen identisch war, feststellen. Auch FRIEDENREICH und WITH fanden B-Antigene des Menschen in den Blutkörperchen des Hundes. Durch kreuzweise Immunisierung von Hunden konnten v. DUNGERN und HIRSCHFELD Iso-Immunseren erzeugen und mit deren Hilfe 4 verschiedene Gruppen feststellen. Alles in allem muß gesagt werden, daß eine volle Klarheit über die Blutgruppen des Hundes noch nicht vorhanden ist.

Katze. INGEBRIGSTEN fand bei 40 Katzen niemals eine Isoagglutination; OTTENBERG und TALHIMER hatten positive Ergebnisse, ohne sie zu Gruppen ordnen zu können.

Kaninchen. Die meisten Autoren konnten Isoreaktionen nicht feststellen (KLEIN, OTTENBERG und FRIEDMANN, WESZECZKY, FLEISCHER, SNYDER, PRIETZ, FISCHER und KLINKHARDT, THOMSEN und KEMP u. a.). MATSUDA fand bei seinen Kaninchen eine agglutinable Blutkörpercheneigenschaft und eine Serumeigenschaft und konnte damit 3 Gruppen aufstellen. Obgleich echte Isoreaktionen also selten sind, gelingt es leicht, durch gegenseitige Immunisierung von Kaninchen eine Differenzierung zu erzielen. Auf diese Weise fanden FISCHER und KLINKHARDT, CASTLE und KEELER, sowie MARCUSSEN 2 verschiedene Receptoren, LEVINE und LANDSTEINER fanden 4, WERNER FISCHER sogar 5 Receptoren, die er mit K_1—K_5 bezeichnete. CASTLE und KEELER konnten durch Vererbungsuntersuchungen feststellen, daß K_1 und K_2 Allele sind, die sich nach den MENDELschen Regeln vererben. Besonders häufig ist das Kaninchenblut Gegenstand von Untersuchungen zum Nachweis gruppenspezifischer Eigenschaften des Menschen gewesen (FRIEDENREICH und WITH, WORSAAE, EISSLER und HOWARD, SCHWARZMANN, THOMSEN u. a.). Durch diese Untersuchungen ist namentlich nachgewiesen, daß die Blutkörpercheneigenschaft B des Menschen keine Einheit ist, sondern aus den Komponenten B_1, B_2, B_3 besteht. Alle Kaninchen besitzen in den Blutkörperchen die Komponenten B_2 und B_3. 70% der Kaninchen besitzen A des Menschen in den Organen und im Serum, nicht aber in den Blutkörperchen.

Meerschweinchen. Isoreaktionen sind bisher nicht festgestellt (WESZECZKY, FLEISCHER, HERLYN u. a.). Auch durch gegenseitige Immunisierung konnten bisher gruppenspezifische Stoffe nicht gefunden werden. Der B_3-Receptor des Menschen ist auch in den Blutkörperchen des Meerschweinchens enthalten (FRIEDENREICH und WITH).

Maus. Isoreaktionen sind äußerst selten und lassen eine Gruppeneinteilung nicht zu (MCDOWEL und HUBBARD, WÜNSCHE).

Zahme Ratte. Echte Isoreaktionen wurden nicht festgestellt (RHODENBERG, FRIEDBERGER und TASLAKOWA). (Auf die Ergebnisse der beiden letztgenannten Autoren bei der wilden Ratte wird weiter unten eingegangen werden.) Nach HARPOTH gibt es auch keine Heteroagglutination zwischen Maus und weißer Ratte.

Ziegen. Isoreaktionen wurden bisher nicht gefunden. Bei der Prüfung von Ziegenblut gegen Schafblut ergaben sich beiderseits Reaktionen, die als Heteroagglutinationen gedeutet wurden (KAYSER). Es ist schon erwähnt, daß EHRLICH und MORGENROTH durch gegenseitige Immunisierung von Ziegen zum erstenmal gruppenspezifische Eigenschaften feststellen konnten. Sie fanden auf diesem Wege bei den Ziegen 2 verschiedene Receptoren A und B und ihnen entgegengerichtete Immun-Isoagglutinine.

Huhn. Isoreaktionen kommen zwar vor, sind aber so selten, daß eine Gruppeneinteilung nicht möglich ist (LANDSTEINER, BROCKMANN, THOMSEN). SCHÜTT fand eine Blutkörpercheneigenschaft A und ein entgegengerichtetes Agglutinin α. Mehr als 75% der untersuchten Blute zeigten weder ein Agglutinogen noch ein Agglutinin. Auch beim Huhn gelingt es besonders gut, durch gegenseitige Immunisierung und nachfolgende Absättigung der gewonnenen Seren eine weitgehende Differenzierung zu erreichen. Es liegen darüber umfangreiche Veröffentlichungen vor. Die ersten diesbezüglichen Untersuchungen nahm TODD vor. Er stellte fest, daß bei gegenseitiger Immunisierung von Hühnern fast immer Agglutinin gebildet wird, und zwar nicht nur für den Spender, sondern auch für die meisten anderen Tiere. Durch Absättigung mit Blutkörperchen eines Huhnes bleibt das Serum immer noch agglutinierend für die meisten anderen Hühner, so daß hier eine sehr feine individualspezifische Reaktion vorliegt. Übereinstimmendes Verhalten gegenüber den Immunagglutininen zeigen in der Regel nur nahe verwandte Tiere. Es ist daraus zu schließen, daß die durch Immunseren nachweisbare Differenzierung der roten Blutkörperchen des Huhnes erblich bedingt ist. Zu ähnlichen Ergebnissen gelangten LANDSTEINER und LEVINE, WIENER, THOMSEN, ENGELBRETH-HOLM und ROTHE-MEYER.

Sonstiges Geflügel. DAHR fand bei Nacht-Raubvögeln keine Isoreaktionen. Das Serum von Eulen enthält außer Heteroagglutinin gegen Menschen-Erythrocyten auch solche gruppenspezifischer Art, sowohl gegen A, B als auch 0 des Menschen. Die Eulen-Blutkörperchen enthalten weder A, B noch M und N des Menschen.

Kaltblüter. Bei Schlangen ließen sich Isoreaktionen nicht feststellen (DO AMARAL und KLOBUSITZKY). Auch bei Fröschen verliefen die Untersuchungen von FISHBEIN negativ. Ebenso fanden v. TOTH bei Karpfen und JENSEN bei Dorschen keine Isoreaktionen. Das Serum des Dorsches enthielt keine Heteroagglutinine gegen Menschenblut, dagegen wurden Dorsch-Blutkörperchen zum Teil vom Menschenserum agglutiniert. Es handelt sich aber nicht um gruppenspezifische, sondern um artspezifische Reaktionen.

2. Blutgruppen beim Rind, Schaf und Schwein.

Die genannten Huftiere verhalten sich ungefähr gleich und können daher zusammenfassend besprochen werden. Man glaubte zunächst bei ihnen einfachere Verhältnisse vorzufinden als beim Menschen. Auch hier wurde bei den ersten Untersuchungen über die große Seltenheit der Reaktionen berichtet. Einige Autoren fanden sogar überhaupt keine Isoagglutination. Immerhin wurde gewöhnlich eine Blutkörpercheneigenschaft A und ein ihr entgegengerichtetes Agglutinin α gefunden. Entgegen der für den Menschen gültigen LANDSTEINERschen Regel ist aber hier das Agglutinin nicht immer da vorhanden, wo es physiologisch möglich wäre. Es gibt vielmehr Blute, die weder ein Agglutinogen noch ein Agglutinin enthalten. Es ergeben sich so die 3 Blutgruppen:

1. Ao, 2. 0α, 3. 0o.

Diese Gruppen sind von allen Autoren, soweit sie überhaupt Iso-Reaktionen feststellen konnten, auch gefunden worden. Das 3-Gruppenschema konnte aber nicht voll befriedigen. SZYMANOWSKY und Mitarbeiter fanden beim Schwein Reaktionen, die nicht dazu paßten und vermuteten Untergruppen. FETTH, LITTLE, LODEMANN u. a. machten gleiche Wahrnehmungen beim Rind, BIALOSUKNIA und KACZKOWSKY beim Schaf. Durch WINTER, RANG und KAEMPFFER wurde der Nachweis erbracht, daß beim Rind, Schaf und Schwein außer dem Eigenschaftenpaar Aα auch noch ein zweites Paar Bβ vorhanden ist. Sie kommen in denselben Kombinationen vor wie beim Menschen, so daß die 4 klassischen Blutgruppen LANDSTEINERS auch bei den hier genannten Tieren gefunden werden. Da aber, wie schon ausgeführt, die Agglutinine nicht immer vorhanden sind, wo es physiologisch möglich wäre, gibt es auch noch andere Kombinationen, die man vielleicht als Untergruppen bezeichnen kann.

1. Gruppe: 0$\alpha\beta$, daneben noch 0α, 0β und 0o,
2. Gruppe: Aβ, daneben Ao,
3. Gruppe: Bα, daneben noch Bo,
4. Gruppe: ABo

KRONACHER und Mitarbeiter bestätigten des Vorkommen dieser Gruppen beim Rind.

Das häufige Fehlen des Agglutinins wird meist als Ausdruck besonderer Schwäche angesehen, man spricht daher auch wohl von Defektgruppen. Eine solche Auffassung vertritt ANDERSEN auf Grund seiner Absättigungsversuche von Schafblut mit Menschenblut. Er glaubt die Gruppe 0o beim Schaf aufspalten zu können in einen Teil, der zu Ao und einen anderen, der zu 0α gehört. Doch ist seine Beweisführung keineswegs überzeugend. Bei der Arbeit mit Heteroagglutininen muß man immer damit rechnen, daß gruppenspezifische Reaktionen nur vorgetäuscht werden (DAHR). Auch hat KAEMPFFER durch Vererbungsuntersuchungen beim Schwein den Nachweis der erblichen Bedingtheit eines Isoagglutinins erbracht. Bei diesem Tiere beruht das Fehlen des Isoagglutinins sicher nicht auf seiner Schwäche, sondern auf Vererbung. Es ist nicht anzunehmen, daß das Schaf sich in dieser Hinsicht anders verhält.

In das vorstehend mitgeteilte Schema lassen sich die beim Rind, Schaf und Schwein festzustellenden Reaktionen zum größten Teil einordnen. Trotzdem konnten die genannten Autoren meistens noch Reaktionen feststellen, die aus dem Rahmen fielen und für die vielleicht noch weitergehende Differenzierungen vorliegen, wie sie beim Pferd festgestellt sind.

Im allgemeinen wird von allen Autoren sowohl über die große *Seltenheit*, als auch über die große *Schwäche der Agglutinine* bei den vorgenannten Tieren berichtet. Zweifellos hängt die Seltenheit der Reaktionen damit zusammen, daß die Isoagglutinine häufig fehlen, wo sie physiologisch vorhanden sein könnten. Das muß sich bei Kreuzversuchen, die ja immer am Anfang stehen, besonders eindrucksvoll auswirken. Sobald man aber erst einmal sichere Testblute gefunden hat, sieht das Bild ganz anders aus. Mit o-Seren lassen sich eben keine positiven Ergebnisse erhalten. Es kommt noch ein anderer Umstand hinzu. Bei unseren Haustieren handelt es sich ja nicht um eine gemischte Population wie beim Menschen, sondern einige ausgesuchte Vatertiere werden mit einer großen Anzahl weiblicher Tiere gepaart. Dabei spielt auch noch die Inzucht eine große Rolle. Das Ziel, möglichst ausgeglichene Tiere zu züchten, muß zwangsläufig auch zu einer Ausgeglichenheit hinsichtlich der Blutgruppen führen. Eine zu 100% vorhandene Blutkörpercheneigenschaft ist aber durch einen Kreuzversuch überhaupt nicht zu erfassen. Im allgemeinen wird jeder, der sich mit den Blutgruppen der Tiere beschäftigt, die Erfahrung machen, daß mit der Dauer der Arbeit die fehlenden Reaktionen immer seltener werden. Blute, die weder ein Agglutinogen noch ein Agglutinin enthalten (0o), pflegen allmählich zu verschwinden.

Bei den im Göttinger Institut von KAEMPFFER, KAYSER, WINTER und RANG durchgeführten Untersuchungen wurden bei Rindern zu 18,5—58% Blutkörpercheneigenschaften und zu 20—30% Serumeigenschaften festgestellt, bei Schafen zu 42—82% Blutkörperchen- und 21—25% Serumeigenschaften, bei Schweinen zu 46—70% Blutkörperchen- und 44—50% Serumeigenschaften. KRONACHER und Mitarbeiter fanden bei Rindern zu 42—43% Blutkörperchen- und 12% Serumeigenschaften.

Auch die *Schwäche der Agglutinine* ist eine Erscheinung, die nicht nur bei Tierseren, sondern auch bei Menschenseren vorkommt. Während die Blutkörpercheneigenschaften ein durchaus konstantes, schon bei der Geburt vorhandenes und das ganze Leben hindurch bestehendes Merkmal sind, zeigen die Agglutinine Schwankungen in ihrer Stärke. Bei Neugeborenen sind sie oft überhaupt noch nicht vorhanden; ihre volle Ausbildung tritt beim Menschen in den ersten Lebensjahren, beim Schwein mit $^1/_2$ Jahr, beim Pferd mit 1 Jahr ein *(serologische Reife)*. Im ausgebildeten Zustande zeigen sie oft Titerschwankungen, die wohl von der jeweiligen Reaktionslage des Körpers abhängig sind. Auch die einzelnen Individuen unterscheiden sich durch schwache und kräftige Seren. Titeruntersuchungen sind selten erfolgt. RANG fand bei Rinderseren einen Titer von 4—16, im Mittel 7,6, beim Schwein einen solchen von 8—64, im Mittel 38,4. Die Titerhöhe erreicht also beim Schwein die der menschlichen Seren.

Die vorstehend mitgeteilten Ergebnisse bei Rind, Schaf und Schwein können als endgültig noch nicht angesehen werden. Erst weitere Untersuchungen werden hier volle Klarheit bringen müssen.

3. Blutgruppen bei Affen.

Mit der Forschung der Blutgruppen des Affen hat man sich besonders aus dem Grund beschäftigt, um etwaige phylogenetische Beziehungen zum Menschen zu klären. Indessen kann auch hier das bisherige Untersuchungsmaterial nicht als reichlich bezeichnet werden.

Was zunächst die Ergebnisse bei *niederen Affen* anbelangt, so hat seltsamerweise eine Prüfung der Affenblute unter sich nicht stattgefunden, so daß über echte Isoreaktionen nichts bekannt ist. Die Forscher haben sich ausschließlich darauf beschränkt, das Blut der Affen gegen das des Menschen zu prüfen und haben sich dabei in erster Linie menschlicher Testseren bedient. LANDSTEINER und MILLER, FISCHER und KLINKHARDT, WEINERT, DAHR u. a. fanden dabei wohl Heteroagglutinationen, aber keine gruppenspezifischen Reaktionen. THOMSEN und KEMP fanden bei Makaken den B-Receptor und im Serum das Anti-A-Agglutinin. VORONOFF und ALEXANDRESCO fanden Reaktionen der Affenblutkörperchen mit allen menschlichen Seren außer AB-Serum. Dieses Ergebnis würde demnach der menschlichen AB-Gruppe entsprechen. Nach neueren Untersuchungen von DAHR sind aber die Reaktionen der Blutkörperchen niederer Affen mit Menschenserum lediglich auf artspezifische Antistoffe zurückzuführen. Die Agglutinogene sind von denen des Menschen verschieden.

Wesentlich anders verhalten sich die dem Menschen nahestehenden *anthropoiden Affen*. Der größte Teil der Forscher steht auf dem Standpunkt, daß nur bei ihnen Blutgruppen vorkommen, die mit denen des Menschen identisch sind. Eine Untersuchung auf eigentliche Isoagglutinine ist bisher nicht erfolgt, vielmehr sind die betreffenden Affenblute ebenfalls nur mit Menschenseren geprüft worden. Auch hier ist die Untersuchung dadurch erschwert, daß im Menschenserum artspezifische Agglutinine gegen die Erythrocyten der Affen vorkommen.

Wie DAHR nachgewiesen hat, können gewöhnliche Menschentestseren keinesfalls für die Blutgruppenuntersuchungen bei Affen verwandt werden, weil sie gruppenspezifische Reaktionen vortäuschen können, während es sich in Wirklichkeit um heterologe Agglutinine handelt. Die meisten Autoren haben daher entweder mit sogenannten „gereinigten“ Agglutininlösungen oder mit von Kaninchen gewonnenen Immunseren gearbeitet. In letzterem Falle wurden die Heteroagglutinine durch vorherige Absorption mit Menschenblutkörperchen der Gruppe 0 entfernt. Über die auf diese Weise erhaltenen Ergebnisse verschiedener Autoren (v. DUNGERN und HIRSCHFELD, LANDSTEINER und MILLER, TROISIER, JUDINA, VORONOFF und ALEXANDRESCO, WEINERT, DAHR) gibt eine Tabelle von DAHR eine gute Übersicht.

Affen	0	A	B	AB	Zusammen
Schimpansen .	7	58	—	—	65 + 2 (nicht einzureihen)
Gorilla	—	4	—	—	4
Orang-Utan . .	—	4	7	2	13
Gibbon	—	2	6	2	10 + 4 (nicht einzureihen)
Zusammen . .	7	68	13	4	92 + 6 = 98 untersucht

Auch auf M, N, P wurden die Untersuchungen in einigen Fällen ausgedehnt. M und N fanden sich bei Schimpansen, M beim Orang-Utang, P konnte nicht festgestellt werden.

Die bisher mit Seren von anthropoiden Affen angestellten Prüfungen sind noch spärlicher als die mit Erythrocyten. JUDINA konnte mit „reinen“ Agglutininen bei 8 Schimpansen und Orang-Utans keine Reaktionen mit menschlichen Blutkörperchen feststellen. TROISIER und WEINERT fanden bei Schimpansen die Eigenschaft Anti-B, DAHR beim Orang-Utan die Eigenschaft Anti-A. Das Vorkommen der Serumeigenschaften entsprach in allen Fällen den bei den betreffenden Affen festgestellten Blutkörpercheneigenschaften, d. h. bei Gegenwart von A fand sich das Agglutinin Anti-B, bei Gegenwart von B das Agglutinin Anti-A.

Es kann demnach nicht daran gezweifelt werden, daß bei den anthropoiden Affen gruppenspezifische Eigenschaften vorkommen, die mit denen des Menschen identisch sind. Allerdings darf dabei nicht außer acht gelassen werden, daß alle Blute auch noch eine Quote heterologischer Art enthalten.

4. Die Blutgruppen der wilden Ratte.

Wenn die Blutgruppen der wilden Ratte in einem besonderen Abschnitt besprochen werden, so geschieht dies deshalb, weil von allen bisher untersuchten Tieren nur die wilde Ratte und das Pferd Blutdifferenzierungen zeigen, die über die beim Menschen hinausgehen. Bei diesen Tieren finden sich sowohl Receptoren in den Blutkörperchen als auch präformierte Antistoffe im Normalserum in größerer Zahl als beim Menschen.

FRIEDBERGER und TASLAKOWA konnten bei der wilden Ratte 4 verschiedene Blutkörpercheneigenschaften A, B, C, D und 4 ihnen entgegengerichtete Isoagglutinine α, β, γ, δ feststellen. Wie bei vielen anderen Tieren gilt auch hier die LANDSTEINERsche Regel nicht, es fehlen vielmehr die Agglutinine oft da, wo sie der Struktur der Blutkörperchen nach vorhanden sein könnten. Es gibt auch Blute, die weder eine Blutkörperchen- noch eine Serumeigenschaft enthalten. FRIEDBERGER und TASLAKOWA fanden 8,1% von 108 untersuchten Ratten dieser Gruppe angehörend. Bei 71% der Tiere fanden sich eine oder zwei Blutkörpercheneigenschaften bei fehlenden Agglutinationen. 17% zeigten keinen Receptor, aber 1—4 Agglutinine. In einer 4. Gruppe mit 4% waren sowohl 1—2 Receptoren als auch 1—2 Agglutinine vorhanden. Vorstehende Ergebnisse sind an Hand von großen Kreuzversuchen gewonnen. Nach den von den Autoren veröffentlichten Tabellen ist die Deutung ihrer Befunde durchaus einleuchtend. Bei der Schwierigkeit der Beschaffung des Untersuchungsmaterials wird eine Nachprüfung nicht ganz leicht sein. Jedenfalls sind die Ergebnisse insofern von besonderem Interesse, als sie zeigen, daß auch eine wildlebende Tierart die eigenartige Ausprägung von Blutgruppen besitzt, und zwar in einem noch höheren Grade als der Mensch.

5. Die Blutgruppen des Pferdes.

Von allen bisher untersuchten Tieren bietet das Pferd bezüglich der Blutgruppen die interessantesten Verhältnisse. Es ist auch die einzige Tierart, bei der eine ausreichende und erschöpfende Klärung der Blutgruppenfrage erfolgt ist. Daß beim Pferd ähnlich wie beim Menschen 2 verschiedene Blutkörpercheneigenschaften A und B und 2 ihnen entgegengerichtete Agglutinine α und β vorkommen, war schon von HIRSCHFELD und PRZEMYCKI, sowie von LANDSTEINER und VAN DER SCHEER festgestellt. Die von diesen Autoren noch nicht gefundene 4. Gruppe ABo, die übrigens von allen die bei weitem häufigste ist, wurde von SCHERMER und HOFFERBER, sowie auch von NEWODOW festgestellt. Demnach besitzt das Pferd die gleichen Blutgruppen wie der Mensch. Viele Autoren begnügten sich mit dieser Erkenntnis und hielten die Blutgruppenfrage des Pferdes damit für gelöst. Tatsächlich liegen die Verhältnisse aber wesentlich anders. Der eine Unterschied lag schon darin, daß die LANDSTEINERsche Regel nicht zu gelten schien, daß also auch hier, wie bei den meisten anderen Tieren, das Agglutinin häufig fehlte, obwohl es vorhanden sein konnte. Sodann aber wurden immer Reaktionen beobachtet, die in das 4-Gruppenschema durchaus nicht hineinpaßten. Bei Anwendung dieses Schemas hätten solche Blute unphysiologische Kombinationen, z. B. AB$\alpha\beta$, enthalten müssen. Die Untersuchungen von SCHERMER und HOFFERBER, sowie SCHERMER und KAEMPFFER, die sich mit diesem Problem eingehend befaßten, führten zu der Feststellung von 4 neuen Blutkörpercheneigenschaften, C, D, E und F und 4 ihnen entgegengerichteten Serumeigenschaften Anti-C oder γ, Anti-D oder δ, Anti-E oder ε, Anti-F oder φ. Eine Nachprüfung durch HOFE bei über 400 Pferden bestätigte die Richtigkeit dieser Feststellungen. Die einzelnen Eigenschaften fanden sich in einem Material von 1000 Pferden nach KAEMPFFER in folgender Häufigkeit:

0 = 0,6%	o = 49,9%
A = 74,6%	α = 27,8%
B = 84,3%	β = 15,7%
C = 20,1%	γ = 11,5%
D = 26,2%	δ = 8,8%
E = 23,7%	ε = 7,1%
F = 30,0%	φ = 5,1%

Vorstehende Zahlen ergeben in mehrfacher Hinsicht interessante Aufschlüsse. Zunächst kommt die Blutgruppe 0o, die in älteren Untersuchungen zum Teil einen erheblichen Hundertsatz einnahm, überhaupt nicht mehr vor, die meisten Pferde enthalten mindestens 1 Blutgruppeneigenschaft. Die Eigenschaften B und A stehen in ihrer Häufigkeit weit an der Spitze. Bei den Serumeigenschaften ist das durchaus anders. Rund 50% aller Pferdeblute enthalten überhaupt kein Agglutinin. *Für die Serumeigenschaften α und β gilt genau wie beim Menschen die* LANDSTEINER*sche Regel, d. h. sie sind stets vorhanden, wo A oder B fehlen.* Man kann demnach sagen, daß in jedem Pferdeblut entweder A oder α, und auch B oder β vorkommen. Die neu gefundenen Agglutinine γ, δ, ε, φ fehlen dagegen häufig, wenn der ihnen entgegengesetzte Receptor im Blut nicht vorhanden ist, sie also physiologisch möglich wären. Für sie gilt demnach die LANDSTEINERsche Regel nicht.

Aus den oben mitgeteilten Zahlen über die Häufigkeit des Vorkommens der Gruppeneigenschaften beim Pferd ist die Gültigkeit der LANDSTEINERschen Regel für das Eigenschaftspaar Bβ ohne weiteres ersichtlich, denn die Prozentzahlen beider ergeben zusammen die Zahl 100. Bei dem Eigenschaftspaar Aα trifft das jedoch nicht zu, denn eine Addition beider ergibt die Zahl 102,4. Es geht daraus hervor, daß 2,4% aller Pferdeblute die Eigenschaften A und α zusammen enthalten müssen. Das ist auch tatsächlich der Fall. Trotzdem ist diese Kombination nicht unphysiologisch. SCHERMER und KAEMPFFER konnten den Nachweis erbringen, daß *beim Pferd genau wie beim Menschen 2 Typen von A-Blutkörperchen und auch 2 Typen von α-Seren vorkommen*, und zwar ein hochempfindliches A_1 und ein wenig empfindliches A_2, ein starkes α und ein schwaches α_1. (Die Bezeichnungen sind die gleichen, wie die von LANDSTEINER, FRIEDENREICH u. a. beim Menschen gewählten.) Das hochempfindliche A_1 reagiert auch mit dem schwachen α_1, das weniger empfindliche A_2 reagiert nur mit dem starken α. Die Reaktionen lassen sich durch folgendes Schema anschaulich machen:

$$\begin{array}{ccc} A_1 & \text{———} & \alpha_1 \\ & \searrow & \\ A_2 & \text{———} & \alpha \end{array}$$

Wenn in demselben Blut A und α zugleich vorkommen, handelt es sich immer um das wenig empfindliche A_2 und das schwache α_1. Beide können sich gegenseitig nicht beeinflussen, daher ist diese Blutstruktur auch nicht unphysiologisch.

THOMSEN, FRIEDENREICH u. a. sind der Auffassung, daß die Unterschiede in dem Eigenschaftenpaar Aα des Menschen nicht nur quantitativ, sondern auch qualitativ bedingt sind. SCHERMER und KAEMPFFER konnten ein schwaches α_1 durch Einengung (d. i. wiederholtes Gefrierenlassen des Serums, wie es von RANG zwecks Anreicherung der Agglutinine in die Blutgruppentechnik eingeführt ist) in ein vollwertiges, wenn auch schwaches Agglutinin α überführen.

Die nach dem Vorgang von Friedenreich und Worsaae angefertigten Absättigungskurven verliefen nicht wie beim Menschen übereinander, sondern fallen zum Teil zusammen. Aus diesen Gründen sind Schermer und Kaempffer der Auffassung, daß die Agglutinine α_1 und α nur quantitativ, d. h. in ihrem Titer verschieden sind, sich aber qualitativ gleichen.

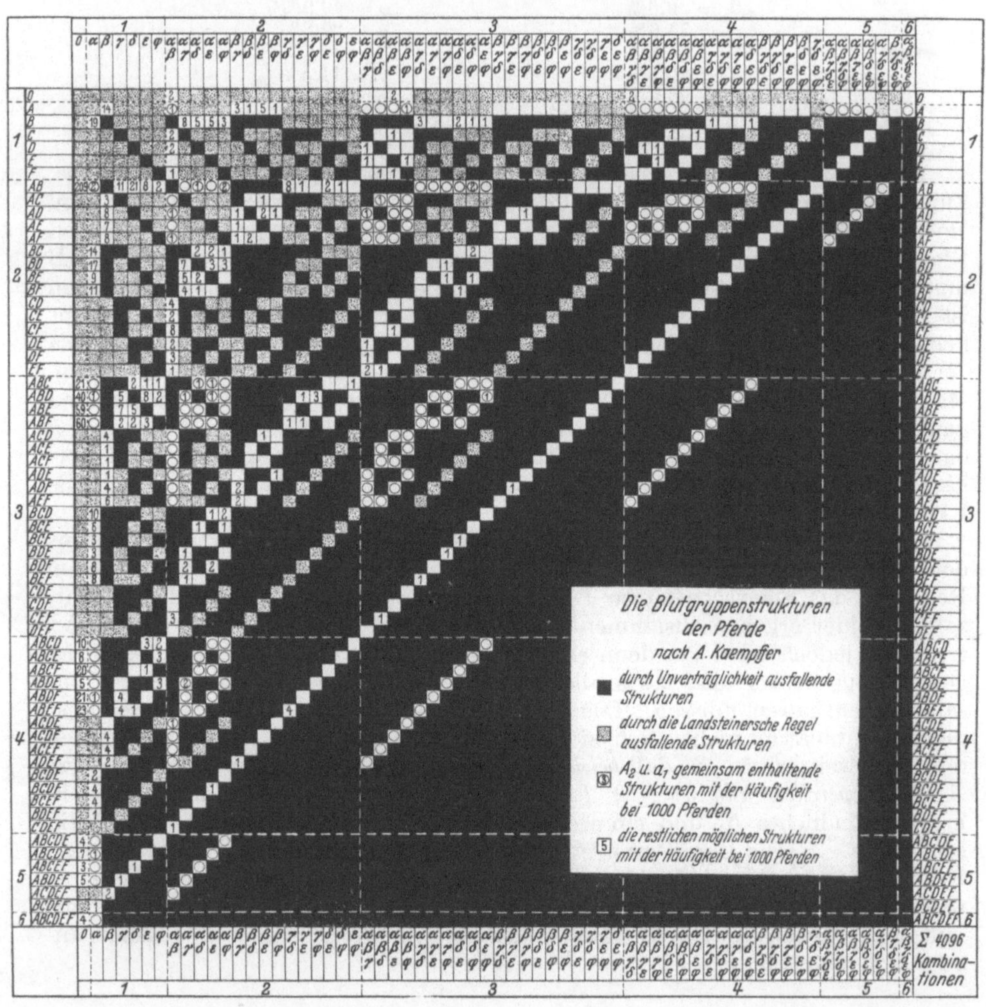

Abb. 5.

Nach der Auffindung der 6 verschiedenen Eigenschaftspaare und der geschilderten Unterdifferenzierungen in der A-Gruppe kann das Problem der Blutgruppen des Pferdes als gelöst gelten. Sämtliche Reaktionen lassen sich zwanglos einordnen und alle Unklarheiten sind beseitigt. Die große Zahl der Eigenschaften läßt eine große Zahl von Kombinationen zu. Ohne Berücksichtigung der Unterteilung von A_1 und A_2 ergeben sich für die Blutkörpercheneigenschaften schon 64 Kombinationen. Bei Berücksichtigung auch der Serumeigenschaften, die ja ebenso wie die Blutkörpercheneigenschaften vorhanden sein oder fehlen können, würden sich zunächst theoretisch 4096 verschiedene Gesamtstrukturen ergeben. Da aber sich gegenseitig beeinflussende Blutkörperchen- und Serumeigenschaften (mit Ausnahme der Unterstrukturen A_2, α_1) nicht vorkommen, ermäßigt sich diese Zahl auf 729 (3^6). Durch das für Aα und Bβ gültige LANDSTEINERsche Gesetz wird die Zahl weiter vermindert, so daß insgesamt 486 Kombinationsmöglichkeiten übrigbleiben. KAEMPFFER hat diese Verhältnisse in einer Tabelle dargestellt, die auch die bei 1000 Pferden gefundene Häufigkeit der einzelnen Strukturen enthält. Am häufigsten fand sich die Struktur ABo (20,9%), es folgten ABFo und ABEo mit je 6%, ABDo mit 4%, ABEFo, ABδ, ABCo, ABDFo, ABCFo und Bα mit rund 2%. Der weitaus größte Teil der Strukturen bleibt unter einer Häufigkeit von 1%. Es geht daraus hervor, daß *auf Grund der Blutgruppen der Individualitätsnachweis für ein einzelnes Pferd viel größere Möglichkeiten bietet als für den Menschen.*

In jüngster Zeit hat LEHNERT in einer größeren Abhandlung den Versuch unternommen, die Blutgruppenverhältnisse des Pferdes mit Hilfe von Isoimmunseren zu klären. Auf die Ermittlung der normalen Blutgruppeneigenschaften wurde wegen angeblicher Schwäche der Isoagglutinine bewußt verzichtet. Daß die Immunisoagglutinine und die mit ihnen festzustellenden Receptoren ganz anderer Art sein können als die normalen (T. ANDERSEN), wird nicht berücksichtigt. Wie viele andere Autoren hat auch LEHNERT das Bestreben, die gefundenen Reaktionen unter allen Umständen in das 4-Gruppenschema des Menschen einzureihen. Die sich dabei ergebenden Unstimmigkeiten zwingen LEHNERT dazu, neben „Hauptstrukturen" noch eine ganze Reihe von „A und B ähnlichen Nebenstrukturen" anzunehmen. Er unterscheidet nicht weniger als 5 verschiedene A-Receptoren, 3 B-Receptoren, außerdem noch ein A_c, 3 verschiedene Lysinogene und einen X-Receptor. Selbst mit dieser Vielheit von Receptoren und den ihnen entgegengerichteten Antistoffen ist aber eine eindeutige Eingliederung der Reaktionen noch nicht möglich. Es muß genügen, wenn die Reaktionsverhältnisse in großen Zügen stimmen. Als Ursache für die noch bestehenden Unstimmigkeiten werden „Unterdrückung von Faktoren", sowie ungleiche „kolloidale Strukturen" verantwortlich gemacht.

Angesichts der klaren und eindeutigen Ergebnisse, die mit Normal-Isoagglutinen erzielt sind, kann die Arbeit mit Immunseren kaum als Fortschritt bezeichnet werden.

IV. Die Vererbung der Blutgruppen.

Untersuchungen über die Blutgruppen der Tiere sind viel später in Angriff genommen als über die des Menschen. Solange über die Blutgruppen selbst keine Klarheit bestand, waren Vererbungsuntersuchungen nicht möglich. Infolgedessen ist es nicht verwunderlich, daß die bisherigen Veröffentlichungen über die Vererbung der tierischen Blutgruppen sehr spärlich sind. Gerade sie sind aber vom vergleichenden Standpunkt besonders wichtig, weil hier die Möglichkeit besteht, gewisse Fragen auf experimentellem Wege zu klären. Die Tatsache ferner, daß bei Tieren im Gegensatz zum Menschen Nicht-Merkmalsträger in bezug auf die Serumeigenschaften vorkommen, läßt die Möglichkeit zu, die Frage einer etwaigen genetischen Bedingtheit der Isoagglutinine zu beantworten. Die Blutgruppe stellt ja kein einheitliches unteilbares Gebilde dar, sondern entsteht durch das Zusammentreffen mehrerer selbständiger Eigenschaften. Bei der Vererbung wird nicht ein geschlossenes Blutgruppenbild weitergegeben, sondern dieses zerfällt wieder in seine einzelnen Glieder, die sich selbständig verhalten. Wie die Untersuchungen am Menschen gezeigt haben, sind gerade die Blutgruppeneigenschaften ein besonders schönes Beispiel für die MENDELschen Erbgesetze von der freien Kombination und der Aufspaltung der Gene.

1. Vererbung der Blutgruppen beim Schaf.

Über die Vererbung der Blutgruppen des Schafes liegt bisher nur eine Veröffentlichung von Kaczkowsky vor. Er fand, daß die Serumeigenschaften erst mit der erlangten Geschlechtsreife deutlich entwickelt sind. Seine Vererbungsuntersuchungen hat er in folgender Tabelle zusammengestellt:

Eltern-kombination	Gruppen der Kinder			Anzahl der Kinder
	Ao	0o	0α	
Ao × Ao	17	2	—	19
Ao × 0α	13	1	—	14
Ao × 0o	49	—	1	50
0α × 0α	—	1	6	7
0α × 0o	—	—	19	19
0o × 0o	—	105	—	105
	79	109	26	214

Es geht daraus hervor, daß die Blutkörpercheneigenschaft A bei den Kindern nur dann vorhanden ist, wenn mindestens ein Elter sie auch besitzt; die Serumeigenschaft α dagegen tritt nicht nur auf, wenn α auch bei den Eltern vorhanden ist, sie kann vielmehr auch auftreten, wenn die Blutkörpercheneigenschaft A bei einem der Eltern vorhanden ist. Haben dagegen die Eltern weder eine Blutkörperchen- noch eine Serumeigenschaft (0o), so gehören auch die Kinder dieser Gruppe an, besitzen also weder A noch α. Die Blutgruppe 0o kann aus allen Elternkombinationen hervorgehen.

Kaczkowsky schließt aus seinem Material, daß A über 0 und auch über 0α dominiert (bzw. epistatisch ist). Die Serumeigenschaft α verhält sich dominant gegenüber ihrem Fehlen. Daß die Gruppe 0o völlig recessiv ist, geht aus der Paarung 0o × 0o hervor, aus welcher nur 0o-Kinder entstammen. Als mögliche genetische Grundlage dieser Verhältnisse erwägt Kaczkowsky zwei Genkonstitutionen, entweder ein dreifaches System multipler Allele oder drei voneinander unabhängige Allelomorphenpaare. Die Kleinheit des Materials, besonders der Aufspaltungsgruppen reicht aber für eine Entscheidung über die Art der Vererbung nicht aus. Immerhin ist bei den Untersuchungen von Kaczkowsky bemerkenswert, daß aus einer Elternkombination von 0o × 0o niemals α bei den Kindern gefunden wurde, obwohl gerade diese Paarung die Hälfte des Untersuchungsmaterials ausmachte.

2. Vererbung der Blutgruppen beim Schwein.

Die erste Veröffentlichung über die Vererbung der Blutgruppen des Schweines stammt von Szymanowsky und Wachler. Sie geben nachstehende Ergebnisse ihrer Untersuchungen in 5 Familien bekannt.

Eltern-kombination	Anzahl der Familien	Gruppen der Kinder			Anzahl der Kinder
		Ao	0o	0α	
0α × 0α	3	—	5	11	16
0α × Ao	1	2	1	1	4
0α × 0o	1	—	1	1	2
	5	2	7	13	22

Szymanowsky und Wachler schließen daraus, daß die Aufspaltung bei den Kindern die erbliche Bedingtheit von A, aber auch von α wahrscheinlich macht, eine Ansicht, der sich auch Hirschfeld angeschlossen hat. Für bindende Schlüsse ist aber dieses Material zu klein.

Über die Untersuchung einer wesentlich größeren Zahl von Tieren, nämlich 214 Familien mit 878 Kindern berichten Schermer und Kaempffer. In der F_1 zeigten sich zwar bei A wohl die der Erwartung entsprechenden Proportionen, doch trat die Serumeigenschaft α auffällig selten auf. Der Grund für diese Erscheinung lag, wie weitere Untersuchungen ergaben, darin, daß unter den Kindern zahlreiche jüngere Tiere im Alter von 1—4 Monaten vorhanden waren.

Es stellte sich heraus, daß in diesem Alter die „serologische Reife“ (HIRSCHFELD) noch nicht eingetreten ist und daß erst in einem Alter von 6—8 Monaten die Agglutininbildung voll entwickelt ist. Die bei jüngeren Tieren ermittelten Werte sind daher für Vererbungsuntersuchungen bezüglich der Serumeigenschaft ungeeignet.

Aus diesem Grunde sind auch die von SCHOTT an einem Material von 23 Familien mit 135 Kindern ermittelten Befunde nur beschränkt verwertbar, und die von ihm über die Vererbung der Serumeigenschaften aufgestellten Hypothesen sind hinfällig. Im übrigen ist das Material aber sorgfältig durchgearbeitet. SCHOTT fand, daß weder rassegebundene noch geschlechtsgebundene Vererbung vorliegen und daß die Blutgruppenverteilung in hohem Maße eine Folge der ausgeprägten Blutlinienzucht ist. Dagegen ist die von ihm vermutete Beziehung zwischen Blutgruppe und Fruchtbarkeit auf Grund seines Untersuchungsmaterials keineswegs gesichert.

In einem neuen Untersuchungsgang hat KAEMPFFER die aus der Untersuchung zu junger Tiere herrührende Fehlerquelle vermieden. In den Kreuzungen Ao × Ao, Ao × 0α und Ao × 0o ließen sich jetzt im Gegensatz zu früher 0α-Kinder nachweisen. Im Rahmen dieser Untersuchungen konnte KAEMPFFER ferner den Nachweis erbringen, daß bei den Schweinen neben dem Eigenschaftspaar Aα noch ein zweites Bβ vorkommt. Auch die durch die Unkenntnis dieses 2. Paares möglicherweise eintretenden Fehler konnten so vermieden werden. Da die Eigenschaften B und β im Verhältnis zu A und α nur selten vorkommen, wurden die Vererbungsuntersuchungen auf die beiden letztgenannten Eigenschaften beschränkt.

Die Gruppenverteilung der aus den verschiedenen Kreuzungen hervorgegangenen Kinder ist in nachstehender Tabelle wiedergegeben.

Elternkombination	Anzahl der Familien	Gruppen der Kinder						Anzahl der Kinder
		Ao		0o		0α		
		abs.	%	abs.	%	abs.	%	
Ao × Ao	16	55	61,8	18	20,2	16	18,0	89
Ao × 0α	71	134	52,1	30	11,7	93	36,2	257
Ao × 0o	11	21	65,7	5	15,6	6	18,7	32
0α × 0α	24	—	—	5	5,6	84	94,4	89
0α × 0o	13	—	—	12	27,3	32	72,7	44
	135	210	41,1	70	13,7	231	45,2	511

Da in der Kreuzung Ao × Ao Familien vorkommen, die gleichzeitig 0o- und 0α-Kinder haben, so ist multiple Allelomorphie mit Sicherheit auszuschließen. Als Erbanlage der Blutkörperchen- und Serumeigenschaft sind daher zwei selbständige Allelenpaare anzunehmen, für die KAEMPFFER folgende Bezeichnung anwendet:

Blutkörpercheneigenschaft A———Gen K_A
„ 0———Gen k_0
Serumeigenschaft α———Gen S_α
„ o———Gen s_0

Die möglichen Genotypen der 3 Blutgruppen Ao, 0o und 0α sind folgende:

Blutgruppen (Phänotyp)	Genotypen	
	Blutkörpercheneigenschaft	Serumeigenschaft
Ao	$K_A K_A$ oder $K_A k_0$	$S_\alpha S_\alpha$ oder $S_\alpha s_0$ oder $s_0 s_0$
0o	$k_0 k_0$	$S_0 S_0$
0α	$k_0 k_0$	$S_\alpha S_\alpha$ oder $S_\alpha s_0$

Die genetischen Verhältnisse wurden im einzelnen an der Aufspaltung in den heterozygoten Familien der verschiedenen Kreuzungen für die Butkörperchen- und Serumeigenschaften nachgeprüft. Es wurde ferner das gegenseitige Verhalten der Gene K_A und k_0 einerseits und der Gene S_α und s_0 andererseits, sowie die Verteilung der Blutgruppen bei den Geschlechtern eingehend untersucht und die gefundenen Werte mit denen der theoretischen Erwartung verglichen. Diese nach verschiedenen Gesichtspunkten durchgeführte Aufarbeitung des gesamten Familienmaterials führte zu folgenden Ergebnissen.

1. *Die Blutkörpercheneigenschaft A des Schweines vererbt sich nach den* MENDEL*schen Gesetzen und dominiert über ihr Fehlen „Nicht A“ oder* 0, denn die Eigenschaft A findet sich nur dann bei den Kindern, wenn mindestens ein Elter sie besitzt, während die Eigenschaft 0 aus allen Elternkombinationen hervorgehen kann. Die beobachteten Proportionen bestätigen die Dominanz von A > 0.

2. *Die Serumeigenschaft α vererbt sich ebenfalls nach den* MENDEL*schen Gesetzen. Sie ist über ihr Fehlen „Nicht α“ oder o dominant und ist gegenüber A hypostatisch*, d. h. bei der Gegenwart von A ist α im Blute nicht nachweisbar. Die Dominanz von α > o wird durch die Proportionen in der F_1 der heterozygoten Familien bestätigt. Die Hypostasie gegenüber A geht daraus hervor, daß α-Kinder aus Ao × Ao- und Ao × 0o-Kombinationen hervorgehen können.

3. Die Gene für A und α sind keine Allele (liegen nicht an der gleichen Stelle in den korrespondierenden Chromosomen), ebensowenig ergab sich ein Anhalt für eine Koppelung zwischen diesen Genen (Lage der Gene im gleichen Chromosom).

4. Die Blutgruppenverteilung bei den Geschlechtern stimmte innerhalb der Fehlergrenzen überein.

5. *Die Blutgruppengene stellen somit zwei sich unabhängig voneinander und unabhängig von der Geschlechtszugehörigkeit vererbende Allelomorphenpaare $K\alpha k_0$ und $S\alpha s_0$* dar.

6. Ein der empirischen Erwartung widersprechendes stärkeres Auftreten der mütterlichen Blutgruppe wurde bei den Kindern der F_1 nicht beobachtet. Die Aussicht, ihre Blutgruppeneigenschaften zu vererben, ist bei beiden Eltern gleich groß.

Als wichtigstes Ergebnis der Untersuchungen KAEMPFFERs verdient die Tatsache hervorgehoben zu werden, daß es hier *zum erstenmal gelungen ist, den Erbgang einer Serumeigenschaft nachzuweisen*. Auf die Bedeutung dieser Feststellung für die Frage der Serumeigenschaften des Menschen wird noch eingegangen werden.

3. Vererbung der Blutgruppen beim Pferd.

Die ersten von SCHERMER, HOFFERBER und KAEMPFFER durchgeführten Vererbungsuntersuchungen der Blutgruppen des Pferdes sind insofern unbefriedigend, als bei der Unzulänglichkeit der damaligen Kenntnisse gesicherte Schlüsse nicht gezogen werden konnten. Erst nach der Feststellung der 6 verschiedenen die Blutgruppen bedingenden Eigenschaftspaare durch SCHERMER und KAEMPFFER war hier die Grundlage für Vererbungsuntersuchungen geschaffen. In Anbetracht der großen Zahl der Eigenschaften mußten derartige Untersuchungen besonders reizvoll und aussichtsreich erscheinen. Sie wurden von KAEMPFFER in den beiden preußischen Hauptgestüten Trakehnen und Neustadt a. D. durchgeführt. In diesen mustergültig geleiteten Zuchtbetrieben mit einer zuverlässigen Zuchtbuchführung war mit unverläßlichen Angaben hinsichtlich der Abstammung eines Pferdes kaum zu rechnen. Das Untersuchungsmaterial umfaßte 260 Familien mit 361 Nachkommen, letztere von

27 Hengsten und 198 Stuten abstammend. Um den ohnehin schon recht mühevollen Untersuchungsgang nicht noch mehr zu komplizieren, wurde die Unterteilung von A in A_1 und A_2 nicht berücksichtigt.

Zum Zwecke der Klarstellung der Vererbung der Blutkörpercheneigenschaften wurden die Aufspaltungszahlen in der F_1 mit den Werten der theoretischen Erwartung verglichen. Da die Nachkommenzahl einer einzelnen Stute zu klein ist, um die heterozygoten Familien zu ermitteln, wurden diese aus der prozentischen Häufigkeit des betreffenden Receptors nach HULTKRANZ und DAHLBERG errechnet. Die Berechnung ergab, daß die *Eigenschaften A, B, C, D sicher, E und F höchstwahrscheinlich nur durch je ein Gen bedingt sind und sich gegenüber ihrem Fehlen dominant verhalten.* Bei der Eigenschaft E wird die Möglichkeit offengelassen, daß für sie eine Reihe alleler Gene in Betracht kommt.

Die Frage einer *etwaigen Allelie der einzelnen Gene* für A, B, C, D, E, F konnte für fast alle Fälle entschieden werden. Eins kann vorweg gesagt werden: Da 4 Pferde gefunden wurden, die alle 6 Blutkörpercheneigenschaften nebeneinander besaßen, müssen die Gene für letztere auf mindestens 3 Chromosomenpaare verteilt sein. Eine Allelie für 3 Gene würde diese Struktur ausschließen. Sodann wurden die für die Klärung einer etwaigen Allelie geeigneten Elternverbindungen herausgesucht und die Blutgruppen der Nachkommen mit der theoretischen Erwartung bei Unabhängigkeit und bei Allelie verglichen. Auf diesem Wege konnte die Allelie sicher ausgeschlossen werden für die Gene

A u. B	B u. E	C u. E	E u. F	D u. F
A. u. E	B u. F	C u. F		
A u. F				

Wo der Nachweis nicht gelang, lag es an dem Fehlen geeigneter Familien. Von besonderem Interesse sind dabei die Eigenschaften A u. B, die ja mancherlei Übereinstimmungen mit den gleichbenannten Blutkörpercheneigenschaften des Menschen zeigen. Es sei nur an die Unterteilung von A in A_1 und A_2, sowie an die Gültigkeit der LANDSTEINERschen Regel bezüglich des Vorkommens von α und β erinnert. Während die Gene für die beiden Blutkörpercheneigenschaften A und B des Menschen nach der jetzt allgemein anerkannten Theorie von BERNSTEIN Allele sind, ist dies beim Pferde sicher nicht der Fall. Abgesehen von den dagegensprechenden Proportionen in der F_1 wurden auch Kinder gefunden, die bei Allelie unmöglich sind. So trat in der

Elternkreuzung AB $\times$ 0 ein Kind AB auf
" AB $\times$ AB " " 0 "

Auch die Frage einer etwaigen *Koppelung der Gene* wurde von KAEMPFFER an der Vererbung der Hengste geprüft. Er konnte eine Koppelung sicher ausschließen zwischen den Genpaaren A u. E, A u. F, C u. E, C u. F, D u. F, sowie B u. F.

Für die *Prüfung des Erbganges der Serumeigenschaften* war das Untersuchungsmaterial von KAEMPFFER wenig günstig. Die neuen Serumeigenschaften γ, δ, ε und φ kamen zufällig bei den Trakehner Hengsten nicht vor. Infolgedessen konnten die Beobachtungen im wesentlichen nur an der geringen Nachkommenschaft einiger Stuten gemacht werden, die die genannten Agglutinine besaßen. Die an 34 positiven Familien gemachten Beobachtungen sind folgende. Die Agglutinine wurden nur selten an die Kinder vererbt. Auffallend war, daß im Gegensatz dazu 3mal γ und 5mal δ bei den Kindern auftrat, ohne daß diese Serumeigenschaft bei den Eltern vorhanden war. Es kann demnach ein recessiver Erbgang vorliegen. Doch wäre es verfrüht, aus den verhältnismäßig wenigen Befunden schon Schlüsse ziehen zu wollen.

Für die Agglutinine α und β gilt ebenso wie beim Menschen die LANDSTEINERsche Regel, d. h. sie sind in jedem Blute vorhanden, dem die ihnen entsprechenden Blutkörpercheneigenschaften A oder B fehlen. Unter solchen Verhältnissen ist es unmöglich, den Erbgang nachzuweisen.

V. Vergleich der Blutgruppen der Tiere mit denen des Menschen.

Wie schon eingangs erwähnt wurde, ist die Anwendung der gleichen Bezeichnung für die Blutgruppeneigenschaften des Menschen und der Tiere zunächst etwas Zufälliges und besagt nichts über eine etwaige Identität der die Reaktionen bewirkenden Stoffe. Daß aber trotz aller Unterschiede große Ähnlichkeiten vorliegen, ist offensichtlich; es ist daher auch kein Grund vorhanden, die Blutgruppendifferenzierung bei den Tieren als etwas grundsätzlich anderes aufzufassen als beim Menschen. Es ist auch erwiesen, daß gruppenspezifische Bestandteile des Menschenblutes in dem Blute vieler, sogar der meisten Säugetiere vorkommen. Eine völlige Identität ist aber (vielleicht außer bei anthropoiden Affen) nirgends nachgewiesen. Von ganz wenigen Ausnahmen abgesehen haben die zahlreichen auf diesem Gebiete arbeitenden Autoren bei ihren Untersuchungen wohl die Blutgruppen des Menschen, nicht aber die des gleichzeitig untersuchten Tieres berücksichtigt. Man weiß nicht, ob überhaupt *Iso*agglutinine oder *Iso*agglutinogene bei dem betreffenden Tier vorhanden waren. Wie DAHR aber sehr eindrucksvoll gezeigt hat, können auch die fast immer in Wirkung tretenden Heteroagglutinine gruppenspezifische Stoffe vortäuschen. Es kann also beispielsweise der bei einem Tier gefundene Receptor B für die bei diesem Tier vorkommenden *Iso*reaktionen ohne jede Bedeutung sein. Alle die zahlreichen vergleichenden Untersuchungen, die ohne Kenntnis oder Berücksichtigung der Blutgruppe *auch des betreffenden Tieres* gemacht sind, sind daher für die Entscheidung der Frage nach der etwaigen Identität der Blutgruppeneigenschaft ohne volle Beweiskraft.

Nur in wenigen Fällen sind bei derartigen Untersuchungen auch die Blutgruppeneigenschaften beider Partner bekannt gewesen. So konnten SCHERMER KAYSER und KAEMPFFER aus Schweineserum der Gruppe 0α, nicht aber der Gruppe 0o eine „gereinigte" Agglutininlösung gewinnen, die nur noch mit A-Erythrocyten, seltener und schwächer mit B-Erythrocyten des Menschen positive Reaktionen gab. Einen Vergleich zwischen Menschenblut und Pferdeblut hat HERMAN mittels elektiver Absättigungsversuche vorgenommen. Er schließt daraus auf eine große Übereinstimmung der beiderseitigen Blutkörperchen- und Serumeigenschaften. Die fälschliche Annahme des Vorkommens von nur 2 Eigenschaftspaaren beim Pferd läßt aber Zweifel an der Richtigkeit dieser Feststellung aufkommen.

Nach den Untersuchungen von FRIEDENREICH und WITH, WORSAE, THOMSEN u. a. kann es als erwiesen gelten, daß sowohl die Receptoren der Blutkörperchen als die Isoagglutinine komplexer Natur sind, also gewissermaßen eine Mosaikstruktur aufweisen. Viele dieser Mosaiksteinchen kommen bei Mensch und Tier gleichzeitig vor, andere sind verschieden und leiten von den gruppenspezifischen zu den artspezifischen Eigenschaften über. Eine scharfe Trennung zwischen beiden wird kaum möglich sein.

Es liegt nahe, auch die bei den Tieren gewonnenen Ergebnisse über die *Vererbung der Blutgruppen mit denen beim Menschen zu vergleichen*. Hier wie dort scheint zunächst die Vererbung der Blutkörpercheneigenschaften auf einfach mendelnde Gene zurückzuführen zu sein. Auf die Unterschiede bezüglich der Allelie bei Mensch und Pferd ist hingewiesen.

Über das Auftreten der Serumeigenschaften α und β des Menschen sind verschiedene Theorien entwickelt worden, von denen besonders die von FURUHATA von Interesse ist, weil in ihr der Versuch einer genetischen Ableitung dieser Agglutinine gemacht wird. Obwohl seine Deutung die Befunde lückenlos erklärt, sind doch stichhaltige Einwände dagegen erhoben worden, so daß sie keine Anerkennung gefunden hat. Sowohl beim Menschen als auch beim Pferd läßt sich der Nachweis einer Vererbung bei den Serumeigenschaften α und β nicht erbringen, weil Nichtmerkmalsträger fehlen. Die Serumeigenschaften α und β sind immer vorhanden, wo das ihnen entsprechende Agglutinogen fehlt, auch da wo die Eltern das betreffende Agglutinin nicht besitzen. Eltern Aβ haben 0$\alpha\beta$ und nicht etwa 0α-Kinder und Eltern ABo haben nur Aβ oder Bα und nicht etwa Ao- und Bo-Kinder. Demnach muß jeder Mensch auch die *Anlage* für das für seine Blutkörperchen unverträgliche Agglutinin enthalten. Überträgt man den von KAEMPFFER erbrachten Nachweis des Erbgangs der Serumeigenschaft α des Schweines und ihrer Hypostasie gegenüber der Blutkörpercheneigenschaft A auf die menschlichen Blutgruppen, so lassen sich alle Befunde zwanglos in folgender Weise erklären. *Unabhängig von den 3 Allelen für die Blutkörpercheneigenschaften A, B und O besitzen alle Menschen noch 2 selbständige Erbanlagen für α und β. Diese sind stets homozygot, also genotypisch immer vorhanden, und werden bei Gegenwart des entsprechenden Agglutinogens phänotypisch unterdrückt.* Das könnte in der Weise geschehen, daß die Agglutinine, die sich ja in jedem Organismus erst viel später entwickeln als die Agglutinogene, durch diese, vielleicht in statu nascendi, gebunden, also durch die eigenen Receptoren abgefangen werden (BERNSTEIN, SCHIFF und ADELSBERGER, LAUER, FRIEDENREICH u. a.). Dabei ist zu bedenken, daß die Receptoren nicht nur in den Blutkörperchen, sondern auch in vielen anderen Körperzellen vorhanden sind. Es ist aber auch möglich, wie THOMSEN anzunehmen scheint, daß es gar nicht erst zur Ausbildung von Agglutininen kommt, sondern daß die Gegenwart des Agglutinogens die Erbanlage für das Agglutinin von vornherein daran hindert, sich zu manifestieren.

Gegen obige von SCHERMER und KAEMPFFER aufgestellte Hypothese der Vererbung der Serumeigenschaften des Menschen und des Pferdes sind bisher ernstliche Einwendungen kaum erhoben worden. HIRSZFELD, der ja schon früher darauf hingewiesen hatte, daß Untersuchungen an Tieren für die Klärung des Erbgangs der Serumeigenschaften geeignet seien, hat sich in zustimmendem Sinne geäußert. Wenn THOMSEN darauf aufmerksam macht, daß die Agglutinine α und β aus mehreren Quoten zusammengesetzt sind, so braucht das nicht notwendig gegen die Homozygotie ihrer Erbanlagen bei Mensch und Pferd zu sprechen. Übrigens hält auch THOMSEN die Isoantistoffe für erblich bedingt.

VI. Die praktische Bedeutung der Blutgruppen bei Tieren.

1. Nachweis der Abstammung.

Nachdem bei einem Teil unserer Haustiere die notwendigen Kenntnisse über die Blutgruppeneigenschaften und ihre Vererbung vorhanden sind, besteht die Möglichkeit, sie auch für den Nachweis der Abstammung heranzuziehen. Es ist durchaus nicht selten, daß für wertvolle Zuchttiere ein praktisches Interesse an einer solchen Feststellung besteht. Selbst von Gerichten sind in dieser Hinsicht schon Gutachten angefordert worden. Es kommt ferner auch nicht selten vor, daß eine wertvolle Stute von 2 verschiedenen Hengsten gedeckt ist. Im Interesse der Zuchtbuchführung kann es dann von großem Wert sein, eine sichere Entscheidung über die Abstammung herbeizuführen. Als Beispiel derartiger Entscheidungen werden nachstehend zwei von KAEMPFFER in Trakehnen geklärte Fälle zweifelhafter Vaterschaft mitgeteilt.

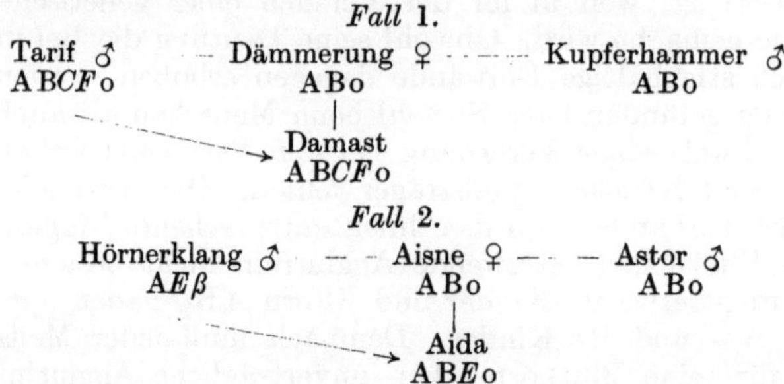

Das Fohlen *Damast* kann infolge seiner Eigenschaften C und F nicht vom Hengst *Kupferhammer*, sondern nur von *Tarif* abstammen. Das Fohlen *Aida* besitzt nur mit dem Hengst *Hörnerklang* gemeinsam die Eigenschaft E, *Astor* kann also nicht der Vater sein. Eine derartige Entscheidung ist nur möglich, wenn das Fohlen und der eine der fraglichen Väter eine Blutkörpercheneigenschaft gemeinsam besitzen, die dem anderen Vater und der Mutter fehlt. Nach KAEMPFFERs Berechnung würde in einer so ausgeglichenen Zucht wie der Trakehner ein positiver Entscheid in 26% der Fälle zu erwarten sein. In einem weniger ausgeglichenen Zuchtmaterial dürfte dieser Prozentsatz weit höher liegen. Wie sich die Unterteilung des Receptos A in A_1 und A_2 im Erbgang verhält, ist noch nicht untersucht. Unter Berücksichtigung der Erfahrungen beim Menschen läßt sich erwarten, daß mit ihrer Hilfe die Erfolgsaussicht sich noch steigern läßt.

Ein Fall, in dem die Blutgruppenuntersuchung nur für eine Wahrscheinlichkeitsdiagnose der Abstammung ausreichte, ist von SCHERMER mitgeteilt.

Er betrifft die berühmte Stute „*Nereide*" des Gestütes Erlenhof, bei der es zweifelhaft ist, ob sie von dem Hengst *Laland* oder *Graf Isolani* abstammt. Die Blutgruppenverhältnisse waren folgende:

Laland ♂ — *Nella* ♀ — *Isolani* ♂
Baγ ABCo ABε

Nereide
Baγ

Auf den ersten Blick gesehen, würde man *Laland* für den Vater halten, denn dessen Blutstruktur stimmt völlig überein mit der von *Nereide*. Doch ist dabei folgendes zu bedenken. Die Blutkörpercheneigenschaft B ist bei allen 3 Eltern vorhanden, scheidet also für die Beurteilung aus. Dasselbe gilt für die Serumeigenschaft α. Sie ist zwar nur bei *Laland* und *Nereide* vorhanden; da sie sich aber gegenüber A hypostatisch verhält, kann sie auch sowohl von *Nella* als *Isolani* abstammen. Es bleibt also nur noch die Serumeigenschaft γ für die Beurteilung übrig. Über die Art ihrer Vererbung lassen sich noch keine sicheren Aussagen machen. Nach KAEMPFFERs Feststellungen verhält sie sich möglicherweise recessiv. Wenn *Nereide* von *Isolani* abstammen sollte, dann müßten sowohl *Nella* als *Isolani* die Erbanlage für γ heterozygot besitzen. Da LALAND die Erbanlage für γ auf jeden Fall vererben muß, *Isolani* sie allenfalls vererben kann (was aber keineswegs erwiesen ist), so ist die Wahrscheinlichkeit der Abstammung von *Laland* größer als die von *Isolani*. Übrigens wird diese Wahrscheinlichkeit noch dadurch unterstützt, daß die Stute *Nereide* in ihrem Körperbau gewisse Übereinstimmungen mit *Laland* zeigt.

Vorstehende Ergebnisse zeigen mit aller Deutlichkeit, daß es heute möglich ist, auch vor Gericht auf Grund der Blutgruppen sichere Aussagen über die etwaige Abstammung eines Pferdes zu machen. Für die übrigen Haustiere, Rind, Schaf, Schwein liegt das Bedürfnis dafür zwar weniger vor, immerhin würden auch hier die jetzigen Kenntnisse über die Blutgruppen ausreichen, um in geeigneten Fällen eine Entscheidung zu treffen.

2. Rassenunterschiede auf Grund der Blutgruppen.

Angesichts der großen Erfolge, die durch die von HIRSZFELD begonnene Forschung über die Blutgruppenverteilung in den verschiedenen Menschenrassen erzielt sind, liegt es nahe, auch bei den Tieren nach derartigen Unterschieden zu suchen. Die bisherigen Untersuchungen in dieser Richtung von HOFE und KAEMPFFER beschränken sich auf die in Deutschland heimischen Pferderassen, das leichte Warmblut und das schwere Kaltblut, sowie die in gewissen Gegenden häufigen Kreuzungen zwischen beiden. Dabei zeigte sich, daß die Eigenschaft A beim Warmblut häufiger vorkommt als beim Kaltblut, sie fand sich bei dem Warmblut zu 72%, bei dem Kaltblut zu 58%. Umgekehrt verhält sich der Faktor D. Während er bei Kaltblutpferden zu 49,5% vorkam, fand er sich bei Warmblutpferden nur zu 29,5%. Ob es sich hierbei aber um wirkliche Rassenunterschiede handelt, ist zur Zeit nicht mit Sicherheit zu beantworten. In dem Streben des Züchters nach einer möglichsten Ausgeglichenheit seiner Zuchttiere liegt es begründet, daß namentlich die Hochzuchten meist nur auf wenige Blutlinien zurückgehen. Es können so durch die künstliche Zuchtwahl unbeabsichtigt einige Blutgruppeneigenschaften völlig ausgemerzt werden. In dieser Hinsicht sind die Ergebnisse von KAEMPFFER bemerkenswert. Er fand, daß die Eigenschaft D bei den Trakehner Pferden überhaupt nicht vorkommt. Hier erreichten die Eigenschaften A und B die bisher beobachteten Höchstwerte von 86—100%. Die Erbanlage für A ist zu 45%, die für B zu 73% homozygot. Die Zahl der verschiedenen Blutkörperchenkombinationen ist im Verhältnis zu weniger ausgeglichenen Zuchten äußerst gering. Bei 342 Trakehner Pferden fand KAEMPFFER nur 18 verschiedene Blutgruppen. Unter 403 Pferden aus dem Landkreis Göttingen fanden sich dagegen 51 verschiedene Gruppen. In letzterem Fall handelt es sich um ein unausgeglichenes Material von Kalt- und Warmblütern, sowie Kreuzungen zwischen beiden. Die Unausgeglichenheit des Zuchtmaterials macht sich also durch eine große Zahl verschiedener Blutstrukturen gegenüber den ausgeglichenen Zuchten kenntlich. Auf der anderen Seite ist die Maximalhäufigkeit bestimmter Blutgruppen in einem ausgeglichenen Zuchtmaterial größer. So fand sich bei den Trakehner Pferden die Gruppe AB zu 48%, bei den Pferden des Landkreises Göttingen dagegen nur zu 13%. *Es kann demnach die geringe Zahl der ermittelten Blutgruppen und die relative Häufigkeit des Vorkommens blutgruppengleicher Tiere als Kennzeichen einer großen züchterischen Ausgeglichenheit der betreffenden Rasse gewertet werden.*

3. Blutgruppen und gekoppelte Eigenschaften.

Besonders wertvoll würden die Blutgruppen sich für die Vererbungsforschung erweisen, wenn es gelänge, anderweitige mit ihnen gekoppelte Eigenschaften aufzufinden. Die Aussichten dazu sind namentlich beim Pferde nicht ungünstig, denn die Gene für die 6 Blutkörpercheneigenschaften müssen in mindestens 3 verschiedenen Chromosomenpaaren liegen. Sollten in irgendeinem dieser Chromosomenpaare irgendwelche züchterisch wertvollen Erbanlagen liegen, so würden diese sich mittels der Blutgruppen im Erbgang genau verfolgen lassen. Die Blutkörpercheneigenschaften sind schon in früher Jugend sicher nachweisbar, wertvolle Zuchteigenschaften aber häufig erst viel später. Man könnte also auf diesem Wege eine sehr frühe Zuchtauswahl betreiben.

Die bisherigen nicht sehr zahlreichen Untersuchungen beziehen sich auf Geschlecht, Farbe, Milchleistung und Fruchtbarkeit. KAEMPFFER konnte den Nachweis erbringen, daß bei Schwein und Pferd eine geschlechtsgebundene Vererbung der Blutgruppeneigenschaften nicht vorliegt, ebenso konnten keinerlei Anzeichen für eine sogenannte „mütterliche Vererbung" der Blutgruppen gefunden werden. Für den Vergleich der Vererbung der Haarfarben mit der der Blutgruppen bot sich in Trakehnen ein günstiges Material, denn die Trakehner Pferde werden in 4 Farbherden gehalten, und es gehört zur Regel, daß nur farbengleiche Tiere gepaart werden. Es machte zunächst den Eindruck, daß charakteristische Unterschiede in der Blutgruppenverteilung bei den verschiedenen Farben bestanden, indem die Füchse viel C und F, wenig E, die Braunen viel E und F, wenig C, die Rappen viel E und F, gar kein C enthielten. Die weitere Prüfung ergab aber, daß dies nur eine Folge der zufälligen Blutgruppenzusammensetzung der Väter war. Die Annahme einer Koppelung ließ sich nicht begründen.

KRONACHER und HOGREVE untersuchten 111 Kühe in 3 Gütern auf etwaige Zusammenhänge zwischen Blutgruppen und Milchleistung, konnten aber eindeutige Ergebnisse nicht feststellen. Wie bereits bemerkt, kann die von SCHOTT vermutete Beziehung zwischen Blutgruppen und Fruchtbarkeit bei Schweinen nicht als gesichert angesehen werden.

4. Blutgruppen und Zwillingsforschung.

Es ist bekannt, daß die Blutgruppen beim Menschen ein unentbehrliches Hilfsmittel zur Feststellung der Eineiigkeit von Zwillingen bilden. Auch in dieser Richtung liegen bereits die ersten Ergebnisse bei Tieren vor. So haben KRONACHER und SANDERS sich mit Erfolg der Blutgruppen bei der Ermittelung eineiiger Rinderzwillinge bedient. Natürlich hat die Blutgruppenfeststellung wie beim Menschen nur ausschließenden Wert. Man weiß auch nicht, wie die Gruppen mit fehlenden Agglutininen, als etwa 0o, 0α, 0β zu bewerten sind. Es gibt aber auch Fälle, wo gerade bei Tieren die Feststellung der Blutgruppen nicht nur ausschließenden Wert hat, dann nämlich, wenn bei beiden Zwillingen Kombinationen gefunden werden, die sehr selten sind. Ein Beispiel dieser Art ist von SCHERMER veröffentlicht. Es handelt sich um volljährige Pferdezwillinge, die beide die Blutgruppeneigenschaften A, E, β, δ zeigten, eine Kombination, die bisher unter 1000 untersuchten Pferden nicht ein einziges Mal gefunden war. Mit Hilfe dieses Befundes konnte zum ersten Male die strittige Frage, ob überhaupt erbgleiche Zwillinge bei Pferden vorkommen, in positivem Sinne gelöst werden.

Schrifttum.

I. Zusammenfassende Arbeiten.

HIRSZFELD, L.: Konstitutionsserologie und Blutgruppenlehre. Berlin 1928.

LATTES, L.: Die Individualität des Blutes. Übersetzt von SCHIFF. Berlin: Julius Springer 1925.

SCHIFF, F.: Die Technik der Blutgruppenuntersuchung. Berlin: Julius Springer 1926. — STEFFAN, P.: Handbuch der Blutgruppenkunde. München: J. F. Lehmann 1932.

II. Einzelarbeiten.

ANDERSEN, T.: Über die Blutgruppeneigenschaften der Schafe. Z. Rassenphysiol. **7**, 171 (1935). — Untersuchungen über die Blutgruppeneigenschaften der Schafe. Z. Rassenphysiol. **10**, 88 (1938).

BIALOSUKNIA and KACZKOWSKY: On the differentiation of various breeds of sheep by means of serological methods. J. of Immun. **9**, 6 (1924). — BROCKMANN, H.: Über gruppenspezifische Strukturen des tierischen Blutes. Z. Immun.forsch. **9**, 87 (1911).

CASTLE, W. E. and C. E. KEELER: Proc. nat. Acad. Sci. U.S.A. **19**, 92 (1934); **20**, 273 (1934).

DAHR, P.: Über A-B-0-Blutgruppen und M-N-Blutfaktoren anthropoider und niederer Affen. Z. Rassenphysiol. **8**, 154 (1936). — Über Hämagglutination bei Nachtraubvögeln. Z. Immunforsch. **91**, 97 (1937). — Über Blutgruppen bei Menschenaffen. Z. Rassenphysiol. **10**, 78 (1938). — DO AMARAL, A. u. D. v. KLOBUSITZKY: Über die natürliche Hämagglutination der Schlangen und anderer Kaltblüter. Z. Immun.forsch. **77**, 315 (1932). — DUNGERN, v. u. HIRSCHFELD: Über gruppenspezifische Strukturen des Blutes. Z. Immun.forsch. **8**, 526 (1911).

EHRLICH, P. u. I. MORGENROTH: Über Hämolysine. Berl. klin. Wschr. **1900 I**, 453. — EISLER u. HOWARD: Über Agglutinogen in Kaninchenerythrocyten und sein Verhältnis zur Gruppensubstanz B. Z. Immun.forsch. **87**, 184 (1936).

FETTH, G.: Die Blutgruppen des Rindes. Diss. Budapest 1930. — FISCHER, W.: Über Blutgruppeneigenschaften beim Kaninchen. Z. Immun.forsch. **86**, 97 (1935). — FISCHER, W. u. G. KLINKHART: Über Isohämagglutination und Isohämolyse beim Kaninchen. Arb. Staatsinst. exper. Ther. Frankf. **22**, H. 31 (1929). — Über Hämagglutination und Hämolyse bei Macacus und Simia. Z. Immun.forsch. **75**, 524 (1932). — FISHBEIN: Isoagglutination in man and lover animals. J. inf. Dis. **12**, 133 (1913). — FLEISCHER, L.: Studien über die Hämagglutination bei Tier und Mensch. Z. Immun.forsch. **49**, 121 (1926). — FRIEDBERGER, E. u. T. TASLAKOWA: Über Blutgruppen bei der zahmen und wilden Ratte. Z. Immun.forsch. **59**, 271 (1929). — FRIEDENREICH, V. u. WITH, S.: Über B-Antigen und B-Antikörper bei Menschen und Tieren. Z. Immun.forsch. **78**, 152 (1933). — FRIEDENREICH et WORSAAE: C. r. Soc. Biol. Paris **102**, 884 (1929). — FURUHATA, T.: Z. Immun.forsch. **71**, 285 (1928).

HARPOTH, H.: Beitrag zum Studium der Heteroagglutination zwischen Mäusen und Ratten. Z. Rassenphysiol. **7**, 135 (1935). — HERLYN, K. E.: Über Blutgruppen bei Tieren. Züchtungskde **3**, 377 (1928). — HERMAN, V. A.: A Study of the blood-grouping factors in horses. J. of Immun. **31**, 347 (1936). — HIRSCHFELD, L. et PRZEMYCKI: De l'isoagglutination des globules rouges chez les chevaux. C. r. Soc. Biol. Paris **89**, 1360 (1923). — HOFE, F. W.: Untersuchungen über die Blutgruppen des Pferdes. Arch. Tierheilk. **68**, 371 (1934). — HOFFERBER, O. u. S. WINTER: Isohämagglutinationen und Blutgruppen bei Rindern. Arch. Tierheilk. **64**, 510 (1931). — Die Wirkung intravenöser Injektionen von arteigenem, aber gruppenfremdem Blute beim Pferd. Z. Rassenphysiol. **5**, 87 (1932).

INGEBRIGSTEN: Die Bedeutung der Isoagglutinine für die Schicksale homoplastisch transplantierter Arterien. Münch. med. Wschr. **69**, 1475 **1922 II**.

JENSEN, V.: Blutgruppenuntersuchungen bei Fischen. Z. Rassenphysiol. **9**, 22 (1937). — JUDINA: Ukrain. Zbl. Blutgruppenforsch. **5**, 209 (1931).

KACZKOWSKY, R.: Die Vererbung der biochemischen Bluteigenschaften des Schafes, nebst einem Beitrag zur Blutuntersuchung des wilden Mufflons. Ref. Z. Tierzüchtg **11**, 475 (1928). — KAEMPFFER, A.: Über die Vererbung der Blutgruppen des Schweines. Z. Abstammgslehre **61**, 261 (1932). — Über ein zweites Isoagglutinogen-Agglutininpaar Bβ im Schweineblut. Z. Rassenphysiol. **5**, 53 (1932). — Die Blutgruppeneigenschaften der Pferde und ihre Vererbung. Z. Tierzüchtg **32**, 169 (1935). — Blutgruppen und Vaterschaftsbestimmung beim Pferd. Dtsch. Z. gerichtl. Med. **25**, 231 (1935). — KAYSER, W.: Individualitätsreaktionen des Blutes von Schafen, Ziegen, Schweinen und Rindern. Arch. Tierheilk. **59**, 89 (1929). — KLEIN, A.: Beitrag zur Kenntnis der Agglutination roter Blutkörperchen. Wien. klin. Wschr. **1902 I**, 413. — KRONACHER, C. u. F. HOGREVE: Beitrag zur Kenntnis etwaiger Beziehungen zwischen Blutgruppenzugehörigkeit und Milchleistung beim Rind. Z. Tierzüchtg **35**, 89 (1936). — KRONACHER, C. u. D. SANDERS: Ergebnisse der Zwillingsforschung beim Rind. Z. Züchtung **34**, H. 1/2 (1936).

LANDSTEINER, K. and PH. LEVINE: On individual differences in chicken blood. Proc. Soc. exper. Biol. a. Med. **30**, 209 (1932). — LANDSTEINER, K. and P. MILLER: Proc. Soc. exper. Biol. a. Med. **22**, 100 (1924). — LANDSTEINER, K. and J. VAN DER SCHEER: Serological examination of a Spezies-Hybrid. J. of Immun. **9**, 213 (1924). — LAUER: Blutgruppendifferenzierung bei Hunden. Z. Immun.forsch. **68**, 434 (1930). — LEHNERT, E.: Ein Beitrag zur Kenntnis der Bluttypen des Pferdes mit Hilfe arteigener Isoimmunsera. Uppsala 1939. — LEVINE, PH. and K. LANDSTEINER: J. of Immun. **17**, 559 (1929); **21**, 513 (1931). — LITTLE, R. B.: Isoagglutinins in the Blood of Cattle. J. of Immun. **17**, 377 (1929). — LODEMANN: Z. Züchtung **27**, 207 (1933.)

MACDOWELL, E. C. u. J. E. GUBBARD: On the absence of isoagglutinines in mise. Ref. Zbl. Bakter. **76**, 107 (1924). — MACENERY, IVY and PECHOUS: On the presence of isoagglutinines in the blood of dogs. Amer. J. Physiol. **68**, 133 (1924). — MARCUSSEN, P.: Über Gruppendifferenzierung bei Kaninchen. Z. Immun.forsch. **89**, 453 (1936). — MATSUDA: Auto- and haemagglutination in rabbits. Jap. med. World **6**, 4 (1926). — Ref. Ber. Physiol. **36** (1926).

NEWODOW, A. P.: Isohämagglutinationsgruppen beim Pferd. Mikrobiol. Ž. (russ.) **5**, 119 (1927).

OTTENBERG, R. and FRIEDMANN: The occurence of grouping iso-agglutination in the lower animals. J. of exper. Med. **130**, 31 (1911). — OTTENBERG, R. and THALHIMER: Studies in experimental transfusion. J. med. Res. **33**, 213 (1915).

PRIETZ, H.: Ein Beitrag zur Hämagglutination bei Tier und Mensch. Diss. Hannover 1926.

RANG, F.: Untersuchungen über die Isohämagglutination im Blute des Schweines und Rindes mit eingeengten Seren. Diss. Göttingen 1931. — ROHDENBERG: The isoagglutination and isohemolysis of the rat. Proc. Soc. exper. Biol. a. Path. **17**, 82 (1920).

SCHERMER, S.: Untersuchungen über die Blutgruppen des Pferdes. Z. Immun.forsch. **58**, 130 (1928). — Die Blutgruppen der Haustiere (Pferd, Rind, Schwein und Schaf). Z. Rassenphysiol. **7**, 33 (1935). — Eineiige Zwillinge beim Pferd. Züchtungskde **11**, 395 (1936). — Die Abstammung der Stute Nereide. Berl. tierärztl. Wschr. **1936 I**, 666. — SCHERMER, S. u. O. HOFFERBER: Individualitätsreaktionen des normalen Pferdeblutes. Arch. Tierheilk. **57**, 77 (1927). — SCHERMER, S., O. HOFFERBER u. A. KAEMPFFER: Weitere Untersuchungen über die Blutgruppen des Pferdes einschließlich ihrer Vererbung. Arch. Tierheilk. **64**, 518 (1932). — SCHERMER, S. u. A. KAEMPFFER: Weitere gruppenspezifische Differenzierungen im Pferdeblut. Z. Immun.forsch. **80**, 146 (1933). — SCHERMER, S., W. KAYSER u. A. KAEMPFFER: Vergleichende Untersuchungen über die Isoagglutinine im Blut des Menschen und des Schweines. Z. Immun.forsch. **68**, 437 (1930). — SCHIFF u. ADELSBERGER: Über blutgruppenspezifische Antikörper und Antigene. Z. Immun.forsch. **40**, 335, 367 (1924). — SCHOTT, A.: Studien über die züchterische Bedeutung derBlutgruppen beim Schwein. Arch. Tierernährg u. Tierzucht, **7**, H. 1 (1931). — SCHÜTT, G.: Über das Vorkommen von Blutgruppen bei Hühnern. Diss. Hannover 1929. — SCHWARZMANN: Z. Immun.forsch. **87**, 525 (1936). — SNYDER, L. H.: Isoagglutination in rabbits. J of Immun. **9**, 45 (1924). — SZYMANOWSKY et WACHLER: C. r. Soc. Biol. Paris **95**, 932 (1926). Ref. Ber. Biol. A **6**, 155 (1928).

THOMSEN, O.: Immunisierung von Menschen mit arteigenem, gruppenfremden Blut. Z. Rassenphysiol. **2**, 105 (1930). — Über das Erscheinen von Isoagglutininen bei Menschen. Z. Immun.forsch. **89**, 435 (1936). — THOMSEN, O., J. ENGELBRETH-HOLM u. A. ROTHE-MEYER: Untersuchungen über serologische Gruppenverschiedenheiten bei Hühnern. Z. Rassenphysiol. **7**, 47 (1935). — THOMSEN, O., FRIEDENREICH u. WORSAE: Über das Verhältnis zwischen A- und B-Receptor in der A-B-Gruppe. Z. Rassenphysiol. **3**, 20 (1931). — THOMSEN, O. u. T. KEMP: Blutgruppendifferenzierung bei Tieren. Z. Immun.forsch. **67**, 251 (1930). — TODD, C.: Proc. roy. Soc. Lond. B **106**, 20 (1930); **107**, 197 (1935). — TODD, C. and WHITE: J. of Hyg. **10**, 185 (1910). — TOTH, L. v.: Agglutination und Hämolyse bei Fischen . Z. Immun.forsch. **75**, 277 (1932).

VORONOFF et ALEXANDRESCO: Art. Méd. **1931**, 106.

WEINERT, H.: Blutgruppenuntersuchungen an Menschenaffen und ihre stammesgeschichtliche Bewertung. Z. Rassenphysiol. **4**, 8 (1931). — Neue Blutgruppenuntersuchungen an Affen im Jahre 1932. Z. Rassenphysiol. **6**, 75 (1933). — Blutgruppenuntersuchungen an Gibbonaffen im Jahre 1934. Z. Rassenphysiol. **7**, 167 (1935). — Blutgruppenuntersuchung an Schimpanse und Gibbon 1935 und 1936. Z. Rassenphysiol. **10**, 7 (1938). — WESZECZKY: Untersuchungen über die gruppenweise Hämagglutination beim Menschen. Biochem. Z. **107**, 159 (1920). — WIENER, A.: Individuality of the blood in higher animals. J. Genet. **29**, 1 (1934). — WÜNSCHE, O.: Über gruppenspezifische Substanzen im Blut der Mäuse. Z. Rassenphysiol. **6**, 201 (1933).

Die Vererbung der Blutgruppen beim Menschen.

Von O. Thomsen, Kopenhagen.

Mit 3 Abbildungen.

I. Definition des serologischen Begriffes Bluttypus.

Antigenverschiedenheiten bei verschiedenen Arten und innerhalb der Art als Grundlage der Typeneinteilung.

Die menschlichen „Blutgruppen" oder Bluttypen[1], wie sie richtiger genannt werden müßten, stellen das beste bisher bekannte Beispiel für Vererblichkeit von menschlichen Eigenschaften dar. Hierfür gibt es mehrere Gründe; teils handelt es sich um ein gerichtsmedizinisches Gebiet, das für die Ausschließung zweifelhafter Vaterschaft von Bedeutung ist und daher von zahlreichen Seiten her außerordentlich gründlich untersucht worden ist, teils sind die Eigenschaften, die als Bluttypen charakterisiert werden, in ausgeprägtem Maße erblich, d. h. sie entwickeln sich, praktisch genommen, allein auf Grund des Vorhandenseins bestimmter Erbanlagen (Gene) bzw. ihres Fehlens (0-Typ sowohl im 0AB-System wie auch in anderen einfachen presence-absence-Systemen) und sind nicht im geringsten durch äußere Einwirkungen irgendwelcher Art, auch nicht durch Krankheit oder hohes Alter, modifizierbar. Außerdem sind die zugrunde liegenden Systeme klar und leicht übersehbar und die zur Identifizierung des Phänotypus angewandte Technik ist einfach und zuverlässig in der Hand des geschulten Untersuchers.

---

[1] Das Wort Blutgruppe (blood group, groupe sanguin) hat sich in der Sprache eingebürgert, obwohl es zweifellos richtiger durch *Bluttypus* ersetzt werden müßte. Die Bezeichnung rührt offensichtlich davon her, daß Landsteiner (1, 2) 1900—1901 nachwies, daß die Menschen sich bezüglich ihres serologischen Charakters in 3 Gruppen (wozu bald eine vierte [AB] kam) einteilen lassen; und später wurde das Wort unwillkürlich zur Bezeichnung für die Eigenschaft selbst. Da indessen die letztere dadurch gekennzeichnet ist, daß sich bestimmte Antigene in den Erythrocyten vorfinden oder auch nicht, erweisen sich die sogenannten Blutgruppen als ganz analog mit den innerhalb einer Bakterienart vorkommenden Typen, wo ja ebenfalls die Differenzierung auf der Anwesenheit oder dem Fehlen bestimmter Antigene beruht. Etwas anderes ist es, daß *heutzutage* eine gewisse Berechtigung darin liegen kann, von einer A-Gruppe zu sprechen, die die Typen A_1, A_2, A_3 und eventuell noch mehr umfaßt. In gleicher Weise würde man berechtigt sein können, von einer N-Gruppe zu sprechen, welche die Typen N und N_2 (s. unten) umfaßt. Die B-, 0- und M-Typen sind dagegen nur in einer genotypisch bedingten Form bekannt und dürften infolgedessen nicht als Gruppen bezeichnet werden.

Es ist eine Folge der Anwendung des Wortes Gruppe, daß die Typen A_1 und A_2 (sowie A_3) oft als „Untergruppen" bezeichnet werden, obschon sie z. B. mit dem B-Typus völlig gleichgestellt sind. In serologischer Hinsicht dürfte man freilich berechtigt sein, von Untertypen zu sprechen, da alle A-Typen mit Anti-A reagieren. In der vorliegenden Übersicht wird das Wort *Typus* (Bluttypus) konsequent als Ersatz für Gruppe (Blutgruppe) gebraucht werden. Eine Ungenauigkeit von geringerer Bedeutung besteht darin, daß das Vorkommen der Typenantigene innerhalb des 0AB-Systems nicht auf die geformten Elemente des *Blutes* beschränkt ist, sondern daß sie, außer im Blutplasma, auch mehr oder weniger vollständig in anderen Zellen (Organen) und in Flüssigkeiten, wie Speichel, Harn, Magensaft usw. auftreten. Witebsky (4, 6) und Witebsky und Okabe (2) schlagen deshalb die Bezeichnung *Zellgruppe* als Ersatz für Blutgruppe vor; dieser Ausdruck ist jedoch sowohl formell wie auch reell im Hinblick auf das eben Ausgeführte weniger korrekt und kaum empfehlenswert (vgl. S. 377 u. 382).

Die menschlichen Bluttypen dürfen nicht als ein isoliertes Phänomen betrachtet werden. Man muß sie vielmehr im Zusammenhang mit der so stark ausgeprägten Variation sehen, mit der nicht nur die Individuen verschiedener Arten, sondern auch solche innerhalb derselben Art in Erscheinung treten. Zum Teil ist zwar diese Variation von den verschiedenen Verhältnissen bedingt, unter denen die Individuen sich entwickeln und leben, aber bei weitem den wichtigsten Anteil hat das verschiedenartig zusammengesetzte Mosaik von Erbelementen (Genen), das bei der Entstehung der Zygote aus Ei- und Samenzelle von Eltern, die in bezug auf zahlreiche Genpaare heterozygot zusammengesetzt sind, zustande kommt.

Bekanntlich rief es eine nicht geringe Überraschung hervor, als LANDSTEINER (2) 1901 nachwies, daß Blutkörperchen (in NaCl-Lösung suspendiert) eines gesunden menschlichen Individuums oft vom Serum eines anderen gesunden Menschen agglutiniert und evtl. hämolysiert werden. Der Vorgang erschien so fremdartig, daß man bis dahin, wenn man ihn gelegentlich antraf, geglaubt hatte, es mit pathologischen Prozessen zu tun zu haben; daher war man nicht auf den Gedanken gekommen, es könne hier ein normales *System* vorliegen.

Zur Erklärung sei daran erinnert, daß die experimentelle Erblichkeitslehre noch fast ganz unerforscht war und daß die MENDELschen Erblichkeitsgesetze sowie das ganze System, das durch sie zum Ausdruck kommt, völlig übersehen worden waren und gerade erst um das Jahr 1900 herum wieder entdeckt wurden. Deshalb wurde das Blut ebenso wie die Zellen überhaupt bei sämtlichen Individuen einer Art in antigener Beziehung für gleich angesehen, während man nach BORDETs (1, 2) Untersuchungen (1898—1900) damit bekannt war, daß Serum von Individuen einer Tierart oft Antistoffe für Zellen (speziell Erythrocyten) einer anderen Tierart enthält, was ein Ausdruck für antigene Verschiedenheit ist.

Unabhängig von LANDSTEINERs Entdeckung erschienen ungefähr zur gleichen Zeit die wichtigen Untersuchungen von EHRLICH und MORGENROTH über immunisatorisch hervorgerufene Isoantistoffe bei Ziegen; jedoch wurden keine weiteren Konsequenzen aus diesem Befunde gezogen.

Nach der Wiederentdeckung der MENDELschen Erblichkeitsregeln wurde es indessen klar, daß es eine recht erhebliche, erbliche Variation *innerhalb* der Arten gibt, besonders für solche Eigenschaften, die mehr peripherer Natur sind. Die sogenannten fundamentalen Charaktere dagegen, die das Individuum unmittelbar als zu dieser oder jener Art gehörig charakterisieren oder die die Grundlage lebenswichtiger Funktionen bilden, sind konstant anwesend, da sie vermutlich von homozygoten Anlagen bedingt werden, die sich unverändert von Generation zu Generation vererben.

Man muß wohl vermuten, daß die innerhalb der Art existierende, erbliche Variation durch Mutation ursprünglich homozygoter Anlagen entstanden ist; nach der Entstehung der neuen Gene setzen sich dieselben in der Sippe fort und breiten sich in der Bevölkerung aus, so daß sich dort nun eine große Reichhaltigkeit mit mehr oder weniger zahlreichen allelen Genen in den verschiedenen Gengruppen manifestiert. Mehrere von diesen letzteren enthalten freilich nur zwei Gene, die bis auf weiteres als rein formelle Einheiten zu betrachten sind, da in vielen Fällen von Heterozygotie wahrscheinlich nur von Anwesenheit oder Fehlen *eines* bestimmten Gens die Rede ist (presence-absence). In anderen Fällen, in denen vermutlich wiederholte Mutation stattgefunden haben dürfte, enthält die Gengruppe mehr als zwei Gene (multiple allele Gene). Die relative Stärke (Dominanz) der einzelnen Gene kann alle Gradstufen zeigen; so wird der heterozygote Typus in einigen Fällen vollkommen von dem einen Gen beherrscht (absolute Dominanz), während das andere Gen in dem Phänotyp gänzlich unterdrückt ist. In anderen Fällen sind die beiden allelen Gene annähernd gleich stark, so daß der Phänotyp von beiden den Genen entsprechenden Eigenschaften, die sich nebeneinander entwickeln, geprägt wird. Schließlich gibt es natürlich zwischen diesen zwei Extremen die Möglichkeit einer relativen Dominanz. Wenn die Gengruppe mehr als zwei Gene enthält, die bei dem Heterozygoten alternativ in verschiedenartig zusammengesetzten Paaren aufzutreten vermögen, können wir eine Skala von Stärkegraden antreffen, in der z. B. Gen 1 stärker als Gen 2 ist, welches seinerseits wieder stärker als Gen 3 ist, usw. Selbstverständlich können aber auch hier mehrere Gene dieselbe Stärke besitzen; es kommen überhaupt alle Möglichkeiten in Betracht.

Die Folge der Mutationen, Aufspaltung und Kombination der zusammengehörigen Anlagen wird die, daß (abgesehen von eineiigen Zwillingen, Drillingen usw., die jedenfalls theoretisch als der Anlage nach gleich anzusehen sind) jedes einzelne Individuum im Hinblick auf genetische Zusammensetzung ein Unikum darstellt.

Die verschiedenen *antigenen* Substanzen im Organismus sind in ausgesprochenem Grade vererblich, und da eine Gruppe [1] von ihnen nicht zu Eigenschaften gehört, die so geartet sind, daß eine eventuelle Mutation bzw. das Auftreten mutierter Anlagen homozygot zur Herabsetzung der Vitalität führt, werden die mutierten Anlagen sich schnell in der Bevölkerung ausbreiten und die Grundlage für den antigenen Typenunterschied innerhalb der Art bilden.

Neben den innerhalb der Art auftretenden, verschiedenen Typenantigenen kommt nicht selten *artgeprägtes* Antigen sowohl in Erythrocyten wie auch in anderen Zellen vor, also Antigen, das für alle zu der Art gehörigen Individuen gemeinsam ist; es muß jedoch darauf hingewiesen werden, daß die Grenze zwischen Art- und Typenantigenen nicht immer scharf ist. So ist das Typenantigen, das innerhalb der Art Mensch als B bezeichnet wird, bei zahlreichen Säugetierarten weit verbreitet, doch in der Weise, daß sich hier nicht ganz dasselbe B-Antigen vorfindet wie beim Menschen (möglicherweise mit Ausnahme der anthropoiden Affen [LANDSTEINER und MILLER]); sondern es handelt sich um ein „ähnliches" Antigen, sei es, daß man nun die Verhältnisse so verstehen will, daß das B-Antigen des Menschen aus mehreren Teilkomponenten — die sich jedoch hier als ein Ganzes vererben — zusammengesetzt ist und daß mehr oder weniger zahlreiche dieser Teilkomponenten bei Tieren auftreten. Oder sei es so, daß die verschiedenen B-Antigene (bei Mensch und Tier) chemisch „verwandt", aber nicht identisch sind. Beide Möglichkeiten sind denkbar. Das Ergebnis der Absorptionsversuche könnte freilich für die erste Möglichkeit sprechen, da nach Absorption des Anti-B-Serums mit Tierblut (mit B) eine Antistoffquote zurückbleibt, die sich *nur* von Menschen-B-Blutkörperchen binden läßt. *Alle* Kaninchen besitzen ein (im Vergleich zum Menschen-B) nicht vollständiges B-Antigen, das nach FRIEDENREICH und WITHS Untersuchungen als B_2, B_3 bezeichnet werden kann, während die im Menschen-B

[1] Es ist augenscheinlich, daß die Antigene mit Proteincharakter, wie besonders die Eiweißstoffe (Globuline, Albumine) im Serum (Plasma), weit mehr konstant innerhalb der Art sind; diese Tatsache kommt, wie bekannt, darin zum Ausdruck, daß die Sera der einzelnen Tierarten sich mit Hilfe der von spezifischen Immunpräzipitinen hervorgerufenen Reaktion (Ausfällung) leicht identifizieren lassen, während die Serumproteine keine Typendifferenzierung innerhalb der Art aufweisen. Im Gegensatz hierzu sind die Antigene, die den Typenunterschieden zugrunde liegen, wenigstens in der Hauptsache Halbantigene (Haptene), die chemisch sich als Kohlehydratkomplexe, Lipoide usw. kennzeichnen (Näheres bei LANDSTEINER und Mitarbeitern). Sie sind vorzugsweise in den Erythrocyten sowie eventuell auch in anderen Zellsystemen lokalisiert. Es soll jedoch hiermit nicht gesagt sein, daß Stoffe von eiweißartigem Charakter nicht ebenfalls an den Typensubstanzen Anteil haben können (vgl. S. 366).

anwesende Komponente B_1 fehlt (möglicherweise enthält der Komplex statt dessen eine Komponente, die nicht im Menschen-B vorkommt). Unter allen Umständen ist also das B des Kaninchens ein Artcharakter; das teilweise identische oder als Ganzes „verwandte" B beim Menschen dagegen ist ja ohne Zweifel als ein Typencharakter zu bezeichnen (s. auch Schwarzmann). Ganz ähnliche Verhältnisse sind übrigens vom Menschen-A-Antigen bekannt. So zeigen alle Meerschweinchen eine reiche Entwicklung des sogenannten heterogenetischen Antigens (Forssman-Antigen[1]), freilich nicht in den Blutkörperchen [doch kommt es nach Witebsky (3) hier „maskiert" vor], sondern in den Zellen der verschiedenen Organe, und Teile dieses Antigenkomplexes sind teils artmäßig in den Erythrocyten aller Menschen, teils typenmäßig in Menschenerythrocyten mit A verbreitet [vgl. auch neue Untersuchungen von Friedenreich (15) über das Vorkommen von A- und B-Komponenten im Tierreich außerhalb der Blutkörperchen]. In bezug auf die Erythrocytenantigene mit Relation zu A und B bei verschiedenen Tierarten und besonders bei anthropoiden und niedrigeren Affen wird auf den Abschnitt Schermers (in diesem Handbuch) und auf die neueren Arbeiten von Dahr (1, 3, 4, 5, 6, 7) und Dahr und Rommel (2) verwiesen.

Die vorstehenden Ausführungen mögen für den Nachweis genügen, daß die Anschauungen, welche um die Jahrhundertwende herrschten, nachdem Bordet (1, 2) u. a. entdeckt hatten, daß der zwischen dem Blute zweier Tierarten bestehende Artunterschied oft in der Agglutination oder Lyse der Blutkörperchen einer Art durch das Serum der anderen Art zum Ausdruck kommt, in mehreren Beziehungen recht fehlerhaft waren und eine zu große Vereinfachung darstellten, die nicht der Wirklichkeit entsprach. Ganz das gleiche, wie es oft eintrat, wenn Blutkörperchen und Serum (bzw. Plasma) von zwei verschiedenen Tierarten zusammengebracht wurden, konnte auch geschehen, wenn Blutkörperchen und Serum von zwei Individuen innerhalb derselben Art (z. B. Mensch) in gegenseitigen Kontakt kamen. Es hatte sich ja gezeigt, daß der Antistoff für die Erythrocyten (Agglutinin, Lysin, Opsonin) nicht selten *präformiert* vorkam, so daß dem Antigen in den Blutkörperchen einer Tierart Antistoff im Serum einer anderen Tierart (Heteroantistoff) entsprach. Dieser Umstand war offensichtlich der Grund für die oft shockähnlichen Krankheitserscheinungen, welche bei den in früherer Zeit vorgenommenen Transfusionen von Tierblut auf Menschen häufig wahrgenommen wurden und gefahrdrohend oder sogar tödlich verlaufen konnten.

Daß ganz ähnliche Symptome auch bei Transfusion von Menschenblut auf andere Menschen ab und zu beobachtet wurden, mußte unverständlich erscheinen, solange die Anschauung aufrechterhalten wurde, daß alle Menschen in bezug auf die antigene Zusammensetzung des Blutes gleich seien. Landsteiner mußte erst zeigen, daß sich die Art Mensch physiologisch in 3 oder 4 Gruppen teilen ließ, die jede für sich von einem bestimmten Antigenzustand der Erythrocyten gekennzeichnet sind, während das Serum regelmäßig, wenn auch nicht konstant, Antistoff (Isoantistoff) in *reziproker* Weise enthielt, d. h. es hatte Antistoff für Antigen, das den zum Serum gehörigen Blutkörperchen fehlte, während andererseits, wie selbstverständlich und zu erwarten war, Antistoff gegenüber dem Antigen, mit dem die zum Serum gehörigen Blutkörperchen ausgesteuert waren, nicht vorkam. Erst nach diesen Befunden wurde es klar, daß bei der Transfusion von sogenanntem *unverträglichem* Menschenblut auf andere Menschen die gleichen pathogenen Bedingungen für das Entstehen ernster Krankheitszustände vorliegen, wie bei der Transfusion von Tierblut auf Menschen. Mit anderen Worten: Der Artbegriff verbürgte hier, wo es sich

[1] Im folgenden zu F-Antigen verkürzt.

um die Zusammensetzung des Blutes in serologischer (Antigen bzw. Antistoff) Beziehung handelte, ebensowenig eine Identität, wie bei zahlreichen anderen vererblichen Eigenschaften innerhalb der Art.

II. Nähere Charakterisierung des Bluttypensystems.

Landsteiners (2) klassische Arbeit von 1901 ist so oft besprochen worden, daß wir uns hier auf eine kurze Darlegung ihrer Hauptpunkte beschränken können.

In Blutproben von 22 gesunden Menschen wurde das Serum vom Koagulum getrennt und aus dem letzteren eine dünne Blutkörperchensuspension in 0,9% NaCl-Lösung hergestellt. Dann wurden „Kreuzungsversuche" in der Weise ausgeführt, daß ein Tropfen Serum von jedem der 22 Personen auf einem Objektträger mit einem Tropfen Blutkörperchensuspension zusammengebracht wurde, so daß es im ganzen zu 22 $\times$ 22 Kombinationen kam, von denen jedoch 22 Serum und Blutkörperchen des gleichen Individuums enthielten. Bei diesen 22 entstand natürlich keine Agglutination, ebensowenig wie in *einem Teil* der übrigen Kombinationen. In verschiedenen Kombinationen trat dagegen im Laufe weniger Minuten eine für das bloße Auge sichtbare Agglutination auf. Es erwies sich, daß die 22 Personen sich in 3 Gruppen teilen ließen: 1. eine, deren Serum das Blut der beiden anderen Gruppen agglutinierte, deren Blutkörperchen jedoch von keinem Serum agglutiniert wurden, und 2.—3. zwei Gruppen, bei denen das Serum wechselseitig die Blutkörperchen der anderen Gruppe agglutinierte und bei denen zugleich die Blutkörperchen von dem Serum der ersten Gruppe agglutiniert wurden.

Landsteiner stellte auch eine plausible Erklärung auf, durch die ein System in seine Wahrnehmungen gebracht wurde.

Seine Annahme ging darauf hinaus, daß es in den Erythrocyten zwei agglutininbindende Substanzen (*Antigene* [oft Receptoren genannt]) gibt, von denen Gruppe 2 und Gruppe 3 je eine besitzen, während sie in Gruppe 1 alle beide fehlen. Nimmt man weiterhin an, daß im Serum kein Antistoff gegenüber dem Antigen, mit dem die zugehörigen Blutkörperchen ausgestattet sind, vorkommt, während es andererseits Antistoff für das oder die Antigene, die den Blutkörperchen fehlen, gibt, so wird sich eine Übereinstimmung zwischen Befund und Hypothese zeigen.

Zusammengefaßt ergibt sich, wenn wir die zwei Receptoren A und B und die entsprechenden Antistoffe Anti-A und Anti-B nennen, das folgende:

Typus 1. Den Blutkörperchen fehlen sowohl A wie auch B, und sie müssen daher inagglutinabel in jedem Serum sein. Das Serum enthält sowohl Anti-A als auch Anti-B und muß deshalb alle Blutkörperchen, die nicht vom Typus 1 sind, agglutinieren.

Typus 2. Die Blutkörperchen besitzen den einen Receptor A, es fehlt ihnen aber B. Das Serum enthält nur Anti-B und wird daher die Blutkörperchen des Typus 3 agglutinieren, jedoch nicht Blutkörperchen der Typen 1 und 2.

Blutkörperchen		Serum			
		Typus			
		1	2	3	4
Typus	Receptor	Anti-A Anti-B	Anti-B	Anti-A	0
1.	0	—	—	—	—
2.	A	+	—	+	—
3.	B	+	+	—	—
4.	A + B	+	+	+	—

Typus 3. Die Blutkörperchen besitzen den anderen Receptor B, es fehlt ihnen jedoch A. Das Serum enthält nur Anti-A. Es wird deshalb Blutkörperchen vom Typus 2 agglutinieren, aber nicht Blutkörperchen der Typen 1 und 3.

Schematisch ausgedrückt ist das Resultat das folgende: + bezeichnet Eintreten von Agglutination der Blutkörperchen in der Mischung aus Serum und Blutsuspension, —

— Ausbleiben der Agglutination. Die ausgezogenen Linien umfassen die zuerst gefundenen 3 Typen, die punktierten Linien den etwas später gefundenen 4. Typus.

Unter der Voraussetzung, daß das System richtig ist, möchte man schon im voraus zu der Annahme neigen, daß auch die vierte Möglichkeit, die denkbar wäre, nämlich die Anwesenheit von sowohl A wie auch B in den Blutkörperchen und das Fehlen von Anti-A und Anti-B im Serum, vorkommen müßte. Das erwies sich auch der Fall zu sein, wie v. DECASTELLO und STURLI kurz darauf in LANDSTEINERs Laboratorium nachwiesen:

Typus 4. Die Blutkörperchen haben beide Receptoren. A und B; dem Serum fehlen sowohl Anti-A als auch Anti-B. Die Blutkörperchen werden daher von jedem anderen Serum als dem des eigenen Typus agglutiniert werden, das Serum dagegen wird gegenüber allen Blutkörperchen wirkungslos bleiben.

Daß LANDSTEINER nicht gleich den Typus 4 fand, beruht auf dessen relativer Seltenheit, da seine Häufigkeit in Nord- und Mitteleuropa (LANDSTEINER arbeitete damals in Wien) nur 3—5% beträgt.

Eigenartig ist die sogenannte reziproke Verteilung der Antistoffe (Anti-A und Anti-B). Es entspricht doch nur dem, was man erwarten könnte, daß kein freier Antistoff vorkommt, wo die Blutkörperchen mit dem entsprechenden Antigen ausgestattet sind, sei es, daß nun die Produktion des Antistoffes selbst verhindert wird, oder daß er wirklich produziert, jedoch im Statu nascendi gebunden wird. Man kann sich wohl vorstellen, daß eine solche sukzessive Bindung möglich wäre, ohne daß ernste, intravitale Störungen einzutreten brauchten, falls nämlich die Produktion per Zeiteinheit gering und das Verteilungsgebiet des Antigens groß ist, welche Bedingungen einige Aussicht auf Erfüllung zu haben scheinen. Dagegen ist es nicht ohne weiteres verständlich, warum die Antistoffe regelmäßig (Ausnahmen treten zwar auf, sind aber selten) dort vorkommen, wo es kein Hindernis für ihr Vorhandensein gibt. Die Frage der Genese der Isoantistoffe ist jedoch in einem besonderen Abschnitt behandelt worden, auf den hier verwiesen sei (S. 368).

Die Bezeichnungen für die 4 hier besprochenen Bluttypen stehen nach der international anerkannten Terminologie in Beziehung zu der Antigenausstattung der Blutkörperchen, so daß der Typ (oben als Typ 1 angeführt), dem die Antigene A und B fehlen, als *Typus 0* bezeichnet wird (Null, auch 0 genannt, Abkürzung für: ohne), Typ 2 als *Typus A*, Typ 3 als *Typus B* und Typ 4 als *Typus AB*. Diese letzteren Benennungen sind teils deswegen vorzuziehen, weil sie die Typen unmittelbar kennzeichnen, teils auch, weil die Zahlenbezeichnungen sich als ungeeignet erwiesen, da Typ 0 bald als 1 bezeichnet wurde (JANSKY) und bald als 4 (MOSS), während der AB-Typ entsprechend nach JANSKYs Nomenklatur 4 genannt wurde und nach MOSS 1. In der Literatur stößt man jedoch leider noch auf die Anwendung von Zahlenbezeichnungen und sogar ohne Angabe, welches Benennungssystem benutzt wird. Es wäre daher sehr wünschenswert, daß in Zukunft alle Zeitschriften die Durchführung der Buchstabenbezeichnungen verlangen würden. LANDSTEINER nannte übrigens die drei zuerst gefundenen Typen A, B, und C, wobei C dem 0 entspricht.

Die relative Häufigkeit, mit der die 4 Typen vorkommen, ist in verschiedenen Bevölkerungen verschieden. Die ersten Untersuchungen hierüber sind schon vor 20 Jahren von L. und Frau H. HIRSZFELD (1, 2) angestellt worden. Ganz gewiß kommen alle 4 Typen überall vor, obschon sich in bezug auf ihre relative Häufigkeit große Verschiedenheiten vorfinden. In Europa tritt A, dessen Häufigkeit durchgängig drei- bis viermal größer als die von B ist, in 40—50% auf, und zwar ein wenig häufiger in Nord- und Mitteleuropa, speziell dem westlichen Teil, als in Süd- und Osteuropa. Typ 0 liegt bald ein wenig über, bald ein wenig unter der Häufigkeit von A, während B kaum an irgendeinem Platze in Europa 15% übersteigt und in vielen Volksstämmen bzw. Gegenden um 8—10% herum liegt. Der AB-Typ macht dann also die restlichen 3—5% aus. Außerhalb Europas gibt es beträchtliche Variationen. Der B-Typ ist auffallend häufig in Indien und in der Mandschurei vertreten, wo der Prozentsatz, namentlich auf Kosten von A, bis zu 40% oder darüber erreichen kann. Typus 0 kommt bei gewissen primitiven Bevölkerungen mit einer Häufigkeit vor, die sich 100% nähert, und dies ist einer der Gründe dafür, daß der 0-Typ von vielen für den ursprünglichen gehalten wird, aus dem sich A und B durch Mutation entwickelt haben. A wird für weit älter angesehen als B [s. z. B. HOWELLS und GATES (2, 3, 4), O. STRENG (2), L. HIRSZFELD (4)].

Diese Anschauung baut sich namentlich darauf auf, daß verschiedene „periphere" Volksstämme, wie die Ureinwohner von Australien, die Hawaiier, die Maoris, die Buschmänner in Südafrika und die Lappen im arktischen Europa einen sehr hohen Prozentsatz von A haben, aber einen so geringen von B, daß die wenigen Inhaber dieses Typus ihn vermutlich durch Kreuzung mit Nachbarvölkern erhalten haben. Es wird hier also angenommen, daß die genannten Völker in Isolation gelebt haben, bevor der B-Typ sich unter ihnen zu zeigen begann. Wenn indessen das A-Gen seit Jahrtausenden in der Menschenart existiert hat, während das Alter von B für weit niedriger gehalten werden muß, ist es schwer zu verstehen, daß Stämme wie die Indianer in Amerika fast ausschließlich aus Individuen mit 0-Typ bestehen. Viele glauben, daß B in Indien zu einer Zeit entstanden ist, als A schon lange existiert hatte, wodurch sich eine Erklärung dafür ergeben würde, daß Völker, von denen man annimmt, daß sie aus den später B-geprägten, asiatischen Gebieten stammen, einen weit höheren A- als B-Prozent haben.

Was die amerikanischen Indianer anbetrifft, so deutet vieles darauf hin, daß der 0-Typ, bevor der Kontakt mit den Europäern begann, völlig oder fast völlig alleinherrschend war; das gleiche gilt für einige Eskimostämme. WYMAN und BOYD glaubten, daß daraus hervorgehe, daß A und B sich erst dann in Asien gezeigt haben, nachdem die Indianer nach Amerika gelangt waren. Demgegenüber wendet GATES (1) ein, daß die Isolation auf Inseln usw. zu einem so frühen Zeitpunkt noch ausgereicht hat, um die Beimischung anderer Volkselemente zu verhindern, und GATES und DARBY heben hervor, daß die Inselbewohner von Sachalin bis nach Formosa und den Philippinen genügend geschützt waren, um sich als 0-Typus erhalten zu können, während sich A und später auch B auf dem asiatischen Festlande ausbreiteten. Übrigens ähneln einige dieser primitiven Inselvölker in hohem Grade den Indianern in ihrer Physiognomie; und noch heutzutage zeigen die mehr isoliert wohnenden, ursprünglichen Stämme auf Formosa einen hohen Prozent des 0-Typs, so daß sie möglicherweise Reste jener Bevölkerung sind, aus der die Indianer in Amerika hervorgingen. Es wurde zwar gefunden, daß der größte Teil der bisher untersuchten Indianerstämme ursprünglich (vor dem Kontakt mit anderen Völkern) von, praktisch gesprochen, reinem 0-Typ war und teilweise noch einen sehr hohen 0-Prozent zeigt (so 80—95% 0-Typ bei Indianern in Peru und bei „Mayaindianern" in Yukatan). Doch haben Untersuchungen der letzten Jahre auch andere Möglichkeiten aufgezeigt. MATSON und SCHRADER fanden bei der sogenannten „Blackfeet"-Rasse 76,5% A und kein B (unter 115 vermutlich „reinblütigen" Indianern, während es nur 50% A und 2% B unter den in höherem Grade mischblütigen gab). In entsprechender Weise fanden die gleichen Untersucher 83,3% A bei vermutlich reinen „Blood-Indians", welche ihrem Ursprung nach dem „Blackfeet"-Stamm sehr nahe stehen sollen. Dagegen zeigten „reinblütige" Mitglieder der „Flatheads", „Sioux", „Cree" usw. genannten Stämme 83,6% 0-Typus (GATES), welche Beobachtung also mit dem größten Teil der früheren Untersuchungen übereinstimmt. GATES versucht, die Erklärung zu geben, daß neue A-Mutationen in der Indianerbevölkerung entstanden sind, und betont in diesem Zusammenhang besonders stark, daß sowohl von Pflanzen als auch von Tieren (vermutlich auch Menschen, von denen als Beispiel das häufige, mutative Entstehen neuer Fälle von Albinismus in einem bestimmten Indianerstamme [the Indians of Darien] erwähnt wird) „spontane" Änderungen der Mutationsfrequenz bekannt sind. wodurch aus unbekannten Gründen die gleiche Mutation sogar häufig auftreten kann. Der hohe Prozentsatz von A in einem bestimmten Indianerstamme wäre dann darauf zurückzuführen, daß sich ein „Mutationszentrum" gebildet hat, von dem öfters neue Mutation ausgeht. In gleicher Weise, glaubt GATES, sei der von GOLDEN beobachtete, erstaunlich hohe Prozentsatz (51) von B unter den „Caraja-Indianern" zu erklären, sowie die 91% B, die RAHM bei den „Yahgan-Indianern" in Tierra del Fuego fand. Es sei jedoch bemerkt, daß es nur möglich war, 33 Individuen (von 73 vorhandenen) zu untersuchen, und daß daher mit der Möglichkeit einer starken Inzucht zu rechnen ist, so daß B sozusagen in künstlicher Weise „reingezüchtet" wurde.

Auch bei der Negerbevölkerung in Afrika wird ein hoher B-Prozent angetroffen, wenn er auch nicht so hoch ist wie bei der Bevölkerung Indiens und Chinas. Bei verschiedenen Negerrassen kommt eine B-Häufigkeit vor, die zwischen 7% und 30% variiert und durchweg um 20% herum liegt [s. PIJPER (2), GATES (1)].

Nur an einer einzigen Stelle in Asien wurde eine 0-Häufigkeit gefunden, die sich 100 nähert, nämlich bei den von SHANKLIN untersuchten Rwala-Arabern. Am reinsten waren die Bewohner der Syrischen Wüste, bei denen 95% 0- und 5% A-Typ festgestellt wurde, welchen Tatbestand SHANKLIN als eine Folge von Isolation in einer früheren Periode, eventuell in Verbindung mit Inzucht, erklären möchte. Diese Befunde harmonieren jedoch nicht mit solchen von W. C. und L.G. BOYD (3), die bei Beduinen der Syrischen Wüste (hierunter auch bei dem Rwala-Stamm) nur 35—43% 0-Typ, dagegen ein auffallend hohes B-Prozent (etwa 30) fanden.

Während die bisher genannten Autoren also den 0-Typus für den ursprünglichen der Menschenart halten, aus dem sich A und B durch Mutation entwickelt haben, und das wahrscheinlich nicht nur einmal, sondern möglicherweise sogar mehrmals, hat es auch Verfechter der Theorie gegeben, daß der A- und B-Typ die ursprünglichen seien; A und B seien womöglich gleichzeitig aufgetreten, und hieraus wäre dann der 0-Typus recessiv als Resultat einer Verlustmutation hervorgegangen. Diese Auffassung könnte vielleicht von allgemeinen biologischen Gesichtspunkten aus die natürlichste erscheinen; aber es ist andererseits doch zuzugeben, daß verschiedene der im vorhergehenden besprochenen Untersuchungen sich am leichtesten verstehen lassen, wenn man den 0-Typ als den ursprünglichen nimmt. Die im folgenden näher behandelten, verschiedenen allelen A-Gene (A_1, A_2, A_3 ...) machen es notwendig, wiederholte Mutationen mit Bildung der A-Gene anzunehmen; da die genannten 3 Gene wenigstens in gewissen Beziehungen eine quantitativ abnehmende Reihe darstellen, wäre es vielleicht am natürlichsten, A_2 als aus A_1 entstanden zu betrachten und A_3 aus A_2 oder eventuell A_2 und A_3, jedes für sich, aus A_1. Falls jedoch A überhaupt das Ergebnis einer Mutation von 0 sein sollte, so ist ja wohl auch die Möglichkeit einer direkten Umbildung des 0-Gens zu A_1, A_2 und A_3 vorhanden. Unter allen Umständen muß A_1 für das älteste angesehen werden, A_3 für das wahrscheinlich jüngste. Hierauf deuten auch C. NIGGs (3) Befunde hin, nach denen unter 237 Hawaiiern vom A-Typ alle A_1 waren, während in Europa, wo ausgedehntere Untersuchungen angestellt worden sind, der A_2-Typ etwa 20% ausmacht. Wie häufig A_3 vorkommt, läßt sich vorläufig noch nicht entscheiden, da nur einige wenige Familien bekannt sind; doch muß die Häufigkeit auf jeden Fall sehr gering sein.

Daß A_2 jedoch außerhalb der Bevölkerung Europas keinesfalls unbekannt ist, geht aus Untersuchungen LANDSTEINER und LEVINEs (9) hervor, welche unter 167 Weißen in Amerika 14,6% A_2, unter 89 Negern 37,1% A_2 fanden. Es ist jedoch hierbei in Betracht zu ziehen, daß in einem Materiale, in das auch Familien aufgenommen werden, Zufälligkeiten sehr leicht eine Rolle spielen und die für die gesamte Bevölkerung geltenden Durchschnittszahlen verschieben können.

Es ist beachtenswert, daß sowohl die A- wie auch die B-Typen von BOYD und BOYD (1, 2) im Gewebe von etwa 5000 Jahre alten amerikanischen und ägyptischen Mumien nachgewiesen sind, und daß sie sich bei anthropoiden Affen wiederfinden (s. S. 362), und zwar, soweit es bisher untersucht ist, mit ganz denselben serologischen Eigenschaften wie beim Menschen, während demgegenüber keine sonstigen Tierarten, auch nicht die niedriger stehenden Affen, eine solche Übereinstimmung zeigen, sondern höchstens eine teilweise Ähnlichkeit. A und B sind also anscheinend in der Entwicklungsgeschichte alt, da es so aussieht, als ob sie bereits bei den gemeinsamen Vorfahren der Anthropoiden und der Menschen vorhanden waren. Doch gibt es auch die vielleicht sogar näherliegende Möglichkeit, daß sie unabhängig voneinander als parallel laufende Mutationen entstanden sind.

Die ganze Frage der Differenzierung der menschlichen Bluttypen gibt so der Phantasie einen weiten Spielraum und es darf nicht außer acht gelassen werden, daß wir uns auf unsicherem Boden bewegen, wo viele Schlußfolgerungen rein hypothetischer Natur sein müssen, weswegen eine gewisse Vorsicht hier angebracht ist. Nichtsdestoweniger ist es außerordentlich wünschenswert, daß die verschiedenen Bevölkerungen so eingehend wie möglich bestimmt werden, was nicht nur für das 0AB-System gilt, sondern auch für die sonstigen Typencharaktere, welche im folgenden besprochen werden.

Im übrigen sei, was die verschiedene Typenverteilung usw. anbetrifft, auf Abhandlungen von H. und L. Hirszfeld (1, 2), L. Hirszfeld (1, 2, 3, 4), F. Schiff (2, 14), F. Bernstein (4, 8), P. Steffan, O. Streng (2), Kappers, Gates (2, 3, 4), Mustakallio, verwiesen.

Die Typen (das gilt übrigens nicht nur für das 0AB-System) sind das ganze Leben hindurch unveränderlich; die wenigen Angaben, welche sich über Typenwechsel vorfinden, beruhen entweder auf fehlerhafter Technik bei der Untersuchung oder auf Vertauschung von Blutproben, falscher Auslegung der Bedeutung der sogenannten „Extraagglutinine“ usw.

Es muß betont werden, daß die Differenzierung nach verschiedenen Typen mit der Scheidung in die besprochenen 4 Typen bei weitem nicht beendet ist. Erstens hat es sich erwiesen, daß, wie schon mehrmals erwähnt wurde, Typus A keine Einheit vorstellt, sondern mindestens 3 verschiedene, in der Regel klar voneinander abgrenzbare Typen umfaßt (wozu noch die entsprechenden AB-Typen kommen), die A_1, A_2 und A_3 genannt werden. (Nähere Besprechung im folgenden.) Es ist ihnen gemeinsam, daß sie mit dem Isoantistoff Anti-A (von den Typen 0 und B) reagieren (speziell von ihm agglutiniert werden), sowie mit Antistoffen, die sich in dem durch Immunisierung geeigneter Kaninchen hergestellten Immunserum finden [1]. In gewissen Beziehungen ist A_1 am kräftigsten mit A-Antigen ausgestattet, dann folgen A_2 und A_3 (das Verhältnis zwischen A_2 und A_3 ist noch nicht hinreichend aufgeklärt). Indessen handelt es sich kaum um eine verschiedene quantitative Entwicklung eines einzigen nichtzusammengesetzten Antigens, sondern der Unterschied betrifft besonders bestimmte Komponenten innerhalb des Antigenkomplexes, worauf später noch eingegangen wird. In vererbungsmäßiger Beziehung muß der A-Komplex (A_1-, bzw. A_2- und A_3-) als eine Ganzheit betrachtet werden, da sich sämtliche Antigenkomponenten entwickeln, wenn das betreffende A-Gen im Genotypus des Individuums vorhanden ist.

Was B anbelangt, so kann dieses ebenfalls als ein Komplex angesehen werden, welcher sich in seiner Ganzheit auf der Grundlage der Anwesenheit des B-Gens entwickelt. Dagegen sind von B keine verschiedenen Typen, etwa in analoger Weise wie bei A, bekannt. Zwar haben ganz vereinzelte Autoren (s. S. 363) angegeben, daß sie „stärkere“ und „schwächere“ B-Typen gefunden hätten; doch bedarf die Richtigkeit dieser Behauptungen näherer Untersuchungen, und auf keinen Fall ist es bewiesen, daß es sich um wirklich selbständige, erbliche Typen, wie es z. B. bei den A-Typen der Fall ist, handelt. Die Untersuchungen, die vom *Verfasser* und Mitarbeitern über diesen Punkt vorgenommen wurden, haben uns nicht davon zu überzeugen vermocht, daß verschiedene B-Typen existieren. Wenn es überhaupt Individuen vom Typus B gibt, deren Blutkörperchen sich in quantitativer Beziehung als verschieden in bezug auf ihren Agglutinabilitätsgrad (gemessen durch die schwächste Konzentration von Anti-B, die noch sichere Agglutination gibt, sogenannter „Empfindlichkeitstiter“) bzw. auf ihre Absorptionsfähigkeit erweisen, so hat bis auf weiteres die Annahme die größte Wahrscheinlichkeit für sich, daß es sich hier um modifikatorische, nicht erblich fixierte Verschiedenheiten handelt. Diese waren in unserem Laboratorium im großen und ganzen geringfügig, nicht größer als mit der verhältnismäßig groben Technik, die benutzt wurde, zu erwarten war.

[1] Bisher ist kein sicherer Unterschied in der Zusammensetzung der Anti-A-Quoten des Serums von Kaninchen, die mit Menschen-A_1- oder A_2-Blut immunisiert waren, gefunden worden. Wie sich A_3 in dieser Beziehung verhält, ist noch nicht genügend untersucht.

Was für A gilt, gilt natürlich in der Hauptsache auch für A in Verbindung mit B in den Typen A_1B, A_2B und A_3B.

Für den 0-Typus ist hervorzuheben, daß derselbe ein Antigen enthält, welches als spezifisch bezeichnet werden kann, da es analog den A- und B-Antigenen mit einem spezifischen Antistoff reagiert (von ihm agglutiniert wird). Die Verhältnisse sind aber einigermaßen kompliziert, da das „0-Antigen" in mehr oder weniger hohem Grade sich auch bei den übrigen Typen nachweisen läßt.

Bevor wir uns auf eine nähere Besprechung dieser Frage einlassen, muß erst eine Übersicht über die speziellen Erblichkeitsverhältnisse und die auf ihrer Grundlage zur Entwicklung gekommenen Bluttypensysteme gegeben werden. Dabei sei im voraus nur das hervorgehoben, daß das bisher besprochene Bluttypensystem, welches nach den betreffenden Antigenen als 0AB-System bezeichnet wird, nur eine einzige Seite der Bluttypendifferenzierung repräsentiert; es ist freilich in praktischer Beziehung die bedeutungsvollste Seite, und sie nimmt auch in der historischen Entwicklung den ersten Platz ein, weswegen sie im allgemeinen Bewußtsein leicht die übrige individualisierende Bluttypenverschiedenheit in den Hintergrund drängt.

III. Das 0AB-System. Nähere Beschreibung der einzelnen Typen des Systems und ihrer Entwicklung auf erblicher Grundlage.

1. Die verschiedenen Möglichkeiten für die Aufstellung eines genetischen Systems.

Bereits LANDSTEINER war sich in seinen ersten Arbeiten darüber klar, daß der Bluttyp (vorläufig ist nur die Rede vom 0AB-System) eine erbliche Eigenschaft sein müsse, was wohl schon allein aus dem festen System und der Unveränderlichkeit des Typs durch das ganze Leben hindurch zu ersehen ist. Wir können heutzutage hinzufügen, daß alle Antigene in dem Organismus, die Art-, Typ- oder Organspezifität zeigen, als abhängig von besonderen Genen zu betrachten sind und daher erblicher Natur sein müssen.

Schon 1910 hatten v. DUNGERN und L. HIRSCHFELD [1] (1, 2) die ersten Untersuchungen über den Erbgang veröffentlicht. Sie untersuchten 72 Familien, welche 348 Personen umfaßten, und bei denen man aus sozialen sowie anderen Gründen einen Zweifel an der Vaterschaft für unbegründet halten konnte. Die beiden Untersucher fanden hierbei, daß die A- und B-Eigenschaften bei der Nachkommenschaft nur dann auftreten, wenn mindestens eins der beiden Eltern die gleiche Eigenschaft hat, während andererseits einseitiges Erbe (vom Vater oder von der Mutter) ausreichte, um die Typeneigenschaft entstehen zu lassen. Der 0-Typ konnte sich dagegen bei Kindern von Eltern, die keinen 0-Typ hatten, zeigen, was natürlich in der Weise zu deuten war, daß die A- und B-Eigenschaften über 0 dominieren, während das letztere als recessiv anzusehen ist und nur auftritt, wenn „Fehlen von A und B" von beiden Eltern vererbt wird.

Diese Deutung hat sich bei den fortgesetzten Untersuchungen, die jetzt in sehr großem Umfange vorliegen, als richtig erwiesen. Die A- und B-Anlagen zeigen *völlige* Dominanz, so daß wir mit der serologischen Diagnostik (s. S. 366) nicht imstande sind, zwischen den A- und B-Typen in homozygoter und denen in heterozygoter Form zu unterscheiden. v. DUNGERN und HIRSCHFELD nahmen ferner an, daß die Typen sich auf der Grundlage zweier voneinander unabhängiger Genpaare (A-a und B-b) entwickelten, woraus sich ergeben mußte, daß der A-Typ die Formel AAbb oder Aabb und der B-Typ aaBB oder aaBb haben konnte; die Formel des 0-Typs mußte dagegen immer aabb sein und der AB-Typ eine der vier Formeln, AABB, AaBB, AABb, AaBb haben.

[1] L. HIRSCHFELD schreibt in neueren Publikationen (nach dem Kriege) seinen Namen HIRSZFELD.

Es erübrigt sich, in detaillierter Form auf die langwierige Diskussion einzugehen, die sich um die Richtigkeit dieses Erbsystems erhoben hat[1]. 1924 brachte indessen der Mathematiker F. BERNSTEIN (1, 2) (Göttingen) eine neue Hypothese vor, die darauf hinausging, daß die Erbgrundlage nicht in zwei voneinander unabhängigen Genpaaren besteht, sondern in einer *Gruppe von allelen Genen* (multiple Allelomorphie), welche sich aus R (0)[2], A und B zusammensetzte.

BERNSTEINs Auffassung war zum größten Teil auf populationsstatistische Untersuchungen über das mehr oder weniger häufige Vorkommen der einzelnen Bluttypen basiert. Wie oben besprochen, ist die prozentuale Häufigkeit der 4 Typen durchaus nicht überall auf der Erde die gleiche; wie aber auch die Verteilung sein mag, so muß es doch einen gewissen Zusammenhang zwischen den Typen geben, der von der Häufigkeit der zugrunde liegenden Gene in der Bevölkerung abhängt. Die beiden Hypothesen müssen jedoch bezüglich des Gengehaltes, der in den Gameten möglich ist, zu einem Unterschiede führen. So werden ja nach v. DUNGERN und HIRSCHFELDs Hypothese Gameten mit der Genkombination AB vorkommen, während deren Existenz nach BERNSTEIN unmöglich ist. Die übrigen Gameten werden dagegen nach beiden Hypothesen den gleichen reellen (aber nicht formellen) Inhalt haben. Es ist klar, daß diejenige Hypothese den Sieg davontragen muß, die die größte Übereinstimmung zwischen dem nach der Hypothese zu erwartenden Resultat und dem wirklich gefundenen (der Häufigkeit der verschiedenen Typen und ihrem gegenseitigen Verhältnis in der Bevölkerung) zeigt. Die verschiedenen Gametenklassen bzw. ihr Gengehalt, sowie die nach den beiden Hypothesen möglichen Geno- und Phänotypen lassen sich am leichtesten aus beigefügtem Diagramm (Abb. 1) ersehen:

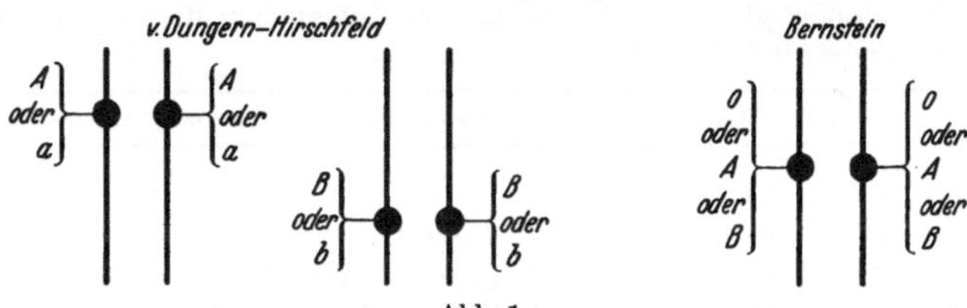

Abb. 1.

Gemäß 1. sind die Bluttypengene in *zwei* Chromosomenpaaren angebracht, wo alternativ A oder a in jedem der Chromosomen des einen Paares vorkommen können und B oder b in jedem der Chromosomen des anderen Paares (mit a bzw. b

[1] In einem größeren Übersichtsartikel von 1934 hat HIRSZFELD (3) in bitteren Worten dem Verfasser den Vorwurf gemacht, er habe v. DUNGERN und HIRSCHFELD „geistige Faulheit“ bei der Vorbringung ihrer Erbhypothese zugeschrieben, welche letztere sich, wie sich später zeigte, nicht aufrechterhalten ließ. Die Beschuldigung ist natürlich ganz unangebracht und ist wahrscheinlich darauf zurückzuführen, daß HIRSZFELD ein von anderer Seite angeführtes, nicht korrekt wiedergegebenes Zitat aus einer Abhandlung des Verfassers der vorliegenden Übersicht mißverstand. Der Verfasser sprach hier seine Verwunderung darüber aus, daß 14 Jahre (nämlich bis 1924, als BERNSTEIN eine neue Erblichkeitshypothese vorbrachte) vergehen sollten, ehe die Frage des Erbganges zur Revision aufgenommen wurde. Wenn überhaupt die Rede von „geistiger Faulheit“ sein sollte, so müßte das wohl für uns andere gelten, die wir uns so lange ruhig verhielten, ohne ernsthaft die Richtigkeit der v. DUNGERN-HIRSCHFELDschen Hypothese zu überprüfen, welche in jener Zeit hinreichend plausibel erscheinen konnte und wohl auch dem Gedankengang der damaligen Zeit näher lag als die BERNSTEINsche. Die angegriffene Bemerkung ist vollkommen harmlos und enthält überhaupt keinen gegen irgendwen gerichteten Stachel.

[2] BERNSTEIN benennt das Gen für den 0-Typus *R* (Abkürzung für Restrasse), in Übereinstimmung mit seiner Auffassung, daß der 0-Typ der ursprüngliche sei, aus dem die anderen durch Mutation hervorgegangen sind. Wir werden jedoch im folgenden die Benutzung der neutraleren Bezeichnung 0 für das Gen des 0-Typs vorziehen.

ist Fehlen von A bzw. B bezeichnet, ohne daß im übrigen zu der Frage Stellung genommen wird, inwieweit dieses Fehlen einen leeren Platz oder ein von A bzw. B verschiedenes Gen zum Ausdruck bringt). Nach BERNSTEIN ist nur ein Chromosomenpaar beteiligt, so daß in jedem der Chromosomen alternativ 0 oder A oder B vorkommen kann. Wenn dann A und B über a und b bzw. über 0 (vollständig) dominieren, müssen wir die folgenden Geno- und Phänotypen bekommen:

1. Genotypen	*Phänotypen*	*2. Genotypen*	*Phänotypen*
AABB, AABb, AaBB, AaBb	AB	AB	AB
AAbb, Aabb	A	AA, A0	A
aaBB, aaBb	B	BB, B0	B
aabb	0	00	0
Mögliche Gametenklassen mit dem Gengehalt AB, Ab, aB, ab		Mögliche Gametenklassen mit dem Gengehalt A, B, 0	

Die zwei Vererbungshypothesen müssen, was das gegenseitige Verhältnis zwischen den Typen in einer gegebenen, gut durcheinandergemischten Bevölkerung anbetrifft, zu einem verschiedenartigen Resultat führen. Da die relative Häufigkeit der 4 Typen sich ja unmittelbar bestimmen läßt, wird eine verhältnismäßig einfache Berechnung zeigen, ob es eine Übereinstimmung zwischen dem erwarteten Ergebnis und dem tatsächlich angetroffenen gibt.

Wird daher mit BERNSTEIN die Häufigkeit der Gene der 0-, A- und B-Eigenschaften mit *r*, *p* und *q* benannt, so muß $p + q + r = 1$ (oder 100%) sein. Da wir weiterhin davon ausgehen, daß die Genhäufigkeit von Generation zu Generation dieselbe bleibt, so werden folgende Genkombinationen vorliegen:

	A : p	B : q	0 : r	Häufigkeit in der Bevölkerung des
A : p	AA p^2	AB pq	A0 pr	0-Typus (00) $= r^2$
B : q	AB pq	BB q^2	B0 qr	A-Typus (AA und A0) $= p^2 + 2pr$ B-Typus (BB und B0) $= q^2 + 2qr$
0 : r	A0 pr	B0 qr	00 r^2	AB-Typus (AB) $= 2pq$

Wenn $p + q + r = 1$ ist, so muß auch die Summe der rechts im Schema aufgeführten Häufigkeiten, mit denen die Typen in der Bevölkerung vorkommen, = 1 sein:

$$r^2 + p^2 + 2\,pr + q^2 + 2\,qr + 2pq = (p + q + r)^2 = 1$$

Weiter ergibt sich:

$$0 + A = r^2 + 2pr + p^2 = (r + p)^2$$
$$0 + B = r^2 + 2qr + q^2 = (r + q)^2$$

oder: $r + p = \sqrt{0 + A}$ und $r + q = \sqrt{0 + B}$

und da $p = 1 - (q + r)$ und $q = 1 - (p + r)$ ist, erhält man also:

$p = 1 - \sqrt{0 + B}$ und $q = 1 - \sqrt{0 + A}$, und außerdem ist $r = \sqrt{0}$.

Da die Summe $p + q + r = 1$ ist, muß sich also (auf jeden Fall mit einer Abweichung, die nicht das überschreiten darf, was zufälligen, kleinen Fehlern zugeschrieben werden kann [1]), auch ergeben, daß

$$1 - \sqrt{0 + B} + 1 - \sqrt{0 + A} + \sqrt{0} = 1$$

[1] Der Mittelfehler (μ) der Relation: $p + q + r = 1$ läßt sich nach einer von BERNSTEIN (5) angegebenen Formel berechnen:

$$\mu = \sqrt{\frac{p \cdot q}{2\,(1 \div p)\,(1 \div q)}} \cdot \sqrt{\frac{1}{N}},$$

wo N die Anzahl der bluttypenbestimmten Personen des Materiales bedeutet.

ist. Falls die Hypothese richtig und die Bluttypenbestimmung korrekt ausgeführt ist, müssen die für die gegebene Bevölkerung gefundenen, relativen Häufigkeitszahlen für die Typen 0, A und B, in die Gleichung eingesetzt, die Summe 1 ergeben.

In entsprechender Weise lassen sich für v. DUNGERN-HIRSCHFELDs Hypothese bestimmte Formeln aufstellen, die angeben, welche Erwartungen zu erfüllen sind, damit diese Hypothese als richtig anerkannt werden kann.

Es erweist sich nun, daß die gefundenen Resultate in Bevölkerungen, welche eine verschiedene relative Häufigkeit der Bluttypen haben, überall besonders gut mit der angeführten, für BERNSTEINs Hypothese geltenden Formel übereinstimmen; dagegen kommt oft eine nicht unbeträchtliche Abweichung vor, wenn die gefundenen Häufigkeitszahlen in die Formeln eingesetzt werden, die für die v. DUNGERN-HIRSCHFELDsche Hypothese aufgestellt worden sind. Wer sich für dieses Thema besonders interessiert, sei auf Arbeiten von BERNSTEIN (2, 3, 4, 5), sowie auf Übersichten von HIRSZFELD (1, 2, 3), SNYDER (3, 4) WAALER (1), W. FISCHER (1, 2), WELLISCH, STEFFAN, LATTES (1), WIENER (3), STRENG (1, 2) u. a. verwiesen.

L. und H. HIRSZFELD haben den Begriff des *rassenbiologischen Index*, $\frac{A+AB}{B+AB}$, aufgestellt; dieser Begriff bringt die relative Häufigkeit der A- und B-Eigenschaften in verschiedenen Bevölkerungen zum Ausdruck. Der Index, der zwar einen gewissen Eindruck von der bluttypenmäßigen Zusammensetzung der Bevölkerung vermittelt, hat jedoch den Nachteil, daß keine Rücksicht auf den 0-Typ genommen wird, welcher ja erheblich in seiner Häufigkeit variieren kann. Von anderer Seite ist daher der erwähnte Index durch graphische Darstellungen auf Grund der Genhäufigkeiten p, q und r (BERNSTEIN) erstattet worden; diese letzteren lassen sich leicht nach den oben angegebenen Formeln ausrechnen, und sie haben den Vorzug, nicht mit Phänotypen, die ja sowohl homo- wie auch heterozygote Individuen umfassen, zu rechnen, sondern mit dem zahlenmäßigen Vorkommen der Gene selbst in den verschiedenen Bevölkerungen.

Eine einfache Vorgangsweise besteht darin, die 3 Genwerte als Sektoren innerhalb einer Kreisfläche darzustellen [s. SCHIFF (14, S. 22)]. Wo es sich indessen um das Vergleichen einer größeren Anzahl Angaben von Befunden in verschiedenen Populationen handelt, ist diese Form selbstverständlich nicht anwendbar; hier hat O. STRENG (1) in scharfsinniger Weise eine Art Völkerkarte hergestellt, auf der ein einziger Punkt innerhalb eines gleichseitigen Dreiecks die Lage der betreffenden Bevölkerung angibt. Das Prinzip ist auf dem geometrischen Satze aufgebaut, daß die Summe der Abstände irgendeines innerhalb eines gleichseitigen Dreiecks gelegenen Punktes von den 3 Seiten gleich der Höhe des Dreiecks ist, die 100 Maßeinheiten beträgt. Da nun $p + q + r = 100$ (oder 1) ist, wird der betreffende Punkt innerhalb des Dreiecks auf die Weise gefunden, daß im Abstande p (Maßeinheiten) eine Linie parallel zu der einen Seite des Dreiecks gezogen wird, im Abstande q eine Linie parallel zu der zweiten Seite und im Abstande r eine dritte Linie parallel zu der dritten Seite. Im Schnittpunkt der drei den Seiten des Dreiecks parallelen Linien liegt dann der gesuchte Punkt, der sogenannte „serographische Ort“. Auf diese Weise lassen sich für zahlreiche Bevölkerungen die Punkte und ihre gegenseitige Lage bestimmen. Selbstverständlich sind an und für sich zwei von den Größen p, q und r ausreichend, um den Schnittpunkt und damit den serographischen Ort zu bestimmen; die dritte dient aber als Kontrolle, da eine stärkere Abweichung der Summe der Genzahlen von dem Ideal 100 darin resultieren wird, daß sich die 3 Linien nicht im selben Punkt treffen, sondern ein Dreieck bilden, dessen Größe von dem Unterschied zwischen der Summe $p + q + r$ und dem Idealwert abhängt. Betreffs näherer Einzelheiten sowie verschiedener Modifikationen von STRENGs Karte kann auf WELLISCH verwiesen werden. Unlängst (1937) hat K. O. STRENG vermittels einer speziellen Vorgangsweise die Punktkarte in die geographische Karte überführt.

Außer durch die erwähnten statistischen Untersuchungen läßt sich die Richtigkeit der Hypothesen auch durch eine Untersuchung der Nachkommenschaft aus solchen Ehen überprüfen, in denen eins der Eltern vom AB-Typ ist. Da die Gameten eines Individuums vom AB-Typ nach BERNSTEIN entweder A oder B enthalten müssen (andere Möglichkeiten gibt es nicht), so kann, ohne Rücksicht auf den Typus des anderen Elternteils, kein Kind dem 0-Typ angehören. In entsprechender Weise kann kein Kind dem AB-Typ zugehören, wenn eins der Eltern vom 0-Typ ist. Nach v. DUNGERN-HIRSCHFELDs Hypothese können dagegen beide Möglichkeiten vorkommen. Es müßte also anscheinend leicht sein, die Übereinstimmung der Hypothesen mit den wirklichen Verhältnissen zu kontrollieren. Dahingegen müssen in allen anderen Kombinationen von Elterntypen beide Theorien zu dem gleichen Resultate führen, was die bei den Nachkommen möglichen Typen anbelangt.

Wie erwähnt, ist der AB-Typ selten (3—5%), wodurch es schwierig wird, ein entsprechend großes Material zusammen zu bekommen, wozu kommt, daß die Vaterschaft bis zu einem gewissen Grade ja stets unsicher ist. Es sind daher eigentlich nur die *Mütter* des AB- bzw. 0-Typs, deren Nachkommen eine Sicherheit gewährleisten können, da ja die Mutterschaft wohl in der Regel als unbestreitbar angesehen werden kann. Es erweist sich nun, daß aus der Zeit vor der Aufstellung der BERNSTEINschen Hypothese eine nicht ganz unbedeutende Zahl von Fällen vorliegt, in denen der Typ AB bei Kindern von sowohl Vätern als auch Müttern des 0-Typs und der Typ 0 bei Kindern von Eltern des AB-Typs angegeben wurde. Wenn man das Material sorgfältig durchgeht, ist es doch auffallend, daß die erwähnten „Ausnahmen“ (von BERNSTEIN) seltener sind, in einigen Statistiken sogar erheblich seltener, als sie nach der Hypothese der zwei Genpaare sein dürften, weswegen man genötigt ist, seine Zuflucht zu Hilfshypothesen zu nehmen, falls man jene trotzdem aufrechterhalten will. Weit wahrscheinlicher ist es daher, daß die erwähnten „Ausnahmen“ zu einem Teil auf unrichtiger Angabe der Vaterschaft beruhen, größtenteils aber, und zwar besonders dort, wo der Typus der Mutter nicht mit der BERNSTEIN-Regel übereinstimmt, auf fehlerhafte Typenbestimmung zurückzuführen sind; denn, obschon die Technik an und für sich einfach ist, läßt die Untersuchung doch Platz für eine Menge Fehlermöglichkeiten, an denen der weniger Geübte leicht scheitern kann, was besonders früher zutraf, als man mit den verschiedenen Fehlern nicht genügend vertraut war. Es ist auch bezeichnend, daß, *nachdem* durch BERNSTEINs Arbeit die Aufmerksamkeit auf die „Ausnahmen“ hingelenkt worden ist, die Anzahl derselben kleiner und kleiner wurde und sie nun, praktisch genommen, gar nicht mehr vorkommen; das ist natürlich so zu deuten, daß jetzt beim Auftreten einer solchen „Ausnahme“ der Fall sorgfältig revidiert und der Fehler aufgedeckt wird. Aus der Zeit nach 1924 liegt ein beträchtliches Material vor, in dem die „AB-Ehen“ (Vater oder Mutter AB) gründlich untersucht worden sind; als Resultat ergaben sich entweder keine Ausnahmen (so in 100 von THOMSEN (1, 5) untersuchten AB-Ehen) oder ganz vereinzelte, die sich durch die Angabe einer anderen Vaterschaft als der tatsächlichen erklären lassen [SCHIFF (4, 5, 6), O. SIEVERS (1), FURUHATA (1, 3), SNYDER (3, 4), PREGER, MAYSER, MORVILLE (1, 2), VUORI, HASELHORST (2), LATTES (1), um bloß eine Reihe von Untersuchungen aus den auf 1924 folgenden Jahren zu nennen]. Auch in allen Untersuchungen der letzten Jahre sind die Ausnahmen, praktisch gesprochen, verschwunden.

Es liegt nur *ein einziger* Fall vor, der wirklich als eine Ausnahme bezeichnet werden kann; dieser Fall, der von HASELHORST (2) und HASELHORST und LAUER (1, 2) ausführlich beschrieben wurde, ist viel und oft besprochen worden. Das Kind, bei dem wiederholte Untersuchungen vom frühesten Lebensalter an mehrere Jahre hindurch vorgenommen wurden, zeigte ständig einen Phänotyp, der als 0 zu bezeichnen ist, trotzdem der Typus der Mutter AB (A_2B) ist. Da der Typ des Vaters (0) in dieser Kombination ja ohne Bedeutung ist, würde die Möglichkeit einer falschen Vaterschaft keine Aufklärung geben. Im Serum des Kindes wurde ein relativ kräftiges Anti-A und ein recht schwaches Anti-B nachgewiesen. Wie nun auch dieser besondere Fall gedeutet werden mag (mehrere

Möglichkeiten sind denkbar[1]), so ist es klar, daß er infolge seiner Isoliertheit die Richtigkeit der Behauptung, daß die Bluttypengene eine allele Gruppe darstellen, nicht zu erschüttern vermag.

Zur näheren Beleuchtung der Seltenheit des HASELHORSTschen Falles läßt sich natürlich in erster Linie anführen, daß es tatsächlich die einzige sichere Abweichung von dem jetzt allgemein als richtig angenommenen Erblichkeitssystem ist. Hierzu ist jedoch zu bemerken, daß man an und für sich an das Vorliegen ganz ähnlicher Abweichungen, die sich bloß nicht feststellen lassen, in zahlreichen Fällen denken könnte. Wenn daher in vielen Elternkombinationen die Möglichkeit eines Auftretens sowohl des A- bzw. B- wie auch des 0-Typs bei der Nachkommenschaft vorhanden ist, so ist es natürlich nicht ausgeschlossen, daß ein Kind, das 0-Typus zeigt, Träger einer verborgenen A- oder B-Anlage ist, die sich im Phänotypus nicht manifestiert hat. Als Material haben daher, streng genommen, nur Nachkommen von AB- und 0-Müttern wirkliche Beweiskraft. Denn eine AB-Mutter kann ja, die Richtigkeit des Erbsystems vorausgesetzt, normalerweise keine Nachkommen vom 0-Typ erhalten, ebensowenig wie eine Mutter vom 0-Typ Kinder vom AB-Typ zu bekommen vermag. Das gleiche gilt ja wohl auch für den Vater; aber da sich hier immer Zweifel an der Richtigkeit der Vaterschaft erheben können, muß das Material auf Mutter und Kind beschränkt werden. Nach FRIEDENREICH (6), der das in der gesamten Literatur bis 1933 vorliegende, in zuverlässiger Weise untersuchte Material der genannten Art zusammengestellt hat, gibt es etwa 13 000 Untersuchungen mit nur der einen, HASELHORSTschen, Ausnahme. Es ist jedoch zu bemerken, daß diese relativ große Zahl vielleicht einen etwas mehr imponierenden Eindruck macht, als eigentlich berechtigt ist; denn bei weitem die meisten Mütter in den 13 000 Fällen müssen natürlich dem 0-Typ angehören, da ja dessen Häufigkeit etwa 15 bis 16mal so groß ist als die des AB-Typs. Selbst wenn indessen ein beträchtlicher Teil der 0-Mütter eine verborgene A-Anlage hätte, so würde diese sich ja doch nur dort bei den Nachkommen als AB-Typ manifestieren können, wo der Vater des Kindes entweder dem B- oder dem AB-Typ zugehört, was in etwa 15% der gesamten Fälle zutreffen kann. Eine verborgene B-Anlage bei der Mutter würde bedeutend größere Aussicht auf Entdeckung haben, da die Häufigkeit des A-Typs (in casu bei dem Vater) etwa 45—50% ist; aber demgegenüber wird man aus rein statistischen Gründen annehmen müssen, daß bei der Mutter eine verborgene B-Anlage in anbetracht der geringen Häufigkeit des B-Typus nur sehr selten vorliegen dürfte. Diese Überlegungen sind ja besonders unter der Voraussetzung gültig, daß die Anomalie im Ausbleiben der Manifestierung einer bei der phänotypischen 0-Mutter vorhandenen A- oder B-Anlage besteht. Etwas anders sehen die Verhältnisse aus, wenn eine der anderen in der Fußnote erwähnten Möglichkeiten vorliegen sollte.

Die später hinzugekommene Teilung der A- und AB-Typen bzw. des A-Gens in zwei gleichwertige Typen A_1 und A_2 (sowie A_1B und A_2B), wobei die Gene A_1 und A_2 zugrunde liegen, fügt sich dann auch in natürlicher Weise in das BERNSTEINsche System ein, indem die Zahl der allelen Gene von 3 auf 4 erweitert wird. In der allerneuesten Zeit ist noch ein alleles Gen, A_3 [FRIEDENREICH (8, 9, 10)], hinzugekommen, so daß in der Reihe 5 Gene (0, A_1, A_2, A_3, B) bekannt sind. Die menschlichen Bluttypen innerhalb des 0AB-Systems erweisen sich also als ein *gutes Beispiel von multipler Allelomorphie*, wobei es doch wahrscheinlich ist, daß die *3 A-Gene eine in quantitativer Beziehung abnehmende Reihe von A_1 bis zu A_3* bilden, in Analogie mit den Tatsachen, welche von mehreren Beispielen der experimentellen Erblichkeitsforschung bekannt sind (z. B. die Augenfarbe bei den Bananenfliegen, die von tiefrot über eine Reihe hellerer Farbschattierungen bis weiß reicht, in welchem Falle die Reihe der Gene vermutlich durch gradweise Verlustmutationen zustande gekommen ist).

[1] Von Möglichkeiten seien genannt: *Nichtübereinstimmung* zwischen Geno- und Phänotypus, d. h. fehlende Entwicklung des A- oder B-Antigens trotz der Anwesenheit des entsprechenden Gens. Bei Neugeborenen, namentlich Frühgeborenen, *kann* das Typenantigen hin und wieder so schwach sein, daß es sich dem Nachweis mit den gewöhnlich angewandten Seren zu entziehen vermag; doch pflegt das Antigen nach Ablauf des ersten Lebensjahres vollentwickelt zu sein; *Verlustmutation*, wobei eine Eizelle mit A- oder B-Anlage dieselbe verloren haben kann; *non-disjunction*, d. h. bei der Gametenbildung (Eizelle) ist zwischen den Chromosomen des Paares, das Träger der A- und B-Gene ist, keine Scheidung eingetreten. Es *können* also beide Chromosomen zu dem einen Gameten gegangen sein und keines von ihnen zu dem anderen, welcher an der Bildung der Zygote teilgenommen hat [SNYDER (5), LEVINE (2)].

Es mag nur kurz erwähnt werden, daß [besonders von K. H. BAUER (1, 2)] der Versuch gemacht worden ist, ein anderes Gensystem für das 0AB-System aufzustellen, und zwar sollte es auf *Koppelung* zwischen A und b, a und B, sowie a und b beruhen. Diese letzte Kombination (ab) sollte wohl dann die ursprüngliche sein, aus der man sich die beiden anderen durch Mutation entstanden vorstellen müßte. Es wird hierbei also nur ein beteiligtes Chromosomenpaar angenommen, bei dem die Gene im selben Chromosom in einem gewissen Abstand voneinander liegen sollten, dessen Größe von der Häufigkeit, mit welcher der Faktorenaustausch (crossing-over) stattfindet, abhängig sein müßte.

Es läßt sich natürlich leicht sehen, wodurch BAUER zur Aufstellung dieser von vornherein nicht sehr wahrscheinlichen Theorie bewogen worden ist. Es sind die hier und da vorkommenden „Ausnahmen" von BERNSTEINS System (Kind AB, wo eins der Eltern 0 ist, und umgekehrt Kind 0, wo Vater oder Mutter AB ist), die zu selten sind, als daß sie sich mit dem Gedanken an zwei voneinander unabhängige (je in einem Chromosomenpaare gelegene) Genpaare vereinigen ließen (s. oben S. 346). Der Faktorenaustausch, von dessen Häufigkeit BAUER erst annahm, daß sie um 11% herum liege, sollte dann die angetroffenen Ausnahmen erklären. Da sich indessen diese letzteren nach und nach immer seltener und seltener zeigten, mußte entsprechend der erwähnte geschätzte Prozentsatz reduziert werden. BAUER beachtete jedoch nicht die Tatsache, daß keine Koppelungshypothese zu den vorliegenden populationsstatistischen Ergebnissen zu führen vermag, wenn man überhaupt das Vorkommen von Faktorenaustausch (ohne Rücksicht auf seine Häufigkeit) annimmt. Das ist von BERNSTEIN schon in seinen ersten Arbeiten hervorgehoben worden. Man muß sich nämlich klar darüber sein, daß A und B, wenn sie erst durch Faktorenaustausch vereint worden sind, auch in Zukunft gekoppelt bleiben. Gameten mit AB würden dann nicht mehr als seltene Ausnahmen gelten können.

Da es jetzt überdies ganz überflüssig geworden ist, für die seltener und seltener gefundenen „Ausnahmen" nach einer anderen Begründung zu suchen als illegitime Vaterschaft und unrichtige Typenbestimmung (abgesehen von der ganz alleinstehenden HASELHORSTschen Ausnahme), verliert natürlich auch jede Koppelungshypothese ihre Motivierung. Nur die *absolute* Koppelung (Faktorenaustauschprozent 0) mit Ab, aB und ab als einzigen möglichen Genkombinationen wird zu ganz den gleichen Ergebnissen führen wie die Hypothese von den multiplen (3), allelen Genen; aber der Unterschied zwischen einer solchen Hypothese und der BERNSTEINS ist ja auch nur formell und daher ohne Interesse, solange es sich nur um eine Hypothese handelt[1].

Eine ganz ähnliche Hypothese war übrigens schon vor derjenigen von BAUER von den Japanern KIRIHARA und HAKU aufgestellt worden (die Arbeiten sind zuerst auf japanisch veröffentlicht worden und daher schwer zugänglich). Außerdem hatte der Japaner FURUHATA (1, 2, 3) ungefähr gleichzeitig mit (jedoch nach) BERNSTEIN, dessen Arbeit ihm unbekannt gewesen sein soll, eine Hypothese vorgebracht, die ganz der BERNSTEINS entsprach; aber nach kurzer Zeit änderte FURUHATA die Hypothese so, daß sie auch 3 gekoppelte Genpaare, AB, aB, ab, umfaßte. Diese Hypothese wurde nach kurzer Zeit nochmals in der Weise modifiziert, daß die Möglichkeit von Faktorenaustausch zwischen den gekoppelten Genen hinzugefügt wurde, selbstverständlich zum Zwecke einer Erklärung der vorkommenden „Ausnahmen" von BERNSTEINS System. Als indessen diese Ausnahmen bei sorgfältigerer Untersuchung seltener und seltener wurden, um schließlich ganz aufzuhören, kam FURUHATA wieder auf die Annahme einer absoluten Koppelung zurück, wobei bezüglich der Vererbung der Typenantigene, wie erwähnt, ganz dieselben Ergebnisse zustande kommen mußten wie nach BERNSTEINS Hypothese[2]. Wenn FURUHATA besonderen Wert auf die Aufrechterhaltung der 3 gekoppelten Genpaare legt, so ist der Grund dafür, daß er eine Erklärung für die Genese der Isoantistoffe (Anti-A und Anti-B) sucht, da a und b als recessive Gene für das Entstehen von Anti-A bzw. Anti-B aufgefaßt werden. Die Hypothese wird im Abschnitt von der Genese der Isoantistoffe (S. 370) näher besprochen. Hier mag nur hervorgehoben werden, daß es bei einer erbbiologischen Betrachtung wenig wahrscheinlich erscheinen muß und, soweit bekannt, ohne Analogie ist, daß allele Gene wie A-a und B-b eine spezifische Wirkung auf verschiedene Eigenschaftskategorien haben sollten, also A und B auf Receptoren (Antigene) in den Blutkörperchen, a und b auf Antistoffe im Serum (Plasma).

Die Hypothese scheint freilich nun allgemein verlassen zu sein.

Was die Literaturverhältnisse in der Kritik, die gegen die verschiedenen Koppelungstheorien gerichtet wurde, anbetrifft, so sei auf WELLISCHS Besprechung in STEFFANS Handbuch der Blutgruppenkunde verwiesen.

[1] Es ist leicht ersichtlich, daß es keinen Unterschied machen wird, ob man mit alternierendem Vorkommen der Gene A, B und 0 oder der Genkombinationen Ab, aB und ab rechnet, da die recessiven Gene (a und b), zu den dominierenden hinzugefügt, den Phänotypus nicht zu ändern vermögen.

[2] Für die auf japanisch veröffentlichten Arbeiten ist in dem Literaturverzeichnis auf die zusammenfassenden Darstellungen, die FURUHATA (2, 4, 5, 6, 7) gegeben hat, hingewiesen (s. auch FURUHATA, ICHIDA und KISHI).

2. Die Erweiterung des Drei-Gensystems. Differenzierung von A in A_1, A_2 und A_3.

Bereits 1911 hatten v. DUNGERN und HIRSCHFELD (3) gefunden, daß Blutkörperchen von Individuen des A-Typs sich nicht gleich verhielten, da Blutkörperchen einiger (verhältnismäßig weniger) A-Individuen einen Rest von Anti-A-Agglutinin zurückließen, wenn ein Menschen-Anti-A-Serum (B- oder 0-Typ) mit einer bestimmten, passenden Menge von Blutkörperchen der genannten A-Individuen in Suspension „absorbiert" wurde[1]. Dieser Rest vermochte natürlich nicht die zur Absorption benutzte „Art" von A-Blutkörperchen zu agglutinieren, doch freilich A-Blutkörperchen von einem anderen, größeren Teil sämtlicher A-Individuen. Diese letztere Sorte von A-Blutkörperchen war imstande, das Serum vollständig von Anti-A zu „leeren", welches letztere an die Blutkörperchen gebunden und bei der Zentrifugierung derselben aus dem Serum entfernt wurde.

Diese Beobachtung deuteten die genannten Autoren in der Weise, daß die Blutkörperchen aller A-Individuen mit einem gemeinsamen Receptor (Antigen) ausgestattet sind, daß aber die Blutkörperchen des größten Teils der A-Individuen außerdem noch einen besonderen Receptor enthalten, der einem kleineren Teile der Individuen vom A-Typ fehlt. Hieraus mußte sich aller Voraussicht nach ergeben, daß auch Anti-A zusammengesetzt war, und zwar aus einer für alle A-Blutkörperchen passenden Antistoffquote sowie aus einer besonderen, die nur, in größerem Maße wenigstens, Affinität zu dem A_I benannten Extrareceptor hatte. Die Blutkörperchen sollten also entweder die Antigene AA_I (die meisten Individuen) oder allein A enthalten[2].

Von anderer Seite wurde zwar die Existenz der zwei Arten von A-Blutkörperchen bestätigt, aber die italienischen Untersucher LATTES und CAVAZUTTI waren ebenso wie MINO zu der Annahme geneigt, daß der Unterschied bei den A-Blutkörperchen nicht qualitativ, sondern nur quantitativ sei. Es sei, mit anderen Worten, nur die Rede von „stärkeren" A-Blutkörperchen mit einer reichlicheren und „schwächeren" mit einer mehr sparsamen Ausstattung an Receptoren, die jedoch von der gleichen Art waren. Die betreffenden Autoren stützen ihre Anschauung namentlich darauf, daß man bei Anwendung einer größeren Menge von „schwachen" A-Blutkörperchen ein Anti-A-Serum völlig zu leeren und so dieselbe Wirkung zu erreichen vermag, wie mit einer kleineren Menge „starker" A-Blutkörperchen. Das trifft nun unzweifelhaft auch in vielen Fällen zu, jedoch nicht in allen; denn es kommt nicht ganz selten vor, daß die Absorptionsfähigkeit gegenüber Anti-A bei den „schwachen" A-Blutkörperchen zwar zunimmt, wenn die Menge vergrößert wird, aber nur bis zu einem gewissen Grade. Dann nützt weitere Vermehrung der Menge gar nichts mehr, da ein Rest des Anti-A ständig weiter zurückbleibt, und dieser Rest reagiert nur mit den „starken" A-Blutkörperchen, jedenfalls bei Zimmertemperatur[3] (bei der die Untersuchungen meist vorgenommen wurden).

[1] Die Absorption wird in der Weise vorgenommen, daß eine im Verhältnis zu dem vorliegenden Serumvolumen abgepaßte Menge (z. B. $^1/_4$—$^1/_2$ Volumen) gewaschener Blutkörperchen im Serum aufgeschwemmt wird. Nach 1—2 Stunden Kontakt werden die Blutkörperchen fortzentrifugiert, da sie nun — qualitativ und quantitativ — soviel gebunden haben, wie das Antigen (die Receptoren) der Blutkörperchen möglich macht.

[2] Die angeführten Benennungen dürfen nicht mit den später angewandten Bezeichnungen A_1, A_2 usw. verwechselt werden. Die Receptoren A und A_I machen ja in genetischer Beziehung eine Ganzheit aus, die sich auf der Grundlage des später A_1 benannten Gens entwickelt, während der als A bezeichnete Typus von dem A_2-Gen bedingt wird. Diese Verhältnisse waren jedoch zu dem damaligen Zeitpunkt noch nicht klargestellt, da die Frage der Erblichkeit der beiden Typen überhaupt noch nicht näher erwogen wurde.

[3] Die Bindung des Antistoffes an die Blutkörperchen wird von niedrigeren Temperaturen begünstigt und von höheren gehemmt. So ist die Bindung oft kräftiger bei 0° als bei 10°, wo sie ihrerseits stärker ist als bei Zimmertemperatur und hier wieder stärker als bei Körpertemperatur (37°).

Wenn dieses Phänomen nicht immer wahrgenommen wird, so kann das darauf beruhen, daß die verschiedenen Menschenseren (des 0- und B-Typs) sich nicht immer gleich verhalten, da der Antistoff oft aus mehreren Quoten mit verschiedener Affinität zum Antigen zusammengesetzt ist. Wo es nun Quoten mit geringer Affinität gibt, bleiben diese (oder Teile von ihnen) bei Absorption mit den „schwachen" A-Blutkörperchen zurück. Diese Erscheinung *braucht* an und für sich nicht zu bedeuten, daß den Blutkörperchen ein bestimmter, dem zurückbleibenden Antistoff entsprechender Receptor fehlt. Die Ursache kann auch die sein, daß das Antigen (quantitativ) relativ schwach entwickelt ist. Die Bindungsintensität hängt nämlich von einer Reihe Faktoren ab, unter denen besonders die quantitative Entwicklung des Antigens, die Konzentration des Antistoffs und die vorliegende Temperatur zu nennen sind. Bei geringer (quantitativer) Entwicklung des Antigens kann der Antistoff nur gebunden werden, solange er in einer gewissen Konzentration vorkommt. Unterschreitet man diese, so tritt keine Bindung ein; eine solche würde dagegen stattgefunden haben, wenn die Antigenmenge *pro Blutkörperchen* größer gewesen wäre. Hieraus folgt, daß man nicht berechtigt ist, aus einer nicht eintretenden Bindung zu schließen, daß es in den Blutkörperchen keinen dem Antistoff entsprechenden Receptor gibt. Der Übergang von quantitativ geringfügigem bis zu absolutem Mangel ist natürlich ganz gleitend; doch ist es notwendig, sich die angeführten Verhältnisse klar zu machen, da man sonst leicht unberechtigte Schlüsse ziehen wird. Wenn Bindung bei 0^0 eintreten kann, aber nicht bei Zimmertemperatur, so zeigt das deutlich, daß es sich um einen relativen, aber nicht um einen absoluten Antigenmangel handelt.

Damit Agglutination eintreten soll, muß eine gewisse Mindestmenge Antistoff (Agglutinin) *pro Blutkörperchen* gebunden werden. Ist die gebundene Menge unter diesem Minimum, so bleibt die Agglutination aus; daß aber die Blutkörperchen nichtsdestoweniger das dem Agglutinin entsprechende Antigen enthalten, ergibt sich daraus, daß eine beträchtliche Menge von solchen inagglutinablen Blutkörperchen den Titer des Serums erheblich herabzusetzen, wenn auch nicht das Agglutinin vollständig zu entfernen vermag. Es kann daher bei der Prüfung auf Anwesenheit eines gegebenen Antigens eine notwendige Ergänzung sein, in Fällen, wo die Agglutination negativ ausfällt, die Absorptionsprobe vorzunehmen. Das gilt in besonderem Maße dann, wenn die angewandten Testsera sich nicht besonders stark (mit hohem Titer) herstellen lassen; denn, wie erwähnt, begünstigt eine hohe Antistoffkonzentration die Bindung, und solche titerstarken Antiseren werden in der Regel Agglutination geben, es sei denn, daß das Antigen auffallend schwach ist (vgl. das Obige). Diese Verhältnisse können unter gewissen Umständen praktische Bedeutung bekommen, so bei der Probe auf A_3 und N_2 (vgl. das unten folgende) und ebenso für die Blutkörperchen neugeborener Kinder, wo die Receptorenentwicklung noch unvollständig ist.

Die Frage ist viel diskutiert worden, ob der Unterschied zwischen den „starken" und den „schwachen" A-Blutkörperchen rein *quantitativer* Natur ist, oder ob auch zugleich eine oder mehrere Antigenkomponenten im A-Komplex der „schwachen" Blutkörperchen fehlen (s. auch die instruktive Übersicht von G. Just).

In dieser Verbindung ist die Frage, ob es sich um genetisch bedingte oder um modifikatorische Verschiedenheiten handelt, von besonderem Interesse; erst 1926 wurde der Unterschied von Landsteiner und seinen Mitarbeitern Witt (2) und Levine (3, 7, 9) zum Gegenstand eines genaueren Studiums gemacht. In diesen Arbeiten wird in unanzweifelbarer Weise nachgewiesen, daß das Anti-A mindestens zwei Fraktionen (Quoten) enthält oder auf jeden Fall enthalten kann, von denen die eine, α_1 genannt, schwächer avid ist und so gut wie gar nicht von den „schwächeren" A-Blutkörperchen (bei Zimmertemperatur) gebunden wird, dagegen ohne jede Schwierigkeit von den „starken". Die andere Antistoffquote, α genannt, kann von allen A-Blutkörperchen gebunden werden und mit ihnen reagieren, wenn auch freilich die „starken" A-Blutkörperchen stärker binden als die „schwachen". Das wichtigste Argument, das für einen *qualitativen* Unterschied zwischen den beiden Arten von A-Blutkörperchen sprach, war jedoch nach Landsteiner der Nachweis, daß die schwachen A-Blutkörperchen sich auch in „*positiver*" Beziehung von den starken unterscheiden; denn in gleicher Weise, wie die Fraktion α_1 die starken A-Blutkörperchen elektiv agglutiniert, werden auch die schwachen elektiv von einem sogenannten „Extraagglutinin" α_2, das sich hin und wieder im Serum von Individuen mit starken A-Blutkörperchen findet, agglutiniert. Übrigens neigt Landsteiner in den erwähnten Arbeiten dazu, den Gedanken an das Vorkommen eines Extrareceptors in den starken A-Blutkörperchen aufzugeben und alle Verschiedenheiten als beruhend auf qualitativen Eigentümlichkeiten anzusehen, die der A-Receptor selbst in den starken und den schwachen A-Blutkörperchen zeigt, worunter auch, wie erwähnt, die elektive Agglutinabilität der letzteren gegenüber α_2 fällt. Er benennt dann den „starken A-Typ" A_1, den „schwachen" A_2, welche Nomenklatur jetzt allgemein angenommen ist und auch in der vorliegenden Übersicht benutzt wird.

Im übrigen hat es sich erwiesen, daß, ebenso wie das „Extraagglutinin" α_2 hin und wieder im Serum von A_1- bzw. A_1B-Individuen vorkommt, es auch gelegentlich ein anderes „Extraagglutinin" α_1[1] im Serum von Individuen des A_2- und namentlich des A_2B-Typus gibt, an dessen Blutkörperchen es ja nicht gebunden wird. Mit Hilfe der elektiven Wirkung dieser „Extraagglutinine" haben LANDSTEINER und LEVINE (7, 9) den A_1-Typ vom A_2-Typ differenziert, nachdem erst die Blutprobe auf Grund ihrer Agglutination in einem gewöhnlichen Anti-A-Serum als A bestimmt worden war. In der Regel fällt die Trennung auch scharf aus, aber in einer bestimmten Zahl von A-Blutproben kam es zu mehr oder weniger kräftiger Agglutination sowohl mit α_1 wie auch mit α_2. Diese „intermediären" Typen sind offenbar die Ursache dafür, daß LANDSTEINER kein System in den Erbgang von A_1 und A_2 zu bringen vermochte, obwohl Familienuntersuchungen im großen und ganzen die Bedeutung der Vererbung ganz außer Zweifel stellten.

Auch MORVILLE (1, 2) hatte bei Untersuchungen, die er (1928) über Isohämagglutinine bei Müttern und neugeborenen Kindern anstellte, Anzeichen dafür gefunden, daß es ein gewisses, erbliches Verhältnis der beiden A-Typen gibt, das sich namentlich in der Weise äußerte, daß der „starke" A-Typ nicht bei dem Kind auftrat, falls nicht wenigstens eins der Eltern ebenfalls den „starken" Typus hatte.

In Deutschland hatte A. LAUER (1, 2) zu einem relativ frühen Zeitpunkte Untersuchungen einzelner Familien mitgeteilt, die es wahrscheinlich machten, daß man es mit erblichen Verhältnissen zu tun hatte; doch war eine genauere Klarlegung des Erbganges infolge der angewandten Technik, die eher für Übergangsformen zwischen den Typen zu sprechen schien, nicht möglich[2].

Eine wesentliche Voraussetzung für die Aufklärung des vorliegenden Erblichkeitssystems war die Ausarbeitung einer Technik, mit der es möglich gemacht wurde, scharf zwischen den zwei A-Typen zu unterschieden. V. FRIEDENREICH und WORSAAE (1, 2) benutzten hierfür die quantitative Absorptionsfähigkeit des A-Blutes gegenüber einem Anti-A-Serum, das (durch Verdünnung) auf einen entsprechenden Titer (etwa 32) eingestellt war.

In einer Reihe von Reagensgläsern mit gleicher Serummenge wurden fallende Volumina (im Verhältnis zu dem benutzten Serumvolumen) der zu bestimmenden A-Blutkörperchen abgemessen, wobei als Kontrolle stets Blut von einem bekannten A_1 und einem bekannten A_2 mitgenommen wurde. Die verschiedenen Volumina gewaschener Blutkörperchen waren $1 - 1/2 - 1/4 - 1/8 - 1/16 - 1/32 - 1/64 - 1/128 - 1/256$.

Wenn man nun die Absorptionsresultate der verschiedenen Gläser kurvenmäßig aufzeichnete (indem der reduzierte Serumtiter nach Absorption in jedem Glas gegenüber A_1-Blut bestimmt und auf der Ordinate abgesetzt wurde, während man die verschiedenen zur Absorption benutzten Blutvolumina auf der Abszisse anführte), so zeigte es sich, daß zwei Kurven zustande kamen,

[1] Wieweit das hier besprochene α_1 völlig identisch mit jener Quote von Anti-A ist, die, wie oben erwähnt, in der Regel mehr oder weniger entwickelt im Serum von Individuen des 0- und B-Typs vorkommt, soll hier nicht näher erörtert werden. Die Hauptsache ist, daß es dieselbe elektive Wirkung (Agglutination) auf A_1-Blutkörperchen hat.

[2] LAUER bezeichnet den jetzt als A_2 bekannten „schwachen" Typ mit dem Buchstaben 𝔄.

die in einem verschiedenen Niveau lagen und durch einen recht breiten Zwischenraum getrennt wurden. Untersuchte man, wie es die Regel war, 10—12 Proben gleichzeitig, so sammelten sich die Kurven in zwei Bündeln (Abb. 2), von denen das höchstgelegene die Absorptionsfähigkeit für A_2 angab (die Resttiter liegen am höchsten infolge der weniger intensiven Absorptionsfähigkeit), das niedrigstgelegene für A_1. Übergänge (intermediäre) gab es nicht.

Das Resultat war ganz eindeutig, die Kurven für die als Kontrolle mitgenommenen Blutproben von A_1 und A_2 lagen selbstverständlich stets in dem Bündel, in dem sie erwartungsgemäß liegen sollten.

Die geringe Variation, die darin zum Ausdruck kommt, daß die einzelnen Kurven bzw. für A_1 oder A_2 sich nicht ganz decken, sondern Bündel hervorbringen, ist teils von unvermeidbaren, kleinen Fehlern bei der Abmessung, teils von geringen, tatsächlichen Verschiedenheiten in der Absorptionsfähigkeit der einzelnen Blutproben verursacht.

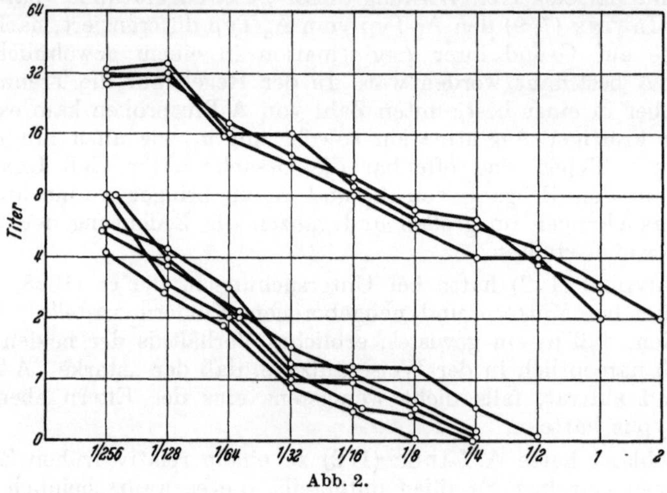

Abb. 2.

Es war also gelungen, eine ganz scharfe Scheidung der zwei A-Typen zu erhalten, und Familienuntersuchungen, die von O. THOMSEN und seinen Mitarbeitern FRIEDENREICH und WORSAAE (1, 2) vorgenommen wurden, zeigten, daß die Vererbung aller Wahrscheinlichkeit nach als von zwei Genen (die in Analogie mit den übrigen Genen A_1 und A_2 genannt wurden) bedingt aufgefaßt werden mußte; diese Gene waren untereinander und mit den zwei anderen zum System gehörigen Genen, 0 und B, allel. Die oft benutzte Bezeichnung „Untergruppen“ ist daher nur teilweise korrekt. *Genetisch* existiert kein A-Typus ohne Indexbezeichnung, *serologisch* kann es dagegen berechtigt sein, von einer A-Gruppe zu sprechen, die die Typen A_1 und A_2 umfaßt.

Es zeigte sich, daß sowohl A_1 *als auch* A_2 *über* 0 *dominieren.* Das gegenseitige Verhältnis zwischen A_1 und A_2 wird oft in der Weise angegeben, daß A_1 *über* A_2 *dominiert. Vermutlich wäre es jedoch richtiger,* A_1 *(das Antigen) als über* A_2 *deckend zu bezeichnen* [1].

[1] Da die A_1- und A_2-Gene aller Wahrscheinlichkeit nach den gleichen Antigenkomplex, nur in quantitativ verschiedenem Maße (eventuell mit einer so schwachen Entwicklung von einer oder mehreren Komponenten im A_2, daß man von vollständigem Fehlen sprechen kann), hervorbringen, und da $A_1 0$ ja eine ebenso starke Receptorenentwicklung wie A_1A_1 (homozygot) zeigt, so läßt sich an und für sich nicht erwarten, daß das A_2-Gen die Produktion von A-Antigen im Genotypus A_1A_2 vermehren sollte. Im A_2B-Typus wird das A-Antigen indessen nur *teilweise* von B unterdrückt und ist regelmäßig nachweisbar; da aber B keineswegs schwächer ist als A_1, ist es auch nicht für wahrscheinlich anzusehen, daß A_1 vollständig über A_2 dominieren sollte. Im Typ A_1A_2 liegen, wie angeführt, bloß besondere Verhältnisse vor, die den Nachweis einer selbständigen Wirkung von A_2 unmöglich machen.

Es ergibt sich hieraus, daß das A_2-Gen unter A_1 (Typ A_1A_2) verborgen getragen werden kann, während demgegenüber A_1 niemals von A_2 verborgen werden kann. Eltern, die beide dem A_2- oder A_2B-Typ angehören, vermögen daher keine Nachkommen vom A_1-Typ zu bekommen, während Eltern des A_1-Typs sehr gut Kinder des A_2-Typs haben können. Weiterhin ist es klar, daß, wenn eins oder beide Eltern A_1-Typ sind und sich unter ihren Kindern eins vom 0-Typ vorfindet, kein Kind vom A_2-Typ vorkommen kann, da der A_1-Typ bei den Eltern hier $A_1$0 sein muß und infolgedessen kein Platz für A_2 bleibt. Als weitere Probe auf die Richtigkeit des Systems sei angeführt, daß bei der Elternkombination $A_1B \times A_2$ in der Nachkommenschaft A_1 und A_2 vertauscht sein müssen, so daß alle Kinder vom AB-Typus A_2B werden und alle Kinder vom A-Typus A_1. Ob auch B-Typus bei den Nachkommen vorkommen kann, hängt davon ab, ob der Typ A_2 (bei dem einen Elternteil) durch $A_2$0 oder durch A_2A_2 vertreten ist (in dem letzteren Falle ist der B-Typ in der Nachkommenschaft ausgeschlossen).

Bei der Fortführung der Untersuchungen im Laboratorium des Verfassers hat es sich ständig erwiesen, daß alle die genannten Voraussetzungen in Erfüllung gehen, so daß kein Grund besteht, an der Richtigkeit des Systems zu zweifeln.

Das OAB-System (S. 344) muß dann erweitert werden, so daß es 10 Genotypen und 6 Phänotypen umfaßt:

Genotypen	*Phänotypen*	*Genotypen*	*Phänotypen*
A_1B	A_1B	A_2A_2	A_2
A_2B	A_2B	$A_2$0	
A_1A_1	A_1	BB	B
A_1A_2		B0	
$A_1$0		00	0

Die erwähnte, quantitative Absorptionsmethode mit Darstellung der ganzen Kurve würde natürlich zur praktischen Diagnostizierung von A_1 und A_2 (bzw. A_1B und A_2B) undurchführbar sein und ist auch in der täglichen Arbeit überflüssig.

Die Absorption mit einem oder zwei Volumina ist vollauf ausreichend und gibt eine sehr sichere Grundlage für die Beurteilung ab. Übrigens sind eine Reihe von verschiedenen Proben für die Differenzierung ausgearbeitet worden, welche einander derart ergänzen, daß man, wenn sich eine Übereinstimmung zwischen dem Ausfall der Proben ergibt [1], das Ergebnis für zuverlässig ansehen kann. Die nähere Besprechung der Technik gehört nicht in diese Übersicht, weswegen wir uns darauf beschränken müssen, auf die Arbeiten von FRIEDENREICH und ZACHO sowie von O. THOMSEN (13) hinzuweisen.

In Nord- und Mitteleuropa macht A_1 etwa $^4/_5$, A_2 etwa $^1/_5$ sämtlicher A-Individuen aus; doch kann das Verhältnis augenscheinlich in den verschiedenen Bevölkerungen ziemlich variieren. LANDSTEINER und LEVINE (9) fanden unter 167 Weißen vom A-Typus 13,6% A_2, unter 89 Negern waren dagegen 37,1% vom A_2-Typ. Solche Befunde sind jedoch mit einer gewissen Vorsicht zu beurteilen, da ja nicht außer acht gelassen werden darf, daß das Verhältnis (zwischen A_1 und A_2) in hohem Maße verschoben werden kann, wenn das Material verhältnismäßig wenige *Familien* umfaßt, da sich hier leicht Zufälligkeiten geltend machen können.

Bereits 1923—24 hatten COCA und KLEIN sowie GUTHRIE und HUCK (1, 2) sich mit einer Differenzierung innerhalb des Typus II (d. h. A) beschäftigt und bei mehr oder weniger zahlreichen Menschen ein „Extraagglutinogen" (Receptor) gefunden, das von COCA und KLEIN *X*, von GUTHRIE und HUCK *C* benannt wird. Der Typus dieser Individuen entspricht aller Wahrscheinlichkeit nach dem jetzt A_1 benannten; COCA und KLEIN fanden ihn bei 18 von 23 A-Individuen

[1] Weiter oben wurden die Probe mit dem mit A_2 absorbierten Anti-A-Serum (nach v. DUNGERN und HIRSCHFELDs Prinzip) und die elektive Agglutination mit den „Extraagglutininen" α_1 und α_2 besprochen.

(Weißen in U.S.A.), also mit einer Häufigkeit (etwa $^4/_5$), die der in Nordeuropa angetroffenen entspricht. KLINE, ECCER und YOUNG beobachteten ebenfalls diesen Typ bei 162 von 200 Erwachsenen (Weißen) in U.S.A., also bei 81%; bei Neugeborenen war er dagegen erheblich seltener, worüber man sich nicht wundern kann, da A_1, wie von WORSAAE (1, 3) (vgl. unten) gezeigt wurde, auf dieser Altersstufe oft zu schwach entwickelt ist, um mit α_1 reagieren zu können.

Besonders interessant ist NIGGS (3) Angabe (1930), wonach von 237 untersuchten „reinrassigen" A-Individuen von Hawaii alle vom A_1-Typ waren. Das gleiche galt für 93 von MATSON, LEVINE und SCHRADER (1936) untersuchte „Blackfeet"- und „Blood"-Indianer vom A-Typ. Das könnte ja darauf hindeuten, daß A_2 als eine verhältnismäßig späte Mutation entstanden ist, vermutlich aus A_1. Im übrigen sei auf MUSTAKALLIO verwiesen, der die Zahlen (von A_1 und A_2) für die bis jetzt untersuchten Bevölkerungen Europas zusammengestellt hat.

Die genetische Voraussetzung, daß die A_1- und A_2-Typen von zwei zu der Allelgruppe gehörigen Genen bedingt werden, wurde durch die fortgesetzten Untersuchungen im Laboratorium des Verfassers von FRIEDENREICH und ZACHO (ausgedehnte Familienuntersuchungen), O. THOMSEN (10) (Untersuchung einer großen Familie, die 4 Generationen mit 138 Personen, im wesentlichen vom A_1- und A_2-Typus, umfaßte), WORSAAE (1, 3) und ELMENHOFF-NIELSEN (1, 2) (Untersuchungen über das Auftreten und die Entwicklung der A-Typen bei neugeborenen Kindern) bestätigt.

Da *Neugeborene* noch nicht die volle Receptorenentwicklung erreicht haben, lassen sich die in Absorptionsversuchen mit variierenden Blutkörperchenvolumina (vgl. S. 351) erlangten Resultate nicht ohne weiteres mit den Ergebnissen vergleichen, die bei Anwendung von Erwachsenenblut erhalten wurden. Werden indessen allein die Absorptionskurven für das Blut der Neugeborenen verglichen, so zeigt sich auch hier, daß sie sich in zwei Bündeln mit einem leeren Zwischenraum anordnen; doch liegen beide Kurvenbündel in einem höheren Niveau als bei den Erwachsenen, weil ja das Blut der Kinder noch nicht die volle Absorptionsfähigkeit erlangt hat, wie sie sich später (um das Alter von 1—2 Jahren herum) entwickelt.

Es ist klar, daß, wenn man keine Rücksicht hierauf nimmt, sondern Erwachsene und Neugeborene durcheinander untersucht, kein leerer Zwischenraum zwischen den Kurvenbündeln erscheinen wird, sondern daß die Kurven in allen möglichen Höhen liegen und daher anscheinend Übergänge von dem einen Typ zu dem anderen zeigen werden.

Ebenso wie die Absorptionsproben, die mit Blut von Neugeborenen des A_1- und A_2-Typus vorgenommen werden, von den Proben vollentwickelter Individuen getrennt zu halten sind, müssen auch die AB-Typen von den A-Typen getrennt gehalten werden, da B eine abschwächende Wirkung auf die Entwicklung der A-Receptoren ausübt (relative Dominanz von B), zwar nur in recht geringem Grade auf A_1, aber in sehr ausgesprochenem Maße auf A_2 [O. THOMSEN (3, 4)]. Innerhalb der AB-Typen werden die Kurven für resp. A_2B und A_1B sich voneinander in zwei gut getrennte Bündel scheiden, wobei die Kurven für A_2B natürlich in einem höheren Niveau liegen als diejenigen für A_1B.

Fernerhin seien die Untersuchungen von G. WAALER (2), S. A. WIENER und ROTHBERG, E. WOLFF und JONSSON (1, 2), AKUNE (2), KLOPSTOCK, BLINOV (1), MUSTAKALLIO u. a. erwähnt. Im großen und ganzen haben auch diese Untersuchungen bestätigt, daß die A_1- und A_2-Gene gleichwertige Allele in der Gruppe sind, obschon sich ganz vereinzelte Fälle nicht in das System einordnen ließen. Das ist indessen nicht mehr, als zu erwarten war, da sich vermutlich teils illegitime Vaterschaft, teils technische Schwierigkeiten hin und wieder geltend machen dürften. Doch steht die Tatsache fest, daß Ausnahmen um so seltener beobachtet werden, je vertrauter der Untersucher mit den technischen Einzelheiten wird.

Eine andere Frage ist es, ob der Typus *stets* mit Sicherheit bestimmt werden kann und namentlich, ob man immer sicher sein kann, daß man die richtige Differenzierung zwischen A_1B und A_2B erhält. Wie schon erwähnt, übt das B-Gen eine unterdrückende Wirkung auf das A-Gen in dem AB-Typ aus[1], und zwar natürlich in weit stärkerem Maße auf das schwache A_2- als auf das stärkere A_1-Gen. Auf alle Fälle könnte man sich vorstellen, daß diese unterdrückende Wirkung des B in einzelnen Fällen so stark werden kann, daß sich ein genotypisches A_1B phänotypisch nicht von einem gewöhnlichen A_2B unterscheiden läßt. Eine Andeutung hiervon findet sich in den Untersuchungen von WOLFF und JONSSON (1), in denen A_2B etwas häufiger als erwartet angetroffen wurde. In einer späteren Arbeit der gleichen Autoren wird jedoch ausgeführt, daß die überzähligen A_2, die in den ersten Serien der Untersuchung wahrgenommen wurden, nach und nach verschwanden, je mehr das Material wuchs. Die ganze Frage ist, wie erwähnt, so eng mit der benutzten Technik und der Leistungsfähigkeit derselben verknüpft, daß es schwierig ist, zwischen technischer Unvollkommenheit und tatsächlicher Unregelmäßigkeit in der Entwicklung einen scharfen Scheidestrich zu ziehen; zu einem gewissen Grade hängt diese Schwierigkeit damit zusammen, daß der Unterschied zwischen A_1 und A_2 auf jeden Fall zu einem wesentlichen Teile quantitativer Natur ist.

Es muß betont werden, daß es sehr wenig wahrscheinlich ist, daß genotypisches A_2 sich phänotypisch als A_1 zeigen sollte, während von theoretischen Gesichtspunkten aus viel eher die Rede von einem Hervortreten von A_1 und namentlich von A_1B in dem Phänotypus des A_2- bzw. A_2B-Typs sein könnte. Im großen und ganzen ist jedoch daran festzuhalten, daß es gerade für die A- und B-Antigene eine auffällige Konstanz in bezug auf die quantitative Entwicklung gibt; es handelt sich um Eigenschaften, die nur in sehr geringem Grade von anderen Faktoren beeinflußbar sind. Es besteht deshalb auch kein Grund, an der Übereinstimmung zwischen Phäno- und Genotyp zu zweifeln, wenn sämtliche Proben eine unzweideutige, klare Auskunft geben.

Ganz entsprechend der Berechnung beim 3-Gensystem (S. 344) läßt sich auf der Grundlage der Erweiterung der Allelgruppe auch eine Berechnung über die Häufigkeit der Gene für A_1 und A_2 in einer bestimmten Bevölkerung aufstellen, wenn die relative Häufigkeit der Typen nach Teilung des A in A_1 und A_2 bekannt ist (WELLISCH und O. THOMSEN).

Wie die Häufigkeit der Gene A, B und 0 als p, q und r bezeichnet wurde, so werden die Bezeichnungen jetzt nach der Teilung von A: $p_1 + p_2 + q + r$, die insgesamt 100% ausmachen müssen. Indem auf die erwähnte Arbeit verwiesen sei, mag hier nur angeführt werden, daß man für die vier Genhäufigkeiten folgende Bestimmungsgleichungen aufstellen kann:

$$r = \sqrt{0}$$
$$p_1 = \sqrt{0 + A_1 + A_2} - \sqrt{0 + A_2}$$
$$p_2 = \sqrt{0 + A_2} - r$$
$$q = \sqrt{0 + B} - r$$

Die Genhäufigkeiten werden also in der Weise gefunden, daß die angetroffenen Prozentzahlen der Häufigkeit der Phänotypen in der Bevölkerung in die Gleichungen eingesetzt werden. Im übrigen gibt das Verhältnis zwischen der Häufigkeit von A_1B und A_2B unmittelbar das Verhältnis von $p_1 : p_2$ an; diese theoretische Übereinstimmung gilt jedoch natürlich nur annäherungsweise, da die vorliegenden Materialsammlungen nur eine sehr beschränkte Anzahl Individuen vom AB-Typ umfassen, wobei noch hinzukommt, daß sich eventuelle Schwierigkeiten bei der Differenzierung hier am stärksten geltend machen werden. Eine Zusammenstellung der Werte $p_1 : p_2$ und $A_1B : A_2B$ für die bisher untersuchten Bevölkerungen findet sich bei MUSTAKALLIO.

[1] Auf der anderen Seite wird auch B mehr oder minder von A_1 in seiner Entwicklung unterdrückt [WORSAAE (1, 2), HAHN (1)].

3. Der Unterschied in der antigenen Struktur von A_1 und A_2. Das 0-Antigen. (Vgl. S. 361 u. 373.)

Weiter oben (S. 350) ist hervorgehoben worden, daß LANDSTEINER A_1 und A_2 als in antigener Beziehung auf jeden Fall auch qualitativ verschieden ansieht, und daß ein wichtiges Argument hierfür der Umstand ist, daß A_2 elektiv von dem Antistoff α_2 agglutiniert wird, der teils als „Extraagglutinin" bei einzelnen Menschen des A_1- (und A_1B-Typs) vorkommen kann, teils sich hier und da im Serum gewisser Tierarten, besonders von Rind und Kaninchen, vorfindet [1] [zuerst von SCHIFF (3) nachgewiesen und von FRIEDENREICH und ZACHO, ELMENHOFF-NIELSEN (1, 2) und MOUREAU (3, 4) u. a. näher untersucht). Kürzlich hat DAHR (2) einen besonders wirksamen Antistoff, der in der genannten Weise wirkt, im Serum von Hunden und Katzen angetroffen. Schließlich hat es sich auch gezeigt, daß Antistoff mit relativ hohem Titer im Serum von Tieren (namentlich Ziegen) vorkommen kann, die mit SHIGAs Dysenteriebacillen immunisiert sind [EISLER (1, 2, 3, 4), LANDSTEINER (4, 5), SCHIFF (15, 16) u. a.]. Diese elektive Wirkung von α_2 (verschiedenen Ursprungs) auf die Menschen-A_2-Erythrocyten würde nun unzweifelhaft für das Vorhandensein eines qualitativen Unterschiedes zwischen den A_1- und A_2-Receptoren sprechen, wenn es als sicher angesehen werden könnte, daß α_2 auf den A_2-Receptor selbst eingestellt ist. Indessen deuten eine Reihe Erfahrungen darauf hin, daß das nicht der Fall ist, und daß α_2 eine spezifische Affinität zu dem hat, was wir vorläufig das 0-Antigen nennen möchten, in casu im A_2-Blutkörperchen.

Das 0-Antigen. Das bringt uns zu einer genaueren Betrachtung des in Menschen-Erythrocyten vom 0-Typ vorhandenen Antigens. Es ergibt sich nun als erstes, daß α_2 außer den A_2-Blutkörperchen auch Blutkörperchen vom 0-Typ agglutiniert, ja sogar kräftiger als die A_2-Blutkörperchen. Dahingegen werden Blutkörperchen des Typus A_2B (trotz ihrer Ausstattung mit dem A_2-Receptor) in der Regel nicht agglutiniert. Diese Verhältnisse sprechen stark dafür, daß die Affinität zwischen den A_2-Blutkörperchen und α_2 keine Funktion des A_2-Receptors ist, sondern daß sie davon herrührt, daß die 0-Substanz (das 0-Antigen) in den A_2-Blutkörperchen besser entwickelt ist als in denen irgendeines anderen Typs (von 0 abgesehen). Die Bezeichnung α_2 wäre in diesem Falle nicht am Platze, da es sich in Wahrheit um ein Anti-0 handeln würde.

Doch läßt sich das 0-Antigen in seiner Genese nicht gänzlich mit den A- und B-Antigenen parallel stellen, welche letzteren sich nur auf Grund der spezifischen Gene (A und B) entwickeln. Dagegen ist es sehr wahrscheinlich, daß das 0-Gen nur in formeller Hinsicht ein Gen ist, in Wirklichkeit aber ein leerer Platz in dem Chromosom [2]. Wenn die Blutkörperchen des 0-Typs am reichlichsten mit 0-Antigen versehen sind, so ist das wohl in der Weise auszulegen, daß die 0-Substanz (von antigenem Charakter) sich in den Blutkörperchen aller Typen entwickelt, soweit sie nicht von anderen Antigenen verdrängt wird, die sich auf

[1] Von diesem müssen natürlich andere für die Art (Menschen) wirksame Antistoffe erst gereinigt werden, was am besten durch wiederholte, vorsichtige Absorption mit Menschenblut vom Typ A_1 B geschieht.

[2] Es muß jedoch betont werden, daß wir nichts über die nähere Natur dessen wissen, was wir Gene nennen. In Wirklichkeit sind es nur Verschiedenheiten; ob aber ihre Anwesenheit oder ihr Fehlen in „positiver" oder in „negativer" Richtung wirkt, kann man im allgemeinen nicht wissen. Man könnte sich so vorstellen, daß der Fortfall eines hemmenden Gens sich in der Erzeugung einer neuen Eigenschaft auswirkt. Im übrigen muß prinzipiell daran festgehalten werden, daß es das Zusammenspiel zwischen *sämtlichen* Genen im Genotyp ist, das darüber entscheidet, welche Eigenschaften entwickelt werden. Es ist daher nichts Unwahrscheinliches darin zu finden, daß sowohl der Fortfall wie auch die Hinzufügung eines bestimmten Gens in das gesamte Genmosaik zu dem Entstehen einer bis dahin fehlenden Eigenschaft zu führen vermag.

der Grundlage der Gene A und B entwickeln (wobei hier von den zu anderen Systemen, MN usw. gehörigen Antigenen abgesehen wird). Nach den Blutkörperchen des 0-Typs müssen dann die Blutkörperchen vom A_2-Typ folgen (die genaueren Verhältnisse für A_3 (s. unten) sind noch nicht bekannt, dürften aber wohl etwa eine Akzentuierung dessen darstellen, was für A_2 gilt), da das schwache A_2-Antigen hier eine relativ reichliche Entwicklung des 0-Antigens zuläßt, wodurch es verständlich wird, daß A_2 mit α_2 reagiert. In den Typen A_1, B, A_1B und A_2B ist dagegen, gemäß den obigen Ausführungen, zu wenig „Platz" vorhanden, als daß sich das 0-Antigen in solchem Maße entwickeln könnte, daß sich die Blutkörperchen von α_2 agglutinieren ließen, welches an und für sich eine geringe Avidität besitzt (so gibt es in der Regel keine Reaktion bei Temperaturen von über 20—22° C).

Gelegentlich werden, wie erwähnt, A-Individuen [LANDSTEINER und LEVINEs (9) „intermediäre"] angetroffen, deren Blutkörperchen mehr oder weniger stark sowohl von α_1 (das zweifellos gegen das A-Antigen, bzw. gegen Teile desselben, gerichtet ist) als auch von α_2 agglutiniert werden; es ist ja gut möglich, daß es sich hier um A_1-Blutkörperchen (vermutlich heterozygote) mit relativ starker Entwicklung des 0-Antigens handelt.

Doch liegen die Verhältnisse nicht so, daß die Blutkörperchen des Fetus eine maximal entwickelte 0-Substanz enthalten, welche dann im extrafetalen Leben, wenn die homologen Gene anwesend sind, gradweise von A und B verdrängt wird. Bei Neugeborenen, sowohl vom 0- wie auch vom A_2-($A_2$0)-Typ hat die 0-Substanz (ebenso wie übrigens auch die A- und B-Antigene, wo diese vorkommen) noch nicht ihre volle Entwicklung erreicht; dieselbe wird erst im Laufe der ersten Lebensjahre erworben. Blutkörperchen von Neugeborenen des A_2-Typs werden daher auch selten von α_2 agglutiniert, sind aber demgegenüber imstande, α_2 kräftiger zu binden (adsorbieren) als die A_1-Blutkörperchen Neugeborener (E. WORSAAE (1), ELMENHOFF-NIELSEN (1, 2)]; daraus ergibt sich einerseits, daß die A_2-Blutkörperchen bei der Geburt noch nicht die später erreichbare Entwicklung des mit α_2 reagierenden Antigens (das wir für das 0-Antigen halten) erlangt haben. Andererseits sind jedoch die A_2-Blutkörperchen reichlicher mit dem Antigen ausgestattet als diejenigen der übrigen Typen (vom 0-Typ abgesehen). ELMENHOFF hat für die einzelnen Typen bei Neugeborenen die Fähigkeit der Blutkörperchen, α_2 zu absorbieren, quantitativ bestimmt. Hierbei zeigte sich, daß auch die Blutkörperchen der AB-Typen in meßbarem, wenn auch schwachem Grade zu absorbieren vermochten, welche Fähigkeit während der weiteren Entwicklung in der Regel verlorengeht.

Das 0-Gen ist also nicht eine Vorbedingung für die Entwicklung der 0-Substanz, wie es die A- und B-Gene für die Entwicklung der A- und B-Antigene sind.

Inwieweit man den Unterschied zwischen dem A_1- und dem A_2-Blutkörperchen als quantitativ oder als qualitativ bezeichnen will, ist wohl eine Ansichtssache. Wie weiter unten (S. 362) ausführlicher besprochen wird, scheint das A-Antigen aus mehreren Komponenten zusammengesetzt zu sein, von denen eine oder mehrere im A_2 schwächer entwickelt sind als im A_1, während für andere Komponenten der Unterschied nur gering ist.

Nimmt man das A-Blutkörperchen als ein Ganzes, so läßt der Unterschied sich etwa folgendermaßen ausdrücken: im A_1 gibt es eine relativ starke Entwicklung des A-Antigens und eine schwache (eventuell ganz verdrängte) des 0-Antigens, im A_2 dagegen eine verhältnismäßig schwache Entwicklung von A, besonders von gewissen Komponenten, aber eine relativ kräftige Entwicklung der 0-Substanz.

SACHS (2) [vgl. auch MORZYCKI (2), NEUDA (1, 2), HONDA (1, 2) u. a.] hat gegen die Bezeichnung Anti-0 Einwendungen von dem Gesichtspunkte aus erhoben, daß der betreffende Antistoff als Menschenart-Antistoff anzusehen sei und die sogenannte 0-Substanz als Menschenart-Antigen, von dem man infolgedessen eine Entwicklung in *allen* Menschenblutkörperchen ohne Rücksicht auf den Typus erwarten müsse. Der *Verfasser* kann sich bis zu einem gewissen Grade dieser Auffassung anschließen; sie muß jedoch noch etwas kommentiert werden. Gerade das eben besprochene Faktum, daß die 0-Substanz in allen Menschenblutkörperchen vorkommen kann, wenn auch entsprechend dem Typus der Blutkörperchen in quantitativ variierendem Grade, legt den Gedanken nahe, das Antigen in Beziehung zu dem Artantigen zu setzen. Wie aber schon in der Einleitung (S. 335) erwähnt wurde, ist es zweifelhaft, ob sich die alte Auffassung eines für alle Individuen der Art gemeinsamen Artantigens aufrechterhalten läßt, besonders, nachdem es sich erwiesen hat, daß die Antigene oft zusammengesetzt sind, sowie daß gewisse Komponenten bei ganz verschiedenen Arten in verschiedenen Kombinationen aufzutreten vermögen. Es ist dann sehr leicht möglich, daß das 0-Antigen eine Komponente in einem Komplex ist, der in mehr oder weniger entwickelter Form bei allen Menschen vorkommt. Der dem 0-Antigen entsprechende Antistoff (α_2), welcher teils bei einzelnen Menschen, bei denen das 0-Antigen schwach entwickelt ist bzw. völlig fehlt und teils bei Individuen verschiedener Tierarten auftreten kann, ist, wie erwähnt, wenig avid und reagiert daher nur dort in sichtbarer Weise (Agglutination), wo das entsprechende Antigen am kräftigsten entwickelt ist, d. h. in den 0- und A_2-Typen (bzw. A_3), nachdem die volle Reife erreicht ist. Ob man von einem besonderen 0-Antigen bzw. einem entsprechenden Antistoff sprechen will oder von einer Komponente des Artantigens, die mit einer besonderen, wenig aviden, zum Artantistoff gehörigen Quote reagiert, das ist wohl nahezu nur eine Formulierungsfrage. Bedeutend größeres Interesse beansprucht die genetische Grundlage der Entwicklung des 0-Antigens, sowie der Mechanismus, der verursacht, ob es bei dem einzelnen Individuum in stärkerem oder schwächerem Grade entsteht. Hier handelt es sich offensichtlich um eine Frage der Balance, wobei das sogenannte O-Gen nur eine indirekte Bedeutung dadurch hat, daß der betreffende Platz in dem Chromosom kein Gen enthält, dessen Funktion sonst hindernd auf die Entwicklung des 0-Antigens einwirken würde.

Das A_3-Gen. Die Kenntnis einer weiteren Ausdehnung des Systems mit einem neuen A-Gen, A_3 genannt, verdanken wir FRIEDENREICH (8, 9, 10, 11). Bei systematischen Untersuchungen von Blutkörperchen erwachsener A- und besonders A_2-Personen auf die Empfindlichkeitsgrenze gegenüber einem Anti-A-Serum (schwächste Serumkonzentration, bei der die Blutkörperchen agglutiniert werden), insgesamt 150 Individuen, fand er, daß die Receptorstärke außerordentlich konstant war (nur bei dreien wich der Titer um zwei Stufen[1] von den Standard-Blutkörperchen, mit denen ständig verglichen wurde, ab, bei den übrigen 0 oder 1 Stufe). Die Blutkörperchen von 2 Personen verhielten sich jedoch ganz anders, da sie nur in den stärksten Serumkonzentrationen, und dann sehr schwach, agglutiniert wurden. Bei der Fortführung der Unter-

[1] Bei der Austitrierung sind die Serumkonzentrationen in der Weise angeordnet, daß sie in jedem Glas die Hälfte der Konzentration im unmittelbar vorhergehenden Glas betragen. Z. B. gibt es im ersten Glas unverdünntes Serum, in den folgenden die Serumkonzentrationen $^1/_2$, $^1/_4$, $^1/_8$, $^1/_{16}$ usw. Zu allen Gläsern wird dann das gleiche Volumen Blutkörperchen zugesetzt. Der reziproke Wert der schwächsten Konzentration, die Agglutination gibt, wird als der Titer bezeichnet, welcher also eine ganze Zahl ist.

suchungen wurden im Laufe eines Jahres noch weitere 5 Fälle[1] gefunden, die sich ganz entsprechend verhielten. Beim Vergleich mit bekannten Standard-A_2- und A_2B-Blutkörperchen zeigte es sich, daß die ersteren einen „Empfindlichkeitstiter" von etwa 16 hatten, wenn A_2B und die sehr schwachen A-Blutkörperchen nur einen Titer von 1 aufwiesen. Die Absorptionsfähigkeit war beträchtlich unter der von A_2 und entsprach ungefähr der von A_2B. „Der Unterschied zwischen diesen Blutkörperchen und A_2 scheint eher ausgeprägter zu sein als zwischen A_2 und A_1." Es war also unzweifelhaft, daß eine charakteristische Variante des A-Receptors vorlag, und es mußte sich die Frage erheben, ob die Variation erblich oder paratypisch bedingt war.

Familienuntersuchungen zeigten eindeutig, daß es sich um eine erbliche Variation handelte; mit Ausnahme eines einzigen Falles in der zuerst untersuchten Familie, der sich durch illegitime Vaterschaft erklären ließ, stimmen die fortgesetzten Untersuchungen FRIEDENREICHs mit der Annahme überein, die von vornherein am natürlichsten erscheint, daß man es mit einem neuen Gen in der Allelreihe, A_3, zu tun hat. Da das Gen (jedenfalls in der dänischen Bevölkerung) offenbar wenig verbreitet ist, wird es ja nicht ganz einfach sein, sich ein größeres Familienmaterial zu verschaffen, und man muß sich bis auf weiteres mit der Wahrscheinlichkeit begnügen, daß der Erbgang so ist, wie angeführt wurde.

Ein vermutlich ganz gleichartiger Fall wurde übrigens schon 1935 von FISCHER und HAHN mitgeteilt, deren Beschreibung des Phänotypus gänzlich mit der FRIEDENREICHschen übereinstimmt. Diese Autoren lassen die Frage offen, ob die Receptorschwäche von Krankheit verschuldet oder als eine konstitutionelle Eigenschaft anzusehen ist.

Wenn wir davon ausgehen, wie es am wahrscheinlichsten ist, daß der A_3-Typ auf der Grundlage eines zur Allelgruppe gehörigen Gens entsteht, so haben wir in Zukunft mit 3 A-Genen zu rechnen, und die 10 Genotypen werden auf 15 vermehrt, denen 8 Phänotypen entsprechen, da sich schon gezeigt hat, daß A_3 nicht nur von A_1, sondern auch von A_2 überdeckt wird, während das Gen selber über 0 dominiert. Außer den 0- und B-Typen, die natürlich nicht berührt werden, erhalten wir 5 neue Genotypen (A_1A_3 — A_2A_3 — A_3A_3 — $A_3$0 — A_3B), welche die Phänotypen um A_3 und A_3B vermehren werden.

Das Serum enthält in der Regel Anti-B; fernerhin wird eine Möglichkeit für das Auftreten des „Extraagglutinins" α_1 vorhanden sein, während man dagegen α_2 natürlich nicht wird erwarten können, da dieser Antistoff, wie erwähnt, höchstwahrscheinlich mit der 0-Substanz in den Blutkörperchen reagieren dürfte, welche vermutlich hier mindestens ebenso kräftig entwickelt sein muß wie in A_2. Hierzu paßt dann auch FRIEDENREICHs Angabe, er habe gefunden, daß die Blutkörperchen von α_2 in gleicher Weise wie A_2 *oder noch stärker* agglutiniert werden. Wieweit es möglich sein wird, stets zwischen A_3 und A_2 zu unterscheiden, müssen zukünftige Untersuchungen erweisen. Vorläufig scheint zwischen A_2 und A_3 bezüglich ihrer Absorptionsfähigkeit ein *Sprung* und nicht ein gleitender Übergang zu bestehen. Was A_3B anbetrifft, so kann dagegen wohl die Gefahr einer Verwechslung mit B vorhanden sein, da man sich von A_3 sehr gut vorstellen könnte, daß es so stark von B unterdrückt wird, daß die A-Eigenschaft die Grenze der Nachweisbarkeit unterschreitet. Es muß jedoch hierbei daran erinnert werden, daß die Nachweisbarkeit durch Agglutination in wesentlichem Grade von der Stärke des benutzten Serums abhängt, und selbst

[1] Später hat FRIEDENREICH 2 weitere Familien gefunden und also insgesamt über 50 A_3-Individuen in 7 Familien untersucht. In der einen dieser Familien ergab sich, daß die A_3-Individuen in gewissen serologischen Verhältnissen abwichen, so daß die Möglichkeit auftaucht, daß es *zwei* verschiedene A_3-Gene (A_{3x} und A_{3y}) gibt.

wenn die natürlich vorkommenden Iso-Antistoffe (in casu Anti-A) zu schwach für den Nachweis sein sollten, so vermag man gerade für Anti-A sehr kräftige Immunsera mit einem Titer von 10 000—20 000 oder noch mehr herzustellen.

In kürzlich erschienenen Publikationen haben HIRSZFELD (4) und HIRSZFELD und KOSTUCH eine Reihe von Hypothesen über den auf genetischer Grundlage entwickelten Typ vorgetragen, die zum Teil jedoch, soweit sie dem Verf. verständlich sind, eher als eine neue Formulierung wohlbekannter Tatsachen zu betrachten sind. Der Ausgangspunkt ist das 0-Antigen und dessen angenommene Nachweisbarkeit auch bei A_1- und B- (selbst wo der Genotypus als AA bzw. BB vorliegt) sowie bei AB-Individuen, wenn auch die Entwicklung des 0-Receptors bei den verschiedenen Typen verschieden stark ausgeprägt sei. Dieses wird als die Folge einer „Unvollständigkeit der Mutationen der 0-Gene in der Richtung von A und B" erklärt, und man müßte wohl hiernach eine relativ kontinuierliche Reihe von mehr oder minder „starken" A- und B-Genen annehmen. Diese Auffassung findet jedenfalls in unseren oben besprochenen Untersuchungen keine Stütze, wonach die Absorptionsfähigkeit der A-Blutkörperchen Anti-A gegenüber distinkt verschieden ist, je nachdem es sich um Blut des A_1- oder A_2-Typus dreht. Als eine andere Möglichkeit erwähnt HIRSZFELD die Existenz einer „Genkette", d. h. „nicht nur allelomorphe Gene", die je nach ihrer Quantität und Qualität bei dem betreffenden Individuum über die A- bzw. B-Stärke entscheiden, Vorstellungen, die rein spekulativer Art sind und hier nicht näher diskutiert werden sollen [vgl. auch MATTA (1, 2)].

In praktischer Hinsicht hat die Kenntnis des 0AB-Systems eine außerordentlich große Bedeutung für die Auswahl geeigneter Spender zur *Bluttransfusion* gehabt; wenn dieses so wichtige therapeutische Mittel nun, im Gegensatz zu der Zeit vor 1900, praktisch gesprochen, ohne Gefahr angewandt werden kann, so hat man das natürlich der durch LANDSTEINERS Entdeckung erlangten Kenntnis zu verdanken, daß die antigene Struktur bei den verschiedenen Individuen verschieden ist, und dem Umstande, daß diese Entdeckung es möglich gemacht hat, dem Kranken Blut zuzuführen, das mit dem eigenen des Patienten übereinstimmt oder auf alle Fälle unter keinen Umständen eine solche Zusammensetzung aufweist, daß durch intravitale Reaktion zwischen Antigen und Antistoff gefährliche Folgen auftreten können. Es ist hier nicht der Platz dafür, auf die ganze Transfusionsfrage näher einzugehen. Was diese sowie die rechtsmedizinische Anwendung, speziell die Bedeutung der Erblichkeitsverhältnisse der Bluttypen für die Vaterschaftsbestimmungen[1], betrifft, so sei auf die Spezialliteratur verwiesen, welche bis 1932 sehr erschöpfend in STEFFANS Handbuch der Blutgruppenkunde behandelt worden ist, sowie in Monographien von SCHIFF (2, 14), HIRSZFELD (1, 2, 3), SNYDER (4), LATTES (1), WIENER (3), DUJARIC DE LA RIVIÈRE und KOSSOWITCH (1) u. a., und, was speziell die Bluttransfusion anbelangt, von KUBANYI und OEHLECKER.

4. Charakterisierung und Entwicklung der Antigene (Receptoren) im OAB-System.

a) Serologisch.

Das, was die einzelnen Typen innerhalb des Systems in der Hauptsache charakterisiert, sind die *antigenen* Stoffe in den Blutkörperchen, die oft als Receptoren (Empfänger, natürlich des entsprechenden Antistoffes) bezeichnet werden. Wie schon mehrmals im vorhergehenden erwähnt wurde, gibt es ein A-, ein B- und ein 0-Antigen, von denen man annehmen kann, daß jedes für sich aus mehreren Komponenten zusammengesetzt ist; sie entwickeln sich aber auf jeden Fall als Einheiten auf der Grundlage der entsprechenden Gene. Hier ist jedoch, wie oben ausgeführt wurde, für das 0-Antigen ein Vorbehalt zu machen. Das ergibt sich ja unter anderem eindeutig daraus, daß die 0-Substanz (obschon in geringem Grade) auch, besonders bei Neugeborenen, dort vorkommen kann, wo es kein 0-Gen gibt (so in den AB-Typen und eventuell auch in den homozygoten Typen, besonders A_2A_2).

[1] Vgl. auch das betr. Kapitel in Bd. II dieses Handbuches.

Es muß hier bemerkt werden, daß das 0-Antigen, obgleich es möglicherweise als ein besonderer Teil (Komponente) des Menschen-Artantigens anzusehen ist, doch eine engere Verbindung zu den A- und B-Antigenen zu haben scheint als zu den übrigen Bluttypenantigenen (M, N, P usw.), was sich namentlich in der Weise äußert, daß seine Entwicklung von der Anwesenheit bzw. dem Fehlen von A und B in weit höherem Maße als von den zu anderen Systemen gehörenden Antigenen abhängig zu sein scheint. Auch diese Beobachtung berechtigt wahrscheinlich dazu, das 0-Antigen nicht als bloß ein gewöhnliches Artantigen aufzufassen, sondern womöglich als einen besonders differenzierten Teil des Artantigens. Es ist jedoch kaum möglich, eine vollkommen klare Formulierung seiner Natur zu geben.

Die Antigene sind schon im fetalen Leben (vom 2.—3. Monat, möglicherweise noch früher) entwickelt, wie für A und B von verschiedenen Untersuchern nachgewiesen wurde (L. und H. HIRSCHFELD (2), DÖLTER (1), MORVILLE (1, 2), KEMP (1, 2, 3), KEMP und WORSAAE, KNUDTZON, FURUHATA (8) u. a.]; aber die volle Stärke ist auch bei der rechtzeitigen Geburt noch nicht erreicht. Die Stärke bei der Geburt kann etwas variieren, beträgt jedoch in der Regel etwa $^1/_2$—$^1/_3$ der später, d. h. im Laufe des ersten (oder zweiten) Lebensjahres, erlangten Stärke, welche sich dann das ganze Leben hindurch unverändert erhält.

Die beiden für alle antigenen Substanzen charakteristischen Eigenschaften, die Fähigkeit, sich spezifisch mit dem entsprechenden Antistoff zu verbinden, sowie die Fähigkeit, bei Immunisierung eine Antistoffproduktion auszulösen, finden sich bei A und bei B vor.

Dahingegen ist es bisher nicht gelungen, konstant Antistoff für das 0-Antigen zu erzeugen, da man bei Immunisierung mit 0-Blutkörperchen (bei Kaninchen) in der Regel nur Menschenartantistoff hervorbringt, der sich unterschiedslos von Menschenblut jeden Typs binden läßt und also keine Quote enthält, welche speziell auf die 0-Substanz eingestellt ist. Es ist ja übrigens klar, daß auch das Artantigen genetisch bedingt sein muß, und zwar, ebenso wie die übrigen konstanten Arteigenschaften, vermutlich in Abhängigkeit von einem homozygot anwesenden Gen oder von einem Zusammenspiel mehrerer solcher Gene. Das Ausbleiben der Produktion von besonderem Antistoff für die 0-Substanz, das bei immunisierten Kaninchen (oder anderen Tierarten) anzutreffen ist, findet möglicherweise seine Erklärung in einer „Konkurrenz der Antigene“, bei der sich das schwache Antigen nicht geltend zu machen vermag. Doch entsteht andeutungsweise hin und wieder Anti-0, aber in der Regel mit einem Titer, der nicht 8—16 oder soviel überschreitet, wie auch präformiert vorkommen kann. Dahingegen scheinen bessere Bedingungen für ein immunisatorisches Entstehen von Anti-0 vorhanden zu sein, wenn zur Immunisierung nicht Menschenerythrocyten, sondern „heterogenetisches“ Material, wie SHIGA-Bacillen, benutzt werden, welche letztere nach Untersuchungen von EISLER (1, 3, 4) u. a. (vgl. S. 356) hin und wieder Anti-0 mit einem recht beträchtlichen Titer geben können, was anscheinend speziell dann der Fall ist, wenn die Immunisierung bei Ziegen vorgenommen wird.

Was den bei Menschen hin und wieder präformiert auftretenden Antistoff, α_2 genannt, anbetrifft, so sei auf S. 350 und auf den Abschnitt über die Genese der Isoantistoffe (S. 373) verwiesen.

Eine nähere Besprechung der Technik, die bei der Herstellung der Immunsera Anti-A und Anti-B angewandt wird, sowie bei der Reinigung derselben von anderen Antistoffen, die sich gleichzeitig entwickeln, und die entfernt werden müssen, wenn die Immunsera als spezifisches Diagnostikum für Menschen-A und Menschen-B benutzt werden sollen, fällt aus dem Rahmen dieser Übersicht, weswegen auf die verschiedenen angeführten Handbücher verwiesen werden kann. Ein Vorzug, den solche Immunsera bei ihrer Anwendung vor den in Menschenseren vorkommenden, präformierten Isoantistoffen voraushaben, ist namentlich der hohe Titer des Agglutinins, welcher für Anti-A-Immunseren bis auf mehrere Tausend kommen kann, während er für Anti-B selten höhere Werte als 300—500 erreichen wird. Indessen ist es auch namentlich der Nachweis von A, der die Benutzung eines Serums mit hohem Titer notwendig machen kann, so speziell der von A_2 (bzw. A_3), besonders in der Verbindung mit B (den A_2B- und A_3B-Typen), da die Agglutination in Grenzfällen nicht nur von der quantitativen Entwicklung des Receptors, sondern auch von der Konzentration des Antistoffes abhängt. Auch zum Nachweis der bei Neugeborenen vorhandenen Receptoren, die, wie besprochen, ihre volle Entwicklung noch nicht erreicht haben, können Immunsera am Platze sein.

Bei der Wahl von Kaninchen zwecks Immunisierung mit Menschen-A-Blut ist es notwendig, auf die *erbliche Konstitution des Kaninchens* eine gewisse Rücksicht zu nehmen. Wie erwähnt, erscheint das Menschen-A als ein Komplex, der aus einer Anzahl von Komponenten (die sich freilich als ein Ganzes auf der Grundlage des A-Gens entwickeln) zusammengesetzt ist; von diesen Komponenten kommen nun eine oder mehrere bei einer Anzahl Kaninchen vor, so daß als Folge davon kein Antistoff gegen diejenigen Komponenten gebildet wird, welche das Kaninchen besitzt. Man kann die Kaninchen, grob genommen, in zwei Hauptgruppen einteilen, mit und ohne A-Merkmal, und nur die letzte Gruppe eignet sich zur Antistoffproduktion. In Wirklichkeit sind Kaninchen mit A-Merkmal noch weiterhin in der Weise differenziert, daß Tiere, die nur einen verhältnismäßig geringen Teil des A-Antigens haben, Anti-A bis zu einem gewissen Grade zu bilden vermögen; unter allen Umständen kann jedes Kaninchen Antistoff gegen eine A-Komponente („A sensu strictiori") bilden, die es *nur* bei Menschen gibt, und deren Nachweis bei keiner Tierart gelungen ist [möglicherweise abgesehen von anthropoiden Affen (LANDSTEINER und MILLER)]. Der Antistoff für eine solche einzelne Komponente, wie es die letztgenannte ist, gelangt jedoch, selbst bei energischer Immunisierung, nur selten über recht niedrige Titer (32—64) hinaus, weswegen ein solches Serum in praktischer Beziehung für ungeeignet angesehen werden muß. Die A-Komponenten bei dem Kaninchen treten nicht in den Erythrocyten auf, sondern in verschiedenen Organzellen und zu einem gewissen Grade im Serum. Bei der Auswahl der geeignetsten Tiere kann man sich daher zweier Kriterien bedienen, welche namentlich von deutschen Forschern (Mitarbeitern in SACHS und SCHIFFS Laboratorium) nachgewiesen und näher untersucht worden sind. Das eine Kriterium besteht in der Untersuchung des präformierten Anti-Menschen-A im Kaninchenserum, da man im allgemeinen davon ausgehen kann, daß, je höher der Titer ist (er übersteigt jedoch sehr selten 16—32), desto weniger Aussicht vorhanden ist, daß hinderndes A-Antigen im Organismus des Kaninchens vorkommt. Das andere Kriterium ist der Nachweis von „A-Merkmal" (A-Antigen) im Serum des Kaninchens. Eine Zusammenstellung und nähere Wertung der verschiedenen in der Literatur besprochenen Untersuchungsmethoden findet sich übrigens in neueren Arbeiten (1936) von O. THOMSEN (15) und TORB. ANDERSEN (2) (1937) vor, auf die verwiesen sei.

Was das Anti-B anbelangt, so gelingt es (wenigstens bei Kaninchen) niemals, so starke Immunseren zu erhalten. Dieser Umstand steht in Verbindung damit, daß die allermeisten Säugetiere mehr oder weniger zahlreiche B-Komponenten (bzw. mit Menschen-B „verwandtes" B) im Organismus (Blutkörperchen oder Organen) haben. Was speziell das Kaninchen als Art betrifft. so haben FRIEDENREICH und WITH nachgewiesen, daß *alle* Kaninchen Teile des Menschen-B besitzen. Wird der beim Menschen auf Grund des B-Gens entwickelte B-Komplex mit $B_1B_2B_3 \ldots$ benannt, so kann das Kaninchen-B als $B_2B_3 \ldots$ bezeichnet werden, die Komponente B_1 kommt dagegen hier niemals vor (wohingegen es natürlich möglich ist, daß andere im Menschen-B-Komplex nicht vorhandene Komponenten im Kaninchen-B enthalten sind). Es folgt daraus, daß Kaninchen bei Immunisierung mit Menschen-B nur einen Antistoff bilden, der als Anti-B_1 bezeichnet werden kann und gegen die B_1-Komponente des Menschen-B gerichtet ist, weswegen man sich nicht darüber zu wundern braucht, daß der Titer relativ niedrig werden muß, besonders, wenn man ihn mit dem Titer des Anti-A vergleicht, wo der von geeigneten Kaninchen produzierte Antistoff aus einer Reihe von Quoten besteht, deren Einzeltiter sich summieren.

Inwieweit andere Tierarten sich besser zur Produktion von Anti-Menschen-B eignen als die Kaninchen, ist vorläufig unsicher, doch liegt jedenfalls nichts Positives hierüber vor; auch haben die allermeisten Tierarten, wie erwähnt, ein Antigen, das dem Menschen-B mehr oder weniger ähnelt. Übrigens können auch andere Verhältnisse als die Anwesenheit von Menschen-B-ähnlichem Antigen im Organismus des immunisierten Tieres Einfluß auf die Antistoffproduktion haben. So besteht der Antistoff bei Hühnern, die mit Menschen-B immunisiert werden, nur aus Anti-B_2 (FRIEDENREICH und WITH); obwohl die Hühner kein B_1 im Organismus haben, wird doch kein Antistoff gegen B_1 gebildet.

Der serologische Unterschied zwischen A_1 und A_2 (A_3 verhält sich vermutlich wie ein akzentuiertes A_2) besteht wahrscheinlich in erster Linie darin, daß gewisse zum A-Komplex gehörige Komponenten in A_2 schwächer entwickelt sind als in A_1. Möglicherweise kann es bei den einzelnen Individuen des A_2-Typs etwas Variation hierin geben, so daß es hin und wieder zweifelhaft sein kann, ob eine einzelne Komponente überhaupt vorkommt. Es sei jedoch bemerkt, daß man keinen Unterschied in der Zusammensetzung des Antistoffes aus verschiedenen Quoten nachzuweisen vermag, ganz gleich, ob man zur Immunisierung A_1- oder A_2-Blut angewandt hat. Das spricht natürlich dafür, daß es sich jedenfalls in den untersuchten Fällen um quantitative, aber nicht um qualitative Verschiedenheit gehandelt hat. Diejenigen Komponenten, welche in A_2 schwächer entwickelt sind als in A_1, gehören wenigstens hauptsächlich zu dem heterogenetischen FORSSMAN-Antigen, das, wie bereits 1924 von SCHIFF und ADELSBERGER gezeigt wurde, für Menschen-A und Schafe [1] gemeinsam ist, während es keinen größeren Unterschied in der quantitativen Entwicklung von A sensu strictiori gibt. Hierauf ist es wenigstens zum Teil zurückzuführen, daß A_1 bei Zimmertemperatur von der α_1 benannten Fraktion des Anti-A agglutiniert wird, während dagegen A_2 nicht agglutiniert wird. Es ist auch wahrscheinlich, daß ein anderes Phänomen indirekt auf derselben Ursache beruht, nämlich die Hämolysierung von A_1 in frischen (komplementhaltigen), ausgewählten Menschenseren vom 0- und B-Typ, die (bei *Zimmertemperatur*) auf A_2 nicht hämolysierend, sondern nur agglutinierend wirken. Die Antistoffquote, welche auf A_1 hämolysierend einwirkt, ist auf ein Antigen eingestellt, das im A_2 schwach entwickelt ist. Hier tritt keine Hämolyse, sondern Agglutination als Folge der Wirkung anderer Antistoffquoten ein. Bei A_1 ist die dem hämolysierenden Antistoff entsprechende Antigenkomponente so gut entwickelt, daß eine schnelle Hämolyse eintritt, bevor es zur Agglutination [2] kommen kann. Der Unterschied ist so ausgeprägt, daß man das besprochene Phänomen als diagnostische Methode zur Unterscheidung von A_1 und A_2 zu benutzen vermag [O. THOMSEN (7)]. Im gleichen Zusammenhange sei erwähnt, daß HAHN (2) nur Komplementbindungsreaktion mit alkoholischem Extrakt von A_1-, aber nicht von A_2-Blutkörperchen sah, oder es gab auf jeden Fall einen sehr beträchtlichen Titerunterschied.

Für das B-Antigen ist keine sichere serologische Differenzierung nachgewiesen worden, die, analog mit A_1, A_2, A_3, eine Trennung in Typen ermöglicht. Weder bei der Messung des „Empfindlichkeitstiters“ (d. h. der niedrigsten Serumkonzentration (Anti-B), bei der noch Agglutination vorkommt), noch bei der Messung der Fähigkeit zur Absorption von Antistoff wurden sichere, konstante Verschiedenheiten nachgewiesen. Die kleineren Variationen, die sich, wie zu erwarten ist, nachweisen lassen, dürften wohl teils auf zufälligen Fehlern in der Meßtechnik beruhen, teils auch auf tatsächlichen, aber relativ geringen Schwankungen, die in der Receptorenentwicklung als Folge paratypischer Verhältnisse oder möglicherweise auch von Verschiedenheiten in dem ganzen „Genmilieu“ auftreten, in welches das B-Gen eingefügt ist, und welches von Generation zu Generation variieren muß. Die wenigen Angaben, die es über verschieden starke B-Typen gibt [MASAKI und KOWASIMA, HONDA (1), MATTA (1, 2)], bieten keine Sicherheit dafür, daß die gefundenen Verschiedenheiten ein Ausdruck verschiedener B-Gene sind, welche Forderung notwendigerweise erfüllt werden müßte, falls man die Existenz mehrerer echter B-Typen anerkennen sollte.

---

[1] Die Verhältnisse haben sich als recht kompliziert erwiesen, da verschiedene Schafe nach eingehenden Untersuchungen von TORB. ANDERSEN (2) eine mehr oder weniger große Antigengemeinschaft mit Menschen-A haben [vgl. auch Untersuchungen von KOMYIA (1, 2) und WHEELER und STUART].

[2] Selbstverständlich wird auch A_1 von dem betreffenden Serum agglutiniert, falls das Komplement außer Funktion gesetzt wird (z. B. durch Erwärmung auf 56°). Da es sich um quantitative Verhältnisse handelt, muß ein Serum gewählt werden, dessen Stärke gerade passend ist. Sehr hämolytisch aktive Seren *können* auch, wenigstens bis zu einem gewissen Grade, A_2 bei Zimmertemperatur hämolysieren, und bei 37°, welche Temperatur die Hämolyse beschleunigt, wird A_2 in der Regel gelöst.

b) Chemisch.

Während die serologische Charakterisierung und Differenzierung der Typenstoffe durch zahlreiche Untersuchungen relativ gut bekannt ist, ist die Kenntnis der chemischen Natur und Zusammensetzung der Stoffe weit weniger entwickelt. Sämtliche Typenstoffe, ganz gleich, ob sie zum 0AB-, MN- oder einem der einfacheren Systeme gehören, haben den Charakter von Antigenen oder wenigstens Halbantigenen (Haptenen), welche im allgemeinen in ihrer natürlichen Verbindung mit in den Erythrocyten vorkommenden Proteinstoffen in der Weise komplettiert sind, daß sie bei Immunisierung (in artfremdem Organismus) die Produktion entsprechenden Antistoffes hervorrufen. Das gleiche gilt übrigens für die Typenstoffe bei verschiedenen Tierarten, wo sogar Immunisierung innerhalb der Art oft zu Antistoffproduktion führt. Aus den antigenen Eigenschaften läßt sich nicht ohne weiteres der Schluß ziehen, daß die Typenstoffe Proteinstoffe sind, da es ja jetzt wohlbekannt ist, daß viele in Zellen (Bakterien, Gewebszellen usw.) vorkommenden Kohlehydrate, Lipoide und vielleicht auch andere Verbindungen unter entsprechenden Verhältnissen als Antigene auftreten können.

Während sich nun Zellen, wie die Erythrocyten usw., wegen ihres großen Gehaltes an Eiweißstoffen nicht besonders gut für eine genauere chemische Analyse eignen, ist es bedeutend leichter, mit Flüssigkeiten, wie Speichel, Harn, Fruchtwasser usw. zu arbeiten; es hat sich ja, wie im Abschnitt S. 378 besprochen wird, erwiesen, daß solche Flüssigkeiten bei den meisten Menschen (dem sogenannten *Ausscheidertypus*) die 0-, A- und B-Antigene enthalten, während die M-, N- und die übrigen besprochenen Antigene jedenfalls nur ausnahmsweise außerhalb der Erythrocyten vorkommen (welches Verhalten noch lange nicht gründlich genug untersucht worden ist). Einige Typenstoffe oder eventuell Teile derselben, z. B. des A-Stoffes, lassen sich außerdem durch Präzipitations- oder Komplementbindungsreaktion im alkoholischen Extrakt sowohl von Erythrocyten als auch von verschiedenen Organen nachweisen; es ist wohl wahrscheinlich, daß es sich hier vorzugsweise um Komponenten des sogenannten FORSSMANN-Antigens handelt, dessen chemischer Charakter kürzlich in einer Monographie von BRUNIUS, auf die verwiesen sei, zum Gegenstand einer näheren Untersuchung gemacht wurde.

Nach den namentlich von BRAHN und SCHIFF (2, 3), BRAHN, SCHIFF und WEINMANN vorgenommenen Untersuchungen kommen die Typenantigene A und B sowohl in wasser- wie auch in alkohollöslicher Form vor, doch erscheint es vielleicht nicht sicher, ob es derselbe Stoff ist, der in den beiden Formen auftritt [SCHIFF (8)]. Es ist auch möglich, daß der anscheinend alkohollösliche Stoff in Lipoiden löslich ist und daher mit Alkohol extrahiert werden kann. In serologischer Beziehung gibt es da einen Unterschied insofern, als man die Komplementbindungsreaktion nur mit der alkohollöslichen Form erhalten kann; da aber diese Reaktion in hohem Maße von dem Milieu abhängig ist, besteht vielleicht kein Grund dazu, weitergehende Schlüsse hieraus zu ziehen. In der Form, in welcher die Typenstoffe in Sekreten wie dem Speichel usw. vorkommen, sind sie offenbar in der Weise komplettiert, daß Immunisierung mit einem solchen Sekret eine Antistoffproduktion ergibt.

Wo die Typenstoffe gebildet werden, ist unbekannt, doch ist es wohl wahrscheinlich, daß das Antigen, das in Sekreten wie dem Speichel, Magensaft usw. vorhanden ist, aus den das Sekret produzierenden Zellen stammt (vgl. im übrigen den Abschnitt über „Ausscheider", S. 380).

SCHIFF und Mitarbeiter, besonders BRAHN, haben als die ersten versucht, so weit wie möglich den A-Stoff[1] aus dem Harn von A-Individuen zu reinigen.

[1] Über den Nachweis der serologischen Identität des Stoffes s. S. 379.

Diese Untersucher glauben den Nachweis führen zu können, daß der Stoff nicht den Charakter von Eiweißstoffen oder Lipoiden hat oder an solche gebunden ist, sondern daß er eher ein *Polysaccharid* ist. FREUDENBERG, EICHEL und DIRSCHEL haben durch Verbesserung der Methodik ein erheblich mehr konzentriertes Präparat erlangt (Ausbeute bis zu 80% des Augangsmaterials), das sich als ein Polysaccharid mit 4—5% Stickstoff erwies, wobei der letztere keine Verunreinigung, sondern ein Teil des Stoffes selbst zu sein scheint. Er dreht polarisiertes Licht nach links und reduziert die FEHLINGsche Lösung (nach Kochen mit Säure) in kräftiger Weise. In einer späteren Arbeit haben BRAHN, SCHIFF und WEINMANN Versuche mitgeteilt, in denen eine ganz ähnliche Substanz aus Handelspepsin hergestellt wurde, was insofern nicht verwundern kann, als es eine Tatsache ist, daß die Organe gewisser Tierarten und zwar speziell die Magenschleimhaut (welche Pepsin sezerniert), A-Substanz enthalten[SCHIFF (8): Schafanteil = F-Antigen; WITEBSKY (2, 5): Gemeinsames Antigen für Menschen-A und eine Gruppe von Schweinen]. Auch LANDSTEINER (6) hat aus Pferdespeichel (der ebenfalls bei *einigen,* aber bei weitem nicht allen Pferden eine serologisch wirksame A-Komponente enthält) ein ganz ähnliches Präparat hergestellt, das nach Hydrolyse etwa 50% Zucker (vermutlich Glucose) ergab und 7,4% Stickstoff enthielt. Für die Kohlenhydrateigenschaft des Stoffes spricht auch der LANDSTEINER und CHASE (1, 2) gelungene Nachweis, daß bestimmte, spezielle Bakterien, die verschiedene bakterielle Kohlenhydrate, welche bekanntlich oft Träger von innerhalb der betreffenden Bakterienart wirksamen Typeneigenschaften sind, anzugreifen und zu spalten vermögen, auch die A-Substanz im Pferdespeichel und in Pepsinpräparaten zerstören.

FREUDENBERG und EICHEL (1, 2), die weitere Methoden zur Reinigung des A-Stoffes ausgearbeitet haben, finden, daß das stickstoffhaltige Polysaccharid Galaktose, Aminohexose und 10% Acetyl (N-Acetyl) enthält, sowie daß es gegenüber Oxydationsmitteln außerordentlich beständig ist. Die Substanz erinnert in vielem an die kohlenhydrathaltigen Präparate, welche AVERY und GOEBEL aus der Kapsel der Pneumokokken vom Typus I isoliert haben; in diesem Zusammenhange ist es von Interesse, daß mehrere Untersucher (wie BAILEY und SHORB (1, 2), S. WITH) einen reichhaltigen Komplex von heterogenetischem Antigen (F-Antigen) in der Pneumokokkenkapsel fanden.

Das gereinigte A-Präparat ist gegenüber einer Reihe von Enzymen, speziell von proteolytischen, sehr widerstandsfähig, läßt sich aber von einem aus Magen-Darm und Leber der Weinbergschnecke gewonnenen Ferment (p_H 4) zerteilen (FREUDENBERG und EICHEL). Außerdem wird es bei 37° leicht (etwas langsamer bei Zimmertemperatur) von einem Enzym zerstört, das im Speichel und Darminhalt der Menschen normalerweise vorhanden ist (SCHIFF und AKUNE); dieses Enzym greift übrigens nicht nur A sondern auch B an, weswegen Speichel, der auf eventuell anwesende Typensubstanz untersucht werden soll, sofort auf 80—100° erwärmt werden muß, da hierdurch das Enzym zerstört wird, ohne daß der koktostabile Typenstoff angegriffen wird. Die Frage, woher dieses Enzym stammt, speziell, ob es von dem Organismus selbst oder von bestimmten Bakterien produziert wird, ist der Gegenstand recht eingehender Untersuchungen gewesen [SCHIFF und WEILER, A. STIMPEL, O. SIEVERS (2, 3, 4), MOHARREM (1), SCHIFF und BURON, SATOH, SCHIFF (18), WITEBSKY und SATOH], ohne daß man die Frage als gelöst ansehen kann, da es für beide Möglichkeiten Argumente zu geben scheint. Das Ferment kommt übrigens nach SCHIFF und WEILER auch in gewissen Gewebsextrakten vor, z. B. in solchen von der Plazenta und in den Faeces einiger, doch nicht aller Tierarten [EISLER (5, 6)]. [Über die kürzlich mitgeteilten Untersuchungen von G. HARTMANN (2) über die Entstehung des Typenferments s. S. 380.]

Von JORPES und NORLIN (1, 2) wurde fernerhin nachgewiesen, daß es im Harn (sog. Ausscheider) *auch* typengeprägte Stoffe gibt, die sich in chemischer Beziehung anders als die besprochenen Stoffe verhalten und von *proteinartiger* Natur zu sein scheinen. Übrigens hat es ein nicht geringes Interesse, daß die Präparate, welche FREUDENBERG und EICHEL (1, 2) aus dem Harn von Individuen des 0- und B-Typs nach der gleichen Methode herstellten, wie sie zur Herstellung des A-Stoffes benutzt wurde, sich in chemischer Beziehung nicht sichtbar vom A-Präparat unterschieden, dahingegen aber in serologischer Hinsicht, da nur die Präparate vom A-Urin die spezifischen, serologischen Reaktionen, z. B. die erwähnte Hemmung[1] der Schafbluthämolyse, geben.

c) Die serologische Diagnostik (Identifizierung) der Typen.

Im großen und ganzen ist die Typenbestimmung innerhalb der 4 Möglichkeiten, 0—A—B—AB, die denkbar einfachste, indem man als Kriterium für die Anwesenheit oder das Fehlen der Receptoren A und B die Agglutinationsreaktion anwendet. Die Probe wird mit Hilfe eines Anti-A- und eines Anti-B-Serums, die sich bei niedriger Temperatur viele Monate hindurch unverändert aufbewahren lassen, in der Weise vorgenommen, daß man zwei Tropfen einer dünnen (etwa 2—3%) Suspension der zu bestimmenden Blutkörperchen in 0,9% NaCl-Lösung auf einen Objektträger bringt. Die Blutkörperchen brauchen an und für sich nicht gewaschen zu sein, da die geringe Menge von Serum (oder Plasma) des Individuums, die in einer Suspension wie der angeführten anwesend sein kann, ohne Bedeutung ist. Das ist natürlich wichtig, wenn es sich darum handelt, im Transfusionsfalle den Typ des Individuums schnell zu bestimmen. Dann wird zu dem einen Tropfen Blutsuspension ein Tropfen-Anti-A- und zu dem anderen Tropfen Blutsuspension ein Tropfen Anti-B-Serum hinzugefügt. Nach Mischung auf dem Objektträger wird das Ergebnis im Laufe ganz weniger Minuten sichtbar, da im Falle von +-Agglutination die homogene Suspension schon für das bloße Auge feiner oder gröber granuliert aussieht, wobei die Intensität dieses Vorganges immer mehr zunimmt, bis nach einigen (5—10) Minuten das Maximum erreicht ist. Bei mikroskopischer Untersuchung mit schwacher Vergrößerung (20—30mal) erscheinen die Erythrocyten in unregelmäßigen Klumpen zusammengeballt. Im Falle von Agglutination bleibt die Suspension homogen.

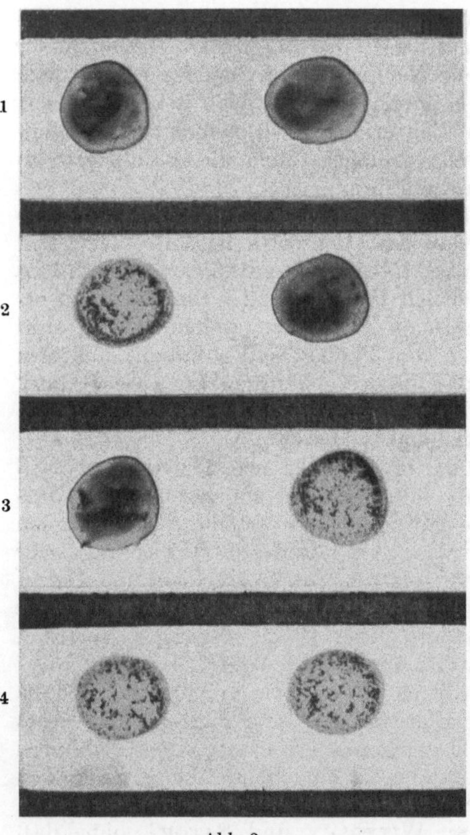

Abb. 3.

[1] Die Typenantigene B bzw. 0 lassen sich durch die spezifische Hemmung der Agglutination von B- bzw. 0-Blutkörperchen mit Anti-B bzw. Anti-0 (α_2) nachweisen.

Es gibt also folgende vier Möglichkeiten (s. Abb. 3):

	Serum mit *Anti-B*	Serum mit *Anti-A*
1.	—	—
2.	+	—
3.	—	+
4.	+	+

In 1) sind die untersuchten Blutkörperchen vom 0-Typ, in 2) vom B-, in 3) vom A- und in 4) vom AB-Typ. Als Testsera können entweder normale, ausgewählte Menschenseren des A-Typs (mit Anti-B-Gehalt) und des B-Typs (mit Anti-A-Gehalt) verwendet werden oder Immunsera. Die letzteren haben, wie erwähnt, den Vorzug, daß ihr Agglutinintiter sich erheblich höher hinaufbringen läßt als die in normalen Menschenseren vorkommenden Titer (vgl. S. 360).

Um die Richtigkeit der Bestimmung zu kontrollieren, wird die Probe umgedreht, indem man einen Tropfen Serum des seinem Typus nach unbekannten Individuums zu Suspensionen von A- und von B-Blut hinzusetzt. Da das Serum, wie andernorts besprochen, mit nur wenigen Ausnahmen Anti-A und Anti-B „reziprok" enthält, ist also zu erwarten, daß dem eben Angeführten folgendes Schema entspricht:

	Blutkörperchen A	B
1.	+	+
2.	+	—
3.	—	+
4.	—	—

1) gibt den Typus als 0 an, 2) als B (das Serum enthält Anti-A), 3) als A (das Serum enthält Anti-B) und 4) als AB.

Wenn die beiden Proben dasselbe Ergebnis zeigen, so muß angenommen werden, daß der Typ richtig bestimmt worden ist. Indessen darf man nicht vergessen, daß hin und wieder sog. „defekte" Typen[1] vorkommen, d. h. z.B. A-Typ ohne Anti-B, B-Typ ohne Anti-A und 0-Typ ohne das eine (oder eventuell beide) Agglutinin. In einem solchen Falle wird man also auf eine Nichtübereinstimmung treffen, welcher Vorgang stets zu einer sehr sorgfältigen, neuen Untersuchung auffordern muß, da ein Fehler bei der Bestimmung vorliegen *kann*. Fernerhin kann es vorkommen, daß ein Serum des A_2- bzw. A_2B-Typus α_1, welches A_1-Blutkörperchen agglutiniert, enthält, wodurch der falsche Eindruck entstehen kann, daß das A_2-Serum, das ja erwartungsgemäß auch Anti-B enthalten muß, von einem 0-Individuum herrührt. Es können auch andere sog. „Extraagglutinine" anwesend sein und ein unerwartetes Resultat geben. Der geübte Untersucher wird zweifellos in *allen* Fällen ausfindig machen können, worauf die Nichtübereinstimmung zwischen dem gefundenen und dem zu erwartenden Ergebnis der Proben von Blutkörperchen und Serum desselben Individuums beruht. Die Angabe, die man hin und wieder in der Literatur antrifft, daß der Typus sich nicht bestimmen lasse, beruht fast immer auf dem Umstande, daß der Untersucher die Technik und die Deutung der gefundenen Resultate nicht völlig beherrscht. Obgleich also die Methodik im allgemeinen außerordentlich einfach ist, so gibt es doch eine Reihe von Fehlermöglichkeiten und die in früherer Zeit recht häufig vorkommenden Abweichungen von den nach Bernsteins Erbsystem zu erwartenden Befunden (vgl. S. 348) zeigen, daß man bis etwa 1925 mit einem keineswegs unbeträchtlichen Fehlerprozent in verschiedenen von den veröffentlichten Materialsammlungen zu rechnen hat.

[1] Der Ausdruck „defekte Typen" ist insofern irreführend, als er ohne Berechtigung davon ausgeht, daß Isoantistoff dort vorkommen soll oder muß, wo er nicht durch die Anwesenheit von Receptoren daran gehindert wird. Es ist indessen sehr wahrscheinlich, daß auch andere Ursachen als diese an dem Antistoffmangel schuld sein können (vgl. den Abschnitt über die Genese der Isoantistoffe, S. 372).

Wenn der Typus als A (oder AB) bestimmt worden ist, muß durch eine detailliertere Untersuchung (vgl. S. 349) entschieden werden, ob es sich um A_1 oder A_2 (eventuell A_3) handelt.

Die Isoantistoffe sind (ebenso wie die Immunantistoffe) oft imstande, andere serologische Reaktionen[1] als Agglutination hervorzurufen, so eventuell Präzipitation, Cytolyse, Komplementbindung und Förderung der Phagocytose von antigenhaltigen Zellen (Blutkörperchen usw.). Diese Reaktionen finden jedoch bei der Typenbestimmung frischen Blutes, eventuell mit Ausnahme der Hämolyse (vgl. S. 363), so gut wie gar keine Anwendung. Dagegen können sie, ebenso wie die verschiedenen Hemmungsproben, deren Ziel eine spezifische Bindung an das Antigen (und damit eine Reduktion des Titers) zu diagnostischen Zwecken ist, dann angewandt werden, wenn es sich um Typenstoffe handelt, die in Extrakten von Blut oder Gewebe, in Sekreten und in eingetrocknetem Blut (Blut- und Samenflecken usw.) gelöst sind.

Zur *Hemmungsprobe* können entweder Menschenseren mit Anti-A bzw. Anti-B oder entsprechende Immunsera benutzt werden. Ist z. B. der Nachweis von B-Stoff im Speichel erforderlich, so werden abgemessene Mengen Speichel (in einem konstanten Volumen 0,9%iger NaCl-Lösung) zu einer bestimmten Menge von Anti-B-Serum, dessen Titer (in natürlicher Form oder nach Verdünnung) 32—64 ist, hinzugesetzt. Nach $^1/_4$—$^1/_2$ Stunde Stehenlassen werden die Titer, die die Speichel-Serummischungen in den Gläsern zeigen, gemessen, wobei sich eventuell ergibt, daß aller Antistoff in den Gläsern mit den stärksten Speichelkonzentrationen gebunden (Titer 0), in den folgenden Gläsern dagegen reduziert ist, bis man das Glas erreicht, in welchem der Titer unbeeinflußt ist (d. h., wo die Speichelkonzentration zu schwach ist, um irgendeine Hemmungswirkung ausüben zu können). SCHIFF (8) zieht zum Nachweis des A-Stoffes die Hemmung der Hämolyse von Schafblut in Menschen-A-Immunserum (Kaninchen) vor, da solches Serum ja eine Quote des für Menschen-A- und Schaf-Erythrocyten gemeinsamen, heterogenetischen F-Antigens enthält.

Die chemische Untersuchung hat, wie sich aus dem Vorstehenden ergibt, es noch nicht möglich gemacht, die Typenantigene als A, B und 0 zu identifizieren. Dagegen liegen aus den letzten Jahren interessante Untersuchungen von J. GROH und Mitarbeitern vor (s. auch WELTNER), wonach es möglich sein sollte, mit Hilfe von spektralphotometrischen Untersuchungen der Serumglobuline zwischen den Typen innerhalb des OAB-Systems zu unterscheiden. Soweit dem Verf. bekannt ist, sind diese Untersuchungen noch an keiner anderen Stelle nachgeprüft worden.

5. Die Entstehung und Verteilung der Isoantistoffe innerhalb der Typen. Die Möglichkeit erblicher Determinierung. Sogenannte „Extraagglutinine“ (bzw. „irreguläre Agglutinine“): α_1, α_2, Anti-0. Auftreten in verschiedenen Lebensaltern. Die Möglichkeit der Entstehung gewisser Antistoffquoten als Folge von Antigenzufuhr (Infektion usw.).

Bekanntlich wurde man sich schon frühzeitig über die Gültigkeit der sog. LANDSTEINERschen Regel oder Regel von der *reziproken Verteilung* der Antistoffe und entsprechenden Antigene innerhalb des 0AB-Systems klar. Es zeigte sich, daß Anti-A niemals bei Individuen mit A-Eigenschaft auftrat: diese hatten dagegen (jedenfalls mit nur wenigen Ausnahmen) Anti-B im Serum, es sei denn, daß das Individuum *auch* die B-Eigenschaft hatte (Typ AB). In entsprechender Weise verhielt es sich mit Individuen mit B-Eigenschaft: sie zeigten Fehlen von Anti-B und zugleich regelmäßige, wenn auch nicht konstante Anwesenheit von Anti-A.

Es ist eigentlich merkwürdig, daß man sich über dieses System, das es bei keiner anderen Tierart mit einer entsprechenden Regelmäßigkeit durchgeführt gibt, obschon dort präformierte Isoantistoffe mehr oder weniger häufig vorkommen, nur verhältnismäßig selten Gedanken gemacht hat. Namentlich ist

[1] Die Frage, ob es sich hierbei um verschiedene Funktionen des gleichen Antistoffes unter verschiedenen Bedingungen oder um die Wirkung verschiedener parallel entwickelter Antistoffe handelt, wird noch recht verschieden beantwortet; doch muß die über diese Frage entstandene Diskussion hier übergangen werden.

die wichtige Frage der *Genese* der Isoantistoffe nur wenig diskutiert worden, und, wenn eine Diskussion stattfand, hat sie sich im wesentlichen um die Frage gedreht, wie man sich das Zustandekommen der erwähnten *Verteilung* vorstellen müsse. Eine eingehende Erörterung findet sich freilich nur bei V. FRIEDENREICH (4) und O. THOMSEN (16). Im allgemeinen scheint man davon ausgegangen zu sein, daß die Entstehung als solche keine Erklärung braucht, und in bezug auf die Verteilung sind die meisten Autoren [BERNSTEIN (2), LAUER (1) MORVILLE (1, 2), FRIEDENREICH (4), EISLER und STIGLER u. a., welchen auch der Verfasser [O. THOMSEN (13)] sich vorübergehend anschloß, geneigt gewesen, anzunehmen, daß die Antistoffe bei allen Menschen gleichmäßig produziert und dann *in statu nascendi* an das entsprechende Antigen gebunden werden, wenn sich ein solches vorfindet, während sie dort, wo das korrespondierende Antigen fehlt, frei im Serum verbleiben sollten. Diese Annahme macht natürlich eine Voraussetzung erforderlich, der man sich sonst unwillkürlich ablehnend gegenübergestellt hätte, nämlich die, daß Produktion desjenigen Antistoffes stattfindet, für den das homologe Antigen als ein Teil des Organismus selbst vorkommt. In einem Falle, wo es sich um Immunisierung handelt, ist man sonst geneigt, davon auszugehen, daß die Immunisierung keine Antistoffproduktion ergibt, wenn eins von den eigenen Antigenen des Organismus parenteral zugeführt wird.

Obschon der Mechanismus eines solchen „horror autotoxicus" eigentlich nicht geklärt ist, muß dieses Phänomen einem schon unwillkürlich berechtigt und zweckmäßig erscheinen, da sich anderenfalls als äußerste Konsequenz ergeben würde, daß der Organismus ständig Antistoff gegen alle seine eigenen Antigene produzierte; diese Antistoffe müßten dann andauernd nach und nach gebunden werden, ohne daß sie jemals eine solche Konzentration erlangen könnten, daß dadurch schädliche Wirkungen entständen. Einzelne Forscher haben freilich zwischen „organismus- und blutfremden" Stoffen unterscheiden wollen und nur Antistoffproduktion gegenüber blutfremden Antigenen, die in den Blutstrom gebracht worden sind, angenommen: von einer solchen Unterscheidung ist jedoch zu sagen, daß sie rein hypothetisch ist und wohl kaum von irgendwelchen Erfahrungstatsachen gestützt wird.

Die beim ersten Augenschein bestechende Annahme, daß die reziproke Verteilung der Isoantistoffe sich auf konstante Produktion und nachfolgende Bindung, wo eine solche möglich ist, zurückführen läßt, kann daher kaum aufrecht erhalten werden; dazu kommt außerdem noch, daß man keine Erklärung erhält, weswegen die Antistoffe produziert werden, denn der Versuch, dieselben als konstante „Artcharaktere" zu betrachten, gibt ja nicht viel Erklärung und läßt sich übrigens auch nicht aufrechterhalten, wie aus dem Folgenden hervorgeht. Ferner kommt hinzu, daß die Isoantistoffproduktion etwas dem 0AB-System Eigentümliches ist, während es keinen spontanen Antistoff (oder nur als seltene Ausnahme) für die Antigene des MN-Systems und nur in unregelmäßiger Weise für Typenantigene wie P usw. gibt. Weiterhin müssen die Verhältnisse in der Tierwelt mit in Betracht gezogen werden, wo wir alle Möglichkeiten von keinem oder ausnahmsweisem Vorkommen präformierter Isoantistoffe (Kaninchen, Huhn, Rind) bis zu mehr oder weniger häufigem Vorkommen (Schaf, Pferd usw.) vertreten sehen. Das alles spricht entschieden dafür, daß bestimmte („spezifische") Gene die Grundlage der Isoantistoffproduktion sowohl beim Menschen als auch bei den verschiedenen Tierarten darstellen. Daß diese Gene nicht zu dem gleichen System wie die Gene für die entsprechenden Antigene gehören können, ist unmittelbar einleuchtend. Die Auffassung der Antigenentwicklung als der „primären" und eigentlichen, an die sich sekundär die Antistoffproduktion, wie der Revers an die Vorderseite einer Medaille, schließen sollte, bietet daher auch keine befriedigende Erklärung. Außer einem bildlichen Symbol wird durch eine solche Hypothese nur wenig Klarheit geschaffen.

Einzelne Forscher haben es deswegen auch für notwendig gehalten, die Existenz besonderer Gene für die Antistoffe Anti-A (α) und Anti-B (β) anzunehmen.

So stellte FURUHATA (2, 3, 4, 5) 1927—28 eine etwas eigenartige Hypothese auf, wonach 3 gekoppelte Genpaare, ab, Ab und aB, die erbliche Grundlage sowohl für die Antigene A und B (dominierend) wie auch für die Isoantistoffe (rezessiv) darstellen sollten, wobei Anti-A in den Typen abab (Typus 0) und aBaB bzw. aBab (Typus B) erscheinen sollte, und in entsprechender Weise Anti-B dort, wo b homozygot vorliegt [0-Typus und A-Typus (AAbb bzw. Aabb)]. Abgesehen von dem Gekünstelten, das in der Annahme von 3 absolut gekoppelten Genpaaren liegt (vgl. oben S. 318), würde der Vorgang fast ohne Analogie sein, daß die rezessiven Gene für Antistoff, a und b, mit Genen (A und B) für Receptoren allel sein sollten, da doch allele Gene sonst immer die gleiche Gruppe von Eigenschaften beeinflussen (z. B. bei der Farbe von Blumen, Form von Samen usw., wohingegen es unwahrscheinlich sein dürfte, daß Farbe und Form von zur gleichen Allelgruppe gehörigen Genen beeinflußt werden sollten)[1].

Von SCHIFF und ADELSBERGER (1) ist eine andere Hypothese vorgebracht worden, die sich auf GOLDSCHMIDTs bekannte Annahme quantitativer Verschiedenheit der Gene stützt, A könne eine winzige B-Komponente enthalten, ebenso wie B eine entsprechende A-Komponente enthalte. Infolgedessen könnte eine Autoimmunisierung stattfinden, so daß die schwache Komponente den Antistoff zwar auszulösen, den homologen Antistoff aber nicht zu binden vermöchte, während die starke Komponente sich auch antistoffauslösend betätigen, danach aber den produzierten Antistoff binden müßte. Diese Hypothese fußt ja indessen auf der an sich schwer annehmbaren Voraussetzung, daß die eigenen Typenantigene des Organismus in demselben Organismus eine antistoffauslösende Wirkung ausüben würden; auch würde es ganz willkürlich sein, eine solche Wirkung gerade auf die A- und B-Antigene begrenzen zu wollen.

L. HIRSZFELD (3, 4) bespricht in aller Kürze die Möglichkeit der Existenz besonderer, von den Typengenen getrennter Erbanlagen für die Isoantistoffe, ohne aber eine eigentliche Hypothese über ihre Betätigungsweise zu formulieren.

SCHERMER und SCHERMER und KAEMPFFER (1. 2) und seine Mitarbeiter haben in mehreren Arbeiten über die Erblichkeitsverhältnisse der Bluttypen bei Tieren, insbesondere bei *Pferden,* hervorgehoben, daß das Isoagglutinin beim Pferd, Schwein und Schaf als von speziellen Genen bedingt aufzufassen sei. SCHERMER nimmt an, daß alle Pferde Gene für zwei Antistoffe haben, die, ebenso wie die menschlichen, α und β benannt werden und daß die Gene stets homozygot vorhanden sein müssen. Ein jedes Individuum müßte demnach die Antistoffe produzieren welche aber, wenn entsprechendes Antigen (Receptoren) vorhanden ist, „intravital" gebunden werden sollten. Das Vorhandensein genau derselben Erbgrundanlage stellt sich SCHERMER *auch* beim Menschen vor. Dazu ist jetzt wohl zu sagen, daß eine Annahme, die sich auf konstantes Vorkommen von Homozygotie gründet, weder mehr noch weniger besagt als die Auffassung der Antistoffproduktion als einer konstanten Arteigenschaft, wobei es wiederum ganz unsicher bleiben muß, ob dieselbe auf der homozygoten Anwesenheit „spezifischer" Gene begründet ist oder als die Wirkung eines Zusammenspieles zwischen mehreren (homozygoten) Genen anzusehen wäre, welche letztere, außer der Produktion von Isoantistoff, mehr oder weniger zahlreiche andere Artcharaktere verursachen (vgl. den Abschnitt SCHERMERs in diesem Handbuch).

DUPONT glaubt dagegen, das Vorkommen besonderer Isoantistoffgene ausschließen zu können, und er nimmt an, daß die Antistoffe durch Immunisierung mit von außen kommenden Antigenen entstehen, welche letztere er sich als weit verbreitet in der Natur und als resistent gegen die Fermente im Magen-Darmkanal vorstellt. Die Verteilung würde dann die einfache Folge davon sein, daß die Antigene in einem Organismus, in dem sie schon im voraus vorhanden sind, wirkungslos bleiben. Es ist klar, daß eine solche Theorie nur in sehr beschränktem Umfange annehmbar ist; andererseits ist aber zuzugeben; daß besonders Komponenten der F-Antigengruppe („heterogenetisches Antigen") in der Natur u. a. in zahlreichen Bakterienarten sowohl von saprophytischem als auch von pathogenem Charakter sehr verbreitet sind, und daß jedenfalls im Anti-A eine spezifische Anti-F-Quote enthalten sein kann. Es dürfte jedoch einleuchten, daß das sehr regelmäßige Vorkommen von Anti-A und Anti-B, welches einige Wochen (oder Monate) nach der Geburt beginnt und während der Dauer des ganzen Lebens anhält, nicht allein von Immunisierung mit zufälligerweise eingedrungenem Antigen verursacht sein kann (vgl. übrigens das weiter unten, S. 376, Folgende).

Der Verfasser (16) der vorliegenden Übersicht hat in einer 1936 erschienenen Arbeit das Isoantistoffproblem eingehend behandelt und möchte in bezug auf Einzelheiten auf diese Veröffentlichung hinweisen. Als Zusammenfassung der jetzigen Auffassung des Verfassers sei folgendes hervorgehoben:

---

[1] Eine andere Sache ist es natürlich, daß ein einzelnes Gen einen Einfluß auf *mehrere* Eigenschaften haben kann, sog. *pleiotrope* Wirkung.

Zieht man nicht nur die Verhältnisse im 0AB-System, sondern auch diejenigen in den übrigen beim Menschen vorkommenden Bluttypensystemen (MN, P, G, H usw.) in Betracht und fügt dazu, was über Bluttypen bei verschiedenen Tierarten bekannt ist, so muß die größte Wahrscheinlichkeit dafür sprechen, daß der Produktion von präformiertem Isoantistoff bestimmte Gene zugrundeliegen. Dort, wo sich keine solchen Gene in dem gesamten Genotypus des Individuums vorfinden, entsteht kein Isoantistoff. Dahingegen kann sehr wohl ein bestimmtes Gen anwesend sein, ohne daß das Individuum Antistoff produziert, da die Produktion ausbleibt, wenn das mit dem Antistoff homologe Antigen (das ja ebenfalls erblich bedingt ist) im Organismus (speziell in den Blutkörperchen) entwickelt ist.

Die Antistoffproduktion auf erblicher Grundlage muß also vermutlich auf einen ganz ähnlichen Prozeß oder eine Reihe von ganz ähnlichen Prozessen zurückzuführen sein wie derjenige (oder diejenigen), der uns unter dem Namen der Immunisierung bekannt ist. Bei dieser letzteren werden die Prozesse, die wahrscheinlich aus einer Kette von chemischen Reaktionen mit dem Erscheinen des Antistoffes als Schlußresultat bestehen dürften, von dem von außen her eingeführten Antigen in Gang gesetzt. Wo das spezifische Gen vorkommt, wird eine analoge Reihe von Prozessen in Gang gesetzt, die in dem sog. präformierten Antistoff resultiert, da das Gen als solches spezifisch immunisierend wirkt.

Indessen sprechen alle Erfahrungen dafür, daß, falls ein bestimmtes Antigen als ein Bestandteil in den Zellen oder Flüssigkeiten (Plasma, Lymphe usw.) des Organismus auftritt, die Wirkung der parenteralen Zufuhr desselben Antigens ausbleibt, obschon wir uns im augenblicklichen Zeitpunkte nur hypothetische Vorstellungen darüber machen können, an welchem Punkte die Kette unterbrochen wird (vgl. S. 369). Die andere Möglichkeit, daß die Antistoffproduktion ungehindert in Gang kommt, aber nur die *sichtbare* Wirkung, das Erscheinen *freien* Antistoffes, ausbleibt, weil der Antistoff im Augenblick der Produktion an das in den Zellen usw. befindliche Antigen gebunden wird, ist so gewagt, daß sie verworfen werden muß; denn die äußerste Konsequenz davon würde die sein, daß der Organismus zu jeder Zeit Antistoff gegen alle seine Antigene produzieren, ihn dann aber wieder binden würde, ohne daß sich daraus eine Schädigung des Organismus ergäbe. Selbst wenn man sich möglicherweise diese letztere Eventualität, wenn auch nur schwer, vorstellen könnte, falls eine ganz besonders glückliche Abgestimmtheit von Produktionstempo, Menge des disponiblen, zur Bindung geeigneten Antigens, spontaner Ausscheidung und Zerstörung des Antistoffes per Zeiteinheit usw. vorläge, würde das ganze System doch eine so unwahrscheinliche Energieverschwendung darstellen, daß man sich unwillkürlich weigert, einen solchen Gedankengang zu akzeptieren. Falls wir indessen davon ausgehen können, daß keine Antistoffproduktion gegen die eigenen Antigene des Organismus vor sich gehen kann, wird die Vorstellung von der immunisierenden Rolle des spezifischen Isoantistoffgens nur in logischer Weise fortgesetzt, wenn man annimmt, daß auch keine Antistoffproduktion eintritt, wenn das Gen sich in einem Organismus vorfindet, in dem bereits das homologe Antigen entwickelt ist. Es wäre also nicht das Bluttypengen (A oder B) als solches, sondern das schon anwesende Antigen, das den genetischen Immunisierungsprozeß unterdrückt. In diesem Zusammenhange kann hervorgehoben werden, daß das Antigen schon sehr frühzeitig im Fetalleben entwickelt ist, während die Isoantistoffproduktion erst mehrere Monate nach der Geburt des Individuums wirksam wird, wenn sie überhaupt die Möglichkeit zu erscheinen haben.

Nach der angeführten Auffassung bereitet es keine gedanklichen Schwierigkeiten, die eine Seite der reziproken Verteilung zu verstehen, nämlich das Fehlen des Antistoffes dort, wo homologes Antigen zur Stelle ist. Die Schwierigkeit taucht erst dann auf, wenn erklärt werden soll, warum es immer oder so gut wie immer Anti-A bzw. Anti-B dort gibt, wo homologes Antigen fehlt (also Anti-A und Anti-B im 0-Typ, Anti-B im A-Typ und Anti-A im B-Typ). Dieses Phänomen läßt sich natürlich — jedenfalls anscheinend — leicht erklären, wenn man davon ausgeht, daß die betreffenden Gene für die Antistoffe stets homozygot anwesend sind, wie SCHERMER es annimmt. Diese an und für sich nicht wahrscheinliche Annahme ist jedoch keinesweges notwendig, ja man kann sogar sagen, sie läßt sich nicht gut mit den tatsächlichen Verhältnissen vereinigen, da es ein Faktum ist, daß eine gewisse, wenn auch kleine Zahl von „defekten" Typen vorkommt, d. h. A ohne Anti-B, B ohne Anti-A, 0 mit nur Anti-A oder nur Anti-B oder womöglich sogar ohne irgendeinen Antistoff. Wie zahlreich diese „defekten" Typen sind, läßt sich schwer mit Sicherheit entscheiden; zu einem gewissen Grade ist die Grenze zwischen niedrigem Titer (1—2) und 0 fließend, wobei die angewandte Technik nicht ohne Bedeutung ist. Unter allen Umständen gibt es solche „defekte" Typen, und sie lassen sich also, bei Annahme von konstant homozygoten Genen, nur in der Weise erklären, daß die Antistoffproduktion aus dem einen oder anderen unbekannten Grunde dort ausgeblieben war, wo sie nach der genetischen Grundlage hätte zur Stelle sein müssen, welche Annahme kaum als befriedigend empfunden werden kann. Es erhebt sich daher die Frage, ob man nicht eine wahrscheinlichere Erklärung erhalten würde, wenn man vermutet, daß die Antistoffproduktion, von Anti-A bzw. von Anti-B, von einer kleinen Gruppe alleler Gene für Anti-A und einer anderen entsprechenden Gengruppe für Anti-B abhängt, welcher Gedanke sehr gut dazu passen würde, daß die Isoantistoffe sich aus mehreren Quoten zusammensetzen, die keineswegs bei allen Individuen mit Antistoff gleichartig vertreten sind. Hypothetisch könnte man sich zwei oder drei Gene vorstellen, die eventuell in Verbindung mit einem in den Gengruppen vorhandenen Gen für Fehlen (0) stehen. Die Wirkung nur eines der Antistoffgene (hetero- oder homozygot) würde also die sein, daß ein Antistoff entstände, der weniger zusammengesetzt ist, als wenn zwei Antistoffgene (heterozygot) anwesend sind; die einzelnen Quoten würden dann Antigenkomponenten im A bzw. im B entsprechen. Von diesen letzteren wissen wir, daß sie als eine Ganzheit auf der Grundlage des spezifischen A- bzw. B-Gens entstehen; doch schließt das ja nicht die Möglichkeit aus, daß die einzelnen Antistoffquoten in genetischer Beziehung voneinander unabhängig sein könnten. Unter allen Umständen *muß* eine Erklärung dafür gegeben werden, daß Anti-A bzw. Anti-B bei den einzelnen Individuen verschiedenartig zusammengesetzt sind. Auch die selten auftretenden „defekten" Typen würden eine natürliche Erklärung bekommen, wenn man ein Gen für Fehlen (0) der Antistoffproduktion annimmt. Wenn dieses Fehlen recessiv und das 0-Gen im Verhältnis zu den „positiven" Genen selten ist, müßte man ja gerade erwarten, daß der „defekte" Typ nur als Ausnahme vorkommt, und es bestände kein Grund zu der Annahme eines unmotivierten Ausbleibens der Antistoffproduktion, welche Vorstellung sich wohl auch nur schwer in Fällen akzeptieren ließe, wo der Typ des Individuums 0 ist, und wo entweder nur Anti-A oder nur Anti-B fehlen, während der andere Antistoff gut entwickelt ist. Es dürfte wohl viel natürlicher erscheinen, dieses Verhalten als das Ergebnis des Genotypus oo in der einen Gengruppe aufzufassen, während in der anderen ein oder mehrere Gene für Antistoffproduktion enthalten sind.

Wie erwähnt, sind die Antistoffe, speziell Anti-A, aus mehreren (2-3-4 oder vielleicht noch mehr) verschiedenen Quoten zusammengesetzt, die bei den Individuen mit Anti-A nicht gleichartig auftreten. So gibt es teils Quoten, die von Schafblutkörperchen gebunden werden können, und zwar wiederum nicht von allen Schafen in gleich hohem Grade [Torb. ANDERSEN (2)], teils kommt wenigstens eine Quote vor, die sich nicht von den Blutkörperchen irgendeines Schafes binden läßt (und wahrscheinlich auch nicht von denjenigen irgendeiner anderen Tierart, möglicherweise abgesehen von anthropoiden Affen).

Diese Quoten entsprechen verschiedenen Antigenkomponenten[1] im A-Antigen, die bei *allen* Individuen innerhalb des einzelnen A-Typus (A_1, A_2, A_3) gleich sind und auf Grund des betreffenden A-Gens entstehen. Dagegen gibt es, wie andernorts (S. 362) näher besprochen wird, einen gewissen Unterschied zwischen dem Antigengehalt in A_1 und in A_2 (und in A_3).

Die angeführte Auffassung von der Genese der Isoantistoffe findet u. a. eine Stütze in dem verschiedenen Titer, den die Antistoffe bei verschiedenen Individuen zeigen, da unter der Voraussetzung, daß alle anderen Faktoren gleich sind, anzunehmen ist, daß der Titer um so höher sein wird, je mehr Antistoffquoten vorkommen, obschon es natürlicherweise auch möglich ist, daß die einzelne Quote in ihrer Quantität variieren kann.

Was das Anti-B anbetrifft, so haben FRIEDENREICH und WITH durch sorgfältige, systematische Untersuchungen nachgewiesen, daß Anti-B ebenfalls im Hinblick auf seine Zusammensetzung zu variieren vermag, da einige Individuen eine oder mehrere Quoten enthalten, welche anderen Individuen fehlen (insbesondere eine Quote, die sich nicht von Kaninchenblutkörperchen oder solchen anderer Tierarten binden läßt, sondern nur von Menschen-B-Blut, woraus folgt, daß einige Anti-B-Sera bei Absorption mit Kaninchenblutkörperchen vollständig von dem Anti-B „geleert" werden können, während in anderen Seren dagegen eine Quote zurückgelassen wird [s. auch MARBERG, FISCHER (3), DUPONT, DAHR (6), KAUERERZ]. Kürzlich haben FRIEDENREICH (15) und FRIEDENREICH und THYSSEN nachgewiesen, daß auch eine B_1-Komponente, die die menschliche Anti-B_1-Quote bindet, im Speichel einiger Pferde nachweisbar ist. Das B-Antigen im Pferdespeichel ließ sich somit durch die angewandte Technik vom B der Menschenerythrocyten nicht unterscheiden. Ähnliche Untersuchungen bei verschiedenen Tierarten sind von DAHR und LINDAU vorgenommen.

Zur weiteren Beleuchtung der Frage nach der Genese der Isoantistoffe muß erwähnt werden, daß man so gut wie niemals (ganz isolierte Ausnahmen sind von E. WOLFF und JONSSON (1) und FRIEDENREICH (13) (Anti-M) mitgeteilt worden] Antistoff für die M- und N-Antigene vorfindet, woraus ja hervorgeht, daß es nicht zum Wesen der Bluttypensysteme gehört, daß Antistoff erscheint, nur weil das entsprechende Antigen fehlt; die Verhältnisse liegen dagegen anders für den *P*-Receptor, da hier LANDSTEINER und LEVINE (2, 3, 4, 9) bei einer Anzahl von Personen (ohne P) „spontanes" Auftreten von Anti-P antrafen. Für ein besonderes, von NIGG (2) beschriebenes, wahrscheinlich mit P nahe „verwandtes" Receptor-Antistoffsystem wurde ein deutliches familiäres Auftreten des Antistoffes festgestellt, wobei sich der letztere als dominierende, von einem spezifischen in der Gesamtbevölkerung verhältnismäßig selten erscheinenden Gen abhängige Eigenschaft zu verhalten schien. Das hat anscheinend auch für das von LANDSTEINER und LEVINE (9) beschriebene „Extraagglutinin I" Gültigkeit, welches auch bei Kaninchen nachgewiesen wurde, wo es sich eindeutig erblich bedingt zeigte.

Zur weiteren Aufklärung über die vermutlicherweise vorliegenden Gene für die Isoantistoffentwicklung ist folgendes anzuführen: wie andernorts (S. 350) erwähnt, kommt hin und wieder das „Extraaglutinin" α_1 bei Individuen vom A_2- und namentlich vom A_2B-Typus vor, bei Individuen von Typen mit A_1-Eigenschaft dagegen nie. Diese Anti-A-Quote (α_1) reagiert nicht mit A_2, insofern als die Blutkörperchen, im Gegensatz zu A_1-Blutkörperchen, (bei Zimmertemperatur) nicht agglutiniert werden. Bei Individuen mit A_1-Eigenschaft wird das Gen daher wirkungslos bleiben, weil das entsprechende Antigen die Entwicklung hemmt. Daß α_1 nicht bei *allen* Individuen mit A_2 zu finden ist, wird leicht verständlich, wenn diese bestimmte Anti-A-Quote nur auf Grund eines bestimmten Gens erscheint, das zur Gruppe der Gene für Anti-A im ganzen gehört, und wenn dieses mit anderen Anti-A-Genen alternierende Gen nur mit einer gewissen, relativ geringen Häufigkeit vorkommt. Eine andere Ursache für das relativ seltene Auftreten von α_1 kann die sein, daß die entsprechende Antigenkomponente, die in A_1 relativ gut entwickelt ist, vermutlich gar nicht oder nur ausnahmsweise in A_2 *gänzlich* fehlt. Es ist anzunehmen, daß in der Regel diese Antigenkomponente (in Übereinstimmung mit der Zusammensetzung des durch

[1] Wie mehrmals in dieser Übersicht ausgeführt wurde, kann auch von „verwandten" Antigenen die Rede sein, die eine verschiedene relative Spezifizität gegenüber einem gegebenen Antistoffe zeigen, wie namentlich von LANDSTEINER (7) hervorgehoben wurde; doch muß man *bei der Beschreibung* um der Klarheit willen vorziehen, die Verhältnisse als beruhend auf abgegrenzten Antigenkomponenten und entsprechenden Antistoffquoten zu formulieren.

Immunisierung mit Menschen-A_2 erzeugten Immunserums) mehr oder weniger schwach entwickelt vorkommt, so daß es eine Frage der Balance wird, ob das Antigen (die Komponente) genügend stark ist, um die Produktion von α_1 zu unterdrücken, oder ob es so schwach ist, (eine gewisse Variation dürfte wahrscheinlich sein), daß die unterdrückende Wirkung ausbleibt. Von dieser Auffassung aus ist es auch gut zu verstehen, daß α_1 sich am häufigsten und stärksten im A_2B-Typus vorfindet, da B bekanntlich die A_2-Komponenten in nicht geringem Grade unterdrückt [O. THOMSEN (3, 4)].

Die Anhänger der Theorie von der konstanten Antistoffproduktion mit eventueller intravitaler Bindung werden, worauf FRIEDENREICH (4) aufmerksam macht, ohne die Aufstellung einer Hilfshypothese nicht imstande sein, eine Erklärung dafür zu geben, warum α_1 nicht auch hin und wieder bei A_1-Individuen vorkommt (die Erfahrung weist, daß es hier niemals vorkommt), denn α_1 läßt sich bei Körpertemperatur auch nicht an A_1-Blutkörperchen binden, sondern nur bei Temperatur unter 20—22°. Der Grund für das Fehlen von α_1 bei A_1-Individuen kann also nicht intravitale Bindung sein, wie sie in der Theorie von der universellen Produktion vorausgesetzt wird. FRIEDENREICH vermutet daher, daß α_1 in statu nascendi mehr avid ist und daher an das A_1-Blut gebunden wird, doch gibt es dafür keinen anderen Anhalt. Es muß deshalb für wahrscheinlicher gehalten werden, daß es bei A_1-Individuen überhaupt nicht produziert wird, auch nicht wenn die spezifische Anlage vorhanden ist.

Es ist auch verständlich, daß das „Extraagglutinin"[1] α_2 nur bei gewissen Individuen vom A_1- bzw. A_1B-Typus angetroffen wird. Da der Antistoff vermutlich gegen die „0-Substanz" gerichtet ist und nicht gegen den A_2-Receptor, kann sein Auftreten nur dort erwartet werden, wo die 0-Substanz am schwächsten bzw. in nicht nachweisbarem Grade entwickelt ist, d. h. bei gewissen Individuen vom A_1- bzw. A_1B-Typus[2]. In den 0- und A_2-Typen ist dagegen das Antigen so kräftig entwickelt, daß die Produktion des α_2 verhindert wird. Auch hier ist anzunehmen, daß einige A_1- und A_1B-Individuen genügend 0-Substanz besitzen, um die Bildung von α_2 verhindern zu können, obschon seinem Erscheinen genetisch nichts im Wege steht.

Übrigens ist zu bemerken, daß zwischen der Häufigkeit eines „isolierten" Receptors (d. h. außerhalb des 0AB-Systems) und derjenigen des entsprechenden Antistoffes sehr wohl eine ausgesprochene Verschiedenheit bestehen kann. So hat z. B. A. ZACHO (3) über das Vorkommen eines sehr seltenen Isoantistoffes berichtet, der zufällig bei einer Patientin vom A-Typus ermittelt wurde und für den etwa 60% aller untersuchten Menschen Antigen in den Erythrocyten besaßen. Versuche, den Antistoff bei Verwandten der Patientin nachzuweisen, blieben erfolglos (es handelte sich freilich nur um 8 Personen).

Weiterhin muß angeführt werden, daß nach Untersuchungen von KACZKOWSKY (2), von SCHERMER und KAEMPFFER (2), die an Schafen bzw. an Schweinen vorgenommen wurden, kaum ein Zweifel daran möglich ist, daß die Isoagglutinine hier einem einfachen Erbgange folgen, wo das Gen für Anwesenheit von Agglutinin über das Gen für Fehlen dominiert; es dürfte wohl recht unwahrscheinlich sein, daß nicht auch für die Menschen analoge Verhältnisse herrschen sollten, was die präformierten Isoantistoffe anbetrifft. STUART *und Mitarbeiter* führen an, daß Kaninchen mit besonders reichlichem, präformiertem Antistoff für Menschen-A diese Eigenschaft als einen erblichen, dominanten Charakter aufwiesen. Ob dieser Antistoff als Isoantistoff bezeichnet werden darf, kann vielleicht umstritten werden, doch muß man sich vor Augen halten, daß eine Anzahl Kaninchen, ebenfalls auf erblicher Basis, mehr oder weniger zahlreiche Menschen-A-Komponenten im Organismus, d. h. in den Geweben, aber nicht in den Blutkörperchen aufweisen, und bei solchen Tieren erscheint kein Antistoff, obgleich die Erbanlage vorhanden ist. Die Menschen sind anscheinend teils durch das sehr häufige Vorkommen der Gene für Anti-A und Anti-B, teils auch infolge der komplizierten Zusammensetzung dieser Antistoffe aus verschiedenen Quoten anders gestellt. Um Mißverständnisse zu vermeiden, sei betont, daß es, selbst wenn mehrere allele Gene für Anti-A und Anti-B beim Menschen vorkommen, selbstverständlich gut möglich ist, daß das einzelne Gen mehr als eine Quote hervorbringt; die Hauptsache ist nur die Annahme, daß die verschiedenen, als allel angesehenen Gene Antistoff von verschiedener Zusammensetzung erzeugen.

Was die Produktion der menschlichen präformierten Isoantistoffe anbelangt, so geht dieselbe gar nicht oder jedenfalls nur ganz ausnahmsweise beim Fetus oder beim neugeborenen Kinde vor sich. Im Gegensatz dazu gibt es, wie erwähnt, die Typenantigene in entwickelter Form schon frühzeitig im Fetal-

[1] Die Bezeichnung „Extraagglutinin" für α_1 und α_2 ist in Wirklichkeit inadäquat, da es keinen prinzipiellen Unterschied zwischen diesen und anderen Isoantistoffen gibt.

[2] Wahrscheinlich auch bei Individuen vom B-Typus, wo α_2 allerdings bei Anwendung von A-Blutkörperchen infolge des im Serum enthaltenen Anti-A nicht unmittelbar nachweisbar ist.

leben, obschon die volle Stärke erst etwa $^1/_2$—1 Jahr nach der Geburt des Kindes erreicht wird. Hierdurch wird die Hemmung homologen Antistoffes ermöglicht, vorausgesetzt, daß die Annahme richtig ist, daß die Anwesenheit des Antigens eine fortgesetzte Antistoffproduktion auch dort verhindert, wo im übrigen die Vorbedingungen für eine solche, in diesem Falle die spezifischen Antistoffgene, zur Stelle sind.

Zum Schluß des Fetallebens und bei dem neugeborenen Kinde (Nabelschnurblut) kommt allerdings sehr oft Isoantistoff im Serum vor, und zwar nur solcher, der nicht zu den Typenreceptoren in den Blutkörperchen des Kindes paßt; doch stammt dieser Antistoff von der Mutter und hat die Placenta passiert, was sich unter anderem daraus ergibt, daß er, wie es auch bei anderer passiver Immunisierung der Fall ist, im Laufe der ersten Monate wieder verschwindet, worauf die eigene Produktion des Kindes beginnt. In der Literatur gibt es zwar auch Angaben über Produktion von Antistoff gegen Schluß des Fetallebens (Nabelschnurblut); insoweit es sich aber um mehr als ganz seltene Ausnahmen handeln sollte, welche letztere natürlich vorkommen könnten, beruhen solche Angaben auf Fehlern in der Untersuchung, die namentlich durch die Beimischung von gelatinöser Substanz (von der Nabelschnurflüssigkeit) zum Serum verursacht werden, da hierdurch Pseudoagglutination auftreten kann. Im Laboratorium des Verfassers, in dem im Laufe der Zeit Tausende von Blutproben untersucht worden sind, wurde niemals im Serum des neugeborenen Kindes ein Isoantistoff beobachtet, der nicht von der Mutter stammen konnte.

Wenn man im Serum des Kindes nur Antistoff findet, der den Receptoren seiner Blutkörperchen nicht entspricht, so ist das wohl darauf zurückzuführen, daß homologer Antistoff entweder an das fetale Gewebe der Placenta gebunden wird [soweit dieses letztere typengeprägt ist, was jedoch mehrere Untersucher bestreiten (s. S. 378)] oder die Placenta passiert und an die Blutkörperchen des Kindes gebunden wird. Es ist behauptet worden, daß das Serum des retroplazentären (mütterlichen) Blutes durchgängig niedrigere Antistofftiter hat als das Blut, das z. B. aus einer Armvene der Mutter entnommen ist; doch dürfte es sich hierbei jedenfalls im wesentlichen um ein Kunstprodukt handeln [Hamburger (2)], das bei der Sprengung der Eihäute durch Beimischung von Fruchtwasser verursacht wird, und gerade im Fruchtwasser kommen, wie Putkonen (1, 2) nachgewiesen hat, sehr kräftige Typenantigene vor, welche dem Typus des Fetus entsprechen. Übrigens ist es nicht verwunderlich, daß Isoantistoff, der dem Typus des Kindes entspricht, in den Kreislauf des Fetus übergehen kann, ohne Schaden anzurichten, denn der Titer des Antistoffes, der die Placenta passiert hat und nicht den Receptoren des Kindes entspricht, ist stets niedrig (in der Regel 1—2—4, sehr selten 8—16); hieraus darf man schließen, daß per Zeiteinheit auch von demjenigen Antistoff, der mit den Typenantigenen des Kindes homolog ist, nur sehr geringe Mengen passieren. Da dieser letztere Antistoff sich auf eine relativ große Menge von Blutkörperchen usw. verteilt, braucht man sich nicht darüber zu wundern, daß der Fetus keinen Schaden erleidet. Es ließ sich auch nicht, wo ein genügend großes und kritisch gesichtetes Material vorlag, irgendeine sichere Herabsetzung von Gewicht, Vitalität, Entwicklung usw. in sog. „heterospezifischen" Fällen (Mutter und Kind von verschiedenem Typus [s. Hirszfeld und Zborowski (1, 2)]) nachweisen, wenn man sie mit „homospezifischen" verglich. Auch hat sich nicht gezeigt, daß die Gesundheit der Mutter (Schwangerschaftstoxikose usw.) bei den „heterospezifischen" Schwangerschaften mehr bedroht sein sollte. Der Raum läßt im übrigen keine nähere Erörterung dieser Verhältnisse zu, weswegen auf die an mehreren Stellen in dieser Übersicht angeführten Handbücher usw. verwiesen sei.

Es hat ein gewisses Interesse, daß der Antistoff bei Neugeborenen neben der agglutinierenden, trotz des niedrigen Titers, oft auch eine hämolysierende Wirkung zeigt; doch ist das nur der Fall, wenn das mütterliche Serum relativ reichliches Hämolysin hat; es scheint, als ob vorwiegend diejenige Antistofffraktion, die sowohl Hämolyse als auch Agglutination gibt, die Placenta passiert.

Der Titer des Isoantistoffes steigt im allgemeinen vom Beginn seiner Produktion im 3.—4.—5. Monat ab und erreicht nach systematischen Untersuchungen von O. THOMSEN und KETTEL seinen Kulminationspunkt im 5.—10. Lebensjahre. Dann beginnt ein langsamer Abstieg (durchschnittlich) mit dem zunehmenden Alter, und in den höchsten Altersklassen (80—100 Jahre) finden sich in der Regel niedrige Titer vor, die denen von Kindern im 1.—2. Lebensjahre oder darunter entsprechen. Durchgängig ist der Titer für Anti-A höher als der für Anti-B, was sowohl dort gilt, wo Anti-A und Anti-B allein auftreten (in den B- und A-Typen) als auch dort, wo sie zusammen vorkommen (0-Typ).

Über das Verhalten der Isoagglutinine beim Säugling in den ersten Lebensmonaten s. besonders bei MORVILLE (1, 2), HECKO und VARCLOVÁ, PONSOLD (2).

Die Titer variieren übrigens recht erheblich bei den einzelnen Individuen, sind aber bei demselben Individuum meist sehr gleichartig für einen verhältnismäßig langen Zeitraum (Monate oder Jahre); das deutet wohl darauf hin, daß sich ein konstitutionelles Moment zu einem gewissen Grade geltend macht. Andererseits ist unzweifelhaft der Titer etwas beeinflußbar, nicht nur, wie erwähnt, vom Alter, sondern auch in einem gewissen Maße von Infektionen und anderen Krankheiten oder von nicht nachweisbaren Ursachen [ein interessantes Beispiel wurde von TORB. ANDERSEN (2) mitgeteilt, der etwa 2 Jahre lang das gleiche Individuum beobachtet und währenddessen die einzelnen Quoten im Anti-A einer näheren Untersuchung unterzogen hat]. Schon aus dem Umstande, daß im A-Antigen eine spezifische Komponente enthalten ist, die auch in Schafblutkörperchen und in gewissen Bakterien [z. B. in Pneumokokken (vgl. S. WITH)] vorkommt, ergibt sich die Möglichkeit des Auftretens einer Anti-A-Quote, welche ganz anderen Ursprunges ist als der Isoantistoff im allgemeinen, und man vermag sich auf jeden Fall vorzustellen, daß der Titer des gesamten Anti-A hiervon beeinflußt werden kann. Im großen und ganzen muß man freilich sagen, daß bei weitem der größte Teil des F-Antistoffes, der sich sehr häufig beim Menschen vom etwa 6. Lebensmonat ab und weiterhin vorfindet, und der wohl zu einem wesentlichen Teil wenigstens auf von außen her kommende antigene Einwirkung zurückzuführen ist, keine Beziehung zum Menschen-A-Antigen hat; der Antistoff kommt daher auch ebensowohl bei Individuen des A- und AB-Typus wie bei solchen des 0- und B-Typus vor [s. auch BALGAIRIES und CHRISTIAENS (1, 2)].

Bei eineiigen Zwillingen kommt natürlich immer derselbe Typ vor (s. SCHIFF und VERSCHUER), aber auch der Titer des Isoantistoffes pflegt, wenn auch nicht gleich, so doch von einer sehr annähernd gleichen Höhe zu sein, welcher Umstand ja auch auf genetische Bedingtheit deutet. Doch ist eine Verschiedenheit bis zu einem gewissen Grade nicht unbekannt (OTTENSOOSER und TOBLER). Untersuchungen über die mögliche Erblichkeit des Isoagglutinintiters sind unter anderem von BÜHLER vorgenommen.

Die sonstigen Funktionen des Isoantistoffes, phagocytosefördernde, komplementbindende, präzipitierende, spielen keine größere Rolle und haben keine weitere Aufmerksamkeit auf sich gezogen. Nur die hämolytische Wirkung des frischen Serums (Komplement) ist von größerem Interesse und stellt die Hauptursache der Transfusionsschädigungen bei Zufuhr unverträglichen Blutes dar. Über die Beziehungen zwischen hämolysierender und agglutinierender Wirkung des Isoantistoffes sind die Meinungen geteilt, insbesondere bezüglich der Frage, ob Hämolyse und Agglutination Wirkungen desselben Antistoffes darstellen, oder ob verschiedene Antistoffe für die beiden Reaktionen verantwortlich sind.

6. Das Vorkommen der Antigene außerhalb der Blutkörperchen.

Es hat sich erwiesen, daß die Erythrocyten keineswegs die einzigen Träger der Typenantigene sind, und daß daher die Bezeichnung *Bluttypen* (oder Blutgruppen, wie ja die gewöhnlich angewandte Benennung lautet) nicht so ganz angemessen ist. WITEBSKY (4, 6), WITEBSKY und OKABE (2) schlagen deswegen auch als Ersatz „Zellgruppen" vor, welche Bezeichnung unter anderem in Anbetracht der weiter unten besprochenen Erfahrungen kaum für einen Gewinn zu halten ist. Dazu kommt außerdem, daß das Vorkommen der Typenantigene außerhalb der Erythrocyten nur für das 0AB-System zutrifft. Es liegen freilich nur recht spärliche Untersuchungen über das quantitative Verhältnis vor, das zwischen der Ausstattung der Blutkörperchen und derjenigen anderer Gewebe bzw. Flüssigkeiten mit Typenstoff besteht; es ist möglich, daß hierin auch bei den verschiedenen Individuen ein recht großer Unterschied vorhanden ist. Ganz ähnliche Verhältnisse machen sich übrigens bei verschiedenen Tierarten geltend, bei denen die Verteilung gewisser Antigene in den Erythrocyten bzw. im Gewebe teils bei den Arten, teils auch bei Gruppen von Tieren innerhalb derselben Art beträchtlich variieren kann. So trifft das für die Komponenten des heterogenetischen (FORSSMAN)-Antigens zu, indem einige Komponenten in den Blutkörperchen aller Menschen vorkommen, andere dagegen typenmäßig der Anwesenheit des A-Gens folgen und sich sowohl in den Zellen des Blutes als auch in denen anderer Gewebe usw. ausbreiten. KRITSCHEWSKY und SCHWARZMANN (2) haben daher unrecht, wenn sie gegenüber WITEBSKY (4, 6) und WITEBSKY und OKABE (2) einwenden, diese letzteren Forscher hätten keine A-Substanz in den Organen nachgewiesen, sondern nur F-Antigen; denn eine Komponente des letzteren macht ja gerade einen integrierenden Teil des A-Antigens aus.

Die Typenantigene A und B sind in *Leukocyten* nachgewiesen worden [ROSENBERGER, WICHELS und LAMPE, O. THOMSEN (8, 9)]. Bereits vorher hatten YAMAKAMI und LANDSTEINER und LEVINE (1) Typendifferenzierung von anderen isolierten Zellen, nämlich von *Spermatozoen,* sowie von der *Spermaflüssigkeit* nachgewiesen [später auf Grund eines umfassenden Materiales von KRAINSKAJA-IGNATOWA (1) und von SCHMIDT und ECK bestätigt[1]].

Die bisher angewandte Vorgangsweise beruhte vornehmlich auf der Fähigkeit der Zellsuspensionen oder der Flüssigkeiten, größere oder kleinere Mengen des zur Probe verwandten Anti-A- oder Anti-B-Serums spezifisch zu binden, wobei also der Titer des letzteren reduziert wird (sog. Hemmungsprobe). Unter Anwendung des gleichen Prinzips haben eine Reihe Untersucher [KRITSCHEWSKY und Mitarbeiter, HIRSZFELD und Mitarbeiter, KOMIYA (1), O. THOMSEN (8, 9) u. a.] die Typenantigene im wässerigen Extrakte (0,9%ige NaCl-Lösung) verschiedener Organe (Niere, Leber, Magen, Lunge usw) bzw. Tumoren nachgewiesen. Die Hauptschwierigkeit liegt natürlich hierbei in dem Gehalt des Gewebes an Blutkörperchen, welche ja unter allen Umständen schon allein die Antistoffe typenmäßig binden werden. Es ist daher teils erforderlich, solche Stellen auszuwählen, die von vorneherein so blutarm wie möglich sind, teils auch, das Blut mittels Durchspülung der Gefäße oder Waschen des fein zerteilten Gewebes (wobei jedoch die Gefahr besteht, daß die Antigene im Gewebe auch ausgewaschen werden) zu entfernen. Schließlich vermag man nach dem Augenschein zu entscheiden, wieviel Blut wohl allerhöchstens zur Stelle gewesen sein könnte, und nach Bestimmung der antistoffbindenden Fähigkeit desselben kann ein Vergleich mit der von dem Gewebsextrakt gebundenen Menge angestellt werden. Nach allem zu urteilen, kann kaum ein Zweifel daran bestehen, daß auf alle Fälle häufig Typenstoff in den Geweben selbst vorkommt.

Der Nachweis gelang auch in anderer Weise, nämlich durch die von WITEBSKY (3, 4, 5) und WITEBSKY und OKABE (2) benutzte Komplementbindungsreaktion mit alkoholischem Gewebsextrakt als Antigen und kräftigem Immunserum als Antistoff, da der Typenstoff, speziell A, in Alkohol löslich ist. Der Nachweis des B-Stoffes gelingt freilich nur ausnahmsweise mit dieser Methode, und wie andernorts ausgeführt wurde, lassen sich Anti-B-Immunsera mit hohem Titer nur schwer herstellen.

---

[1] Schon v. DUNGERN und HIRSCHFELD (3) (1911) und HALPERN (1911) hatten in einzelnen Fällen Typensubstanz im Gewebe von *Hunden* nachgewiesen.

Von einzelnen Organen, wie dem Zentralnervensystem (Witebsky und Okabe, Eisler und Moritsch, Komiya) und der Augenlinse (Kritschewsky und Schapiro), ist festgestellt worden, daß sie gänzlich oder fast gänzlich ohne Typenprägung sind. Ein Organ, dessen Receptorenausstattung ziemlich umstritten wurde, ist die Placenta, die nach einigen Untersuchern entweder in ihrem gesamten Umfange oder nur in ihrem fetalen Teile ohne Typenprägung sein soll. Wir müssen uns damit begnügen, auf Arbeiten von Tscherikower und Semzowa, von Schiff (8) und von Witebsky und Reich hinzuweisen.

Es ist von einem gewissen biologischen Interesse, daß es den Anschein hat, als ob die Organe erheblich später im Fetalleben (vom 6. Fetalmonat ab) typengeprägt sind als die Erythrocyten (Semzowa und Terechowa).

Außer in den Geweben gibt es Typenstoff in verschiedenen *Flüssigkeiten,* so in *Serum, Speichel, Harn, Fruchtwasser, Magensaft, Galle.* Es liegen über dieses Thema zahlreiche Arbeiten vor, von denen besonders als eine der ersten die Arbeit Yosidas (s. auch Sirai) sowie eingehende Studien von Putkonen (1, 2), Brahn und Schiff, (2, 3) Schiff (8), Lattes (2), in denen auch die Literatur gesammelt ist, hervorzuheben sind. In normaler Spinalflüssigkeit findet sich nichts oder nur Spuren, und auch *Schweiß* und *Tränen* sind arm an Typenantigenen.

Es muß betont werden, daß die genannten Flüssigkeiten nur, insoweit die Individuen zu den sog. Ausscheidertypus gehören, Typenstoffe enthalten, während sie bei „Nichtausscheidern“ — ein Unterschied, der sich als von einem einzigen dominierenden Gen für Ausscheidung abhängig erwiesen hat — „leer“ von Typenantigen sind (vgl. den folgenden Abschnitt).

Während also die Typenstoffe des 0AB-Systems weit verbreitet im Organismus vorkommen, scheinen die Antigene des MN-Systems und der übrigen Systeme, insoweit Untersuchungen vorliegen, auf die Erythrocyten begrenzt zu sein. Bezüglich dieser Frage sei im übrigen auf die späteren Abschnitte dieser Übersicht hingewiesen.

7. Ausscheider und Nicht-Ausscheider.

Wie erwähnt, hat es sich gezeigt, daß die Antigene, welche die Typen innerhalb des 0AB-Systems charakterisieren, nicht nur in Erythrocyten (und anderen Blutelementen) vorkommen, sondern auch in mehreren anderen Geweben, und zwar sowohl unter normalen wie auch unter pathologischen (Tumorgewebe) Verhältnissen; außerdem sind sie in verschiedenen „Flüssigkeiten“, wie Serum, Speichel, Harn, Galle, Magensaft, Fruchtwasser usw. anzutreffen.

Im allgemeinen ist die Frage nicht näher erörtert worden, wie eigentlich der Zusammenhang zwischen diesen Typenstoffen, die vererblich in Erythrocyten, anderem Gewebe und Flüssigkeiten auftreten, beschaffen sein müsse. Es wäre denkbar, daß die Antigene in einer Reihe verschiedener Organe gebildet werden und von dort entweder direkt (als eine Art Sekretionsprodukt) oder indirekt beim Zerfall von Zellen in die Blutflüssigkeit übergehen, von wo sie mit verschiedenen Ex- und Sekreten ausgeschieden werden. Man könnte sich eventuell auch vorstellen, daß die Entwicklung nur auf einzelne, womöglich nur ein einziges Organ (z. B. das Knochenmark) beschränkt vor sich ginge, und daß die Typenstoffe von hier aus in den Kreislauf aufgenommen würden, um sekundär in anderen Geweben abgelagert oder in Sekreten ausgeschieden zu werden. Es würde dann vielleicht einigermaßen einleuchtend erscheinen, daß es zu einer Ausscheidung käme, sobald die Konzentration im Blute eine gewisse Grenze (Schwellenwert) erreicht hätte. Die Antigene, welche in den „Flüssigkeiten“ auftreten, entsprechen stets dem Typus des Individuums, so daß A-Antigen bei Individuen des A-Typs, B-Antigen bei Individuen des B-Typs und sowohl A- wie auch B-Antigen bei Individuen des AB-Typs anzutreffen sind. Auch scheiden

Individuen des 0-Typs 0-Antigen aus, welches letztere oft auch in mehr oder weniger ausgeprägtem Grade bei Individuen der übrigen Typen nachgewiesen werden kann; das ist ja auch nicht so erstaunlich, da ja weiter oben wiederholt erwähnt worden ist, daß die O-Substanz in einer mehr oder weniger entwickelten Form auch in den Erythrocyten von A- und B-Individuen vorkommt, und zwar am stärksten ausgeprägt bei dem A_2-Typ.

Gelöstes (in Speichel, Harn usw.) Typenantigen läßt sich am leichtesten durch Vornahme der spezifischen Hemmungsprobe gegenüber dem betreffenden Antistoffe nachweisen, da das Antigen hierbei eine gewisse Antistoffmenge (die je nach den vorliegenden quantitativen Verhältnissen variiert) in Anspruch nimmt; hierdurch wird der Titer des zur Probe benutzten, antistoffhaltigen Serums, das in den meisten Fällen verdünnt war, mehr oder weniger stark herabgesetzt, unter Umständen ganz herunter bis zu 0. Zum Nachweis der gelösten 0-Substanz wird ein Anti-0-Serum (eventuell das sog. α_2-Serum) angewandt, welches nach den früheren Ausführungen verschiedenen Ursprungs sein kann. Es zeigte sich doch verhältnismäßig schnell, daß bei einer gewissen, relativ kleinen Menschengruppe das Typenantigen in den „Flüssigkeiten" fehlt, welches Phänomen bei den betreffenden Personen konstant anzutreffen war; sie waren also „Nicht-Ausscheider", während die meisten Menschen ebenso konstant „Ausscheider" sind. Doch kann die Konzentration in den „Flüssigkeiten" schwanken, freilich innerhalb von Grenzen, die für das einzelne Individuum recht festliegend sind.

Nachdem das gelegentliche Fehlen der „Ausscheidung" erst mehr zufällig konstatiert worden war [Putkonen, (2) Brahn und Schiff (1), Schiff und Akune, Thomsen (8, 9) u. a.], wurde später in Schiffs Laboratorium der Nachweis geführt [Schiff und Sasaki (1, 2), Sasaki], daß „Ausscheidung" und Fehlen derselben Ausdruck eines gesetzmäßigen, erblich bedingten Prozesses sind, der von einem einzigen Genpaare, in welchem das Gen für Ausscheidung (S) über das rezessive Gen für fehlende Ausscheidung (s) dominiert, abhängig ist. Es handelt sich hier nicht um besondere Gene für Ausscheidung von A- bzw. B- oder O-Antigen, sondern um ein Gen für Ausscheidung von Typenantigen ganz im allgemeinen. Beispielsweise können bei der Elternkombination A0Ss × BOss (Ausscheider vom A-Typus × Nicht-Ausscheider vom B-Typus) folgende Möglichkeiten unter der Nachkommenschaft verwirklicht werden: A$\overset{+}{0}$Ss, A$\overset{-}{0}$ss, 0$\overset{+}{0}$Ss, 0$\overset{-}{0}$ss, A$\overset{+}{B}$Ss, A$\overset{-}{B}$ss, B$\overset{+}{0}$Ss, B$\overset{-}{0}$ss, also Ausscheider und Nicht-Ausscheider innerhalb aller 4 Typen. Diese Annahme wurde von Morzycki (1) durch Familienuntersuchungen vollauf bestätigt.

Aus dem Vorstehenden ergibt sich, daß sich auch für rechtsmedizinische Zwecke eine Ausschließung der Vaterschaft vornehmen läßt, was freilich nur in sehr beschränktem Maße möglich ist, da der Ausscheidertypus etwa 85% und der Nicht-Ausscheidertypus etwa 15% umfaßt[1]; doch in Fällen, wo das Kind Ausscheider, die Mutter und der angegebene Vater dagegen Nicht-Ausscheider sind, müßte die Vaterschaft für ausgeschlossen bzw. unwahrscheinlich gelten.

Schon beim neugeborenen Kinde ist die Differenzierung der beiden Typen anzutreffen.

Eine gewisse Analogie in bezug auf die Ausscheidung haben Brahn und Schiff (2, 3) sowie Landsteiner (6) bei *Pferden* vorgefunden; diese letzteren gehören, was das heterogenetische F-Antigen anbetrifft, zu der sog. Meerschweinchengruppe und besitzen daher auch eine im F- und Menschen-A-Antigen vorkommende, gemeinsame Komponente. Den genannten Autoren gelang nun der Nachweis, daß nicht alle, sondern nur *eine Gruppe* von Pferden diese „A-ähnliche" Substanz im Speichel ausscheiden.

Auch bei Schafen wird eine ähnliche Substanz im Harn ausgeschieden, jedoch hier ebenfalls nur bei bestimmten Individuen, welcher Umstand zweifellos auf eine konstitutionelle Bedingtheit hinweist [Schiff (4)].

[1] Die Verteilung scheint jedoch nicht innerhalb sämtlicher Bluttypen ganz gleich zu sein. So ist S am häufigsten bei dem B-Typ, etwas weniger häufig bei dem A-Typ und am seltensten bei dem 0-Typ gefunden worden. Falls sich dieser Unterschied auch bei einem größeren Materiale zeigen sollte, wird es wahrscheinlich, daß teils technische Umstände, teils auch die Möglichkeit, daß die Ausscheidereigenschaft sich trotz des Vorhandenseins des Gens (S) nur mangelhaft manifestiert, die Ursachen darstellen.

Es ist die Möglichkeit erörtert worden, daß das Typenantigen bei Nicht-Ausscheidern von dem Bluttypenferment (S. 365) zerstört wird, das in gewissen Sekreten, speziell Speichel und Darmsekret (Dünndarm), vorkommt und von Schiff und Akune nachgewiesen wurde. Es handelt sich um enzymartige Stoffe, deren Ursprung nicht näher bekannt ist (entweder von dem Organismus selbst produziert oder von Bakterien?), und die sehr schnell und energisch die Bluttypenantigene der Sekrete (sowohl A wie auch B und eventuell auch 0) zerteilen und auf diese Weise unwirksam machen, so daß dieselben mit den angewandten Methoden nicht mehr nachweisbar sind[1]. Die Stärke der Fermente schwankt bei den einzelnen Individuen, so daß man erwarten könnte, bei Nicht-Ausscheidern ein besonders wirksames (konzentriertes) und bei Ausscheidern ein schwaches Ferment anzutreffen. Indessen hat sich gezeigt, daß dies nicht der Fall ist, weswegen es nicht für wahrscheinlich angesehen werden kann, daß die Nichtausscheidung irgendeine Beziehung zu Fermenten hat.

In einer eben erschienenen Arbeit von G. Hartmann (2) wird gezeigt, daß man im Gewebe der steril herausgenommenen Submaxillarisdrüse des Menschen ein im Laufe von 4—5 Tagen abnehmendes, recht schwach fermentatives (destruktives) Vermögen findet, während nicht steriles Gewebe eine weit stärkere und schnellere Wirkung hat. Diese Befunde sowie eine ausgesprochene Destruktion der Bluttypenantigene durch Reinkulturen von verschiedenen anaeroben Bakterien sprechen sehr dafür, daß Bakterien die Hauptquelle des Ferments sind.

Kürzlich wurde von Friedenreich (12) (1937) und Friedenreich und G. Hartmann (vgl. auch Dahr und Lindau) ein beachtenswerter Versuch einer Erklärung unternommen; Friedenreich geht nämlich von dem Gesichtspunkt aus, daß die Auffassung einer eigentlichen Ausscheidung als eines physiologischen Prozesses wenig Wahrscheinlichkeit für sich habe. Hierbei wird auch besonders auf die quantitativen Verhältnisse hingewiesen, welche zeigen, daß Speichel, Magensaft, Samenflüssigkeit usw. oft 3—4mal soviel Typensubstanz per Raumeinheit enthalten als die Erythrocyten [Putkonen (2), Schiff (8, 14)]. Es ist auch sonderbar, daß ein eigentliches Exkretionsorgan wie die Niere, im Vergleich zu den genannten Organen bzw. Schleimhäuten, nur eine sehr geringe Menge ausscheiden sollte. Friedenreich hält es daher für viel wahrscheinlicher, daß die Substanzen in den betreffenden Drüsenzellen *gebildet* werden, besonders auch aus dem Grunde, daß die Konzentration von Typenantigen im Serum nicht höher bei Nicht-Ausscheidern als bei Ausscheidern ist, welcher Umstand ja ganz deutlich gegen die Annahme einer Retention spricht. Die Entstehung der Typendifferenzierung der Blutkörperchen hat man sich in der Weise vorzustellen, daß die erythrocytenbildenden Zellen des Knochenmarks unter Anleitung durch die spezifischen Typengene die entsprechenden Antigene aufbauen. Bei den sog. Ausscheidern müßte es dann ein besonderes (dominierendes) Gen geben, welches veranlaßt, daß das oder die gleichen Typenantigene, welche in den Blutkörperchen aufgebaut werden, sich auch in anderen Zellen bzw. Zellsystemen entwickeln; bei den sog. Nicht-Ausscheidern dagegen müßte dieses ,,modifizierende" oder ,,komplementäre" Gen fehlen. Nach dieser Auffassung entständen die Typenantigene dann vermutlich in Se- bzw. Exkreten beim Zerfall der betreffenden Zellen, und diese Annahme würde recht gut mit der Beobachtung übereinstimmen, daß die Antigene dort am reichhaltigsten anzutreffen sind, wo ein ständiger, starker Zellzerfall mit Regeneration usw. vor sich geht.

Zur Stützung seiner Hypothese hebt Friedenreich hervor, daß verschiedene Tierarten, die eine Anlage für eine gewisse serologische Typeneigenschaft aufweisen, mit Bezug darauf, *wo* im Organismus sich diese Anlage manifestiert, voneinander abweichen. So weiß man, daß das erblich bedingte Forssman-Antigen bei einigen Arten nur in den Blutkörperchen auftritt, doch nicht in anderen Organen oder Zellen (Beispiel: Schafe); die Verteilung

[1] Speichel usw., der auf Typenstoff (Typenantigen) untersucht werden soll, muß deshalb sobald wie möglich nach seiner Gewinnung auf 80—100° erwärmt werden, da hierdurch das Ferment zerstört wird, ohne daß der Typenstoff bei der Erwärmung Schaden leidet.

kann auch direkt umgekehrt sein (Beispiel: Meerschweinchen[1]), oder es kann sowohl in Blutkörperchen wie auch in anderen Zellen vorkommen, und zwar in gleicher Weise bei allen Individuen innerhalb der Art oder nur bei einer Gruppe von Individuen. Es liegen noch keine systematischen Untersuchungen darüber vor, inwieweit und in welcher Weise (Verteilung und Quantität) die menschlichen Typenantigene A und B in anderen Zellen als den Erythrocyten auftreten. Man weiß jedoch, daß sowohl A (das ja, wie erwähnt, eine gewisse Gemeinschaft mit dem F-Antigen hat) als auch B im normalen wie im pathologisch veränderten Gewebe angetroffen werden können; auch weiß man, daß sich z. B. A *nicht immer* in den Geweben von A-Individuen nachweisen läßt. Es ist jedoch unbekannt, in welcher Beziehung dieses Verhalten zu der Einteilung in Ausscheider und Nicht-Ausscheider steht.

TASIRO (1938) hat in den menschlichen Speicheldrüsen (Gl. parotid., submaxillaris, sublingualis) die A- und B-Substanzen nachgewiesen, und zwar hauptsächlich in der Sublingualisdrüse, die fast ausschließlich von mukösen Zellen gebaut ist, während in der Parotisdrüse, die nur ganz wenige solche Zellen (dagegen viele seröse) enthält, nur eine Spur von Gruppensubstanz zu finden ist. Bei „Nichtausscheidern" enthalten alle drei Drüsen nur spärlich Gruppensubstanz, und ein quantitativer Unterschied ist hier kaum zu finden.

Wie erwähnt, weisen viele Pferde im Speichel eine „A-ähnliche" Substanz auf, die bei anderen Pferden wiederum fehlt. Dagegen kommt dieses Antigen niemals in den Blutkörperchen vor. Ergänzende und recht klärende Untersuchungen über die Konstanz, die dieses Phänomen bei dem einzelnen Pferde zeigt, sind von FRIEDENREICH vorgenommen worden, der betont, daß dasselbe konstitutioneller, erblicher Natur sein muß.

Nach der genannten Auffassung beruht die *Qualität* der sog. Bluttypenantigene auf bestimmten Genen, die zur Allelgruppe 0-A-B[2] gehören. Die Frage, ob es außerdem noch ein Gen gibt, welches das konstante Auftreten der Antigene in den Erythrocyten verursacht, muß unbeantwortet bleiben; falls dieses der Fall ist, müßte es sich wahrscheinlich um ein Artantigen handeln, das homozygot vertreten ist. Fernerhin müßte es nicht-konstant anwesende Gene geben, welche die Entwicklung der gleichen (oder jedenfalls von Teilkomponenten der gleichen) Antigene, wie sie sich in den Erythrocyten des Individuums vorfinden, auch in anderen Zellsystemen bedingen (wobei möglicherweise Variation vorkommt), und hiervon würde das Auftreten des Typenantigens in Sekreten usw. abhängig sein.

In einer späteren Arbeit von G. HARTMANN (1) wird festgestellt, daß die Zweiteilung nur für die wasserlöslichen Typenantigene gilt, während sowohl der „Ausscheider" als der „Nichtausscheider" dieselbe Menge alkoholextrahierbaren Typenantigens in ihren Organen besitzen. In den Se- und Exkreten kommt nur die wasserlösliche Form vor, welche nach der bisher vorherrschenden Annahme ein Abbauprodukt der alkoholextrahierbaren darstellt [s. SCHIFF (8, 14)], während HARTMANN nach den vorliegenden Beobachtungen meint, daß man wahrscheinlicher zwei voneinander völlig unabhängige Systeme annehmen kann, so daß es sozusagen vom „Zufall" (d. h. der vorliegenden genetischen Grundlage) abhängt, ob ein Organismus beide oder nur die eine der Antigenformen, die alkohollösliche, in sich trägt. In den Blutkörperchen findet sich beim Menschen nur die alkohollösliche Form. Bei Pferden, d. h. bei einigen solchen, kommt (wie anderswo in dieser Übersicht erwähnt ist) wasserlösliche A-Substanz im Speichel vor, ohne daß es möglich gewesen ist, A-Antigen, auch nicht alkohollösliches, in den Blutkörperchen nachzuweisen [BRAHN und SCHIFF (2), FRIEDENREICH und THYSSEN].

[1] Nach WITEBSKY (3) gibt es jedoch in Meerschweinchenerythrocyten ebenso wie in Schaforganen (Nieren) F-Antigen, dessen Nachweis durch Komplementbindung mit alkoholischem Extrakt als Antigen möglich ist. Neuere Untersuchungen, speziell über die Frage, welche Antigenkomponenten hier wirksam sind, wären jedoch erwünscht.

[2] A umfaßt die speziell differenzierten Gene A_1, A_2, A_3.

Verschiedene Erfahrungstatsachen könnten für eine solche Auffassung sprechen; unter anderem lassen sich die Verhältnisse beim M-N-System anführen. Die hier auftretenden Antigene sind, wie erwähnt, von Genen bedingt, welche zu einer anderen Allelgruppe (M, N, N_2) als die Antigene des OAB-Systems gehören. Es hat sich nun gezeigt, daß die M- und N-Antigene niemals[1] in Se- und Exkreten vorkommen, was an und für sich sonderbar wäre, wenn die in Sekreten usw. auftretenden Antigene des 0AB-Systems infolge einer wirklichen Sekretion des in der Blutflüssigkeit gelösten Typenstoffes entständen. Dahingegen harmoniert das Fehlen von M und N in den Sekreten sehr gut mit der Unmöglichkeit, die gleichen Antigene in den verschiedenen Geweben nachzuweisen. Es sind systematische Untersuchungen über diese Frage von J. CLAUSEN (2, 3) angestellt worden; ihm gelang weder der Nachweis von M und N in einem Sekret noch im Gewebe verschiedener Organe, welche eine kräftige Bindungs-(Hemmungs-)Reaktion gegenüber Anti-A und Anti-B, entsprechend dem 0AB-Typ des betreffenden Individuums, zeigten. Dieser in Sekreten und Gewebe ganz parallele Mangel ist so auffallend, daß er kaum zufälliger Natur sein kann; er spricht vielmehr für einen engen Zusammenhang zwischen Gewebe und „Sekret".

Um so merkwürdiger ist es daher, daß ZACHO (1, 2) — der ebenso wie CLAUSEN im Laboratorium des Verfassers arbeitete — M und N mehrmals in Salzwasserextrakten von *malignen* Tumoren fand, während er ebenso wie CLAUSEN in normalem Gewebe und benignen Geschwülsten keine Spur nachzuweisen vermochte. Es kann sich nicht um unspezifische Bindung gehandelt haben, da die Hemmungsreaktion, wenn der Typus des Individuums M war, sich als spezifisch gegenüber Anti-M erwies, und dementsprechend gegenüber Anti-N, wenn der Typus N war. Diese Beobachtung scheint darauf hin zu deuten, daß es sich um komplizierte Verhältnisse handelt, und daß Abnormitäten im Stoffwechsel der Zellen möglicherweise die normale Entwicklung verändern können. Die Beschaffung eines größeren, gründlich untersuchten Materiales, besonders von verschiedenartigen Geschwülsten, wäre hier erwünscht. Übrigens gibt es kaum ein prinzipielles Hindernis für die Auffassung, daß gewisse abnorme Prozesse im Zellstoffwechsel usw. antigene Substanzen hervorzubringen vermögen (vgl. die BENCE-JONESschen Eiweißkörper), welche mit normalen, erblich bedingten Antigenverbindungen gemeinsame Partialantigene haben können. Da ZACHOs Untersuchungen in einer anderen Verbindung angestellt worden sind, liegen leider keine Untersuchungen über die Frage vor, wie Sekrete, wie Speichel usw., sich bei den erwähnten Tumorpatienten verhielten.

Aus der Darstellung dieses letzten Abschnittes läßt sich leicht ersehen, daß die Bezeichnung „Bluttypen" (Blutgruppen) noch weniger adäquat ist, als es bisher erscheinen konnte; denn die Verhältnisse liegen ja nicht so einfach, daß der Begriff erweitert werden und auch bestimmte Gewebe (Zellen) und Flüssigkeiten, die sich mehr oder weniger vollständig an die typenmäßige Prägung der Erythrocyten anschließen, umfassen kann. In der Tat sind auch, wie schon angeführt, Beispiele dafür bekannt, daß bestimmte Antigene, wie Teile des F-Antigens und das A-Antigen des Menschen, nur im Gewebe oder Sekret auftreten, aber nicht in den Erythrocyten (eine Gruppe *Kaninchen* mit Antigen in den Organen, eine Gruppe *Pferde* mit Antigen im Speichel). Es kann also gut dasselbe Antigen Bluttypenantigen im engeren Verstande bei einer gegebenen Art bzw. einer Gruppe innerhalb der Art sein, Gewebstypenantigen bei einer anderen Art und womöglich beides bei einer dritten Art. Sowohl der qualitative Unterschied wie auch die Verteilung der einzelnen Antigene sind erblich bedingt, und die Verhältnisse werden dadurch weiter kompliziert, daß mehr oder weniger verschiedenartig zusammengesetzte Gruppen von Antigenkomponenten das Resultat von Genen sein können, die man vermutlich für „verwandt" halten muß. Es scheint charakteristisch zu sein, daß oft ein einzelnes (dominierendes) Gen den aus mehr oder weniger Komponenten zusammengesetzten Antigenen zugrunde liegt. Daher kann es nicht verwundern, daß oft außerordentlich schwer zu analysieren ist, inwieweit Typenantigene, die bei verschiedenen Tierarten auftreten, identisch oder verschieden sind, namentlich wenn es um die Feststellung geht, worin die etwaige Verschiedenheit besteht.

---

[1] Selbst wenn es ganz ausnahmsweise positive Reaktion für Vorhandensein von M oder N (vermittelst der Hemmungsprobe mit den entsprechenden Antiseren) geben sollte, so vermag dieser Umstand nichts an den prinzipiellen Verhältnissen zu ändern.

Unzweifelhaft wäre es am korrektesten, von verschiedenen Antigentypen bzw. Typenantigenen zu sprechen, aber ein Wort wie Bluttypus (Blutgruppe) hat sich vermutlich im Sprachgebrauch so eingebürgert, daß es sehr schwer fallen wird, da eine Änderung zu versuchen. Die Hauptsache ist hierbei natürlich auch, daß man sich klar darüber ist oder wird, wie die Verhältnisse wirklich liegen; die Bezeichnung selber muß hier, wie es so oft der Fall ist, im Laufe der Zeit einen Inhalt decken, der mehr umfaßt, als im Beginn gemeint war. Es ist ja leicht ersichtlich, daß die sog. Bluttypen in sehr hohem Maße mit den Antigenmosaiken innerhalb gewisser Bakteriengruppen, wie z. B. der Salmonellagruppe, analog sind, wo man allmählich eine große Anzahl Antigene, die sogar in charakteristischer Weise lokalisiert sind, im Bakteriensoma oder in den Geißeln festgelegt hat. Auch in chemischer Beziehung zeigen sich hier gewisse Übereinstimmungen, da es außer Ganzantigenen (vorzugsweise Proteinverbindungen) auch eine Reihe Haptene (zusammengesetzte Kohlenhydrate, Lipoide usw.) gibt.

IV. Andere Bluttypensysteme. Das MN-System (Erweiterung des Zwei-Gensystems zu einem Drei-Gensystem: M, N, N_2). P, H, G, X etc.

26 Jahre mußten erst verstreichen, ehe man sich darüber klar wurde, daß die Typendifferenzierung der Erythrocyten sich nicht auf die von den Genen der 0AB-Gruppe hervorgebrachten Verschiedenheiten beschränkte, und wiederum waren es LANDSTEINER und dessen Mitarbeiter, die 1927—28 den ersten bedeutungsvollen Vorstoß unternahmen.

Schon lange vorher war man sich zwar darüber klar geworden, daß willkürlich ausgewählte, normale Seren verschiedener Tierarten (Rind, Katze u. a.) nach Absorption mit dem Blute eines bestimmten Menschen dieses Blut nicht mehr agglutinierten, dagegen aber das Blut von mehr oder weniger zahlreichen anderen Individuen, ohne Rücksicht darauf, welchem Typus innerhalb des 0AB-Systems sie angehörten [v. DUNGERN-HIRSCHFELD (1, 2, 3) (1910, 1911), LANDSTEINER und Mitarbeiter u. a.]. Dieser Vorgang ließ sich nur in der Weise erklären, daß es beim Menschen eine reichhaltigere Typendifferenzierung geben müsse als diejenige, die man bisher gekannt hatte. LANDSTEINER und LEVINE (2, 3, 4, 5) fanden nun außerdem, daß Immunsera (Kaninchen), die durch Immunisierung mit Menschenblut vom A-Typus hergestellt und dann durch Absorption mit Menschen-0 und eventuell auch noch Menschen-B-Blut von allen anderen bekannten Antistoffen außer dem Anti-A gereinigt worden waren, nichtsdestoweniger eine gewisse Anzahl Blutproben auch vom 0- und B-Typus agglutinierten. Das konnte nur auf die Weise erklärt werden, daß das zur Immunisierung benutzte A-Blut zugleich noch einen unbekannten Receptor X gehabt hatte, welcher Anti-X hervorgebracht hatte. Dieser Receptor mußte natürlich dem zur Absorption benutzten Blute gefehlt haben, sodaß sich infolgedessen ergeben mußte, daß das gereinigte Immunserum neben dem Anti-A seinen Gehalt an Anti-X bewahrte und daher auch 0- und B-Blut, das X enthielt, agglutinierte.

Die nähere Untersuchung durch LANDSTEINER und LEVINE (2, 3, 4, 5) brachte ungefähr gleichzeitig die Existenz von drei „neuen“ Receptoren zutage, welche *M*, *N* und *P* genannt wurden und sozusagen quer über das 0AB-System hinweg verteilt waren, da sie, jeder für sich, mit der gleichen Häufigkeit innerhalb der 0-, A-, B- und AB-Typen auftraten. Sie gehörten also einem oder mehreren ganz anderen Typensystemen an. Wenn diese Receptoren bisher der Aufmerksamkeit entgangen waren, so lag das in erster Linie daran, daß der entsprechende Antistoff, im Gegensatz zu Anti-A und Anti-B, nicht präformiert im

Menschen-Serum vorkommt; doch wird er also bei Immunisierung (speziell von Kaninchen) Seite an Seite mit Anti-A und Anti-B, Menschen-Art-Antistoff usw. gebildet, natürlich in Abhängigkeit davon, ob das zur Immunisierung angewandte Blut in bezug auf M, N und P + oder — ist.

Um mit den einzelnen Antistoffen (Anti-M, Anti-N usw) arbeiten zu können, muß das betreffende Immunserum „monovalent" gemacht werden, indem erst Absorption mit Menschenblut vorgenommen wird, das in bezug auf den Receptor für den im Serum zu bewahrenden Antistoff — ist, aber + in bezug auf die Receptoren für alle anderen im Immunserum anwesenden Antistoffe [was die Einzelheiten in der Technik anbelangt, so sei auf Arbeiten von AKUNE (1), CLAUSEN (1, 2, 3), WOLFF, MUSTAKALLIO verwiesen, neben den ursprünglichen Mitteilungen von LANDSTEINER und LEVINE].

Man hat natürlich keinen Grund, von vornherein einen prinzipiellen Unterschied zwischen den neuen Receptoren (Antigenen) und denen des 0AB-Systems zu vermuten, und die oft angewandte Bezeichnung „*Immunreceptoren*" ist nahezu irreführend, da die Receptoren des 0AB-Systems ja auch Antigene sind, die bei Immunisierung eine spezifische Antistoffproduktion auslösen. Auch die Unterscheidung in „*Faktoren*" (für M, N und P) und Bluttypen (Blutgruppen) für 0AB kann nicht als glücklich bezeichnet werden, besonders, da M, N und P im allgemeinen auf die Erythrocyten beschränkt sind, während 0AB, wie erwähnt, weit verbreitet im Gewebe und in Flüssigkeiten vorkommen.

Die Feststellung der Tatsache, daß die Verteilung der „neuen" Receptoren ohne Beziehung zu den 0AB-Typen ist, mußte es von vornherein als wahrscheinlich erscheinen lassen, daß es sich erbmäßig um ganz verschiedene Systeme handelte, was auch bald vollauf bestätigt wurde. Fernerhin wurde bald festgestellt, daß M, N und P, jedes für sich, „dominierend" sind, da der betreffende Receptor niemals bei einem Individuum vorkommt, wenn nicht wenigstens eins der Eltern ihn ebenfalls besitzt, während andererseits das Erbe von einer Seite genügt, um die Eigenschaft beim Kinde erscheinen zu lassen.

Es ergab sich weiterhin, daß M und N zusammen in ein System gehören, P dagegen unabhängig von demselben ist. Die nähere Analyse LANDSTEINER und LEVINEs (8, 9) brachte die beiden Forscher sehr bald zu der Vermutung, daß die M- und N-Eigenschaften von einem allelen Genpaare bedingt seien, was sich auch in den fortgesetzten Untersuchungen bestätigte [SCHIFF (7, 9), WIENER (3, 4) und Mitarbeiter, ROTHBERG, FOX und VAISBERG, CLAUSEN (1, 2, 3) und später noch viele andere[1]]. In der Gengruppe findet sich nichts, was dem 0 entspricht; jedes Individuum muß also MM, MN oder NN zusammengesetzt sein, während M0, N0 oder 00 nicht vorkommen.

Von SCHOKAERT (2) ist zwar mitgeteilt worden, daß es in Belgien unter 245 Untersuchten 28 (etwa 11%) ohne M oder N gab; es ist aber nicht daran zu zweifeln, daß dieser Befund auf mangelhafter Technik, vermutlich auf der Anwendung zu schwacher Immunseren, beruht.

Die verhältnismäßig wenigen Abweichungen, die bei Familienuntersuchungen als der Annahme eines allelen Genpaares für M und N widersprechend gefunden wurden, sind entweder Fehlern bei der Bestimmung, die eine gewisse Übung erfordert, oder illegitimer Vaterschaft zuzuschreiben. Erst später (1934—35) zeigten Untersuchungen von CROME und namentlich von FRIEDENREICH (5, 7), daß die Vererbungsverhältnisse in besonderer Weise kompliziert sind (s. u.); doch trat keine Änderung in der Auffassung von M und N als Allelen ein.

---

[1] Nähere Literaturangaben über die Erblichkeit finden sich besonders bei CLAUSEN (3) und MUSTAKALLIO.

Bezeichnet man die Genhäufigkeit für M und N mit den Buchstaben m bzw. n, so wird man in einer gleichmäßig gemischten Population folgende Kombinationen erhalten:

Im M-Typus ist die Genhäufigkeit also m^2, im MN-Typus 2 mn und im N-Typus n^2. Die gesamte Summe der innerhalb der Bevölkerung vorkommenden Gene ist: $m^2 + 2\,mn + n^2 = 100\%$, oder $(m + n)^2 = 100$; $m + n = 10$[1], welche Berechnung, falls die angenommene Vererbungshypothese richtig ist, sich als in jeder Bevölkerung zutreffend erweisen muß, wobei natürlich eine gewisse Abweichung innerhalb der Grenzen des Standardfehlers [WIENER (4)] vorkommen kann.

	m	n
m	m^2	mn
n	mn	n^2

In der gegebenen Bevölkerung, in der die prozentuale Häufigkeit der M- und N-Typen bestimmt worden ist, wird m + n leicht gefunden, da ja $m^2 = M$ ist oder $m = \sqrt{M}$ und ebenso $n = \sqrt{N}$, was also bedeutet, daß $\sqrt{M} + \sqrt{N} = 10$ sein soll. Es zeigt sich auch, daß diese Forderung überall erfüllt wird, wo das vorliegende Material mit einer zuverlässigen Technik untersucht worden ist.

Da man im MN-System[2] aus dem Phänotypus unmittelbar den Genotypus ablesen kann, ist es also auch möglich. die Verteilung der drei Phänotypen M, MN und N bei der Nachkommenschaft der sechs möglichen Elternkombinationen zu berechnen (s. nebenstehende Tabelle).

Eltern-kombination	Nachkommenschaft in %		
	M	N	MN
M × M	100	—	—
M × N	—	—	100
M × MN	50	—	50
N × N	—	100	—
N × MN	—	50	50
MN × MN	25	25	50

Diese Berechnungen erweisen sich auch als zutreffend, mit einzelnen, seltenen Ausnahmen, die einer falsch angenommenen Vaterschaft zuzuschreiben sind.

Die MN- und 0AB-Systeme sind, wie erwähnt, ganz unabhängig voneinander, was besagen will, daß die Gene der beiden Allelgruppen an verschiedenen *loci* in den Chromosomen lokalisiert sind. Diese loci müssen außerdem vermutlich in verschiedenen Chromosomenpaaren gelegen sein; die Möglichkeit einer Koppelung zwischen den Genen der zwei Gruppen (also Lage in demselben Chromosom) kann dagegen nach Berechnungen von BERNSTEIN (7) und WIENER (2) für praktisch ausgeschlossen angesehen werden.

Wie oben angeführt, gibt es kein präformiertes Anti-M und Anti-N im Menschenserum; ein etwaiges Vorkommen muß als reine Ausnahme bezeichnet werden (s. S. 373). Dieses Verhalten ist nicht bedeutungslos für die Beurteilung des fast konstanten Vorkommens von präformiertem Anti-A und Anti-B dort, wo die Entwicklung dieser Isoantistoffe gemäß dem Typ des Individuums möglich ist; es geht deutlich hieraus hervor, daß die Isoantistoffproduktion nicht eine einfache, wenn man will, automatisch eintretende Folge des Fehlens der entsprechenden Receptoren bei dem betreffenden Individuum sein kann. Ganz ähnliche Verhältnisse sind übrigens von verschiedenen Tierarten wohlbekannt, bei denen sich trotz einer reichen Typendifferenzierung entweder kein oder nur hier und da präformierter Antistoff vorfindet, welcher sich jedoch durch Interimmunisierung innerhalb der Art oder durch Immunisierung einer fremden Tierart erzeugen läßt. Diese Fragen sind in einem besonderen Abschnitt dieser Abhandlung über die Genese der Isoantistoffe (S. 368ff.) näher behandelt.

[1] An Stelle der dekadischen Form 10 kann die Summe als 1 angeführt werden [ebenso wie für $p + q + r$ im 0AB-System (s. S. 344)]. Bei der Einsetzung der gefundenen Prozentzahlen für die Typen, z. B. $M = 29{,}07\%$, $N = 21{,}40\%$ in die Formel $\sqrt{M} + \sqrt{N}$ müssen daher die Zahlen durch 100 dividiert werden (0,2907 usw.), wenn die Summe gleich 1 gesetzt wird; dagegen wird nur der Zähler des Bruchs 29,07/100 eingefügt, wenn die Summe als 10 angeführt wird.

[2] LANDSTEINER und LEVINE bezeichneten im Anfang die Typen als: M + N —, M + N + und M — N +. Später wurden diese Benennungen zu + —, + + und — + vereinfacht. Jetzt ist die üblichste und auch vollauf ausreichende Bezeichnungsweise: M (von dem also vorausgesetzt wird, daß es homozygot, MM ist), MN und N (homozygot).

Hier mag nur noch darauf hingewiesen werden, daß sich gezeigt hat, daß Immunisierung von Menschen, die kein M oder N haben, mit Blut vom M- bzw. N-Typus nicht zur Antistoffbildung führt, selbst wenn wiederholt größere Blutmengen intravenös zugeführt wurden [CLAUSEN (3)]. Es kann daher kaum angenommen werden, daß die mehr oder weniger ernsten Störungen, die hin und wieder im Anschluß an wiederholte Transfusion beobachtet worden sind, mit einer immunisatorischen Entstehung von Anti-M bzw. Anti-N in Verbindung stehen. Übrigens haben frühere Untersuchungen von O. THOMSEN (6) gezeigt, daß auch wiederholte Immunisierung (subcutan oder intramuskulär) von Menschen mit Blut, das nach dem 0AB-System für den Immunisierten fremd war, keinen Anstieg des vor der Immunisierung nachgewiesenen Antistofftiters ergab. Es liegen zwar von anderer Seite Angaben darüber vor, daß es unter solchen Verhältnissen zu einem Anstieg des Titers gekommen sei; doch hat es sich durchgängig um so geringe und unbeständige Steigerungen gehandelt, daß es sehr zweifelhaft sein dürfte, ob irgendeine Wirkung erzielt worden ist. Es scheint daß konstitutionelle Verhältnisse das Menschenblut daran hindern, eine antigene Wirkung innerhalb der Art zu entfalten; darüber kann man sich eigentlich kaum wundern, da jedenfalls ein Teil der Typenantigene den Charakter von Haptenen hat, welche also durch Eiweißstoffe, die für den Immunisierten nicht artfremd sind, zu Ganzantigenen komplettiert werden sollten. Wenn die Sache jedoch nicht so einfach ist, so liegt das daran, daß ja tatsächlich die Interimmunisierung innerhalb verschiedener anderer Tierarten oft zu kräftiger Antistoffproduktion führt (Hühner, Kaninchen, Rinder, Schafe usw.).

Die M- und N-Antigene sind schon frühzeitig im Fetalleben entwickelt, sogar schon bei 1—2 Monaten alten Früchten [SCHOKAERT (2), CLAUSSEN (3), BLINOV (2) u. a.]. Die Stärke (nach der schwächsten Agglutininkonzentration, die noch Reaktion gibt, berechnet) ist bei dem neugeborenen Kinde die gleiche wie bei Erwachsenen, während dagegen die Entwicklung der A- und B-Antigene noch nicht ihr Maximum erreicht hat (vgl. S. 361). Auch die Absorptionsfähigkeit ist bei Neugeborenen ebenso groß wie im späteren Leben [AKUNE (1), CLAUSEN (3) u. a.].

Die homozygoten Typen (M und N) zeigen eine Antigenstärke, die deutlich, wenn auch nicht viel, kräftiger als die des heterozygoten Typus (MN) ist; systematische Untersuchungen liegen von LANDSTEINER und LEVINE (5), SCHIFF (7, 9), CLAUSEN (3) u. a. vor.

Während der Nachweis der M- und N-Eigenschaften leicht mit Hilfe der Agglutinationsprobe vorgenommen werden kann, ist es weder bei Anwendung von genuinen Erythrocyten noch von wässeriger Lösung oder alkoholischem Extrakt von Blutkörperchen als Antigen möglich gewesen, eine *Komplementbindungsreaktion* zu bekommen (BOYD); auch die *Hämolysereaktion* hat sich als nicht anwendbar erwiesen [AKUNE (1), CLAUSEN (3)]. Wird das Hämoglobin ausgewaschen, so bleibt die Receptorensubstanz im Stroma zurück (JONSSON). Im Gegensatz zu jedenfalls einigen Komponenten des A- (und in geringerem Grade des B-) Antigens werden M und N durch Kochen völlig zerstört (BOYD und TAYIAN). Die M- und N-Antigene sind auch nicht alkohollöslich.

Außerhalb der Erythrocyten scheinen die M- und N-Antigene gar nicht oder nur unter ganz besonderen Bedingungen vorzukommen, welches Verhalten im Gegensatz zu dem der Antigene des 0AB-Systems steht, die sich, wie erwähnt, weit verbreitet vorfinden, obschon man von ihrer Anwesenheit in Geweben, Se- und Exkreten usw. nicht behaupten kann, daß sie die gleiche Konstanz wie in den Blutkörperchen aufweist. Dieses negative Resultat für M und N wurde von einer größeren Zahl von Untersuchern gefunden [es sei im übrigen auf CLAUSEN (3) und MUSTAKALLIO verwiesen]. Es ist also auch nicht die Rede von einer Ausscheider- und einer Nicht-Ausscheider-Gruppe, wie es für die 0AB-Antigene der Fall war (s. S. 378).

In einer kürzlich erschienenen Arbeit von KUSUMOTO[1] (1936) gibt der Verfasser an, er habe zwar M- und N-Substanz beim Menschen in den meisten Organen (Leber, Niere, Milz, Pankreas, Lunge, Herz) nachgewiesen, aber nicht im Serum, Speichel und anderen Sekreten oder Spermatozoen und Samenflüssigkeit. Da dieser positive Befund im Widerspruch zu einer Reihe von besonders sorgfältigen Untersuchungen steht, dürfte es wohl naheliegen, ihn dem Umstande zuzuschreiben, daß die Organe nicht blutfrei gewesen sind, möglicherweise noch in Verbindung mit anderen Fehlerquellen.

Doch ist eine beachtenswerte Ausnahme anzuführen, da ZACHO (1, 2) die M- und N-Receptoren (nachweisbar durch ihre Fähigkeit, homologen Antistoff spezifisch zu binden) in einer Reihe von *malignen* Tumoren fand, dagegen nicht in normalem Gewebe und benignen Geschwülsten. Diese Befunde stimmen in einem gewissen Grade mit den Untersuchungen A. BURONS (2) überein, der M und N im Magen- und Zwölffingerdarmsekret nachweisen konnte, welches jedenfalls in der Hauptsache von Patienten mit Krebs in den betreffenden Abschnitten des Verdauungskanales stammte.

Es existieren zwar vereinzelte Angaben über Auftreten von Anti-M und Anti-N im Serum von Kaninchen, die mit Menschenspeichel, ein Fall, SCHIFF (8) und Menschenserum (KUSUMOTO) immunisiert worden sind; doch handelte es sich hier nur um schwache Antisera. Diese Ergebnisse stehen vorläufig ganz isoliert da.

In eingetrocknetem Zustande halten M und N sich sehr gut, weswegen der Nachweis von M und N in eingetrockneten Blutflecken im allgemeinen möglich ist, speziell, wenn besondere technische Maßnahmen vorgenommen werden [es sei auf CLAUSEN (3) und THERKELSEN (1, 2) hingewiesen].

Verteilung der Typen des MN-Systems. Die drei Typen M, MN und N kommen nicht mit der gleichen relativen Häufigkeit in allen Bevölkerungen vor. Für Nord- und Mitteleuropa läßt sich beispielsweise anführen, daß SCHIFF bei Deutschen (speziell in Berlin) *M*:29,7%, *N*: 19,6%, *MN*:50,7% fand (8144 Individuen); CLAUSEN (2, 3) fand für Dänen (speziell in Kopenhagen): *M*:29,07%, *N*:21,4%, *MN*:49,53% (2023 Individuen). Nimmt man z. B. die dänischen Untersuchungen vor, so zeigt sich daß die oben besprochene Forderung, wonach m + n (oder $\sqrt{\mathrm{M}} + \sqrt{\mathrm{N}}$) = 10 sein sollen, besonders gut erfüllt ist: $\sqrt{29,07} + \sqrt{21,40} = 5,39 + 4,63 = 10,02$; das gleiche gilt für SCHIFFs (14) Untersuchungen, wo m + n = 9,877 wird. Eine ausführliche Zusammenstellung der Verteilung bei verschiedenen Völkergruppen findet sich bei MUSTAKALLIO.

Ob den Verschiedenheiten in der Verteilung eine ähnliche anthropologische Bedeutung wie bei der Verteilung der Typen innerhalb des 0AB-Systems zugemessen werden kann, ist noch schwer zu beurteilen. Schon LANDSTEINER und LEVINE (6, 9) führen in ihren ersten Arbeiten an, daß es unter Indianern in USA. (205 Individuen) 60% *M* gab, während *N* nur mit 4,88% und *MN* mit 35,12% vertreten waren. In anderen Bevölkerungen ist dagegen *N* wesentlich häufiger als *M*.

KUBO gruppiert die verschiedenen Völker nach dem bei ihnen vorkommenden m/n-Index in drei Gruppen: Index > 2, wurde vorläufig nur bei Indianern gefunden, > 1, aber < 2, kennzeichnet den allergrößten Teil der Völkergruppen und schließlich < 1, soll charakteristisch für das Aino-Volk und die ursprüngliche Bevölkerung auf Java sein.

Die Untersuchungen über das MN-System sind jedoch noch verhältnismäßig so verstreut und zufällig, daß sich schwerlich etwas Entscheidendes auf ihnen begründen läßt.

Vorkommen von M und N bei Tierarten. LANDSTEINER und LEVINE (5) untersuchten 10 Schimpansen und fanden, daß *M* bei ihnen allen leicht nachzuweisen war. Auch *N* ließ sich nachweisen, jedoch nur mit einzelnen Immunseren, mit anderen Seren dagegen, die die N-Eigenschaft beim Menschen leicht nachwiesen,

[1] Die Arbeit ist dem Verfasser nur im Referat bekannt.

war die Reaktion negativ. Diese Beobachtung könnte möglicherweise dafür sprechen, daß mindestens N aus mehreren Komponenten zusammengesetzt ist, ebenso wie es für die A- und B-Antigene der Fall ist, und daß nicht sämtliche beim Menschen vorkommenden Komponenten bei Schimpansen mit N vorhanden zu sein brauchen. Bei anderen Anthropoiden (5 Gibbons und 2 Orang-Utans) ließ sich weder M noch N nachweisen, ebensowenig wie bei verschiedenen niedriger stehenden Affen und anderen Säugetieren und Vögeln.

Später will Dupont den Nachweis geführt haben, daß Erythrocyten eines einzelnen Pferdes ebenso wie Organmasse (dazu noch gekochte!) einer Reihe von Säugetieren (Kuh, Schaf, Meerschweinchen, aber nicht Kaninchen und Ratte, oder hier nur ganz ausnahmsweise) Anti-N absorbieren könnten. Gegenüber Anti-M sollten Organe von Meerschweinchen, aber nicht von Kaninchen (jedoch mit einer einzigen Ausnahme), bindende Fähigkeit zeigen. Das würde allerdings sowohl erklären, warum Kaninchen im allgemeinen Anti-M und Anti-N bei Immunisierung leicht produzieren, als auch, warum einzelne Tiere kein brauchbares Antiserum geben. Daß die Verhältnisse wirklich so liegen, dürfte jedoch zweifelhaft erscheinen, nachdem Holzer (3), der in größerem Umfange Versuche vorgenommen hat, sich nicht davon hat überzeugen können, daß eine spezifische Bindung vorliegt.

In neuester Zeit hat Dahr (1) nachgewiesen, daß M oft in den Blutkörperchen einer niedrigeren Affenart, nämlich der Meerkatze (Cercopithecus sabaeus), vorkommt, welcher Befund ja im Widerspruch zu Landsteiner und Levines Angabe zu stehen scheint. In einer neuen Arbeit haben deshalb Landsteiner und Wiener (1937) die Frage wieder aufgenommen und sie finden nun, daß *verschiedene* Anti-M-Immunsera nicht in ihren Reaktionen identisch sind, was also der erwähnten Beobachtung über das Verhalten der Anti-N-Sera zum Blut von Schimpansen entspricht. Einige Anti-M-Sera reagierten mit mehr oder weniger zahlreichen Arten (in verschiedener Weise für das einzelne Serum) von niedrigerstehenden Affen, während andere Seren nur mit menschlichem M-Blut Reaktion gaben. Dieser Befund konnte nicht allein von dem quantitativen Unterschied (Titerunterschied) der angewandten Seren verursacht sein, wie aus Absorptionsproben hervorging. Beispielsweise wurden mindestens zwei verschiedene Anti-M-Quoten nachgewiesen, von denen die eine sowohl mit Blut von Menschen als auch von Rhesusaffen reagierte, die andere Quote dagegen nur mit Menschenblut. Landsteiner und Wiener führen zur Erklärung an, daß entweder das M-Antigen aus mehreren Komponenten zusammengesetzt sei, oder daß die Immunisierung mit einem einzigen Antigen die Erzeugung von mehr als einem Antistoffe zur Folge habe; diese letztere Möglichkeit hat Landsteiner (7) oft hervorgehoben und experimentell begründet, wie besonders aus seiner interessanten Monographie (1936) hervorgeht.

M scheint daher auf die Primaten beschränkt zu sein, und zwar in der Weise, daß der Schimpanse sich als dem Menschen am nächsten stehend erweist, da sich M bei diesem Affen mit so gut wie allen gegenüber Menschen-M wirksamen Seren nachweisen ließ. Je weiter man sich im zoologischen System entfernt, desto seltener werden diejenigen Anti-M-Sera, die mit Affenblut reagieren (bei verschiedenen Spezies von neuweltlichen Affen war M nicht oder nur mit einem einzigen Serum nachweisbar). Bei Macacus rhesus war das besondere M anscheinend ein Artcharakter, der bei sämtlichen Individuen auftritt.

Landsteiner und Wiener machen darauf aufmerksam, daß es, da niemals N in dem Blute niedrigstehender Affen angetroffen wurde, möglich ist, daß sie ein M-Gen homozygot haben. Doch gab es bei 10 untersuchten Schimpansen sowohl Reaktion für M als auch für N (mit bestimmten Seren), was schwer verständlich erscheinen muß, falls hier, wie beim Menschen, ein alleles Genpaar, M und N, vorkommt. Die Aussicht, in einem solchen Falle *sämtliche* untersuchten Tiere als zum Typus MN gehörig zu finden, ist aus statistischen Gründen sehr gering. „Es könnte daher so aussehen, als ob im Verlaufe der Entwicklung eine oder die andere Veränderung in dem genetischen Mechanismus vor sich gegangen ist.“

Erweiterung des MN-Systems. Während nach allem, was vorliegt, wohl kein Zweifel an der Richtigkeit der jetzt allgemein akzeptierten Auffassung bestehen kann, daß M und N beim Menschen allel sind, so muß das System doch in einem einzelnen Punkte erweitert werden. 1935 teilte nämlich CROME (Bonn) mit, daß er Gelegenheit gehabt hatte, einen Fall zu untersuchen, wo die Kindesmutter, nach allen Proben zu beurteilen, als M bestimmt werden mußte, ihr Kind dagegen den Typus N hatte. Diese Möglichkeit sollte ja nach dem System ausgeschlossen sein, da eine Mutter vom M-Typ (nach dem System stets homozygot MM) dem Kinde M vererben müßte, so daß es, wenn von dem Vater N vererbt wird, den Typ MN zu zeigen hätte.

Der Fall wurde verschiedene Male untersucht, und zwar unter anderem auch von verschiedenen Sachkundigen in anderen Laboratorien. Dieselben bestätigten in der Hauptsache CROMEs Angaben vollständig, wenn auch einzelne Untersucher (unter anderem auch der Verfasser der vorliegenden Übersicht) glaubten, eine sehr schwache N-Eigenschaft neben dem M bei der Mutter nachweisen zu können.

Es mußte sich dann die Frage ergeben, wie dieser Fall richtig zu verstehen war. Einen wesentlichen Beweis für die Berechtigung der bisher angenommenen Hypothese hatte man in den Erfahrungen über die Nachkommenschaft von Müttern mit reinem M- oder N-Typ. Wenn man das System richtig aufgefaßt hatte, mußten die Kinder in solchen Fällen die Eigenschaft der Mutter entweder allein oder in Verbindung mit der allelen Eigenschaft, die von dem väterlichen Erbe abhing, zeigen. Von solchen Fällen, wo die Mutter sich als zum reinen M- oder N-Typ gehörig erwiesen hatte, liegen nach einer Zusammenstellung von FRIEDENREICH (6) bis Anfang 1936 etwa 2500 vor, wobei in keinem Falle eine Abweichung von der erwarteten Vererbung beobachtet worden war. CROMEs Fall war also als eine seltene Ausnahme in der gesamten Bevölkerung aufzufassen, und es lag vielleicht am nächsten, eine Manifestationshemmung des N bei der Mutter anzunehmen, deren Typ rechtmäßig, d. h. genetisch, MN sein sollte, während sich dagegen der Phänotyp als M [bzw. M (N)] erwies. Der Fall erinnert ja an den oben besprochenen HASELHORSTschen Fall im 0AB-System (vgl. S. 346), wo ebenfalls die Rede von einer Manifestationshemmung des A oder B (bei dem Kinde) sein könnte, obschon hier auch mehrere andere Möglichkeiten in Betracht kommen könnten.

Nicht lange nach der Veröffentlichung des CROMEschen Falles traf indessen FRIEDENREICH (5) (Kopenhagen) auf einen ganz ähnlichen Fall, in dem es sich auch um einen wenigstens anscheinend reinen M-Typ bei der Mutter handelte, während ihr Kind einen reinen N-Typus zeigte. Dank einer besonders gut durchgeführten Untersuchung, die FRIEDENREICH in der Familie der Kindesmutter in so weitem Umfange wie möglich vornahm, ergab sich als Resultat eine unerwartete Erweiterung unserer Kenntnis des MN-Systems. Es zeigte sich nämlich, daß *eine Anzahl* von Verwandten der Kindesmutter einen Typus hatte, der mit dem ihrigen ganz übereinstimmte, d. h. normale M-Eigenschaft mit nebenher einer gerade noch nachweisbaren, schwachen N-Eigenschaft. Die letztere gab sich durch ganz schwach und langsam (etwa 10—15 Minuten auf dem Objektträger) eintretende Agglutination in besonders ausgewählten, kräftigen Anti-N-Seren zu erkennen.

Diese Beobachtungen mußten natürlich in wesentlichem Grade die Auffassung von einer sozusagen zufälligen Manifestationshemmung oder einem anderen abnormen Zustande unwahrscheinlich erscheinen lassen und stark dafür sprechen, daß innerhalb der MN-Gruppe außer den bekannten M- und N-Anlagen noch eine weitere, sehr schwache N-Anlage (von FRIEDENREICH als N_2 bezeichnet) existierte, welche, wenn sie mit M zusammen vorkam, in die Gefahr geriet, in so hohem Grade unterdrückt zu werden, daß keine N-Eigenschaft erschien, oder daß eine solche bestenfalls nur bei Anwendung besonders kräftiger Anti-N-Sera nachweisbar war.

Man hätte sich vorstellen können, daß die Absorptionsprobe deutlichere Resultate geben würde, da es ja nicht unwahrscheinlich wäre, daß der schwache N-Receptor sich leichter als mit der direkten Agglutinationsprobe dann geltend machen würde, wenn man eine *passende Menge* Blut zu der Absorption eines Anti-N-Serums anwandte. Auch wenn es auf diese Weise nicht möglich wäre, das benutzte Immunserum zu „leeren", so könnte man doch eine relativ so kräftige Titerreduktion erwarten, daß hierdurch die Anwesenheit eines schwachen N-Receptors sichtbar würde. Das scheint jedoch nicht der Fall gewesen zu sein, wenigstens erschien es zweifelhaft, ob bei der angewandten Technik eine stärkere Titerreduktion konstatiert werden konnte, als sie auch *unspezifisch* bei heterologer Absorption entstehen kann. Sowohl CROMEs wie auch FRIEDENREICHs Fall waren daher vorläufig auf folgende Weise zu deuten: die Mutter ist genotypisch heterozygot, aus einer M-Anlage sowie einer selten vorkommenden, schwachen N-Anlage, die wir mit FRIEDENREICH als N_2 bezeichnen wollen, zusammengesetzt. Das Kind hat von der Mutter N_2 geerbt und vom Vater die gewöhnliche N-Anlage, die natürlicherweise N_2 überdecken wird, weshalb das Kind phänotypisch rein erscheinen wird, d. h. homozygot N, während es in Wirklichkeit heterozygot ist, aus NN_2 zusammengesetzt.

Später gelang es FRIEDENREICH (7, 11), noch zwei von der ersten völlig unabhängige Familien zu finden, in denen die N_2-Anlage ebenfalls bei verschiedenen Familienmitgliedern vorkam, was ja deutlich zeigt, daß es sich um eine *erbliche* Eigenschaft handelt.

In dem gewöhnlichen MN-Typus läßt sich wohl eine gewisse Variation der quantitativen Entwicklung sowohl der M- wie auch der N-Eigenschaft nachweisen; wie u. a. aus CLAUSENs (3) sorgfältigen Austitrierungen hervorgeht, sind die Eigenschaften deutlich schwächer als in den rein homozygoten Typen. Die Schwäche des N_2-Receptors liegt jedoch weit außerhalb der normalen Variationsbreite, die der N-Receptor selbst im MN-Typus zeigt.

In den von FRIEDENREICH mitgeteilten Familienschemata trifft man die N_2-Anlage in den möglichen Kombinationen (mit M und N) an, und dieselben stimmen gut mit der Annahme von *drei* zur Gruppe gehörigen Genen (M, N, N_2) überein. Wie sich der homozygote Typus $N_2 N_2$ phänotypisch zeigen wird, ist noch nicht bekannt; in Anbetracht der Seltenheit des N_2-Gens wird man sein Erscheinen nur dort erwarten können, wo Inzucht vorliegt. Bis auf weiteres ist es für am wahrscheinlichsten anzusehen, daß die Gengruppe wenigstens drei Gene enthält; aber eine Vergrößerung des Materials ist natürlich für die Fällung einer endgültigen Entscheidung notwendig.

DAHR und BUSSMANN (1938) haben 109 Familien mit 480 Kindern untersucht, sie fanden aber keine Ausnahme von dem System (also auch keinen Fall, der auf die Gegenwart einer N_2-Anlage hindeutete).

Was die rechtsmedizinischen Konsequenzen bei Paternitätsfragen anbetrifft, so werden natürlich nur gewisse Typenkombinationen bei Mutter und Kind von dem genannten Befund berührt; doch wird diesbezüglich auf FRIEDENREICHs Arbeiten hingewiesen. Im übrigen ist ja zu sagen, daß die Schwierigkeiten zu einem wesentlichen Teile mit der Untersuchungstechnik zusammenhängen; falls es gelingen könnte, so kräftige Anti-N-Sera herzustellen, daß der N_2-Receptor in allen Fällen aufgedeckt werden wird, so verschwinden ja gleichzeitig alle Bedenken, da dieselben ausschließlich ein Ausdruck der Unsicherheit darüber sind, inwieweit in einem gegebenen Falle hinter einer M-Eigenschaft das Vorliegen einer N_2-Eigenschaft vermutet werden kann, die sich dem Nachweis entzieht. Die theoretische Möglichkeit selber, daß eine nicht nachweisbare N_2-Anlage existiert, kann natürlich niemals ganz abgelehnt werden, doch muß es eine Sache der Erfahrung werden, zu beurteilen, mit wieviel Recht man einer solchen Möglichkeit praktische Bedeutung beimessen darf.

Um kräftigere Anti-N-Sera zu erzielen, hat man unter anderem Konzentrierung durch Eindampfen in vacuo versucht und scheint hiermit in solchen Fällen einen Nachweis von N_2 erreicht zu haben, in denen der Ausfall mit den üblichen Immunseren negativ gewesen war [E. PIETRUSKY (2), CLAUBERG].

In der Regel stellt man sowohl Anti-M als auch Anti-N durch Immunisierung von Kaninchen mit Menschen-0-Blut her, welches mit demjenigen Receptor, M oder N, ausgestattet ist, für den die Herstellung von Antistoff gewünscht wird. Wenn hauptsächlich 0-Blut gewählt wird, so geschieht das natürlich, damit die nicht hierher gehörigen Antistoffe, z. B. für A und B, nicht in größerem Umfange als nötig hergestellt werden, da ja diese Antistoffe durch Absorption entfernt werden sollen, wobei auch ein gewisser Teil des zu bewahrenden Antistoffes verlorengeht, und zwar ist dieses letztere um so mehr der Fall, je häufiger die Absorption wiederholt werden muß.

OLBRICH (2,4) immunisierte Ratten und Meerschweinchen mit Menschenblut und fand, daß Anti-N stets bei Ratten produziert wird, auch wenn das Blut vom M-Typus war. Anti-M wurde dagegen nie gebildet. OLBRICH vermutet, daß das N-Antigen einen Teil des Menschen-Artantigens darstelle und daher auch in anscheinend reinen M-Blutkörperchen anwesend sei. Etwaige Vorteile in praktischer Hinsicht haben Ratten-Anti-N-Immunseren nicht gezeigt.

In einer neuen Arbeit (1937) geben LANDSTEINER und WIENER an, sie hätten ein Anti-M von besonders hohem Titer durch Immunisierung von Kaninchen mit Blut niedrigstehender Affen, welches mit M ausgestattet war, erhalten. Leider wird es nicht möglich sein, in entsprechender Weise hochwertige Anti-N-Sera zu erlangen, da N bei keiner Tierart, von Schimpansen abgesehen, nachgewiesen worden ist (vgl. S. 317).

Was die Häufigkeit des N_2-Gens bzw. der N_2-Eigenschaft anbetrifft, so muß dieselbe in der gesamten Bevölkerung sehr gering sein, da mehrere tausend Proben untersucht worden waren, ehe der erste Fall 1934 beobachtet wurde[1].

In der einzelnen Sippe kann dagegen N_2, wie von FRIEDENREICH gezeigt wurde, sehr gut eine beträchtliche Verbreitung haben, und es ist ja leicht vorstellbar, daß sich in einem gewissen Grade dieselbe Erscheinung in isolierten Gegenden (Inseln usw.) geltend machen kann, wo Inzucht häufig ist.

In Fällen, in denen es die Mutter ist, bei der N_2 von M überdeckt wird, wird dieses Verhalten sich ja unmittelbar verraten, wenn M bei einem oder mehreren ihrer Kinder fehlt. Hat dagegen das Kind in einem solchen Falle M vom Vater geerbt (und N_2 von der Mutter), so wird leicht das Verhältnis unentdeckt bleiben, falls nicht die Aufmerksamkeit direkt darauf gerichtet wird.

Die P-Eigenschaft. Wie erwähnt, fanden LANDSTEINER und LEVINE einen weiteren, P genannten Receptor, für den Antistoff als ein zufälliger Befund im Serum von Kaninchen erschien, die mit Menschenblut immunisiert worden waren. Es erwies sich, daß P ohne Beziehung zu den 0AB- oder MN-Systemen auftrat, und es ist jedenfalls vorläufig als abhängig von einem dominierenden Gen anzusehen, welches mit dem recessiven Gen für Fehlen alterniert. Der Nachweis geschieht, wie üblich, durch + oder — Agglutination der betreffenden Blutkörperchen in gereinigtem Anti-P-Serum. Die Eigenschaft wurde weit verbreitet gefunden, zeigt aber, im Gegensatze zu den bisher besprochenen Typencharakteren (Antigenen) eine erhebliche Variation in der Stärke, so daß das gleiche Anti-P-Serum bei einigen Individuen sehr kräftige Reaktion (Agglutination) gibt, bei anderen eine weniger kräftige, ja sogar schwache, mit allen Übergängen bis zu 0. Die stärksten Reaktionen fanden sich vorzugsweise bei farbigen Menschen (Negern), während schwächere Reaktionen oft bei der weißen Bevölkerung gesehen werden. Dieser Umstand in Verbindung damit, daß Anti-P verschiedenen Ursprungs (s. u.) nicht gleichartig auf alle positiv Reagierenden wirkt, könnte darauf hindeuten, daß P aus mehreren Komponenten zusammengesetzt ist, von denen einige Menschen mehrere besitzen, andere weniger oder nur eine einzige (vgl. auch LANDSTEINER, STRUTTON und CHASE).

---

[1] Professor E. WOLFF (Stockholm) teilte dem Verfasser mit, daß er ebenfalls glaubt, einen Fall von N_2 in Verbindung mit M beobachtet zu haben.

Außer durch Immunisierung von Kaninchen mit Menschenblut, das den P-Receptor enthält (durch dieselbe wurden nur hin und wieder spezifische Anti-P-Sera von passendem, hohem Titer erzeugt), kann man sich Anti-P „of moderate strength“ (LANDSTEINER, STRUTTON und CHASE) nicht selten von normalen Tierseren (Rind, Pferd, Kaninchen, Katze u. a) verschaffen, in denen es präformiert vorkommt [LANDSTEINER und LEVINE (10)]. Bereits 1911 hatten übrigens v. DUNGERN und HIRSCHFELD (3) gefunden, daß normale Tierseren nach Absorption mit dem Blute eines willkürlich ausgewählten Menschen oft das Blut einer Anzahl anderer Menschen, unter anderem auch vom Typus 0, agglutinieren; es ist wohl wahrscheinlich, daß es sich hier um eine P-Eigenschaft bei den positiv reagierenden Individuen gehandelt haben mag. Schließlich fanden LANDSTEINER und LEVINE (10), daß es hin und wieder bei Menschen, die kein P haben, präformiertes, sog. „Extraagglutinin I“ gibt, welches mit Menschenblut, das P enthält, reagiert. LANDSTEINER und LEVINE bezeichnen den durch Immunisierung gewonnenen Antistoff als Anti-P_i und den in normalen Tier- bzw. Menschenseren vorkommenden als Anti-P_a bzw. Anti-P_n[1] und sie betonen, daß die verschiedenen Arten von Anti-P nicht übereinstimmend wirken, was darauf hindeuten könnte, daß die P-Eigenschaft beim Menschen verschieden ist, sei es, daß es sich um qualitative Verschiedenheit eines einzelnen Receptors handelt oder um Receptoren, die in verschiedener Weise aus mehreren Komponenten zusammengesetzt sind.

Auch SCHIFF (13), der einer der wenigen ist, die sich mit der Untersuchung der P-Eigenschaft beschäftigt haben, hebt hervor, daß sie bei den einzelnen + P-Individuen von kräftiger Entwicklung bis zu gerade noch vorhandener Andeutung variiert, welcher Umstand die Anwendung von P in praktischer (rechtsmedizinischer) Hinsicht natürlich erschweren muß.

Daß P den Charakter einer erblichen (dominierenden) Eigenschaft hat, geht unter anderem aus LANDSTEINER und LEVINEs Nachweis hervor, daß Kinder, bei deren beiden Eltern sich kein P vorfindet, selber stets — P sind, daß aber dagegen in den Familien, wo P bei mehr oder weniger zahlreichen Nachkommen vorkam, zumindest eins der Eltern + P war.

Im übrigen gibt es noch mehrere ungeklärte Punkte in bezug auf P. So fanden LANDSTEINER, STRUTTON und CHASE, daß ein mit Negerblut (von einem Individuum *C. H.*) hergestelltes Immunserum mit fast allen + P reagierte, zugleich aber auch mit *einzelnen* — P. Es war nun eigentümlich, daß alle Blutproben, die + mit dem Antiserum C. H. zeigten, vom Typus N oder MN waren (aber nicht vom Typ M); eine Erklärung hierfür ließ sich vorläufig nicht finden, doch ergibt sich daraus, daß die Verhältnisse kaum so einfach sind, wie es im ersten Augenblicke erscheinen könnte.

Weitere Differenzierung. Mit dem, was bisher angeführt wurde, ist die Differenzierung noch lange nicht vollendet. Teils hat man in Immunseren, die zu einem bestimmten Zwecke hergestellt waren, in einigen Fällen Antistoff gefunden, der einem bestimmten, vorher nicht gekannten Receptor entsprach, welcher also in dem zur Immunisierung benutzten Blute vorhanden gewesen sein muß. Teils hat man auch bei Mischung von mehr oder weniger zufällig ausgewählten Proben von Menschenblut und Menschen-Serum präformiertes Isoagglutinin gefunden, das mit den bisher beobachteten Antistoffen nicht identisch sein konnte, und das bei Absorptionsversuchen zeigte, daß es spezifisch auf Receptoren eingestellt war, die bisher unbekannt waren.

So hat SCHIFF (10, 14, 17) *zwei* verschiedene Receptoren, *H* und *G* genannt, beschrieben. Der Antistoff für H fand sich zufällig in dem Serum eines immunisierten Schafes vor, wobei sich zeigte, daß dieser Antistoff gegen einen Receptor gerichtet war, der mit keinem der bekannten identisch sein konnte, und der im Menschenblute, auch des 0-Typs, weit verbreitet vorkam. Eine nähere Untersuchung erwies, daß der H-Receptor bei etwa 68% von 127 Menschen vorkam, und Familienuntersuchungen machten es wahrscheinlich, daß die Anwesenheit des Receptors, ebenso wie man es bisher für Receptoren ganz im allgemeinen gefunden hatte, über sein Fehlen dominierte. SCHIFF (17) führt im übrigen

[1] Die Indexbezeichnungen für P sind Abkürzungen von i = immunes (Agglutinin), a = animale (Sera) und n = normale (Menschensera).

in einer Arbeit von 1934 an, daß LANDSTEINER und HOLZER SCHIFFs Anti-H-Serum mit mehreren Anti-P-Seren verglichen und dabei eine gewisse Übereinstimmung, aber auch gewisse Verschiedenheiten gefunden hätten. Es ist also möglich (vgl. auch das oben angeführte), daß P eher eine Gruppe von mehreren verwandten Typen ist und daß H mit unter diese Gruppe gehört.

Was *G* anbetrifft, so fand SCHIFF, daß im Immunserum eines mit Menschen-N-Blutkörperchen behandelten Kaninchens nach sorgfältiger Absorption mit Menschenblut ein Antistoff zurückblieb, der auch eine größere Anzahl von Menschenblutkörperchen *ohne* N agglutinierte. Hierbei sah man nun das eigenartige Verhältnis, daß alle 0-Blutproben negativ, dagegen so gut wie alle Blutproben der Typen A, B und AB positiv, wenn auch in verschiedenem Grade, reagierten (Agglutination). Nichtsdestoweniger vermochten die allermeisten Blutproben des 0-Typs Anti-G zu absorbieren, so daß nicht die Bindung, sondern nur die im Anschluß an die Antistoffbindung sonst eintretende Agglutination negativ war.

Fernerhin hat ANDRESEN im Serum eines mit Menschenblut vom 0M-Typus immunisierten Kaninchens Antistoff für einen Receptor gefunden, der als X bezeichnet wird und mit wenigen Ausnahmen (12 negative von 200 untersuchten Individuen) gleichmäßig über die Typen des 0AB-Systems verbreitet war.

Außerdem sind eine Anzahl mehr oder weniger gut definierter Receptoren nachgewiesen worden, die dadurch zutage kamen, daß unerwartete Agglutination bei Vermischung von Blutkörperchensuspension mit Serum eintrat. Es handelt sich hier also um präformierte Isoantistoffe, für die der entsprechende Receptor im allgemeinen recht häufig vorkommt, und zwar in der Regel mit gleicher Verteilung in den bekannten Typensystemen. Der Grund dafür, daß Reaktionen dieser Art nur relativ selten wahrgenommen werden, ist der, daß der Antistoff nur bei ganz vereinzelten Individuen vorkommt, vermutlich von einem Gen abhängig, das nur geringe Verbreitung in der betreffenden Bevölkerung aufweist (vgl. im übrigen den Abschnitt S. 387).

Solche Antistoffe werden oft als *„irreguläre“* oder sogar abnorme bezeichnet, welche Bezeichnungen leicht eine fehlerhafte Auffassung geben können und nur von der an sich unrichtigen Voraussetzung aus zu verstehen sind, daß das 0AB-System das am meisten reguläre oder normale ist, während alle anderen Systeme, in denen präformierter Antistoff auftritt, mehr oder weniger abnorm sind. In Wirklichkeit sind natürlich sämtliche Systeme in gleicher Weise normal und unterscheiden sich nur in der Häufigkeit ihres Vorkommens und darin, ob sie mehr oder weniger zusammengesetzt sind. Das gilt auch von den sog. *„Kälteagglutininen“*, die sich unter den präformierten Isoantistoffen nur durch den Umstand auszeichnen, daß sie eine so schwache Affinität zu den korrespondierenden Receptoren haben, daß eine Bindung des Antistoffes nur dann eintritt, wenn die Temperatur mehr oder weniger stark unter die des Körpers, eventuell ganz herunter bis zu 0^0, gesenkt wird; doch ist dieser reaktionsfördernde Einfluß niedrigerer Temperaturen im allgemeinen für alle Isoantistoffe gleich, wird aber nur wenig beachtet oder ganz übersehen, wenn die Affinität so stark ist, daß die Bindung auch bei Körpertemperatur eintritt.

Das Vorkommen von „Kälteagglutinin“, das sogar mit dem eigenen Blute des Individuums zu reagieren vermag und dadurch also den Charakter eines Autoantistoffes erhält, kann wohl etwas paradox erscheinen. Hier liegt augenscheinlich ein Grenzfall vor, wo die allgemein gültige Regel, daß kein Antistoff gegenüber solchen Antigenen produziert wird, die im gleichen Organismus vorkommen, aufgehoben ist; es ist gut möglich, daß der Hemmungsmechanismus, welcher normalerweise in Funktion tritt, hier inaktiv bleibt, weil der Antistoff infolge seiner geringen Avidität keine Möglichkeit hat, sich mit dem Antigen bei Körpertemperatur zu vereinigen. Das würde an und für sich wohlverständlich sein, falls es die erste Vereinigung des neugebildeten Antistoffes mit dem eigenen Antigen des Organismus ist, die die Hemmung in Gang bringt und die weitere Antistoffproduktion verhindert. In den Fällen physiologischer oder pathologischer Natur (z. B. paroxysmale Hämoglobinämie und -urie), in denen die Avidität zwischen dem neugebildeten Antistoff und dem Antigen des Organismus zu gering ist, als daß der Antistoff bei Körpertemperatur gebunden werden kann, würde also die Hemmung der Antistoffproduktion wenigstens so lange ausbleiben, bis der Antistoff eine solche Konzentration erreicht hätte, daß eine Vereinigung mit dem Antigen eventuell möglich würde; denn die Avidität hängt ja auch von der Konzentration des Antistoffes ab. Es ist ja auch ein Faktum, daß der Titer solcher Kälteagglutinine niedrig ist[1] (s. unter neueren Untersuchungen solche von NEUDA (1, 2, 3, 4), E. POULSEN, ROSENTHAL und CORTEN).

Es ist klar, daß es keinen *prinzipiellen* Unterschied zwischen den Receptoren gibt, die mit Hilfe von Immunseren mit dem homologen Antistoff nachgewiesen werden, und solchen, für die hier und da präformierter Isoantistoff im Serum einzelner Individuen vorkommt. Es ist also nicht unwahrscheinlich, daß es, wenn auch selten, präformiertes Agglutinin für die genannten Receptoren H, G, X usw. gibt, und es wird nicht immer ganz leicht zu entscheiden sein, ob ein „neuer" Receptor möglicherweise nicht doch mit einem durch eine andere Technik eventuell schon früher nachgewiesenen Receptor identisch ist. Eine sichere Entscheidung macht ein genaues Vergleichen der wirksamen Seren (natürliche oder Immunsera) bzw. des in ihnen enthaltenen Antistoffes notwendig. Als Beispiele für Typenreceptoren, die mit Hilfe von zufällig vorkommendem Isoagglutinin nachgewiesen wurden, seien folgende angeführt: OTTENBERG und JOHNSON fanden im Serum eines Individuums vom B-Typus Agglutinin, das gegenüber den allermeisten Blutproben vom 0- und B-Typ wirksam war, doch zugleich auch gegenüber solchen vom A-Typ (und AB), welcher letztere Befund sich jedoch erst nachweisen ließ, nachdem das im Serum vorkommende Anti-A durch Absorption mit A-Blut, welches den besonderen Receptor nicht hatte, entfernt worden war.

Ein Agglutinin für einen wenigstens in einem gewissen Grade ähnlichen Receptor haben LANDSTEINER, LEVINE und JANES bei einem Patienten vom 0-Typ gefunden, welcher zwei Bluttransfusionen (vom 0-Typ) bekommen hatte. Nach Entfernung von Anti-A und Anti-B agglutinierte das Serum des Patienten die Blutkörperchen von etwa 40% der untersuchten Individuen mit ziemlich derselben Verteilung von + und — in den vier 0AB-Typen.

ZACHO (3) fand im Serum eines Patienten vom A-Typus einen Antistoff, der offenbar ernste Wirkungen auf das durch Transfusion zugeführte A-Blut ausübte, da dasselbe langsam hämolysiert und zerstört wurde. Auch hier handelte es sich um einen bei allen vier Typen verbreiteten (+ bei 60%) Receptor. Ein für die Vereinigung zwischen Antistoff und Receptor einzigartig dastehendes Phänomen war, daß dieselbe von höheren Temperaturen (am stärksten bei 37°) begünstigt wurde, während sonst, wie erwähnt, das Gegenteil der Fall ist.

Aus den letzten Jahren liegen Mitteilungen japanischer Forscher[2] über das Vorkommen mehrerer „neuer" Receptoren in den Erythrocyten vor, so über einen von FURUHATA und IMAMURA gefundenen und als Q bezeichneten Receptor. Derselbe soll ohne Beziehung zu bisher bekannten „Gruppen" sein, und spezifisches Anti-Q, mit dem der Nachweis in der üblichen Weise vor sich geht, wurde präformiert nur im Schweineserum nachgewiesen, dagegen nicht in den Seren anderer Tierarten. Vor der Anwendung mußte natürlich das antistoffhaltige Schweineserum durch Absorption mit Menschenblut ohne Q gereinigt werden. Unter 920 Individuen fanden sich 285 (etwa 31%) Q-positive und 635 (etwa 69%) Q-negative. Von Familien wurden 103 mit 225 Kindern untersucht, wozu 131 Familien mit 309 Kindern kommen, die von IMAMURA untersucht wurden. Dieses Material zeigte ausnahmslos, daß Q als einfach mendelnde, dominante Eigenschaft vererbt wurde.

[1] Diese Vorstellungen lassen es indessen schwer begreiflich erscheinen, warum der Antistoff α_1 nie bei Individuen des A_1- und α_2 nie bei Individuen des A_2- (und O-) Typus vorkommt; denn die Avidität der genannten Antistoffe ist für eine Bindung bei 37° zu gering, wenigstens, soweit man nach Reagensglasversuchen urteilen kann. Hier scheint es also nicht die eben beginnende, intravitale Bindung sein zu können, welche die weitere sichtbare Produktion der Antistoffe verhindert. Es sieht dann so aus, als ob die bloße Anwesenheit der entsprechenden Antigene die Antistoffproduktion auf irgendeine Weise verhindert (vgl. S. 369 u. 375).

[2] Da diese in japanischen Zeitschriften veröffentlichten Arbeiten dem Verfasser nicht zugänglich gewesen sind, wurden sie nach MUSTAKALLIO (S. 59—60) referiert.

Eigenartige Befunde liegen fernerhin von SUGISHITA vor, der mit *Aalserum* eine Agglutination der Blutkörperchen erhielt, die gemäß ihrem Typus im 0AB-System verschieden stark war. Ein als II bezeichnetes Aalserum reagierte erheblich stärker mit 0- (Titer etwa 8000) als mit A-, B- und AB-Blutkörperchen. Ein anderes als I bezeichnetes Aalserum dagegen reagierte gleich stark gegenüber allen Blutkörperchen. Was die von Aalserum II erzeugte Agglutination des A-, B- und AB-Blutes anbelangt, so konnte man zwischen zwei Agglutinationsstärken unterscheiden, da ein Teil der Blutproben starke Agglutination (Titer bis etwa 4000) zeigte, ein anderer Teil dagegen sich als schwach agglutinabel (nur in unverdünntem oder in höchstens 1:40 verdünntem Serum) erwies. Die stark agglutinablen Blutkörperchen wurden als *E-groß*, die schwach agglutinablen als *E-klein* bezeichnet; bei passender Verdünnung des agglutinierenden Serums erwiesen also *nur* die als E-groß charakterisierten Blutkörperchen sich als agglutinabel. Innerhalb der A-Gruppe kam E-groß bei 76,8% vor (der Rest war also E-klein), innerhalb von B bei 84,4% und innerhalb von AB bei 31,8%. Auch in eingetrockneten Blutflecken ließen sich E-groß und E-klein bestimmen. Leider wurde kein Unterschied zwischen A_1 und A_2 gemacht, was von Interesse gewesen wäre, da ja eine Beziehung zu der 0-Substanz zu bestehen scheint, wenn der 0-Typ stets die kräftigste und der AB-Typ die schwächste Reaktion aufwies. Das Aalserum I scheint nach dem, was angeführt wurde, also nur Agglutinin für Menschen-Artantigen zu enthalten, das in allen vier Typen gleich ist, während Serum II möglicherweise zugleich auch Agglutinin für eine besondere Antigenkomponente enthält, welche hauptsächlich in 0 (und A_2?) entwickelt ist, aber auch mehr oder weniger kräftig entwickelt in den übrigen Typen vorkommen kann. Es ist jedoch auf der vorhandenen Grundlage noch nicht möglich, sich mit Sicherheit auszusprechen, und man kann daher auch nicht entscheiden, ob die als E-groß und E-klein bezeichneten Eigenschaften etwas prinzipiell Neues vorstellen oder schon früher bekannte Verhältnisse zum Ausdruck bringen, die sich unter den erwähnten Versuchsbedingungen besonders deutlich demonstrieren lassen [s. auch TANIMURA (1, 2)].

Es erweist sich also, daß die Zahl der aufstellbaren Typenmosaike keineswegs gering ist, besonders, wenn man sich an die Erythrocyten hält, da ein Teil der erwähnten Receptoren außerhalb derselben nicht vorzukommen scheint. Da die 0AB- und MN-Systeme von einander unabhängig sind, wird es, wenn man mit 6 Phänotypen im ersten System und 3 im anderen (von A_3 und N_2 wird in dieser Verbindung, besonders auf Grund ihrer großen Seltenheit, abgesehen) rechnet, 18 verschiedene Kombinationen geben, innerhalb deren das Blut jedes Individuums rubriziert werden muß, und die Zahl ist für jeden neuen Receptor (bzw. Fehlen desselben), der hinzugefügt wird, zu verdoppeln. So bringt P die Zahl auf 36, H und G auf 72 und 144 usw.[1]. Selbst eine verhältnismäßig beschränkte Anzahl von Receptoren, die von einander unabhängig sind, wird also eine beträchtliche Anzahl von Kombinationen nach der Formel 2^n hervorbringen können, wobei $n =$ der Anzahl der Receptoren ist, die, jeder für sich, entweder zur Stelle sein oder fehlen können (10 Receptoren geben also $2^{10} = 1024$ Möglichkeiten, 11 geben 2048 usw.). Die Verhältnisse weichen daher kaum in wesentlichem Maße von dem stark zusammengesetzten Mosaik ab, das man von mehreren Tierarten kennt, welche sich ohne Auswahl fortpflanzen (Hühner, Kaninchen, Rinder u. a.); dort ist es eine Seltenheit, wenn man zwei Tiere mit dem gleichen Typenmosaik findet.

Daß das gleiche bei dem Menschen der Fall ist, geht indirekt aus der wohlbekannten Erfahrungstatsache hervor, daß transplantiertes Gewebe, wie Haut (Epidermis) und Knochen und anderes, praktisch gesprochen, niemals funktionstüchtig per primam einheilt, wenn das Gewebe von einem anderen Individuum stammt, während die Einheilung bei Autotransplantation leicht gelingt. Doch ist es möglich, daß sich auch individuelle Verschiedenheiten anderer Art als derjenigen, die den Typenunterschied der Blutkörperchen bedingt, hier geltend machen, da ja die Gewebszellen im allgemeinen nicht als mit denselben Typenantigenen (von denen des 0AB-Systems abgesehen), wie die Erythrocyten, ausgestattet angesehen werden können. Es kann also nicht die Möglichkeit ausgeschlossen werden, daß in den Zellen von mehr oder weniger zahlreichen Organen typengeprägte

[1] Wir sehen hierbei davon ab, daß P, H, G usw. sich wenigstens vorläufig aus praktischen Gründen nicht zur Diagnose verwenden lassen (vgl. oben).

Antigene vorkommen, die sich nicht in den Blutkörperchen finden, ein Phänomen, welches jedenfalls bei mehreren Tierarten nicht unbekannt ist.

Die weitreichende individuelle Differenzierung der Blutkörperchen wurde auf eine summarische Weise von F. OTTENSOOSER (2) demonstriert, der Kaninchen mit dem Blute einer größeren Zahl willkürlich ausgewählter Menschen (100 oder mehr Individuen) immunisierte. Hierdurch entsteht natürlich eine bunte Mannigfaltigkeit von Antistoffen. Mittels besonders gut gelungener, in dieser Weise zusammengesetzter Immunsera ließ sich nun zeigen, daß, falls man mit einer gewissen Menge Blutkörperchen von einer Reihe Individuen in der Weise absorbierte, daß das Serum nicht vom Antistoffe geleert, sondern nur im Titer reduziert wurde, der letztere stets am niedrigsten für dasjenige individuelle Blut war, welches zur Absorption gebraucht worden war, also eine Art Identifikationsreaktion für das einzelne Individuum.

Trotzdem also die Erythrocyten in antigener Beziehung außerordentlich stark ausdifferenziert sind, ist es bei der Transfusion im allgemeinen genügend, nur auf das 0AB-System Rücksicht zu nehmen, weil nur ausnahmsweise die Aussicht bestehen wird, einen außerhalb des genannten Systems stehenden Antistoff (und speziell einen mit blutauflösender Fähigkeit) anzutreffen. Bei gewissen Tierarten gibt es, wie erwähnt, trotz einer sehr reichen Antigendifferenzierung so gut wie niemals präformierten Isoantistoff, weswegen man hier Transfusion von Blut des ersten besten, willkürlich ausgewählten Individuums innerhalb der Art vornehmen kann, ohne jedenfalls akut einsetzende Unverträglichkeitssymptome zu riskieren.

Die sicherste Vorgangsweise, um festzustellen, ob das Blut eines bestimmten Individuums sich zur Transfusion auf einen bestimmten Empfänger eignet, ist jedoch die direkte Verträglichkeitsprobe (Prüfung des frisch entnommenen Serums des Empfängers gegenüber etwa 2%iger Blutsuspension von dem geplanten Spender, eventuell mit Umkehrung der Probe zwischen Spender und Empfänger). Bezüglich der Einzelheiten in der Technik sei auf Handbücher über Transfusion verwiesen [SCHIFF (2, 14), WIENER (3), STEFFAN (1)].

Man darf sich hier mit der Agglutinationsprobe nicht begnügen, sondern muß auch eine Hämolyseuntersuchung (bei 37°) ausführen, insbesondere weil eine langsam eintretende Hämolyse oft von einer Agglutinationshemmung begleitet ist [s. O. THOMSEN (17), Rö].

Was das Auftreten von Störungen infolge *wiederholter Transfusion* von Blut des gleichen Spenders oder mehrerer solcher anbetrifft (wobei der Gedanke an immunisatorisch erzeugte Antistoffe für in Blutkörperchen oder Plasma befindliche Antigene nahe liegen könnte), so kann auf GYÖRGY und WITEBSKY und KRAINSKAJA-IGNATOWA (2) hingewiesen werden. Andererseits ist über die Vornahme von nicht weniger als 290 Transfusionen bei derselben Person innerhalb von 9 Jahren berichtet worden, ohne daß größere Belästigungen eintraten (HURST und KARK).

Diese Frage steht übrigens in nahem Zusammenhange mit derjenigen, ob Bluttypenantigene bei Menschen überhaupt spezifische Antistoffe innerhalb der gleichen Art (Mensch) auszulösen vermögen (vgl. S. 386).

V. Beziehung zwischen Bluttypen und anderen erblichen Eigenschaften (darunter auch Krankheiten).

Es liegt eine nahezu überwältigende Literatur über Beziehung zwischen bestimmten Bluttypen (doch so gut wie ausschließlich innerhalb des 0AB-Systems) und ungefähr allen Krankheiten, infektiösen wie nichtinfektiösen, vor, und die Ergebnisse sind in hohem Grade variierend und einander widersprechend. Darüber braucht man sich eigentlich nicht zu wundern, da die allermeisten Untersucher mit Materialen von einer Größe gearbeitet haben, die ganz unzureichend ist, wo es sich um den Nachweis einer verhältnismäßig kleinen Verschiebung in der relativen Häufigkeit der Typen bei den Kranken handelt, verglichen mit der Häufigkeit, die man bei der übrigen, als Vergleichsunterlage dienenden Bevölkerung gefunden hat.

Sowohl Platzmangel als auch das Thema selbst lassen eine nähere Besprechung aller dieser mehr oder weniger angreifbaren Arbeiten unangebracht erscheinen. Wir müssen uns hier mit der Feststellung begnügen, daß es kaum eine Krankheit gibt, von der man mit Sicherheit sagen kann, daß sie sich als beeinflußbar von dem einen oder dem anderen Bluttypus in positiver oder negativer Richtung erwiesen hat. In gewissen Fällen ist die nachgewiesene Verschiebung doch möglicherweise reell, aber eine nähere Analyse wird dann aller Wahrscheinlichkeit nach eine andere Erklärung für den Befund ergeben, als es die von der Norm abweichende Empfänglichkeit des einen oder anderen Bluttypus für die betreffende Krankheit ist. Beispielsweise läßt sich anführen, daß MUSTAKALLIO (Finnland) eine auffallend große Häufigkeit des 0-Typs und eine entsprechend niedrige des A-Typs bei Patienten mit verschiedenen Leiden der Schilddrüse (besonders Struma) findet, wenn er mit den für die Bevölkerung als Ganzes geltenden Häufigkeitszahlen vergleicht. Der Autor führt indessen an, daß eine genauere Durchsicht des Patientenmaterials nach dem Geburtsort zeigt, daß bei weitem die meisten Strumapatienten von West-Finnland stammen, wo der 0-Prozent höher und der A-Prozent niedriger ist als in Ost-Finnland. Ganz ähnliche Verhältnisse kommen ohne Zweifel oft vor, ohne daß der betreffende Untersucher sich klar darüber geworden ist. Durch ihre kritische Einstellung wertvoll ist daher eine „Blutgruppen und Epidemiologie“ betitelte Arbeit von SCHIFF (19) (1935). Das von SCHIFF gewählte Beispiel (das übrigens mit zahlreichen analogen ergänzt werden könnte) bezieht sich auf *Poliomyelitis,* für welche Krankheit sowohl von Nordamerika als auch von Europa größere Beobachtungsreihen über die Bluttypenverteilung von Erkrankten und Gesunden vorliegen. Dabei hat sich für mehrere weit auseinander liegende Gegenden (New York, San Franzisko, Provinz Hannover) ein und dieselbe Beziehung zwischen Bluttyp und Erkrankung ergeben: der 0-Typ war auffallend häufig, der B-Typ dagegen auffallend selten vertreten. Aus dieser positiven bzw. negativen Korrelation ist der Schluß gezogen worden, daß die genannten Bluttypen Konstitutionsfaktoren darstellen, welche auf die Krankheitsdisposition von Einfluß sind [JUNGEBLUT (1, 2), JUNGEBLUT und SMITH (1, 2), H. und W. BLOTEVOGEL]. Nun weiß man jedoch, daß die Erkrankungshäufigkeit bei Poliomyelitis in Stadt und Land sehr ungleich ist. Die Zahl der Erkrankungen ist auf dem Lande verhältnismäßig viel größer als in der Stadt, was vermutlich in Verbindung damit steht, daß dort, wo die Bevölkerungsdichte groß ist, ständig zahlreiche latente bzw. abortive Infektionen vorkommen, die dann absolute oder relative Immunität hinterlassen, während die Bevölkerung auf dem Lande unter einer Epidemie viel unvorbereiteter ist. Auch in den Städten gibt es unter den manifesten Poliomyelitisfällen auffallend viele, die von den Landbezirken stammen. Für die Landbevölkerung der Provinz Hannover gilt indessen, daß sie einen hohen Prozent vom O-Typ und einen niedrigen vom B-Typ hat. Wie die Verhältnisse in dieser Beziehung in New York und San Franzisko liegen, ist nicht in gleichem Maße geklärt; es ist aber auf alle Fälle sehr wahrscheinlich, daß sich ähnliche Verhältnisse geltend machen, und das Beispiel zeigt deutlich, daß es nur wenig nützt, daß der gefundene Unterschied *fehlerstatistisch* gesichert scheint, wenn das Bevölkerungsmaterial selbst nicht als eine homogene Mischung betrachtet werden kann, was die Bluttypenverteilung anbetrifft.

Fernerhin mag angeführt werden, daß S. KOLLER sich gegen die von mehreren Autoren ausgesprochene Anschauung wendet, daß die an mehreren Orten für das höhere Alter festgestellte, geringere Häufigkeit der B-Gruppe durch die geringeren Lebensaussichten dieses Typs verursacht sei. KOLLER schreibt: „Dieser Schluß ist statistisch vollkommen unbegründet, denn er wäre nur bei *homogener* Zusammensetzung der verschiedenen Altersklassen anwendbar. Dies trifft hier aber nicht zu. Es ist unbestritten, daß die B-Gruppe gegenwärtig in der Ausbreitung begriffen ist und in Europa durch die Ost-West-Wanderung weitergetragen wird. Da aber an dieser Wanderung nicht alte Leute, sondern solche in mittlerem und jungem Alter beteiligt sind, ist es zu erwarten, daß in diesen Altersgruppen und auch unter den Kindern der B-Anteil höher ist.“ Weiterhin führt KOLLER an, daß OPPENHEIMER und VOIGT sowie LÜTZELER und DORMANN in München je bei 500 Leichen die Bluttypenzugehörigkeit festgestellt und unter den Leichen im jüngeren Alter auch verhältnismäßig mehr B gefunden haben. Sie haben in ihrem Materiale dann die mittlere Lebensdauer für die einzelnen Typen berechnet. „Das Resultat dieser Berechnung *mußte* sein, daß die Lebensdauer der B-Gruppe geringer erschien als die der anderen.“ Die genannten Autoren „hatten nun den Schluß gezogen, daß die Lebensaussichten der B-Individuen auch tatsächlich geringer seien“.

Von mehreren Autoren, die eine Korrelation zwischen bestimmten Bluttypen und dieser oder jener Krankheit, bzw. Disposition dazu, gefunden zu haben glauben, wurde zur Erklärung angeführt, daß eine Koppelung zwischen dem Bluttyp und der Anlage für die Erkrankung bestände. Demgegenüber ist jedoch der Einwand vorgebracht worden [SNYDER (1, 4, 5), LEVINE (1), O. THOMSEN (11), WIENER (2) u. a.], selbst wenn eine Beziehung zwischen den beiden Eigenschaften für gesichert gehalten werden könnte, würde sie unter keinen Umständen als eine Folge von Koppelung zwischen dem betreffenden Bluttypengen und einem etwaigen Gen für Krankheitsempfänglichkeit zu erklären sein, da infolge von crossing-over sehr schnell ein Gleichgewichtszustand eintreten würde; daher würde eine eventuelle, nicht absolute Koppelung (die ja nach den vorliegenden Verhältnissen nicht existieren kann) nicht zu dem Resultate führen, daß vorzugsweise Individuen mit einem bestimmten Bluttyp von der Krankheit angegriffen würden. Falls ein solcher Zusammenhang wirklich vorliegen sollte, ließe sich dieses Phänomen nur dadurch erklären, daß das betreffende Typenantigen an sich einen die Erkrankung begünstigenden, physikalisch-chemischen Zustand im Organismus hervorriefe.

Ob man eine solche Möglichkeit für wahrscheinlich ansehen will oder nicht, ist wohl in einem gewissen Grade Ansichtssache, aber von vornherein ist kaum Grund dafür vorhanden, den einen Bluttyp für besser oder gesünder zu halten als den anderen oder zu glauben, daß die Variation innerhalb der Bluttypeneigenschaften von größerer oder mehr eingreifender Bedeutung für den Organismus sein sollte als die Variation bei zahlreichen anderen erblichen Eigenschaften, wie Pigmentierung der Haare und der Haut, Schädelmaße, Papillarmuster usw. Aller Wahrscheinlichkeit nach haben unbewußte Empfindungen von dem Blute als „einem ganz besonderen Saft“ den Bluttypen hier eine Sonderstellung gegeben, die einer mehr nüchternen Kritik nicht standhalten kann.

Es sei übrigens darauf hingewiesen, daß man natürlich annehmen muß, daß die Bluttypengene mit einer Reihe anderer im gleichen Chromosom gelegener Gene gekoppelt sind; aber die Aussicht, daß das eine oder andere Gen an die Bluttypengene gekoppelt sein sollte, ist von vornherein sehr gering, da der Mensch bekanntlich mit 24 Chromosomenpaaren ausgestattet ist und ein willkürlich ausgewähltes Gen ebenso gut in dem einen wie auch in dem anderen Chromosom liegen könnte, wobei jedoch die Geschlechtschromosomen auszunehmen sind, da in ihnen eine Lokalisation sich verhältnismäßig leicht wird nachweisen lassen; aber hier können die Bluttypengene, wie sich aus dem Erbgange ergibt, jedenfalls nicht lokalisiert sein.

Nachweis von Koppelung erfordert eine recht umfangreiche Familienuntersuchung, bei der der Bluttyp der einzelnen Mitglieder und ihr Verhältnis zu der betreffenden Eigenschaft bei heterozygoten Individuen festgestellt werden muß, bei denen ein etwaiger Faktorenaustausch eine sichtbare Wirkung ergibt. Von BERNSTEIN (3, 7) und von WIENER (2) sind Methoden ausgearbeitet und mitgeteilt worden, die eine zahlenmäßige Analyse zum Zwecke des Nachweises einer eventuell vorliegenden Koppelung ermöglichen sollen. In den verhältnismäßig wenigen Fällen, in denen eine solche Analyse durchgeführt wurde [SNYDER (1, 2, 4), LEVINE (1), O. THOMSEN (11)], wurde bisher keine Koppelung zwischen Bluttypen und anderen erblichen Eigenschaften gefunden; und es hat sich auch gezeigt, daß die Gene für das 0AB-System und das MN-System, die sich ja unmittelbar als zu verschiedenen Allelgruppen gehörig erweisen, auch nicht als in verschiedenen loci des gleichen Chromosoms lokalisiert (gekoppelt) angesehen werden können (Näheres bei WIENER).

Was die Beziehung zwischen Bluttypen und normalen anatomischen Eigenschaften, anthropologischen Kennzeichen wie den verschiedenen Indizes für Schädelform, Pigmentierung, Eigenschaften des Haares, Körpergröße usw., anbetrifft, so liegt hier ebenfalls eine recht beträchtliche Literatur vor. Die Verhältnisse sind ja hier etwas anders, da es einerseits keine Begründung für die Annahme einer inneren Zusammengehörigkeit zwischen Bluttyp und einem der genannten Charaktere gibt, andererseits aber natürlich eine gewisse formelle Zusammengehörigkeit bestehen kann. Wenn also eine Bevölkerungsgruppe, die durch gewisse anthropologische Eigentümlichkeiten charakterisiert ist, sich innerhalb der Gesamtbevölkerung, in der sie lebt, einigermaßen abgeschlossen erhält, wird sie ja ständig die gleiche Bluttypenverteilung zeigen, die für die Mutterbevölkerung, aus der sie hervorging, charakteristisch ist. Das gilt z. B. für die Zigeuner in Europa, die sowohl im Äußeren wie auch in der Bluttypenzusammensetzung (namentlich hoher B-Prozent) stark an gewisse asiatische Volksstämme erinnern, aus denen sie ja auch hervorgegangen sein sollen. Mischt sich dagegen die Bevölkerung mit der ortsanwesenden, so wird die gewöhnliche MENDELsche Spaltung im Laufe einer gewissen Zahl von Generationen die Korrelation zwischen z. B. hohem B-Prozent und kräftiger Pigmentierung, schwarzem, glattem Haar usw. verwischen. Wenn man [RIETZ (1, 2)] daher in Schweden findet, daß das Verhältnis A/B bei den Dolichocephalen größer ist als bei den Brachycephalen, so ist der Grund dafür zweifellos der von RIETZ angeführte, daß die Dolichocephalen den reinsten Teil der ursprünglichen Bevölkerung repräsentieren, welche durch zahlreiche Generationen hindurch bewußt oder unbewußt seine Ehegefährten innerhalb derselben Bevölkerungsgruppe gewählt hat. Die ursprüngliche nordische Bevölkerung zeichnet sich indessen durch einen hohen A- und einen niedrigen B-Prozent aus. Viele andere ähnliche Beispiele ließen sich anführen.

Es ist behauptet worden, daß der *Durchschnittsdiameter* der *roten Blutkörperchen* in Relation zu dem Bluttypus (0AB) variieren sollte, doch wird diese wenig wahrscheinliche Behauptung von RAVETTA entkräftet, der meint, sie sei auf mangelhafte statistische Behandlung des Materiales zurückzuführen.

Es ist übrigens bemerkenswert, daß, so eifrig wie eine Menge Autoren gewesen sind, um eine Verbindung zwischen den Typen des 0AB-Systems und zahllosen anderen Eigenschaften oder Verhältnissen (so unter anderem der Stärke der Wassermann-Reaktion und ihrer Beeinflußbarkeit durch die Behandlung) zu finden, so wenig man sich für eine eventuelle Korrelation zwischen diesen letzteren und den MN-Typen interessiert hat, obgleich im voraus weder mehr noch weniger Wahrscheinlichkeit für eine Verbindung mit dem einen als mit dem anderen System vorhanden ist.

In einem Punkte ist der Bluttypus (0AB) möglicherweise von einer gewissen Bedeutung, nämlich in bezug auf die Sicherheit und Schnelligkeit, mit der „Impf-Malaria" (zu therapeutischen Zwecken) angeht. Da die Malariaplasmodien sich zu einem wesentlichen Teil *in* den Erythrocyten befinden, ist es an und für sich verständlich, daß das Plasma des Empfängers durch die Agglutination und Hämolyse der eingeführten Blutkörperchen direkt oder indirekt auf die Plasmodien einwirken kann. So wollen eine Reihe Untersucher [WENDELBERGER, PILCZ, WETHMAR, ENGERTH und STUMPFL, HAMBURGER (1) u. a.] bei Benutzung von plasmodienhaltigem Blute eines für den Empfänger unverträglichen Typs auf alle Fälle eine verlängerte Inkubationszeit angetroffen haben, während es mehr zweifelhaft erscheint, ob das Angehen oder Nicht-Angehen der Malariainfektion von dem Typenverhältnis abhängig ist.

Schrifttum.

Zusammenfassende Darstellungen[1].

Dujarric de la, R. Riviere et N. Kossovitch: (1) Les groupes sanguins. Paris 1936. — (2): Antigènes, hétero-antigènes et haptènes. Paris 1937.

Hirszfeld, L.: (2) Konstitutionsserologie und Blutgruppenforschung. Berlin: Julius Springer 1928. — (3) Hauptprobleme der Blutgruppenforschung in den Jahren 1927—1933. Erg. Hyg. 15 (1934).

Kubanyi, E.: Die Bluttransfusion. Berlin u. Wien 1928.

Landsteiner, K.: (7) Specificity of serological reactions. London: Baillière, Tindall and Cox. 1936. — Lattes, L.: (1) L'individualité du sang. Paris 1929. — Individuality of the blood. Oxford u. London 1932.

Oehlecker, F.: Die Bluttransfusion. Berlin u. Wien 1933.

Sachs, H.: (1) Von neueren Fragen und Ergebnissen der Serologie und Immunbiologie. Jkurse ärztl. Fortbildg **1935**. — Schiff, F.: (2) Die Technik der Blutgruppenuntersuchungen für Kliniker und Spezialärzte. Berlin 1926. — (14) Die Blutgruppen und ihre Anwendungsgebiete. Berlin: Julius Springer 1933. — Snyder, L. H.: (4) Blood grouping in relation to legal and clinical medicine. Baltimore 1929. — Steffan, P.: Handbuch der Blutgruppenkunde. München 1932. — Steffan, P. u. S. Wellisch: Die Bedeutung der Blutgruppen für die menschliche Rassenkunde. P. Steffans Handbuch der Blutgruppenkunde 1932. — Streng, O.: (2) Die Blutgruppenforschung in der Anthropologie. Acta Soc. Medic. fenn. Duodecim, Ser. A. **17** (1935).

Thomsen, O.: (11) Abschnitt: Beziehungen zwischen Blutgruppen und erblich bedingten Eigenschaften. P. Steffans Handbuch der Blutgruppenkunde. München 1932. — (13) Abschnitt: Die Serologie der Blutgruppen. P. Steffans Handbuch der Blutgruppenkunde. München 1932. — (14) Erweiterung des ursprünglichen Viertypen-Blutgruppensystems. Med. Welt **1934**, Nr 7.

Wellisch, S.: Die Vererbung der gruppenbedingenden Eigenschaften des Blutes. P. Steffans Handbuch der Blutgruppenkunde 1932. — Wiener, A. S.: (3) Blood groups and blood transfusion. Springfield, Ill.: Charles C. Thomas and Co. 1935.

Einzelarbeiten.

Akune, M.: (1) Zur Kenntnis der Faktoren M und N von Landsteiner und Levine. Z. Immun.forsch. **71** (1931). — (2) Untersuchungen über die beiden Typen der Gruppeneigenschaft A bei Menschen. Z. Immun.forsch. **73** (1931). — Amsel, R., W. Halber u. L. Hirszfeld: Vergleichende Untersuchungen über gruppenspezifische Strukturen verschiedener Tierarten. Z. Immun.forsch. **42** (1925). — Andersen, T.: (1) Über die Blutgruppeneigenschaften der Schafe. Z. Rassenphysiol. **7** (1935). — (2) Faareblodlegemers antigene Struktur. (Die Antigenstruktur der Schafblutkörperchen) (dän. mit engl. Zusammenfassung). Habil.schr. Kopenhagen 1937. — Andresen, P. H.: Nachweis eines Immunagglutinins und einer dementsprechenden neuen Bluttypeneigenschaft. Z. Rassenphysiol. **85** (1935). — Avery, O. T. and W. F. Goebel: Chemoimmunological studies on soluble specific substance of pneumococcus etc. J. of exper. Med. **58** (1933).

Bailey, G. H. and M. S. Shorb: (1) Heterophile antigen in pneumococci. Amer. J. Hyg. **13** (1931). — (2) Chemical and immunological properties of pneumococci and other heterophile antigens. Amer. J. Hyg. **17** (1933). — Balgairies, E. et L. Christiaens: (1) Les taux des iso-agglutinines des serums O, A et B chez l'adulte. C. r. Soc. Biol. Paris **126** (1937). — (2) Elévation du taux des iso-agglutinines sériques sous l'influence de stimulation immunitaires aspécifiques (vaccination triple associée). C. r. Soc. Biol. **126** (1937). — Battey, S., G. A. Stuart and K. M. Wheeler: Group-specific agglutinins in rabbit serums for human cells; immune group-specific β-agglutinins. J. of Immun. **35** (1938). — Bauer, K. H.: (1) Zur Lösung des Problems der Blutgruppenvererbung. Klin. Wschr. **1928 II**. — (2) Zur Genetik der menschlichen Blutgruppen. Z. Abstammgslehre **50** (1929). — Bernstein, F.: (1) Ergebnisse einer biostatischen zusammenfassenden Betrachtung über die Erbstrukturen des Menschen. Klin. Wschr. **1924 II**. — (2) Zusammenfassende Betrachtungen über die erblichen Blutstrukturen des Menschen. Z. Abstammgslehre **37** (1925). — (3) Die Theorien des crossing-over vom statistischen Standpunkt. Verh. 5. internat. Kongr. Vererbgswiss. **1927**; Z. Abstammgslehre Suppl.-Bd. 1 (1928). — (4) Über die Erblichkeit der Blutgruppen. Z. Abstammgslehre **54** (1930). — (5) Fortgesetzte Untersuchungen aus der Theorie der Blutgruppen. Z. Abstammgslehre **56** (1930). — (6) Zur Frage der Blutgruppenvererbung. Klin. Wschr. **1931 II**. — (7) Zur Grundlegung der Chromosomentheorie

[1] Es ist selbstverständlich, daß man zwischen sog. Original- oder Einzelarbeiten und zusammenfassenden Darstellungen, die oft kritischer Natur sind und eventuell auch über neue Beobachtungen berichten, nicht streng unterscheiden kann.

der Vererbung beim Menschen mit besonderer Berücksichtigung der Blutgruppen. Z. Abstammgslehre **57** (1931). — (8) Die geographische Verteilung der Blutgruppen und ihre anthropologische Bedeutung. Comit. ital. per lo studio dei problemi della populazione, p. 121. Roma 1932. — BIALOSUKNIA, W. et B. KACZKOWSKI: (1) Recherches sur les groupes sérologiques chez les moutons. C. r. Soc. Biol. Paris **90** (1923). — (2) On the differentiation of various breeds of sheep by means of serological methods. J. of Immun. **9** (1924). — BIÖRUM, A. u. T. KEMP: Untersuchungen über den Empfindlichkeitsgrad der Blutkörperchen gegenüber Isoagglutininen im Kindesalter. Acta path. scand. (København.) **6**, (1929). — BLINOV, N.: (1) Ein vereinfachtes Verfahren zur Differenzierung der Untergruppen A_1 und A_2. Klin. Wschr. **1934 I**. — (2) Die Faktoren M und N in den menschlichen Erythrocyten und ihre praktische Bedeutung. Münch. med. Wschr. **1935 II**. — BLOTEVOGEL, H. u. W. BLOTEVOGEL: Blutgruppe und Daktylogramm als Konstitutionsmerkmale der Poliomyelitiskranken. Z. Kinderheilk. **56** (1934). — BORDET, J.: (1) Sur l'agglutination et la dissolution des globules rouges par le sérum d'animaux injectés de sang défibriné. Ann. Inst. Pasteur **12** (1898); **13** (1899). — (2) Les sérums hémolytiques, leurs antitoxines et les théories dés sérums cytolytiques. Ann. Inst. Pasteur **14** (1900). — BOYD, W. C.: Note on the distribution and solubility of M. and N. J. of Immun. **27** (1934). — BOYD, W. C. and L. G. BOYD: (1) An attempt to determine the blood groups of mummies. Proc. Soc. exper. Biol. a. Med. **31** (1934). — (2) Blood grouping tests on 300 mummies. J. of Immun. **32** (1937). — (3) The blood groups of the Rwala Bedouin. J. of Immun. **34** (1938). — BOYD, W. C. and D. FELDMANN: Comparison of agglutinogens in rabbits with those in man. J. of Immun. **27** (1934). — BOYD, W. C. and E. H. TAYIAN: Note on capacity of boiled erythrocytes to remove agglutinins. J. of Immun. **29** (1935). — BOYD, W. C. and E. W. WALKER: Failure to find individual blood differences in ginea pigs or in mice. J. of Immun. **26** (1934). — BRAHN, B. u. F. SCHIFF: (1) Über die komplexe Natur der Blutgruppensubstanz A des Menschen. Klin. Wschr. **1926 II**. — (2) Das chemische Verhalten der serologischen Gruppenstoffe A und B. Klin. Wschr. **1929 II**. — (3) Über gruppenspezifische Rezeptoren. (Berl. mikrobiol. Ges.). Zbl. Bakter. I Ref. **95** (1929). — BRAHN, B., SCHIFF u. F. WEINMANN: Über die chemische Natur der Gruppensubstanz A. Klin. Wschr. **1932 II**. — BRUNIUS, F. E.: Chemical studies on true Forssman-Hapten, the corresponding antibody and their interaction. Stockholm 1936. — BUCHBINDER, L.: The blood grouping of *macacus rhesus*. J. of Immun. **25** (1933). — BÜHLER, E.: (1) Untersuchungen über die Erblichkeit des Isoagglutinintiters. Z. Abstammgslehre **70** (1935). — (2) Normale physiologische Eigenschaften. A Die Blutgruppen. Fortschr. Erbpath. u. Rassenhyg. **2** (1938). — BURÓN, F. A.: (1) Über die Wärmeamplitude der gruppenspezifischen Antisera. Z. Immun.forsch. **84** (1935). — (2) Zit. nach MUSTAKALLIO. Archivos Cardiol. **16** (1935).

CHRISTENSEN, L.: Om Gruppeegenskabers Anvendelse indenfor Kriminologien etc. [Über die Anwendung der Gruppeneigenschaften innerhalb der Kriminologie usw. (dän.).] Ugeskr. Laeg. (dän.) **94** (1932). — CLAUBERG, K. W.: Über Erfahrungen mit eingeengten Seren zum Nachweis des defekten N-Faktors der Blutgruppenkunde. Klin. Wschr. **1937 II**. — CLAUSEN, J. (1): Fortsatte Undersögelser over Blodtyperne M, N og MN (dän.). (Fortgesetzte Untersuchungen über die Bluttypen M, N u. MN.) Hosp. tid. (dän.) **75** (1932). — (2) Über die serologischen Eigenschaften M und N und ihre Bedeutung in der Gerichtsmedizin. Z. Rassenphysiol. **6** (1933). — (3) Undersögelser over de serologiske Blodtypeegenskaber M og N (dän. mit dtsch. Zusammenfassung). (Untersuchungen über die serologischen Bluttypeneigenschaften M und N.) Habilschr. Kopenhagen 1934. — COCA, A. and H. KLEIN: Hitherto undescribed pair of iso-agglutination elements in human beings. J. of Immun. 8 (1923); Proc. Soc. exper. Biol. a Med. **26** (1923). — CROME, W.: Über Blutgruppenfragen: Mutter M, Kind N. Münch. med. Wschr. **1934 II**. — Dtsch. Z. gerichtl. Med. **24** (1935).

DAHR, P.: (1) Über A-B-0-Blutgruppen und M-N-Blutfaktoren anthropoider und niederer Affen. Z. Rassenphysiol. 8 (1936). — (2) Unterscheidung der Blutgruppen A_1 und A_2 mit α_2-(Anti-0)-Agglutinin enthaltenden Hundesera. Klin. Wschr. **1937 I**. — (3) Weitere Blutgruppenfunde bei Anthropoiden. Z. Rassenphysiol. **9** (1937). — (4) Zur Frage der serologischen Verschiedenheit von Altweltaffen (Catarrhini) und Neuweltaffen (Platyrrhini). Z. Immun.forsch. **90** (1937). — (5) Über die Herstellung „gereinigter" Hämagglutininlösungen. Z. Immun.forsch. **91** (1937). — (6) Über das B-Agglutinogen anthropoider und niederer Affen und anderer Säugetiere. Z. Immun.forsch. **91** (1937). — (7) Über Blutgruppen bei Menschenaffen. C. r. Congr. internat. Sci. anthrop. et ethnogr. Copenhague 1938/39, p. 179. — DAHR, P. u. W. BUSSMANN: Die Blutfaktoren M und N, Erblichkeitsuntersuchungen bei 109 Familien, der Faktor N_2. Dtsch. med. Wschr. **64** (1938). — DAHR, P. u. H. LINDAU: Über die Ausscheidung von Blutgruppensubstanz bei einigen Säugetieren unter besonderer Berücksichtigung der Teilantigene des B. Z. Immun.forsch. **91** (1937). — DAHR, P. u. R. ROMMEL (1): Blutgruppenuntersuchungen bei Raubvögeln der Familien Neuweltgeier, Geier und Falkenvögel. Z. Immun.forsch. **90** (1937). — (2) Blutgruppenbefunde bei Schimpansen. Z. Immun.forsch. **90** (1937). — DECASTELLO, A. v. u. A. STURLI:

Über die Isoagglutinine im Serum gesunder und kranker Menschen. Münch. med. Wschr. **1902 I.** — DOMENICI, F.: Saggi Anti-0 con antisieri immuni assorbiti. Haematologica. 18 (1937). — (3) DUJARIC, DE LA, R. RIVIERE et N. KOSSOVITCH: Groupes de laits. Nourisson **26** (1938). — DUNGERN, E. v. u. L. HIRSCHFELD (1): Über Nachweis und Vererbung biochemischer Strukturen I. Z. Immun.forsch. **4** (1910). — (2) Über Vererbung gruppenspezifischer Strukturen des Blutes II. Z. Immun.forsch. **6**, (1910). — (3) Über gruppenspezifische Strukturen des Blutes III. Z. Immun.forsch. 8 (1911). — DUPONT, M.: Contribution à l'étude des antigènes des globules rouges. Arch. internat. Méd. expér. **9** (1934). — DÖLTER, W.: Über den heutigen Stand der Blutgruppenforschung. Med. Klin. **1925 II.** — (2) Untersuchungen über die gruppenspezifischen Receptoren des Menschenblutes und ihre Antikörper. Z. Immun.forsch. **43** (1925).

EHRLICH, P. u. J. MORGENROTH: Über Hämolyse. 3. Mitteil. Berl. klin. Wschr. **1900 I.** — EISLER, M.: (1) Über ein gemeinsames Antigen in den Zellen des Menschen und in Shigabazillen. Z. Immun.forsch. **67** (1930). — (2) Weitere Untersuchungen über das Menschenblutantigen in Shigabakterien und sein Verhältnis zu deren Forssman-Antigen. Z. Immun.-forsch. **70** (1931). — (3) Über die Blutantigene in Paratyphus- und Dysenterie-Shigabacillen. Z. Immun.forsch. **73** (1931). — (4) Über Beziehungen der Blutantigene in Paratyphus B- und Dysenterie-Shigabakterien zu gewissen tierischen Zellen und menschlichen Erythrocyten (u. Nachtrag). Z. Immun.forsch. **73** (1932). — (5) Über das Verhalten bakterieller Blutantigene und menschlicher Erythrocyten gegenüber Stuhlauszügen. Z. Immun.forsch. **75** (1932). — (6) Weitere Versuche über das Verhalten von Antigenen gegenüber verschiedenen Stuhlextrakten. Z. Immun.forsch. **77** (1932). — EISLER, M. u. A. HOWARD: Über Agglutinogen in Kaninchenerythrocyten und sein Verhältnis zur Gruppensubstanz B. Z. Immun.forsch. **87** (1936). — EISLER, M. u. P. MORITSCH: Untersuchungen über gruppenspezifische Reaktionen im menschlichen Blute. Z. Immunforsch.. **57** (1928). — EISLER, M. u. R. STIGLER: Die Theorie der intravitalen Bindung der Isoagglutinine. Z. Rassenphysiol. **6** (1933). — ELMENHOFF-NIELSEN, B.: (1) Bidrag til Belysning af Antigener i Menneskets Erythrocyter af Type 0, A og AB (dän.). (Beiträge zur Beleuchtung von Antigenen der menschlichen Erythrocyten von 0, A und AB-Typus.) Habilschr. Kopenhagen 1936. — (2) Untersuchungen über die 0-Substanz (0-Antigen in Erythrocyten der Blutgruppe 0, A und AB) bei Neugeborenen usw. Z. Rassenphysiol. **8** (1936). — ELSDON DEW, R.: (1) Serological differences between various groups of the Bantu of Southern Africa. Bantu. Studies 8 (1934). — (2) Races with high proportion of group AB. Nature (Lond.) **140** (1937). — ENGERTH, G. u. F. STUMPFL: Unterschiede im Fieberverlauf der Impfmalaria und ihre Beziehungen zur Isoagglutination. Z. Neur. **118** (1928).

FABRICIUS-HANSEN, VIBEKE: Blodtypebestemmelser af Eskimoer i Östgrönland. (Blutgruppenbestimmungen bei Eskimoen in Ost-Grönland.) (dän.) Nord. Med. **1** (1939). — FISCHER, W. (1): Beitrag zur Frage der Gültigkeit der BERNSTEINschen Blutgruppen-Erbformel. Med. Klin. **1930 I.** — (2) Beitrag zur Frage der Gültigkeit der BERNSTEINschen Blutgruppen-Erbformel. Z. Rassenphysiol. **2** (1930). — (3) Beitrag zur Untersuchung des menschlichen Blutgruppenmerkmals B. Z. Immun.forsch. **84** (1935). — (4) Über Blutgruppeneigenschaften beim Kaninchen. Z. Immun.forsch. **86** (1935). — FISCHER, W. u. F. HAHN: Über auffallende Schwäche der gruppenspezifischen Reaktionsfähigkeit bei einem Erwachsenen. Z. Immun.forsch. **84** (1935). — FREUDENBERG, K. u. H. EICHEL: (1) Über spezifische Kohlenhydrate der Blutgruppen. Liebigs Ann. **510** (1934). — (2) Über spezifische Kohlenhydrate der Blutgruppen II. Liebigs Ann. **518** (1935). — FREUDENBERG, K., H. EICHEL u. W. DIRSCHERL: Über die Substanz des Gruppenmerkmals A. Naturwiss. **20** (1932). — FRIEDENREICH, V.: (1) Sur les sous-groupes de groupe sérologique A. De l'interprétation sérologique des recepteurs A_1 et A_2. C. r. Soc. Biol. Paris **106** (1931). — (2) Sur les sous-groupes sérologiques A. Y a-t-il des transitions entre les sous-groupes A_1 et A_2. C. r. Soc. Biol. Paris **106** (1931). — (3) Über die Serologie der Untergruppen A_1 und A_2. Z. Immun.forsch. **71** (1931). — (4) Wie wird das Vorkommen der Isoagglutinine reguliert? Z. Immun.forsch. **71** (1931). — (5) Ein erblicher, defekter N-Receptor usw. Dtsch. Z. gerichtl. Med. **25** (1936). — (6) Om den nuvärende Anvendelse af Blod-Typeundersögelsen i Paternitetssager i Danmark, med särligt Henblik paa Betydningen af den saakaldte N_2-Receptor (dän.). (Über die gegenwärtige Anwendung der Blutgruppenuntersuchungen in Paternitätssachen in Dänemark, mit besonderem Hinblick auf die Bedeutung des sog. N_2-Receptor.) Nord. med. Tidskr. **11** (1936). — (7) Eine bisher unbekannte Blutgruppe innerhalb des MN-Systems. Acta path. scand. (Københ.) Suppl. **26** (1936). — (8) Über einen eigentümlichen A-Rezeptor-Typus und seine Erblichkeitsverhältnisse. Klin. Wschr. **I** (1936). — (9) A hitherto undescribed type of blood corpuscles A (A_3). 2. internat. Kongr. Mikrobiol. London 1936. Rep. of proceed. 1937, p. 401. — (10) Eine bisher unbekannte Blutgruppeneigenschaft (A_3). Z. Immun.forsch. **89** (1936). — (11) Die Untergruppen in der Blutgruppenforschung. Bemerkung zur gleichnamigen Arbeit von FR. HOLZER. Klin. Wschr. **1937 I.** — (12) Über die Auffassung von der Ausscheidung und Nichtausscheidung serologischer Gruppensubstanzen. Z. Immun.-forsch. **91** (1937). — (13) Über das Vorkommen von Isoagglutinin Anti-M. Z. Immun.-

forsch. **91** (1937). — (14) Blood groups and genetics. Ann. of Eugen. 8 (1938). — (15) On the relation between the human type-antigens and antigens in the animal kingdom. C. r. Congr. internat. des Sci. anthrop. et ethnogr. Copenhagne 1938/39, p. 163. — FRIEDENREICH, V. u. G. HARTMANN: Über die Verteilung der Gruppenantigene im Organismus der sog. „Ausscheider" und „Nichtausscheider". Z. Immun.forsch. **92** (1938). — FRIEDENREICH, V. et G. THYSSEN: Sur la présence d'antigènes de groupe A et B dans la salive du cheval. C. r. Soc. Biol. Paris **126** (1937). — FRIEDENREICH, V. u. S. WITH: Über B-Antigen und B-Antikörper bei Menschen und Tieren. Z. Immun.forsch. **78** (1933). — FRIEDENREICH, V. et E. WORSAAE (1): De l'existence de sous-groupes à l'intérieur du groupe sanguin II (A) chez l'homme. C. r. Soc. Biol. Paris **102** (1929). — (2) Über die Existenz von Untergruppen in der Blutgruppe II. Acta path. scand. (København.) Suppl. **5** (1930). — FRIEDENREICH, V. u. E. ZACHO: Die Differentialdiagnose zwischen den Untergruppen A_1 und A_2. Z. Rassenphysiol. **4** (1931). — FURSOV, N. J.: Contability of animal und human blood. Khirurgiya **1937**, p. 47. — FURUHATA, T. (1): On the heredity of the bloodgroups. Jap. med. World **7** (1927). — (2) Meine Gen-Hypothese der Blutgruppen (jap.). Schakwai-JgakuZasshi **1926**, Nr 472. — Zit. nach T. FURUHATA: A summarized review on the gen-hypothesis of blood-groups. Ukrain. Zbl. Blutgrupp.forsch. **3** (1928). — (3) On the heredity of the blood groups. Z. Abstammgslehre Suppl. **1** (1928). — (4) Über die Vererbung der Blutgruppen. Ukrain. Zbl. Blutgrupp.forsch. **1** (1927). — (5) A summarized review on the gen-hypothesis of the blood-groups. Ukrain. Zbl. Blutgrupp.forsch. **3** (1928). — (6) A summarized review on the gen-hypothesis of the blood-groups. Amer. J. physic. Anthrop. **13** (1929). — (7) On the heredity of the blood groups and its application in forensic medicine. Bull. Vancouver med. Assoc. **9** (1933). — (8) The blood groups of the human foetus and of animals (jap. mit engl. Zusammenfassung). Jap. J. Genet. **8** (1933). — FURUHATA, T., K. ICHIDA u. T. KISHI: Heredity and biochemical structure of human blood, new theory on heredity of blood groups. Jap. med. World **7** (1927). — FURUHATA, T. u. S. IMAMURA: Zit. nach MUSTAKALLIO. Jap. J. Genet. **40,** Nr 2 (1935).

GATES RUGGLES, R.: Recent progress in blood groups investigations. Genetica ('s-Gravenhage) **18** (1936). — (2) Rise and spread of the A and B blood groups from the mutationist point of view. Z. Rassenkde. **9** (1939). — (3) Blood groupings and racial classification. Amer. J. physic. Anthrop. **24** (1939). — (4) The rise and spread of the A and B blood-groups from the mutationist point of view. C. r. Congr. internat des Sci. authrop. et ethnogr. Copenhague 1938/39, p. 170. — GATES RUGGLES, R. and G. E. DARBY: Blood groups and physiognomy of British Columbia coastal Indians. J. of Roy. Anthrop. Inst. **64** (1934). — GOEBEL, W. F.: Isolation of blood group A specific substance from commercial peptone. J. exper. Med. **68** (1938). — GOLDEN, G.: Distribution of blood groups in South American Indians. Lancet **1930 I.** — GRÓH, J. u. M. WELTNER: Über die chemischen und spektroskopischen Eigenschaften des Serumglobulins. Biochem. Z. **273** (1934). — GROH, J. L. SZÉLYES u. M. WELTNER: Fortgesetzte spektralphotometrische und chemische Blutgruppenuntersuchungen. Biochem. Z. **290** (1937). — GROVE, E.: On the value of the blood-groups feature as a means of determining racial relationships. J. of Immun. **12** (1926). — GUTHRIE, C. G. and J. C. HUCK: On the existence of more than four isoagglutinin groups in human blood. Bull. Hopkins Hosp. **34** (1923). — (2) Further studies on blood-grouping I. Antigenic properties of two types of group II erythrocytes. Bull. Hopkins Hosp. **35** (1924). GUTHRIE, C. G. and J. F. PESSEL: Further studies on blood grouping IV. The demonstration of two additional isoagglutinins (D and Q) in human blood. Bull. Hopkins Hosp. **35** (1924). — GUTHRIE, C. G., J. F. PESSEL and J. G. HUCK: Further studies on blood grouping V. The recognition of three types of group II blood. Bull. Hopkins Hosp. **35** (1924). — GYÖRGY, P. u. E. WITEBSKY: Anaphylaxie durch Bildung von Serum-Isoantikörpern nach wiederholter Transfusion gruppengleichen väterlichen Blutes. Münch. med. Wschr. **1929 I.**

HAHN, F.: (1) Unterschiede in der Reaktionsfähigkeit des B-Merkmals zwischen der Blutgruppe A_1B und A_2B. Klin. Wschr. **1934 I.** — (2) Über das Verhalten der von Meerschweinchen gewonnenen Menschenblut-A_1- und A_2-Antisera. Z. Immun.forsch. **83** (1934). — HALPERN, J. O.: Experimentelle Studien über Antikörperbildung gegen Gewebe des eigenen Organismus. Z. Immunforsch.. **11** (1911). — HAMBURGER, C.: (1) Om Korrelation mellem Blodtyper og Sindsygdom etc. (dän.). (Über Korrelation zwischen Bluttypen und Geisteskrankheiten usw.). Hosp. tid. (dän.) **72** (1929). — (2) Über den Isoagglutiningehalt des Retroplazentarblutes. Z. Rassenphysiol. **3** (1930). — HARDT, O.: Untersuchungen über die Isohämagglutination beim Schwein. Z. Rassenphysiol. **9** (1937). — (1) HARTMANN, GRETE: Über die Verteilung der Gruppenantigene im Organismus der sog. „Ausscheider" und „Nichtausscheider" II. Mitteil. Z. Immun.forsch. **93** (1938). — (2) Sur le ferment anti-groupes dans les glandes salivaires et dans la salive chez l'homme. C. r. Soc. Biol. Paris **131** (1939). — HASELHORST, G.: (1) Blutgruppen und Vaterschaft. Klin. Wschr. **1928 II.** — (2) Blutgruppenuntersuchungen bei Mutter und Kind in 2300 Fällen usw. Z. Konstit.lehre **15** (1930). — HASELHORST, G. u. A. LAUER (1): Über eine Blutgruppenkombination Mutter AB und Kind 0. Z. Konstit.lehre **15** (1930). — (2) Zur Blutgruppenkombination Mutter AB, Kind 0. Z. Konstit.lehre

16 (1931). — HEČKO, J. u. R. VARCLOVÁ: Über das Verhalten der Isoagglutinine beim Säugling in den ersten Lebensmonaten. Z. Kinderheilk. **59** (1937). — HIRSZFELD, L.: (1) Über die Konstitutionsserologie im Zusammenhang mit der Blutgruppenforschung. Erg. Hyg. 8 (1926). — (4) Über serologische Mutationen bei Menschen. 4. Congr. internaz. di patologia comparata, Mai 1939, Vol. I. 1939. — HIRSZFELD, L. et R. AMZEL: Sur la présence des éléments de groupe du foetus dans le sang rétroplacentaire de la mère. C. r. Soc. Biol. Paris **109** (1936). — HIRSZFELD, L. u. W. HALBER: Über gegenseitige Beziehungen gruppenspezifischer Strukturen bei Menschen und Tieren. Z. Immun.forsch. **59** (1928). — HIRSZFELD, L., W. HALBER u. J. LASKOWSKI: Untersuchungen über die serologischen Eigenschaften der Gewebe. Z. Immun.forsch. **64** (1929). — HIRSZFELD, L. et H. HIRSZFELD: (1) Essai d'application de méthodes sérologiques an problème des races. L'Anthrop. **29** (1918/19). — (2) Serological differences between the blood on different races. The result of researches on the Macedonian front. Lancet **1919 I.** — HIRSZFELD, L. u. Z. KOSTUCH: Über das Wesen der Blutgruppe 0. Klin. Wschr. **1938 I.** — HIRSZFELD, L. u. H. ZBOROWSKI: Gruppenspezifische Beziehungen zwischen Mutter und Frucht und elektive Durchlässigkeit der Plazenta. Klin. Wschr. **1925**. — (2) Über die Grundlagen des serologischen Zusammenlebens zwischen Mutter und Frucht. Klin. Wschr. **1926 I.** — HOLZER, F. J.: (1) Individualunterschiede des Blutes. Erg. Med. **20** (1935). — (2) Ein praktischer Behelf zur Aufbewahrung der Sera und Erfahrungen über ihre Haltbarkeit. Dtsch. Z. gerichtl. Med. **25** (1936). — (3) Zum Nachweis der Bluteigenschaften M und N. Dtsch. Z. gerichtl. Med. **26** (1936). — (4) Die Untergruppen in der Blutgruppenforschung. Wien klin. Wschr. **1937 I.** — (5) Untersuchungen über die gerichtlich-medizinische Verwertbarkeit der Ausscheidung von Blutgruppensubstanzen. Dtsch. Z. gerichtl. Med. **28** (1937). — HONDA, S. (1): Zur Kenntnis der Untergruppen der Blutgruppen B. (jap., dtsch. Zusammenfassung). Mitt. med. Ges. Chiba **14** (1936). — Zit. nach Zbl. Hyg. **38** (1937). — (2) Über die sog. Anti-0-Sera nach SCHIFF (jap.). Mitt. med. Ges. Chiba **14** (1936). — Zit. nach Zbl. Hyg. **38** (1937). — HOWELLS, W. W.: Anthropometry and bloodtypes in Fiji and the Salomon Island. Anthrop. papers. amer. Mus. natur. Hist. **33** (1933). — HURST, A. and R. M. KARK: Et Tilfaelde af aplastisk anemi: 290 blodtransfusioner i löpet av ni år etc. (norweg.). (Ein Fall von aplastischer Anämie: 290 Bluttransfusionen innerhalb 9 Jahren usw.) Nord. med. Tidskr. **14** (1937).

IMAMURO, S.: Hanzaigaku-Zasshi (jap.) **9**, H. 5 (1935). — Zit. nach MUSTAKALLIO.

JANSKY, J.: Hämatologische Studien bei Psychotikern (tschech.) Kliniky sbornik **1906**, Nr 2. — Zit. nach Folia serologica **3** (1909). — JONSSON, B.: Einige Versuche mit M- bzw. N-rezeptorhaltigen Trockensubstanzen. Acta path. scand (Kobenh.) **12** (1935). — JORPES, E.: Über die gruppenspezifischen isoagglutininbindenden Receptoren des Harns. Acta path. scand. (København.) **11** (1934). — JORPES, E. u. G. NORLIN: (1) Über die chemische Natur der Blutgruppenmerkmale. Z. Immun.forsch. **81** (1933). — (2) Über die Blutgruppenmerkmale im Harn des Menschen usw. Acta path. scand. (København.) **11** (1934). — JUNGEBLUT, C. W.: (1) Faculty of normal serum to inactivate polyomyelitis virus. J. of Immun. **24** (1933). — (2) Immunological characteristics of poliocidal substance in human serum etc. J. of Immun. **27** (1934). — JUNGEBLUT, C. W. and L. W. SMITH: (1) Blood grouping in Poliomyelitis. J. of Immun. **23** (1932). — (2) Power of normal human sera to inactivate virus of poliomyelitis in its relation to blood grouping and to exposure. J. of Immun. **24** (1933). — JUST, G.: Multiple Allelie und menschliche Erblehre. Erg. Biol. **12** (1935). Berlin: Julius Springer.

KACKOWSKI, B.: (1) Die Vererbung der biochemischen Bluteigenschaften bei Schafen usw. Biol. generalis (Wien) **3** (1927). — (2) Recherches sur l'hérédité des isoagglutinines et des propriétés d'isoagglutination chez les brébis. C. r. Soc. Biol. Paris **98** (1928). — KAEMPFFER, A.: (1) Über die Vererbung der Blutgruppen des Schweines. Z. Abstammgslehre **61** (1932). — (2) Blutgruppen und Vaterschaftsbestimmung beim Pferd. Dtsch. Z. gerichtl. Med. **25** (1935). — KAPPERS, C. M. A.: An introduction to the Anthropology of the Near East, with a chapter on Near Eastern blood groups by Leland W. Parr. Amsterdam 1934. — KATSUGA, H.: Über die gruppenspezifische Präcipitation gegen die menschlichen Samenflüssigkeiten und Mekonien. Nagasaki - Igakkwai - Zasshi **15** (1937). — KAUERZ, F.: Untersuchungen über die „Ausscheidung" von B-Blutgruppensubstanz im Speichel. Z. Immun.-forsch. **92** (1938). — KEELER, C. E. and W. E. CASTLE: (1) Blood group inheritance in rabbits. J. Hered. **25** (1934). — (2) Blood group in compatibility in rabbit embryos and in man. Proc. nat. Acad. Sci. U.S.A. **20** (1934). — KEMP, T.: (1) Recherches sur le degré de sensibilité des hématies des nouveau-nés vis-a-vis des isohémagglutinine du sang des adultes. C. r. Soc. Biol. Paris **99** (1928). — (2) Recherches sur le dégré de sensibilité des hématies des embryons humains vis-à-vis des iso-hémagglutinines. C. r. Soc. Biol. Paris **99** (1928). — (3) Über den Empfindlichkeitsgrad der Blutkörperchen gegenüber Isohämagglutininen im Fötalleben und im Kindesalter beim Menschen. Acta path. scand. (København.) **7** (1930). — KEMP, T. u. E. WORSAAE: Fortgesetzte Untersuchungen über den Empfindlichkeitsgrad der Blutkörperchen gegenüber Isoagglutininen im Kindesalter beim Menschen. Acta path. scand. (København.) 8 (1931). — KETTEL, K. u. O. THOMSEN: Quantitative Untersuchungen über die menschlichen Isoagglutinine Anti-A und Anti-B. Z. Immun.forsch. **65** (1930). — KIRIHARA, S. and R. HAKU: The hereditary law of the human blood groups. Nagoya J. med. Sci. **2** (1927). — Zit. nach Zentr. f. Hyg. **19** (1929). — KLINE, B. S., C. E. ECKER and A. M. YOUNG: The incidence of two types of group II human red blood cells. J. of Immun. **10** (1925). — KLOPSTOCK, A.: Zur Kenntnis der sog. Untergruppen von A. Z. Immun.forsch. **74** (1932). — KNUDTZON, T. G.: Über Bluttypeneigenschaften bei Feten. Dtsch. Z. gerichtl. Med. **13** (1929). — KOLLER, S.: Statistische Untersuchungen zur Theorie der Blutgruppen und zu ihrer Anwendung vor Gericht. Z. Rassenphysiol. **3** (1931). — KOMYIA, K.: (1) Untersuchungen zur Methode des Nachweises gruppenspezifischer Organstrukturen. Z. Immun.forsch. **65** (1930). — (2) Zur Analyse des A-Rezeptors des Hammels. Z. Immun.forsch. **67** (1930). — KOSSOVITCH, N. et A. CHABAUD: Contribution à l'étude d'un nouveau microorganisme qui provoque le phénomène de panagglutination des globules rouges. C. r. Soc. Biol. Paris **128** (1938). — KRAINSKAJA-IGNATOWA, W. N.: (1) Über die Gruppeneigenschaften des Spermas. Dtsch. Z. gerichtl. Med. **13** (1929). — (2) Wege zur Erforschung der Vereinbarkeit des Blutes bei der Transfusion. Ukrain. Zbl. Blutgrupp.forsch. **3** (1934). — KRITSCHEWSKI, L. J. u. R. E. MESSIK: (1) Über die verschiedenen heterogenen Systeme in den menschlichen Erythrozyten usw. Z. Immun.forsch. **56** (1928). — (2) Die gruppenspezifische Differenzierung der menschlichen Organe V. Über das Verhältnis des FORSSMANschen Antigens usw. Z. Immun.forsch. **65** (1930). — KRITSCHEWSKI, L. J. u. S. L. SCHAPIRO: Zur Frage der gruppenspezifischen Differenzierung der menschlichen Linse. Z. Immun.forsch. **59** (1929). KRITSCHEWSKI, L. J. u. L. A. SCHWARZMANN: Die gruppenspezifische Differenzierung der menschlichen Organe. Klin. Wschr. (1) **1927 II**; (2) **1928 I.** — KROEBER, A. L.: Blood groups classification. Amer. J. phys. Anthrop. **18** (1934). — KUBO, T.: On agglutinogens M and N of Ainu. Amer. J. of Immun. **20** (1936). — KÜHBACHER, F.: Blutgruppenuntersuchungen im genitalen und Menstruationsblut. Dtsch. Z. gerichtl. Med. **29** (1938). — KUSUMOTO, T.: On the immune agglutinins M and N (jap. mit englisch. Zusammenfassung). Nagasaki-Igakkwai-Zasshi **14** (1936).

LANDSTEINER, K.: (1) Zur Kenntnis der antifermentativen, lytischen und agglutinierenden Wirkungen des Blutserums und der Lymphe. Zbl. Bakter. I, Orig. **27** (1900). — (2) Über Agglutinationserscheinungen normalen menschlichen Blutes. Wien klin. Wschr. **1901 I.** — (3) Sur les propriétés sérologiques du sang des anthropoides. C. r. Soc. Biol. Paris **99** (1928). — (4) Differentiation of type of human blood by means of normal animal serum. J. of Immun. **20** (1931). — (5) Individual differences in human blood. Science (N.Y.) **73** (1931). — (6) Note on the groupspecific substance of horse saliva. Science (N.Y.) **76** (1932). — LANDSTEINER, K. et M. W. CHASE: (1) Decomposition of the group A-Substance in horse saliva by an mycobacterium. Proc. Soc. exper. Biol. a Med. **32** (1935). — (2) Additional note on decomposition of the group A-substances. Proc. Soc. exper. Biol. a. Med. **32** (1935). — LANDSTEINER, K. u. F. J. HOLZER: Zit. nach SCHIFF (17). — LANDSTEINER, K. and PH. LEWINE: (1) On groupspecific substances in human spermatozoa. J. of Immun. **12** (1926). — (2) A new agglutinable factor differentiating individual human blood. Proc. Soc. exper. Biol. a. Med. **24** (1927). — (3) Further observations on individual differences of human blood. Proc. Soc. exper. Biol. a. Med. **24** (1927). — (4) On individual differences in human blood. J. of exper. Med. **47** (1928). — (5) On the inheritance of agglutinogens of human blood demonstrable by immune agglutinins. J. of exper. Med. **48** (1928). — (6) On the racial distribution of some agglutinable structures of human blood. J. of Immun. **16** (1929). — (7) Ou isoagglutinin reactions of human blood other than those defining the blood groups. J. of Immun. **17** (1929). — (8) Note on individual differences in human blood. Proc. Soc. exper. Biol. a. Med. **28** (1930). — (9) On the inheritance and racial distribution of agglutinable properties of human blood. J. of Immun. **18** (1930). — (10) The differentiation of a type of human blood by means of normal animal serums. J. of Immun. **20** (1931). — LANDSTEINER, K., PH. LEVINE and M. L. JANES: On the development of isoagglutinins following transfusions. Proc. Soc. exper. Biol. a. Med. **25** (1928). — LANDSTEINER, K. and C. PH. MILLER: Serological studies on the blood of primates. I. The differentiation of human and anthropoid blood. II. The blood groups of anthropoid apes. III. Distribution of serological factors related to human isoagglutinogen in the blood of lower monkeys. J. of exper. Med. **42** (1925). — LANDSTEINER, K. and J. VAN DER SCHEER: On the antigens of red blood corpuscles. The question of lipoid antigens. J. of exper. Med. **41** (1925). — LANDSTEINER, K. and S. SIMMS: Production of heterogenetic antibodies with mixtures of the binding part of antigen and protein. J. of exper. Med. **38** (1923). — LANDSTEINER, K., W. R. STRUTTON and M. W. CHASE: Agglutination reaction observed with some human blood, chiefley among negroes. J. of Immun. **27** (1934). — LANDSTEINER, K. and A. S. WIENER: On the presence of M agglutinogens in the blood of monkeys. J. of Immun. **33** (1937). — LANDSTEINER, K. and D. H. WITT: (1) Group specific flocculation reactions with alcoholic extracts of human blood. Proc. Soc. exper. biol. a. Med. **22** (1925). — (2) Observations on the human blood groups; the factor A_1. J. of Immun. **11** (1926). — LATTES, L.: (2) Gruppenspezifische Substanzen außerhalb des Blutes. Arch. Kriminol. **99** (1936). — LATTES, L. u. A. CAVAZUTTI:

Sur l'existence d'un troisième élément d'isoagglutination. J. of Immun. **9** (1924). — LAUER, A. (1): Zur Kenntnis der erblichen Blutstrukturen. Dtsch. Z. gerichtl. Med. **11** (1928).— (2) THOMSENS „Neue Blutgruppen". Klin. Wschr. **1930 I.** — (3) Blutgruppendifferenzierung bei Hunden. Z. Immun.forsch. **68** (1930). — (4) Zur Technik der Blutfleckdiagnose nach M und N. Dtsch. Z. gerichtl. Med. **22** (1933). — LEHNERT, E.: Ein Beitrag zur Kenntnis der Bluttypen des Pferdes mit Hilfe arteigener, hochwertiger gruppenspezifischer Isoimmunsera; Uppsala Läk.för. Förh. **1939**. — LEVINE, PH.: (1) Studies in specific hypersensitiveness etc. J. of Immun. **11** (1926). — (2) The application of blood groups in forensic medicine. Amer. J. police Sci. **3** (1932). — LEVINE, PH. and K. LANDSTEINER: a) On immune isoagglutinins in rabbits. J. of Immun. **17** (1929). b) second paper, ibidem **21** (1931). — LUMSDEN, T.: Blood groups in relation to the agglutination of human red blood corpuscles by heterologous (rat) sera. Amer. J. Canc. **35** (1939). — LÜTZELER, H. u. E. A. DORMANS: Blutgruppenstudien an der Leiche II. Krkhforsch. **7** (1929).

MARBERG: Beitrag zur Kenntnis der gruppenspezifischen B-Rezeptoren und ihrer Antikörper. Z. Immunforsch. **80** (1933). — MARCUSSEN, P. V.: Über Gruppendifferenzierung bei Kaninchen mit besonderem Hinblick auf die Spezifität der Isoimmunsera. Z. Immun.-forsch. **89** (1936). — MASAKI u. KOWASIMA: Zit. nach HONDA (1). — MATSON, G. A., P. LEVINE and H. F. SCHRADER: Distribution of subgroups of A and M and N agglutinogens among Blackfeet Indians. Proc. Soc. exper. Biol. a Med. **35** (1936). — MATSON, G. A. and H. F. SCHRADER: Blood-grouping among the „Blackfeet" and „Blood"-tribes of American Indians. J. of Immun. **25** (1933). — MATTA, D.: (1) Study of the distribution of group specific substances. 2. internat. Congr. Microbiol. London 1936. Rep. of proceedings 1937. — (2) A critical investigation of the blood groups and their medico-legal application. Cairo 1937. MAYSER, H.: Erfahrungen mit gerichtlichen Blutgruppenuntersuchungen. Dtsch. gerichtl. Med. **10** (1927). — MELNICK, D. et G. R. COWGILL: Differentiation in dogs based on antigenic complexes present in erythrocytes. Proc. Soc. exper. a. Med. **36** (1937). — MICHON, P., G. GRANDPIERRE et M. VÉRAIN: Auto- et iso-hémoagglutinations totales. Bull. Soc. Méd. Hôp. Paris **54** (1938). — MINO, P.: Über die angebliche Existenz von mehr als zwei Isoagglutininen im menschlichen Blute. Münch. med. Wschr. **1924 I.** — MOHARREM, J.: (1) Über die gruppenspezifische Differenzierung der Fäzes. Z. Immun.forsch. **83** (1934). — (2) Subgroups of the A property in Egypt. J. Egypt. med. Assoc. **20** (1937). — MORRIS, H. and I. M. DERBY: The blood groups and M-N-types in mental diseases. J. of Immun. **33** (1937).— MORVILLE, P.: (1) Undersögelser over Isohaemoagglutininer hos Mödre og Nyfödte (dän.). (Untersuchungen über Isohämagglutinine bei Müttern und Neugeborenen). Habil.schr. Kopenhagen 1928. — (2) Investigations into isohemagglutination in mothern and new-born children etc. Acta path. scand. (Københ.) **6** (1929). — MORZYCKI, G.: L'hérédité des propriétés de la sécretion des facteurs constituants des groupes O, A, B dans la salive. C. r. Soc. Biol. Paris **15** (1934). — (2) Über das Wesen des Agglutinins gegenüber dem Menschenblut der O-Gruppe. Z. Immun.forsch. **84** (1935). — MOSS, W. L.: Studies on isoagglutinines and isohemolysins. Bull. Hopkins Hosp. **21** (1910). — MOUREAU, P.: (1) Contribution à l'étude des facteurs d'individualisation du sang humain. Thèse d'aggrég. Louvain **1935**. — (2) Une transfusion suivie de mort malgré la compatibilité des groupes sanguins. Rapp. prés. au 1. Congr. internat. transfus. sanguine. Rome 26.—29. Sept. 1935. — (3) Antigène O et antigène humain spécifique. C. r. Soc. Biol. Paris **125** (1937). — (4) Constitution sérologique du sérum de boeuf et agglutinogène O. C. r. Soc. Biol. Paris **125** (1937). — (5) Répartition des propriétés A_1 et A_2 en Belgique. Ann. Méd. lég. etc. **17** (1937). — (6) Etude héréditaire des groupes sanguins A_1, A_2. Ann. Méd. lég. etc. **17** (1937). — MUROTA, S. (1): Studies on antigenic properties of M- and N-corpuscles of human blood. Mitt. med. Ges. Tokyo **51** (1937). — (2) Comparative studies on course of production of A—B and M—N agglutinins during immunisation of rabbits with human red corpuscles. Mitt. med. Ges. Tokyo **51** (1937). — MUSTAKALLIO, E.: Untersuchungen über die M—N-, A_1—A_2- und O-A-B-Blutgruppen in Finnland. Acta Soc. Medic. fenn. Duodecim Ser. A. **20** (1937).

NAKAGAWA, K.: Untersuchungen der Individualitäten des Kaninchens, wobei die Blutgruppen des Menschen als Richtschnur beobachtet wurden. Taiwan-Igakkai-Zasshi **36** (1937). — NEUDA, P.: (1) Untersuchungen über Auto(Kälte)-Agglutination I u. II. Z. Immun.forsch. **86** (1935); **89** (1936). — (2) „Irreguläre" Isoagglutination bei einem Falle von Anaemia perniciosa. Klin. Wschr. **1937 I.** — (3) Untersuchungen über Auto-(Kälte)-agglutination; die spezifisch autoagglutinierende Substanz. Z. Immun.forsch. **91** (1937). — (4) Über Autoagglutination. Bemerkungen zur Arbeit von E. POULSEN. Z. Immun.-forsch. **91** (1937). — NIGG, C. (1): A study of the blood groups among the American Indians. J. of Immun. **11** (1926). — (2) Studies on agglutinogens of human bloods. J. of Immun. **19** (1930). — (3) A study of the blood-group distribution among Polynesians. J. of Immun. **19** (1930).

OETTINGEN, K. v. u. E. WITEBSKY: Placenta und Blutgruppen. Münch. med. Wschr. **1928 I.** — OLBRICH, S.: (1) Immunisierungsversuche an Kaninchen mit menschlichen Seren blutgruppenverschiedener Personen. Z. Immun.forsch. **86** (1935). — (2) Über die Bildung gruppen- und faktorenspezifischer Antikörper bei Ratten und Meerschweinchen nach Immunisierung mit menschlichen Blutkörperchen. Zbl. Bakter. I, Beih. **140** (1937). — (3) Über die Haltbarkeit der absorbierten Immunseren für die M-N-Diagnostik der Blutgruppen. Z. Immun.forsch. **90** (1937). — (4) Immunisierungsversuche an Ratten mit menschlichen Blutkörperchen und die dabei beobachtete serologische Sonderstellung des Immunantikörpers N. Z. Immun.forsch. **91** (1937). — OPPENHEIM, F. u. R. VOIGT: Blutgruppenstudien an der Leiche. Krkh.forsch. **3** (1926). — OSADCHIY, D. P.: Changes in agglutination titer of serum of donors produced by various antigens used in rapid immunization. Eksperimentalna med. **1937**. — OTTENBERG, R. et A. JOHNSON: A hitherto undescribed anomaly in blood groups. J. of Immun. **12** (1926). — OTTENSOOSER, F.: (1) Über die Gruppensubstanz A des Peptons und die Diphtherietoxine. Klin. Wschr. **1932 II**. — (2) Unterscheidung menschlicher Blutkörperchen mit polyvalentem Hetero-Immunserum. Z. Immun.forsch. **89** (1936). — OTTENSOOSER, F. u. W. TOBLER: Zur Kenntnis der Bildung der Normalantikörper. Ungleiche Isoagglutininwerte bei eineiigen Drillingen. Z. Immun. forsch. **90** (1937). — OTTENSOOSER, F. u. H. WILLENEGGER: Über die gruppenspezifischen A-Reaktionen von Impfstoffen, Pepton- und Pepsinpräparaten. Schweiz. Z. Path. u. Bakter. **1** (1938). — OTTENSOOSER, F. u. S. ZURUKZOGLU: Über eine gruppenspezifische Reagensglasreaktion der Erythrocytenstromata. Klin. Wschr. **1932 I**.

PIETRUSKY, E.: (1) Über die praktische Brauchbarkeit der Blutfaktoren M und N, den Vaterschaftsausschluß usw. Münch. med. Wschr. **1936 I**. — (2) Über eingeengte Seren und über andere Untersuchungsmethoden zum Nachweis des schwachen N-Receptors (N_2) im Blute. Dtsch. Z. gerichtl. Med. **28** (1937). — PIJPER, A.: Bloodgroup and red cell diameter. S. afric. med. J. **13** (1934). — (2) Bloodgroups of Hottentots. S. afric. med. J. **23** (1935). — PILCZ, A.: Zur Frage der Blutgruppen und Impfmalaria. Klin. Wschr. **1927 I**. — PONSOLD, A.: (1) Die Bestimmbarkeit der Gruppenzugehörigkeit am frischen Blut in Capillaren. Münch. med. Wschr. **1933 II**. — Dtsch. Z. gerichtl. Med. **24** (1934). — (2) Säuglingsagglutinine und Capillarmethode. Z. Rassenphysiol. **10** (1938). — (3) Das Mengenverhältnis der Absorptionsblutkörperchen als Ausdruck der Receptorstärke. Dtsch. Z .gerichtl. Med. **30** (1938). — POULSEN, E.: Über Autoagglutination. Z. Immun.forsch. **91** (1937). — PREGER, A.: Über die Blutgruppen des Menschen unter besonderer Berücksichtigung der Beziehungen zwischen Mutter und Kind. Z. Immun.forsch. **53** (1927). — PUTKONEN, T.: (1) Über die Blutgruppenspezifität des Fruchtwassers. Acta path. scand. (Københ.) Suppl. **5** (1930). — (2) Über die gruppenspezifischen Eigenschaften verschiedener Körperflüssigkeiten. Acta Soc. Medic. fenn. Duodecim **14** (1930).

RAHM, G.: Los grupos sanguineos de los Arancanos (Mapuches) y de los Fuegninos. Investigat. y Progr. **5** (1935). — RAVETTA, M.: La formula eritrocitometrica in individui sani di sesso feminale appartenenti ai diversi gruppi sanguig. (ital.). (Der Durchmesser der Erythrocyten bei gesunden Individuen des weiblichen Geschlechts in den verschiedenen Blutgruppen.) Hämat. Arch. (Pavia) **17** (1936). — RIETZ, T.: (1) Blodgruppernas antropologiska betydelse (schwed). (Die anthropolog. Bedeutung der Blutgruppen). Sv. Läksällsk. Hdl. **12** (1924). — (2) The blood groups among the Laps in Sveden. J. of Immun. **13** (1927). — RIFE, D. W.: Blood-groups of Indians in certain Maya areas of Central America. J. of Immun. **22** (1932). — RÖ, J.: Über gruppenspezifische Reaktionen nach Bluttransfusionen. Ein Fall von hämolytischer Reaktion. Acta chir. scand. **80** (1937). — ROSENBERGER, C.: Leukocyten und Blutgruppen. Z. exper. Med. **60** (1928). — ROSENMANN, M.: Über die Beziehungen gruppenspezifischer Agglutinine zu den einzelnen Serumeiweißfraktionen. Biochem. Z. **294** (1937). — ROSENTHAL, F. u. M. CORTEN: Über das Phänomen der Autohämagglutination und über die Eigenschaften der Kälteagglutinine. Fol. haemat. (Lpz.) **58** (1937).

SACHS, H.: (2) Zur Frage der gruppen- und organspezifischen Reaktionsfähigkeit alkoholischer Gewebsextrakte und zum Blutgruppenproblem. 2. internat. Mikrobiol. Kongr. London 1936. Rep. of proceedings 1937. — SASAKI, H.: Über das Vorkommen gruppenspezifischer Eigenschaften im Speichel und anderen Körperflüssigkeiten und den Nachweis zweier „Ausscheidungstypen". Z. Immun.forsch. **77** (1932). — SATOH, T.: „Blutgruppenferment" und Blutgruppensubstanz im Speichel. Klin. Wschr. **13** (1934). — SCHERMER, S.: Die Blutgruppen der Haustiere (Pferd, Rind, Schwein und Schaf). Z. Rassenphysiol. **7** (1934). — SCHERMER, S. u. A. KÄMPFFER: (1) Neue Ergebnisse über die Vererbung der Blutgruppen bei den Haustieren. Z. Zücht., Reihe B **24** (1932). — (2) Über die genetische Bedingtheit der Isoagglutinine auf Grund von Blutgruppenuntersuchungen beim Schwein. Klin. Wschr. **1932 I**. — SCHERMER, S., W. KAYSER u. A. KÄMPFFER: Vergleichende Untersuchungen über die Isoagglutinine im Blute des Menschen und des Schweines. Z. Immun.forsch. **68** (1930). — SCHIFF, F.: (1) Zur Kenntnis blutgruppenspezifischer Antigene und Antikörper. Klin. Wschr. **3** (1924). — (3) Über den serologischen Nachweis der Blutgruppeneigenschaft 0. Klin. Wschr. **6** (1927). — (4) Die Blutgruppen und ihre Anwendung vor Gericht. Dtsch. Z. gerichtl. Med. **9** (1927). — (5) Die gerichtliche Anwendung der Blutgruppenvererbung. Ukrain. Z. Blutgrupp.forsch. **1** (1927). — (6) Über Blutgruppenuntersuchungen an Müttern und Kindern, insbesondere Neugeborenen. Klin. Wschr. **7** (1928). — (7) Die Vererbungsweise der Faktoren M und N von LANDSTEINER und LEVINE. Klin. Wschr. **9** (1930). — (8) Über die gruppenspezifischen Substanzen des menschlichen Körpers. Jena 1931. — (9) Die gerichtlich-medizinische Bedeutung der serologischen Eigenschaften M und N von LANDSTEINER und LEVINE. Dtsch. Z. gerichtl. Med. **18** (1931). — (10) Über einen eigenartigen serologischen Faktor des Menschen. Acta Soc. Medic. fenn. Duodecim, Ser. A. **15** (1932). — (11) Ein neues serologisches Erbmerkmal des Menschen. Naturwiss. **20** (1932). — (12) Über einen durch Immunserum nachweisbaren Blutkörperchenfaktor besonderer Art. Berl. mikrobiol. Ges. 11. April 1932. Zbl. Bakter. I. Ref. **106** (1932). — (13) Die forensische Bedeutung der Faktoren M und N und anderer neuerer serologischer Typenmerkmale. Dtsch. Z. gerichtl. Med. **21** (1933). — (15) Zur Kenntnis der Blutantigene des Shigabacillus. Z. Immun.forsch. **82** (1934). — (16) Die Diagnose des serologischen Ausscheidungstypus in der Blutgruppe O mittels heterogenetischen Immunserums. Z. Immun.forsch. **82** (1934). — (17) Zur Kenntnis des Faktors H. Wissenschaftl. Woche Frankfurt a. M., 2.—9. Sept. 1934. Erbbiologie, Bd. I, S. 145. — (18) Über den Abbau gruppenspezifischer Substanzen durch Bakterien. Klin. Wschr. **1935 I**. — (19) Blutgruppen und Epidemiologie. Klin. Wschr. **1935 I**. — SCHIFF, F. u. L. ADELSBERGER: (1) Über blutgruppenspezifische Antikörper und Antigene Z. Immun.forsch. **40** (1924). — (2) Über blutgruppenspezifische Antikörper und Antigene. Zbl. Bakter. I Orig. **93** (1924). — SCHIFF, F. u. M. AKUNE: Blutgruppen und Physiologie. Münch. med. Wschr. **1931 I**. — SCHIFF, F. u. F. A. BURÓN: Zur Kenntnis der sog. Blutgruppenfermente. Klin. Wschr. **1935** I. — SCHIFF, F. u. H. SASAKI: (1) Über die Vererbung des serologischen Ausscheidungstypus. Z. Immun.forsch. **77** (1932). — (2) Der Ausscheidungstypus, ein auf serologischem Wege nachweisbares mendelndes Merkmal. Klin. Wschr. **1932 II**. — SCHIFF, F. u. O. VERSCHUER: Serologische Untersuchungen an Zwillingen. Klin. Wschr. **1931 I**. — SCHIFF, F. u. G. WEILER: Fermente und Blutgruppen, I und II. Biochem. Z. **235**; **239** (1931) — SCHMIDT, A. u. H. ECK: Zur Gruppenspezifität der Spermatozoen. Z. gerichtl. Med. **22** (1933). — SCHOKAERT, J.: (1) Sur les hémo-agglutinogènes de LANDSTEINER. C. r. Soc. Biol. Paris **100** (1929). — (2) Sur la fréquence en Belgique de l'hémo-agglutinogène N de LANDSTEINER et LEVINE. C. r. Soc. Biol. Paris **103** (1930). — SCHWARZMANN, L. A.: Die gruppenspezifische Differenzierung der Tierorgane. Die Gruppendifferenzierung der Kaninchenorgane. Z. Immun.forsch. **87** (1936). — SEMZOWA, O. M. u. A. A. TERECHOWA: Die gruppenspezifische Differenzierung der menschlichen Organe. II. Die gruppenspezifische Differenzierung des Menschen während der Ontogenese. Klin. Wschr. **1929 I**. — Ukrain. Zbl. Blutgrupp.forsch. **3** (1929). — SHANKLIN, W. M.: Bloodgrouping of the Rwala Arabs. Proc. Soc. exper. Biol. a. Med. **32** (1935) u. J. of Immun. **29** (1935) u. Amer. J. physic. Anthrop. **21** (1936). — SIEVERS, O.: (1) Isoagglutininstudien. Acta path. scand. (København.) **4** (1927). — (2) Über den Gehalt des Speichels an sog. „Blutgruppenferment". Klin. Wschr. **1934 II**. — (3) Beiträge zur Kenntnis der Wirkung des sog. „Blutgruppenferments" im Speichel. Z. Immun.forsch. **85** (1935). — (4) Über die Eigenschaften des „Blutgruppenfermentes" im Speichel. Z. Immun.forsch. **86** (1935). — SNYDER, L. H.: (1) Studies in human inheritance. The linkage relations of the blood groups. Z. Immun.forsch. **49** (1926). — (2) The linkage relations of the blood groups. Verh. 5. internat. Kongr. Vererbgswiss. Berlin 1927. — Ref. Z. Abstammgslehre Suppl. **2** (1928). — (3) The medico-legal application of hereditary human characters, with especial reference to the blood groups. J. amer. med. Assoc. **88** (1927).— (5) Studies in human inheritance. V. Multiple allelomorphism as opposed to linkage in blood group heredity. Amer. Naturalist. **65** (1931). — STIMPEL, A.: Zur Kenntnis der Blutgruppenfermente. Z. Immun.forsch. **76** (1932). — STRENG, K. O.: Über serologische Völkerkarten. Acta Soc. Medic. fenn. Duodecim Ser. A. **19** (1937). — STRENG, O.: (1) Eine Völkerkarte. Eine graphische Darstellung der bisherigen Isoagglutinationsresultate. Acta Soc. Medic. fenn. Duodecim 8 (1926). — (3) Blutgruppenforschung und Anthropologie. Z. Rassenphysiol. **9** (1937). — (4) Über die geographische Verbreitung der Bluttypen, besonders die der M- und N-Typen bei den finnisch-ugrischen Völkern. C. r. Congr. internat. des Sci. anthropol. et ethnogr., Copenhague 1938/39, p. 165. — STUART, C. A., K. M. SAWIN, K. M. WHEELER and S. BATTEY: Group-specific agglutinins in rabbit serums for human cells; I. Normal group-specific agglutinins. J. of Immun. **31** (1936). — SUGISHITA, S.: Zit. nach MUSTAKALLIO. Juzenkwei-Zasshi **40**, H. 5 (1935).

(1) TANIMURA, K.: Beobachtungen über die Präzipitation bei der S-Blutgruppe. Nagasaki-Igakkai-Zasshi **16** (1938). — (2) Über die E-Blutgruppe. Nagasaki-Igakkai-Zasshi **16** (1938). — TASIRO, K.: Über die gruppenspezifischen Substanzen in den menschlichen Speicheldrüsen. Z. Immun.forsch. **93** (1938). — THERKELSEN, F.: (1) Typebestemmelse ved retsmedicinske Pletundersögelser (dän. mit dtsch. Zusammenfassung). (Typenbestimmungen bei gerichtsmedizinischen Fleckenuntersuchungen.) Habilschr. Kopenhagen 1935. — (2) Typenbestimmungen bei gerichtsmedizinischen Fleckenuntersuchungen. Z. Rassenphysiol. 8 (1936); **9** (1937). — THOMSEN, O.: (1) Hérédité des groupes sérologiques humains. Recherches sur 275 enfants issues de 100 mariages AB etc. C. r. Soc. Biol. Paris **99** (1928). — (2) Über die Möglichkeit phänotypischer Unterdrückung einer dominanten

Bluttypenanlage. Ukrain. Zbl. Blutgrupp.forsch. **3** (1929). — (3) Über die gegenseitige Stärke (Dominanz) der Blutgruppengene A und B. Z. Rassenphysiol. **1** (1929). — (4) Zwei Fälle von mutmaßlichen zur AB-Gruppe gehörigen Erwachsenen mit nicht nachweisbarem A-Rezeptor. Klin. Wschr. **1929 I.** — (5) Die gerichtsmedizinische Bedeutung der scheinbaren und wirklichen O-Gruppe bei der Nachkommenschaft von Eltern der AB-Gruppe. Dtsch. Z. gerichtl. Med. **16** (1930). — (6) Immunisierung von Menschen mit arteigenem gruppenfremdem Blute. Z. Rassenphysiol. **2** (1930). — (7) Der Unterschied in dem Verhalten der beiden menschlichen A-Gruppen gegenüber Anti-A-Lysin (in O- und B-Sera). Münch. med. Wschr. **1930 I.** — (8) Recherches sur la différentiation des groupes sérologiques dans l'organisme etc. C. r. Soc. Biol. Paris **104** (1930). — (9) Untersuchungen über serologische Gruppendifferenzierung des Organismus. Acta path. scand. (København.) **7** (1930). — (10) Untersuchungen über die Erblichkeit der Blutgruppe A_1 und A_2 in einem großen Geschlecht. Z. Rassenphysiol. **5** (1932). — (12) Über die A_1- und A_2-Rezeptoren in der sog. A-Gruppe. Acta Soc. Medic. fenn. Duodecim (1932). — (15) Über die Zusammensetzung der Blutgruppen-A-Eigenschaft beim Menschen (A- und AB-Gruppe) und Kaninchen. Z. Immunforsch. **87** (1936). — (16) Über das Erscheinen von Isoagglutininen bei Menschen. Z. Immun.-forsch. **89** (1936). — (17) Nogle Bemärkninger om Forpröven ved Valg af Donor. (Einige Bemerkungen über die Vorprobe bei der Wahl eines Spenders zur Bluttransfusion.) Ugeskr. Laeg. (dän.) **1933**, Nr 46, 1235; Klin. Wschr. **1933 II.** — (18) Blood groups and organ specificity. 2. internat. Kongr. Mikrobiol. London 1936. Rep. of proceedings 1937. — THOMSEN, O. u. V. CLAUSEN: Das Vorkommen von LANDSTEINERS „Immunrezeptoren" M und N in der dänischen Bevölkerung. Hereditas (Lund) **15** (1931). — THOMSEN, O., V. FRIEDENREICH u. E. WORSAAE: (1) Die wahrscheinliche Existenz eines neuen mit den drei bekannten Blutgruppen (O, A, B) allelomorphen A′ benannten Gens usw. Klin. Wschr. **1930 I.** — (2) Über die Möglichkeit der Existenz zweier neuer Blutgruppen; auch ein Beitrag zur Beleuchtung sog. Untergruppen. Acta path. scand. (København.) **7** (1930). — THOMSEN, O. u. K. KETTEL: Die Stärke der menschlichen Isoagglutinine und entsprechenden Blutkörperchenrezeptoren in verschiedenen Lebensaltern. Z. Immun.forsch. **63** (1929). — TROISIER, J.: (1) Le groupe sanguin II de l'homme chez le chimpanzé. Ann. Inst. Pasteur **42** (1928). — (2) Les groupes sanguins du chimpanzé. C. r. 1. Congr. internat. Microbiol. Paris 13.—24. Juli 1930. — TSCHERIKOWER, R. S. u. O. M. SEMZOWA: Die gruppenspezifische Differenzierung der Organe des Menschen; VII. Eihäute. Z. Immun.forsch. **67** (1930).

VORONOFF, S. et G. ALEXANDRESCO: Les groupes sanguins chez les singes. C. r. 1. Congr. internat. Microbiol. Paris 13.—24. Juli 1930. l'Art. méd. **1931**, No 16. — VUORI, A. K.: Die Vererbung der Blutgruppen und deren Korrelation zu anderen konstitutionellen Eigenschaften. Acta Soc. Medic. fenn. Duodecim **12** (1929).

WAALER, G. H. M.: (1) Häufigkeitsberechnungen bei den menschlichen Blutgruppen. Z. Abstammgslehre **51** (1929). — (2) To nye Blodtyper (norw. und dtsch. Zusammenfassung). (Zwei neue Bluttypen.) Norsk Mag. Laegevidensk. **1930.** — (3) Über K. H. BAUERS Austauschhypothese für die Blutgruppen. Z. Abstammgslehre **55** (1930). — WEINERT, H.: Blutgruppenuntersuchungen an Menschenaffen und ihre stammesgeschichtliche Bewertung. Z. Rassenphysiol. **4** (1931); **5** (1932); **6** (1933); 8 (1935). — WELLISCH, S. u. O. THOMSEN: Über die Vier-Gen-Hypothese THOMSENS. Hereditas (Lund) **14** (1930). — WELTNER, M.: Über die ultravioletten Absorptionsspektra der Blutgruppensubstanzen. Biochem. Z. **297** (1938). — WENDELBERGER, J.: Blutgruppen und Impfmalaria. Wien. klin. Wschr. **1927 I.** — WETHMAR, R.: Blutgruppen und Impfmalaria. Klin. Wschr. **1927 II.** — WHEELER, K. M. and C. A. STUART: Fractions of human group-specific A antigen. J. of Immun. **33** (1937). — WICHELS, P. u. W. LAMPE: Die gruppenspezifische Differenzierung der Leukocyten. Klin. Wschr. **1928 II.** — WIEMER, P.: Über das Vorkommen eines Agglutinins Anti-0 beim Menschen. Dtsch. Arch. klin. Med. **156** (1927). — WIENER, A. S.: (1) Heredity of agglutinogens M. a. N II. Theoretico-statistical considerations. J. Immun. **21** (1931). — (2) Method of measuring linkage in human genetics, with special reference to blood groups. Genetics **17** (1932). — (4) Heredity of the agglutinogens M and N of LANDSTEINER a. LEVINE. IV. Additional theoretico-statistical considerations. Human biology **7** (1935). — (5) The agglutinogens M and N in anthropoid apes. J. of Immun. **34** (1938). — WIENER, A. S. and S. ROTHBERG: Heredity of the subgroups of group A and group AB. Human biology **5** (1933). — WIENER, A. S., S. ROTHBERG and S. A. FOX: Heredity of the agglutinogens M a. N of LANDSTEINER and LEVINE. III. Medico-legal application for the determination of non-paternity. J. of Immun. **23** (1932). — WIENER, A. S. and M. VAISBERG: Heredity of the agglutinogens M a. N of LANDSTEINER and LEVINE. J. of Immun. **20** (1931). — WIRTH, D.: Die Blutgruppen der Tiere. Wien. klin. Wschr. **1937 I.** — WITEBSKY, E.: (1) Über die Antigenfunktion der alkohollöslichen Bestandteile menschlicher Blutkörperchen verschiedener Gruppen; I—II. Z. Immun.forsch. **48** u. **49** (1926). — (2) Über die Antigenfunktion der alkohollöslichen Bestandteile menschlicher Blutkörperchen verschiedener Gruppen III. Z. Immun.forsch. **49** (1927). — (3) Über die Verteilung heterogenetischer Lipoidantigene im Organismus etc. Z. Immun.forsch. 51 (1927). — (4) Über gruppenspezifische Organunterschiede beim Menschen. Klin. Wschr. **1928 I.** — (5) Konstitutionsserologische Studien über gruppenspezifische Antikörperbildung. Z. Immunforsch. **59** (1928). — (6) Erwiderung. Klin. Wschr. **1928 I.** — WITEBSKY, E. u. OKABE: (1) Über die Beziehungen des Rinderblutes zu menschlichen Gruppenmerkmalen. Klin. Wschr. **1927 II.** — (2) Über den Nachweis von Gruppenmerkmalen in den Organen des Menschen. Z. Immun.forsch. **52** (1927). — (3) Isoagglutinine und gruppenspezifische Lipoide. Z. Immun.forsch. **54** (1927). — (4) Über die Erzeugung gruppenspezifischer Menschenblutantikörper bei Meerschweinchen. Z. Immun.-forsch. **54** (1927). — (5) Über gruppenspezifische Organunterschiede beim Menschen. Klin. Wschr. **1928 I.** — WITEBSKY, E. u. H. REICH: Zur gruppenspezifischen Differenzierung der Placentaorgane. Klin. Wschr. **1932 II.** — WITEBSKY, E. u. T. SATOH: Zur Frage des Blutgruppenferments und der Ausscheidung der Blutgruppensubstanz. Klin. Wschr. **1933 I.** — WITEBSKY, E. u. J. STEINFELD: Organspezifische Antigenfunktionen. Zbl. Bakter. **104**, Beih. (1927). — WITH, S.: Undersögelser over Bacteriers hapten-aktiverende Evne etc. (dän.). (Untersuchungen über das hapten-aktivierende Vermögen der Bakterien usw.) Habilschr. Kopenhagen 1935. — WOLFF, E.: Zur Technik der Herstellung von Anti-M- und Anti-N-Serum. Z. Rassenphysiol. **5** (1932). — WOLFF, E. u. B. JONSSON: (1) Studien über die Untergruppen A_1 und A_2 mit besonderer Berücksichtigung der Paternitätsuntersuchung. Dtsch. Z. gerichtl. Med. **22** (1933). — (2) Erfahrungen mit der Anwendung der MN- und Vier-Gen-Theorien besonders in der Paternitätspraxis. Acta path. scand. (Københ.) **12** (1935). — WORSAAE, E.: (1) Undersögelser over Blodlegemernes Receptorer, särlig A-Receptoren, hos Nyfödte (dän.). (Untersuchungen über die Rezeptoren der Blutkörperchen, insbesondere den A-Rezeptor, bei Neugeborenen.) Habilschr. Kopenhagen 1934. — (2) Untersuchungen über die B-Gruppe und das Verhältnis zwischen dem A- und B-Rezeptor in der AB-Gruppe. Z. Rassenphysiol. **7** (1935). — (3) Über die Blutkörperchenrezeptoren A_1 und A_2 bei Neugeborenen. Z. Rassenphysiol. **7** (1935). — WYMAN, L. C. and W. C. BOYD: Human blood groups and anthropology. Amer. Anthrop. **37** (1935).

YAMAKAMI, K.: The individuality of semen, with reference to its property of inhibiting specifically isohämagglutination. J. of Immun. **12** (1926). — YAMAOKA, H.: Über die serologischen Eigenschaften des Rinderspeichels. Taiwan-Igakkai-Zasshi **36** (1937). — YOSIDA, KAN-ITI: Über die gruppenspezifischen Unterschiede der Transsudate, Exsudate, Sekrete, Exkrete des Menschen und ihre rechtsmedizinischen Anwendungen. Z. exper. Med. **63** (1928).

ZACHO, A.: (1) Recherches sur la présence des récepteurs spécifiques M et N dans le tissu tumoral. C. r. Soc. Biol. Paris **112** (1932). — (2) Untersuchungen über das Vorkommen der Rezeptoren M und N in Tumorgeweben. Z. Immun.forsch. **77** (1932). — (3) Unverträglichkeit zwischen Blutproben von gleichem Bluttypus, beruhend auf dem Vorhandensein eines irregulären Agglutinins gegenüber einem bisher unbekannten Rezeptor. Z. Rassenphysiol. 8 (1936). — ZIEVE, M. A., A. S. WIENER and J. H. FRIES: On linkage relations of genes for allergic disease and genes determining blood groups, MN-types and eye colour in man. Ann. of Eugen. **7** (1936).

Erbpathologie des Blutes und der blutbildenden Organe.

Von M. GÄNSSLEN, Frankfurt a. M.

Mit 50 Abbildungen.

Die Anomalien und Erkrankungen des Blutes sind zum größten Teil anlagebedingt, vielfach handelt es sich sogar um ausgesprochene Erbleiden. Bei manchen Blutkrankheiten mit besonders augenfälligen Symptomen, wie etwa den Blutungen bei der Hämophilie, hat sich schon in sehr früher Zeit der Gedanke an eine erbliche Übertragung aufgedrängt. Die Erbgänge bestimmter Blutkrankheiten sind geradezu zu Schulbeispielen der Erblehre geworden. Es ist daher kein Zweifel, daß die Blutkrankheiten eine besondere Bedeutung im Rahmen der menschlichen Erbbiologie beanspruchen; das trifft um so mehr zu, als in neuerer Zeit die feineren diagnostischen Methoden der Hämatologie zur Klärung schwieriger und undurchsichtiger Erbverhältnisse geführt und damit einen wertvollen Beitrag für die Erbforschung geleistet haben. Mit der fortschreitenden Verfeinerung der hämatologischen Methoden sind in der Zukunft nicht nur für die Diagnostik, sondern auch für die Erbforschung weitere wertvolle Ergebnisse zu erwarten. Wie wir sehen werden, hat sich aber auch die Betrachtung der Blutkrankheiten von der hohen Warte der Erbbiologie aus für die klinischen Belange als sehr fruchtbar erwiesen. Im Gegensatz zu der Beurteilung einer Krankheit nach dem Momentbild einer einmaligen Untersuchung vermag die hier unerläßliche Zusammenschau eines Erbleidens im Längsschnitt eines Lebens und im Querschnitt einer Sippe nicht nur für die Symptomatologie und die Erscheinungsformen, sondern auch für die Pathogenese einer Krankheit neue wertvolle Aufschlüsse zu geben. Erst durch die Stammbaumforschung gewinnen wir ein umfassendes Bild von einer Krankheit und erkennen, wie sich ihr Gesicht im Laufe eines Lebens verändert. Wir erkennen auch die Bedeutung des Manifestationsalters und seinen Einfluß auf das klinische Bild, sowie Verlauf und Prognose. Auch können bei erbbiologischer Betrachtungsweise innere Zusammenhänge zwischen Krankheiten aufgedeckt und umgekehrt differentialdiagnostische Trennungen durchgeführt werden.

I. Anomalien und Erkrankungen des erythropoetischen Systems.

1. Elliptocytose (Ovalocytose).

Wir beginnen zunächst mit den durch Formanomalien der roten Blutkörper bedingten Erkrankungen, die wegen ihres gesteigerten Blutzerfalls in engem klinischen Zusammenhang miteinander stehen. Es handelt sich um die Elliptocytose, die Kugelzellenkrankheit, die Sichelzellenkrankheit und die Erythroblastenanämie, die wir bei pathogenetischer Betrachtungsweise als Repräsentanten einer hämolytischen Konstitution im erweiterten Sinne ansehen dürfen. Im Jahre 1904 wurde von DRESBACH auf die eigentümliche elliptische Gestalt der roten Blutkörper hingewiesen. Ein mulattischer Student der Medizin hatte an seinem eigenen Blute diese Eigentümlichkeit beobachtet. Wenn auch die herrschende Grundform der normalen roten Blutkörper bei genauer Messung als elliptisch bezeichnet wird (GÜNTHER) — im frühen Embryonalleben sind es bekanntlich ausgesprochene Ellipsen —, so erscheinen sie unserem Auge doch im allgemeinen als rund. Bei der vorliegenden Formänderung ist die Ellipsengestalt aber ganz ausgeprägt und betrifft in den ausgesprochenen Fällen die Mehrzahl der roten Blutkörper in Höhe von 50—98% (Abb. 1a—c). In der Konservierungsflüssigkeit ist

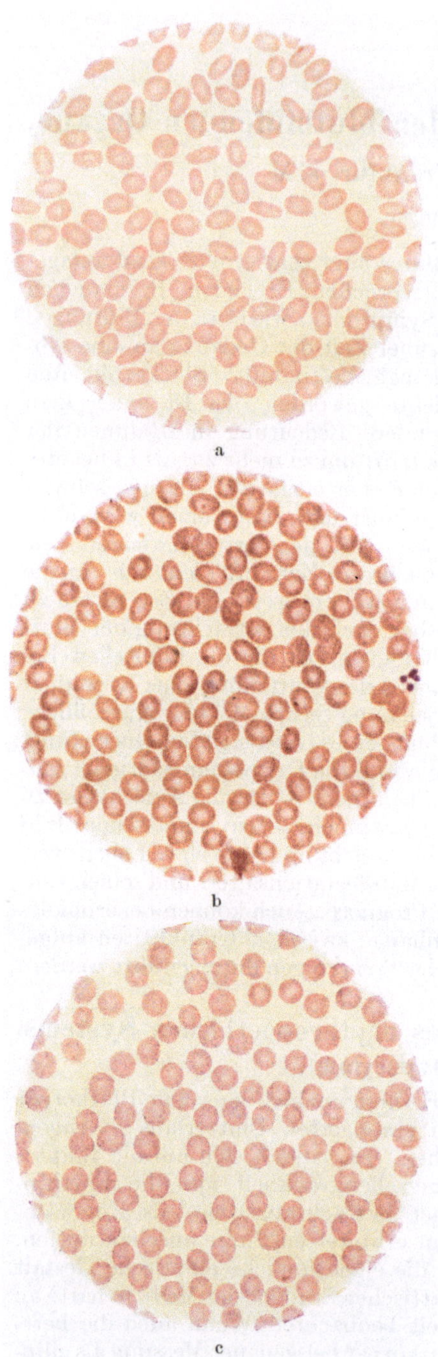

Abb. 1a—c. a Vollträger einer Elliptocytose. b Teilträger einer Elliptocytose. c Normales Blutbild zum Vergleich. (Eigene Farb-Mikrophotogramme.)

ihre Zahl in der Regel deutlich größer als im Blutausstrich. Auf Grund von Sternalpunktionen wissen wir, daß die Erythrocyten im kernhaltigen Stadium noch normal geformt sind, und daß die Umwandlung in Elliptocyten während und unmittelbar nach dem Reticulocytenstadium erfolgt (SCHILLING, SCHARTUM-HANSEN). Im Tierreich findet sich eine ähnliche Gestalt der roten Blutkörper bei den Tylopoden (Kamel, Lama u. a.), so daß GOLTZ, der schon im Jahre 1850 die Elliptocytose beim Menschen gesehen hat und die äußere Ähnlichkeit mit den ovalen Zellen des Kamelblutes erkannte, im Kolleg scherzhaft von „kameloider Entartung" sprach (zit. nach FULD). Die auf die Genese gerichteten späteren Untersuchungen haben keinen Anhaltspunkt dafür ergeben, daß äußere Ursachen beim Zustandekommen dieser Formanomalie der roten Blutkörper eine Rolle spielen, vielmehr wird allgemein angenommen, daß es sich um eine mutative Bildungsanomalie der Erythrocyten handelt. Von zahlreichen Autoren wurde die Elliptocytose nicht als eine Krankheit, sondern als ein harmloser Schönheitsfehler betrachtet. Das trifft auch für viele Fälle zu, andererseits können aber auch die Elliptocyten zu einem lebhaft gesteigerten Blutzerfall und dann zu einer Krankheit mit leichtem Ikterus, Milztumor und mäßiger Anämie führen. Gelegentlich zeigt uns auch eine deutliche Resistenzverminderung die Widerstandsschwäche der Elliptocyten an (GRZEGORZEWSKI, GÄNSSLEN). Die Reticulocytenzahl wird allgemein als normal angegeben, doch ist bei gesteigerter Hämolyse mit einer gewissen Vermehrung zu rechnen. In klinischer Hinsicht kommt der Elliptocytose nicht die Bedeutung zu, die wir etwa der Kugelzellenkrankheit oder in anderen Ländern der Sichelzellenkrankheit beimessen.

Schon frühzeitig wurde von BISHOP (1914) auf familiäres Vorkommen der Anomalie aufmerksam gemacht und durch spätere Untersuchungen vielfach bestätigt. Der eindruckvollste Stammbaum dieser Art ist der von GRZEGORZEWSKI, der ebenso wie die anderen Stammtafeln einen *einfach dominanten Erbgang* erkennen läßt (Abb. 2).

Wir können zur Elliptocytose wichtige Ergebnisse eigener Untersuchungen mitteilen, die von meinem Mitarbeiter LAMBRECHT veröffentlicht wurden. Ausgehend von 3 Probanden konnten durch Sippenuntersuchungen insgesamt 16 Elliptocytosen aufgefunden und näher untersucht werden. Auf Grund der dabei gemachten Erfahrungen muß es als bewiesen gelten, daß die Elliptocytose in einzelnen Fällen sehr wohl unter dem vollen klinischen Bild einer hämolytischen Krankheit mit Anämie, Ikterus und Milztumor verlaufen kann. Es ist daher berechtigt, die Elliptocytose der mit einer angeborenen Formänderung der Erythrocyten einhergehenden Gruppe hämolytischer Anämien zuzurechnen. Dazu ist man auch auf Grund der gleichartigen Unterschiede im klinischen Erscheinungsbild und dem hämatologischen Befund berechtigt, wie sie GÄNSSLEN schon frühzeitig am Beispiel der Kugelzellenkrankheit entwickelt hat. Auch bei der Elliptocytose gibt es Vollbilder der Krankheit mit Ikterus, Anämie und Milztumor und kompensierte Fälle, bei denen nur das eine oder andere Symptom, bisweilen auch gar kein Symptom nachweisbar ist. Zur zweiten Gruppe zählen die meisten Fälle der Literatur und unseres eigenen Beobachtungsgutes. Die klinisch völlig einwandfreien Anomalieträger, die hämatologisch nur geringfügige Abweichungen aufweisen, können als „latente" Fälle bezeichnet werden. Die Erkennung dieser Anomalieträger bereitet auch dem Erfahrenen große Schwierigkeiten, und ihre Belastung ist nur dann sicher nachzuweisen, wenn man 1000 Erythrocyten nach dem Vorgehen GÜNTHERs bezüglich des Grades ihrer Formabweichung auswertet (Abb. 3, Fall 6). Diese latenten Formen, die mit ihrem geringen Elliptocytengehalt nur „einen Hauch der Anomalie" an sich tragen, sind von großer erbbiologischer Bedeutung,

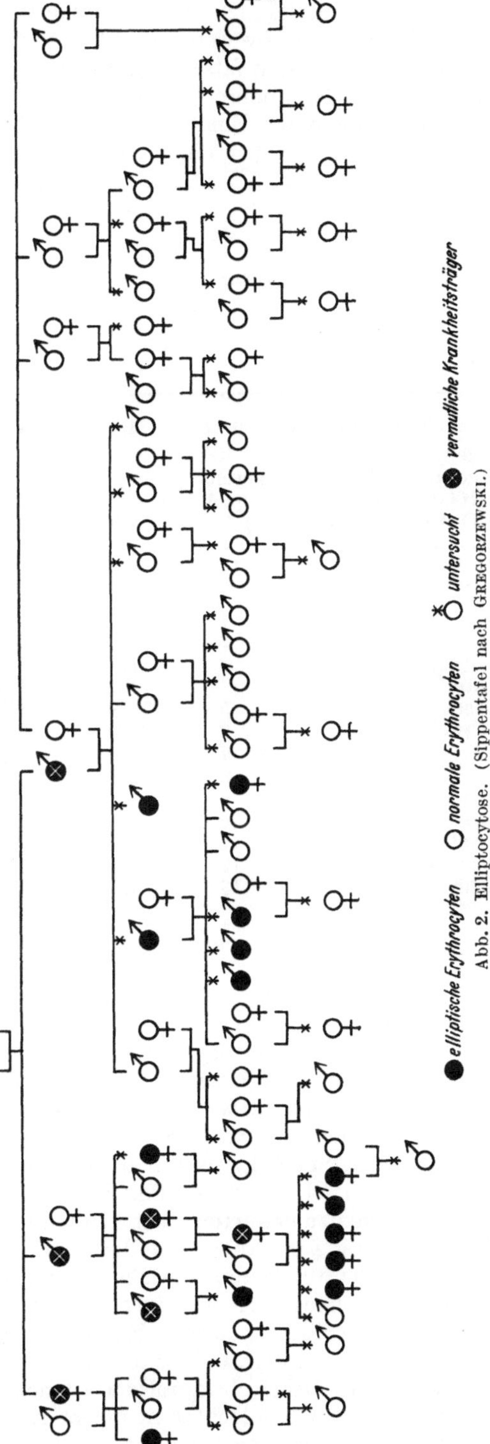

Abb. 2. Elliptocytose. (Sippentafel nach GREGORZEWSKI.)

weil sie die Elliptocytose vererben. Wie wir von anderen hämolytischen Anämien wissen, können Nachkommen dieser Teilträger sehr wohl das Vollbild dieser Anomalie aufweisen. Werden solche Fälle bei Familienuntersuchungen übersehen, so ist man fälschlicherweise geneigt, von unterbrochener Dominanz zu sprechen oder andere Erbgänge in Erwägung zu ziehen. Die nachfolgende Übersicht gibt einen Eindruck von den Schwankungen des Elliptocytengehalts der Anomalieträger bei einer selbstuntersuchten Sippe (Abb. 3).

Exzentrizitätsgrade der Erythrocyten	Lfd. Nr.	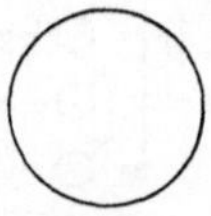 Gruppe I kreisrund %	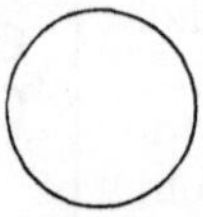 Gruppe II rundlich %	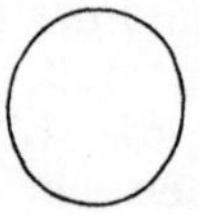 Gruppe III elliptisch %	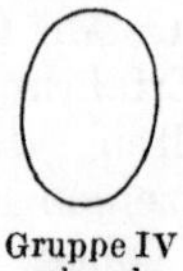 Gruppe IV schmalelliptisch %	Gruppe III und IV zusammen %
Normalwerte nach GÜNTHER		74,4	14,9	8,2	2,5	10,7
Eigene Normalwerte (bei 100 gesunden Menschen jeweils 1000 Erythrocyten nach GÜNTHER ausgewertet) . .		72,97	17,45	8,49	1,09	9,58
Familie Schl.	Lfd. Nr.					
Vatersbruder	1	75,3	18,2	6,4	0,1	6,5
„	2	14,4	28,2	54,0	3,6	57,6
„	3	81,0	15,6	3,4	0,0	3,4
Vater	4	4,0	19,7	66,8	9,5	76,3
Base	5	71,8	17,0	10,4	0,8	11,2
Schwester	6	27,6	38,0	31,0	3,4	34,4
„	7	0,0	0,8	5,6	93,6	99,2
„	8	12,8	19,2	48,3	19,7	68,0
Bruder	9	64,6	22,4	12,5	0,5	13,0
Probandin	10	0,0	0,5	12,5	87,0	99,5
Bruder	11	68,0	25,0	6,4	0,6	7,0
Schwester	12	7,2	17,7	67,9	7,2	71,8
Sohn der Base . . .	13	74,0	20,6	5,4	0,0	5,4

Abb. 3. Auswertung nach Exzentrizitätsgraden der Erythrocyten in einer Elliptocytosesippe. 2, 4, 6, 7, 8, 10 und 12 müssen als Anomalieträger angesehen werden. (Eigene Beobachtung.)

In Analogie zu den Schädel- und Skeletanomalien, die bei den übrigen mit gesteigertem Erythrocytenzerfall einhergehenden Blutkrankheiten vorkommen, war auch bei der Elliptocytose mit Abweichungen dieser Art zu rechnen. Diese Anomalien sind von GÄNSSLEN vor allem beim hämolytischen Ikterus beschrieben und auf die Hyperaktivität des Knochenmarks zurückgeführt worden.

Von der auch hier vorliegenden gesteigerten Knochenmarkstätigkeit konnten wir uns durch Sternalpunktion überzeugen. Da es sich um die leichteste Form einer hämolytischen Erkrankung handelt, sind naturgemäß auch die geringsten Abweichungen zu erwarten. Tatsächlich fanden sich bei unserem Untersuchungsgut in größerer Zahl Anomalien der Kiefer und Zähne (Stellungsfehler der Zähne, persistierender Milchzahn, Spitzbogengaumen usw.) und angedeutete Turm- und große Rundschädel. Auch GÜNTHER beschreibt in einem Fall von Ovalocytose einen Turmschädel, während ROSENOW bei seinen Fällen in 3 Generationen Gebißanomalien festgestellt hat.

Unter den bisher bekanntgewordenen über 200 Fällen befinden sich Angehörige beider Geschlechter in jedem Alter. Sowohl vom Manne als auch von der Frau kann die Anomalie auf die Kinder übertragen werden. Im Gegensatz zur Sichelzellenkrankheit, die bei Negern und Mischlingen vorkommt, wurde die Elliptocytose bei Weißen, Negern und Mulatten festgestellt. Von der gelben Rasse liegen bisher Beobachtungen nicht vor. Unter den befallenen Weißen finden sich nach dem Schrifttum Angehörige der verschiedensten Länder. Gebundenheit an eine bestimmte Blutgruppe liegt nicht vor, es sind alle vier Blutgruppen vertreten.

Die einem einfach dominanten Erbgang folgende Elliptocytose ist ein besonders geeignetes Objekt für Vererbungsstudien, weil man die Formanomalie der roten Blutkörper im Ausstrichpräparat deutlich sehen kann. Bei Sippenuntersuchungen zeigt sich, daß die einzelnen Familienmitglieder untereinander große Unterschiede im Elliptocytengehalt aufweisen können. Mit seltener Genauigkeit lassen sich hier mit exakten Methoden die qualitativen Unterschiede der Erbanlage im hämatologischen Erscheinungsbild verfolgen.

2. Die hämolytische Konstitution.

Konstitutioneller hämolytischer Ikterus (hämolytische Anämie, Kugelzellenkrankheit.)

Der hämolytische Ikterus ist nicht nur in klinischer sondern auch in erbpathologischer Hinsicht eines der interessantesten Krankheitsbilder unter den Blutkrankheiten. Die im Jahre 1900 durch Minkowski erstmals schärfer umrissene Krankheit wurde schon frühzeitig als Erbleiden erkannt, und bereits ihr Entdecker hat auf familiäres Auftreten hingewiesen. Ja, im Schrifttum finden sich sogar noch ältere Beobachtungen dieser Art, so hat schon Wilson im Jahre 1890 (Wilson und Stanley 1893) über das Krankheitsbild des familiären hämolytischen Ikterus einen genauen Bericht gegeben und einen über 3 Generationen gehenden Stammbaum aufgestellt. Allerdings wurde die sichere Diagnose erst im Jahre 1926 durch Campbell gestellt, der bei einem Nachkommen des Wilsonschen Stammbaumes den kongenitalen hämolytischen Ikterus nachwies. Ähnlich verhält es sich bei einer noch früheren Beobachtung von Murchison, der im Jahre 1885 das schon 10 Jahre lang festgestellte Leiden bei zwei Brüdern beschrieb, das im Jahre 1909 von Hutchison und Panton in ihren Nachkommen als hämolytischer Ikterus sichergestellt wurde. Auch Finlayson beschreibt 1899 ähnliche Fälle, die er als familiäres Auftreten von Hannotscher Cirrhose aufgefaßt hat. Außer in England hat Hayem 1898 in Frankreich typische familiäre Fälle dieses Leidens beschrieben.

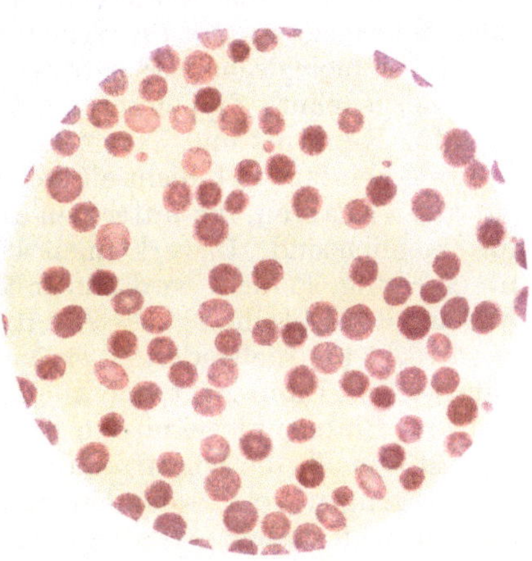

Abb. 4. Kugelzellenkrankheit. (Eigenes Farb-Mikrophotogramm.)

Der hämolytische Ikterus oder besser gesagt die hämolytische Konstitution, die alle Erscheinungsformen dieser Krankheit umfaßt, zeigt eine Abweichung im Bau der roten Blutkörper in der Richtung der Kugelform, daher auch die treffende Bezeichnung Kugelzellenkrankheit. Diese Nägelische Ansicht, die sich auf Alders Messungen und Volumbestimmungen der Erythrocyten stützt, ist heute wohl allgemein durchgedrungen. Im Blutausstrich sind die Erythrocyten vielfach sehr klein und hyperchrom und in der Regel von sehr verschiedener Größe (Abb. 4). Diese Anisomikrocytose und die auf Grund vieler Messungen bestätigte Sphärocytose ist für die Diagnose von der größten Bedeutung. Wenn wir von Kugelzellen reden, so ist das allerdings übertrieben, wie zahlreiche Durchmesser- und Volumenbestimmungen zeigen. Am ehesten sind noch die kleinsten hyperchromen Erythrocyten, die sich im Gesichtsfeld deutlich herausheben, als Kugelzellen anzusprechen, während andere Erythrocyten normal sind oder sich in individuell verschiedenem Maße der Norm nähern. Trotz dieser uneinheitlichen Beschaffenheit dürfen wir aber in Analogie zu den Sichelzellen und Ovalocyten mit NÄGELI von einer besonderen Abartung der Erythrocyten, den *Mikro-Sphärocyten* sprechen, wobei wir uns darüber klar sind, daß weder eine reine Kugelform vorliegt noch sämtliche Zellen von dieser Formabweichung betroffen sein müssen.

Diese eigenartigen Erythrocyten zeigen bei der Osmoseprüfung gegenüber hypotonischen Kochsalzlösungen die bekannte *Resistenzverminderung*, die bereits von CHAUFFARD im Jahre 1907 als wichtigstes hämatologisches Symptom entdeckt wurde und ihm die Berechtigung gab, die Krankheit als ,,hämolytischen Ikterus" zu bezeichnen. Wie ich an anderer Stelle gezeigt habe, ist die Resistenzverminderung eine Funktion der besonderen Form der Erythrocyten. Die darin zum Ausdruck kommende Minderwertigkeit führt zum *Kernsymptom der Krankheit, nämlich dem gesteigerten Blutzerfall.* Alle klinischen Symptome, insonderheit Ikterus, Anämie und Milztumor lassen sich von diesem Kernsymptom herleiten.

Nachdem wir die Krankheit in ihren wesentlichen Zügen kennengelernt haben, interessieren uns die verschiedenen klinischen Erscheinungsformen, die für die erbbiologische Erkenntnis prinzipielle Bedeutung gewonnen haben. Durch ausgedehnte Sippenuntersuchungen hat vor allem GÄNSSLEN den Grund gelegt für Kenntnis und Verständnis dieser verschiedenen Erscheinungsformen. Die Krankheit läßt sich nicht einfach typisieren und in ein Schema fassen, sondern zeigt alle Varianten, die unter den ausschlaggebenden Faktoren des Krankheitsbildes möglich sind. Das erkennen wir nicht in dem Momentbild einer einmaligen Untersuchung, sondern wird uns erst klar, wenn wir in die Stammbäume hineinsehen und den Einzelfall gewissermaßen von der Wiege an verfolgen. Da sehen wir erst so recht die fließenden Übergänge und die wandelbare Form des hämolytischen Ikterus. Dann zeigt sich auch, daß die nur an Begleitsymptome wie Gelbsucht und Blutarmut geknüpfte Bezeichnung dieser Krankheit nicht umfassend genug ist, um alle die Spielarten dieser Konstitutionsanomalie mit ihren wechselnden Übergängen vom Gesunden zum Kranken genügend zu kennzeichnen. Mit Recht spricht daher GÄNSSLEN von der ,,hämolytischen Konstitution" und steckt damit den weiten Spielraum ab, innerhalb dessen sich die Krankheit äußern kann. Wenn im folgenden die einzelnen Erscheinungsformen der Krankheit näher auseinander gesetzt werden, so geschieht das nicht, um den Begriff dieser umfassenden hämolytischen Konstitution durch eine schematische oder gar willkürliche Einteilung in neue Fesseln zu schlagen, sondern um an diesem klassischen Beispiel einer konstitutionellen Blutkrankheit die Vielgestaltigkeit und verschiedenartige Ausprägung im Wandel der Zeiten zu zeigen.

Erscheinungsformen. Beim *klassischen Krankheitsbild* kommt es infolge des gesteigerten Blutzerfalles zum hämolytischen Ikterus, weil die Leber das überreiche Angebot von Hämoglobinbausteinen nicht ordnungsgemäß zu bewältigen vermag. Der gesteigerte Blutzerfall führt zu einer Insuffizienz des Knochenmarks und es kommt damit zur Anämie. Da der übermäßige Erythrocytenuntergang sich in der Hauptsache in der Milz vollzieht, entwickelt sich als Folge der außergewöhnlichen Inanspruchnahme ein Milztumor.

Diesen seltenen *Vollbildern* sind unter Berücksichtigung des individuell wie auch zeitlich verschiedenen Blutzerfalls die weit häufigeren *kompensierten Formen* gegenüberzustellen. Sie kommen dadurch zustande, daß die Leber oder das Knochenmark oder beide Organe sich dem Übermaß der Anforderungen anpassen und somit keine Ausfallserscheinungen zeigen.

Das führt dann zu *Krankheitsbildern ohne Ikterus* bei sonst typischem Verhalten; dabei kann die Anämie manchmal recht beträchtlich sein und das Krankheitsbild beherrschen. Wie gesagt, kann der Ikterus *ganz* fehlen, so daß nicht einmal eine Erhöhung des Bilirubinspiegels im Serum gefunden wird, er kann aber auch nach außenhin bloß nicht sichtbar sein, weil der Bilirubinspiegel nur leicht über die Norm erhöht ist (latenter Ikterus). Weiterhin kann die Gelbsucht nur anfallsweise ein oder wenige Male und dann nur in geringem Grade aufgetreten sein, so daß sie unbeachtet blieb und völlig im Unterbewußtsein der Kranken verschwunden ist und daher die Anamnese der Kranken negativ ausfällt. Kranke mit dieser Form der hämolytischen Konstitution können bezüglich der Leber sogar ihr ganzes Leben lang kompensiert bleiben und brauchen nie eine Gelbsucht zu bekommen.

Wenn das Knochenmark durch Hyperaktivität den Blutausfall zu decken vermag oder der Blutuntergang sich überhaupt in mäßigen Grenzen hält, bekommen wir eine *Erscheinungsform ohne Anämie.* Noch mehr wie beim Ikterus mag es auch hier sein, daß vorübergehend einmal eine Anämie bestanden hat, die aber nicht bemerkt wurde. Zum Zeitpunkt der Untersuchung besteht jedenfalls keine Anämie. Es ist sogar möglich, daß überhaupt nie eine Knochenmarksinsuffizienz eintritt, und es dementsprechend im Verlauf des ganzen Lebens nie zu einer Anämie kommt.

Mitunter vermag sogar die übermäßig angeregte Blutregeneration zu einer zwar seltenen Variante mit mehr oder weniger deutlicher *Polyglobulie* zu führen (Gänsslen, Elliott und Kanavel, Le Gendre, Oettinger).

Bei einer fünften Erscheinungsform kann sowohl der Ikterus, als auch jegliche Anämie fehlen, so daß bei der klinischen Untersuchung *nur ein Milztumor* gefunden wird. Diese Form kann man jahrelang bei Kindern beobachten, bis dann der Kranke durch irgend eine innere oder äußere Einwirkung aus seiner Kompensation herausgeworfen wird und ein typischer hämolytischer Ikterus mit allen Symptomen sich manifestiert.

Während bei der vorhergehenden Gruppe der Milztumor im Vordergrund steht, können wir ihn bei der jetzt zu besprechenden Variante überhaupt nicht nachweisen (*Fälle ohne Milztumor).* Nach Gänsslen ist in etwa 30% der Fälle damit zu rechnen, daß der klinische Nachweis eines Milztumors nicht erbracht werden kann. Allerdings ist anzunehmen, daß hier trotzdem eine wenn auch geringe Vergrößerung vorliegt, die wir nur durch Palpation nicht erfassen können. Manchmal ist man bei der Operation überrascht, in welchem Ausmaß sich der Milztumor nach dem Zwerchfellkuppelraum ausdehnt.

In manchen Fällen kann auch das charakteristische und für die Diagnose wichtige Symptom der Resistenzverminderung fehlen *(Fälle ohne Resistenzverminderung).* Nach Gänsslen wird in wenigstens 10% der Fälle eine deutliche Resistenzverminderung vermißt.

Schließlich gibt es noch eine Gruppe, bei der *einzig und allein ein chronischer Ikterus* nachweisbar ist (Chauffard, Cade und Chalier, Kaznelson, Gänsslen u. a.).

Außer den voll ausgeprägten Krankheitsbildern und den kompensierten Formen gibt es noch die höchst interessante Gruppe der *latenten Formen* (Gänsslen), die weniger den Arzt als den Vererbungsforscher interessiert. In den Stammbäumen stößt man nämlich immer wieder auf Menschen, die eigentlich nicht krank sind, die aber als „Krankheitsträger“ die hämolytische Konstitution vererben. Bei solchen „gesunden“ Zwischenträgern kann man nur zu gewissen Zeiten in Form einer minimalen Resistenzverminderung und Aniso-Mikrocytose, eines latenten Ikterus, eben tastbarer Milz oder anderer leichter Symptome *einen Hauch der Krankheit* feststellen. Diese Typen, die an der Grenze vom

Gesunden zum Kranken stehen, sind Träger einer ganz leichten hämolytischen Konstitution, deren Feststellung auch dem Erfahrenen große Schwierigkeiten bereitet. Durch gewisse Provokationsmethoden kann man manchmal diese latenten Fälle zu faßbarer Manifestation bringen, bisweilen besorgt das auch irgendeine Krankheit.

Um nicht mißverstanden zu werden wiederhole ich, es gibt Fälle, die äußerlich gesund erscheinen, die aber bei ärztlicher Untersuchung ohne weiteres als kompensierte Formen der Krankheit erkannt werden. Darüber hinaus gibt es noch latente Zwischenträger, die nur einen Hauch der Krankheit an sich tragen und selbst von einem erfahrenen Arzt nicht in jedem Augenblick sicher zu diagnostizieren sind (Gänsslen, Campbell und Warner, Hansen und Klein, East u. a.).

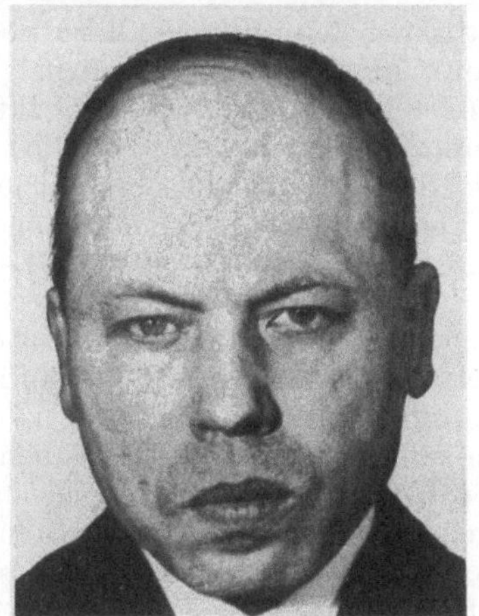

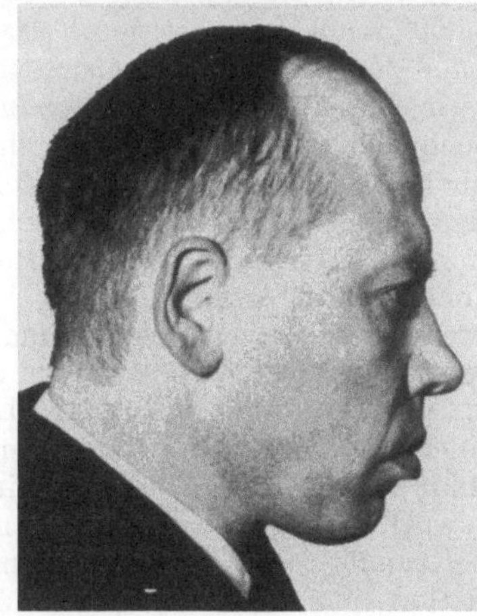

Abb. 5. Turmschädel, seitliche und vordere Ansicht. (Eigene Beobachtung.)

Die angeführten Beispiele stellen die wichtigsten Varianten der hämolytischen Konstitution dar, die man zu Gesicht bekommt. Es ist in der Tat so, daß man in den belasteten Familien ein ganz buntes Bild dieser Konstitutionsanomalie antrifft, in dem der voll ausgeprägte hämolytische Ikterus nur einen besonders interessanten und für den Arzt wichtigen Ausschnitt darstellt. Zwischen voll ausgeprägter Krankheit und Gesundheit finden sich alle Übergänge.

Konstitutionsanomalien. Bei Beurteilung der Kugelzellenkrankheit ist sowohl in diagnostischer wie in erbbiologischer Hinsicht von größter Wichtigkeit, auch auf die *allgemeine Konstitution* der Erkrankten einen Blick zu werfen. Dies gilt, wie wir sehen werden, nicht nur für den hämolytischen Ikterus, sondern auch für alle anderen erblichen hämolytischen Anämien. Die damit eintretende Ausweitung des von mir geprägten Begriffs der hämolytischen Konstitution rechtfertigt daher in diesem Rahmen eine ausführliche Darstellung. Wenn man in der Literatur zurückgeht, so hat schon Gaisböck im Jahre 1913 auf Grund seiner Beobachtungen in drei Fällen versucht, die Aufmerksamkeit auf die allgemeine Konstitution zu lenken. Diese Aufforderung ist aber nicht weiter beachtet worden und erst später gelang es Gänsslen nach umfangreichen Studien auf breiter Basis zu zeigen, daß mit dem hämolytischen Ikterus allerlei andere konstitutionelle Anomalien und Erkrankungen vergesellschaftet sind. Damit ist die Bedeutung der allgemeinen Konstitution für den hämolytischen Ikterus endgültig sichergestellt. Zahlreiche Untersucher in den verschiedensten Ländern haben inzwischen diese Beobachtungen Gänsslens bestätigt und auch in manchen Punkten erweitert. Man kann wohl sagen, daß die hämolytische

Konstitution sowohl klinisch wie autoptisch geradezu ein Sammelbecken der verschiedensten und interessantesten Konstitutionsanomalien darstellt.

Im Vordergrund stehen die *Anomalien des Skeletsystems,* die in engster Beziehung mit der krankhaften Blutbildung zu stehen scheinen. Als wichtigste nenne ich zuerst die von GÄNSSLEN in 50—60% des großen Materials beschriebene *Schädelanomalie* (GUIZETTI, ALDER, BAMATTER, CATHALA, DUCAS und ABAZA u. a.). Meist handelt es sich um einen *Turmschädel,* bisweilen auch um eine Schädelvergrößerung nach Art eines großen Rundschädels oder Quadratschädels (Abb. 6—8), der entsprechend der frühzeitigen Entwicklung des Gehirnschädels in der Jugend am stärksten ausgeprägt ist und später mit der Entwicklung des Gesichtsschädels etwas zurücktritt. Beim weiblichen Geschlecht

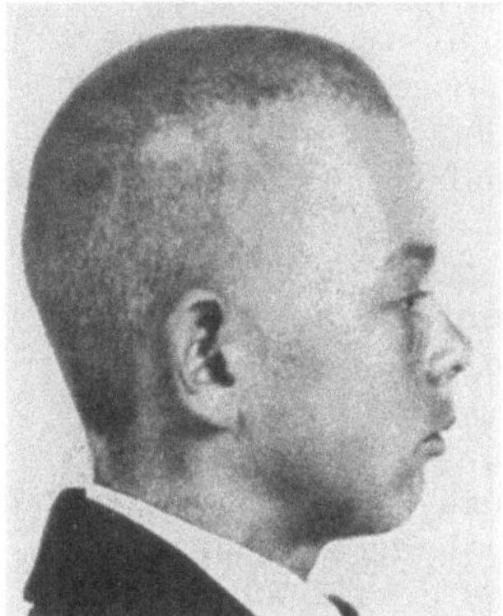
Abb. 6. Turmschädel. (Eigene Beobachtung.)

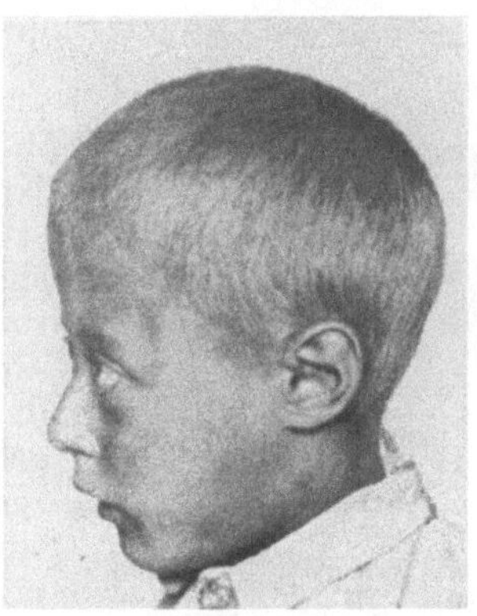
Abb. 7. Turmschädel mit Protrusio bulbi. (Eigene Beobachtung.)

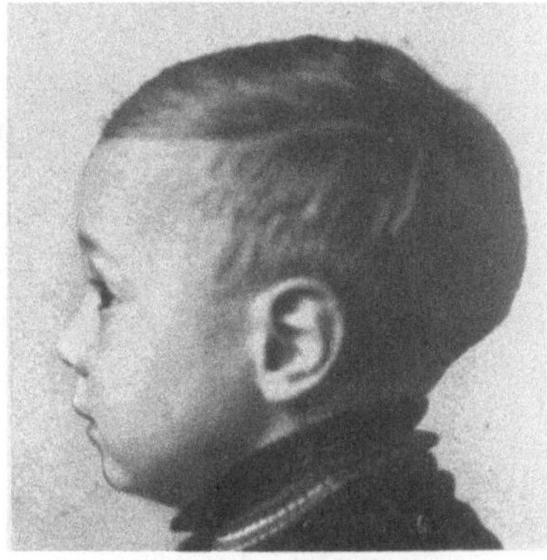
Abb. 8. Großer Rundschädel. (Eigene Beobachtung.)

fällt er nicht immer so auf, weil die Beurteilung wegen der Behaarung Schwierigkeiten bereitet.

Die Entstehung des Turmschädels wird bekanntlich auf frühzeitige Verknöcherung der Coronarnaht zurückgeführt; erstreckt sich die frühzeitige Nahtverknöcherung auf die Schädelbasis, so kommt es zur Einziehung der Nasenwurzel. Betrifft sie die Augenhöhle, so führt sie zu einer Kleinheit derselben und infolgedessen zu einer Protrusio bulbi, gelegentlich auch zu Strabismus. Diese Beobachtungen sind häufig und man kann sie auch machen, ohne daß eine deutlich ausgeprägte Schädelanomalie vorhanden ist. Mitunter wird die knöcherne Nase von dieser Entwicklungsstörung betroffen, so daß ein breiter und flacher Nasenrücken mit breiter innerer Lidwinkeldistanz entsteht; aufgeworfene wulstige Lippen pflegen gar nicht selten diesen „Negertypus" mit seiner abgeplatteten Nase zu vervollständigen. Manchmal springen aber auch die Jochbogen stark vor, so daß man mehr an den „Mongolentypus" erinnert wird. Auch im Bereiche der Kiefer und Zähne trifft man mannigfaltige Abweichungen von der Norm, die wohl in ähnlicher Weise durch frühzeitige Verknöcherung beider Gaumenplatten zustande kommen. Oft findet sich ein enger und hoher Gaumen — der Spitzbogengaumen — mit einem entsprechend engen Zahnbogen. Als Folge dieses engen Zahnbogens kommt es zu falschem Druchbruch und Stellungsfehlern der Zähne, außerdem zu Verlagerung bleibender Zähne, Ausfall von Zahnanlagen und persistierenden Milchzähnen (GÄNSSLEN, KONR. MAYER, OSK. WEBER, HANSEN und KLEIN). Unter solchen Umständen begegnen wir auch öfters einer mangelhaften Übereinstimmung beider Zahnbögen, so daß es zu allerlei Bißfehlern wie Prognathie, Mikrognathie und Prodentie kommt (GÄNSSLEN, ROSENTHAL, SCHÜPBACH, MEULENGRACHT, NOORDENBOS u. v. a.). Die Knochenveränderungen beschränken sich aber nicht nur auf den Schädel, sondern können das ganze Skeletsystem betreffen, wie zahlreiche autoptische und röntgenologische Befunde der neueren Zeit beweisen (FREYMANN, COOLEY, FRIEDMAN, NOORDENBOS, VOGT und DIAMOND, SIEGMUND u. a.).

Leider werden diese Skeletanomalien, auf die ich erstmals und immer wieder mit Nachdruck hingewiesen habe, heute noch immer zu wenig beachtet. Sie sind aber oft von ausschlaggebender diagnostischer Bedeutung, weil sie das eindeutige Ergebnis einer für die hämolytische Konstitution charakteristischen Entwicklungsstörung darstellen.

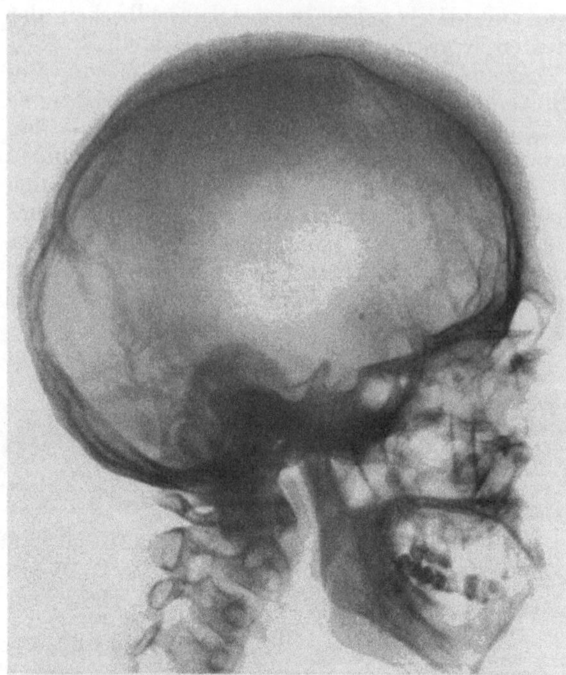

Abb. 9. Starke Verdickung der Schädelkalotte. „Heiligenschein“, „Bürstenschädel“), Schwund der Tabula externa. Synostose der Coronarnähte. Impressiones digitatae als Drucksymptome. (Eigene Beobachtung.)

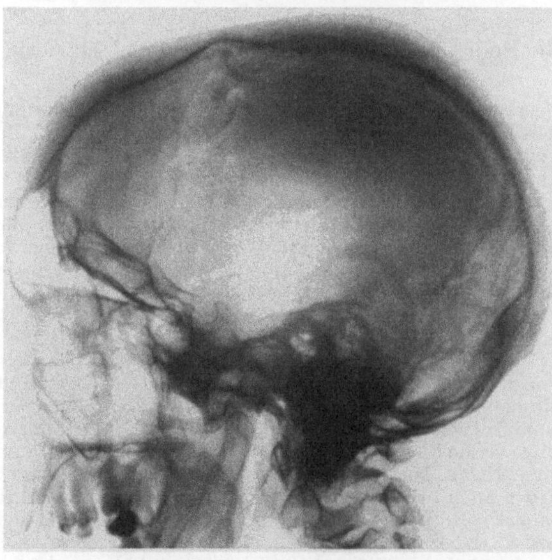

Abb. 10. Verdickung der Schädelkalotte, Synostose der Coronarnaht. (Eigene Beobachtung.)

Wenn wir uns eine Vorstellung machen, wie diese Skeletveränderungen zustande kommen, so besteht einerseits die Möglichkeit, daß schon primär die Erbanlage sich auswirkt, was bei gleicher mesenchymaler Abkunft von Blut- und Skeletsystem durchaus naheliegt. Andererseits kann es sich um *sekundäre* Veränderungen handeln, die um so stärker ausgeprägt sind, je frühzeitiger in der Entwicklung die Krankheit sich manifestiert. Sowohl die Vielgestaltigkeit der Veränderungen als auch die Tatsache, daß sie vor allem in der Kindheit zur Beobachtung kommen und prozentual nicht so häufig sind wie die übrigen Symptome des hämolytischen Ikterus, sprechen mir für die zweite Auffassung. Die gesteigerte Knochenmarkstätigkeit mit ihren Auswirkungen auf Ernährung und Durchblutung des Skeletsystems dürfte nach meiner Überzeugung diese Veränderungen bewirken. Den besten Eindruck von dieser Hyperaktivität des Marks erhalten wir aus den charakteristischen Röntgenveränderungen des Schädels (Abb. 9 u. 10). Der Grad der Veränderungen hängt dann davon ab, in welchem Lebensalter, wie lange und in welchem Ausmaß die übermäßige Beanspruchung des Knochenmarks stattfindet. Die durch Wucherung und Hyperaktivität des Marks bedingten Knochenveränderungen werden umso schwerer sein, je früher und stärker die gesteigerte Hämolyse auftritt, während bei abgeschlossenem Knochenwachstum keine Auswirkungen mehr zu erwarten sind. Mit dieser Auffassung werden die begleitenden Skeletanomalien ebenso wie Ikterus, Anämie und Milztumor zu einem zwar fakultativen aber direkten Symptom der hämolytischen Konstitution gestempelt. Ähnliche Veränderungen des Schädels und sogar des ganzen Habitus der Kranken bei den beiden verwandten hämolytischen Anämien — Sichelzellenanämie und Erythroblastenanämie — bestärken mich in dieser Auffassung (COOLEY, GRULEE u. a.). Unerwartet habe ich erst in jüngster Zeit bei Sippenforschungen in Elliptocytosefamilien die Beweiskette erweitern und zeigen können, daß die am schwersten betroffenen Familienmitglieder mit Anämie oder „hämolytischem" Ikterus ähnliche Skeletanomalien (Schädel, Kiefer) aufweisen können. Schließlich bilden die gleichartigen Abweichungen bei den Fällen von frühmanifestierter Polycythämie, chronischer Malaria usw. eine weitere Stütze meiner Ansicht, da diese Erkrankungen ja auch mit einer Hyperaktivität des Knochenmarks einhergehen. *Wenn wir also bisher die Skeletveränderungen als fakultative, aber spezifische Symptome einer hämolytischen Konstitution im weitesten Sinne aufzufassen geneigt waren, so müssen wir sie heute ganz allgemein als die Folgeerscheinungen einer in das Entwicklungsalter fallenden, langdauernden Hyperaktivität des Knochenmarks betrachten. Wir ersehen daraus, daß die sog. „konstitutionellen" Merkmale bei den genannten Krankheiten nur sekundäre Merkmale sind, und daß gewissermaßen das Knochenmark den Schädel und den Gesichtsausdruck gestaltet.*

Von kaum geringerer Bedeutung und fast so vielgestaltig wie die Skeletveränderungen sind die *Anomalien an den Augen* (GÄNSSLEN). Es ist schwer, hier die Zusammenhänge aufzudecken, zum Teil dürften sie mit den Skeletveränderungen in Zusammenhang stehen. Bei der Art und Seltenheit der Anomalien ist ein bloß zufälliges Zusammentreffen vollkommen ausgeschlossen. Am häufigsten beobachtet man einen gewissen Mikrophthalmus, („Schweinsaugen") und eine schmale, schlitzförmige Lidspalte, die an Mongolismus erinnert. Durch divergente Augenstellung, Mongolenfalte oder Epikantus wird dieser Eindruck verstärkt. Ähnlich wie bei dem geschilderten „Negertypus" sind auch hier beim „Mongolentypus" gewisse Beziehungen zur Schädelbildung gegeben (FRIEDMAN, PASCHKIS, HIRLEMANN u. a.). Zahlreiche Beobachtungen über weitere Anomalien wie Heterochromie der Iris, ovale Corneae und exzentrische Pupillen, Linsentrübungen, Myopie, Astigmatismus. Rotgrünblindheit usw. liegen aus den verschiedensten Ländern vor (FLECKSEDER, SCHLODTMANN, HANSEN und KLEIN, GÄNSSLEN).

Am *Ohr* werden Bildungsanomalien seltener angetroffen. Das äußere Ohr zeigt Deformierungen der Ohrmuschel, insbesondere große, im oberen Teil abstehende Ohren und angewachsene Ohrläppchen.

Auch die beobachteten *Hauterkrankungen* wie Psoriasis, Ichthyosis, Neigung zu Ekzem. Keloidbildung, Vitiligo und andere Pigmentanomalien, Hämangiom, Naevus und Mammilla accessoria sind meist konstitutioneller oder hereditärer Art.

Nach der äußeren Erscheinung, dem Körperbau und dem psychischen Verhalten liegen bei einer großen Anzahl der Fälle *innere Drüsenstörungen* vor. Ich nenne zuerst den am häufigsten auftretenden Hypogenitalismus und Infantilismus mit eigenartigem kindlichem Verhalten und mangelhafter Ausbildung der sekundären Geschlechtsmerkmale. Störungen der Menstruation und Geschlechtsfunktion sind die Folge.

Einige Male trafen wir auch hypothyreotische und kretine Individuen mit ganz kleinen, wie geschrumpften, runzeligen Extremitäten und eingezogener Nasenwurzel. GORTER schreibt von infantilem Myxödem in Verbindung mit Achondroplasie. Vielfach wird auf hypoplastischen Körperbau hingewiesen, ROSENOW und LEHNDORFF beobachteten Zwergwuchs. Weitere Entwicklungshemmungen werden von CANTONI und MILANI und anderen beschrieben. Von sonstigen inneren Drüsenstörungen ist mir einmal noch die Kombination mit Osteomalacie vorgekommen. Auch Chloasma und eine auf Unterfunktion der Nebenniere hindeutende Addison-Pigmentation habe ich noch zu erwähnen. JACARELLI betont ebenfalls die Nebennierenstörung bei einem Fall mit Melanodermie, Muskelschwäche und Hypotension. BRÄUNIG stellt Zusammentreffen mit Eunuchoidismus fest. CURSCHMANN schildert Kugelzellenkrankheit mit pluriglandulärer Insuffizienz. In der Arbeit von FALCONER betrifft die endokrine Störung die Hypophyse, die Schilddrüse und das Ovar. Bei einigen Autopsien wurde auch eine Thymuspersistenz nachgewiesen (ROSIN, TILESTON und GRIFFIN, DIEHL und WOHLWILL u. a.).

Vor kurzem haben DEBRÉ, LAMY, SÉE und SCHRAMECK neben anderen Knochenanomalien auch auf Veränderungen am Türkensattel hingewiesen, so daß man daran denken muß, daß solche Knochenveränderungen durch ihren Einfluß auf die Hypophyse am Zustandekommen der innersekretorischen Störungen beteiligt sind. Zahlreiche eigene röntgenologische Schädelbeobachtungen weisen Zeichen gesteigerten Hirndrucks wie Impressiones digitatae und Drucksella auf. Diese Hirndrucksymptome sind auf die Hyperaktivität des Marks und die dadurch bedingten Schädelveränderungen zurückzuführen. Es liegt mir daher nahe, einen ursächlichen Zusammenhang zwischen Hirndrucksteigerung und Hypophysenstörung anzunehmen. Damit ließe sich der größte Teil der geschilderten Entwicklungsstörungen erklären. Andererseits muß noch daran gedacht werden, daß im Wachstumsalter eine dauernd gesteigerte Tätigkeit in den Blutbildungsstätten auch ihre Auswirkung auf Entwicklung und Leistung der Blutdrüsen hat. Im Gegensatz dazu steht die Meinung (NAEGELI), daß es sich bei diesen inneren Drüsenstörungen um die Folgezustände einer Hypersplenie handelt, weil sie mitunter durch Milzexstirpation im Entwicklungsalter beseitigt werden. Ein zwingender Beweis liegt aber nicht vor, weil ja mit der Milzentfernung auch die gesteigerte Hämolyse und Hyperaktivität des Knochenmarks aufhört und die Krankheit praktisch geheilt wird. Ein gewisser Einfluß der Milz soll nicht bestritten werden, dafür könnten auch die neuerdings von SAUERBRUCH und KNAKE angenommenen und an der Prolanausscheidung gemessenen Beziehungen zwischen Milz und Hypophyse sprechen. Daß aber die Milz nicht allein das Entscheidende ist, geht auch daraus hervor, daß beim Gesunden ihre Entfernung selbst im Wachstumsalter ohne auffällige Folgen zu bleiben pflegt. Auch zeigt uns eine vergleichende Betrachtung, daß nicht nur der hämolytische Ikterus, sondern auch die Sichelzellenanämie und COOLEYsche Anämie, in geringerem Grade auch die Elliptocytenanämie — also sämtliche hämolytischen Anämien —, übereinstimmende Konstitutionstypen aufweisen. Unter ihnen liegt zumindest bei der Sichelzellenanämie nicht zu allen Zeiten eine Hypersplenie vor, denn nach anfänglicher Vergrößerung des Organs geht die Milz später in extreme Atrophie über. Immerhin wäre das noch kein Gegenbeweis, denn eine auch nur vorübergehende Hypersplenie im Entwicklungsalter könnte den Anstoß zu diesen Veränderungen gegeben haben. Überraschenderweise hat sich mir aber noch gezeigt, daß nicht nur die hämolytischen Anämien, sondern auch die frühmanifestierte Polycythämie mit denselben Auffälligkeiten im Habitus einhergehen kann. Ja, wir finden bei der Polycythämie außer den innersekretorischen Störungen und den Skeletveränderungen auch noch jene kombinierten anderen Konstitutionskrankheiten, auf die ich beim hämolytischen Ikterus immer so nachdrücklich hingewiesen habe. Nach der allgemeinen Ansicht dürfen wir aber zumindest bei der Polycythämie nicht von einer Hypersplenie sprechen, denn der durch die Blutvermehrung bedingte stärkere Blutabbau in der Milz, der von EPPINGER zudem bestritten wird, kann doch nicht ohne weiteres als Hypersplenie gedeutet werden. Ähnliche Skeletveränderungen können sich übrigens auch bei Infektionskrankheiten wie Malaria und Kala-Azar finden, die mit starkem Blutzerfall und entsprechender Hyperaktivität des Knochenmarks einhergehen (*Choremis* und *Spiliopulos*). Vorbedingung ist allerdings auch hier, daß sich diese Krankheiten im Kindesalter manifestieren und einen chronischen Verlauf nehmen. *Soweit ich sehe, ist das einzig verbindende Merkmal der genannten Krankheiten nicht die Hypersplenie, sondern die durch gesteigerten Blutzerfall hervorgerufene Hyperaktivität des Knochenmarks. Es liegt deshalb nahe, anzunehmen, daß das allen gemeinsame pathologisch-anatomische Geschehen, nämlich die Hyperaktivität der Blutbildungsstätten, sowohl für die Entstehung der Blutdrüsenstörungen als auch der Skeletveränderungen von ausschlaggebender Bedeutung ist.*

In Anbetracht der Häufigkeit und Verbreitung der genannten Konstitutionsanomalien in den verschiedensten Ländern besteht kein Zweifel, daß es sich nicht um ein zufälliges Zusammentreffen mit dem hämolytischen Ikterus handelt, sondern daß sie in engem Konnex mit demselben stehen.

Der Vollständigkeit halber möchte ich es nicht unterlassen, noch auf die folgenden teilweise recht seltenen konstitutionellen Krankheiten hinzuweisen, die sich merkwürdigerweise bei den relativ wenigen mit hämolytischem Ikterus behafteten Menschen finden.

Um nur einige wenige zu nennen, erwähne ich die Brachydaktylie und Polydaktylie (Gänsslen, Löwinger, Fleckseder), Anomalien der Fußbildung, angeborene Herzfehler, Muskeldystrophie, Epilepsie, Porphyrinurie usw. Außer diesen Anomalien kombinieren sich noch Konstitutionskrankheiten der Augen und Ohren wie Katarakt, Amblyopie, Otosklerose, Otitis media usw. (Quadri, Günther, Meinertz, Leschke, Wise, Hichens, Pointon, Freund u. v. a.).

Auch die autoptischen Befunde sind eine wahre Fundgrube für die verschiedensten konstitutionellen Abweichungen. Häufig finden sich Nebenmilzen, ferner werden Nierencysten und Ovarialcysten, Fibrome und Polypen beobachtet. Außerdem fällt noch eine erhebliche Neigung zu malignen Tumoren auf (Guizetti, Eppinger, Ewald, Joltrain Heinrichsdorf u. a.).

Abschließend ist hervorzuheben, daß es kaum eine Konstitutionskrankheit gibt, die eine derartige Fülle solcher Kombinationen aufweist, und ich bin überzeugt, daß sich der Kreis dieser Krankheiten noch wesentlich erweitern würde, wenn man überall sorgfältig auf konstitutionelle Abweichungen aller Art achtete. Trotz loserer Bindung kann es meines Erachtens auch hier kein zufälliges Zusammentreffen sein, wenn in den verschiedensten Ländern derartig seltene Konstitutionskrankheiten gemeinsam mit dem hämolytischen Ikterus vorkommen. Entweder schafft der hämolytische Ikterus an sich den Boden für solche Begleiterscheinungen oder es handelt sich auch hier wie bei den Blutdrüsen und Skeletveränderungen um die Folgen einer sehr frühzeitigen Krankheitsmanifestation mit Übergreifen auf andere Organe.

Für gewöhnlich ist der *Erbgang der hämolytischen Konstitution* ganz durchsichtig und klar und, wie ich bereits gesagt habe, schon den ersten Beobachtern aufgefallen. Außer den eingangs erwähnten Autoren haben dann später auch Parkes Weber und Dorner, Guizetti und andere die Vererbung der Krankheit in mehreren Generationen bestätigt. Eine systematische Erbforschung wurde aber erst betrieben, als von Tileston und Griffin, Meulengracht, Gänsslen, Hattesen, Beckmann und Jäderholm, Hansen und Klein und anderen in sorgfältigen Sippenuntersuchungen zahlreiche Stammbäume aufgestellt wurden. Von allen diesen Forschern ist ein *dominanter Erbgang* der Krankheit angenommen worden.

Der umfangreichste Stammbaum ist von Gänsslen und Zipperlen in Württemberg aufgestellt worden (Abb. 11). Er besteht aus zwei großen Familien, die in einem Urelternpaar des 18. Jahrhunderts zusammenstoßen und zeigt in besonders eindrucksvoller Weise den schon vielfach belegten dominanten Erbgang der Krankheit durch sechs Generationen. Die Entstehungsgeschichte dieses Stammbaums ist insofern interessant, als Gänsslen und Zipperlen, damit beschäftigt, in dem kleinen Dorf den Stammbaum der ersten Familie aufzustellen, durch die zufällige Beobachtung eines „Turmschädels“ auf der Dorfstraße auf die zweite Familie aufmerksam wurden. Der Mann mit dem Turmschädel hatte bei genauer Prüfung tatsächlich einen hämolytischen Ikterus, und von ihm aus konnte dann der Stammbaum der zweiten großen Familie aufgestellt werden. Bei der kleinen Einwohnerzahl des Dorfes mußte man natürlich sofort an eine verwandtschaftliche Verbindung dieser beiden großen Familien denken, konnte aber von den Lebenden nichts darüber erfahren. Erst durch Heranziehung der Kirchenbücher war es möglich, die Verbindung und gemeinsame Wurzel in dem Urelternpaar des 18. Jahrhunderts zu finden. Damit

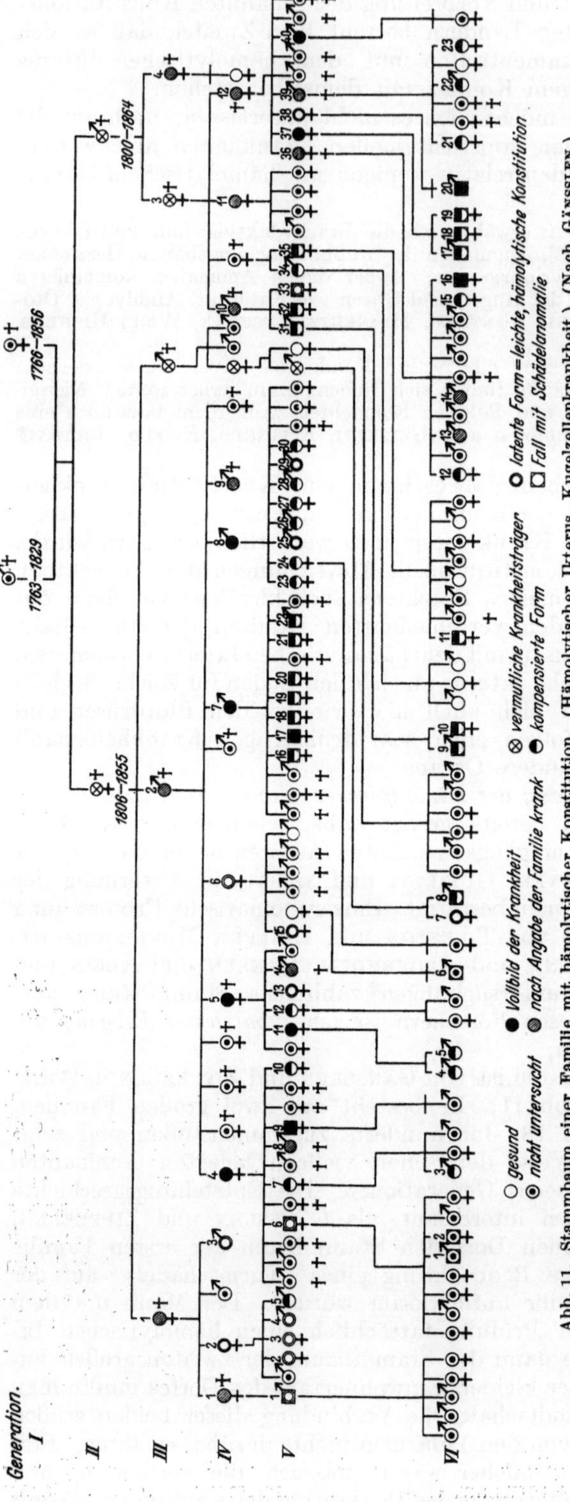

Abb. 11. Stammbaum einer Familie mit hämolytischer Konstitution. (Hämolytischer Ikterus, Kugelzellenkrankheit.) (Nach GÄNSSLEN.)

war erwiesen, daß die hämolytische Konstitution, ausgehend von einem Partner dieses Urelternpaares, sich in sechs Generationen durch die beiden Familien fortvererbt hatte. Denselben Erbgang dieser Krankheit durch die Jahrhunderte konnte GÄNSSLEN der Familienchronik eines fürstlichen Patienten entnehmen. Aus dieser Chronik geht hervor, daß schon ein Vorfahre des Kranken, der als Offizier im Dienste Friedrichs des Großen stand, wegen Milzstichen und chronischer Gelbsucht sich das Leben genommen hatte. Bei Besprechung des Erbganges der Krankheit möchte ich noch einmal darauf hinweisen, daß bisweilen die scheinbar gesunden Zwischenträger, die wir als *latente Formen* der Krankheit bezeichnet haben, den Gedanken an eine recessive Vererbung aufkommen lassen könnten. In Wirklichkeit ist davon aber keine Rede, denn wir haben auf dem Boden gesicherter Stammbäume gesehen, daß durch diese latenten Formen die *Dominanz nur verschleiert* wird (Stammbaum: Generation IV, 2 und 6, und Generation V, 6 und 38).

Es wird natürlich nicht immer möglich sein, daß man bei einzelnen Fällen die zur Behandlung kommen, die dominante Vererbung feststellen kann. Oft ergibt die erhobene Familienanamnese keinerlei belastende Angaben, und eine Untersuchung der Familie ist aus äußeren Gründen nicht möglich. Früher war man dann leicht geneigt, einen „erworbenen“ hämolytischen

Ikterus anzunehmen. Nachdem wir aber durch Aufdeckung zahlreicher Stammbäume die kompensierten und latenten Formen kennengelernt und überhaupt einen Einblick in die Variabilität der phänotypischen Manifestation bekommen haben, ist es nicht erlaubt, bei stummer Anamnese einfach einen „erworbenen" hämolytischen Ikterus zu diagnostizieren. Wie sich scheinbar erworbene Fälle bei näherer Nachforschung als angeboren und familiär entpuppen, das dürften die Beobachtungen von GÄNSSLEN, BEUTLER, PASCHKIS, EWIG, BAUER, PREIDT und anderen zur Genüge bewiesen haben. Wenn man auf die begleitenden Konstitutionsanomalien achtet, auf die GÄNSSLEN mit so großem Nachdruck immer wieder hingewiesen hat, so steht auch manchen sog. „erworbenen" Fällen der älteren Literatur auf der Stirne geschrieben, daß es sich vermutlich um konstitutionelle Fälle gehandelt hat (FLECKSEDER, MACAIGNE und VALERY-RADOT, OULMONT und BOLDIN u. a.). Positive Angaben der Kranken über Gelbsucht, Blutarmut usw. in der Familie sind brauchbar, negative besagen gar nichts. Im Zweifelsfalle geben nur ganz gründliche Familienuntersuchungen mit allen Methoden hämatologischer Diagnostik eine gewisse Sicherheit der Entscheidung. Im übrigen müssen wir natürlich auch annehmen, daß die Krankheit einmal als Mutation neu in Erscheinung tritt.

In diesem Zusammenhang ist es wichtig, zur Frage des *erworbenen* hämolytischen Ikterus Stellung zu nehmen. Wenn wir zu der Erkenntnis gekommen sind, daß beim hämolytischen Ikterus eine Abartung der Erythrocyten vorliegt, die wir durch Generationen sich fortvererben sehen, so wird es uns klar, daß man eine solche Konstitutionskrankheit nicht im gewöhnlichen Sinne des Wortes erwerben kann. So wenig wir von einer „erworbenen" Sichelzellenkrankheit sprechen, ebensowenig können wir von einer „erworbenen" Kugelzellenkrankheit sprechen. Es hat also keinen Sinn die Existenz eines *erworbenen* hämolytischen Ikterus als selbständiges Krankheitsbild aufrechtzuerhalten, wie das in vielen Arbeiten immer noch geschieht. An dieser falschen Vorstellung ist zu einem guten Teil die an ein klinisches Symptom geknüpfte Bezeichnung der Krankheit schuld. Die Annahme eines erworbenen hämolytischen Ikterus stammt aus einer Zeit (HAYEM-WIDAL), in der man von der konstitutionellen Formabweichung der Erythrocyten beim hämolytischen Ikterus noch nichts wußte. Der erworbene hämolytische Ikterus ist in Wirklichkeit nur ein Symptom einer anderen Grundkrankheit (Infektion, Intoxikation) und hat mit der hämolytischen Konstitution nichts zu tun. Man muß aber wissen, daß eine bis dahin unerkannte latente hämolytische Konstitution durch irgendeine Einwirkung zur sichtbaren Manifestation kommen kann. Solche Fälle führen dann irrtümlicherweise zur Diagnose eines sog. erworbenen hämolytischen Ikterus.

Das Vorkommen der Krankheit ist im allgemeinen ziemlich selten, und man begegnet ihr bei weitem nicht so oft wie etwa der Perniciösen Anämie. Es gibt aber Gegenden wo sie häufiger auftritt, und zwar ist nach dem in der Literatur niedergelegten Material zu schließen, daß in Süddeutschland, in der Ostmark und der Schweiz die Erkrankung häufiger zur Beobachtung kommt als in Mittel- und Norddeutschland; in Norddeutschland macht aber die Wasserkante eine Ausnahme (Oldenburg, Bremen, Hamburg, Neumünster, Lübeck, Rostock), wo ebenso wie im benachbarten Dänemark die Krankheit keine Seltenheit zu sein scheint. Relativ stark ist ihre Verbreitung in Württemberg, wo GÄNSSLEN sein großes Material von über 150 Fällen gesammelt hat, und es ziemlich leicht ist, eine Anzahl kleinerer und größerer Stammbäume aufzustellen. Demgegenüber sind mir hier in Frankfurt relativ wenig Kranke mit hämolytischem Ikterus zu Gesicht gekommen. Diese regionäre Verschiedenheit in der Verbreitung der Krankheit gibt aber keinen Anhalt dafür, daß etwa Klima oder Bodenbeschaffenheit für das Zustandekommen der Krankheit eine Rolle spielen. Auch der Wohnsitz in der Stadt oder auf dem Lande, die wirtschaftliche Lage oder der Beruf sind ohne Einfluß, unter den Kranken sind alle Stände vertreten. Auch das Geschlecht ist ohne Bedeutung, Männer und Frauen erkranken in ziemlich gleichem Verhältnis. Was die Verbreitung der Krankheit in den einzelnen Rassen anlangt, so ergibt die Prüfung dieser Frage auf Grund der außereuropäischen Literatur einige sichergestellte Fälle in China. So sieht der mit verschiedenen anderen Konstitutionsanomalien behaftete Fall von Saito (Mukden) entschieden nach einem konstitutionellen hämolytischen Ikterus aus, und ebenso spricht Yang in seiner Veröffentlichung direkt von einem kongenitalen hämolytischen Ikterus bei einem chinesischen Mädchen. Einige Berichte aus Japan muten weniger an, als ob sichere Fälle dieser konstitutionellen Erkrankung vorlägen. Bei den zahlreichen familiären Erkrankungen von Cowen in Melbourne handelt es sich um eingewanderte Europäer, ebenso bei den anderen australischen Autoren Sear, Wade und Steigrad. Anders ist es mit der Beobachtung von den Hartog und van Steenis an einem javanischen Soldaten, bei dem auch ein sicherer Fall vorzuliegen scheint. In der südafrikanischen Veröffentlichung von van Dijck und Pijper sind es eingewanderte Weiße, während bei den zahlreichen südamerikanischen Arbeiten sichere Anhaltspunkte für die Rasse der Erkrankten sich nicht finden lassen. Nach den obigen Beobachtungen bei der gelben Rasse ist das interessante Problem heute wohl dahin zu entscheiden, daß die hämolytische Konstitution nicht allein an die weiße Rasse gebunden ist. Über Erkrankungen bei der schwarzen Rasse habe ich nirgends Anhaltspunkte finden können. Nach der vorhandenen Literatur zu schließen, scheint bei den anderen Rassen kein häufiges Auftreten vorzuliegen.

Bei de· Familienforschung ergeben sich dann noch einige wichtige Punkte. Naegeli hat darauf hingewiesen, daß die Schwere der Erkrankung familienweise verschieden ist. Das bestätigt sich auch beim Studium der Literatur. Bekanntlich pflegt im allgemeinen der Verlauf ein recht gutartiger zu sein, es sind aber auch Fälle bekannt, in denen der hämolytische Ikterus einen ungünstigen Verlauf nahm und die Kranken direkt in einer hämolytischen Krise gestorben sind (Micheli, Nonnenbruch, Morawitz und Denecke, Dawson of Penn, Cowen u. a.). G. O. Smith hat in einer Familie sogar drei Todesfälle erlebt und bei McGibbon sind in einer Familie neben einer Totgeburt zwei Kinder rasch der Krankheit zum Opfer gefallen. Auch Hampson berichtet über 3 Familien, bei denen alle Kinder in den ersten Wochen gestorben sind. Die auffallende Kindersterblichkeit in den betroffenen Familien läßt daran denken, daß die Genänderung sich hier als Letalfaktor auswirkt, besonders wenn man die etwa aus einer Frühmanifestation sich ergebenden weiteren konstitutionellen Erkrankungen noch berücksichtigt. Gänsslen hat dann weiter darauf hingewiesen, daß nicht nur in bezug auf die Schwere der Erkrankung, sondern auch in bezug auf die morphologischen Blutveränderungen verschiedene Familientypen zu unterscheiden sind. Man kann sogar von einer intrafamiliären Variabilität sprechen, denn im einen Fall steht die Mikrocytose im Vordergrund, im anderen Fall die Anisocytose mit Größenschwankungen um die Norm. Im letzten Fall finden sich oft auch übernormalgroße, hyperchrome Erythrocyten, so daß das Blutbild starke Ähnlichkeit mit der perniziösen Anämie gewinnt. Bei systematischer Erythrocytenmessung dürfte man auf Grund der Durchschnittsgröße die beiden Typen heute wohl auseinanderhalten können.

Mehrfach wird auch in Arbeiten aus alter und neuer Zeit auf eine Progression der Krankheit hingewiesen. Nach meinen eigenen Erfahrungen kann ich das nur teilweise bestätigen und bin mit meinem Urteil vorsichtig, weil äußere Ursachen (Krankheit, Lebensbedingungen) für Verlauf und Schwere der Erkrankung von größter Bedeutung sind. Nichts hat mir die Bedeutung der Umwelteinflüsse eindrucksvoller gezeigt, als die Überprüfung des erwähnten im Jahre 1922/23 aufgestellten großen Stammbaumes. Während bei der ersten Untersuchung unter den damaligen schlechten Lebensbedingungen (Kriegs- und Hungerjahre) die Krankheit nach jeder Richtung viel schwerer in Erscheinung trat, zeigte sie sieben Jahre später in derselben Sippschaft einen wesentlich harmloseren Charakter. Das stimmt auch mit der ganz allgemeinen Häufung von Lebererkrankungen, Gelbsucht und gewissen Blutkrankheiten in jener Zeit überein.

Die *Zwillingsforschung* liefert wegen der kleinen Zahl von Beobachtungen bisher nur einen geringen Beitrag zur Erbpathologie des hämolytischen Ikterus. Am wichtigsten ist das konkordante Verhalten eineiiger Zwillinge, wie es von Debré und Mitarbeitern beschrieben wurde. Sonst liegen noch die Beobachtungen von Baumgarten und Lesné, Launay und Hurez an zweieiigen Zwillingspaaren vor, nach denen im einen Fall nur der eine, im anderen Fall die beiden Zwillinge erkrankt waren.

Auf das Volksganze gesehen interessieren uns noch einige *eugenische Fragen*. Bezüglich der Weitervererbung ist zu sagen, daß bei den Vollbildern mit schwerer Anämie und starkem Ikterus von vornherein eine verminderte Ehemöglichkeit besteht. Dafür sorgt einerseits das schlechte Befinden solcher Kranken, andererseits der natürliche Wunsch nach einem gesunden Ehepartner, so daß die Befallenen vielfach gar nicht zum Heiraten kommen. Ebenso wird die Kombination mit anderen schwerwiegenden Konstitutionskrankheiten — Störungen der inneren Sekretion, spastische Spinalparalyse, Muskeldystrophie, Epilepsie, Amblyopie usw. — manchen abhalten, eine Ehe einzugehen. Auf diese Weise stirbt die hämolytische Konstitution bisweilen in ihren stärksten Vertretern aus. Einzelne gehen in hämolytischen Anfällen zugrunde, ehe sie überhaupt das fortpflanzungsfähige Alter erreicht haben. Da aber die Krankheit im allgemeinen keinen so schweren Charakter zeigt, so heiraten doch viele der Befallenen — es sind in erster Linie die kompensierten und latenten Formen —, und das Erbleiden nimmt, indem es sich auf etwa die Hälfte der Nachkommen fortpflanzt, seinen Weg durch die Generationen und die Jahrhunderte. Bei Heiraten wird man auf alle Fälle eine Vereinigung mit einem anderen Erbträger vermeiden müssen, was in Anbetracht der Seltenheit der Erkrankung im allgemeinen nicht schwer fällt. Nur in Inzuchtgebieten, wo die Krankheit gehäuft auftritt, besteht die Gefahr, daß einmal aus einer Verwandtenehe eine homozygote Belastung hervorgeht. Durch Eheberatung sollte heute ein solch ungünstiges Zusammentreffen zweier belasteter Ehepartner vermieden werden. Sterilisierung wäre nur bei nachgewiesen schweren Formen familiärer Erkrankung und bei Kombination mit folgenschweren anderen Konstitutionskrankheiten zu erwägen, sonst muß ich aber mit Rücksicht auf die Erbmasse mir vor Augen stehender wertvoller Menschen davon abraten. Die meisten meiner Kranken haben im Leben ihren Mann gestanden und sind weder ihrer Familie noch der Allgemeinheit zur Last gefallen. Die Tatsache, daß die Betroffenen vielfach „mehr gelb als krank" sind, und die Milzexstirpation zudem praktische Heilung zu bringen vermag, bestärkt mich in dieser Stellungnahme.

3. Sichelzellenanämie.

Die höchst eigenartige und interessante Sichelzellenkrankheit ist zum erstenmal von Herrick im Jahre 1910 bei einem Neger beobachtet worden. Sie hat klinisch viel Ähnlichkeit mit dem hämolytischen Ikterus und zeichnet sich durch eine angeborene, bereits im Nabelschnurblut nachweisbare Formveränderung der roten Blutkörper aus, die *Sichelgestalt* annehmen (Abb. 12). Diese an keine bestimmte Blutgruppe gebundene Anomalie der Erythrocyten führt wie die Kugelzellenkrankheit zu einem gesteigerten Blutzerfall und dessen Folgen, Ikterus und Anämie. Der Sitz der Erkrankung ist in den Blutbildungsstätten zu suchen. Merkwürdigerweise wird auch aus dem Tierreich von einer derartigen Sichelzellenbildung berichtet, die von Gulliver und O. Roke bei Hirschen gefunden wurde (Abb. 12).

Obwohl die Krankheit für uns keine praktische Bedeutung besitzt, so soll doch wegen ihrer Übereinstimmung mit anderen hämolytischen Anämien in bezug auf Erbmodus und Pathogenese etwas näher auf sie eingegangen werden. Für die Erkennung der Krankheit ist wichtig, daß die Sichelbildung im strömenden Blute spärlich, außerhalb der Gefäße in verstärktem Maße in Erscheinung tritt. Die Zahl der Sichelzellen kann in den Präparaten zwischen wenigen Prozenten und nahezu 100% schwanken. Ähnliche Schwankungen haben wir ja auch bei der Mikro-Sphärocytose und Elliptocytose kennengelernt. Häufig werden die Kranken von charakteristischen hämolytischen Krisen befallen, die mit Fieber, Leib- und Gelenkschmerzen einhergehen. Alle möglichen inneren und äußeren Ursachen, insbesondere interkurrente Erkrankungen, können zu abnorm gesteigertem Blutzerfall und Anämie führen. Die Blutarmut zeigt im allgemeinen mittlere Grade, kann aber auch schwerere Formen annehmen. In Übereinstimmung mit dem Grade der Blutmauserung sind im strömenden Blut kernhaltige Erythrocyten nachweisbar, die Retikulocyten sind vielfach vermehrt. Im Gegensatz zu den Kugelzellen ist die Resistenz der Sichelzellen normal oder erhöht. Häufig wird im Blutbild erhebliche Leukocytose mit Jugendformen gefunden. Zum klinischen Bild gehört neben Lymphdrüsenvergrößerung in der Regel ein mäßiger Lebertumor, während die Milz beträchtlichen Größenschwankungen unterworfen ist. In jungen Jahren ist sie häufig vergrößert, im Verlauf der Krankheit pflegt sie allmählich zu atrophieren. Bei den meisten autoptischen Fällen ist starke Verkleinerung der Milz festgestellt worden, die ganz extreme Maße annehmen kann. (Steinberg 2,4 g, Ryerson und Terplan 2 g, Corrigan und Schiller 0,87 g!). Als ziemlich regelmäßige Komplikation finden sich die Ulcera cruris, die in ähnlicher Weise aber seltener nur noch beim hämolytischen Ikterus bekannt sind.

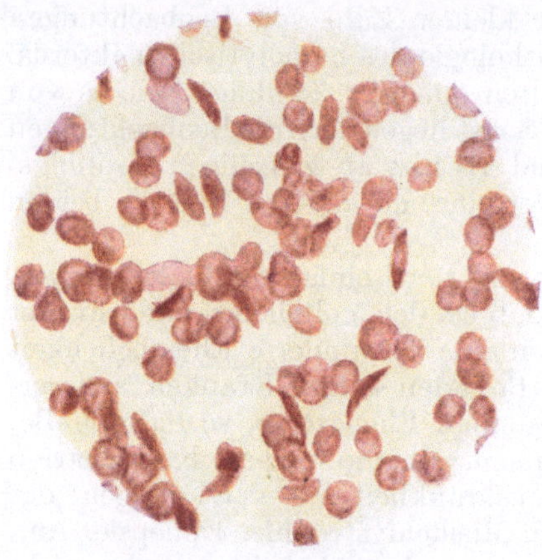

Abb. 12. Sichelzellenkrankheit. (Eigenes Mikrophotogramm.)

Beim Einzelfall wie in der ganzen Sippe wechselt latente und manifeste Erscheinungsform der Krankheit. Weitaus am häufigsten sind die latenten Formen, die bei Reihenuntersuchungen in 5—8% der Negerbevölkerung festgestellt wurden. So fanden z. B. Cooley und Lee unter 400 Negerkindern 7,5% Graham und Mc.Carty unter 608 Negern 7,2% und Diggs unter 827 „gesunden" Negern 8,2% Sichelträger. Dabei handelt es sich hier um klinisch unauffällige Menschen, während in den schweren Fällen die Krankheit in jungen Jahren vielfach zum Tode führt. Je früher sich die Krankheit manifestiert, desto gefährlicher ist der Verlauf. Die hohe Kindersterblichkeit könnte dafür sprechen, daß die Krankheit bei intrauteriner Manifestation sich als Letalfaktor auswirkt

Die sozialen Verhältnisse scheinen für Entstehung und Verlauf der Erkrankung ohne Bedeutung zu sein; auch zeigen sich in bezug auf das Geschlecht keine Unterschiede. Lange Zeit sprachen alle Beobachtungen dafür, daß ausschließlich die Negerrasse mit ihren Mischlingen von der Krankheit befallen ist. Einige neuere Beobachtungen berichten aber auch über Erkrankungen bei anderen Rassenangehörigen, ohne daß eine Mischung mit Negerblut erwiesen wäre (Cubaner bei STEWART, Araber bei ARCHIBALD, griechisches Kind bei COOLEY und LEE, weiße Amerikaner bei COOKE und MACK u. a.) zu einer endgültigen Stellungnahme in dieser Frage reichen aber die bisherigen Mitteilungen nicht aus. Die bisher angenommene Rassengebundenheit kann aber nach den neuesten Veröffentlichungen nicht mehr mit Bestimmtheit aufrechterhalten werden.

Die zahlreichen übereinstimmenden familiären Beobachtungen, die fast alle aus Amerika stammen, sprechen für einen *einfachen dominanten Erbgang* der

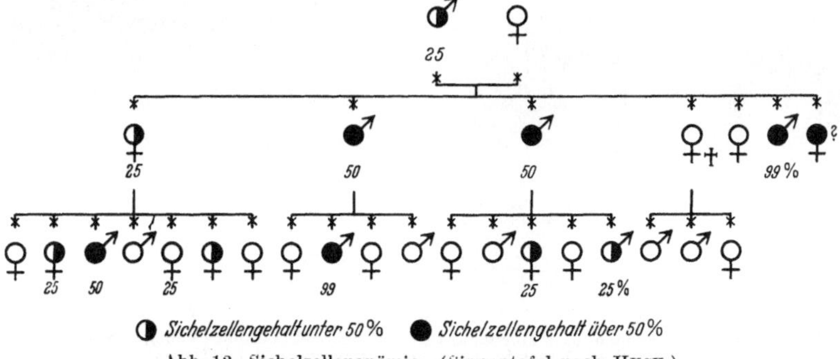

Abb. 13. Sichelzellenanämie. (Sippentafel nach HUCK.)

Krankheit. Etwaige Unterbrechung der Dominanz dürfte, ähnlich wie bei den übrigen angeborenen Formanomalien der Erythrocyten, durch das Vorhandensein latenter Zwischenträger zu erklären sein, die ohne klinische Erscheinungen nur einen minimalen Prozentsatz von Sichelzellen aufweisen. Systematische Sippenuntersuchungen fehlen hier noch; der beste Stammbaum, den wir in der Literatur auffinden konnten, ist der von HUCK (Abb. 13).

Bei der Bearbeitung der Literatur ist mir eine weitgehende Übereinstimmung in bezug auf den Konstitutionstypus der Krankheitsträger mit den an hämolytischem Ikterus Leidenden aufgefallen. Fast alle Krankenberichte enthalten Angaben über auffallende Entwicklungshemmungen. So berichtet HUCK über Infantilismus und Hypogenitalismus, SYDENSTRICKER über Thymuspersistenz, HEIN, Mc.CALLA und THORNE sprechen von „subnormalem“ Menschen, JAFFE weist auf Zeichen konstitutioneller Minderwertigkeit hin, die in körperlichem und geistigem Zurückbleiben, in Unterentwicklung der Geschlechtsorgane mit mangelhafter Ausprägung sekundärer Geschlechtsmerkmale zum Ausdruck kommt. Auch die Kranken von ALDEN sind körperlich und teilweise geistig unterentwickelt und haben infantile Genitalien, LEIVY und SCHNABEL weisen auf hypophysäre Störungen mit Wachstumshemmung, Infantilismus und psychischer Minderwertigkeit hin. Ähnliche Beobachtungen von Hypogenitalismus und Infantilismus haben auch CHING und DIGGS sowie RYERSON und TERPLAN gemacht. Wir sehen also, daß es sich auch hier um ähnliche innersekretorische Störungen handelt, wie wir sie bei der Kugelzellenkrankheit und bei der frühmanifestierten Polycythämie kennengelernt haben.

In bemerkenswerter Übereinstimmung damit stehen auch die Veränderungen des Skeletsystems, die ich ja schon früher auf die Hyperaktivität des Marks und starke Durchblutung der Knochen zurückgeführt habe. Es sind mancherlei Gestaltveränderungen des Gehirn- und Gesichtsschädels, die beim hämolytischen Ikterus ausführlich von mir beschrieben sind (Abb. 14a u. b). Wichtig sind auch übereinstimmende röntgenologische Veränderungen des Skeletsystems (Abb. 14c), auf die amerikanische Autoren bei den mit gesteigerter Marktätigkeit einhergehenden hämolytischen Anämien mit Nachdruck hingewiesen haben (COOLEY, GRULEE, FRIEDMAN, VOGT und DIAMOND, FEINGOLD und CASE, KARSHNER, HARDEN u. a.). Wegen der weiteren Beziehungen zwischen Markhypertrophie und Blutdrüsensystem verweise ich gleichfalls auf meine früheren Ausführungen, wonach Frühmanifestation einer echten, in den Blutbildungsstätten lokalisierten Blutkrankheit zu Störungen des Blutdrüsen- und Skeletsystems zu führen pflegt.

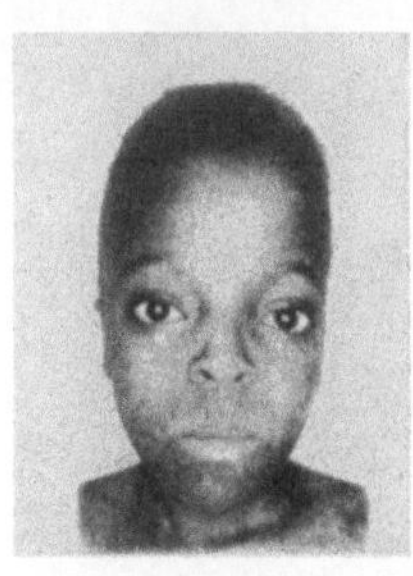
a

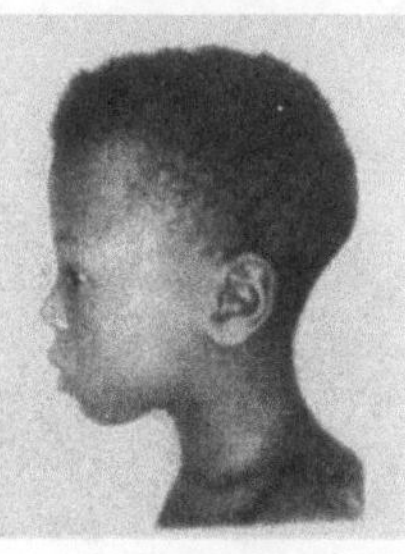
b

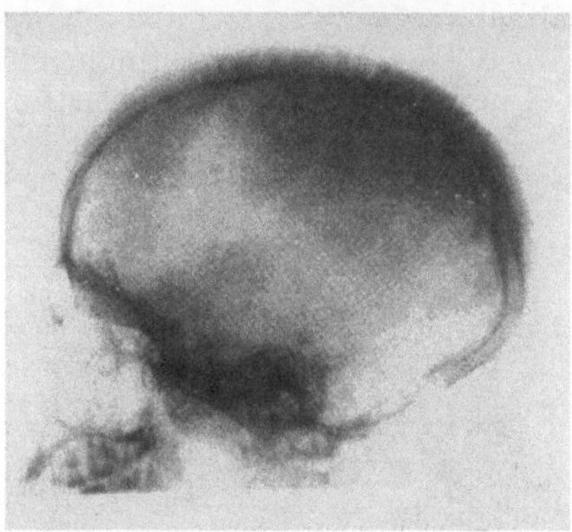
c

Abb. 14 a—c. Sichelzellenanämie. a Hochgradiger Turmschädel (Vorderansicht). b Seitenansicht. c Röntgenbild desselben Schädels, „Bürstenschädel" (HARDEN).

Ich darf in diesem Zusammenhang nicht unerwähnt lassen, daß auch einige kombinierte andere Konstitutionskrankheiten den Krankengeschichten zu entnehmen sind. So sahen HEIN, McCALLA und THORNE Zusammentreffen mit Ichthyosis und Trommelschlegelfingern, ALDEN mit der konstitutionellen Otitis media, COOLEY und LEE mit Nebenmilz, LEIVY und SCHNABEL mit Epilepsie. Solche gleichzeitig bestehenden Konstitutionskrankheiten sind uns vom hämolytischen Ikterus und der frühmanifestierten Polycythämie her wohl bekannt, sie sind aber in den bisherigen Veröffentlichungen über die Sichelzellenanämie nicht so vielgestaltig und zahlreich vertreten, daß man den Einwand eines zufälligen Zusammentreffens überzeugend entkräften könnte. Im Hinblick auf die Wichtigkeit solcher aufschlußreicher Beziehungen zwischen diesen Krankheiten wäre eine verstärkte Aufmerksamkeit allen derartigen Konstitutionsfaktoren zu schenken.

4. Die Erythroblastenanämie.

(COOLEYsche Anämie — Mediterrane Anämie.)

Vorbemerkung.

Wenn wir nun im Folgenden dazu übergehen, die Erbpathologie der konstitutionell bedingten Anämien des Säuglings- und Kindesalters zu besprechen, so ist es notwendig, einige zur Klärung beitragende Bemerkungen vorauszuschicken. Beim Studium der großen hierher gehörigen Literatur der letzten Jahrzehnte muß man zu der Überzeugung kommen, daß in der Aufstellung und Abgrenzung der einzelnen Krankheiten noch erhebliche Unklarheiten herrschen. Aus diesem Grunde ist es schwierig, der hier gestellten Aufgabe gerecht zu werden, zumal wenn eine eigene größere Erfahrung auf diesem Gebiete fehlt. In früheren

Jahren hat zum Beispiel die *Anaemia pseudoleucaemica infantum* oder JAKSCH-HAYEM-LUZETsche Krankheit eine große Rolle gespielt und ist in zahlreichen Publikationen beschrieben worden. Mit der fortschreitenden Entwicklung der Hämatologie und der weiteren Differenzierung und Abgrenzung von Krankheitsbildern ist von dem Begriff der JAKSCH-HAYEMschen Anämie nicht mehr viel übriggeblieben. Dementsprechend wird in letzter Zeit auch nur selten von ihr berichtet und ein Autor wie FANCONI sagt sogar, daß ihn nur der Fall von GLANZMANN abgehalten hätte, die Existenz des Krankheitsbildes überhaupt zu leugnen. COOLEY bringt zum Ausdruck, daß man heute keine Vorstellung mehr hätte, was unter der JAKSCH-HAYEMschen Erkrankung zu verstehen sei und weist mit Recht darauf hin, daß alles Mögliche unter diesem Namen publiziert wurde. Die gleiche Kritik hat das Krankheitsbild bereits im Jahre 1904 durch HUTCHISON erfahren. Sicherlich hat NAEGELI mit seiner Auffassung recht, wenn er zum Verständnis des umstrittenen Krankheitskomplexes annimmt, daß es sich hier um gleichartige biologische Reaktionen der blutbildenden Organe auf verschiedene anämieerzeugende Reize handelt, zu denen aber wahrscheinlich ein konstitutionelles Moment hinzukommen muß, weil sonst das Leiden viel häufiger sein würde. Als solche Reize werden chronische Infektionskrankheiten, Ernährungsfehler usw. angesehen. Vielfach wird auch die Rachitis als ätiologischer Faktor solcher Anämien bezeichnet, doch habe ich hier meine Zweifel, weil wir ja bei verschiedenen im Kindesalter manifestierten Blutkrankheiten ähnliche die Diagnose Rachitis nahelegende Skeletveränderungen gesehen haben, die die Diagnose Rachitis nahelegen. Wie ich bei der hämolytischen Konstitution nachgewiesen habe, dürfte es sich vielmehr bei derartigen Skeletveränderungen nicht um die Folge einer Rachitis, sondern einer gesteigerten Knochenmarkstätigkeit handeln. Man gewinnt somit den Eindruck, daß beim Zustandekommen solcher Anämien in erster Linie exogene Momente eine Rolle spielen und das vorhandene Beobachtungsgut bietet für die Annahme einer hereditären Natur keine genügenden Anhaltspunkte. Dagegen hat sich aber in neuerer Zeit aus dem alten Krankheitskomplex der Anaemia pseudoleucaemica infantum die Erythroblastenanämie (Typ COOLEY) herauskrystallisiert, die heute als eine mutativ entstandene Erkrankung angesehen wird. Bei der geschilderten Sachlage ist es daher nicht möglich, auf die erbbiologischen Verhältnisse einer JAKSCH-HAYEMschen Erkrankung näher einzugehen, vielmehr muß ich mich auf das wohl umschriebene Krankheitsbild der COOLEYschen Anämie beschränken, bei dem verwertbarere Angaben in dieser Richtung vorliegen.

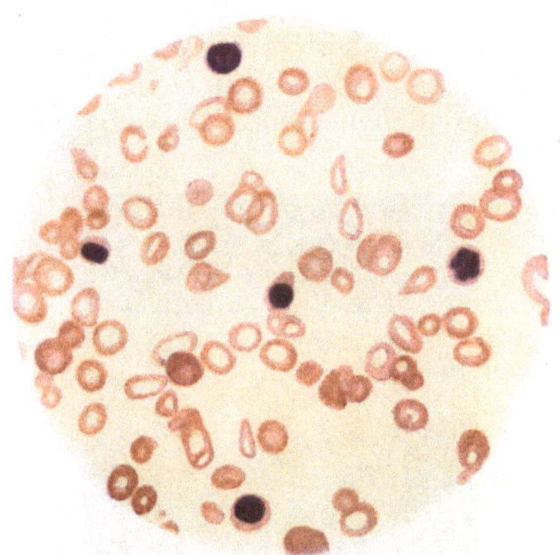

Abb. 15. Erythroblastenanämie. (Eigenes Farb-Mikrophotogramm.)

Als eine weitere Form der hämolytischen Anämien haben wir die *Erythroblastenanämie* zu betrachten (Abb. 15). Diese Erkrankung ist zum erstenmal in Amerika von dem Kinderkliniker COOLEY im Jahre 1927 als selbständiges Krankheitsbild aufgestellt werden, nachdem er schon 2 Jahre vorher an Hand seiner ersten Beobachtungen in einem Vortrag darauf hingewiesen hatte. Es handelte sich um Kinder italienischer, griechischer und syrischer Abstammung, die von der schweren Krankheit befallen waren. Bald darauf sind die COOLEYschen

Beobachtungen von weiteren amerikanischen Pediatern bestätigt worden, die dasselbe Krankheitsbild ebenfalls bei Kinder italienischer und griechischer Einwanderer feststellten (KARSHNER, BATY, MANDEVILLE, VOGT und DIAMOND u. v. a.). Es drängte sich somit der Gedanke auf, daß es sich hier um eine Art Domestikationserscheinung, eine „Einwandererkrankheit" handeln könnte. Diese Annahme hat sich aber nicht bestätigt, nachdem die Veröffentlichungen von MAKKAS und SPILIOPULOS in Griechenland und RAVENNA und CANELLA in Italien die Anregung zu zahlreichen weiteren Veröffentlichungen auch in den Mutterländern gegeben haben. Vor kurzem hat uns LEHNDORFF in deutscher Sprache eine treffliche Darstellung des Krankheitsbildes mit allen damit zusammenhängenden Fragen gegeben.

Obwohl die Krankheit in Deutschland bisher überhaupt nicht zur Beobachtung kam, so ist sie doch im Hinblick auf die allgemeinen pathogenetischen

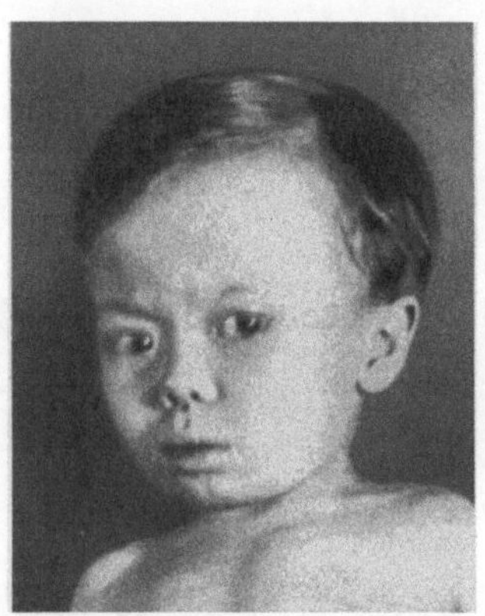

Abb. 16. Großer Rundschädel mit mongoloiden Zügen (COOLEY).

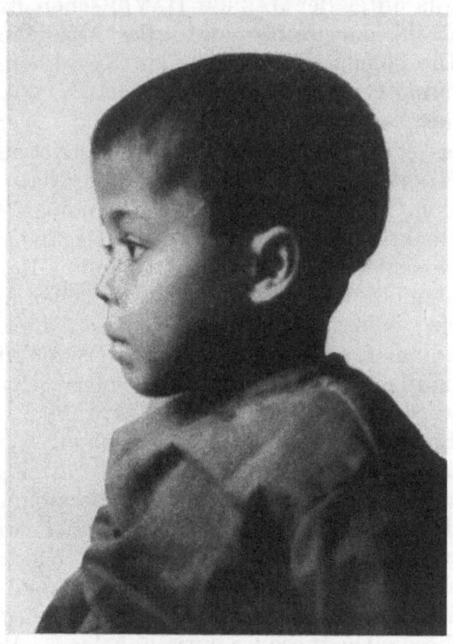

Abb. 17. Turmschädel (RAVENNA).

Vorgänge bei den hämolytischen Anämien von der größten Bedeutung. Das klinische Bild der Krankheit, deren erste Zeichen sich zwischen dem 4. und 18. Lebensmonat einstellen, ist durch eine schwere und fortschreitende Anämie von hypochromem Charakter gekennzeichnet. Dazu kommen im Laufe der Zeit ein riesiger Milztumor, eine deutliche Vergrößerung der Leber und mehr oder weniger stark ausgesprochene hämolytische Zeichen. Im Blutbild finden sich neben einer extremen Aniso-Poikilocytose zehntausende, ja hunderttausende kernhaltiger Erythrocyten in allen Entwicklungsstadien. Es sieht gerade aus, als ob hier in der Erythropoese eine ähnliche Entgleisung vorliegen würde, wie bei der Leukämie in der Leukopoese. Die Schwere der qualitativen Veränderungen ist so groß, und die Zahl der einigermaßen normal gebildeten Erythrocyten so gering, daß wir bei der Erythroblastenanämie im Vergleich zu den übrigen hämolytischen Anämien die schwerste Störung in der Erythropoese annehmen müssen. Nach den neuesten Untersuchungen sind die roten Blutzellen sehr dünn und abgeplattet und trotz ihres oft großen Längsdurchmessers von geringem Volumen und Gewicht (COOLEY, BRADFORD und DYE); dabei soll ihr Lipoidgehalt das Doppelte der Norm betragen. Nach CAMINOPETROS ist die Erythrocytenresistenz erhöht, was ganz im Sinne meiner Anschauung sprechen würde, daß die Resistenz lediglich eine Funktion der Form und zwar des Verhältnisses von Inhalt zu Oberfläche darstellt. Im Gegensatz zu den Kugelzellen, die bei relativ großem Inhalt und kleiner Oberfläche eine Resistenzverminderung aufweisen, handelt es sich bei dieser Formanomalie um Erythrocyten, die bei relativ großer Oberfläche und kleinem Inhalt erhöhte Resistenz besitzen.

Entsprechend den von GÄNSSLEN einige Jahre vorher beim hämolytischen Ikterus aufgestellten Skeletanomalien hat COOLEY auch bei der Erythroblastenanämie eigenartige Skeletveränderungen beobachtet, die der Krankheit ihren besonderen Charakter geben. Ebenso wie GÄNSSLEN dachte auch COOLEY ursprünglich daran, daß spezifische Veränderungen der von ihm beschriebenen Krankheit vorlägen. Im Hinblick auf die beim hämolytischen Ikterus gefundenen Skeletveränderungen kamen ihm aber Zweifel, und er neigte dazu, dieselben auf die gesteigerte Tätigkeit des Knochenmarks zurückzuführen. Auf Grund eines ausgedehnten Studiums dieser Frage und weiterer eigener Beobachtungen konnte GÄNSSLEN zeigen, daß nicht nur bei den hämolytischen Anämien — Elliptocyten-, Kugelzellen-, Sichelzellen- und Erythroblastenanämie — sondern auch bei der Polycythämie, bei chronischer Malaria, Kala-Azar usw. derartige Skeletanomalien vorkommen, sofern sich diese Krankheiten im Entwicklungsalter manifestieren. In einer gesteigerten Knochenmarkstätigkeit liegt das einzige allen diesen Krankheiten gemeinsame pathologische Geschehen. Ich habe deshalb schon eingangs den Satz formuliert, daß eine im Entwicklungsalter einsetzende Hyperaktivität des Knochenmarks, unabhängig von der Art der zugrunde liegenden Krankheit, zu mehr oder weniger ausgeprägten Schädel- und anderen Skeletveränderungen zu führen pflegt. Entsprechend dieser Annahme sehen wir alle diese Veränderungen mit ihren Auswirkungen auf Gesichtsausdruck und Habitus der Kranken sich gewöhnlich erst nach einer gewissen Krankheitsdauer entwickeln. Da bei der Erythroblastenanämie eine hämolytische Erkrankung schwersten Ausmaßes vorliegt, die sich zudem sehr frühzeitig — im Säuglings- und Kindesalter — manifestiert, so haben wir hier die schwersten Schädel- und Skeletveränderungen zu erwarten. Dem entsprechen in der Tat auch die von zahlreichen Autoren in der Literatur festgelegten Beobachtungen.

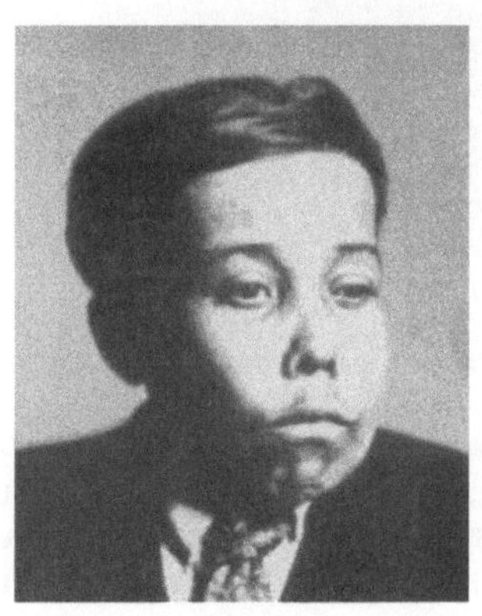

Abb. 18. Mongolenähnliche Züge (ORTOLANI).

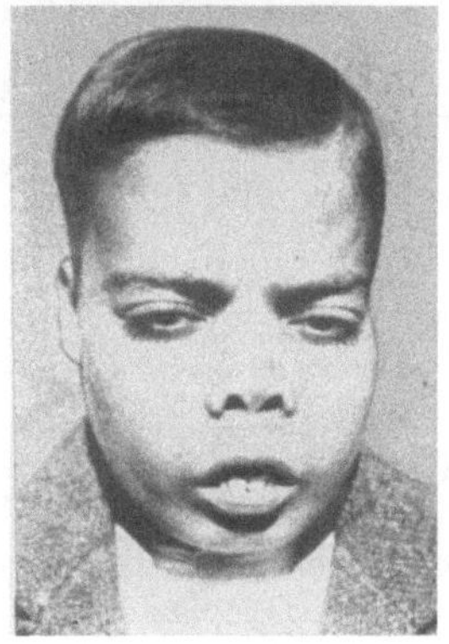

Abb. 19. Turmschädel, negerähnliche Züge (CAMINOPEDROS-LEHNDORFF).

Wenn wir die im Bilde wiedergegebenen Typen (Abb. 16—19) mit denen bei der Kugelzellenanämie vergleichen, so besteht weitgehende Übereinstimmung nur mit dem Unterschied, daß hier die Veränderungen vielfach stärker ausgeprägt sind. Es handelt sich um Kinder mit großen, in verschiedenen Dimensionen verbreiterten Schädeln, die manchmal mehr als Turmschädel, manchmal mehr als Rundschädel imponieren. Häufig haben wir eine starke Vorwölbung der Tubera parietalia und frontalia; in der Regel springen auch die Jochbeinhöcker stark vor. Die Nasenwurzel ist eingezogen, der abgeflachte Nasenrücken führt zu einer Verbreiterung der inneren Lidwinkeldistanz, durch Kleinheit der Augenhöhlen kommt es zu einer Protrusio bulbi. Je nach dem Vorherrschen der einen oder anderen Abweichung ergibt sich ein „mongoloider Typus“ mit breitem

Gesicht und vorstehenden Backenknochen oder ein „negroider Typus“ mit abgeplatteter Nase und wulstigen Lippen.

Charakteristische Röntgenbilder, Sternalbefunde und autoptische Ergebnisse bestätigen in eindrucksvoller Weise die in einer Hyperplasie zum Ausdruck kommende Hyperaktivität des Knochenmarks (vgl. Abb. 20—22).

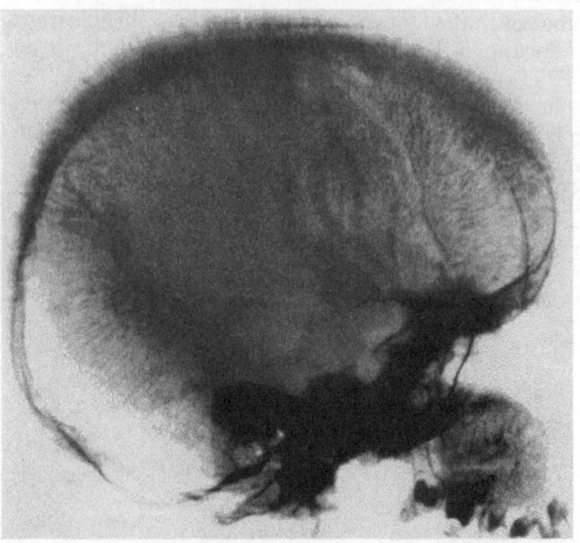

Abb. 20. Bürstenschädel. (Beobachtung von COOLEY in: BATY, BLACKFORD u. DIAMOND.)

Hand in Hand mit diesen Veränderungen des Skeletsystems und der äußeren Erscheinung gehen fast regelmäßig innere Drüsenstörungen einher, die zu mehr oder weniger ausgesprochener Entwicklungshemmung führen. LEHNDORFF hat dafür den Ausdruck „hämatischer Infantilismus“ geprägt. Wir dürfen allerdings diesen Begriff nicht eng fassen, denn es können verschiedene innnere Drüsen betroffen sein. Aus diesem Grunde und im Hinblick auf die Beispiele bei anderen Blutkrankheiten erscheint es mir zweckmäßiger, ganz allgemein von einer „hämatischen Dysplasie“ zu sprechen, die in charakteristischen Blutdrüsen- und

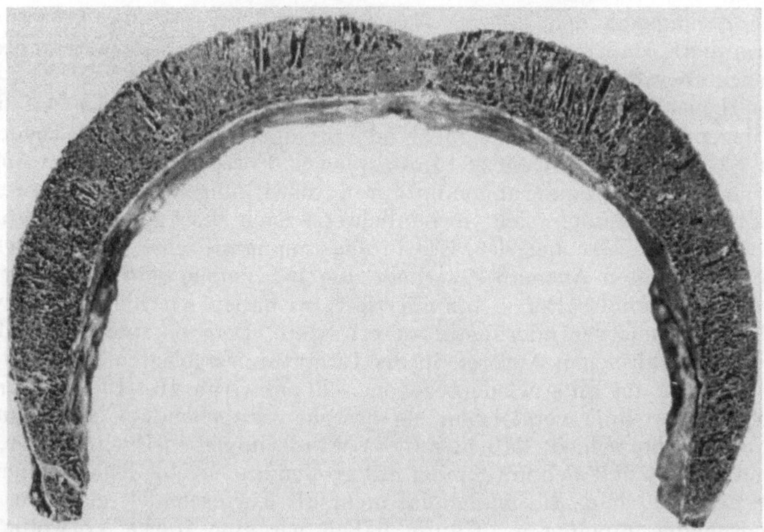

Abb. 21. Verdickte Schädelkalotte (Querschnitt); pathologisch-anatomisches Substrat des „Bürstenschädels“ (WHIPPLE u. BRADFORD).

Skeletveränderungen zum Ausdruck kommt. LEHNDORFF betont mit Recht, daß die Ursache dieser Entwicklungshemmung nicht allein in der Schwere der Anämie gelegen sein könne. Wie ich schon an anderer Stelle dargelegt habe, möchte ich auch hier annehmen, daß außer der Anämie und einer durch Knochenumbau und Schädelanomalie etwa bedingten Hypophysenstörung vor allem das hyperaktive Knochenmark eine direkte Einwirkung auf die Blutdrüsen ausübt. In Anbetracht der kurzen Lebensdauer ist allerdings bei der Erythroblastenanämie damit zu rechnen, daß die bei den anderen hämolytischen Anämien und der frühmanifestierten Polycythämie usw. beobachtete Vielseitigkeit der Streuwirkung auf die Blutdrüsen weniger in Erscheinung tritt. Hingegen weisen diejenigen Patienten, die ein höheres Alter erreichen, erwartungsgemäß die stärksten Zeichen hämatischer Dysplasie auf.

Was die Häufigkeit der Erythroblastenanämie anlangt, so schien sie anfangs recht selten zu sein; man muß aber berücksichtigen, daß die Selbständigkeit dieses Krankheitsbildes vor knapp 12 Jahren erkannt worden ist, und daß es in den Mutterländern erst seit etwa 5 Jahren stärkere Beachtung gefunden hat. Seitdem ist die Zahl der veröffentlichten Fälle verhältnismäßig groß geworden, aber sicherlich sind auch manche früheren italienischen Beobachtungen von JAKSCH-HAYEM-LUZETscher Krankheit mit „rachitischen" Skeletveränderungen hierher zu rechnen. COOLEY meint, daß die Krankheit in Amerika gar nicht selten sei, und neuere italienische und griechische Autoren bestätigen die relative Häufigkeit der Krankheit auch in den Mutterländern. Beruf und wirtschaftliche Lage der Eltern haben offenbar keine Bedeutung. Beide Geschlechter scheinen gleich häufig zu erkranken, und zwar zeigen sich nach den Angaben der verschiedenen Autoren die initialen Symptome der Krankheit bereits in den ersten Lebensmonaten. Die Prognose ist absolut schlecht, die Kinder sterben in der Regel vor Eintritt der Pubertät. Kranke, die das Erwachsenenalter erreichten, sind von HITZROT, ARAVANTINOS und DELIJANNIS und DALLA VOLTA beschrieben worden. Je früher sich die ersten Krankheitszeichen bemerkbar machen, desto bösartiger ist der Verlauf. Obwohl die Krankheit zuerst in Amerika beobachtet wurde, ist die Nordküste des Mittelmeeres ihre Heimat, weshalb sie auch als „Mittelmeeranämie" bezeichnet wird. Nach allen bisherigen Beobachtungen besteht also eine feste Bindung an eine bestimmte Abstammung.

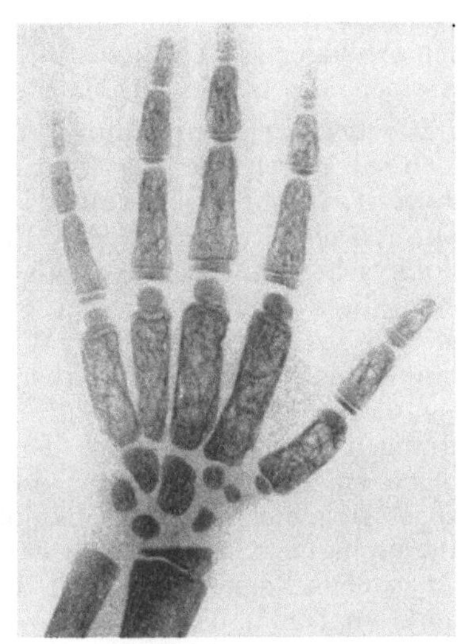

Abb. 22. Handskelet mit plumpen Phalangen, Erweiterung der spongiösen Markräume mit grober Trabekelstruktur (KOCH-SCHAPIRO).

Was die Frage der *Vererbung* anlangt, so ist zu sagen, daß familiäres Vorkommen der Erythroblastenanämie so häufig beschrieben wird, daß es als ein Wesenszug der Krankheit gelten muß. Vielfach wird bei kinderreichen Familien darauf hingewiesen, daß immer mehrere Kinder befallen sind, und verschiedentlich wurden auch Erkrankungen in den Seitenlinien festgestellt (BATY, BLACKFAN und DIAMOND). BATY und Mitarbeiter, ORTOLANI und CASTAGNARI, sowie WHIPPLE und BRADFORD haben jeweils bei einem offenbar eineiigen Zwillingspaar konkordantes Verhalten nachgewiesen; die beiden letzten Autoren sahen bei einem nicht sicher eineiigen Zwillingspaar diskordantes Verhalten. Obwohl wir uns im klaren sind, daß Familiarität einer Krankheit noch keineswegs Heredität bedeutet, so sind wir doch geneigt, auf Grund dieser Tatsachen eine erbliche Komponente beim Zustandekommen der Krankheit anzunehmen. Dafür würde auch die Beobachtung von DONDI sprechen, der bei der Mutter eines Patienten hämolytische Erscheinungen nachweisen konnte. Die Beurteilung des Erbmodus wird aber dadurch erschwert, daß Stammbäume der Krankheit kaum aufgestellt werden können, weil ja die befallenen Probanden zugrunde gehen, ehe sie das fortpflanzungsfähige Alter erreicht haben. Auf den ersten Blick scheint das Leiden einem recessiven Erbgang zu folgen. Man müßte sich also dann vorstellen, daß es sich bei den Eltern der Kranken um klinisch unauffällige Erbträger handelt. Es erscheint aber auch die Annahme berechtigt, daß latente Krankheitsträger, die bis heute diagnostisch noch nicht sicher erfaßt werden können, — einige Autoren fanden eine auffallende Erhöhung und Verbreiterung der Erythrocytenresistenz bei den Eltern —, das Leiden im dominanten Erbmodus vererben. In diesem Sinne sind vielleicht auch die jüngst von CAMINOPETROS aufgestellten beiden Stammbäume zu deuten, in denen allerdings die Diagnose hauptsächlich auf Grund von Resistenzerhöhung und Skeletveränderungen gestellt zu sein scheint. Beim Zutreffen des dominanten Erbganges würde sich die Erythroblastenanämie auch erbbiologisch zwanglos in die Gruppe der übrigen hämolytischen Anämien einreihen lassen, die alle dem gleichen Erbgang folgen.

Die bisherige Vorstellung von der Einheit der COOLEYschen Anämie wird scheinbar durch die Veröffentlichungen von CHOREMIS und SPILIOPULOS erschüttert, die chronischer Malaria, Kala-Azar, kongenitaler Lues und alimentären Faktoren einen entscheidenen Einfluß zuschreiben und die Selbständigkeit der COOLEYschen Anämie anzweifeln. Das Hauptargument für ihre Auffassung sehen diese Autoren in den gleichartigen Skeletveränderungen bei den von ihnen beobachteten Fällen. Wie wir wiederholt bei den verschiedenen Blutkrankheiten nachgewiesen haben, und wie auch COOLEY betont hat, berechtigen aber diese Skeletveränderungen allein keineswegs zur Abgrenzung eines selbständigen Krankheitsbildes, denn sie sind nicht spezifischer Art, sondern die Folgen einer Hyperaktivität des Knochenmarks. Ich möchte daher glauben, daß es sich hier wie beim hämolytischen Ikterus nicht um echte COOLEYsche Anämie handelt, sondern um erworbene Formen, die ein ähnliches Krankheitsbild machen können, aber mit der konstitutionellen und hereditären Krankheit nichts zu tun haben.

Im Hinblick auf die Bindung an die mediterrane Rasse kommt LEHNDORFF zu der beachtenswerten Vorstellung, daß es sich bei der Erythroblastenanämie ebenso wie bei der Sichelzellenanämie um eine relativ junge Mutation handelt, während die über die ganze Welt verbreitete Kugelzellenkrankheit in einer sehr viel früheren Zeitepoche entstanden wäre.

5. Fetale Blutkrankheiten.

Im folgenden wollen wir uns mit den fetalen Blutkrankheiten befassen, die mit *Hydrops universalis congenitus, Icterus gravis und Anaemia neonatorum* einhergehen. Die genannten Symptome können allein oder gemeinsam bei demselben Individuum oder bei Geschwistern vorkommen. Ob es sich hier um eine Krankheitseinheit mit verschiedenen klinischen Erscheinungsformen handelt, ist noch nicht entschieden, wenngleich die meisten Autoren diese Ansicht vertreten. Es besteht die Möglichkeit, daß Unterschiede im Manifestationsalter die Verschiedenheit des klinischen Krankheitsbildes bedingen. LEHNDORFF, der die fetalen Blutkrankheiten eingehend bearbeitet hat, sieht sich durch seine Studien gezwungen, die Anaemia neonatorum als selbständiges Krankheitsbild abzutrennen.

Während durch gründliche Beschreibungen die klinischen Symptome und pathologisch-anatomischen Befunde klargestellt sind, herrschen bezüglich der Ätiologie, Pathogenese und zum Teil auch der hämatologischen Befunde weitgehende Meinungsverschiedenheiten. V. GIERKE nimmt „eine familiär auftretende, konstitutionell bedingte Fehlanlage des hämatopoetischen Apparates" an, während DE LANGE, FANCONI und andere an eine vorwiegend toxische oder avitaminotische Bedingtheit denken. Neuerdings hat die Lebertherapie den Anstoß zu Behandlungsversuchen gegeben (Mc. NIEL, BERNHEIM-KARRER und GROB, SEGAR und STÖFFLER, DE LANGE, ABBOTT, HOTZ, VAN CREFELD und HEYBROEK, HUENEKENS u. a.), doch sind über deren Wirkung die Meinungen geteilt; immerhin scheinen einige einwandfreie Erfolge vorzuliegen. Ob sich daraus Rückschlüsse auf die Pathogenese ergeben, läßt sich heute noch nicht übersehen. Auch der Gedanke einer Aufbrauchkrankheit ist erwogen worden, weil mit steigender Geburtenzahl die Morbiditätsgefahr größer wird. Erfahrungsgemäß pflegt das erste Kind überhaupt nicht von der Krankheit ergriffen zu werden. Diese ungewöhnliche Tatsache, der gutartige Verlauf, das restlose Verschwinden der Erkrankung und der Mangel eindeutiger Krankheitszeichen bei den Eltern, lassen an der Berechtigung zweifeln, die fetalen Blutkrankheiten überhaupt unter dem Gesichtspunkt der Vererbung zu betrachten. PACHE-PFAUNDLER neigen der Ansicht zu, daß vorwiegend erworbene, mütterliche Schäden beim Zustandekommen der Krankheit wirksam sind und erbliche Momente zurücktreten. Wenn wir trotz dieser ungeklärten Sachlage und dem uneinheitlichen Beobachtungsgut die fetalen Blutkrankheiten in diesen Rahmen aufgenommen haben, so aus dem Grunde, weil in zahlreichen Fällen familiäres Vorkommen auch in den Seitenlinien, und konkordantes Verhalten bei eineiigen und zweieiigen Zwillingen beschrieben wurden (MARCHAND, HILGENBERG, DE LANGE-ARNTZENIUS, v. GIERKE, BERNHEIM-KARRER u. v. a.). Diese Tatsachen sind doch geeignet, die Beteiligung eines erblichen Faktors beim Zustandekommen der Krankheit anzunehmen. HONECKER geht in seiner Arbeit auf Grund einer besonders ergiebigen Familienbeobachtung sogar soweit, „in bestimmten Fällen" einen „dominanten, geschlechtsgebundenen Erbgang" anzunehmen. Auch MACKLIN kommt zur Annahme einer dominanten Vererbung. Angesichts des sonst vorliegenden Beobachtungsgutes können diese Schlüsse aber nicht verallgemeinert werden, und die endgültige Klärung kann nur einer späteren Forschung vorbehalten bleiben.

6. Konstitutionelle familiäre perniciosaartige Kinderanämie (FANCONI).

Unter dieser oder einer ähnlichen Bezeichnung ist bisher von FANCONI bei 3 Brüdern und von UEHLINGER und VAN LEEUWEN in je einem sporadischen Fall eine „perniciosaartige" Anämie im Kindesalter beschrieben worden. Die Krankheit ging einher mit Mikrocephalus, Strabismus convergens und Epikanthus, Verbildung des äußeren und inneren Ohres mit Schwerhörigkeit, Pigmentveränderungen, Anomalien des Skeletsystems wie Fehlen oder Unterentwicklung des Daumens, Fehlen von Knochenkernen, Hypoplasie des Genitale und anderen Anomalien und Mißbildungen. Ähnliche Fälle sind auch in jüngster Zeit von ÉMILE-WEIL veröffentlicht worden.

Ein Vergleich mit der Perniciosa scheint Schwierigkeiten zu begegnen, selbst wenn man in Rechnung stellt, daß Verschiedenheiten im Manifestationsalter auch weitgehende Unterschiede im klinischen Erscheinungsbild der Krankheit bedingen können. Die vorliegenden Beobachtungen erlauben meines Erachtens keine weiteren Schlüsse über das Wesen der Krankheit. Blutdrüsen- und Skeletanomalien sowie Mißbildungen stellen nichts besonderes dar, damit ist nach meinen bisherigen Darlegungen bei allen chronischen, im Kindesalter manifestierten konstitutionellen Blutkrankheiten mit gesteigerter Knochenmarkstätigkeit zu rechnen. Es handelt sich um jene hämatische Dysplasie, deren vielseitige Erscheinungsformen wir an verschiedenen Stellen schon kennen gelernt haben.

Über die Erbpathologie dieser Erkrankung kann auf Grund des vorliegenden Krankengutes verständlicherweise nichts ausgesagt werden.

7. Die perniziöse Anämie.

Das von Biermer im Jahre 1868 näher beschriebene Krankheitsbild hat von jeher das besondere Interesse der medizinischen Forschung auf sich gezogen. Seine diagnostische Feststellung macht heutzutage keine allzugroßen Schwierigkeiten, wenn man den klinischen und hämatologischen Befund richtig zu deuten versteht. Als Kardinalsymptome kennen wir neben der strohgelben Blässe der Kranken eine Achylie des Magens mit Glossitis und eine hyperchrome Anämie mit Zeichen gesteigerten Blutzerfalls. Das Blutbild zeichnet sich besonders durch eine Anisocytose, Megalocytose und Poikilocytose aus; der Erythrocytendurchmesser ist in der Regel vergrößert. Als eine sehr wertvolle diagnostische Ergänzung ist in den letzten Jahren noch das charakteristische Bild des Sternalpunktats hinzugetreten. Trotz des starken wissenschaftlichen Einsatzes und trotz der glänzenden Erfolge der Lebertherapie ist es aber noch nicht gelungen, völlige Klarheit über die Pathogenese dieser Krankheit zu gewinnen. Das hat leider auch zur Folge, daß wir uns in einer ungünstigen Ausgangsstellung befinden, wenn wir das Problem der Erbpathologie der perniziösen Anämie in Angriff nehmen.

Es ist hier nicht meine Aufgabe zur Frage der Pathogenese ausführlich Stellung zu nehmen, doch sei darauf hingewiesen, daß seit der Entdeckung des „Innenfaktors“ durch Castle die Bedeutung des Magens stark in den Vordergrund geschoben worden ist. In neuerer Zeit wird daher vielfach die Ansicht vertreten, daß es sich letzten Endes bei der perniziösen Anämie nur um eine Magenerkrankung handelt, wenngleich manche klinische Erfahrung dieser Erklärung im Wege steht. Dem Verständnis kommen wir wohl näher, wenn wir einerseits die Bedeutung des Mageninnenfaktors für die Bildung des antianämischen Stoffes anerkennen und uns andererseits den langen Weg des im Magen-Darm-Kanal gebildeten antianämischen Stoffes bis zum Erfolgsorgan Knochenmark vor Augen halten, auf dem vielseitige Störungen seiner Auswirkung möglich sind. Schließlich ist für die Manifestation der Krankheit noch sehr wesentlich, daß der Organismus offenbar mit minimalen Mengen des antianämischen Stoffes die Blutbildung in Ordnung zu halten vermag und zudem jederzeit durch bestimmte Nahrungsmittel eine Aufnahme desselben erfolgen kann.

Das Problem wird dadurch noch verwickelter, daß wir es nicht mit einer einheitlichen Ätiologie zu tun haben, sondern daß verschiedene Ursachen zu dem Symptomenkomplex der perniziösen Anämie führen können. Wir müssen daher annehmen, daß im einen Fall die Resorption des antianämischen Stoffes gestört ist (Sprue), im anderen Fall seine Wirkung durch einen Darmschmarotzer (z. B. Botriocephalus) oder eine Gravidität, selten auch einmal durch eine Lebererkrankung verhindert wird. Bei der kryptogenetischen perniziösen Anämie spielt wohl das Versiegen des Mageninnenfaktors die entscheidende Rolle.

Die *perniziöse Anämie* kann nicht gerade als eine seltene Krankheit bezeichnet werden, doch sind erhebliche regionäre Verschiedenheiten bezüglich ihres Auftretens festzustellen Auf der internationalen Konferenz für geographische Pathologie in Stockholm (1937) wurde von Naegeli darauf hingewiesen, daß die Krankheit in Europa sowie in Nord- und Südamerika ziemlich häufig vorkommt. In Ägypten, vor allem aber in China und Japan, ist sie außerordentlich selten. Dort kommt auch trotz großer Verbreitung des Botriocephalus keine Botriocephalus-Perniciosa vor, und es findet sich auch keine Sprue-Perniciosa. Auf den ostindischen Inseln scheint die Perniziöse Anämie ganz zu fehlen. In rassischer

Hinsicht würde also in erster Linie die weiße Rasse davon befallen, während die gelbe Rasse kaum betroffen ist; bei Negern findet man auch nur selten die perniziöse Anämie. Beruf und Ernährung haben im allgemeinen keinen Einfluß. Die perniziöse Anämie kommt zumeist im Alter von 50—70 Jahren vor; das weibliche Geschlecht scheint etwas häufiger befallen zu sein, wenngleich nicht alle Berichte übereinstimmend lauten.

Wenn wir uns nun der Erbpathologie der perniziösen Anämie zuwenden, so ist festzustellen, daß seit der Jahrhundertwende in weit über 100 Fällen das mehrfache Vorkommen der Erkrankung in der gleichen Familie beschrieben worden ist (Howard, Klein, Gilbert und Émile-Weil, Roth, Meulengracht, McAdoo, Tscherning, Decastello, Gilford, Faber und Gram, Schaumann und Saltzmann, Dorst, Wilkinson und Brockbank, Strandell u. v. a.). Eine auslesefreie umfangreiche Erfassung von Perniciosasippen lag aber bisher nicht vor. Ich habe daher meinen Mitarbeiter Werner veranlaßt, in einer groß angelegten Arbeit an einer auslesefreien Serie von Perniciosasippen die Erblichkeitsverhältnisse der perniziösen Anämie weiter zu klären. Er hat in 57 Sippen von Perniciosa-Kranken bei 525 Blutsverwandten gründliche klinische Untersuchungen durchgeführt. Dabei wurden 5 weitere Fälle von perniziöser Anämie festgestellt, was einem Hundertsatz von 9% entspricht. Er reicht damit nicht ganz an die familiäre Häufung meines Tübinger Beobachtungsgutes heran. Naegeli kommt nach Schätzungen auf Grund der Literatur etwa auf 8%. Wilkinson und Brockbank, die in ihrer verdienstvollen Arbeit die familiären Fälle bis zum Jahre 1930 zusammengefaßt haben, errechnen 8,75%. Levine und Ladd finden 6,3%; Schlecht erwähnt 8% und Conner kommt auf annähernd 10%, während Kaufmann und Thiessen in 16,7% ihres großen Beobachtungsgutes gehäuftes Vorkommen der perniziösen Anämie nachweisen konnten. Demgegenüber stehen die Befunde anderer Autoren wie Strandell, Lichtenstein, Scheidel, Oestreich und Carl mit 2,6% bis unter 1% oder gar keiner Belastung. Diesen Ergebnissen liegen aber vielfach keine systematischen Sippenuntersuchungen zugrunde, so daß man angesichts unserer eigenen großen Untersuchungsreihe wohl annehmen darf, daß eine Belastung von etwa 8—10% den tatsächlichen Verhältnissen am nächsten kommt. Von einzelnen Autoren ist familiäres Auftreten in mehreren Generationen (Abb. 23) beschrieben worden (Wilkinson und Brockbank, Bremer u. a.). Die größte Zahl von Kranken enthält der Stammbaum von Maclachan und Kline, der sich mit 16 Kranken über 4 Generationen erstreckt; allerdings fehlt hier eine einwandfreie Diagnosestellung bei den meisten Fällen.

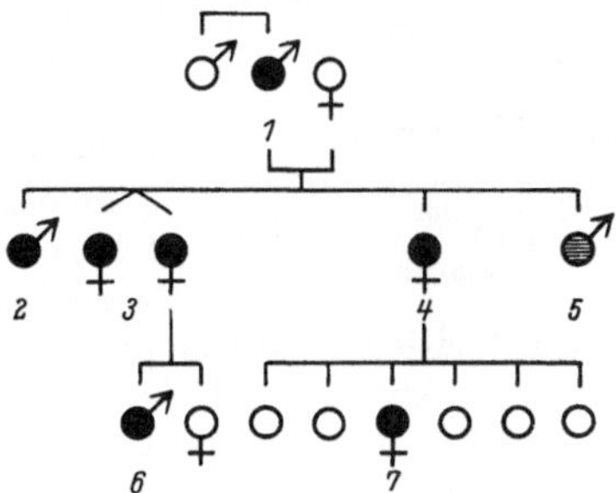

Abb. 23. Perniziöse Anämie. Sippentafel nach Bremer. 1 † an perniziöser Anämie, 54 J. 2 † an perniziöser Anämie, 61 J. (Med. Klin. München); 3 † an perniziöser Anämie, 42 und 44 J., Zwillinge; 4 perniziöse Anämie, 49 J.; 5 funikuläre Spinalerkrankung; 6 perniziöse Anämie (?), 26 J.; 7 „sehr blutarm", 17 J.

Es ist noch zu erwähnen, daß in einzelnen Fällen eine erbliche Disposition zur funikulären Myelose vorzuliegen scheint (Bremer). Für diese Annahme spricht insbesondere die wertvolle Beobachtung von Kaufmann und Thiessen, die über ein weibliches eineiiges Zwillingspaar mit konkordantem Vorkommen von perniziöser Anämie und funikulärer Myelose berichten. Dabei braucht eine ausgesprochene perniziöse Anämie überhaupt noch nicht zu bestehen, wie das die von Ungley und Suzmann beobachtete Sippe in eindrucksvoller Weise zeigt (Abb. 24).

Bei unseren auf die Erblichkeitsverhältnisse gerichteten Untersuchungen hat sich der Begriff eines Status praeperniciosus, den wir schon früher angenommen haben, erneut bewährt. Es zeigt sich nämlich, daß in diesen Sippen in einem beträchtlichen Prozentsatz Menschen vorkommen, die eine Anacidität bzw. Subacidität, gewisse Veränderungen der Blutwerte, Parästhesien und Zungenveränderungen aufweisen. Die Blutveränderungen bestehen in der Hauptsache in einer leichten Herabsetzung der Hämoglobin- und Erythrocytenzahl, in einer Vermehrung von ovalären Erythrocyten, in einer Vergrößerung des Erythrocytendurchmessers, in einer Leukopenie mit Lymphocytose, in einer Verminderung der Monocyten und schließlich in einer Übersegmentation der Neutrophilen. Dabei ist zu berücksichtigen, daß beim Einzelfall nicht sämtliche genannten Symptome vertreten zu sein brauchen. Wir hielten es aber für notwendig, einen strengen Maßstab anzulegen und nur dann von einem Status praeperniciosus zu sprechen, wenn neben dem Salzsäuremangel des Magens wenigstens zwei weitere der oben bezeichneten Abwegigkeiten vorlagen. Der hier näher charakterisierte Status praeperniciosus ist in ähnlicher Weise auch schon von früheren Autoren erhoben wurden. So spricht Weinberg von einer latenten perniziösen Anämie bei Achylikern mit gewissen Blutbildveränderungen. Ebenso weisen auch Naegeli, Zadek und andere auf derartige „Frühformen“ hin. In neuerer Zeit sind dann vor allem von Bremer, Hoff, sowie von Hangarter und Wolbergs u. a. ähnliche Befunde erhoben worden. Merkwürdigerweise haben Conner und Paschkis in ihren gründlichen Arbeiten keine derartigen latenten Formen bei Familienangehörigen nachweisen können. Bei dem geschilderten Vorgehen fand Werner in seiner großen Untersuchungsreihe, daß 15% der Geschwister und nur 1% der entfernteren Verwandten einen solchen Status praeperniciosus aufweisen. Auch bei fraglichen Zuständen dieser Art, die nicht in diese Berechnung einbezogen sind, ist ein stärkeres Befallensein der näheren Verwandtschaftsgrade festzustellen. Wir müssen daraus den Schluß ziehen, daß ein erblich bedingtes Perniciosageschehen schon lange vorher im Gange ist, ehe die Krankheit manifest wird. Es ist möglich, daß sich diese Vorstadien entweder zum Vollbild der perniziösen Anämie entwickeln oder aber zeitlebens in diesem Status praeperniciosus verharren. Für den Einzelfall können natürlich nur Nachuntersuchungen in großen Zeitabständen Klärung bringen. Nach unseren Sippenuntersuchungen ist aber nicht damit zu rechnen, daß die sämtlichen Vorstadien als typische Vollbilder der Krankheit endigen. Jedenfalls ist das gehäufte Vorkommen des Status praeperniciosus und die eindeutige Belastung der nächsten Familienangehörigen ein besonders eindrucksvoller

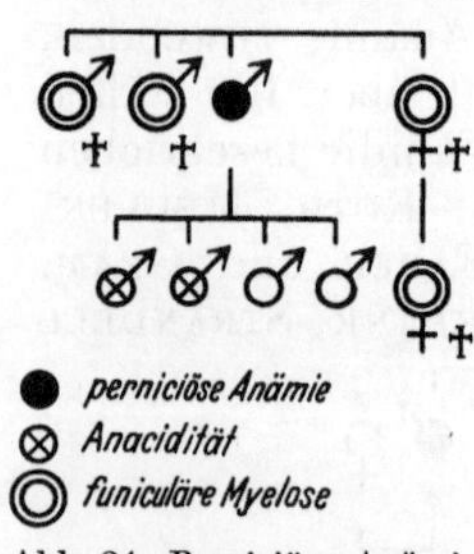

Abb. 24. Perniziöse Anämie und funikuläre Myelose. Sippentafel nach Ungley und Suzmann.

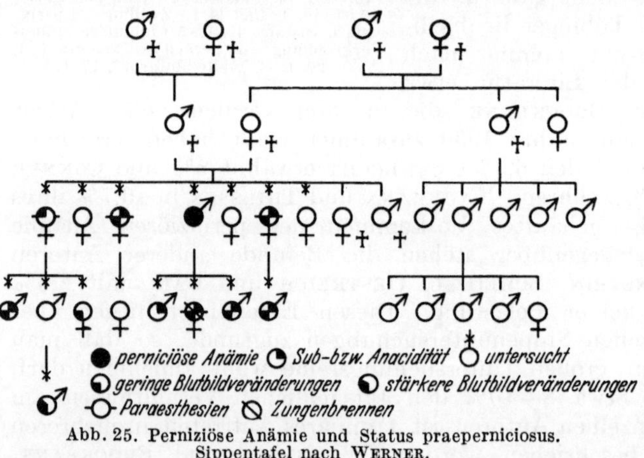

Abb. 25. Perniziöse Anämie und Status praeperniciosus. Sippentafel nach Werner.

Beweis für die Bedeutung von Erbfaktoren beim Zustandekommen der perniziösen Anämie (Abb. 25).

Über die einzelnen Perniciosasymptome und deren erbbiologische Wertigkeit ist auf Grund der Literatur und unserer eigenen Erfahrungen folgendes bekannt:

Bei der Beurteilung der Säurewerte des Magens ist es notwendig, sich ein klares Bild von den Normalwerten des Magensaftes und der prozentualen Häufigkeit von Sekretionsstörungen zu machen. Darüber liegt eine große Zahl von Veröffentlichungen vor, die im Literaturverzeichnis enthalten sind. Wir stützen uns vor allem auf die neueren Arbeiten von CONNER, VANZANT und Mitarbeiter, sowie von OLIVER und WILKINSON. Nach den Angaben dieser Autoren findet sich Anacidität bei der Durchschnittsbevölkerung im Mittel in 10—15% der Fälle; mit steigendem Alter erfolgt eine Zunahme der Anacidität um 2—30%. Um regionären Verschiedenheiten gerecht zu werden, haben wir in einer eigens darauf ausgerichteten Arbeit bei einer großen Zahl von magengesunden Menschen die in unserer Gegend geltenden Durchschnittswerte festgestellt. Bei Mitgliedern von Perniciosasippen ist schon frühzeitig die Tendenz in der Richtung eines Säuremangels festgestellt worden. So weisen bereits SCHAUMANN, F. A. R. JUNG, MARTIUS und später ALBU auf das Vorkommen von Anacidität bei Familienmitgliedern von Perniciosakranken hin. WEINBERG findet 1918 bei 24 Kindern und Geschwistern von Perniciosakranken 7mal Achylie (29%); einen Vergleich mit der Norm stellt er allerdings nicht an. LICHTENSTEIN stellt 1928 bei 40 Verwandten von Perniciosakranken 25mal eine Achylie fest. Ähnliche Befunde teilen MEULENGRACHT, MUSTELIN, HURST, DORST, WINKLER, ZADEK sowie KAUFMANN und THIESSEN mit. Den besten Einblick in die Sekretionsverhältnisse des Magens bei Perniciosasippen liefern die mit einwandfreien statistischen Methoden an einem großen Material festgestellten Ergebnisse meiner Mitarbeiter. Danach liegen die Mittelwerte für die freie Salzsäure und die Gesamtacidität an der untersten Grenze der hier geltenden Norm. Bei der Gesamtheit der Sippenangehörigen findet sich eine Belastung mit Anacidität von 27%. Bei den näheren Verwandten liegen die Mittelwerte im allgemeinen wesentlich niedriger als bei den entfernteren Verwandten; im Durchschnitt betragen die Säurewerte bei den entfernteren Verwandten fast das doppelte. Subacidität kommt bei den näheren Verwandten 3mal so häufig und Anacidität $2^1/_2$mal so häufig vor wie bei den entfernteren Verwandten. Bei Personen unter 40 Jahren findet sich nur eine geringe Belastung von 4%, bei den über 40jährigen beträgt der Unterschied gegenüber der Norm dagegen 8—11%, also das 2—3fache. Wenn auch nach unseren eigenen Untersuchungen die Belastung bei den Familienangehörigen nicht so stark ist, wie im allgemeinen angenommen wird, so folgt aus alledem mit Sicherheit eine deutliche erbliche Belastung, die besonders stark im Manifestationsalter der perniziösen Anämie hervortritt. Die erbbiologische Bedeutung der Sekretionsstörung des Magens wird noch dadurch unterstrichen, daß als Folgeerscheinung weitere Erkrankungen des Magen-Darmkanals und seiner Anhangsdrüsen bei den Sippenangehörigen relativ häufig auftreten. So sind nach WERNER 33% der Geschwister und 15% der übrigen Verwandten davon befallen. Erkrankungen der Gallenwege fanden sich bei 15% der Geschwister und bei 2% der entfernteren Verwandten.

Ähnlich wie beim Magen finden sich auch im Blute gewisse Veränderungen bei den Sippenangehörigen, deren prozentuale Verteilung auf bestimmte Verwandtschaftsgrade und Altersklassen auf eine erbliche Grundlage ihrer Entstehung hinweisen. Aus der Literatur ist über derartige Blutveränderungen bei Verwandten von Perniciosakranken bisher wenig zu entnehmen. HANGARTER und WOLBERGS finden in zwei ausgelesenen Perniciosasippen mit weiteren perniziösen Anämiefällen unter insgesamt 54 selbstuntersuchten Familienangehörigen 17mal (= 32%) hämatologische Veränderungen wie Verminderung der Hämoglobin- und Erythrocytenzahl, Anisocytose, Poikilocytose, Polichromasie, Makrocyten, Mikrocyten, Ovalärformen und schließlich Übersegmentation der neutrophilen Leukocyten (Naegeli). Auf die Bedeutung der übersegmentierten Neutrophilen für die Erkennung von Frühformen weist auch Bremer hin. Dagegen konnten Zadeck, Wilkinson und Brockbank und Neuburger keine Veränderungen des roten Blutbildes in Perniciosasippen nachweisen. Werner kommt an Hand seines großen Untersuchungsmaterials vor allem zu folgenden Feststellungen: Während bezüglich der Hämoglobin- und Erythrocytenwerte keine eindrucksvollen Abweichungen vorliegen, ist eine Häufung von Ovalärformen der Erythrocyten bemerkenswert. Eine Vermehrung dieser Ovalärformen findet sich bei etwa 20% der Familienmitglieder unter

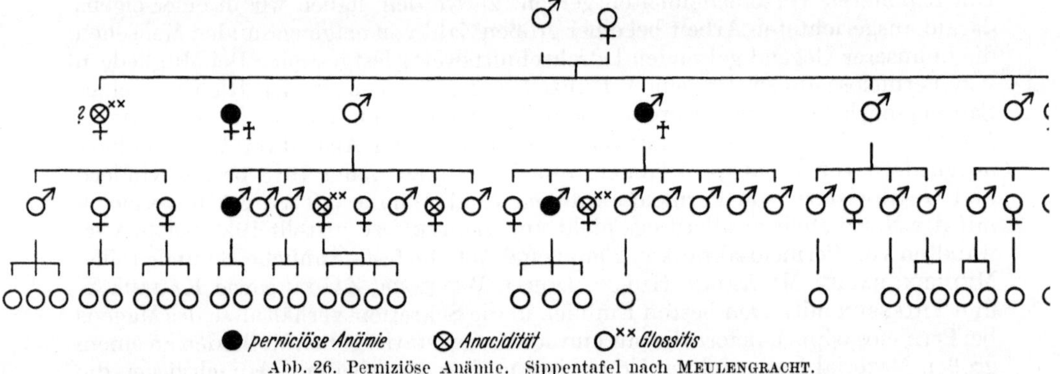

Abb. 26. Perniziöse Anämie. Sippentafel nach Meulengracht.

stärkerer Beteiligung der näheren Angehörigen. Außerdem wurde bei den Erythrocyten eine geringe Erhöhung des Durchmessers bei etwa 20—30% der Familienangehörigen gefunden. Beim weißen Blutbild konnte im Hinblick auf die in der hiesigen Gegend zutage tretende Neigung zur Leukopenie bei der Durchschnittsbevölkerung keine eindrucksvolle Verminderung der Gesamtzahl festgestellt werden. Das gleiche gilt für das Verhalten der Lymphocyten. Dagegen war bei den neutrophilen Leukocyten eine Übersegmentation der Kerne bei 12% der Angehörigen vorhanden mit einer über doppelt so starken Beteiligung der näheren Angehörigen und einer deutlichen Zunahme mit steigendem Alter. Außerdem zeigte sich eine bemerkenswerte Verminderung der Monocyten, besonders bei den näheren Verwandten, jedoch ohne eine deutliche Bevorzugung bestimmter Altersklassen. Entgegen der Angabe von Hangarter und Wolbergs konnte bei unserem Beobachtungsgut unter 382 Sippenmitgliedern keine Erhöhung des Bilirubinspiegels im Blute nachgewiesen werden.

Außer den geschilderten Blutveränderungen fanden wir bei unserem Beobachtungsgut in Übereinstimmung mit Bremer und Meulengracht (Abb. 26) sowohl Zungenveränderungen als auch Parästhesien bei den näheren Verwandten derartig gehäuft, daß damit ebenfalls eine erbliche Belastung gesichert erscheint. Über ähnliche Beobachtungen berichten Nonne, Schaumann, Liepelt u. a.

Bei einer Besprechung der Erbpathologie der perniziösen Anämie kann man heutzutage nicht mehr an der in Perniciosasippen bisweilen kombiniert vorkommenden essentiellen hypochromen Anämie vorübergehen. Dieses Zusammentreffen ist in den letzten Jahren von Gram, Becker, Heath, Tempka, Rosegger, Kaufmann und Thiessen u. a. beschrieben worden. Wintrobe und Beebe, Schulten sowie Weitz, die frühzeitig ähnliche Beobachtungen machten, sehen in der fehlenden Magensaftsekretion die gemeinsame konstitutionelle, bzw. erblich bedingte Ursache für das gleichzeitige familiäre Vorkommen. HOFF und SAUERSTEIN gehen noch einen Schritt weiter in der Annahme, daß beide Krankheiten verwandt und wahrscheinlich oft durch die gleiche Erbstörung bedingt sind. Als Ursache für die verschiedenen Manifestierungen nehmen sie Umwelteinflüsse und die Wirkung von Nebengenen an. Aus der Literatur gewinne ich den Eindruck, daß das Zusammentreffen mit essentieller hypochromer Anämie in *den* Sippen am häufigsten ist, in denen auch die meisten familiären Perniciosafälle vorkommen. Wenn man aber von solchen Paradestammbäumen absieht, so zeigt sich, daß bei einem großen und unausgelesenen Beobachtungsgut wie dem von WERNER in 57 Sippen nicht ein einziger Fall von essentieller hypochromer Anämie vorkommt. Diese gewichtige Tatsache spricht dafür, daß keineswegs von einer häufigen Kombination der perniziösen Anämie mit essentieller hypochromer Anämie die Rede sein kann. Aus diesem Grunde müssen wir uns auch weitgehender Schlüsse hinsichtlich einer gemeinsamen pathogenetischen Wurzel der beiden Blutkrankheiten enthalten, ohne damit einen genetischen Zusammenhang in dem obenerwähnten Sinne ganz ablehnen zu wollen. Immerhin ist auch daran zu denken, daß ein auf dem Boden der Achylie entstandenes hypochromes Durchgangsstadium der perniziösen Anämie (LENHARTZ) gleichsam als symptomatische Form der essentiellen hypochromen Anämie vorkommt; und es ist auch wohl möglich, daß solche Formen ähnlich wie beim Status praeperniciosus in diesem Durchgangsstadium verharren. Es erscheint mir zweifelhaft, ob es sich hier immer um echte Fälle von essentieller hypochromer Anämie handelt, die ja der Chlorose so nahe steht, und die wir als deren Spätmanifestation aufzufassen geneigt sind. Ein endgültiges Urteil über die Beziehungen der beiden Blutkrankheiten erscheint mir daher heute noch nicht möglich. In dieser Auffassung werde ich dadurch bestärkt, daß WERNER in seinen 57 Perniciosasippen auch auf 4 Leukämien gestoßen ist, was beinahe der Zahl von weiteren familiären Perniciosafällen entspricht, die im selben Beobachtungsgut gefunden wurden. Hier wird niemand so leicht wagen, eine gemeinsame genetische Wurzel anzunehmen, es sei denn, daß man sie in einer ganz allgemeinen Veranlagung zu Blutkrankheiten sieht. Über gemeinsames Vorkommen von Leukämie und perniziöser Anämie in derselben Familie berichten übrigens auch SCHAUMANN, STRANDELL und LEMMING, WINDERITZ u. a.

Trotz zahlreicher Veröffentlichungen über die Beziehungen zwischen perniziöser Anämie und Carcinom ist es auch hier nicht möglich, sichere Schlüsse zu ziehen. Der Gedanke liegt nahe, daß die Achylie eine Disposition für die Krebsentstehung bildet. Wenn man aber die Mitteilung von KASSNER liest, daß unter 1000 Fällen von perniziöser Anämie nicht ein einziger Fall von Krebs vorgekommen ist, dann wird man zurückhaltend.

Von besonderer Bedeutung für die erbliche Bedingtheit sind die Ergebnisse der Zwillingsforschung. Soweit ich sehe, sind bisher 4 Zwillingspaare bekannt, bei denen perniziöse Anämie vorlag. Das erste von BREMER beschriebene weibliche Zwillingspaar zeigte konkordantes Verhalten, indem der eine Zwilling mit 42 Jahren, der andere mit 47 Jahren an perniziöser Anämie starb. Leider ist nicht angegeben, daß es sich um eineiige Zwillinge handelt, was allem Anschein nach der Fall ist. Das nächste von STRANDELL beschriebene weibliche Zwillingspaar, dessen Eineiigkeit ebenfalls nicht bewiesen ist, zeigte scheinbar diskordantes Verhalten. Die eine Schwester erkrankte an perniziöser Anämie mit Strangdegeneration und ging daran zugrunde, während die andere Schwester ohne Blutbildveränderungen zu zeigen, nur lange Zeit an Magenbeschwerden und vorübergehend an einem tauben Gefühl an den Beinen gelitten hatte. Ferner beschreibt DEDICHEN ein 85jähriges weibliches Zwillingspaar, das zum Verwechseln ähnlich, also wohl eineiig war. Beide hatten eine schwere perniziöse Anämie;

bei der einen fand sich Achylie, während bei der anderen lediglich Subacidität vorlag. Die Partnerin mit der Achylie, die weitere Leberbehandlung ablehnte, starb nach 4monatiger Krankenhausbehandlung, ihre Schwester mit der Subacidität erholte sich und fühlte sich 4 Jahre später noch wohl. Von einem vierten, sicher eineiigen Zwillingspaar berichtet FRANK; der eine Paarling erkrankte im 57., der andere im 58. Lebensjahr an perniziöser Anämie. Außerdem liegt bei beiden ein Turmschädel, eine Paralysis agitans und eine hochgradige Debilität vor. Gleiche Umwelteinflüsse können die weitgehende Übereinstimmung des Krankheitsbildes nicht erklären, da die Zwillinge verschiedene Berufe haben und schon seit dem 14. Lebensjahr getrennt sind. Es kommen demnach nur endogene, erblich bedingte Faktoren in Betracht.

WERNER hat in unserem Beobachtungsgut ein weiteres, also fünftes eineiiges Zwillingspaar feststellen können. Davon war der eine Partner mit 57 Jahren im Anschluß an eine Gastroenteritis mit Icterus catarrhalis an perniizöser Anämie erkrankt, während der andere bei normalem Blutbefund nur eine Achylie hatte. Der jetzt noch gesunde Paarling war von Geburt an in seiner Gesamtkonstitution der kräftigere. Heute, wo er weiß, daß auch in ihm die Anlage zur perniziösen Anämie vorhanden ist, nimmt er von Zeit zu Zeit Leber zu sich. Wir können daher — fast möchte ich sagen leider — den weiteren unbeeinflußten Verlauf nicht mehr verfolgen. Es bleibt deshalb offen, ob überhaupt, bzw. wann die Anlage sich zum vollen Krankheitsbild der perniziösen Anämie entwickelt.

Auf Grund des hier vorgebrachten Tatsachenmaterials müssen wir uns heutzutage von der *Vererbung der perniziösen Anämie* etwa folgende Vorstellung machen. An der Existenz einer erblichen Anlage zu perniziöser Anämie ist nicht zu zweifeln, da eine weit über das Maß des Zufälligen hinausgehende Sippenbelastung von etwa 8—10% vorliegt. Diese Auffassung gewinnt dadurch eine weitere Stütze, daß sich besonders bei den näheren Familienangehörigen in verschiedener Richtung Perniciosasymptome von harmlosen Abweichungen bis zu einem deutlichen Status praeperniciosus mit Magen-Darmstörungen usw. überdurchschnittlich gehäuft nachweisen lassen. Es ist also bei einem Teil der Blutsverwandten ein erblich bedingtes Perniciosageschehen im Gange. In Anbetracht des späten Manifestationsalters wird man damit rechnen müssen, daß ein Teil der Erbträger den Ausbruch der Erkrankung nicht mehr erlebt.

Der Erbfaktor selbst ist mit größter Wahrscheinlichkeit in einer Funktionsstörung des Magen-Darmkanals zu suchen, die in einem Mangel an CASTLEschem Innenfaktor zum Ausdruck kommt. Für die zentrale Stellung dieser Störung spricht die Regelmäßigkeit des Achyliesymptomes bei den Perniciosakranken selbst und ihre Häufigkeit bei den Sippenangehörigen. Der Erbgang dieser Veranlagung dürfte nach den bisherigen Untersuchungsergebnissen dominant sein. Für die Annahme einer recessiven Vererbung finden sich keine Anhaltspunkte. Die Krankheit perniziöse Anämie vererbt sich demnach nicht, sondern nur ihre Vererbungsgrundlage im Magen-Darmkanal, die für die Entwicklung der perniziösen Anämie Voraussetzung ist. Die Belastung mit diesem Erbfaktor bedeutet also noch keineswegs perniziöse Anämie, vielmehr bedarf es zu ihrer Manifestation noch bestimmter Realisationsfaktoren. Dafür sprechen auch die Ergebnisse der Zwillingsforschung, wo sich neben konkordantem auch diskordantes Verhalten der eineiigen Zwillinge zeigen kann. Sollte in allen diesen Fällen auch später noch Konkordanz eintreten, so würde das die Bedeutung von Realisationsfaktoren nicht aufheben.

Trotzdem wir die große Bedeutung der Realisationsfaktoren anerkennen, dürfte die Durchschlagskraft des Erbfaktors im Sinne einer *multiplen Allelie* doch die entscheidende Rolle spielen. Sie muß groß sein in den wenigen Sippen mit hoher Morbidität, während in den meisten Sippen mit fehlender oder geringer

Morbidität nur eine schwache Durchschlagskraft vorliegen kann. In diesen Sippen mit schwachem Gen dürfte der Innenfaktor bzw. der antianämische Faktor mengenmäßig ausreichen, um trotz aller in Betracht kommender Realisationsfaktoren die schlimmste Auswirkung des Krankheitsgeschehens, nämlich die perniziöse Anämie zu verhindern.

Wenn wir von den ganz vereinzelten Fällen mit familiärer Häufung der perniziösen Anämie, in denen eine Eheberatung notwendig ist, absehen, so kommen besondere eugenische Maßnahmen nicht in Frage, da die Krankheit sich in den belasteten Sippen nur selten und dann meist in höherem Lebensalter manifestiert und vor allem ihre therapeutische Beeinflussung durch Leberextrakt einfach und erfolgreich ist.

8. Chlorose und essentielle hypochrome Anämie. (Achylische Chloranämie.)

Gewichtige Gründe geben mir Veranlassung, die beiden Krankheiten Chlorose und essentielle hypochrome Anämie in einem gemeinsamen Rahmen abzuhandeln. So ist darauf hinzuweisen, daß man sich bei konstitutionellen Krankheiten niemals von einem klinischen Momentbild leiten lassen, sondern daß man außerdem diese Krankheit im Längsschnitt eines Lebens und im Querschnitt einer Sippe gleichsam in einer Zusammenschau erfassen soll. Wir lernen dadurch die Variationsmöglichkeiten solcher Krankheiten im Laufe eines Lebens kennen und ersehen daraus die Bedeutung des Manifestationsalters für das klinische Bild einer Krankheit. Aus dieser Erkenntnis und der weitgehenden klinisch-hämatologischen Übereinstimmung glaube ich die Berechtigung ableiten zu dürfen, die beiden Krankheiten Chlorose und essentielle hypochrome Anämie auf eine gemeinsame Grundlage zu stellen. Diese Grundlage sehe ich in einer angeborenen spezifischen Veranlagung, die unter der Einwirkung bestimmter Realisationsfaktoren zu Funktionsstörung der Blutbildungsstätten und damit zur Krankheit führt; äußerlich kommt diese Anlage, wie Heilmeyer gezeigt hat, in einer Störung des Eisenstoffwechsels zum Ausdruck, so daß man mit Recht von Eisenmangelkrankheiten spricht. Obwohl ich mir im Klaren bin, daß es ohne diese Anlage nicht zur Chlorose und essentiellen hypochromen Anämie kommen kann, so müssen wir doch den Realisationsfaktoren beim Zustandekommen der Krankheiten einen maßgebenden Einfluß einräumen. Eine gefährliche Klippe stellt beim weiblichen Geschlecht die Zeit der Geschlechtsreifung dar. Die innersekretorische Umwälzung, bei der die Ovarien eine besondere Rolle spielen, sowie die damit verbundenen Wachstumsvorgänge bedingen höchste Beanspruchung der Blutbildungsstätten. Diese Belastungsprobe, bei der die Menstruationsblutungen mit ihrem Eisenverlust noch eine Rolle spielen, führt zu einem Versagen des Blutbildungsapparates und damit zur Manifestation der Chlorose.

In seiner monographischen Darstellung vertritt v. Noorden bezüglich der Ätiologie der Chlorose die Ansicht, daß es sich um „eine funktionelle Schwäche der blutbildenden Organe handelt, die sowohl angeboren als erworben vorkommt". Allerdings müssen wir eine im üblichen Sinne des Wortes erworbene Form der Krankheit ablehnen, da wir eine angeborene Anlage als notwendige Voraussetzung angenommen haben. Bereits Virchow und Immermann haben mit Nachdruck auf die Bedeutung der erblichen Anlage für die Entstehung der Chlorose hingewiesen. Wir stimmen in dieser Hinsicht ganz der Ansicht von Martius bei, wenn er sagt: „Ein junges Mädchen, das von jeder chlorotischen Anlage frei ist, mag unter ungünstigen hygienischen Verhältnissen anämisch, schwach, tuberkulös oder sonst was werden, meinetwegen verhungern — spezifisch chlorotisch wird es nicht." Auch J. Bauer hat ähnliche Vorstellungen, wenn er von einer konstitutionellen Minderwertigkeit des Blutbildungsapparates als Voraussetzung für die Entstehung der Chlorose schreibt.

In ähnlichem Sinne äußern sich AUBERTIN und MONQUIN, TRANK und DREYFUSS u. a. NAEGELI verlegt die krankhafte Anlage in das Ovar, das infolge erblicher mutativer Veränderung zur Chlorose führen soll. Die objektive Untersuchung gibt aber keineswegs regelmäßig die Berechtigung zu der Annahme krankhaft veränderter Sexualorgane, und umgekehrt fehlen bei ausgesprochen krankhaften Genitalbefunden meist jegliche Anzeichen einer Chlorose. Auch ist die auf der zentralen Stellung des Ovars aufgebaute Hormontherapie erfolglos gewesen (v. NOORDEN, ALDER). Mit besonderem Nachdruck weist dann NAEGELI auf konstitutionelle Merkmale wie groben Knochenbau, starken Fettansatz, hypoplastische und infantile Sexualorgane, Pigmentarmut usw. hin, die auf dem Boden innersekretorischer Anomalien entstanden sind. Diese konstitutionellen Merkmale tragen kein einheitliches innersekretorisches Gepräge, vielmehr sind neben Keimdrüsenstörungen auch ausgesprochene Störungen der Hypophyse, der Thyreoidea und der Nebennieren festgestellt worden. Selbst wenn man berücksichtigt, daß dem Ovar schon physiologischerweise in den Entwicklungsjahren eine beherrschende Stellung zukommt und Auswirkung auf andere innere Drüsen zugibt, so fällt es doch schwer, das Zustandekommen der Chlorose ausschließlich in eine einzelne, häufig nicht einmal krankhaft befundene innere Drüse zu verlegen. Angesichts der Verschiedenartigkeit der beobachteten Konstitutionsanomalien könnte man mit derselben Berechtigung eine Störung der Hypophyse und der Thyreoidea (oder die schon vom VIRCHOW angegebene Hypoplasie des Gefäßapparates) als Ursache der Krankheit anschuldigen. Auch anderen Autoren, wie ALDER, BÜRGER, JAGIČ und KLIMA u. a., ist der auf diese Weise gezogene Rahmen der Krankheit zu eng erschienen.

Nachdem wir an verschiedenen Beispielen zeigen konnten, daß Veränderungen des Blutdrüsen- und Skeletsystems auch bei zahlreichen anderen frühmanifestierten Blutkrankheiten vorkommen, so ist es nicht möglich, diese „konstitutionellen Merkmale“ als entscheidenden und integrierenden Bestandteil der Chlorose zu betrachten. Vielmehr sehe ich in deren unregelmäßigem und vielgestaltigem Vorkommen die vermutlich vom Knochenmark zentrifugal ausgehende Streuwirkung auf inneres Drüsen- und Skeletsystem, wie wir sie bei den hämolytischen Anämien und der früh manifestierten Polycythämie in ähnlicher Weise gesehen haben. Hier wird man wohl kaum auf den Gedanken kommen, daß eine bestimmte innere Drüsenstörung die Ursache dieser Erkrankungen sei. Meine Auffassung wird außerdem gestützt durch die Tatsache, daß z. B. beim hämolytischen Ikterus solche innere Drüsen- und Knochenveränderungen nach Milzexstirpation verschwinden können, während die Formanomalie der roten Blutkörper und ihre Resistenzverminderung bestehen bleiben. Nach meiner Ansicht sind also diese Störungen nicht das Primäre, sondern Folgeerscheinungen der Krankheit. Die Chlorose ist demnach die Frühmanifestation einer konstitutionellen Erkrankung mit fakultativ vorkommenden Blutdrüsen- und Skeletanomalien, deren Wesen in einer durch Eisenmangel verursachten Funktionsstörung der Blutbildungsstätten zu suchen ist. Die Frage, worauf dieser Eisenmangel zurückzuführen ist, muß heute noch offen bleiben.

In diesen Krankheitsbereich sehe ich als *Spätmanifestation* die *essentielle hypochrome Anämie* einbezogen, die durch Funktionsstörung des Magen-Darmkanals ausgelöst zu werden scheint (erstmals K. FABER). Die Einheitlichkeit der beiden hier zusammengefaßten Krankheitsbilder wird wahrscheinlich gemacht durch die vielfach auch ärztlich bestätigte Angabe der Kranken, daß sie zeitlebens blutarm waren, und findet ihre starke Stütze durch Beobachtung von Chlorose und essentieller hypochromer Anämie nicht nur in derselben Familie (PATEK und HEATH), sondern sogar bei demselben Individuum (ALDER und eigene Beobachtungen). Auch habe ich mich selbst vom Vorhandensein von

Grenzfällen überzeugt, die zwischen dem 20. und 30. Lebensjahr stehen, und die im Hinblick auf das Alter eher zur Chlorose, wegen der gleichzeitig bestehenden Achylie aber ebensogut zur essentiellen hypochromen Anämie gerechnet werden könnten. Auch könnte man manche im 3. oder 4. Lebensjahrzehnt beobachteten „Spätchlorosen" (ALDER), sofern sie mit Achylie einhergehen, ebensogut als achylische Chloranämien bezeichnen. Die Notwendigkeit der Annahme eines einheitlichen Krankheitsbildes hat sich auch einer Reihe neuerer Autoren aufgedrängt (BUCHEM, ADAMSON, BLOOMFIELD, GOUNELLE und CHAUDRE, SCHUR, PATEK und HEATH, ROSEGGER, KOMIYA u. a.). Schon KAZNELSON, der als erster das Krankheitsbild herausgearbeitet hat, stellt ja mit der Bezeichnung „achylische Chloranämie" die Verbindung zur Chlorose her. Die enge Beziehung beider Krankheiten kommt aber auch in den Namen „Chlorosis chronica tarda" (NOLEN), „Present day chlorosis" (MILLS), „Chronic chlorosis" (CASTLE) oder „Chlorose der Erwachsenen" (BRUMM) zum Ausdruck, ohne daß allerdings aus dieser Erkenntnis die letzten Konsequenzen gezogen werden.

Auf Grund solcher Vorstellungen müssen wir annehmen, daß außer der Pubertät noch eine Reihe anderer „spezifischer" Realisations- oder Provokationsfaktoren, so z. B. Blutverluste, Schwangerschaften, falsche Ernährung, Erkrankungen und Funktionsstörungen des für die Blutbildung so wichtigen Magen-Darmkanals im Laufe des Lebens auslösend wirken können. Wenn also schon die Pubertät nicht zur Entwicklung einer ausgesprochenen Chlorose geführt hat, so können bei vorhandener Krankheitsanlage diese später einsetzenden Relalisationsfaktoren doch noch zu chlorotischer Blutarmut führen. Damit ließen sich manche Spätformen, deren Existenz von namhaften Hämatologen immer wieder anerkannt wurde, und die in der Literatur unter der Bezeichnung „Rezidive der Chlorose", „Spätchlorosen", „verschleppte Chlorosen" und „Dauerchlorosen" erscheinen, unschwer erklären.

Wenn sich das Gesicht der Krankheit auch später bei der essentiellen hypochromen Anämie etwas ändert, und die für die Chlorose charakteristischen konstitutionellen Merkmale vermißt werden, so widerspricht das keineswegs unserer Auffassung, denn ich habe ja bei anderen Blutkrankheiten gezeigt, daß Störungen im Blutdrüsen- und Skeletsystem nur entstehen, wenn sich die Krankheit schon in den Entwicklungsjahren manifestiert.

Wenn wir den schwierigen Versuch unternehmen, das Verschwinden der Chlorose und die Häufung der essentiellen hypochromen Anämie zu erklären, so dürfte das nach der dargelegten Ansicht leichter fallen als bei der These von der mutativen Veränderung des Ovars, bei der man gezwungen sein könnte, Mutationsänderungen oder gar Mutationsverlust anzunehmen. Es liegt sicherlich näher, das Verschwinden der Chlorose mit der Wandelbarkeit und wechselnden Durchschlagskraft der Realisationsfaktoren zu erklären. Äußere Gründe, wie Sport, Kleidung, Wohnung, allgemeine Hygiene usw., die vielfach in der Literatur unter Widerspruch für das Verschwinden der Chlorose verantwortlich gemacht worden sind, greifen nicht am Gen an, sondern sind höchstens für die oben erwähnten spezifischen Realisationsfaktoren von Bedeutung. Wenn also heute die Chlorose in vielen Ländern verschwunden ist, so würde das heißen, daß die Pubertät ihre Durchschlagskraft für die Manifestation dieser Krankheit verloren hat, während später einsetzende Realisationsfaktoren — wie etwa die Achylie — scheinbar an Bedeutung gewonnen und zur Häufung der essentiellen hypochromen Anämie geführt haben. Für die wechselnde Stärke der Provokationsfaktoren scheint auch die aus Japan stammende Mitteilung zu sprechen, wonach die früher dort kaum beobachtete Chlorose auffallenderweise heute an der Tagesordnung sein soll (KOMIYA).

Zusammenfassend sehen wir also in der Chlorose und in der essentiellen hypochromen Anämie eine Krankheitseinheit, die sich als *Frühmanifestation* mit fakulativen Blutdrüsen- und Skeletanomalien zur Pubertätszeit *in Form der Chlorose* und als *Spätmanifestation in Form der essentiellen hypochromen Anämie* im 3. und 4. Lebensjahrzehnt zeigt. Die Grenzen des Manifestationsalters scheinen für das weibliche Geschlecht durch Pubertät und Klimakterium abgesteckt, es besteht also offenbar eine Bindung an die Ovarialfunktion. Nach den Angaben der Literatur muß man vielfach fließende Übergänge zwischen den beiden Krankheiten annehmen, zumal wenn eine energische Behandlung gefehlt hat. Beim männlichen Geschlecht wird Erkrankung an Chlorose zumeist geleugnet, wenngleich einzelne Fälle beschrieben sind (GRAWITZ, BECKERT u. a.); demgegenüber ist an dem Vorkommen männlicher essentieller hypochromer Anämie nicht zu zweifeln. Das spricht dafür, daß hier die Keimdrüsen nicht den entscheidenden Einfluß haben, während andere Realisationsfaktoren, wie etwa Störungen der Magen-Darmfunktion eine größere Bedeutung gewinnen.

Das klinische Bild beider Krankheiten zeigt weitgehende Übereinstimmung. Es liegt eine hypochrome Blutarmut mit kleinen, blassen Erythrocyten vor; dazu kommt öfters eine Aniso- und Poikilocytose, während im Blute Zeichen verstärkter Hämolyse und gesteigerter Regeneration in der Regel fehlen. Das Sternalpunktat zeigt zwar eine scheinbar lebhafte Regeneration, insofern die erythroblastischen Vorstufen vermehrt sind, in Wirklichkeit muß man aber gehemmte Regeneration und Reifungsstörung annehmen. Der gleiche Befund bei beiden Krankheiten entspricht auch hier unserer Vorstellung von einer einheitlichen Grundlage. Daß bei der Chlorose Blutdrüsen- und Skeletveränderungen möglich sind, weil sich die Krankheit im Entwicklungsalter manifestiert, und daß sie bei der später manifestierten essentiellen hypochromen Anämie fehlen müssen, darauf habe ich bereits hingewiesen. Auch dürfte das Manifestationsalter dazu beitragen, daß die essentielle hypochrome Anämie sub- und anacide Säurewerte des Magens hat, während nach den Angaben der Literatur die Chlorose im ganzen normale Magensaftverhältnisse aufweist. Auffällige Nagelveränderungen wie bei der essentiellen hypochromen Anämie finden sich auch bei der Chlorose, wenn sie auch weniger häufig beschrieben sind (v. NOORDEN, PATEK und HEATH). Bemerkenswert ist weiterhin, daß nicht nur bei der Chlorose, sondern auch bei der essentiellen hypochromen Anämie eine Thromboseneigung vorliegt. Schließlich zeigen beide Krankheiten noch Übereinstimmung in der Neigung zu Rezidiven und in der ausgezeichneten Beeinflußbarkeit durch Eisen. Auf eine eingehendere Schilderung sowohl der Chlorose, um deren klinisch-hämatologische Herausarbeitung sich NAEGELI große Verdienste erworben hat, als auch der essentiellen hypochromen Anämie, über die WINTROBE und BEEBE sowie SCHULTEN in letzter Zeit zusammenfassende Schilderungen gegeben haben, möchte ich verzichten, zumal die wichtigsten Punkte bereits im Vorhergehenden erwähnt wurden. Daß die Diagnose Chlorose in früheren Zeiten zu häufig gestellt wurde, wird allgemein angenommen, es besteht aber heute auch für die essentielle hypochrome Anämie die Gefahr, daß alle möglichen sekundären Anämien, die zufällig mit einer Anacidität einhergehen, zu ihr gerechnet werden.

Im folgenden sei noch auf einige Feststellungen über das Vorkommen beider Krankheiten hingewiesen. Bezüglich der Chlorose wissen wir ja, daß sie fast in allen Ländern im Laufe der letzten 2—3 Jahrzehnte so gut wie verschwunden ist, während sie in Japan, wo sie früher kaum bekannt war, jetzt häufig auftreten soll (KOMIYA). An ihre Stelle ist bei uns die essentielle hypochrome Anämie getreten, die heute fast häufiger als die perniziöse Anämie beobachtet wird. Sowohl die Chlorose als auch die essentielle hypochrome Anämie zeigen regionäre Verschiedenheiten in ihrer Verbreitung, was bei konstitutionellen Krankheiten nicht anders zu erwarten ist. Diesen Eindruck gewinnt man auch für Deutschland auf Grund der ständig wachsenden Zahl von Publikationen. Was meine eigenen Erfahrungen anlangt, so habe ich in Tübingen, wo früher NAEGELI noch zahlreiche Chlorosen gesehen hat, später relativ viele essentielle hypochrome Anämien beobachtet, dagegen sind sie in Frankfurt verhältnismäßig selten. Nach den Angaben der Literatur zu schließen, ist mit einer starken Verbreitung in den nordischen Ländern zu rechnen, während sie in den südeuropäischen Ländern offenbar seltener ist. Aus Nordamerika liegen zahlreiche Publikationen vor, doch vermag ich die Verteilung der Krankheit über das ganze Land nicht sicher zu beurteilen. Soweit man bisher übersehen kann, findet sich ebenso wie bei der Chlorose auch bei der essentiellen hypochromen Anämie kein Anhalt für eine Bevorzugung bestimmter Berufe oder sozialer Schichten, auch scheint Rassengebundenheit nicht vorzuliegen.

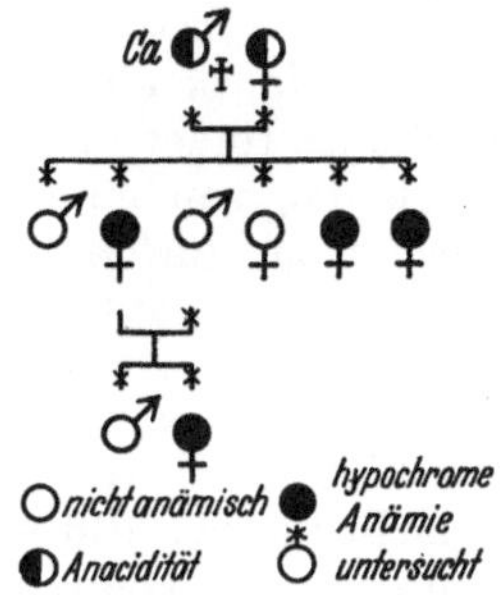

Zum Schlusse wollen wir uns mit dem *erblichen Verhalten* der beiden so eng miteinander verbundenen Krankheitsbilder befassen. Nach den Vorstellungen, die wir bisher entwickelt haben, muß ein einheitlicher Erbmodus erwartet werden.

Abb. 27. Essentielle hypochrome Anämie. Sippentafel nach THIELE und KÜHL.

Für die *Chlorose* fehlen jegliche Stammbäume. Wir können uns aber auf die Beobachtungen LAACHEs, v. NOORDENs und zahlreicher anderer Autoren berufen, auf Grund derer vielfach Geschwister oder Mutter und Tochter erkrankt waren. v. NOORDEN gibt an, daß er bei 20 bleichsüchtigen Mädchen 9mal alle Schwestern chlorotisch gefunden habe, 7mal seien sie nur zum Teil und 4mal nicht erkrankt gewesen. ALLBUTT sagt, daß er in seinem späteren Berufsleben in vielen Familien die Töchter an Chlorose erkranken sah, deren Mütter er früher wegen derselben Krankheit behandelt hatte. Besonders gewichtig für die erbliche Bedingtheit des Leidens ist schließlich die Beobachtung von PAULSEN, der konkordantes Verhalten bei eineiigen Zwillingen feststellen konnte. Dasselbe gilt für die Beobachtung von OLEF bei 19jährigen offenbar eineiigen Zwillingsschwestern. Trotz fehlender Stammbaumuntersuchungen wird man auf Grund der Angaben der Literatur mit Wahrscheinlichkeit sagen dürfen, daß die Chloroseanlage einem *einfach dominanten Erbgang* folgt. Obwohl nur Frauen zu erkranken scheinen, sehe ich mich bei meiner einheitlichen Krankheitsbetrachtung nicht gezwungen, einen geschlechtsgebundenen Erbgang anzunehmen; vielmehr sehe ich in der Pubertät, den Genitalblutungen oder der Gravidität Provokationsfaktoren, die *nur* dem weiblichen Geschlecht gefährlich werden können, während etwa eine Achylie bei beiden Geschlechtern die Krankheit zur Manifestation bringen kann.

Bei der *essentiellen hypochromen Anämie* liegt im Schrifttum eine Reihe kleinerer Familienuntersuchungen vor, es ist aber kein größerer, systematisch untersuchter Stammbaum aufgestellt worden. Nur einige Sippen, bei denen perniziöse Anämie mit essentieller hypochromer Anämie gemeinsam auftrat, sind besonders herausgestellt worden. Auf die sich daraus ergebenden Beziehungen beider Krankheiten bin ich bereits bei der perniziösen Anämie näher eingegangen. Es liegen ferner zahlreiche familiäre Beobachtungen bei Geschwistern sowie Eltern und Kindern vor (ALLEN und McCULLAGH, MEULENGRACHT, WINTROBE und BEEBE, BARROW). Aus jüngster Zeit stammt die oben abgebildete Sippentafel von THIELE und KÜHL (Abb. 27). Für die erbliche Natur des Leidens spricht auch das von WEITZ festgestellte konkordante Verhalten bei einem eineiigen Zwillingspaar. Dieses Beobachtungsgut wurde durch LUNDHOLM wesentlich erweitert, der zwei konkordant kranke EZ-Paare und ein sich diskordant verhaltendes ZZ-Paar beschrieben hat. Unter Berücksichtigung der vorhandenen Tatsachen liegt es demnach auch bei der essentiellen hypochromen Anämie am nächsten, eine *einfach dominante Vererbung* anzunehmen. Wenn hier beide Geschlechter erkranken, so beruht der dadurch zutage tretende Unterschied gegenüber der Chlorose auf der für die Geschlechter verschiedenen Wirksamkeit des Realisationsfaktors Pubertät. Wir wissen, daß aber auch bei der essentiellen hypochromen Anämie die Frauen mehr gefährdet sind und häufiger erkranken als die Männer. Eine Schwierigkeit für die einheitliche Krankheitsbetrachtung können wir auch nicht im Unterschied des Erkrankungsalters ersehen, denn im Bereich konstitutioneller Krankheiten ist das Erkrankungs- oder besser gesagt das Manifestationsalter kein trennender Gesichtspunkt. Die bereits klinisch begründete Annahme eines einheitlichen Krankheitsbildes findet also auch in erbbiologischer Hinsicht ihre Bestätigung, so daß ich glaube, von einer Krankheitsgrundlage mit einfach dominantem Erbgang sprechen zu dürfen.

9. Polycythaemia vera.

Im Gegensatz zu den bisher besprochenen Blutkrankheiten, bei denen jeweils eine Blutarmut vorlag, handelt es sich bei der Polycythaemia vera um eine Vermehrung des Blutes, so daß die Kranken mit ihrer Blutfülle vielfach durch die hochrote Färbung des Gesichtes, der Hände und der Schleimhäute auffallen. Über die Erbpathologie dieser Krankheit ist aus den Lehrbüchern wenig zu erfahren. Auch sind die Ansichten verschieden, so daß es sich lohnt, auf Grund eines umfassenden Literaturstudiums einmal dieser Frage nachzugehen. Leider stößt man dabei auf manche unzulängliche Arbeit, die einer kritischen Betrachtung nicht standhält und daher für unser Problem der Vererbung nicht zu verwerten ist. Obwohl ich das Krankheitsbild der Polycythaemia vera als bekannt voraussetzen darf, so möchte ich doch in Anbetracht gewisser diagnostischer Schwierigkeiten in aller Kürze daran erinnern, daß es sich hier um eine Hyperaktivität des Knochenmarks handelt, die zu einer auffallenden Vermehrung von Erythrocyten und Hämoglobin führt. Nicht nur die morphologische Blutuntersuchung mit dem Nachweis von jugendlichen kernhaltigen Erythrocyten und Reticulocyten, sondern auch die Ergebnisse der Sternalpunktion beweisen das. Aber nicht nur der erythropoetische Apparat, sondern auch der leukopoetische und thrombopoetische Apparat befinden sich in vermehrter Tätigkeit. Das zeigen sowohl die Jugendformen wie auch die häufig erhöhte Zahl von Leukocyten und Thrombocyten. Man wird mit Schwankungen in der Knochenmarkstätigkeit zu rechnen haben, so daß die Untersuchungsbefunde zu verschiedenen Zeiten verschieden ausfallen können.

Zum klinischen Bild gehört dann häufig noch ein mäßiger Milztumor, bisweilen auch ein Lebertumor, braucht aber nicht unbedingt oder im ganzen Verlauf der Krankheit vorhanden zu sein. Als fakultatives Symptom haben wir noch eine Blutdrucksteigerung zu betrachten, die bei entsprechender Beschaffenheit des Gefäßsystems durch die Viscositätssteigerung und Vermehrung des Blutes verursacht werden kann. Milztumor oder Blutdrucksteigerung etwa als Unterscheidungsmerkmal verschiedener Polycythämietypen zu betrachten ist nicht möglich, da sowohl im Querschnitt einer belasteten Familie als auch im Längsschnitt der phänotypischen Variation alle Übergänge vorkommen. Das für die Diagnose leitende Merkmal bleibt die starke Vermehrung der roten Blutkörper, die sich im allgemeinen zwischen 7 und 10 Millionen bewegt. Es sind noch weit höhere Werte angegeben, doch wichtiger ist die untere Grenze, die überhaupt die Diagnosestellung ermöglicht. Bei vorhandenen klinischen Symptomen dürften 6 Millionen das Minimum sein, das man verlangen muß, wobei wir als normale Schwankungsbreite 4,5—5,8 Millionen zugrunde legen. Im Einzelfall kann man nicht streng genug sein, während bei Untersuchungen in Polycythämiesippen öfters festgestellte Erhöhungen auch geringen Grades schwerer wiegen. Die Hämoglobinwerte sind in der Regel nicht entsprechend erhöht, so daß der Färbeindex oft beträchtlich unter 1 liegt. Da die Blutwerte schwanken und fakultative Symptome wie Milztumor und Hypertonie fehlen können, wird die Krankheit bei Sippenuntersuchungen nicht in allen Fällen dasselbe Gepräge haben, sondern neben voll ausgeprägten Krankheitsbildern werden auch symptomenarme Fälle stehen.

Bezüglich der Entstehung der Polycythaemia vera hat schon VAQUEZ, der 1892 zuerst die Krankheit beschrieb, die Vermutung ausgesprochen, daß ihr Wesen in einer funktionellen Hyperaktivität des hämatopoetischen Systems zu suchen sei; allein die Frage, was denn nun der auslösende Faktor dieser Hyperaktivität sei, blieb unbeantwortet. Es zeigte sich bald, daß alle diejenigen exogenen Faktoren, die bei der Entstehung symptomatischer Polyglobulien von Bedeutung sind (Störungen in der Wasserbilanz, Kreislaufstörungen, Intoxikationen und Infektionen, klimatische Einflüsse usw.) für die Entstehung der echten Polycythaemia vera keine Rolle spielen, was nicht ausschließen soll, daß gewisse auslösende Faktoren bei ihrem Zustandekommen mitwirken können. Es ist daher schon in den ersten Monographien über diese Krankheit (SENATOR, GAISBOECK) eine „endogene" Entstehung angenommen worden. Diese Vorstellungen bekamen dann durch CURSCHMANN eine schärfere Formulierung, wenn er sagt: „daß wir wenigstens in manchen Fällen die Polyglobulie gleich ihrem klinischen Gegenteil der perniziösen Anämie als das Produkt einer spezifischen konstitutionellen Krankheitsanlage auffassen dürfen, zu der dann erst später beliebige exogene ‚auslösende' Momente kommen". Betrachten wir die spätere Entwicklung und den heutigen Stand dieser Probleme, so sind diese Äußerungen CURSCHMANNs recht bedeutsam geworden.

Seitdem CASTLE auf die Bedeutung der Magensekretion insonderheit des „Intrinsicfactors" für die Blutbildung hingewiesen hat, ist die Gegenüberstellung von Perniciosa und Polycythämie recht aktuell geworden. Dieser Intrinsicfactor, der vornehmlich von der Magenschleimhaut der Pylorusregion abgesondert wird, bildet zusammen mit dem Extrinsic- oder Nahrungsfaktor den antianämischen Stoff, der die Perniciosa heilt. Die heutigen Vorstellungen gehen nun dahin, daß beim Perniciosakranken dieser Stoff mangelt oder ganz fehlt, während er bei der Polycythämie im Übermaß vorhanden sein soll. Öfter beobachtetes gegensätzliches Verhalten der Säurewerte des Magens — Perniciosa mit Anacidität, bzw. Achylie, Polycythämie mit Superacidität und Ulcusneigung — scheint diese Annahme zu unterstreichen, wenngleich der Innenfaktor keineswegs an die Säureproduktion gebunden zu sein braucht. Die mit Sub- oder Anacidität einhergehenden Fälle von Polycythämie (MICHAELIDES, SCHUR) sind daher kein Gegengrund. Eine weitere Stütze dieser Ansicht wären gewisse therapeutische Erfolge bei der Polycythämie durch Absaugen des Magensaftes und durch Magenresektion (HITZENBERGER, OERTING und BRIGGS, BARATH und FÜLÖP, SINGER, HERZOG, HOFF u. a.). Wenn wir uns die Ansicht zu eigen machen, daß für die Bildung des antianämischen Stoffes auch der Extrinsicfaktor eine Rolle spielt, so können wir uns auch gewisse *diätetische* Behandlungserfolge (HERZOG) wohl erklären. Wir sind uns dabei allerdings im klaren, daß diesem Extrinsicfaktor angesichts seiner weiten Verbreitung beim Zustandekommen der genannten Blutkrankheiten in dem üblichen Sinne eines auslösenden Umweltfaktors keine wesentliche Bedeutung zukommt.

Einige allgemeine statistische Angaben über diese Krankheit erscheinen noch von Wichtigkeit. Was die Häufigkeit anlangt, so kann man sie wohl mit Recht zu den seltenen Erkrankungen rechnen; man begegnet ihr bei weitem nicht so oft wie der Perniciosa. Nach den in der Literatur bekannt gewordenen Fällen ergibt sich keine besondere Belastung bestimmter Berufsgruppen, auch ist ein unterschiedliches Befallensein der Stadt- oder Landbevölkerung nicht ersichtlich. Bei der Verteilung der Geschlechter ergibt sich unter Berücksichtigung einer großen Zahl eine gewisse Bevorzugung des männlichen Geschlechts (unter 205 aus der Literatur gesammelten Fällen befinden sich 130 Männer und 75 Frauen). Das in den Lehrbüchern angegebene gehäufte Auftreten der Polycythaemia vera im 3.—5. Lebensjahrzehnt trifft im allgemeinen zu, doch werden in der Literatur eindeutige Fälle in fast allen Altersklassen einschließlich des Säuglingsalters beschrieben. Sicherlich ist oft mit einer früheren Entwicklung der Krankheit zu rechnen, ohne daß zunächst wesentliche subjektive oder klinische Erscheinungen sich bemerkbar machen. Irgendwelche sicheren Schlüsse auf regionäre Verschiedenheiten in der Verbreitung der Krankheit lassen sich aus dem Schrifttum nicht ziehen. Rassenmäßig stellt die jüdische Rasse einen überraschend hohen Anteil unter den Erkrankten. Nach der Zusammenstellung von RETZNIKOFF, FOOT und BETHEA befanden sich unter 134 Polycythämiekranken 47,8% osteuropäische Juden. Diesen Eindruck gewinnt man auch aus früheren Veröffentlichungen (schon bei TÜRK unter 7 Fällen 5 Juden).

⊗ Thorakopagus ● Polycythaemia vera ⊕ totgeboren ◐ fragl. Polycyth. vera (klin. Verdacht; kein hämat. Befund) ○ untersucht

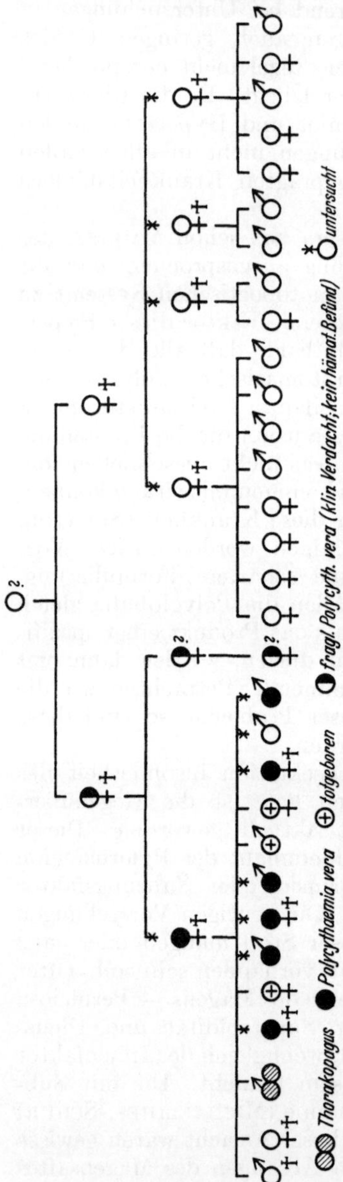

Abb. 28. Polycythaemia vera. Sippentafel nach WIELAND, ENGELKING, HOTTINGER.

Für die Beurteilung des Erbganges der Krankheit sind die relativ wenigen bisher vorliegenden Veröffentlichungen von großer Wichtigkeit. Ich möchte mich daher im folgenden mit den für unsere Fragestellung wertvollsten unter ihnen beschäftigen. An die Spitze stelle ich eine Tabelle sämtlicher familiärer Fälle und nehme in meiner Besprechung darauf Bezug (s. Tabelle 1, S. 454—459).

Die erste brauchbare Veröffentlichung stammt von BERNSTEIN aus dem Jahre 1914, nach der Vater und Sohn von der Krankheit befallen waren. Im Jahre 1917 berichtet dann TANCRÉ über das Vorkommen von Polycythaemia vera bei zwei Schwestern, deren Eltern Vetter und Base sind. Außer der Blutsverwandtschaft ist bei dieser Beobachtung bemerkenswert, daß die jüngste erst im 16. Lebensjahr stehende Schwester bereits an einer leichten Form von

Polycythaemia vera erkrankt ist. Mit Recht hält der Verfasser diesen Befund für das „okkulte Objekt“ einer kongenitalen Krankheitsanlage. Weitaus den wertvollsten Stammbaum einer Polycythämiefamilie verdanken wir ENGELKING (1920), WIELAND (1924 und 1932) und HOTTINGER (1927), die Gelegenheit hatten, im Verlauf von 12 Jahren eine befallene Sippe wiederholt und genauestens zu untersuchen. Wenn man die Ergebnisse sämtlicher drei Untersucher zusammenfaßt, so sieht der Stammbaum so aus, wie ihn Abb. 28 wiedergibt.

Nach ENGELKING, der den Stammbaum zuerst aufgestellt hat, läßt sich die Krankheit durch drei Generationen verfolgen, wobei das Leiden entsprechend einem einfach dominanten Erbgang vom Krankheitsträger stets nur direkt auf die nachfolgende Generation übertragen wird. Der Stammbaum zeichnet sich noch dadurch aus, daß das Auftreten der Polycythaemia vera im Kindesalter mehrfach beobachtet wird. Außerdem finden sich auch Belege für die Schwankung der Blutwerte und der Milzgröße im längeren Verlaufe der Krankheit. Da in dem Stammbaum die Befallenen relativ häufig mit innersekretorischen Krankheiten behaftet sind, so sucht ENGELKING die Ursache der Polycythaemia vera in einer innersekretorischen Störung. Die von verschiedenen Seiten geäußerte Vermutung, daß es sich bei dieser Form der Polycythaemia vera um eine besondere Krankheit handelt, wird von WIELAND selbst nicht geteilt. Im Jahre 1922 beschrieben DOLL und ROTHSCHILD in einer Geschwisterreihe das Zusammentreffen von Polycythaemia vera mit HUNTINGTONscher Chorea; des weiteren berichten ZONDEK und OWEN über familiäre Fälle, und aus dem gleichen Jahr liegt eine Beobachtung von GUTZEIT vor, nach der ein 19jähriger an einer manifesten Polycythaemia vera erkrankt war, dessen Mutter und zwei Schwestern ebenfalls deutlich erhöhte rote Blutwerte zeigten. Ein Jahr später berichtet CURSCHMANN über drei klinisch typische Fälle, in deren nächster Verwandtschaft laut anamnestischer Angabe Zeichen von Polycythaemia vera aufgetreten sind; leider fehlen hier die hämatologischen Untersuchungen, so daß die Fälle nicht sicher verwertet werden können. CURSCHMANN unterscheidet ein Stadium der initialen Latenz und ein Stadium der Dekompensation und Progredienz. Seine Annahme, daß manche Fälle von Polycythaemia vera zeitlebens latent bleiben, könnte uns, in Analogie zu den Erfahrungen bei der hämolytischen Konstitution, manchen hämatologischen Grenzwert zwischen 5,5 und 6,5 Millionen Erythrocyten erklären. Im selben Sinne spricht SIGNORELLI im Jahre 1924 von einer latenten Erythrämie „auf dem Boden einer konstitutionellen Hyperplasie des Knochenmarks“ bei der Schwester eines Polycythämiekranken. Weitere Beiträge über das Auftreten der Polycythaemia vera im Kindesalter liefern HERZ und KRETSCHMER in ihren im Jahre 1926 erschienenen Arbeiten. Bei HERZ sind zwei Generationen betroffen, bei KRETSCHMER handelt es sich nur um erkrankte Geschwister. Über weitere Geschwistererkrankungen berichten WEIL und STIEFFEL (1926) und CANCIULESCU (1930). Einen wertvollen Beitrag liefert dann noch die Arbeit von SPODARO und FORKNER aus dem Jahre 1933 (Abb. 29). Der Stammbaum ist insofern bemerkenswert, als er zeigt, daß auch nur mäßige Erhöhungen der Blutwerte vorkommen können, so daß sich die Autoren veranlaßt sehen, von einer benignen Polycythaemia vera zu sprechen. Eine Sonderstellung nimmt die Arbeit A. v. MENTZINGENs (1934) insofern ein, als in der von ihr beschriebenen Sippe neben Polycythaemia vera auch andere Blutkrankheiten vorkommen. Sie folgert daraus, daß ganz allgemein eine

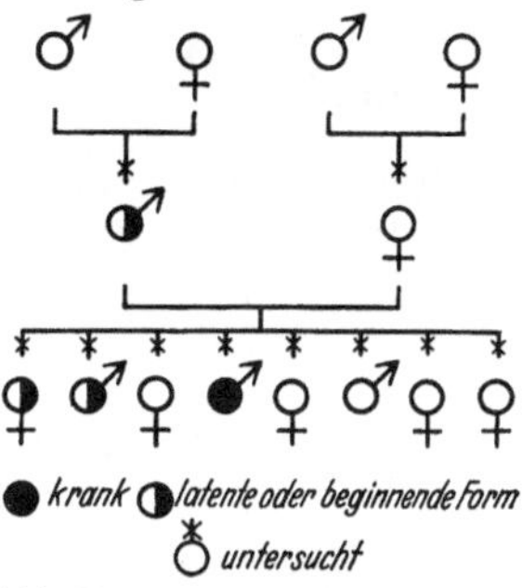

Abb. 29. Polycythaemia vera. Sippentafel nach SPODARO und FORKNER (1933).

Tabelle 1. Zusammenstellung

Nr.	Autor, Jahr	Name	Geschlecht	Alter	Erythrocyten	Hämoglobin	Leukocyten
1	NICHANIM 1907	Probandin	♀	20	max. 5,89	119	8 375
		Mutter	♀	—	—	—	—
		Schwester	♀	—	—	—	—
2	MOEVES 1913	Probandin	♀	—	10,0	150	12 000
		Mutter	♀	—	—	—	—
3	BERNSTEIN 1914	Proband	♂	—	12,5	140	—
		Sohn	♂	—	7,5	120	—
4	TANCRÉ 1917	Probandin	♀	32	max. 14,2	173	—
		Schwester	♀	16	6,1	148	—
5	ENGELKING (E) 1920	Emilie (8) [1]	♀	20	10,9 (E)	135 (E)	10 700 (E)
	WIELAND (W) 1924 u. 1932	Emil (10)	♂	17	12,74 (E)	177 (E)	11 700 (E)
				21	11,39 (W)	150 (W)	9 200 (W)
				29	9,68 (W)	193 (W)	8 400 (W)
	HOTTINGER (H) 1927	Luise (11)	♀	16	13,6 (E)	184 (E)	10 800 (E)
		Albert (12)	♂	13	13,24 (E)	179 (E)	15 700 (E)
				17	9,87 (W)	140 (W)	7 500 (W)
				$24^1/_2$	10,02 (W)	197 (W)	7 200 (W)
		Hilda (19)	♀	6(E)	12,00 (E)	132 (E)	14 100 (E)
				10(W)	—	—	—
		Hans (17)	♂	2	—	—	—
				$5^1/_2$	8,013 (W)	140 (W)	11 200 (W)
				13	9,396 (W)	140 (W)	7 000 (W)
		Mutter von 5—17	♀	52	6,1 (E)	85 (E)	—
					8,1 (W)	100 (W)	—
6	DOLL u. ROTHSCHILD 1922	G. H. (1)	♂	44	6,5	115	6 500
		Schwester von (1) = (2)	♀	33	6,0	95	—
		Schwester von (1) = (3)	♀	—	5,0	80	—
7	GUTZEIT 1922	P. W.	♂	19	max. 7,004	75	6 000
		Mutter W.	♀	58	max. 6,2	75	—
		Schwester W.	♀	16	max. 5,68	73	9 200
		Schwester W.	♀	29	max. 5,984	70	—
8	ZONDEK 1922	Probandin	♀	—	14,0	200	8 000
		Tochter	♀	—	6,5	—	—
		Nichte	♀	—	8,0	—	—

[1] Die eingeklammerten Zahlen entsprechen den Zahlen im Stammbaum (Abb. 28).

der familiären Polycythämiefälle.

Milz	Leber	R. R.	Konstitutionsanomalien und -krankheiten	Bemerkungen
+	+	—		Hämatologische Befunde fehlen, daher nicht verwertbar
+	—	—		
+	—	—		
+	+	90/130		Wa. +. Mutter soll die gleiche Bluterkrankung gehabt haben, keine Geschwister
—	—	—		
+	—	—		
∅	—	—		
—	—	—		Vetternehe 1. Grades. 3 weitere Schwestern untersucht und gesund
—	—	—		
+(E)	—	88/100	„Ausgeprägter Infantilismus". „Angedeutete Trommelschlegelfinger" (E)	1921 an Tbc. gestorben (HOTTINGER)
+(E)	—	80/100	„Kleiner, infantiler, etwas muskelschwacher Mensch" (E)	
+(W)	—	110 (W)	„Sehr stark ausgeprägte Trommelschlegelfinger" (W)	
∅	—	130 (W)		
—	—	80/105	„Geringe kongenitale Ptosis. Leicht infantiler Bau, noch keine Menses" (E)	
—	—	78/98 ?	„Kleiner, infantil gebauter Knabe mit mäßiger Muskulatur" (E). „Klein, etwas	
—	—	95 (W)	infantil" (W). „Starke	
+(W)	—	138 (W)	Trommelschlegelfinger" (W)	
+(E)	—	o. B. (E)	Infantiler Eindruck, Trommelschlegelfinger	Gestorben mit 12 Jahren an generalisierter Tbc. Polyc. bis zum Tode (HOTTINGER)
+(W)	—	95 (W)		
	+(W)			
—	—	—	„Fehlen zweier Handwurzelkerne" (W)	Nicht untersucht, angeblich nicht blau aussehend (E)
∅	—	104 (W)	„Etwas infantiles Verhalten" (W)	
∅	—	106 (W)	„Trommelschlegelfinger" (W)	
—	—	—		
—	—	—		
			(1) Mutter von (4). (2) Mutter von (3). (3) Tochter von (2). Fragliche Polycythaemia vera (klinischer Verdacht, kein hämatologischer Befund). (5) ♂ 17 J. † Diphth. (6) ♀ 19 J. † Tbc. (7) Mißgeburt ♂ (Thoracophagus). (9) Totgeburt. (13) Querlage †, Exitus bei Geburt. (14) Pathol. Geburt †, Exitus bei Geburt. (16) ♂ (1927 o. B. (H) und (17) ♂ gesund.	
+	—	—	(1) und (3) sowie 3 weitere Schwestern an Chorea progr. hered. Huntington erkrankt. Kirschrote Verfärbung des Gesichts	
?	—	—		
∅	—	—		
∅	∅	120/70		Vater soll rot ausgesehen haben
∅	∅	120/70		
∅	+	—		
∅	∅	110/80		
—	—	—	Struma, Exophthalmus	
—	—	—	„ „	
—	—	—	„ „	

Tabelle 1.

Nr.	Autor, Jahr	Name	Geschlecht	Alter	Erythrocyten	Hämoglobin	Leukocyten
9	CURSCHMANN 1923	Proband	♂	33	7,530	124	—
		Probandin	♀	55	9,725	138/172	10 800
		Proband	♂	22	6,7	115	5 510
10	SIGNORELLI 1923	Schwester	♀	59	5,8	94	9 400
		Bruder	♂	55	9,2	155	16 000
11	OWEN 1924	Proband	♂	46	9,7	120	7 520
		Bruder	♂	39	6,12	110	7 250
12	HERZ 1926	1. Paul T.	♂	10 Mo.	6,7	70	20 400
		Anni T.	♀	7	5,9	70	9 200
		Mutter T.	♀	33	7,3	90	6 400
		2. Frieda R.	♀	$1^1/_4$	8,0	90	14 000
		Mutter R.	♀	42	6,4	80	10 800
		Robert R.	♂	13	5,9	70	14 200
		Karla R.	♀	4	5,6	70	26 000
		Ernst R.	♂	11	5,5	80	9 200
		3. Gertrud G.	♀	12	6,8	110	10 600
		Mutter G.	♀	37	6,0	70	6 600
		Martha G.	♀	$13^1/_2$	5,8	75	11 200
		Vater G.	♂	40	5,3	70	8 000
13	KRETSCHMER 1926	Marg. K.	♀	10	10,2	140	4 700
		Marie K.	♀	7	9,4	140	5 400
		Paul K.	♂	5	5,7	112	5 100
14	WEIL und STIEFFEL 1926	Schwester	♀	49	max. 7,0	130	ungefähr normal
		Bruder	♂	53	6,44	100	10 000

(Fortsetzung.)

Milz	Leber	R. R.	Konstitutionsanomalien und -krankheiten	Bemerkungen
+	—	Hypertonisch	Fettleibigkeit	Jude. Starke Blutungsneigung. Vater, 1 Bruder und 1 Schwester sollen „die gleiche schwere Verfärbung der Haut ... und eine ähnliche Neigung zu Blutungen" gezeigt haben
+	+	130/92		Mutter, 1 Schwester, 1 Sohn (17jährig) hatten gleichartige „Blaurotfärbung der Haut". Probandin hatte seit Kindheit hochrote Farbe
∅	—	130/80		Seit Schulzeit hochrote Gesichtsfarbe. Großmutter und einzige Schwester hatten angeblich hochrote Gesichtsfarbe.
+	—	130/100		
+	—	110/80		
+	—	150/80		Vater † mit 62 J. an Magen-Ca. Vater und Mutter hatten vermutlich ebenfalls P. 3 Schwestern gesund
—	—	—		
∅	∅	—	„Reichliches Fettpolster"	
∅	∅	115/60		
∅	∅	115/110	Ovarielle Dysfunktion	
+ —	∅	80/50	„Ganz erheblich zurückgebliebenes, schwer rachitisches Kind". Hoher, steiler Gaumen	
∅	—	125/95		
∅	—	?		
∅	∅	80/60		
∅	—	120/90		
∅	∅	115/75		„Auffallend rote Stirn und Wangen"
∅	∅	125/80		
∅	∅	135/100		„Auffallend rote Stirn und Wangen"
∅	∅	140/100		Gastro-Enterostomie
+	—	95/50	Trommelschlegelfinger und -zehen	
∅	—	85/45	Desgl.	
∅	—	110/65	Krampfanfälle mit Bewußtlosigkeit und Einnässen, Dauer 10 Min., retrograde Amnesie. Kein Zungenbiß (Epilepsie ?)	
+	+	—		Blaufärbung der Haut seit der Kindheit. Chron. Nephritis
∅	∅	—		Früher in den Tropen „mehrmals Malaria"; zweimal „Gallenfieber mit Hämoglobinurie", einmal unspezifierte Diarrhöe. Wa. +

Tabelle 1.

Nr.	Autor, Jahr	Name	Geschlecht	Alter	Erythrocyten	Hämoglobin	Leukocyten
15	CANCULESCU u. HIRSCH 1930	Proband	♂	26	max. 10,00	80	12 000
		Schwester	♀	31	9,00	80	14 000
						g p. 100 ccm	
16	SPODARO und FORKNER 1933	Proband	♂	24	max. 8,39	15,75	—
		Vater	♂	52	max. 7,23	13,57	—
		Mutter	♀	51	max. 6,45	14,59	—
		Schwester	♀	22	max. 7,41	12,71	—
		Bruder	♂	18	max. 6,77	14,51	—
		Schwester	♀	16	max. 5,21	—	—
		Schwester	♀	13	max. 6,56	15,37	—
		Bruder	♂	10	max. 6,79	12,48	—
		Schwester	♀	9	max. 5,57	12,79	—
		Schwester	♀	11	max. 5,63	12,48	—
17	v. MENTZINGEN 1934	Probandin	♀	49	—	—	—
18	NOLLI, B. und BENAROIO 1936	Probandin	♀	59	7,05	102	8 800
		Tochter	♀	28	6,20	94	5 800
19	LINCK 1936	Proband	♂	30	max. 11,5	160	15 000
		Vater	♂	76	max. 5,552	112	14 100
		Bruder	♂	40	6	109	18 300
		Bruder	♂	36	6,112	112	17 900
		Tochter	♀	5	5,85	100	12 400
		Proband	♂	59	5,9	115	11 600
		Sohn	♂	32	8,35	113	5,400
		Tochter	♀	28	6,75	111	6 200
		Proband	♂	55	7,776	132	10 000
		Bruder	♂	57	6,840	122	12 400
		Neffe	♂	30	5,997	112	12 900
		Neffe	♂	29	6,225	115	5 975
		Neffe	♂	19	5,995	103	5 600
		Proband	♂	19	8,83	172	7 600
		Schwester	♀	26	8,00	155	14 200

Auf Heranziehung der familiären Beobachtungen von MUSSIO-FOURNIER und LUSSICH

(Fortsetzung.)

Milz	Leber	R. R.	Konstitutionsanomalien und -krankheiten	Bemerkungen
+	+	—	Sklerodermie. Trommelschlegelfinger und -zehen	Erste Erscheinungen seit dem 6. Lebensmonat; beide an Malaria erkrankt. Proband hatte matte, brüchige, leicht ausfallende Nägel, die teilweise fehlten. Mutter 104 kg
+	∅	—	Menarche 16 J. Gewicht 41 kg. „Aussehen eines jungen Mädchens“, „wenig entwickelt, rudimentär zurückgebliebene Geschlechtsorgane, infantiler Uterus“. Kinderlos verheiratet. Sklerodermie	
+	—	114/75		
—	—	129/85		
—	—	112/76		
+	+	114/70		
+	—	122/76		
∅	—	126/90		
+	—	124/65		
—	—	110/74		
+	—	96/64		
∅	—	94/59		
—	—	—	Mit 39 J. Polycythämie. (Er. 6,4, Hb. 125, L. 12 000)) Blutungsneigung, Milztumor, R.R. 175/80. Mit 49 J. (1934. Übergang in „schwere Anämie“ (Er. 2,6, Hb. 40, L. 4200). Ausstrich Normoblasten, Polykromasie, Mikroc., Myeloc. und Jugendformen, Thrombocyten 88 000; morphologische Veränderungen; Gerinnungszeit 2 Min., Blutungszeit 7 Min. Von den 22 untersuchten Angehörigen wiesen 20 Veränderungen auf, und zwar zumeist mehrere. 12 mal Hb. < 80; 6 mal Er. < 4 Mill.; 8 mal L. > 10 000; 6 mal Blutungszeit verlängert über 10 Min.; 6 mal Gerinnungszeit über 10 Min.; 7 mal Thrombop. (unter 150 000); *2 mal Polycythämie;* 8 mal starkes Nasenbluten	
+	—	130		
+	—	135/70		
+	—	105/85		
—	+	170/125		
∅	∅	125/70		
∅	∅	150/110		
∅	∅	—		
+	∅	145/75		Schon als Kind immer blau ausgesehen, Mutter an Ca. gestorben
∅	∅	—		
∅	∅	—		
∅	∅	160/110		
+	∅	180/135	„Starke Adipositas“	
—	—	140/105		
(+)	∅	135/100		
∅	∅	130/90		
(+)	∅	125/85		
(+)	∅	160/125		

Siri (1933) wird in Anbetracht der ermittelten niederen Blutwerte verzichtet.

erbbedingte Minderwertigkeit des blutbildenden Apparates vorliege, die auch für die Entstehung der Polycythaemia vera maßgebend ist. Ich glaube allerdings, daß man die aus dieser interessanten, aber wohl seltenen Beobachtung sich ergebenden Folgerungen nicht verallgemeinern darf.

Aus den letzten Jahren sind dann noch die familiären Beobachtungen von NOLLI und BENAROIO bei Mutter und Tochter zu erwähnen, und außerdem die wertvolle Stammbaumstudie von LINCK (Abb. 30), die zu einem dominanten Erbgang des Leidens kommt, wobei allerdings entsprechend den Beobachtungen von SPODARO und FORKNER im Blutbild mehrfach nur Grenzwerte zu finden sind. Besonders wichtig ist die Arbeit auch deshalb, weil man sieht, wie die Blutwerte im Laufe der Zeit schwanken und sich der Norm nähern können, so daß eine einmalige Blutuntersuchung nicht überwertet werden darf. Zuletzt hat dann BROCKMANN im Jahre 1937 mit dem ausgesprochenen Ziel, die Erblichkeitsverhältnisse bei der Polycythaemia vera unvoreingenommen zu klären, umfangreiche Stammbaumforschungen angestellt. Während die meisten Autoren über familiäre Fälle berichten, hat er mit den Methoden moderner menschlicher Erblehre systematische Sippenuntersuchungen bei 17 Ausgangsprobanden mit sicherer Polycythaemia vera durchgeführt. Er hat mit seinen mühevollen Untersuchungen eine große Lücke ausgefüllt und sich damit das Verdienst erworben, das Problem auch nach der negativen Seite gefördert zu haben. Auf diese Arbeit müssen wir später bei der Besprechung des Erbmodus zurückkommen.

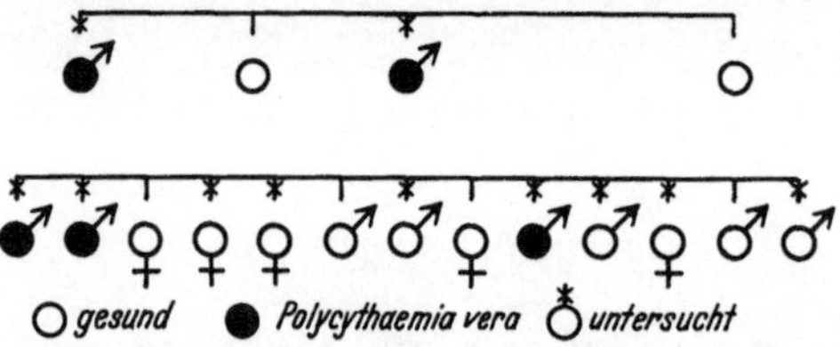

Abb. 30. Polycythaemia vera. Sippentafel nach LINCK.

Ehe ich zu einer zusammenfassenden Besprechung der Vererbung der Polycythaemia vera übergehe, muß ich nochmals darauf hinweisen, daß in der Literatur mehrfach die Vermutung ausgesprochen wird, daß zwei verschiedene Arten von Polycythaemia vera nebeneinander vorkommen. Die eine soll im Kindesalter auftreten und vererbbar sein — konstitutionelle familiäre infantile Polycythämie (NAEGELI) —, die andere mit ungeklärtem Erbmodus soll sich erst im Erwachsenenalter manifestieren. Ebenso wie WIELAND sehe ich keinen zwingenden Grund, eine derartig ungewöhnliche Trennung eines klinisch einheitlichen Krankheitsbildes nach dem Manifestationsalter vorzunehmen. Es finden sich in den zitierten Arbeiten familiäre Fälle in jedem Lebensalter, auch erkrankt z. B. bei WIELAND die Mutter von 6 befallenen Kindern nachgewiesenermaßen erst im 5. Lebensjahrzehnt mit einwandfreien hämatologischen Zeichen. Umgekehrt liegen auch zahlreiche Beschreibungen von Erwachsenenfällen vor, bei denen nach anamnestischen Angaben bereits mit einer Erkrankung in der Jugendzeit gerechnet werden muß. Im übrigen stehen diese jugendlichen Fälle des ENGELKING-HOTTINGER-WIELANDschen Stammbaumes nicht allein da, denn es finden sich in den Veröffentlichungen von HERZ und KRETSCHMER, und wenn wir Grenzwerte anerkennen, auch bei anderen Autoren, gleichartige familiäre Fälle. Weitaus die Mehrzahl unter ihnen hat eine vermehrte Leukocytenzahl, so daß im Verhalten des weißen Blutbildes kein wirklich unterscheidendes Merkmal zwischen beiden Formen gesehen werden kann. Auch sind nicht nur im Erwachsenenalter, sondern auch im Kindesalter zahlreiche, scheinbar sporadische Fälle beschrieben (GUGGENHEIMER, STOYE, HALBERTSMA u. a.). Mit diesen Ausführungen soll natürlich keineswegs bestritten werden, daß die Krankheit genau wie die perniziöse Anämie überwiegend zur Spätmanifestation neigt.

Bei kritischer Bearbeitung der in der Literatur angegebenen Fälle fällt mir auf, daß vornehmlich bei den jugendlichen Kranken sich allerlei Kombinationen mit Konstitutionsanomalien und -krankheiten vorfinden. Obwohl sicherlich auf derartige Zusammenhänge gar nicht weiter geachtet wurde, beschreiben GUGGENHEIMER einen 12jährigen und HOTTINGER einen 18jährigen mit Dystrophia adiposo-genitalis. Ähnliche Fälle werden auch von GUILLAIN, LECHELLE und GARCIN beobachtet, dort lag bei einem Kranken auch noch gleichzeitig ein Diabetes vor. ENGELKING findet Infantilismus, WIELAND betont später bei allen seinen jugendlichen Fällen Wachstumsstörungen und weist auf das Offenbleiben der Epiphysenfugen hin, auch registriert er in einem Fall fehlende Handwurzelknochenkerne, was als hypothyreotische Störung aufgefaßt wird. HERZ sah ebenfalls hochgradige körperliche Unterentwicklung bei einer ganzen Reihe seiner untersuchten Polycythämiekranken, unter denen sich auch ein Fall mit ovariellen Ausfallserscheinungen befand, ähnlich wie ihn ZIEGLER geschildert hat. STOYE beschreibt einen 3jährigen Jungen mit konstitutioneller Fettsucht, Riesenwuchs und Polyglobulie, von dessen Großvater schon erzählt wurde, daß er ein „Riese Goliath“ gewesen sei. Bei dem Fall von HERRNHEISER handelte es sich um einen 18jährigen Kranken mit zahlreichen degenerativen konstitutionellen Merkmalen. Über weitere Gleichgewichtsstörungen im endokrinen System berichten HUTCHINSON und MILLER, die Hypoplasie der Nebenniere und Hyperplasie der Schilddrüse feststellten, ferner SENATOR, der persistierende Thymus mit hyperplastischer Schilddrüse sowie TYRELL, der Hyperthyreoidismus kombiniert vorfand; auch ZONDEK macht eine interessante familiäre Beobachtung, nach der Mutter, Tochter und Nichte gleichzeitig mit Polycythaemia vera und Basedow behaftet waren. NEMENOW und JUGENDBERG sahen 5mal Zusammentreffen mit Akromegalie. Bei WARD und anderen sind Mongolismus bzw. mongoloide Züge vermerkt.

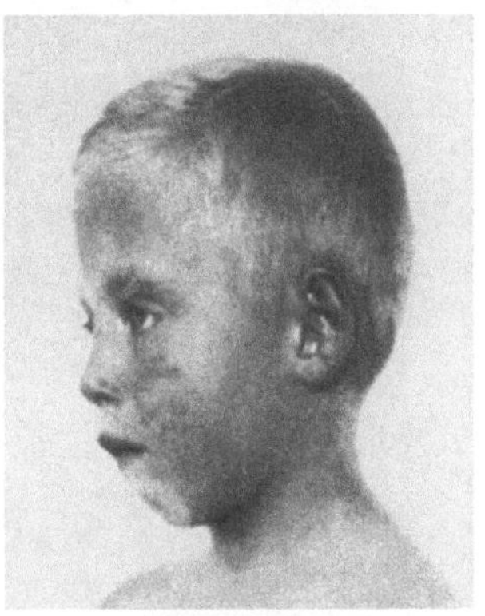
Abb. 31. Frühmanifestierte Polycythämie mit Turmschädel (HALBERTSMA).

Wer alle diese innersekretorischen Störungen und Entwicklungsstörungen mit ihren Auswirkungen auf den Habitus der Kranken sich vor Augen hält, der muß zugeben, daß eine auffallende Übereinstimmung mit gleichen oder ähnlichen Beobachtungen bei der hämolytischen Konstitution vorliegt. Dieser Eindruck wird aber noch verstärkt durch übereinstimmende Skeletveränderungen, die wir ja für den hämolytischen Ikterus als besonders charakteristisch kennen gelernt haben. Allerdings finden sich diese Skeletveränderungen, was ja nicht wundernimmt, in erster Linie bei den erkrankten *Jugendlichen.* Bei den wenigen beschriebenen infantilen Fällen finden sich in einem hohen Prozentsatz Schädelanomalien, so spricht HALBERTSMA von einem Turmschädel (Abb. 31), während die verschiedenen Fälle von HERZ und STOYE einen eigenartigen Rundschädel aufweisen. Ich selbst habe bei 3 frühmanifestierten Polycythaemia vera-Fällen große Rundschädel mit Hirndruckerscheinungen (Impressiones digitatae, Drucksella) feststellen können (Abb. 32 und 33). Von HERZ wird bei einem anderen Kind ausdrücklich noch auf Spitzbogengaumen aufmerksam gemacht. Die für den hämolytischen Ikterus ausgesprochene Ansicht GÄNSSLENS, daß die Schädelanomalie auf eine Hyperaktivität des Knochenmarks zurückzuführen ist, findet hier eine unerwartete Bestätigung, denn auch bei der Polycythaemia vera haben wir es mit einer gesteigerten Knochenmarksfunktion zu tun. Es ist klar, daß diese Skeletveränderungen nur zur Ausbildung kommen können, wenn sich die Krankheit vor Abschluß des Knochenwachstums manifestiert. Ganz ähnlich wie beim hämolytischen Ikterus ist dann auch hier die Neigung zu konstitutionellen Erkrankungen und Anomalien in jeder Hinsicht gesteigert. So ist sehr häufig von Trommelschlegelfingern die Rede (GAISBOECK, ENGELKING-WIELAND, KRETSCHMER u. a.). HERZ beschreibt Epikantus und ellipsenförmige Pupille, HALBERTSMA Hypospadie, ferner wird von DOLL und ROTHSCHILD und CROSETTI Kombination mit HUNTINGTONscher Chorea, von KRETSCHMER mit Epilepsie, von WARD mit Dementia praecox, manisch-depressivem Irresein, mongoloider Idiotie und schließlich von CROSETTI mit neurotischer Muskelatrophie erwähnt. Auch bei den zahlreichen Fällen mit kongenitalen Herzfehlern wird man daran denken müssen, ob die Vermehrung der roten Blutkörper nicht auch einmal durch eine echte Polycythaemia vera bedingt und der kongenitale Herzfehler nur kombiniert ist. Zum Schlusse ist es vielleicht angebracht, auch noch auf die Zwillingsmißgeburt (Thoracopagus) im ENGELKINGschen Stammbaum hinzuweisen, die in einer Polycythämiesippe nicht ohne Bedeutung sein dürfte.

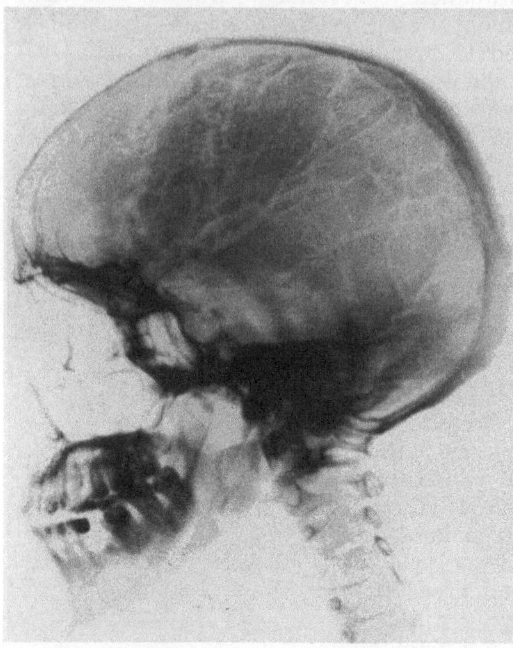

Abb. 32. Großer Rundschädel mit starken Druckerscheinungen (Drucksella, Impressiones digitatae und Gefäßimpressionen).

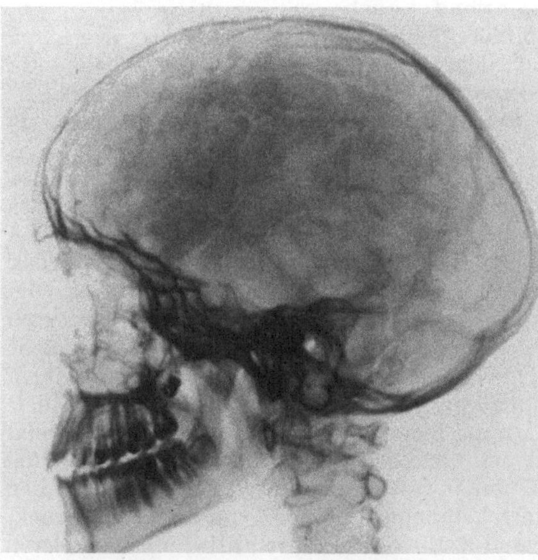

Abb. 33. Großer Rundschädel mit starker Entwicklung des Hinterhaupts und geringen Druckerscheinungen

Wenn wir alle diese Anomalien und Konstitutionskrankheiten überblicken, so sind zunächst einmal die Skeletveränderungen als direkte Folgeerscheinungen der Polycythaemia vera aufzufassen, und zwar genau wie bei der Elliptocyten-, Sichelzellen- und Kugelzellenkrankheit als Auswirkungen einer Hyperaktivität des Knochenmarks. Auch die Blutdrüsenstörungen, die wiederum eine größere Übereinstimmung mit denen beim hämolytischen Ikterus zeigen, sind nicht etwa als die

Ursache, sondern als die Folge der Polycythaemia vera zu betrachten. Ähnlich wie bei den verschiedenen Typen der hämolytischen Konstitution, aber auch wie bei der Chlorose, bei den kindlichen Anämien usw., sehe ich in diesen vielseitigen innersekretorischen Störungen die Streuwirkung einer vom Knochenmark ausgehenden Blutkrankheit („hämatische Dysplasie"). Für die markhyperaktiven Blutkrankheiten, zu denen auch die Polycythämie zählt, die als Folge ihrer Schädelveränderungen im Röntgenbilde Zeichen gesteigerten Hirndrucks aufweisen können, ist teilweise mit einer direkten mechanischen Einwirkung auf die Hypophyse zu rechnen. Eine Voraussetzung für die Entstehung solcher Blutdrüsen- und Skeletanomalien ist allerdings die Frühmanifestation der Blutkrankheit, und deshalb finden wir sie auch in erster Linie bei den jugendlichen Kranken, während sie bei der spätmanifestierten Polycythaemia vera zu fehlen pflegen. Meine Ansicht wird auch dadurch gestützt, daß die gesunden Kinder solcher Familien keine derartigen Anomalien aufweisen, ein zufälliges Zusammentreffen also nicht in Frage kommt. Bei dem Kreis der genannten Konstitutionskrankheiten mag es zweifelhaft sein, ob es sich auch in diesem Fall um die Folgen einer Frühmanifestation handelt, die andere Organe oder Organsysteme in Mitleidenschaft zieht. Ich möchte glauben, daß dem so ist und daß hier die allerfrühesten verhängnisvollen Auswirkungen der Krankheit vorliegen. Auf alle Fälle ist daran festzuhalten, daß Blutkrankheiten wie die Polycythaemia vera und die hämolytische Konstitution den Boden für solche begleitenden Konstitutionskrankheiten schaffen.

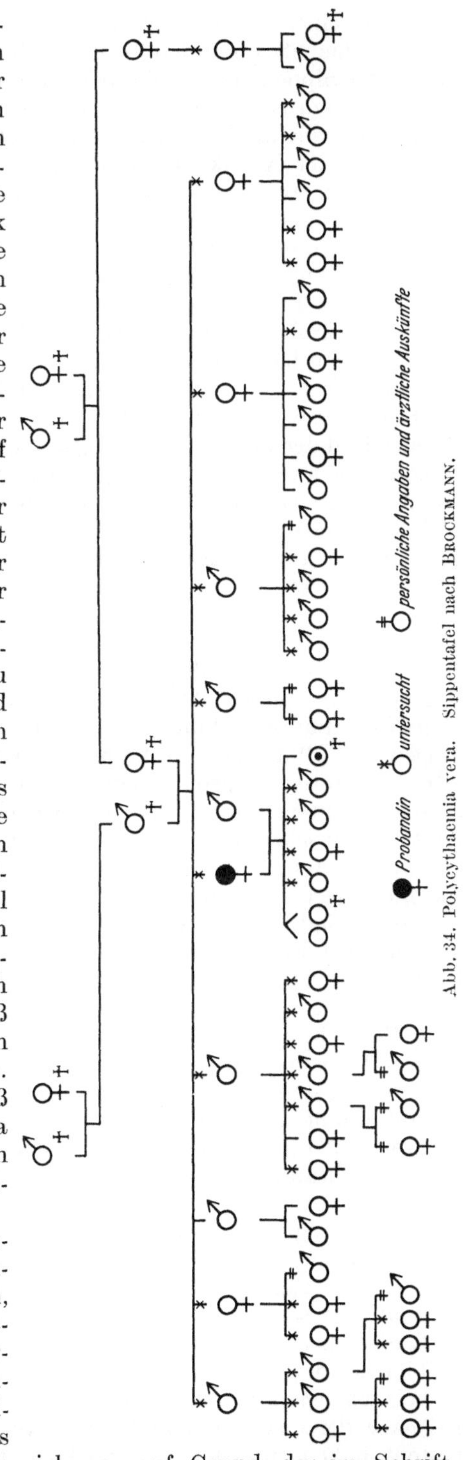

Abb. 34. Polycythaemia vera. Sippentafel nach BROCKMANN.

Nachdem wir uns bei unseren bisherigen Ausführungen mit guten Gründen auf den Standpunkt gestellt haben, daß die Polycythaemia vera eine *einheitliche* Krankheit ist, die nur verschiedene Variationsmöglichkeiten inbezug auf Symptomenbild und Manifestationsalter zeigt, wenden wir uns abschließend der *Vererbung* zu, wie sie sich uns auf Grund der im Schrifttum niedergelegten familiären und hereditären Beobachtungen darbietet.

Auf der einen Seite stehen hier die Publikationen mit den mehr oder weniger zufällig gemachten familiären Beobachtungen, bei denen eine lückenlose Erfassung der Sippe fehlt. Außer bei Wieland (1932), der zu dem Schlusse kommt, daß es sich um ein heredofamiliäres Leiden mit dominantem Erbgang handelt, werden hier überall eingehendere theoretische Erwägungen zur Frage der Erbbedingtheit der Krankheit vermißt. Auf der anderen Seite stehen die beiden Arbeiten von Linck und Brockmann mit der bestimmten Zielsetzung, auf Grund von Sippenuntersuchungen die Erbpathologie zu klären. Hierbei kommt auch Linck zu dem Ergebnis, daß in 6 von ihr untersuchten Familien ein dominanter Erbgang vorzuliegen scheint. Zu anderen Schlußfolgerungen gelangt Brockmann. Es ist einigermaßen überraschend, daß er in den Sippen seiner 17 Ausgangsprobanden keinen weiteren Krankheitsfall mit sicherer Polycythaemia vera gefunden hat (Abb. 34). Auch glaubt er bei statistischem Vergleich keine Häufung von leichten der Polycythaemia vera nahestehenden Blutbefunden in den Sippen feststellen zu können. Nach diesen Ergebnissen kommt er für das gesamte Bild der Polycythaemia vera zu einer Ablehnung sowohl des dominanten als auch des recessiven Erbganges und hält recessive Polymerie für das Wahrscheinlichste. Es ist fraglich, ob Brockmann nicht zu einem anderen Urteil gekommen wäre, wenn er als normale Variationsbreite die in unseren bekannten Lehrbüchern angegebenen Zahlen zugrunde gelegt hätte. Mit nicht unbedeutenden regionären Verschiedenheiten ist zu rechnen; in dem Wohngebiet seiner Sippen dürfte aber die normale Variationsbreite kaum die obere Grenze von 5,8 Millionen überschreiten, und deshalb wären mir Werte über 6 Millionen in Polycythämiesippen unbedingt verdächtig erschienen.

Angesichts dieser Widersprüche ist es notwendig, daß weitere umfangreiche Sippenuntersuchungen angestellt werden. Wir hätten dabei die Schwankungen der Blutwerte im Laufe der Krankheit zu berücksichtigen und deshalb die Sippenmitglieder möglichst oft und zu verschiedenen Zeiten hämatologisch zu untersuchen. Daß eine Einzeluntersuchung, die nur ein Momentbild darstellt, täuschen kann, haben wir ja gesehen. Wir müßten uns bei diesen Erhebungen auch im klaren sein, daß Grenzwerte in Polycythämiestammbäumen schwerer wiegen und unter Umständen als Ausdruck latenter Krankheitsformen anzusehen sind. Der chronische Charakter des Leidens und seine überwiegende Spätmanifestation erklären durchaus das Vorhandensein solcher latenter Formen, deren Annahme besonders auch bei Berücksichtigung des klinischen Bildes sich in der Literatur immer wieder aufdrängt. Vielleicht ist es möglich, in Zukunft diese Fälle durch Sternalpunktion schon frühzeitiger zu erkennen. Wenn wir in einer Hyperaktivität des Knochenmarks das Wesen der Polycythaemia vera sehen, so müssen wir auch mit Kompensationsmöglichkeiten infolge vermehrten Abbaus durch die Milz rechnen. Es kann daher ein beträchtlicher Zeitraum verstreichen, bis eine deutliche Vermehrung der roten Blutkörper nachweisbar wird. Auf Grund der überwiegenden Spätmanifestation (nach Naegeli zwischen 30—50 Jahren, Eppinger 40—50, Hirschfeld 40—60 Jahren) ist dann auch nicht unbedingt zu erwarten, daß die Krankheit voll ausgeprägt in mehr als *einer* lebenden Generation angetroffen wird. Es ist möglich, daß bei Beachtung solcher Gesichtspunkte sich die bisherigen Widersprüche erklären und vermeiden lassen.

Leider hat die so wichtige *Zwillingsforschung* bisher keinen Beitrag zur Aufklärung der Erbverhältnisse dieser Krankheit liefern können.

Wie wir sehen, ist eine endgültige Entscheidung über den *Erbgang der Krankheit* nach der einen oder anderen Seite heute noch nicht möglich; meines Erachtens haben sich neue Ausblicke ergeben, die das Problem einer baldigen Klärung entgegenzuführen versprechen. Nicht nur die modernen klinischen Vorstellungen von der Bedeutung des Castleschen Innenfaktors für die Blutbildung, sondern auch die Übereinstimmung im Manifestationsalter, sowie ein ähnliches Verhalten bei der Vererbung, lassen es fruchtbar erscheinen, die beiden Krankheiten Polycythaemia vera und Perniciosa vergleichend gegenüberzustellen. Es ist wohl kein Zufall, daß bei beiden Krankheiten so selten hohe Morbidität in den Stammbäumen gefunden wird. Familien mit einigen wenigen Erkrankten finden sich schon zahlreicher, während „sporadische“ Fälle am häufigsten zu sein scheinen. Dieses Verhalten legt den Verdacht nahe, daß es ähnlich wie bei der Perniciosa gewisse Vererbungsgrundlagen gibt, die für die Entstehung der Polycythaemia vera Voraussetzung sind. *Das klinisch voll ausgeprägte Krankheitsbild der Polycythaemia vera vererbt sich demnach nicht, sondern nur die Krankheitsbereitschaft, die wahrscheinlich einem dominanten Erbgang folgt.* Ein Anlageträger muß keineswegs erkranken, vielmehr ist die Krankheit Polycythaemia vera das Ergebnis einer Auseinandersetzung im Kräftespiel zwischen Erbanlage einerseits und endogenen und exogenen Faktoren andererseits. Unter den endogenen Faktoren wären die Funktionstüchtigkeit der beteiligten Organe, Grad der Blutmauserung, interkurrente Krankheiten usw. zu verstehen, während wir als exogene Faktoren die Lebensverhältnisse im weitesten Sinne betrachten müssen. Ob die angenommene Vererbungsgrundlage in einer übermäßigen Absonderung des CASTLEschen Innenfaktors zu suchen ist, oder ob hier nur ein Realisationsfaktor vorliegt, muß ich heute noch offen lassen.

Für die eugenische Beurteilung ergeben sich nachstehende Schlußfolgerungen: Da wir heute den Anlageträger noch nicht sicher zu erkennen vermögen und die Krankheit sich erst im höheren Lebensalter manifestiert, so kommen irgendwelche eingreifende Maßnahmen nicht in Betracht. Das ist auch deshalb nicht nötig, weil es sich um eine relativ gutartige Erkrankung handelt, bei der die Aussicht besteht, durch therapeutische Maßnahmen die Krankheit zu heilen, wie wir heute schon die Möglichkeit besitzen, sie zu mildern.

II. Anomalien und Erkrankungen des leukopoetischen Systems.

1. Konstitutionelle familiäre Leukopenie.

In der Literatur finden sich einzelne Hinweise auf das Vorkommen auffallend niedriger Leukocytenwerte mit relativer und absoluter Verminderung der Neutrophilen und entsprechender Vermehrung der Lymphocyten bei Menschen, deren sonstiger klinischer Befund diese hämatologische Eigentümlichkeit nicht zu erklären vermag (ROBERTS und KRACKE, BALDRIDGE, STEWART und KRACKE, DOAN, STRASSER u. a.). Auch die Untersuchungen GÄNSSLENS über regionäre Verschiedenheiten des normalen weißen Blutbildes haben gezeigt, daß in einem gewissen Prozentsatz der Durchschnittsbevölkerung bei offenbar gesunden Menschen eine auffallende Leukopenie festzustellen ist. In Frankfurt a. M. finden sich z. B. in einer großen Untersuchungsreihe von einigen tausend Menschen etwa 5%, die eine Leukocytenzahl von 4000 und darunter aufweisen. Ausgehend von 4 Probanden, die wegen ihrer hochgradigen Leukopenie mit Werten unter 4000 aufgefallen waren, haben wir hämatologische Sippenuntersuchungen durchgeführt. Es sollte durch diese Untersuchungen die Frage eines etwaigen konstitutionellen Charakters solcher Leukopenien geklärt werden. Dabei hat sich überraschenderweise gezeigt, daß die Leukopenie einen familiären Charakter hat und durch verschiedene Generationen einer Sippe verfolgt werden kann. Das Differentialblutbild dieser Menschen ist dadurch charakterisiert, daß der Hundertsatz der neutrophilen Leukocyten vermindert und der der Lymphocyten vermehrt ist, so daß in vielen Fällen eine eigenartige Leukocytenkreuzung zustande kommt, insofern als die Lymphocytenzahl die Neutrophilenzahl prozentual übersteigt. Die Abwegigkeit des Blutbildes wird am deutlichsten bei Berechnung der absoluten

Zahlen, die regelmäßig eine hochgradige Verminderung der neutrophilen Leukocyten weit unter die normale Schwankungsbreite von 4500—5000 ergibt. Die absoluten Lymphocytenzahlen bewegen sich im allgemeinen in normalen Grenzen (zwischen 1500 und 2000), sind aber bei extremer Leukopenie auch deutlich vermindert. Der im folgenden wiedergegebene Stammbaum (Abb. 35) zeigt, daß die Probandin bei einer Leukocytenzahl von 3600 nur 45% und absolut gerechnet 1620 neutrophile Leukocyten aufweist. Die gleichen Abweichungen, insbesondere die auffallende Verminderung der Granulocyten, fand sich bei den aus zwei Ehen stammenden drei Kindern der Probandin, bei ihrem Vater und bei einem der beiden Brüder und dessen einem Sohn. Die familiär gehäuft auftretende Leukopenie bzw. Neutropenie läßt sich also in der vorliegenden Familientafel sowohl bei Männern als auch bei Frauen in allen Altersklassen durch drei Generationen hindurch verfolgen. Die Analyse der anderen von mir angestellten Familienuntersuchungen ergibt im wesentlichen gleichsinnige Ergebnisse.

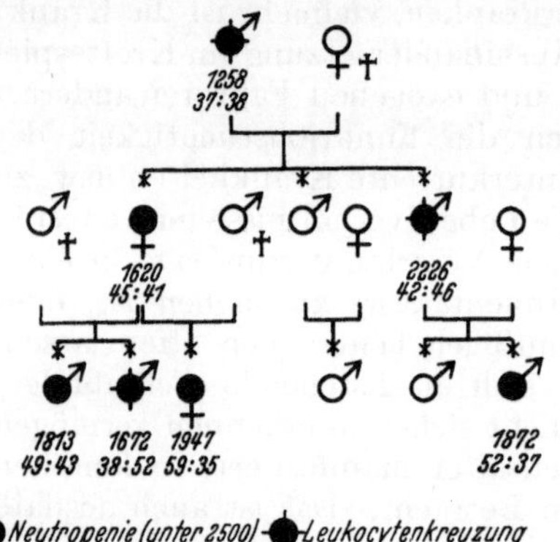

Abb. 35. Konstitutionelle familiäre Leukopenie. (Eigene Beobachtung.)

Auf Grund der von uns aufgestellten Stammbäume gewinnt man den Eindruck, daß diese Leukopenie, die in erster Linie eine Neutropenie oder Granulocytopenie ist, eine konstitutionelle und vererbbare Anomalie darstellt. Sie kommt sowohl bei Männern als auch bei Frauen vor und scheint dem dominanten Erbgang zu folgen. Die Anomalieträger erscheinen klinisch gesund und frei von den erfahrungsgemäß mit Leukopenie einhergehenden Krankheiten. Irgendeine gemeinsame schädliche Noxe, die als Ursache des leukopenischen Zustandes in Betracht käme, dürfte im Hinblick auf Verschiedenheit von Alter, Beruf und Wohnsitz ausscheiden. Es ist überraschend, daß Menschen mit so niedrigen Neutrophilenzahlen, deren Werte sogar unter 1000 herabgehen können, erscheinungs- und beschwerdefrei leben. Inwieweit bei dieser familiären konstitutionellen Leukopenie Beziehungen zu aregeneratorischen Erkrankungen des Knochenmarks gegeben sind, läßt sich auf Grund der hier mitgeteilten Ergebnisse nicht entscheiden. Soweit wir feststellen konnten, sind jedenfalls in den von uns untersuchten vier Sippen aregeneratorische Erkrankungen des Knochenmarks, wie Agranulocytose und Panmyelophthise nicht vorgekommen. Trotzdem muß mit der Möglichkeit gerechnet werden, daß solche Menschen bei Einwirkung entsprechender Schädlichkeiten (Vorkrankheiten und Giftwirkungen) in der Richtung aregeneratorischer Knochenmarkserkrankungen gefährdet sind.

2. Konstitutionelle familiäre Eosinophilie.

Es ist sicherlich sehr schwierig, die eosinophile Diathese (STÄUBLI 1910, KLINKERT 1911) von einer hier zu besprechenden konstitutionellen familiären Eosinophilie (GAUGIN 1909) in allen Fällen einwandfrei zu trennen. Es muß durch mühsame klinische Untersuchungen und umfangreiche anamnestische Erhebungen ausgeschlossen werden, daß irgendwelche allergische oder parasitäre Erkrankungen vorliegen, die zu einer solchen Eosinophilie führen. Die Entscheidung ist also nicht leicht. Dadurch, daß sowohl die symptomatische als auch die genuine Eosinophilie familiär vorkommt, wird die Trennung noch schwieriger. Trotzdem dürften die heute vorliegenden Beobachtungen für die Annahme einer genuinen erblichen Eosinophilie genügen. Beim Anlegen eines strengen Maßstabes scheinen die Beobachtungen von GAUGIN (2. Beobachtung), BASTAI, CIRIO und CATTANEO verwertbar. Auch die mit aller Kritik verfaßte Arbeit von ARMAND-DELILLE, HURST und SORAPURE ist beachtenswert, während ich die Veröffentlichungen von SMITS, FANTON, DALLA PALMA, ZORINI und STEWART infolge Verquickung mit allergischen, parasitären und anderen Erkrankungen für die Beurteilung nicht heranziehen möchte. Besonders überzeugend erscheint mir der von WEITZ beobachtete und von WEISSENRIEDER beschriebene Stammbaum, den ich im folgenden wiedergebe (Abb. 36).

In den Stammbäumen findet sich bei einer Reihe von Familienmitgliedern eine so hochgradige absolute und prozentuale Eosinophilie, wie sie bei der symptomatischen Form im allgemeinen nicht vorkommt.

Was die Frage der *Vererbung* anlangt, so scheint ein *einfach dominanter* Erbgang der Anomalie vorzuliegen, die bei Männern und Frauen in gleicher Weise vorkommt.

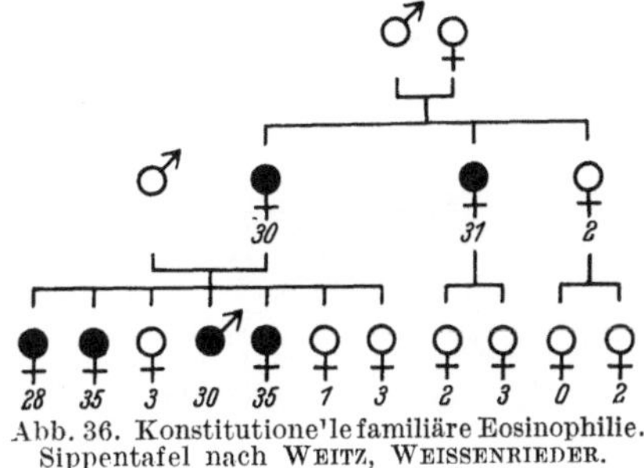

Abb. 36. Konstitutionelle familiäre Eosinophilie. Sippentafel nach WEITZ, WEISSENRIEDER.

3. Familiäre Lymphocytose.

Beweiskräftige Unterlagen für die Existenz eines familiären Vorkommens von Lymphocytose gibt es meines Wissens bis heute nicht. J. BAUER hat von einem sogenannten „degenerativen weißen Blutbild" mit Lymphocytose und Granulopenie gesprochen, ohne auf familiäre Beobachtungen hinzuweisen. Bei den familiären Fällen von RICHTER handelt es sich um relative Lymphocytosen bei normaler absoluter Zahl. Das hervorstechende Merkmal seiner mitgeteilten Blutbefunde ist nach meiner Ansicht aber nicht die Lymphocytose, sondern die Neutropenie. Über gleichartige familiäre Beobachtungen in vier Sippen berichtete ich in dem Abschnitt über familiäre konstitutionelle Leukopenie, da es mir berechtigt erscheint, unter diesem Titel eine besondere Anomalie der Leukopoese abzutrennen.

Ob es also wirklich familiäre Lymphocytosen gibt, in dem Sinne, daß bei normaler oder leicht erhöhter Leukocytenzahl eine relative und absolute Lymphocytose vorliegt, müssen erst Familienuntersuchungen klären.

4. PELGER-HUËTsche familiäre Kernanomalie der Leukocyten.

Als harmlose Erscheinung der weißen Blutkörper haben wir eine Kernanomalie zu betrachten, die von dem holländischen Arzt PELGER im Jahre 1930 erstmals beobachtet wurde. Die betroffenen Menschen zeigen bei normaler Gesamtleukocytenzahl im Differentialblutbild auffallend viele stabkernige Neutrophile. Die gegenüber der Norm verminderten segmentierten Neutrophilen enthalten fast ausnahmslos zwei durch ein dünnes Fädchen miteinander verbundene Kernsegmente (Abb. 37). In ähnlicher Weise sind auch die eosinophilen und basophilen Leukocyten an der PELGERschen Anomalie beteiligt; von einigen Autoren (UNDRITZ, DIETZEL u. a.) wird allerdings die charakteristische Bisegmentation der basophilen Zellen vermißt. Diese scheinbar starke Linksverschiebung, die ein extrem regeneratorisches weißes Blutbild vortäuscht, ist in Wirklichkeit aber eine Dauererscheinung. PELGER brachte diese Anomalie zunächst mit der bei seinen Patienten vorliegenden Tuberkulose in Verbindung, spätere Beispiele beweisen aber zur Genüge, daß ein Zusammenhang mit bestimmten Krankheiten nicht besteht. Der Kinderarzt Huët stieß zwei Jahre später auf dieselben Kernveränderungen bei einem 10jährigen Mädchen, das sich als Nichte der ersten von Pelger beobachteten Patientin herausstellte. Diese Feststellung veranlaßte Huët zu weiteren Familienuntersuchungen, die dann zur Aufstellung des beifolgenden Stammbaumes führten (Abb. 38). Wir sehen, daß bei dieser Sippe die Kernanomalien in den drei untersuchten Generationen bei zahlreichen männlichen und weiblichen Mitgliedern des Stammbaumes vertreten ist. Weitere Veröffentlichungen zeigen, daß nicht nur Frauen, sondern auch Männer die Anomalie vererben, so daß ein *einfach dominanter Erbgang* vorliegt. Wegen dieses eindeutigen Erbganges vermag die Anomalie gelegentlich für forensische Zwecke Bedeutung zu erlangen (Schilling). Neuerdings hat dann Undritz auf „Teilträger“ dieser Varietät hingewiesen. Die Befunde sind dabei so, wie wenn Normalblut mit Pelger-Blut gemischt wäre, so daß nur ein Teil der weißen Blutkörper von der Anomalie erfaßt ist. Diese Beobachtung erinnert erbbiologisch an die mutative Veränderung der Erythrocyten beim hämolytischen Ikterus, der Sichelzellenkrankheit oder der Elliptocytose, wo ja auch keineswegs in allen Fällen sämtliche Erythrocyten als Kugelzellen, Sichelzellen oder Elliptocyten anzusprechen sind. Das Vorhandensein solcher Teilträger ist geeignet, etwaige Abweichungen von der Dominanz in den Stammbäumen z. B. von Stahel zu erklären. Inwieweit diese Annahme auch für

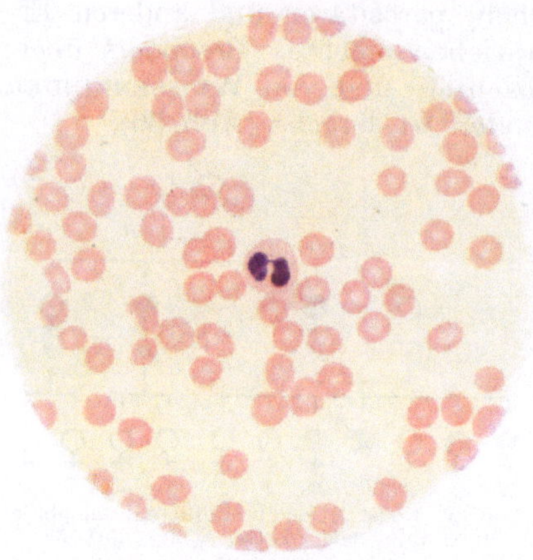

Abb. 37. Pelgersche Kernanomalie. (Eigenes Farb-Mikrophotogramm.)

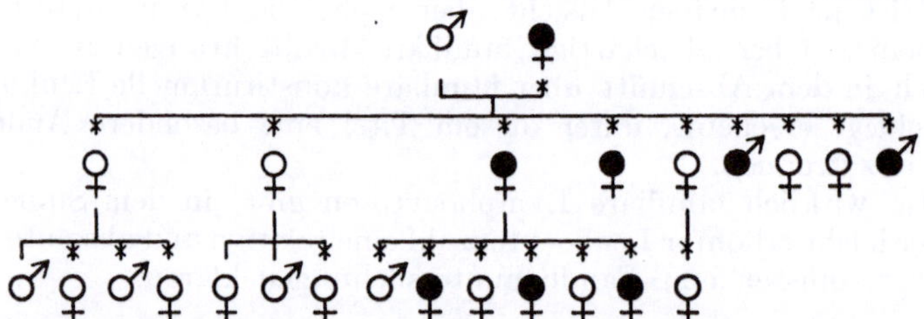

Abb. 38. Pelger-Huëtsche familiäre Kernanomalie der Leukocyten. Sippentafel nach Huët.

die Pelgersche Anomalie zutrifft oder ob noch ein anderer Erbmodus in Frage kommt, müssen weitere einschlägige Beobachtungen ergeben.

Nach den neuesten Mitteilungen von Undritz sind bisher etwa 40 untereinander nicht verwandte Familien mit Pelgerscher Kernanomalie festgestellt worden; sie befinden sich in Holland, in der Schweiz, in Deutschland, in Rußland und in Java. Dieser letzte Fall beweist, daß diese bisher so selten beobachtete Kernanomalie auch außerhalb Europas vorkommt.

5. Die Leukämien.

Über familiäres Vorkommen von Leukämie wird nur spärlich berichtet. Selbst wenn man alle Erscheinungs- und Verlaufsformen der Krankheit, also lymphatische und myeloische Leukämie mit akutem und chronischem Verlauf, sowie mit und ohne vermehrte Zellausschwemmung zusammenfaßt, so ist nach meinen Erhebungen bisher nur in 31 Fällen familiäres Auftreten von diagnostisch sicherer Leukämie bekannt geworden. SVEND PETRI hat in seiner gründlichen, im Jahre 1933 erschienenen Arbeit zwar insgesamt 33 Beobachtungen aus der Literatur zusammengestellt, nach denen zwei oder höchstens drei Familienmitglieder an Leukämie erkrankt waren. Bei kritischer Sichtung der vorhandenen Literatur kommt PETRI aber zu dem Schlusse, daß von den 33 Beobachtungen 22 wegen unsicherer Diagnose ausgeschieden werden müssen, so daß er nur die Veröffentlichungen von HANSZEL, WEISZ, BARRENSCHEEN, MCGAVRAN, HIRSCHFELD, ROSENOW, SCHERESCHEWSKY, VERCELLOTTI, RICCITELLI und RAGNOTTI, DAMESHEK, SAVITZ und ARBOR und schließlich seine eigene als restlos gesichert gelten läßt. Aber wenn man auch einen weniger strengen Maßstab anlegen und einige weitere Beobachtungen als einwandfrei anerkennen würde, so bleibt doch familiäres Auftreten der Leukämie, gemessen an der Gesamtmorbidität der Krankheit, bisher eine auffallende Seltenheit. Dabei müssen wir allerdings zugeben, daß abgesehen von den PETRIschen und ARDASHNIKOVschen Untersuchungen bisher nirgends eine systematische Sippenforschung bei Leukämiekranken durchgeführt worden ist. In bezug auf die vollständige hämatologische Durchuntersuchung aller Familienmitglieder erfüllen aber auch diese beiden Arbeiten nicht die strengsten Anforderungen.

Es ist wohl eine Folge des zunehmenden Interesses für die Fragen der Vererbung, daß seit der PETRIschen Arbeit 18 weitere verwertbare Beobachtungen von WEITZ, DECASTELLO, HOFF, HOLBØLL, NAEGELI, MORAWITZ, STEINER, HERING, CURSCHMANN, WÜLLENWEBER, ARDASCHNIKOV und in neuester Zeit je eine von GOTTLEBE, MOHR, HOFMEIER, LAUB und von KRAUSPE gemacht wurden. Es ist außerdem damit zu rechnen, daß mancher weitere familiäre Fall nicht erkannt, bzw. nicht beschrieben worden ist, um so mehr, als man bisher meist ein zufälliges Zusammentreffen anzunehmen geneigt war. Die mir bis jetzt bekannt gewordenen sicheren Fälle habe ich in der folgenden Tabelle 2 zusammengefaßt. Wir sehen, die PETRIsche Übersicht vom Jahr 1933 hat sich in der Zwischenzeit wesentlich erweitert.

In Anbetracht der kleinen Zahl muß ich mir versagen, irgendwelche weitgehenden Schlüsse daraus zu ziehen, möchte aber doch darauf hinweisen, daß die lymphatische Leukämie am häufigsten familiär vorkommt. In 16 Familien handelt es sich nur um lymphatische Leukämien, bei 7 liegt sichere Kombination mit myeloischer Leukämie vor. Familiäres Auftreten von myeloischer Leukämie allein ist 3mal (GOTTLEBE, HOFF und HOFMEIER) bekannt geworden. Es ist eigenartig, daß gerade die lymphatische Leukämie an der Zahl der familiären Fälle so stark beteiligt ist. Nur im Kindesalter kennt man ein derartiges Morbiditätsverhältnis zwischen den beiden Leukämieformen, während im Erwachsenenalter, nach großen Statistiken, etwa ein Verhältnis von 1 : 2 zugunsten der myeloischen Form vorliegt. Wenn wir die Beteiligung der Geschlechter in Betracht ziehen, so stehen in der Tabelle 45 Männer 23 Frauen gegenüber, also ein Verhältnis von etwa 2 : 1, während bei großen Ausgangszahlen das übliche Verhältnis etwa 1,6 : 1 beträgt. Nach den bisherigen Beobachtungen sind jeweils nur Angehörige derselben oder einer unmittelbar angrenzenden Generation befallen gewesen, und soweit ich sehe, ist von Verwandtenehen bei den betroffenen Familien nichts bekannt.

Von großer Wichtigkeit für die Vererbung ist die Mitteilung von DAMESHEK und Mitarbeitern, wonach ein offenbar eineiiges Zwillingspaar konkordantes Verhalten zeigte, indem es an chronischer lymphatischer Leukämie im 56. Lebensjahr erkrankte und in relativ kurzer Zeit verstarb. Auch HOFMEIER sah lymphatische Leukämie bei eineiigen Zwillingsschwestern, deren Tante (Schwester des Vaters) an lymphatischer Leukämie ad exitum gekommen war.

Tabelle 2. Zusammenstellung

Nr.	Autor, Jahr	I: Geschlecht	I: Alter bei Beginn	I: Leukämieform	I: Dauer	Zeitraum zwischen 1. und 2. Krankheitsausbruch in der Familie	II: Geschlecht	II: Alter bei Beginn	II: Verwandtschaftsgrad
1	HANSZEL 1908	♂	15	Akut	Wenige Wochen	Einige Jahre	♂	20	Neffe
2	WEISZ 1911	♂	15	Chronisch lymphatisch	5 Jahre	Etwa 10 Jahre	♀		Schwester
3	BARRENSCHEEN 1912	♀		Sichere Leukämie		Etwa 1 Jahr	♀	38	Kusine
4	MACGAVRAN 1922	♂	40	Myeloisch		5 Jahre	♂	59	Bruder
5	WEITZ 1924	♂		Chronisch lymphatisch			♂		Bruder
6	HIRSCHFELD 1925	♂	61	Aleukämisch lymphatisch	> 4 Jahre		♂	70	Bruder
7	HIRSCHFELD 1925	♀	70	Unbekannt			♂	63	Bruder
8	ROSENOW 1925	♂	42	Chronisch lymphatisch			♀	71	Mutter
9	DECASTELLO 1925	♂ ♂		Akute Leukämie			♂		Neffe
10	SCHERE-SCHEWSKY 1926	♀	54	Chronisch lymphatisch	> 2 Jahre	Nahezu gleichzeitig mit I	♂	61	Bruder
11	VERCELOTTI 1926	♀	55	Chronisch lymphatisch	3 Jahre	Höchstens $2^1/_2$ Jahre	♂	59	Bruder
12	HOFF, F. 1926	♂		Akute Myeloblasten-Leukämie			♂		Älterer Bruder
13	RICCITELLI und RAGNOTTI 1927	♂	65	Chronisch lymphatisch	Etwa 5 Jahre	Mangelhafte Angaben	♀	< 44	Tochter
14	DAMESHEK, SAVITZ u. ARBOR 1929	♂	56	Chronisch lymphatisch	$2^1/_2$ Jahre	$1^1/_4$ Jahre	♂	56	Bruder, Zwillinge
15	HOLBØLL 1929	♂	53	Chronisch lymphatisch	> 7 Monate	Etwa 3 Monate	♂	51	Bruder
16	NAEGELI 1931	♀		Myelose			♂		Bruder
17	MORAWITZ 1933	♂	59	Chronisch lymphatisch	$1^1/_2$ Jahre	Fast gleichzeitig	♂	57	Bruder
18	PETRI[1] 1933	♂	53	Chronisch lymphatisch	4 Jahre	3 Monate	♂	51	Bruder
19	STEINER 1933	♂	50	Chronisch lymphatisch aleukämisch lymphatisch	5 Jahre	6 Jahre	♂	58	Bruder

[1] Der *zweite* Fall von PETRI zeigte offenbar am Anfang das typische klinische und Befunde muß man aber eine lymphatische Reaktion annehmen, die nach wenigen Monaten einer echten Leukämie nicht vorkommt. Trotzdem scheint mir diese Beobachtung ihre

Fall 5 siehe WEITZ, Vererbung innerer Krankheiten. Fall 9 ohne nähere Angaben. Blutstatus gesichert, die übrigen Angaben erscheinen aber verläßlich.

der familiären Leukämiefälle.

II		Zeitraum zwischen 2. und 3. Krankheitsausbruch in der Familie	III				
Leukämieform	Dauer		Geschlecht	Alter bei Beginn	Verwandtschaftsgrad	Leukämieform	Dauer
Akut lymphatisch	1 Monat						
Chronisch lymphatisch	$4^{1}/_{2}$ Jahre	4 Jahre	♂		Bruder	Subakut lymphatisch	$1^{1}/_{2}$ Jahre
Akut myeloisch	7 Tage	Kurz danach	♂		Vetter (Bruder von II)	Lymphatisch	
Akut lymphatisch	$1^{1}/_{2}$ Monate	Gleichzeitig mit II	♂	69	Onkel väterlicherseits	Subakut lymphatisch	> 10 Monate
Myeloische Leukämie							
Lymphatisch							
Chronisch lymphatisch							
Subleukämisch leukämisch lymphatisch							
Chronisch myeloisch							
Chronisch lymphatisch	> 2 Jahre						
Subakut lymphatisch	7 Monate						
Chronisch myeloisch							
Vermutlich keine Leukämie		Unvollkommene Angaben	♀	43	Tochter	Chronisch lymphatisch	> $3^{1}/_{2}$ Jahre
Chronisch lymphatisch	$1^{1}/_{4}$ Jahre						
Chronisch lymphatisch	> 6 Monate						
Chronische Lymphadenose							
Chronisch lymphatisch	Etwa 2 Jahre						
Chronisch lymphatisch	Lebte nach 8 Jahren noch						
Chronische subleukämische Myelose							

hämatologische Bild einer lymphatischen Leukämie. Bei Beurteilung der hämatologischen abgeklungen war. In späteren Jahren ist der Fall sogar in Heilung übergegangen, was bei Bedeutung für die erbbiologische Betrachtung der Leukämie zu behalten.
Fall 12 persönliche Mitteilung. Fall 22, 23, 25 Diagnose jeweils nur in einem Fall durch

Tabelle 2.

Nr.	Autor, Jahr	I				Zeitraum zwischen 1. und 2. Krankheitsausbruch in der Familie	II		
		Geschlecht	Alter bei Beginn	Leukämieform	Dauer		Geschlecht	Alter bei Beginn	Verwandtschaftsgrad
20	CURSCHMANN 1936	♂	59	Chronisch lymphatisch	> 11 Monate	Etwa 48 Jahre	♂	50—51	Vater
21	WÜLLENWEBER 1937	♀	54	Myeloische Leukämie	> 7 Jahre	Etwa 2 Jahre	♀	56	Schwester
22	ARDASHNIKOV 1937	♂	† 45	Chronisch lymphatisch	Mehrere Jahre	3 Jahre	♂	54	Vetter
23	ARDASHNIKOV 1937	♀	27	Lymphatische Leukämie	2 Jahre	10 Jahre	♂	56	Bruder
24	ARDASHNIKOV 1937	♂	53	Chronisch lymphatisch	> 9 Jahre	5 Jahre	♂	30	Neffe väterlicherseits
25	ARDASHNIKOV 1937	♂	30	Chronisch ?		30 Jahre	♀	25	Nichte mütterlicherseits
26	GOTTLEBE 1938	♀	60	Aleukämische akute Myeloblasten-Leukämie	19 Tage	7 Jahre	♀	60	Schwester
27	MOHR 1938	♀	$4^1/_2$	Akute lymphatische Leukämie	1 Monat	10 Jahre	♂	46	Onkel
28	HOFMEIER 1938	♀	$2^1/_2$	Lymphatische Leukämie	8 Wochen	$1^1/_2$ Jahre	♀	4	EE-Zwillingsschwester
29	LAUB 1939	♀	26	Aleukämische Myelose	< 6 Monate	15 Jahre	♀	32	Mutter
30	KRAUSPE 1939 (persönliche Mitteilung)	♂		Lymphatische Leukämie			♂		Bruder

Wenn man ganz allgemein auf familiäre Kombinationen von Leukämien mit anderen Blutkrankheiten achtet, so ist vielleicht ein über das Maß des Zufälligen hinausgehendes Zusammentreffen zu beobachten. So liegt bei SCHUMANN, bei STRANDELL und LEMMING (2 Familien) sowie KÖHLER Kombination mit perniziöser Anämie vor. Mein Mitarbeiter WERNER findet in seiner groß angelegten Arbeit in 57 untersuchten Perniciosasippen 2 mal sichere und 2 mal sehr wahrscheinliche, der Nachuntersuchung nicht mehr zugängliche Fälle (†) von leukämischer Erkrankung. Das wäre eine Kombination von 7%, wenn man die sehr wahrscheinlichen Fälle mit einbezieht. Das ist überraschend viel und entspricht sogar dem von ihm ermittelten Hundertsatz von familiären Perniciosafällen. Eine weitere Kombination findet sich bei RICHARDS, der Zusammentreffen von lymphatischer Leukämie beim Vater mit Lymphosarkom bei der Tochter beschrieben hat. Eine ähnliche Beobachtung teilt BAUER mit. Auch familiäres Zusammentreffen von Leukämie mit Lymphogranulomatose ist beobachtet worden (BARRENSCHEEN, HIRSCHFELD). In der Sippe von PETRI lag eine Kombination mit achylischer Chloranämie vor, bei HIRSCHFELD war ein junges Mädchen an akuter Myeloblastenleukämie und ihr Bruder an Aleukie gestorben. Dieselben Krankheiten trafen auch bei WOLFF

(Fortsetzung.)

II		Zeitraum zwischen 2. und 3. Krankheitsausbruch in der Familie	III				
Leukämieform	Dauer		Geschlecht	Alter bei Beginn	Verwandtschaftsgrad	Leukämieform	Dauer
Chronisch lymphatisch							
Chronisch lymphatisch	Etwa 4 Jahre						
Chronisch lymphatisch	3 Jahre						
Chronisch myeloisch	4 Jahre	25 Jahre	♀	49	Tochter von II	Chronisch lymphatisch	> 2 Jahre
Chronisch myeloisch	4 Jahre						
Chronisch myeloisch	> 4 Jahre						
Subakute Myeloblasten-Leukämie	Etwa 8 Monate						
Chronisch lymphatisch	Lebt noch nach 2 Jahren						
Lymphatische Leukämie	Etwa $^1/_2$ Jahr	gleichzeitig	♀				
Akute myeloische Leukämie							
Lymphatische Leukämie							

bei zwei Geschwistern zusammen. Halse sah in einer Familie Leukämie und Polycytämie. Auf derartige familiäre Kombinationen sollte man in Zukunft noch viel mehr achten, denn es erscheint nicht ganz ausgeschlossen, daß Blutkrankheiten sich bisweilen als genetische Gesellschaft auf dem Boden einer gemeinsamen Anlage entwickeln können (v. Mentzingen).

Damit kommen wir zur Frage der Ätiologie, die ja bis heute ein ungeklärtes Problem darstellt. Auch die hier aufgeführten erbbiologischen Tatsachen sind nicht imstande, wesentlich zur Klärung beizutragen, sie scheinen mir aber doch eine gewisse Richtung anzugeben, in der eine solche zu suchen ist. Zunächst glaube ich, daß die mit aller Vorsicht geäußerte Annahme von Petri, der eine Infektion als Quelle des Leidens anschuldigt, doch nur eine geringe Wahrscheinlichkeit besitzt, weil die allgemeinen Bedingungen für Infektionskrankheiten doch wohl nicht erfüllt sind. Für die Annahme einer gemeinsamen Infektionsquelle sind auch in einigen mitgeteilten familiären Fällen die örtlichen und zeitlichen Zwischenräume viel zu groß (Curschmann, Ardashnikov). Um die Infektionstheorie zu stützen, beruft sich Petri auch auf das gemeinsame Vorkommen der Erkrankung bei zusammenlebenden, aber nicht verwandten Menschen, wie es von Obrastzow, Cabot und Bie beschrieben worden ist. Bezüglich dieser Fälle bin ich aber mit WEITZ der Ansicht, daß sie zum Teil unsicher, zum Teil wohl nur durch Zufall bedingt sind. Auch ist dann merkwürdig, daß nie eine solche Infektion unter Ehegatten stattgefunden hat. Die Beobachtungen von ARNSPERGER und NANTA, die „endemisches" Auftreten annehmen, ohne allerdings sämtliche Fälle mit Blutbildern zu belegen, würden nach PETRI „für eine gemeinsame, äußere, ursächliche, schädliche Einwirkung oder Infektion" sprechen. In bezug auf das von diesen Autoren geschilderte „endemische" Vorkommen habe ich aber meine Zweifel, und ihre Mitteilungen scheinen mir keine genügende Beweiskraft für die Annahme einer Infektionskrankheit zu besitzen.

Die Beobachtung familiärer Fälle mit weitgehender Ähnlichkeit in den Krankheitserscheinungen, das konkordante Vorkommen bei zwei offenbar eineiigen Zwillingspaaren, sowie die Kombination mit anderen Blutkrankheiten spricht mir mehr für die Bedeutung eines erblichen Anteils beim Zustandekommen der Krankheit. In demselben Sinne sind wohl auch die tierexperimentellen Ergebnisse bei Meerschweinchenleukämie (SNIJDERS) und bei Mäuseleukämie (MCDOWELL und RICHTER, MAUD SLYE) zu werten, auch wenn sie nicht immer einheitlich ausgefallen sind und eine Tierleukämie nicht ohne weiteres mit einer menschlichen Leukämie in Beziehung gesetzt werden darf. Für eine vererbbare Anlage könnten auch die Untersuchungsergebnisse von DEUTSCH, GOTTLEBE und MOHR sprechen, die in Leukämiefamilien eine auffallende Häufung von Lymphocytose feststellten; im Hinblick auf die von mir gemachten Erfahrungen bezüglich der normalen Schwankungsbreite der Lymphocyten sind allerdings diese Ergebnisse mit Vorsicht zu verwerten.

Wenn wir nach dem Gesagten zur Frage einer etwaigen *Vererbung* leukämischer Erkrankungen abschließend Stellung nehmen wollen, so müssen wir zugeben, daß das vorliegende Tatsachenmaterial keineswegs sichere Schlüsse zuläßt und über einen etwaigen Erbmodus der Leukämie erst recht nichts ausgesagt werden kann. Es fehlen vor allem die Untersuchungsergebnisse einer systematischen Sippenforschung mit möglichst lückenlosen hämatologischen Erhebungen. Die Zahl der diagnostisch einwandfreien familiären Beobachtungen ist aber inzwischen so groß geworden, daß man nicht mehr von einem rein zufälligen Zusammentreffen in einer Familie sprechen kann. Ganz abgesehen davon müßte beim Walten eines Zufalles, in Anbetracht der Morbiditätszahlen der beiden Leukämien, wesentlich häufiger familiäres Auftreten von myeloischer Leukämie erwartet werden. In Wirklichkeit ist aber ausschließliches Vorkommen von myeloischer Leukämie bisher überhaupt nur in drei Familien beschrieben worden. Diese Tatsache könnte veranlassen mit WEITZ anzunehmen, daß erbliche Faktoren für die lymphatische Leukämie eine wichtigere Rolle spielen als für die myeloische Leukämie. Sie können aber auch für die myeloische Leukämie nicht einfach abgelehnt werden.

Soweit man das heute beurteilen kann, scheint mir bei der Leukämie ein vererbbarer Anlagefaktor vorzuliegen, bei dem eine von außen einwirkende Schädigung krankheitsauslösend wirkt, in ähnlicher Weise, wie wir uns das heute für einen Teil der Krebserkrankungen vorstellen. Wir sind allerdings nicht in der Lage, über den Erbmodus dieses Anlagefaktors etwas sicheres auszusagen, auch können wir heute nicht entscheiden, ob er in einer Störung innerer Organkorrelationen (NAEGELI), in einer Tumoranlage oder in einer anderen, noch unbekannten Störung zu suchen ist. Die auslösenden Faktoren, die wir heute noch nicht sicher kennen, scheinen für die Manifestation der Leukämie von erheblicher Bedeutung zu sein. In der Ergründung solcher auslösender Ursachen dürfte das nächste wichtige Ziel der Forschung liegen.

III. Erbliche Blutungsübel.

1. Hämophilie.

Es gibt wohl kaum eine Krankheit, die so frühzeitig als Erbkrankheit erkannt worden ist, wie die Hämophilie. Ihr Erbgang hat allerdings von Anfang an den wissenschaftlichen Forscher vor die größten Rätsel gestellt, die bis heute noch nicht alle restlos geklärt sind. Nach dem Talmud lassen sich die ersten Spuren der Krankheit bis in das 2. Jahrhundert n. Chr. verfolgen. Eine ausführliche Schilderung der geschichtlichen Entwicklung finden wir in dem grundlegenden Werk von SCHLOESSMANN, das auch sonst in umfassender Weise das Krankheitsbild der Hämophilie und ihre Vererbung behandelt. Für die Erbforschung selbst ist von Interesse, daß von Sir W. FORDYCE im Jahre 1784 über erstes familiäres Auftreten berichtet wurde. Im Jahre 1793 folgt in den „Medizinischen Ephemeriden“ (Chemnitz) die erste deutsche Beschreibung des Krankheitsbildes auf Grund ausgezeichneter Beobachtungen in einer sächsischen Bluterfamilie. 1803 wurde dann von J. C. OTTO (Philadelphia) die weitverzweigte Bluterfamilie Smith-Sheppard beschrieben und deren Erbgang erforscht. Dieser Arbeit folgten noch einige weitere amerikanische Veröffentlichungen; unter ihnen ist die von HAY bemerkenswert, in der schon festgestellt wurde, daß die Krankheit von dem Bluter über seine Töchter auf die Enkel übertragen wird. In Bestätigung dieser Anschauungen gewinnt dann die von NASSE im Jahr 1820 aufgestellte Vererbungsregel eine besondere Bedeutung für die Erbpathologie der Hämophilie. Als weiteren verdienstvollen Bearbeiter der Bluterkrankheit haben wir GRANDIDIER zu nennen, der als „Vater der Hämophilie“ in seiner Monographie (1855 und 1877) die im Laufe seines Lebens gesammelten Erfahrungen mit dieser Krankheit niedergelegt hat. Im Jahre 1877 hat H. LOSSEN eine zweite Vererbungsregel aufgestellt, die er auf Grund seiner Studien an der berühmten Familie Mampel gewonnen hatte. Eine exakte Erbforschung der Hämophilie war aber erst möglich, als SAHLI (1905) auf die Bedeutung der Gerinnungsverhältnisse bei der Hämophlie hingewiesen hatte. Wie stark der Mangel einer exakten Diagnosestellung empfunden wurde, zeigt die kritischsichtende Arbeit von BULLOCH und FILDES (1911), die von 235 Bluterstammbäumen der Weltliteratur nur 44 als zuverlässig gelten lassen. Seit jener Zeit wurden die diagnostischen Methoden immer mehr ausgebaut und damit die Voraussetzungen geschaffen, um das Vererbungsproblem auf der breiten Grundlage exakter Sippenforschungen in Angriff zu nehmen (SCHLOESSMANN, FONIO, GÜNDER u. a.). Abgesehen von den klinischen Erscheinungen, die sich durch eine abnorm erhöhte Blutungsbereitschaft, durch hämophile Spontanblutungen, durch Krankheitsbeginn im Kindesalter und durch die Beschränkung auf das männliche Geschlecht auszeichnen, knüpfen wir heutzutage die Diagnose noch an folgende weitere Merkmale: Die Blutgerinnung ist verzögert, vor allem aber zeigt sich nach SCHLOESSMANN, daß der ganze Gerinnungsablauf gehemmt und das hämophile Fibringerinnsel minderwertig ist. Die Ursache dieser Störung liegt in einer verzögerten Thrombinbildung, die nach FONIO durch eine funktionelle Minderwertigkeit der Plättchen bedingt ist. Als weniger sichere diagnostische Merkmale gelten die Erhöhung des Kochsalzspiegels im Blut und der Mangel an trypanocider Schutzkraft im Serum von Hämophilen.

Die Krankheit kann man im allgemeinen als eine seltene bezeichnen, wenn man von gewissen regionären Häufungen wie in Württemberg und der Schweiz absieht. Mit SCHLOESSMANN wird man wohl annehmen dürfen, daß die Hämophilie ursprünglich in Europa und Vorderasien heimisch war, und von hier aus durch Auswanderung in andere Erdteile und Länder verschleppt wurde. Besonders geht das aus den amerikanischen Bluterfamilien hervor. GRANDIDIER

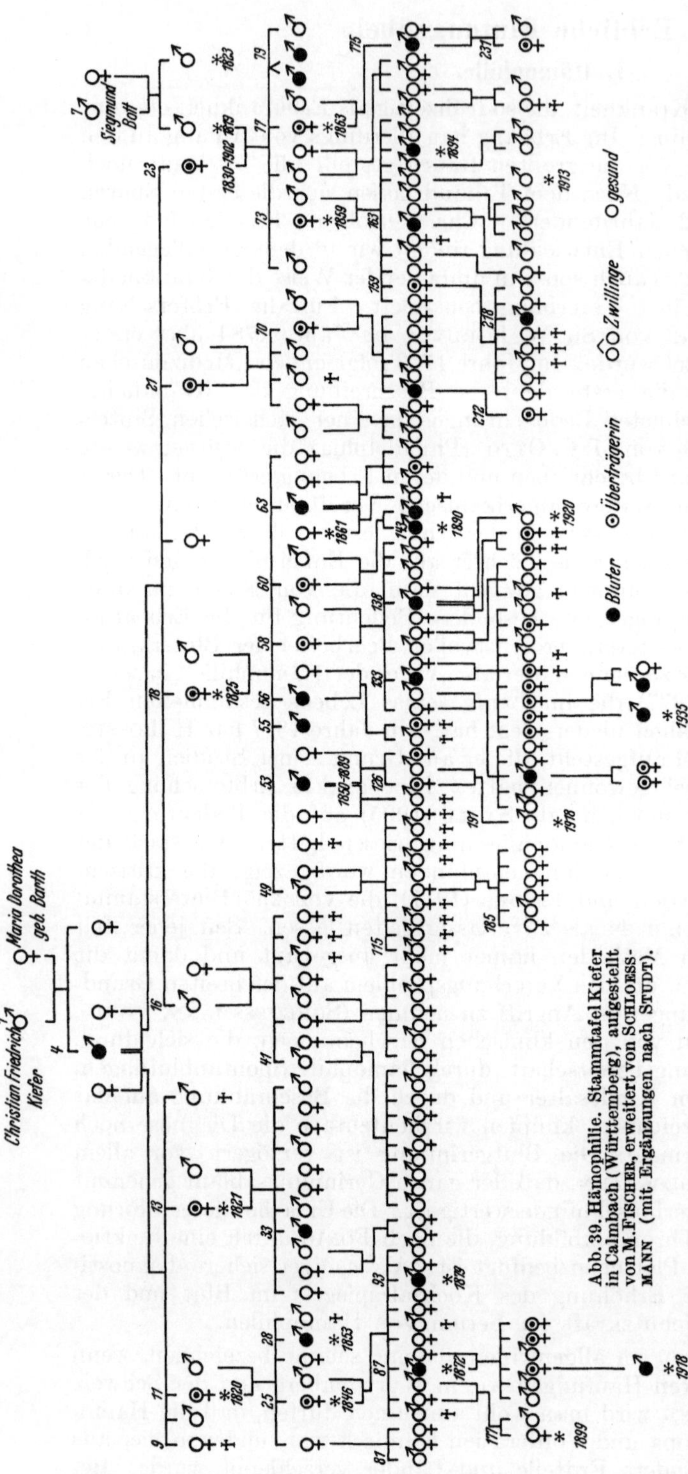

Abb. 39. Hämophilie. Stammtafel Kiefer in Calmbach (Württemberg), aufgestellt von M. Fischer, erweitert von Schloessmann (mit Ergänzungen nach Studt).

hat darauf hingewiesen, daß in Europa die Krankheit besonders bei den germanischen Stämmen vorkommt, dagegen in den von Slaven und Romanen bewohnten Ländern selten ist. Während die Krankheit in Mitteleuropa ziemlich häufig ist, trifft man sie in Südeuropa und auffallenderweise auch in Nordeuropa, wo doch auch germanische Völker wohnen, nur spärlich an.

Aus allen im Weltschrifttum niedergelegten Beobachtungen geht hervor, daß in erster Linie die weiße Rasse betroffen ist. In besonderem Maße ist die jüdische Rasse befallen, wozu vor allem die Inzucht beigetragen haben dürfte. Bisher existieren nur einige wenige Veröffentlichungen, in denen die Bluterkrankheit bei Angehörigen der schwarzen Rasse beobachtet wurde. Hier scheint aber eine Vermischung mit der weißen Rasse vorzuliegen. Aus neuester Zeit stammt eine Mitteilung von Pachmann, in der die Erkrankung bei zwei rassereinen Negern beschrieben und durch ihre Familiengeschichte belegt wird. Im Hinblick auf die oft unübersichtlichen Zusammenhänge in einzelnen Hämophiliefamilien wird man allerdings daraus noch keine weitgehenden Schlüsse auf das Vorkommen der Hämophilie bei der schwarzen Rasse ziehen können. Über Hämophilie bei der gelben Rasse liegen eingehende Berichte von Fujii vor; nach ihm konnte AMAGASA drei große Bluterfamilien aufstellen, so daß zusammen mit den übrigen Beobachtungen bereits eine größere Anzahl von Hämophilieerkrankungen in Japan bekannt geworden ist. Über weitere Erkrankungen bei der gelben Rasse wird auch aus Korea (BAKU) und China (KIMM und VAN ALLEN und SHIH) berichtet. Danach scheint das Vorkommen der familiär-erblichen Hämophilie bei der gelben Rasse bewiesen. Natürlich weiß man auch hier nicht, ob Rassenmischung ganz ausgeschlossen ist, so daß die Frage der Rassenbegrenztheit heute noch nicht entschieden werden kann. Vieles spricht für die von SCHLOESSMANN mit aller Vorsicht ausgesprochene Auffassung, daß die mutative Neuentstehung der Hämophilie einer rassischen Begrenztheit unterliegt. Allerdings darf man dabei nicht übersehen, daß die wissenschaftlich-ärztliche Durchdringung in den einzelnen Erdteilen und damit die Erfassung von Hämophiliekranken und ihren Sippen eine ganz verschiedene ist.

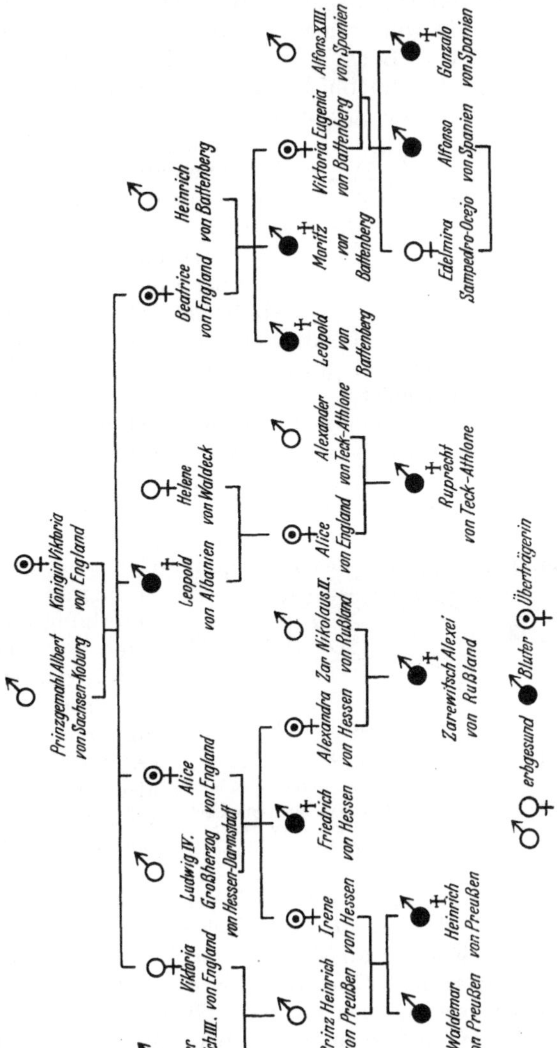

Abb. 40. Hämophilie in europäischen Fürstenhäusern. Sippentafel nach M. FISCHER.

In der Besprechung des Erbmodus der Krankheit folgen wir dem zeitlichen Verlauf und stellen als Beleg für die verschiedenen Vererbungsmöglichkeiten den von M. FISCHER aufgestellten, von SCHLOESSMANN wesentlich erweiterten und von STUDT ergänzten Stammbaum der Calmbacher Bluterfamilie (Württembergischer Schwarzwald) an die Spitze (Abb. 39). Wir fügen den aus historischen Gründen interessanten Stammbaum M. FISCHERs hinzu, der die Vererbung der Bluterkrankheit in europäischen Fürstenhäusern zeigt (Abb. 40); außerdem verweisen wir auf den von T. HOESSLY-HAERLE aufgestellten Stammbaum der Bluter von Tenna, der von HANHART im Abschnitt über „Erbänderungen beim Menschen" (Bd. I) aufgenommen ist. In dem Calmbacher Stammbaum sehen wir sowohl die NASSEsche als auch die LOSSENsche Erbregel bestätigt. Nachdem schon OTTO und HAY zutreffende Überlegungen über die Vererbung der Bluterkrankheit angestellt hatten, kam bekanntlich NASSE bei kritischer Beurteilung der in der Literatur niedergelegten Bluterstammbäume zu der Schlußfolgerung: „..daß die Bluter jedesmal nur Personen von männlichem Geschlechte sind; die Frauen aus jenen Familien übertragen von ihren Vätern her, auch wenn sie mit Männern aus anderen, mit jener Neigung nicht behafteten Familien verheiratet sind, ihren Kindern die Neigung. An ihnen selbst und überhaupt an einer weiblichen Person einer solchen Familie äußert sich eine solche Neigung aber niemals.“ Diese Erbregel, die für die Hämophilieforschung von grundlegender Bedeutung ist, hatte etwa 50 Jahre unumschränkte Geltung. Sie wurde zeitweise verdrängt durch eine andere empirische Erbregel, die von LOSSEN auf Grund von Stammbaumstudien in der Familie Mampel in Kirchheim bei Heidelberg aufgestellt wurde. Danach wird „die Anlage zu Blutungen nur durch die Frauen übertragen, die selbst keine Bluter sind; nur Männer sind Bluter, vererben aber, wenn sie Frauen aus gesunden Familien heiraten, die Bluteranlage nicht.“ In der Familie Mampel scheint tatsächlich bis in die neueste Zeit keine Übertragung durch Männer stattgefunden zu haben. Rückschauend müssen wir aber sagen, daß die bei dieser einzelnen Bluterfamilie gemachten Erfahrungen nicht auf den Erbgang in anderen Familien zutreffen. Insofern bedeutete also die LOSSENsche Erbregel einen gewissen Rückschritt, weil sie die Übertragung durch den Mann nicht berücksichtigt.

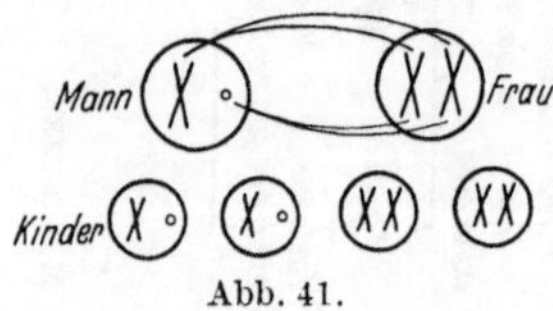

Abb. 41.

Gegenüber diesen mehr genealogisch gewonnenen Erkenntnissen kam dann K. H. BAUER (1922) auf Grund erbtheoretischer Überlegungen zu folgender Erklärung der in Betracht kommenden Vererbungsmöglichkeiten: Ausgehend von der Annahme, daß der Mann *ein* Geschlechtschromosom und die Frau deren *zwei* besitzt, und daß die hämophile Anlage an das Geschlechtschromosom gebunden ist, muß das Hämophilie-Gen auch an den Besonderheiten der für Mann und Frau verschiedenen Geschlechtsvererbung teilnehmen (Abb. 41). Zum besseren Verständnis der Vererbungsmöglichkeiten der Hämophilie bedienen wir uns der instruktiven schematischen Darstellung aus der SCHLOESSMANNschen Arbeit (Abb. 42—44). Nach dem oben gesagten muß also ein männlicher Hämophilie-Anlageträger, da er nur *ein* Geschlechtschromosom besitzt, selbst Bluter sein und die Krankheit auf seine Nachkommen vererben. Im Gegensatz dazu wird bei der weiblichen Anlageträgerin das Hämophilie-Gen durch das zweite Geschlechtschromosom überdeckt, so daß die Frau im klinischen Erscheinungsbild gesund bleibt, aber als sogenannte *Konduktorin* die Krankheit an ihre Kinder weitergibt. Heiratet also ein Bluter eine gesunde Frau, so ergeben sich die in Abb. 42 dargestellten Gen-Kombinationen, d. h. die Töchter sind Konduktorinnen, die Söhne anlagefrei.

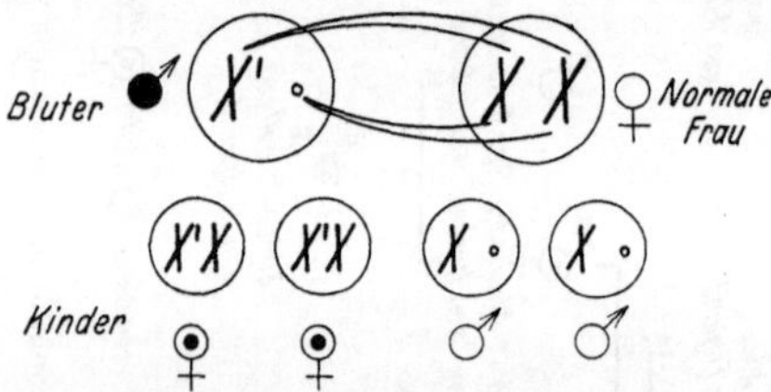

Abb. 42. Die möglichen Gen-Kombinationen bei Ehe zwischen Bluter und gesunder Frau. (Nach SCHLOESSMANN.)

In Wirklichkeit heiratet aber viel häufiger ein gesunder Mann eine äußerlich gesunde Konduktorin. Aus dieser Ehe werden Gen-Verbindungen hervorgehen, wie sie in Abb. 43 dargestellt sind, das heißt, daß die Söhne zur Hälfte gesund und zur Hälfte krank sind, während die äußerlich gesunden Töchter zur Hälfte Konduktorinnen sind und die Krankheit vererben. Also nur bei einem Viertel der Kinder wird man mit sichtbaren Zeichen der Krankheit rechnen dürfen. Wenn es sich nur um Mädchen handelt, wird die Krankheit überhaupt nicht in Erscheinung treten, kann aber doch auf die folgenden Geschlechter durch die in 25% zu erwartenden Konduktorinnen übertragen werden. Es ist auch möglich, daß bei dieser Kombination, bei der ja 50% der Nachkommen gesund und anlagefrei bleiben, infolge geringer Kinderzahl überhaupt jegliche

Krankheitsmanifestation in der Nachkommenschaft ausbleibt. Diese auf Grund der theoretischen Überlegungen K. H. BAUERS sich ergebenden Vererbungswege finden in den zahlreichen Stammbäumen der Weltliteratur hinreichende Bestätigung. Insbesondere gelang es in neuerer Zeit SCHLOESSMANN in fünf verschiedenen württembergischen Bluterfamilien 7mal die Krankheitsvererbung durch männliche Bluter mit Sicherheit nachzuweisen, was einer nachträglichen Anerkennung der NASSEschen Formulierung gleichkommt. Ähnliche Beobachtungen sind auch von NISSE, HOESSLY-HAERLE und anderen gemacht worden.

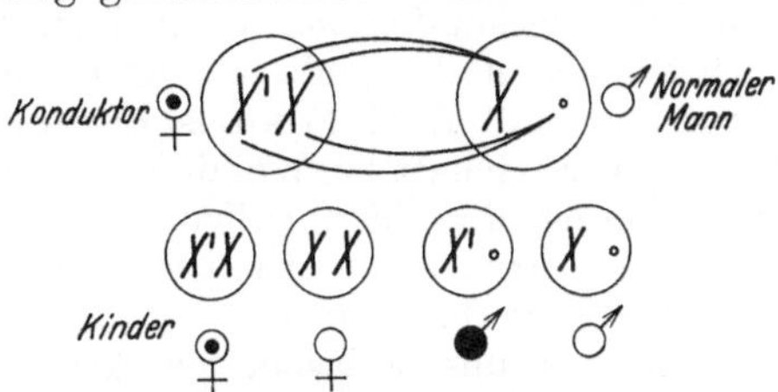

Abb. 43. Die möglichen Genkombinationen bei Ehe zwischen Konduktorin und gesundem Mann. (Nach SCHLOESSMANN.)

Die dritte Möglichkeit, bei der ein Bluter eine Konduktorfrau heiratet, ergibt die in Abb. 44 ersichtlichen Gen-Kombinationen. Theoretisch hätten wir in dieser Ehe mit je einer Hälfte gesunder und kranker Söhne zu rechnen, und unter den Töchtern wäre die eine Hälfte genotypisch und phänotypisch krank, während die andere Hälfte der Töchter als Konduktorinnen die Krankheit weitergeben würde.

Damit berühren wir das erbbiologisch so umstrittene Problem der *weiblichen Hämophilie*, dessen Schwierigkeit in dem Mangel klinisch einwandfreier Beobachtungen gelegen ist. Nach dem heutigen Stand unserer Kenntnisse läßt sich dazu etwa folgendes sagen: Erbtheoretisch wäre nach BAUERS Vorgehen die Möglichkeit einer *homozygoten Bluterin* durchaus gegeben, bei der also beide Geschlechtschromosome mit der Hämophilieanlage belastet sind. In dieser Richtung verwertbare Stammbäume existieren aber nicht, denn die Bluter-Konduktorehe in der Familie Mampel hat sich nicht bestätigt (KLUG), und diejenige in der von STAHEL aufgestellten Bluterfamilie im Wald hat nur eine Tochter. Nachuntersuchungen von PFENNINGER haben gezeigt, daß die von STAHEL angenommene Bluter-Konduktorenehe nicht zu belegen ist. BAUER und WEHEFRITZ gehen in ihren erbtheoretischen Überlegungen so weit, daß sie annehmen, daß eine homozygote weibliche Bluterin niemals zu erwarten sei, da nach ihrer Auffassung sich diese Kombination als Letalfaktor auswirkt. Wie dem auch sei, wir müssen heute daran festhalten, daß eine *echte weibliche Hämophilie* selbst bei schwersten klinischen Krankheitserscheinungen nur dann anerkannt werden kann, wenn aus dem Erbgang einwandfrei hervorgeht, daß die betreffende Frau *homozygot hämophil* ist.

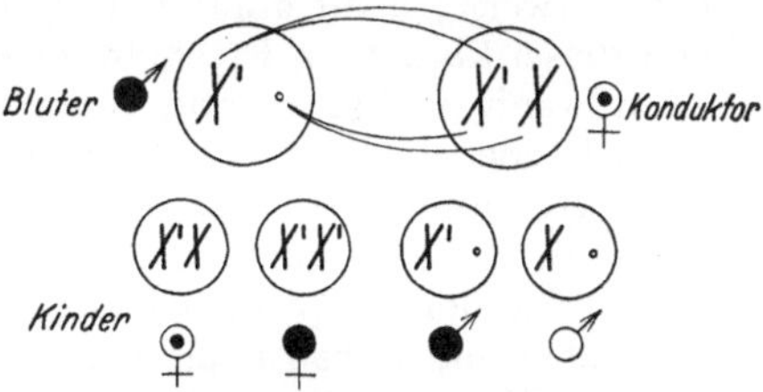

Abb. 44. Die möglichen Genkombinationen bei Ehe zwischen Bluter und Konduktorin. (Nach SCHLOESSMANN.)

Wenn wir auf Grund der Literatur die Frage der weiblichen Hämophilie prüfen, so stellt sich heraus, daß immer wieder solche Fälle veröffentlicht werden (KEHRER, LIEVEN, WARDE u. a.). Früher sind sie im Hinblick auf die mangelhafte Untersuchungstechnik angezweifelt oder abgelehnt worden (BUCURA). In jüngster Zeit berichten aber FONIO und SCHULTZ über Bluterinnen mit einem Krankheitsbild, das sich in nichts von einer echten Hämophilie unterscheidet. Sie hatten charakteristische hämophile Blutungen, insbesondere auch Gelenkblutungen, und gingen an ihrem Leiden zugrunde. Auch die Fälle von BAUER und MELLER sind in diesem Zusammenhang beachtenswert. Besonders wichtig sind die von SCHLOESSMANN, STUDT, GÜNDER und anderen herausgestellten Konduktorinnen, die neben ausgesprochener

Blutungsneigung auch eindeutige Gerinnungsabweichungen zeigten. Wir müssen also damit rechnen, daß es Konduktorinnen gibt, die als *heterozygote Krankheitsträgerinnen* sichtbare klinische und auch mit hämatologischen Methoden faßbare Zeichen ihrer Hämophilieanlage aufweisen. Zu ihrer Erklärung erörtert bereits SCHLOESSMANN in Anlehnung an die GOLDSCHMIDTsche Quantitätstheorie die Möglichkeit, daß bei den heterozygoten Konduktorfrauen „quantitative Schwankungen in der gegenseitigen Wirksamkeit des recessiven Gens Hämophilie und seines überdeckenden normalen Paarlings zu gewissen Durchbrechungen der Überdeckung und damit zu Änderungen der äußeren Merkmalsausbildung führen können.“ Auch FONIO ist der Ansicht, daß die von ihm gefundene erhöhte Blutungsbereitschaft bei Konduktorinnen mit der Annahme einer ungenügenden Überdeckung des hämophilen Erbfaktors durch das gesunde Geschlechtschromosom bzw. einer erhöhten Durchschlagskraft des Hämophilie-Gens gut in Einklang zu bringen ist.

Wenn wir unsere bisherigen Ausführungen zusammenfassen, so sehen wir, daß sich die Hämophilie über männliche und weibliche Erbträger fortpflanzt. Eine direkte Übertragung vom Vater auf den Sohn wird nicht beobachtet; der Erbgang geht immer über die Töchter auf die Enkel. Man muß demnach mindestens drei Generationen überblicken, wenn man den über die Männer gehenden Erbgang feststellen will. An den männlichen Erbträgern manifestiert sich die Bluterkrankheit, während die weiblichen in der Regel verschont bleiben. Danach handelt es sich bei der Hämophilie auf Grund der vorliegenden Sippenforschungen um *einen recessiven, an das männliche Geschlecht gebundenen Erbgang*. Diese Formulierung wird dadurch etwas eingeschränkt, daß ein Teil der Konduktorinnen abgemilderte klinische, oft auch hämatologisch faßbare Krankheitszeichen aufweist; dazu kommt die mehrfach hervorgehobene familiäre Einheitlichkeit dieser klinischen Erscheinungen. Diese Beobachtungen zeigen zusammen mit den wenigen Fällen von heterozygoten „Bluterinnen“, daß das Hämophilie-Gen eine stärkere Durchschlagskraft besitzen und damit intermediären Erbcharakter annehmen kann. Die Hämophilie ist also ein Beispiel dafür, daß die Begriffe Dominanz und Recessivität keine absolute Geltung besitzen.

Die vorhandenen Zwillingsbeobachtungen entsprechen den erbtheoretischen Erwartungen und haben keine neuen Gesichtspunkte für die Vererbung ergeben (GOULD, v. MANTEUFFEL u. a.).

Wir können die Besprechung der Vererbung nicht abschließen, ohne auch die gelegentlich beschriebenen *sporadischen* Fälle von Hämophilie zu besprechen. Hier besteht einerseits die Möglichkeit, daß es sich um eine neu entstandene Mutation handelt, andererseits ist nach den erbtheoretischen Überlegungen wohl möglich, daß sich die Bluterkrankheit durch eine oder sogar mehrere Generationen hindurch ohne sichtbare Manifestation vererbt. Mit der Annahme neu entstandener Mutationen muß man daher vorsichtig sein. Dazu kommt, daß die Mutation sowohl im Erbgut eines Mannes als auch einer Frau erstmalig auftreten kann. Da die Frau aber nicht manifest erkrankt, sondern nur als Konduktorin die Hämophilie weitergibt, so wird die Aufdeckung des Erbgangs außerordentlich erschwert und man kann nicht mit Sicherheit sagen, wann die Mutation eingefallen ist. Aus alledem geht hervor, wie schwierig es oft sein kann, den Erbgang der Hämophilie in einzelnen Sippen zu beurteilen und den sporadischen Charakter solcher Fälle sicherzustellen.

Zum Schluß wollen wir zu den *eugenischen Maßnahmen* Stellung nehmen, die sich aus der bisher gewonnenen Kenntnis der Hämophilie und ihrer Vererbung ergeben. Im Mittelpunkt aller Maßnahmen müssen erbbiologische Aufklärung und Erziehung und die sich darauf aufbauende Eheberatung stehen. Das Ziel dieser aufklärenden Arbeit wird in schweren Fällen die Verhinderung von Ehen sowohl von Blutern als auch von Konduktorinnen sein. Bei den Blutern dürfte es leichter fallen, dieses Ziel zu erreichen, um so mehr, als sie schon durch ihre Krankheit vielfach an der Eheschließung gehindert werden. Die Konduktorinnen müssen erst als solche erkannt werden, was heutzutage bei einem Teil derselben durch hämatologische Untersuchungen möglich ist. Ist die Ehe bereits geschlossen, so wird man in schweren Fällen Empfängnisverhütung anempfehlen. Bei einer gesetzlichen Regelung der gesundheitlichen Voraussetzungen zur Eheschließung müßte für Bluter und für erkennbare Konduktorinnen Eheverbot in Betracht gezogen werden. Dabei wird im Einzelfall abzuwägen sein, ob der Ahnenverlust nicht schwerer wiegt als die Ausmerzung der Krankheit, die als recessives Erbleiden nur einen Bruchteil der Nachkommen befällt. Diese Erwägung ist aber auch notwendig im Hinblick auf die interfamiliäre Variabilität des Leidens und die Tatsache, daß die meisten Bluter keineswegs asoziale Menschen sind, die ihrer Familie oder der Allgemeinheit zur Last fallen, sondern voll ihren Platz im Leben ausfüllen. Für alle diese Fälle möchte ich mich daher der Ansicht v. VERSCHUERS anschließen, daß im Hinblick auf das Volksganze die Gefahr der Weitervererbung der Bluteranlage in Kauf genommen werden muß.

2. Benigne essentielle Thrombopenie und erbliche Thrombopathien.

Bei dieser Gruppe von Blutungsübeln sind die Blutplättchen von entscheidender Bedeutung. Wenn dabei in erster Linie die Zahl, die morphologische Beschaffenheit und das funktionelle Verhalten der Plättchen für die Entstehung der Blutungen verantwortlich gemacht wird, so soll damit die Beteiligung eines Gefäßfaktors nicht ausgeschlossen werden. Das im Schrifttum vorliegende Beobachtungsgut ist leider wegen seiner Uneinheitlichkeit schlecht verwertbar, weil die zur Differentialdiagnose notwendigen feineren Untersuchungsmethoden erst in den letzten Jahrzehnten entwickelt worden sind. Leider muß man sogar sagen, daß auch die heute gewonnenen Untersuchungsergebnisse nicht ohne weiteres vergleichbar sind, weil sie mit verschiedenen Methoden ermittelt wurden.

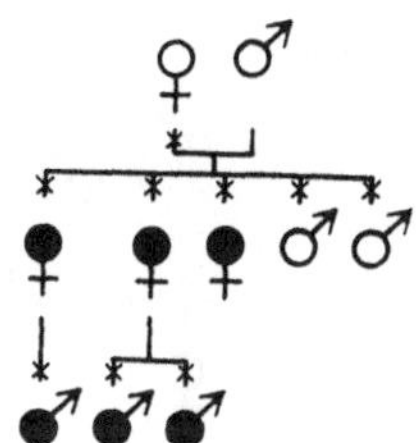
Abb. 45. Benigne essentielle Thrombopenie. (Sippentafel nach DILTHEY.)

Am längsten bekannt ist in dieser Gruppe die mit einer Verminderung der Plättchenzahl einhergehende sogenannte *benigne essentielle Thrombopenie* (Morbus maculosus Werlhofii). Das klinische Bild wird beherrscht durch punkt- und flächenförmige Haut- und Schleimhautblutungen; gelegentlich findet sich ein Milztumor. Das führende hämatologische Symptom ist die Verminderung und morphologische Veränderung der Thrombocyten. Dazu kommt eine verlängerte Blutungs- und Thrombosierungszeit (MORAWITZ und JÜRGENS) bei normaler Gerinnungszeit. Als Ausdruck der gestörten Capillarfunktion erhält man beim Stauungs-, Stich- und Kneifversuch Blutaustritte. Das weibliche Geschlecht wird häufiger befallen als das männliche; eine Bevorzugung bestimmter Altersklassen ist nicht ersichtlich.

Aus dem vorliegenden Schrifttum ist ein klares Urteil über die Erblichkeitsverhältnisse der essentiellen Thrombopenie nicht zu gewinnen. FRANK, der die Krankheit 1925 ausführlich beschrieben hat, sagt, daß es sich um eine im allgemeinen nicht familiäre und nicht hereditäre Erkrankung handelt. Demgegenüber liegen von einer Reihe von Autoren mehr oder weniger umfangreiche familiäre Beobachtungen vor (HESS, KRÖMEKE, LESCHKE, KUGELMASS, DILTHEY u. a.). Danach erscheint die Annahme eines dominanten Erbganges am meisten gerechtfertigt, wenngleich dieser Modus nicht immer überzeugend zutage tritt (Abb. 45).

Die Entscheidung wird dadurch erschwert, daß es akute und chronische Verlaufsformen gibt und besonders dadurch, daß die Plättchenzahl nicht zu allen Zeiten vermindert zu sein braucht. Ein Erbträger kann also im erscheinungsfreien Stadium übersehen werden. Diese diagnostischen Schwierigkeiten müssen auch bei der erbbiologischen Beurteilung der sogenannten sporadischen Fälle berücksichtigt werden. Die endgültige Entscheidung über den Erbgang der benignen essentiellen Thrombopenie muß also weiteren zielbewußten Sippenuntersuchungen vorbehalten bleiben.

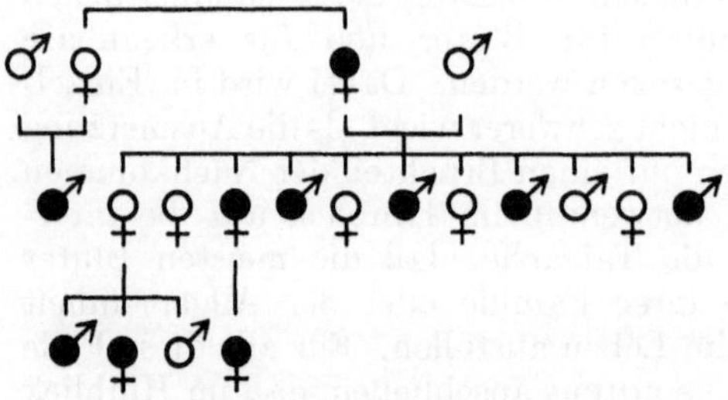

Abb. 46. Hereditäre hämorrhagische Thrombasthenie. (Sippentafel nach GLANZMANN.)

Während bei der vorhergehenden Krankheit die Plättchenverminderung das hervorstechende hämatologische Merkmal war, müssen wir bei den folgenden *erblichen Thrombopathien* in erster Linie eine funktionelle Minderwertigkeit der morphologisch veränderten, aber in normaler Zahl vorhandenen Plättchen annehmen. Feinere hämatologische Untersuchungen gestatten eine Einteilung in die *hereditäre hämorrhagische Thrombasthenie* (GLANZMANN) und in eine *konstitutionelle Thrombopathie* mit verschiedenen Typen. v. WILLEBRAND, JÜRGENS und NAEGELI haben sich um die Differenzierung dieser Typen bemüht. JÜRGENS gibt aber selbst der Ansicht Ausdruck, daß es sich um eine einheitliche Krankheitsgruppe handelt, deren gemeinsame Kennzeichen erbliche Bedingtheit,

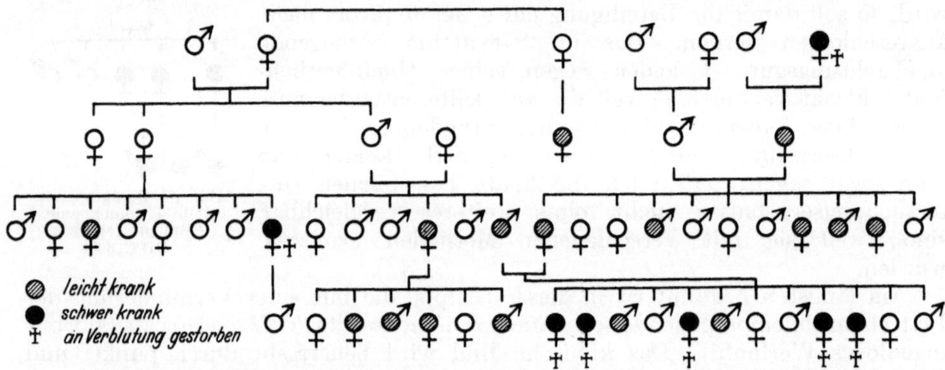

Abb. 47. Hereditäre hämorrhagische Thrombasthenie. (Nach WILLEBRAND und JÜRGENS.)

funktionelle Minderwertigkeit morphologisch veränderter, in ihrer Zahl aber nicht verminderter Blutplättchen und capillare Gefäßstörungen darstellen.

Die klinischen Erscheinungen zeigen weitgehende Übereinstimmung mit der Thrombopenie, auch scheint das weibliche Geschlecht stärker befallen zu sein; nur treten bei der konstitutionellen Thrombopathie Schleimhautblutungen stärker in Erscheinung. Die Blutungen sind schwer stillbar und können ähnlich wie bei der Hämophilie sogar zum Tode führen. Die Prognose ist also wesentlich schlechter als bei der Thrombopenie. In ihrer erblichen Bedingtheit und in ihrem erblichen Verhalten zeigen alle diese Thrombopathien weitgehend Übereinstimmung. Wie die hier wiedergegebenen Stammbäume erkennen lassen Abb. 46 und 47), handelt es sich um einen *einfach dominanten Erbgang*.

Angesichts der ungeklärten Erbverhältnisse bei der Thrombopenie und der bisherigen Seltenheit der erblichen Thrombopathien erscheint es heute zwecklos, eugenische Maßnahmen zu diskutieren.

IV. Aregeneratorische Knochenmarkserkrankungen.

Agranulocytose und Panmyelophthise.

Die hier in Betracht kommenden Krankheiten, die Agranulocytose (maligne Neutropenie) und die Panmyelophthise (Aleukia haemorrhagica, maligne Thrombopenie) sind erst in den letzten 10 Jahren einem weiteren Kreis von Ärzten bekannt geworden. Vieles spricht dafür, daß es sich hier um eine einheitliche Krankheitsgruppe handelt, bei der entweder nur eine oder mehrere Partialfunktionen des Knochenmarks geschädigt sein können. Es erscheint daher berechtigt, die Erbpathologie dieser Krankheiten in einer gemeinsamen Besprechung zu behandeln. Das klinische Bild ist im Einzelfall abhängig von der jeweils gestörten Teilfunktion des Markorgans. Ist in erster Linie der Granulocytenapparat geschädigt, so bekommen wir in Form der Agranulocytose (SCHULTZ) eine Erkrankung, die durch eine Angina necrotica und vielfach durch Ikterus charakterisiert ist, oder in anderen Fällen mehr ein hochfieberhaftes septisches Krankheitsbild mit nekrotisierenden, reaktionslosen Geschwüren an den Körperöffnungen. Bemerkenswert ist die Tatsache, daß die Agranulocytose vorwiegend das weibliche Geschlecht befällt. Ist mehr der Erythrocytenapparat betroffen, so steht eine aplastische Anämie im Vordergrund, während in anderen Fällen bei Lähmung des Thrombocytenapparates eine hämorrhagische Diathese das klinische Bild beherrscht. Bei der klassischen Panmyelophthise (FRANK) sind in gleicher Weise sämtliche Partialfunktionen ergriffen, so daß sich alle genannten klinischen Symptome zu einem schweren Krankheitsbild vereinigen.

Es ist bekannt, daß Röntgenstrahlen und gewisse exogene Noxen wie Salvarsan, Benzol, Amidopyrin, Barbitursäurepräparate und viele andere krankheitsauslösend wirken können; auch wissen wir, daß gewisse Vorkrankheiten, wie Malaria, chronische Osteomyelitis, Lues, Polyarthritis rheumatica und andere chronische Infekte, die eine starke Belastung des hämatopoetischen Systems mit sich bringen, eine Disposition für die genannten aregeneratorischen Blutkrankheiten schaffen. Im Kindesalter, wo das Knochenmark noch reaktionsfähiger ist und derartige schädliche Einwirkungen und Vorkrankheiten fehlen, kommen diese Krankheiten seltener vor. Im Hinblick auf das zutage tretende Mißverhältnis zwischen Häufigkeit der aufgeführten ätiologischen Momente und der Seltenheit dieser Knochenmarkserkrankungen liegt es nahe, noch andere wesentliche Voraussetzungen für ihre Entstehung verantwortlich zu machen. Eine Reihe von Autoren (SCHILLING, BOCK u. a.) ist geneigt, eine allergische Veranlagung der Krankheitsträger anzunehmen. Dafür würde beispielsweise auch die Beobachtung von BENARD und ROTHSCHUH sprechen, daß unter 2300 Rheumatikern, die mit hohen Amidopyrindosen behandelt wurden, nur ein einziger an Agranulocytose erkrankte. Auch macht man bei den Gewerbegiften (Benzol, Trichloräthylen usw.) die Beobachtung, daß nur ein kleiner Teil der den schädigenden Einflüssen ausgesetzten Personen erkrankt. Viele Autoren sind jedenfalls der Ansicht, daß beim Zustandekommen der Krankheit konstitutionelle Momente eine Rolle spielen. AUBERTIN spricht direkt von einer angeborenen Minderwertigkeit des Knochenmarks als der oft wichtigsten Bedingung für die Entstehung dieser Erkrankungen. Einen ebenso entschiedenen Standpunkt vertritt HOFF, der eine erbbedingte Debilität des Knochenmarks annimmt. Einzelne Beobachtungen aus der Literatur sprechen gleichfalls in diesem Sinne. So berichtet ZINNINGER über familiäres Auftreten bei zwei Schwestern, die im Alter von 63 und 52 Jahren an Agranulocytose erkrankten und starben. DOXIADES beschreibt eine chronische symptomenarme Agranulocytose bei einer Kranken, deren 13 Jahre ältere Schwester ebenfalls eine deutliche Leukopenie aufwies. WOLFF konnte bei 2 Geschwistern Agranulocytose und Myeloblastenleukämie als Reaktionsform auf denselben Infekt feststellen. RAYNAUD und Mitarbeiter haben bei der Mutter und 2 Geschwistern einer an Panmyelophthise verstorbenen Patientin Leukopenie nachgewiesen. Familiäres Zusammentreffen mit anderen Blutkrankheiten, insbesondere mit Leukämien, wird von einer Reihe weiterer Autoren beschrieben (AUBERTIN, BICKEL, SEILER u. a.). Trotzdem ist zuzugeben, daß die wirklich verwertbaren Hinweise auf eine konstitutionelle Natur dieser Erkrankungen bisher relativ spärlich sind. Aus diesem Grunde habe ich mich bemüht, durch Sippenforschungen dem Problem näherzukommen. Zu diesem Zwecke haben wir von 5 Ausgangsprobanden, die an Panmyelophthise verstorben sind, die Familien hämatologisch untersucht. Als Ergebnis dieser umfangreichen Untersuchungen scheint hervorzugehen, daß in folgender Richtung Blutbildveränderungen in der Familie möglich sind. In zwei der untersuchten Sippen zeigten weitere Familienmitglieder eine Tendenz zur Leukopenie. Die Verminderung der Leukocytenzahl geht in erster Linie auf Kosten der Granulocyten, was bei Berechnung der absoluten Neutrophilenzahlen besonders deutlich wird. Ein ähnliches Verhalten haben wir bei den von uns aufgestellten Leukopeniesippen gesehen, die ich unter der Bezeichnung „konstitutionelle familiäre Leukopenie" beschrieben habe. In den drei anderen Sippen bewegten sich die Leukocytenzahlen der Familienmitglieder in normalen Grenzen; doch zeigte sich bei einer Reihe der Untersuchten eine auffällige Verschiebung des weißen Blutbildes insofern, als der prozentuale Anteil der Neutrophilen ebenfalls stark vermindert, der der Lymphocyten entsprechend vermehrt war. Ja, in manchen Fällen kam es direkt zu einer Leukocytenkreuzung, indem der Hundertsatz der Neutrophilen unter dem der Lymphocyten lag. Bei Berechnung der absoluten Werte handelt es sich um eine ausgesprochene Neutropenie. Verwertbare Verminderungen der Hämoglobin-, Erythrocyten- und Thrombocytenzahlen sind nicht gefunden worden.

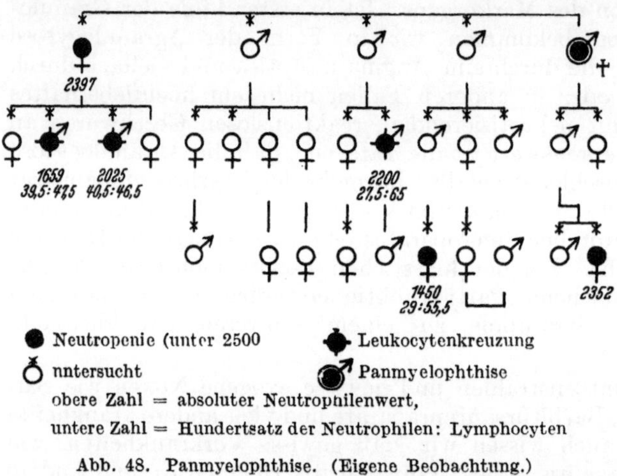

Abb. 48. Panmyelophthise. (Eigene Beobachtung.)

Wenn man die auf diese Weise erhaltenen Stammbäume überblickt (Abb. 48), so gewinnt man den Eindruck, daß hier eine dominant vererbbare Anlage vorliegt, die sich in erster Linie in einer starken Verminderung der neutrophilen Leukocyten äußert. Ich glaube, man darf in dieser Anlage eine Schwäche des Granulocytenapparates sehen, die zu aregeneratorischen Knochenmarkserkrankungen disponiert. Es würde sich also nur um eine Vererbungsgrundlage dieser Erkrankungen handeln, die keineswegs eine Manifestation der Krankheit zur Folge haben muß, sondern nur deren anlagebedingte Voraussetzung ist. Solche Menschen mit ausgesprochener Leukopenie bzw. Neutropenie scheinen mir aber gefährdet, und bei Einwirkung entsprechender Realisationsfaktoren (Vorkrankheiten und Giftwirkungen) wird man die Möglichkeit einer Krankheitsmanifestation nicht von der Hand weisen dürfen. Diese Annahme liegt um so näher, als man von den granulocytopenischen Erkrankungen weiß, daß eine Leukopenie bzw. Neutropenie der Manifestation lange Zeit vorausgehen kann (KOMMERELL, REYE, SCHRETZMEIER, KISSLING u. a.), und außerdem bei diesen

Erkrankungen auch ein chronischer, durch die Zeiten völligen Wohlbefindens unterbrochener Verlauf möglich ist (FRANKE, WOLF und AURIN, ALBACHT, STEIN, BOCK, GÄNSSLEN u. a.).

Abschließend läßt sich nach dem heutigen Stand der Forschung sagen, daß bei den aregeneratorischen Knochenmarkskrankheiten mit großer Wahrscheinlichkeit eine konstitutionelle Veranlagung angenommen werden muß. Damit ist natürlich nicht ausgeschlossen, daß bei massiver Einwirkung von Schädlichkeiten auch rein exogen bedingte Erkrankungen dieser Art vorkommen. Als konstitutionelle Veranlagung wäre eine Schwäche und leichte Erschöpfbarkeit des Knochenmarks anzusehen, die vor allem in einer prozentualen und absoluten Verminderung der neutrophilen Leukocyten zum Ausdruck kommt. Nach unseren eigenen Untersuchungen bei der Panmyelophthise scheint es sich um eine dominant vererbbare Anlage zu handeln, die als Vererbungsgrundlage die Disposition zu den aregeneratorischen Knochenmarkserkrankungen schafft. Gleichartige Sippenuntersuchungen stehen für die Agranulocytose noch aus. Die Annahme einer erblichen Veranlagung ändert aber nichts daran, daß für die Manifestation der genannten Krankheiten die Realisationsfaktoren von entscheidender Bedeutung sind.

Aus dieser Anschauung erwächst die ärztliche Verpflichtung, solche knochenmarksschwachen Menschen, die in erster Linie an ihrer Granulocytopenie erkannt werden, den genannten Schädlichkeiten (Strahlen, Medikamenten, Gewerbegiften usw.) nach Möglichkeit nicht in stärkerem Maße auszusetzen.

V. Weitere erblich bedingte Blutkrankheiten.

1. Speicherungskrankheiten.

Man kann heutzutage Zweifel an der Berechtigung haben, die hier berücksichtigten Speicherkrankheiten im Rahmen der Blutkrankheiten zu besprechen, denn namhafte Autoren wie PICK und BÜRGER sind der Ansicht, daß es sich dabei in erster Linie um Stoffwechselerkrankungen, und zwar um angeborene primäre Störungen des Lipoidstoffwechsels handelt. PICK lehnt ausdrücklich eine primäre Störung des reticuloendothelialen Apparates ab, für die nach seiner Ansicht alle greifbaren Unterlagen fehlen. Demgegenüber vertreten andere Autoren den Standpunkt, daß die primäre Erkrankung im reticuloendothelialen System gelegen sei. Da diese Streitfrage noch nicht als endgültig entschieden gelten kann, so sind wir einer Besprechung hier nicht aus dem Wege gegangen, zumal diese Krankheitsbilder in den bisherigen Darstellungen als sogenannte Reticulosen in den Kreis der hämatologischen Erkrankungen einbezogen worden sind. Weitere konstitutionelle Erkrankungen dieser Gruppe, wie etwa die Cholesterinspeicherkrankheit (SCHÜLLER-CHRISTIAN-HAND), fallen wegen ihrer andersartigen Lokalisation nicht in diesen Rahmen.

GAUCHERsche Krankheit. Wir haben es hier mit einer sehr seltenen Erkrankung zu tun, die erstmals im Jahre 1882 von GAUCHER beobachtet und bisher in etwa 100 Fällen beschrieben wurde. Es handelt sich um eine Lipoidose, bei der es zu einer Speicherung der sogenannten Cerebroside in den Zellen des reticuloendothelialen Systems kommt. Dementsprechend wird die entscheidende Diagnose durch den mikroskopischen Nachweis der GAUCHERschen Speicherzellen in Milz- oder Sternalpunktat gestellt. Als wichtigste klinische Erscheinungen kennen wir einen riesigen Milztumor und auch eine starke Vergrößerung der Leber. Dazu kommt eine bräunliche Verfärbung vor allem derjenigen Körperteile, die der Sonne ausgesetzt sind, und eine charakteristische pingueculaartige Verdickung der Conjunctiven. Als hämatologische Zeichen haben wir eine mäßige, manchmal auch schwere hypochrome Anämie, eine Leukopenie und schließlich auch Thrombopenie mit den Erscheinungen der hämorrhagischen Diathese.

Bisweilen werden bei früher Manifestation der Krankheit infantilistische Züge gefunden, die im Sinne eines hämatischen Infantilismus zu deuten sind. In manchen Familien wird eine ossale Form der Erkrankung beobachtet, bei der die Knochen mit Gaucher-Zellmassen durchsetzt sind, die zu deformierenden und destruierenden Prozessen führen können. Milzexstirpation hat nur die Bedeutung einer symptomatischen Therapie und ist von sehr umstrittenem Wert.

Die Gauchersche Krankheit beginnt in der Regel in frühester Jugend, zeigt einen außerordentlich chronischen Verlauf über Jahrzehnte und führt schließlich an interkurrenten Erkrankungen, bei denen die Tuberkulose eine besondere Rolle spielt, in anderen Fällen auch an Kachexie und Anämie zum Tode. Die Angaben der Literatur stimmen darin überein, daß Frauen häufiger als Männer von dem Leiden befallen werden. Die darüber mitgeteilten Zahlen sind sehr verschieden, früher sprach man von einem Verhältnis 7 : 1, in neueren Arbeiten mit größerem Krankengut etwa von 2 : 1. Die bisher beobachteten Kranken zählen in der Hauptsache zur weißen Rasse und sind in auffallend großer Zahl jüdischer Abstammung; vereinzelt ist auch über die Erkrankung bei Negern (Hoffmann und Makler) und Japanern (Reiss und Cato) berichtet worden.

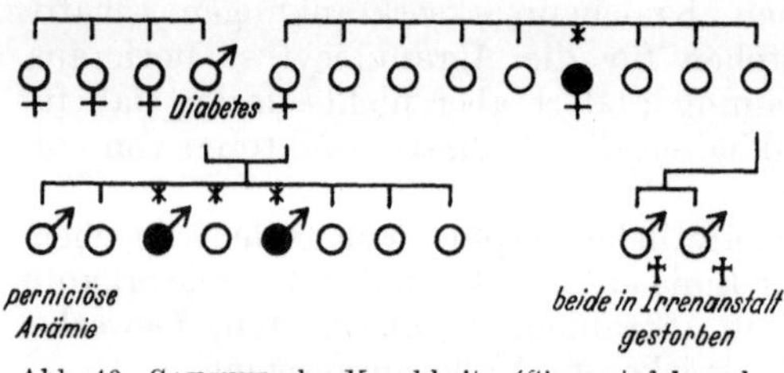

Abb. 49. Gauchersche Krankheit. (Sippentafel nach Fleischhacker und Klima.)

Für die Frage der *Vererbung* hat uns die Zwillingsforschung bisher keine Anhaltspunkte gegeben, dagegen ist auf Grund zahlreicher Beobachtungen bekannt, daß die Gauchersche Krankheit in etwa einem Drittel, nach Atkinson in der Hälfte der Fälle familiär unter Geschwistern auftritt (Collier, Brill-Mandlebaum-Libman, Grazidei, Feiertag, Harvier und Lebée, Kveim, Santée, Mühsam u. a.). Dementsprechend ist in den früheren Arbeiten immer nur von familiärem Auftreten gesprochen worden. Andererseits haben schon Rettig und auch Bychowsky in zwei aufeinanderfolgenden Generationen das hereditäre Auftreten der Krankheit beobachtet; später hat Anderson einen Stammbaum aufgestellt, der allerdings nur auf anamnestischen Angaben aufgebaut ist. Auch Woringer verfolgte 10 Jahre lang die Geschichte einer Familie und kommt zu dem Ergebnis, „daß der Morbus Gaucher sich nach den Mendelschen Gesetzen zu vererben scheint". Mit Sicherheit haben erst Fleischhacker und Klima auf Grund von Sternalpunktionen das hereditäre Vorkommen der Krankheit in zwei Generationen bewiesen (Abb. 49). In Übereinstimmung damit haben auch Bloem, Groen und Postma dominante Vererbung in zwei Familien sicherstellen können. Wenn bisher fast ausschließlich familiäres Auftreten beschrieben wurde und kaum Stammbäume vorhanden sind, so dürfte das einerseits an der Schwierigkeit der Diagnose liegen, andererseits daran, daß die Krankheit vor der klinischen Manifestation lange Zeit in latenter Form bestehen kann. Durch die Einführung der Sternalpunktion dürfte es in Zukunft leichter sein, in exakter Weise den Erbgang der Erkrankung zu verfolgen. Nach dem bis jetzt vorliegenden Beobachtungsgut ist mit einer gewissen Wahrscheinlichkeit damit zu rechnen, daß der Morbus Gaucher als kongenitales Leiden einem *dominanten* Erbgang folgt.

Niemann-Picksche Krankheit. Die klinischen Erscheinungen stehen in weitgehender Übereinstimmung mit denen der soeben besprochenen Gaucherschen Erkrankung. Nur kommt es bei dieser noch selteneren Lipoidose zu einer Speicherung von Phosphatiden in den Zellen des reticuloendothelialen Systems und darüber hinaus auch in den Zellen der verschiedensten Organe. Die Niemann-Picksche Krankheit zeigt eine ausgesprochene Frühmanifestation und spielt sich bis zu ihrem tödlichen Ausgang meist in den ersten zwei Lebensjahren ab. Die in etwa $^1/_3$ der Fälle mit der NIEMANN-PICKschen Krankheit kombinierte infantile familiäre Amaurose mit Idiotie (TAY-SACHS) wird von der Mehrzahl der Autoren (PICK, BIELSCHOWSKY, SPIELMEYER, KUFS, KNOX und Mitarbeitern u. a.) auf dieselbe pathogenetische Grundlage zurückgeführt. Dafür würde auch die jüngste Beobachtung von BROWER sprechen, der typische Schaumzellen in Milz und Herzmuskeln bei TAY-SACHSscher Krankheit nachweisen konnte, während schon früher SPIELMEYER die Ablagerung lipoider Stoffe in den Ganglienzellen nachgewiesen hat. Ähnlich wie bei Morbus Gaucher ist auch hier das weibliche Geschlecht stärker bevorzugt als das männliche, und fast ausschließlich sind jüdische Rassenangehörige davon betroffen.

Bisher ist nur familiäres Auftreten beobachtet worden. FREUDENBERG sah konkordantes Verhalten bei einem wahrscheinlich eineiigen Zwillingspaar. Soweit ich sehe, konnten aber nirgends Stammbäume aufgestellt werden. Es lag deshalb die Annahme eines recessiven Erbganges nahe. Wenn man aber die TAY-SACHSsche Krankheit als besondere klinische Erscheinungsform in diesen pathogenetischen Kreis mit einbezieht, so wäre an einen dominanten Erbgang zu denken. Entgegen dem Widerspruch von SCHAFFER haben dann auch die oben genannten Autoren diesen Standpunkt vertreten, und KUFS konnte einen Stammbaum aufstellen, in dem „bei Vater und Vaters Schwester die Erbkrankheit in Form einer Retinitis pigmentosa repräsentiert wird, in der folgenden Generation (Abkömmlinge des kranken Vaters) von 4 Kindern 2 an der Spätform der amaurotischen Idiotie erkrankten und der kranke männliche Nachkomme am Ende einer jahrzehntelang andauernden, in Schüben verlaufenden amaurotischen Idiotie auch noch von der klinisch scharf ausgeprägten schweren Störung des Lipoidstoffwechsels im Organismus betroffen wurde." Im Hinblick auf diesen Stammbaum darf ich als bekannt voraussetzen, daß nach der ophthalmologischen Literatur eine besondere Form der Retinitis pigmentosa mit amaurotischer Idiotie vergesellschaftet vorkommt. VAN BOGAERT sah mehrere Fälle von amaurotischer Idiotie in zwei Generationen einer Familie, in der die Schwester eines Patienten an NIEMANN-PICKscher Erkrankung starb; die Diagnose konnte jeweils autoptisch gesichert werden.

Nach alledem ist heute an einem engen genetischen Zusammenhang zwischen NIEMANN-PICKscher Krankheit und gewissen Formen der amaurotischen Idiotie und der Retinitis pigmentosa nicht zu zweifeln. Um aber zu sicheren erbbiologischen Schlüssen zu kommen, bedarf es weiterer Untersuchungen, die in Zusammenarbeit von Internisten, Psychiatern und Ophthalmologen durchzuführen sind.

2. Familiäre Cholämie. Familiäre konstitutionelle Hyperbilirubinämie.

Die Kleinheit und Uneinheitlichkeit des vorliegenden Beobachtungsgutes, die ungenügende differentialdiagnostische Abgrenzung gegen andere mit Hyperbilirubinämie einhergehende Erkrankungen, besonders gegenüber den auf dem gesicherten Boden der Stammbaumforschung nachgewiesenen latenten und kompensierten Fällen des hämolytischen Ikterus (GÄNSSLEN), lassen starke Zweifel aufkommen an der Berechtigung eines selbständigen Krankheitsbildes der familiären Cholämie bzw. der konstitutionellen familiären Hyperbilirubinämie. Ehe also diese Frage geklärt ist, erscheint es zwecklos, im Rahmen dieses Handbuches auf die Vererbung der genannten Krankheiten einzugehen.

3. Paroxysmale Hämoglobinurie.

Die Beschäftigung mit der Erbbiologie dieser Krankheit, die teils als Kältehämoglobinurie, teils als Marschhämoglobinurie klinisch in Erscheinung tritt, ist unbefriedigend, weil bis heute einigermaßen verwertbare Bearbeitungen dieses Problems fehlen. Es liegen wohl einzelne Berichte über familiäres Auftreten der Krankheit vor (SAUNDBEY, HERRINGHAM, JOSEPH, TRUMPP, JEHLE, JONES und JONES u. a.), doch beruhen diese zum Teil nur auf anamnestischen Angaben, zum Teil liegen Kombinationen mit Lues vor, die die erbbiologische Auswertung erschweren. Die Frage nach der erblichen Bedingtheit dieser Krankheit muß daher bei dem heutigen Stand des im Schrifttum niedergelegten Beobachtungsgutes offen bleiben.

4. Porphyrie.

Das Wesen dieser sehr seltenen Krankheit besteht in einer chemischen Stoffwechselstörung, bei der es zu vermehrter Bildung von Porphyrinen im Organismus kommt, die in Stuhl und Urin zur Ausscheidung gelangen. Klinisch überwiegt die durch Krankheiten und exogene Momente hervorgerufene symptomatische Form der Porphyrie, bei der wir allerdings auch mit einer individuellen, besonders dem weiblichen Geschlecht eigenen Disposition zu rechnen haben. An dieser Stelle wollen wir uns aber nur mit der familiär und hereditär auftretenden, konstitutionellen Porphyrie befassen. Es sind verschiedene Einteilungsvorschläge gemacht worden, die die Schwierigkeiten einer sinnvollen Gruppierung erkennen lassen. Bei erbbiologischer Betrachtung scheint es zweckmäßig, eine Porphyria congenita (GÜNTHER) und eine Porphyria acuta zu unterscheiden. Die kongenitale Porphyrie neigt zu Frühmanifestation und geht mit Lichtempfindlichkeit der Haut einher. Als Folge der Lichteinwirkung kommt es zu Blasenbildung im Gesicht und an den unbedeckten Körperteilen, die dann zu tiefgreifenden Gewebszerstörungen und Verstümmelungen mit braunpigmentierter Hautvernarbung führen können. In der dermatologischen Literatur finden sich diese Fälle vielfach unter der Bezeichnung Hydroa vacciniformis. Die prognostisch ungünstigere Porphyria acuta, die vorwiegend im Erwachsenenalter manifest wird, ist durch abdominelle und nervöse Krankheitserscheinungen charakterisiert. Die abdominellen Erscheinungen sind nach GÜNTHER durch die Trias Darmkolik, Erbrechen und Stuhlverhaltung gekennzeichnet; sie sind mitunter recht uncharakteristisch und verschwommen und dadurch der Diagnose schwer zugänglich. Die nervösen Symptome verlaufen unter dem Bild einer Polyneuritis und aufsteigenden Lähmung.

Neben dem Porphyrinnachweis in Urin und Stuhl ist für die Diagnose die rote oder braune Verfärbung des stark sauren Harns von Wichtigkeit, wobei zu beachten ist, daß auch ein normal gefärbter Harn ausgeschieden werden kann, der erst bei längerer Lichteinwirkung charakteristisch nachdunkelt. Von besonderer Bedeutung erscheint für die Erbforschung, daß nach den Erfahrungen WALDENSTRÖMs bei der Porphyria acuta latente Stadien der Krankheit vorkommen, in denen zu gewissen Zeiten alle für die Diagnose charakteristischen Zeichen fehlen und lediglich eine Chromogenausscheidung im Urin nachweisbar ist. Inwieweit diese erbbiologisch wichtige Beobachtung von latenten Formen auch für die Porphyria congenita zutrifft, muß die weitere Erfahrung lehren.

Es scheint, daß die akute Porphyrie in gewissen Gegenden (Nordschweden, Ostschweiz) infolge starker Verbreitung der erblichen Anlage relativ häufig vorkommt — so hat WALDENSTRÖM z. B. in seiner schwedischen Heimat allein 103 Fälle von akuter Porphyrie festgestellt —, während die kongenitale Porphyrie nach dem vorliegenden Krankengut als eine extrem seltene Erkrankung gelten muß. Die kongenitale Porphyrie kann sich schon in der frühesten Kindheit äußern und wurde sowohl von VANNOTTI wie auch von GARROD schon bei der Geburt festgestellt. Demgegenüber manifestiert sich die akute Porphyrie erst im Laufe des Lebens mit einem Gipfel im 3.—5. Lebensjahrzehnt. Was die Geschlechtsverteilung anlangt, so scheint bei der kongenitalen Porphyrie das männliche Geschlecht deutlich zu überwiegen, während bei der akuten Porphyrie nach WALDENSTRÖM die Frauen stärker befallen sind (67 Frauen : 36 Männer).

Die Beurteilung der Rassenbeteiligung begegnet Schwierigkeiten, weil aus den einzelnen Arbeiten nicht immer zu schließen ist, ob es sich um eine kongenitale oder akute Porphyrie handelt. Eine rassische Begrenzung ist nicht erkennbar, Porphyrinerkrankungen wurden sowohl bei der weißen als auch bei der gelben und schwarzen Rasse beschrieben.

Bei der Diskussion der *Vererbung* muß festgestellt werden, daß die Mehrzahl der Beobachtungen von *kongenitaler Porphyrie* bisher Einzelfälle darstellen. Von zahlreichen Autoren wurde aber auf familiäres Vorkommen hingewiesen; allerdings sind nicht alle Fälle klinisch einwandfrei gesichert. Entsprechende Beobachtungen sind von GAGEY, ANDERSON, ARZT-HAUSMANN, EHRMANN, SIEMENS, SCHREUS und CARRIÉ und vielen anderen zumeist im dermatologischen

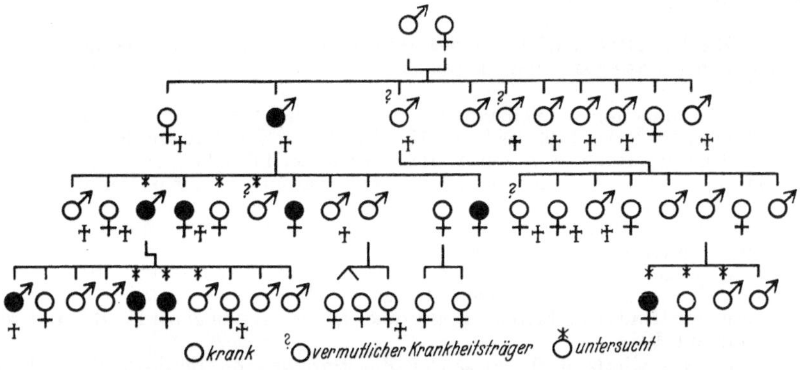

Abb. 50. Porphyria acuta. (Sippentafel nach WALDENSTRÖM.)

Schrifttum niedergelegt. Von besonderer Bedeutung sind diejenigen Fälle, bei denen Konsanguinität der Eltern vorliegt. Soweit ich sehe, gibt es bisher drei Beobachtungen von elterlicher Blutsverwandtschaft, nämlich bei ARZT-HAUSMANN und bei TOYAMA, außerdem hat HOFFMANN zeigen können, daß die ursprünglich sporadischen Fälle von NEBELTHAU-VOLLMER-KLEE und SCHMIDT-LA BAUME derselben Sippe angehören, bei der er zumindest in einem Zweig Konsanguinität gesichert hat. Leider ist auf dieses erbbiologisch wichtige Moment der Verwandtenehe in den meisten früheren Arbeiten überhaupt nicht geachtet worden. Im Hinblick auf das familiäre Auftreten und auf die mehrfach gesicherte elterliche Blutsverwandtschaft wird man in Übereinstimmung mit den meisten Autoren (SIEMENS u. a.) annehmen müssen, daß es sich um einen *recessiven Erbgang* handelt. Der Vollständigkeit halber möchte ich aber darauf hinweisen, daß in einigen wenigen Arbeiten (RADAËLI, BORZOW und GRIFFITH) Stammbäume vorliegen, die scheinbar eine dominante Vererbung einer mit Porphyrinausscheidung einhergehenden Hydroa vacciniformis belegen. Auch werden klinische Mischformen mit dominantem Erbgang beschrieben, wie es etwa bei der Beobachtung von VANNOTTI der Fall zu sein scheint.

Bei der Vererbung der *akuten Porphyrie* können wir uns neben den Beobachtungen von BARKER und ESTES, MICHELI und DOMINICI, LÜTHY, BERONIUS, ENGEL und WALLQUIST und anderen vor allem auf die grundlegenden Untersuchungen von WALDENSTRÖM berufen, der die Stammbäume von 19 Sippen aufgestellt und den *dominanten Erbgang* einwandfrei nachgewiesen hat. Aus seiner sowohl nach der chemischen als auch nach der klinischen und erbbiologischen Seite vorbildlich durchgeführten Arbeit entnehme ich den hier abgebildeten Stammbaum (Abb. 50).

Schrifttum.

Lehr- und Handbücher.

ARNETH, J.: Die speziellen Blutkrankheiten im Lichte der qualitativen Blutlehre, Bd. I. Münster i. Westf. 1928.

BAAR-STRANSKY: Die klinische Hämatologie des Kindesalters. Wien: Franz Deutike 1928. — BAUER, J.: Die innere Sekretion. Berlin u. Wien: Julius Springer 1927. — Die konstitutionelle Disposition zu inneren Krankheiten. Berlin: Julius Springer 1917 u. 1921. — BAUR-FISCHER-LENZ: Menschliche Erblehre und Rassenhygiene, 4. Aufl., Bd. 1/2. München: J. F. Lehmann 1932 u. 1936. — BRUGSCH, TH.: Lehrbuch der inneren Medizin, 2. Aufl., Bd. 1 u. 2. Berlin u. Wien 1930/31; 3. Aufl. 1936.

Chirurgie, Die: Herausgeg. von KIRSCHNER u. NORDMANN, Lief. 15, Bd. VI/2. Berlin: Urban & Schwarzenberg 1927.

DOMARUS, v.: Einführung in die Hämatologie, 4. Aufl. Leipzig: Georg Thieme 1929.

EPPINGER, H.: Die Leberkrankheiten. Wien: Julius Springer 1937. — EPPINGER u. RANZI: Die hepato-lienalen Erkrankungen. Berlin: Julius Springer 1920.

FINKEILSTEIN, H.: Lehrbuch der Säuglingskrankheiten ,3. Aufl. Berlin: Julius Springer 1924.

GRAVITZ, E.: Klinische Pathologie des Blutes nebst einer Methodik der Blutuntersuchungen und spez. Pathologie und Therapie der Blutkrankheiten, 4. Aufl. Leipzig: Georg Thieme 1911.

Handbuch der praktischen Medizin. Herausgeg. von EBSTEIN u. SCHWALBE, Bd. 1/2. Stuttgart: Ferdinand Enke 1899/1900. — Handbuch der Krankheiten des Blutes und der blutbildenden Organe. Herausgeg. von A. SCHITTENHELM, Bd. 1/2. Berlin: Julius Springer 1925. — Handbuch der speziellen pathologischen Anatomie und Histologie. Herausgeg. von HENKE u. LUBARSCH, Bd. I/1. 1926. — Handbuch der inneren Medizin. Herausgeg. von BERGMANN u. STAEHELIN, 2. Aufl., Bd. IV/1,2. Berlin: Julius Springer 1926/27. — Handbuch der Kinderheilkunde. Herausgeg. von PFAUNDLER u. SCHLOSSMANN, 4. Aufl. Berlin: F. C. W. Vogel 1931. — Handbuch der allgemeinen Hämatologie. Herausgeg. von HIRSCHFELD u. HITTMAIR. Berlin u. Wien: Urban & Schwarzenberg 1932. — HERZ: Differentialdiagnose der Blutkrankheiten. Praktische Differentialdiagnostik, Bd. I. Dresden: Theodor Steinkopff 1929.

JAGIĆ u. KLIMA: Klinik u. Therapie der Blutkrankheiten. Berlin u. Wien: Urban & Schwarzenberg 1934.

Lehrbuch der inneren Medizin. Herausgeg. von ASSMAN, V. BERGMANN u. a., 3. Aufl., Bd. 2. Berlin: Julius Springer 1936.

MATTHES-CURSCHMANN: Lehrbuch der Differentialdiagnose innerer Krankheiten, 7. Aufl. Berlin: Julius Springer 1934.

NAEGELI, O.: Allgemeine Konstitutionslehre. Berlin: Julius Springer 1934. — Blutkrankheiten und Blutdiagnostik, 5. Aufl. Berlin: Julius Springer 1931. — Differentialdiagnose in der inneren Medizin, Lief. 2. Leipzig: Georg Thieme 1936. — Neue deutsche Klinik. Herausgeg. von G. KLEMPERER, Bd. 13, Erg.-Bd. 3. Berlin u. Wien: Urban & Schwarzenberg 1935. — Neue deutsche Klinik. Herausgeg. von R. COBET u. K. GUTZEIT, Bd. 14, Erg.-Bd. 4. Berlin u. Wien: Urban & Schwarzenberg 1936.

Pathologie, Spezielle, und Therapie innerer Krankheiten. Herausgeg. von KRAUS u. BRUGSCH, Bd. 8 u. 11. Berlin u. Wien: Urban & Schwarzenberg 1920 u. 1927.

ROSENOW, G.: Blutkrankheiten. Berlin: Julius Springer 1925.

SCHILLING, V.: Das Blutbild und seine klinische Verwertung. Jena: Gustav Fischer 1929. — Blut und Erbe. (Über die Eigenschaften des Blutes, seine Aufgabe im menschlichen Körper usw.) Hamburg: Hanseatische Verlagsanstalt 1936. — SCHLEIP u. ALDER: Atlas der Blutkrankheiten, 3. Aufl. Berlin u. Wien: Urban & Schwarzenberg 1936. — SCHULTEN, H.: Die Sternalpunktion als diagnostische Methode. Leipzig: Georg Thieme 1937. — Lehrbuch der klinischen Hämatologie. Leipzig: Georg Thieme 1939. — STRÜMPEL-SEYFARTH: Lehrbuch der speziellen Pathologie und Therapie der inneren Krankheiten, 31./32. Aufl. Berlin: Julius Springer 1934. — System of Medicine: Ed. by ALLBUTT and ROLLESTON, II. Ed., Vol. V. London: Macmillan & Co. 1909.

TANDLER: Lehrbuch von TANDLER, Bd. I. Leipzig: F. C. W. Vogel 1926.

VERSCHUER, Frhr. v.: Erbpathologie, 2. Aufl. Dresden u. Leipzig: Theodor Steinkopff 1934.

WAARDENBURG, P. J.: Das menschliche Auge und seine Erbanlagen. Haag: Martinus Nyhoff 1932. — WEITZ, W.: Die Vererbung innerer Krankheiten. Stuttgart: Ferdinand Enke 1936.

ZIBORDI, F.: Ematologia Infantile (normale e patologica). Milano: Soc. An. Istituto Editoriale Scientifico 1925.

Einzelarbeiten.

Blutkrankheiten und Vererbung. (Allgemeines.)

ASCHNER, B.: Bericht über neuere Arbeiten aus Deutschland auf dem Gebiete der menschlichen Vererbungslehre. Wien. klin. Wschr. **1935 I**, 765. — ASCHOFF, L.: Konstitution und Erbkrankheiten. Arch. orthop. Chir. **37**, 278 (1937). — ASKANAZI, M.: Die pathologische Anatomie der Anämien im Lichte der geographischen Pathologie. Fol. haemat. (Lpz.) **58**, 289 (1937).

BAUER, J.: Die Beziehungen der Vererbungslehre zur Endokrinologie. Wien. klin. Wschr. **1935 II**, 1103. — Schweiz. med. Wschr. **1936 I**, 456. — BAYER, W.: Sammelreferat der in den Jahren 1929 und 1931 auf dem Gebiete der Pädiatrie erschienenen deutschen hämatologischen Arbeiten. Fol. haemat. (Lpz.) **47**, 451 (1932). — BERNSTEIN, F.: Zusammenfassende Betrachtung über die erblichen Blutstrukturen des Menschen. Z. Abstammgslehre **37**, 237 (1925). — BETHEL, F. H., R. ISAACS, S. M. GOLDHAMER and C. C. STURGIS: Progress in interal medicine. Blood. A review of the recent Literature. Arch. int. Med. **61**, 923 (1938).

CLASSEN, R.: Vererbungen von Krankheiten und Krankheitsanlagen durch mehrere Generationen. Arch. Rassenbiol. **13**, 31 (1921). — CLAUSSEN, F.: Über Erblichkeit innerer Krankheiten. Zbl. inn. Med. **1937**, 897, 913, 929. — CORYN, G.: Le rôle des endocrines (parathyroïdes exceptées) sur la pathologie des os. C. r. Congr. franc. Méd. **1936**, 173 (24. sess. Paris 1936). — CURTIUS, F. u. R. SIEBECK: Konstitution und Vererbung in der klinischen Medizin. Berlin: A. Metzner 1935. — CZELLITZER, A.: Praktische Ergebnisse des V. internat. Vererbungskongresses. Dtsch. med. Wschr. **1927 II**, 1815.

DONDI, G.: Sindromi emolitiche nell'infanzia. Osp. magg. **1937**, 203 (Monographie, Lit.).

EDENS, E.: Die Konstitution als Krankheitsgrundlage. Klin. Wschr. **1938 I**, 433.

FANCONI, G.: Die primären Anämien und Erythroblastosen des Kindesalters. 45. Kongreß dtsch. Ges. Kinderheilk. 1936. Mschr. Kinderheilk. **68**, 129 (1937). — FISCHER, E.: Die heutige Erblehre in ihrer Anwendung auf den Menschen. Verh. dtsch. Ges. inn. Med. **46**, 9 (1934).

GÄNSSLEN, M.: Vererbung innerer Krankheiten an Hand von Stammbäumen. Z. Abstammgslehre **54**, 299 (1930). — GEBBING, M.: Interne und neurologische Zwillingsstudien. Dtsch. Arch. klin. Med. **178**, 472 (1936). — GLATZEL, H.: Der Anteil von Erbanlage und Umwelt an der Variabilität des normalen Blutbildes. Dtsch. Arch. klin. Med. **170**, 470 (1931). — GLOOR, G.: Die klinische Bedeutung der qualitativen Veränderungen der Leukocyten. Leipzig: Georg Thieme 1929. — GÜNTHER, H.: Die konstitutionelle Morphologie des menschlichen Gebisses. Erg. Path. **29** (1934). 145

HANHART, E.: Über die Bedeutung der Erforschung von Inzuchtgebieten an Hand von Ergebnissen bei Sippen mit hereditärer Ataxie usw. Schweiz. med. Wschr. **1924 II**, 1143. — HEBERER, G.: Rassenforschung. Überblick über das Schrifttum des Jahres 1936. Jkurse ärztl. Fortbildg, Jan. **1937**. — HEGLER, C.: Blutkrankheiten (Frühsymptome und ihre praktische Bedeutung). Med. Welt **8**, 12, 48 (1934). — HEILMEYER, L.: Erkennung und Behandlung der Anämien. Erg. inn. Med. **55**, 320 (1938). — HIRSCHFELD, H.: Blutkrankheiten und Konstitution. Klin. Fortbild. **3** (1935). — HOFF, F.: Beiträge zur Pathologie der Blutkrankheiten. Virchows Arch. **261**, 153 (1926). — HOFMEIER, K.: Die Bedeutung der Erbanlagen für die Kinderheilkunde. Arch. Kinderheilk. **1938**, Beih. 14, 1.

ISAACS, R.: The bone marrow in anemia. The red blood cells. Amer. J. med. Sci. **193**, 181 (1937).

JUST, G.: Die Tagung der deutschen Gesellschaft für Vererbungswissenschaft in Jena, 4.—6. Juli 1935. Erbarzt **2**, 138 (1935).

KATSUNUMA, S.: Anämie (Japan), klinische Seite. Nagoya J. med. Sci. **11**, 19 (1937). Ref. Kongreßzbl. inn. Med. **92**, 387 (1937). — KLIMA, R.: Steralpunktion und Knochenmarksbild bei Blutkrankheiten. Berlin-Wien: Urban & Schwarzenberg 1938. — Einteilung der Anämien. Med. Welt **1938 I**, 137. — KRAUS, F.: Krankheiten der sogenannten Blutdrüsen. W. EBSTEIN u. J. SCHWALBES Handbuch der praktischen Medizin, Bd. II, S. 125. 1900.

LATTES-SCHIFF: Die Individualität des Blutes. Berlin: Julius Springer 1925. — LAUDA, E.: Über die Bedeutung der Milz für die Blutkrankheiten. Klin. Wschr. **1937 II**, 977. — LAUER, A.: Zur Kenntnis der erblichen Blutstruktur. Z. gerichtl. Med. **11**, 264 (1928). — LEHMANN, W.: Neue Ergebnisse der Erbforschung. Med. Klin. **1935 II**, 1211. — LEHNDORFF, H.: Familiäre und hereditäre Anämie. Wien. klin Wschr. **1935 I**, 748. — LIFSCHITZ, M. J.: Zur Klassifikation der Anämien. Fol. haemat. (Lpz.) **43**, 359 (1931).

MARKOFF, N.: Die Beurteilung des Knochenmarks durch Sternalpunktion. Dtsch. Arch. klin. Med. **179**, 113 (1937). — MARTIUS: Konstitution und Vererbung. Berlin: Julius Springer 1914. — MEDVEI, C. V. u. ST. BJÖRK: Ungewöhnliche Kombination verschiedener Anämien mit Ikterus. Wien. Arch. klin. Med. **31**, 287 (1937). — MORAWITZ, P.: Erbliche und konstitutionelle Faktoren bei einigen Blutkrankheiten. Münch. med. Wschr. **1936 II**, 2073. — MORRIS, L. M. and E. H. FALCONER: Familial blood dyscrasias. Arch. int. Med. **34**, 757 (1924).

NAEGELI, O.: Ergebnisse und Ziele der heutigen klinischen Hämatologie. Schweiz. med. Wschr. **1923 I**, 789. — Die Analyse der Anämien. Jkurse ärztl. Fortbildg, 17. März **1926**, 32. — Über den familiären Typus gewisser Erbkrankheiten und dessen Bedeutung. Schweiz. med. Wschr. **1932 I**, 177. — Klinische Erbpathologie innerer und Nervenkrankheiten. Verh. dtsch. Ges. inn. Med. **46**, 54 (1934). — Blutkrankheiten als Konstitutions- und Erbkrankheiten. Med. Welt **1934**, 465. — Probleme der heutigen Konstitutionslehre im Gebiete der inneren Medizin. Helvet. med. Acta **1934 I**, 104. — Über die Entstehung und Behandlung der Anämien. Wien. klin. Wschr. **1935 I**, 225. — Grundsätzliche wichtige Ergebnisse der Konstitutionslehre und Konstitutionspathologie. Norsk. Mag. Laegevidensk. **97**, 217 (1936). — Geographisch-medizinische Erforschung der Anämien. Fol. haemat. (Lpz.). **58** 320 (1937).

OSTERTAG, M.: Die Abhängigkeit des Erythrocytendurchmessers und des Blutbildes von erblichen Einflüssen nach Untersuchungen an Zwillingen. Dtsch. Arch. klin. Med, **178**, 201 (1935). — OSWALD, A.: Blutkrankheiten und Inkretion. Klin. Wschr. **1934 I**, 681.

PERNOKIS, E. W.: Blood studies. A report of 2728 cases. J. amer. med. Assoc. **108 II**, 1686 (1937). — PFAUNDLER, P.: Pathologie des Blutes und der Blutungsbereitschaft. FEERS Lehrbuch der Kinderheilkunde, 2. Aufl. 1934.

RICCITELLI, L.: Betrachtung über die klinische Bedeutung der hämoendokrinopathischen Syndrome. Münch. med. Wschr. **1932 II**, 1745. — RÖSSLE, R.: Innere Krankheitsbedingungen, Teil 3 u. 4. ASCHOFFS Pathologische Anatomie, Bd. 1. 1928. — ROHR, K.: Knochenmarksmorphologie des menschlichen Sternalpunktates. Klinische Fortbildung. Neue deutsche Klinik, Erg.-Bd. 4, S. 448. 1936. ROLLESTON, H.: The hereditary factor in some diseases of the haemopoetic system. Lecture I. Bull. Hopkins Hosp. **43**, 61 (1928).

SCHMIDT, R.: Bluterkrankungen und Blutveränderungen in ihren Beziehungen zu Hals-Nasen-Ohren-Erkrankungen. Med. Klin. **1934 I**, 77. — SCHOTTKY, J.: Rasse und Krankheit. München: J. F. Lehmann 1937. — SCHULTZ, W.: Wesen und Bedeutung der menschlichen Konstitution. Grundsätzliches zur Konstitutionslehre der Gegenwart. Konstit. u. Klinik. **1**, 12 (1938). — SCHWEMMLE, J.: Die Rolle des Plasmas für die Vererbung. Erbarzt **2**, 179 (1935). — SEYDERHELM, R.: Neue Ergebnisse aus dem Gebiet der Psychologie und Physiologie der Blutbildung. Z. ärztl. Fortbildg **1936**, 27. — Neuere Ergebnisse auf dem Gebiete der Krankheiten des Blutes und der blutbildenden Organe. Jkurse ärztl. Fortbildg, 28. März **1937**, 12. — SIEBECK, R.: Allgemeine Erbpathologie innerer Krankheiten. Lehrbuch der inneren Medizin, herausgeg. von ASSMANN, v. BERGMANN u. a., Bd. I. — SIMMEL, H.: Blutkrankheiten und Konstitution. Münch. med. Wschr. **1924 II**, 1189. — STÖTTER, G.: Neuere Gesichtspunkte zur Differentialdiagnose von Blutkrankheiten. Z. ärztl. Fortbildg **34**, 285 (1937).

TOENNIESSEN, E.: Vererbungsforschung und innere Medizin. Erg. inn. Med. **17**, 399 (1919).

VELDEN, R. v. D.: Klinische Konstitutionslehre. MOHR u. STAEHELINS Handbuch der inneren Medizin, Bd. 4/1, S. 377. 1926. — VERSCHUER, O. Frhr. v.: Erbprognose bei Krankheiten. Dtsch. med. Wschr. **1934 I**, 88. — Erblichkeit innerer Krankheiten. Dtsch. med. Wschr. **1934 II**, 1194. — Die heutige Erblehre des Menschen. (Allgemeine Erbpathologie.) Mschr. Kinderheilk. **62**, 113 (1934). — Allgemeine Erbpathologie. Verh. dtsch. Ges. inn. Med. **46**, 35 (1934). — Die Eheberatung bei inneren Krankheiten. Erbarzt **3**, 81 (1936).

WEIL, E. P. et L. POLLET: Le sol hématique. Considérations générales sur les maladies familiales du sang. Sang **1**, 307 (1927). — WEITZ, W.: Über die Erblichkeit der Erkrankungen des Herzens, der Gefäße, der Nieren und der blutbildenden Organe. W.: KLEIN: Wer ist erbgesund und wer ist erbkrank?. Jena: J. Fischer 1935. — WERNER, M.: Die Bedeutung der Vererbung in der inneren Medizin, Frauenheilkunde, Geburtshilfe und in der Neurologie. Erbarzt **1934**, 10. — Abnorme Konstitution mit Anämie. Ein Beitrag zur Strukturanalyse innerer Krankheiten. Z. Konstit.lehre **17**, 580 (1935). — WILLI, H.: Ergebnisse der Knochenmarkspunktion bei Anämie und hämorrhagischer Diathese. Mschr. Kinderheilk. **68**, 228 (1937). — WINTROBE, M. M.: Anemia. Classification and treatment on the basis of differences in the avarage volume and hemoglobin content of the red corpuscles. Arch. int. Med. **54**, 256 (1934). — WITTS, L. J.: The pathology and treatment of anemia. Lecture III. Lancet **1932 I**, 601, 653.

ZANATY, A. F.: Die Blutkrankheiten des Sektionsmaterials der letzten 11 Jahre des pathologischen Institutes der Universität Berlin (Charité-Krankenhaus) nebst Anführungen einiger bemerkenswerter Fälle. Virchows Arch. **294**, 315 (1935). — ZIEMANN, H.: Ergebnisse einer hämatologischen Rundfrage. Festschrift NOCHT, S. 683. 1937. — ZÜNDEL, W.: Blutgruppenbestimmungen speziell bei Blutkrankheiten. Klin. Wschr. **1933 II**, 1872.

Elliptocytose.

BABUDIERI, B.: Alcuni nuovi casi di ellipsocitemia. Haematologica (Pavia) **17**, 73 (1936). — Due casi di ellipsocitemia (ovalocitemia). Prima segnalazione in Italia. Haematologica (Pavia) **17**, 135 (1936). — BERNHARDT, H.: Ovalocytose der Erythrocyten als Anomalie.

Dtsch. med. Wschr. **1928 I**, 987. — BERTELSEN, A.: Danish family with „camoloid" Blood corpuscles; constitutionell elliptocytosis, ovalocytary anemia. Ugeskr. Laeg. (dän.) **100**, 136 (1938). — BISHOP, W. F.: Elliptical human erythrocytes. Arch. int. Med. **14**, 388 (1914).

CHENEY, G.: Elliptic human erythrocytes. J. amer. med. Assoc. **98**, 878 (1932). — COOK, J. E. and J. MEYER: Severe anemia with remarkable elongated and sickle-shaped red blood cells and chronic leg ulcers. Arch. int. Med. **16**, 644 (1915).

DRESBACH, M.: Elliptical human red blood corpuscles. Science (N. Y.) **19**, 469 (1904). — Elliptical human erythrocytes. Science (N. Y.) **21**, 473 (1905).

FINKEL, A.: Polska Gaz. lek. **10**, 562 (1933). Sammelref. Fol. haemat. (Lpz.) **53**, 347 (1935). — FLINT, A.: Elliptical human erythrocytes. Science (N. Y.) **19**, 796 (1904). — FLORMAN, A. L. and M. M. WINTROBE: Human elliptical red corpuscles. Bull. Hopkins Hosp. **63**, 209 (1938). — FULD, E.: Bemerkungen zu der Arbeit A. A. HIJMANS V. D. BERGH: Elliptische rote Blutkörperchen. Arch. Verdgskrkh. **44**, 266 (1928).

GIGON, A.: Sitzungsbericht. Münch. med. Wschr. **1938 I**, 157. — GRZEGORZEWSKI, H.: Über familiäres Vorkommen elliptischer Erythrocyten beim Menschen. Fol. haemat. (Lpz.) **50**, 260 (1933). — GÜNTHER, H.: Die klinische Bedeutung der Ellipsenform der Erythrocyten. Dtsch. Arch. klin. Med. **162**, 215 (1928). — Formprobleme an menschlichen Erythrocyten, I. u. II. Fol. haemat. (Lpz.) **35**, 383 (1928); **37**, 306 (1928).

HIJMANS V. D. BERGH, A. A.: Elliptische rote Blutkörperchen. Arch. Verdgskrkh. **43**, 65 (1928). — Über elliptische rote Blutkörperchen. Dtsch. med. Wschr. **1928 II**, 1244. — On elliptic red blood corpuscles (ovalocytosis). Proc. Akad. Wetensch. Amsterd. **34**, 749 (1931). — HIJMANS V. D. BERGH et REHORST: Á propos des hématies elliptiques (l'ovalocytose). Rev. belge Sci. méd. **3**, 683 (1931). — HIRSCHFELD, H.: Die Elliptocytose. Neue deutsche Klinik, Bd. 13. S. 496. 1935. — HUCK, L. J. and R. BIGALOW: Poicilocytosis in otherwise normal blood. Bull. Hopkins Hosp. **34**, 390 (1923). — HUNTER, W. C.: A further study of a white family showing elliptical erythrocytes. Ann. int. Med. **6**, 775 (1933). — HUNTER, W. C. and R. B. ADAMS: Hematologic study of three generations of a white family showing elliptical erythrocytes. Ann. int. Med. **2**, 1162 (1929).

INTROZZI, P.: Anemia ipocromica splenomegalica con ovalociti (Ellitticitosi), poichilocitosi ed aumento della resistenza osmotica dei globuli rossi. Splenectomia. Haematologica (Pavia) **16**, 525 (1935).

JANOUSEK, S., O. STANCL a A. K. VACKOVA: Ovalne cervene krvinky u cloveka. Čas. lék. cesk. Rocnik. **22**, 872 (1937).

LAMBRECHT, K.: Die Elliptozytose (Ovalozytose) und ihre klinische Bedeutung. Erg. inn. Med. **55**, 295 (1938). — Dtsch. med. Wschr. **1938 I**, 916. — LAWRENCE, J. S.: Elliptical and sickle-shaped erythrocytes in the circulating blood of white persons. J. clin. Invest. **5**, 31 (1927). — Human elliptical erythrocytes. Amer. J. med. Sci. **181**, 240 (1931). — LEITNER, ST. J.: Die familiäre Elliptozytose als vererbbare der Erythrozyten. Dtsch. Arch. klin. Med. **183**, 607 (1939). — LIEBERHERR, W.: Über Ovalczytose. Helvet. med. Acta **5**, 589 (1938). — LJUDWINOWSKI, R. I.: Zur Frage der Ovalocytose. Ter. Arch. (russ.) **14**, 721 (1937). Ref. Münch. med. Wschr. **1938 I**, 968.

MCCARTY, S. H.: Elliptical red blood cells in man. A report of 11 cases. J. Labor. a. clin. Med. **19 I**, 612 (1934).

PENATI, F.: Sulla deformazione ellittica degli eritrociti. Arch. Sci. med. **54**, 189 (1930). — POLLOCK, L. H. and W. DAMESHEK: Elongation of the red blood cells in a jewish family. Amer. J. med. Sci. **188**, 822 (1934).

ROSENOW: Elliptische rote Blutkörperchen als familiär vererbbare Anomalie. Sitzungsbericht. Klin. Wschr. **1933 I**, 481. — ROTH, O. u. E. JUNG: Zur Kenntnis der Ovalocytose. Fol. haemat. (Lpz.) **44**, 549 (1931). — ROTTER, W.: Elliptische rote Blutkörperchen als familiär vererbbare Anomalie. Klin. Wschr. **1933 II**, 1777.

SCHARTUM-HANSEN, H.: Die Genese der Ovalocyten. Acta med. scand (Stockh.) **86**, 348 (1935). — SCHEMENSKY, W.: Die Ovalocytose, eine vererbbare Anomalie der Erythrocyten. Med. Welt **1936 II**, 1686. — SCHULTEN, H.: Zum Megaloblastenproblem. Fol. haemat. (Lpz.) **58**, 189 (1937). — Die Sternalpunktion als diagnostische Methode. Leipzig: Georg Thieme 1937. — SÖDERSTRÖM, N.: Ovalozytosis. Nord. med. Tidschr. (Stockh.) **16**, 1996 (1938). — STEINBRINK, W. u. HAHNELT: Über familiäre Ovalocytose. Dtsch. med. Wschr. **1938 I**, 784. — STEPHENS, D. J. and A. J. TATELBAUM: Elliptical human erythrocytes. Observations of size, volume and hemoglobin content. J. Labor. a. clin. Med. **20**, 375 (1935). — STRAUSS, M. B. and G. A. DALAND: Hereditary ovalocytosis. (Human elliptical erythrocytes.) Observations on 10 cases in one family. New England J. Med. **217**, 100 (1937). — SYDENSTRICKER, V. P.: Elliptical human erythrocytes. J. amer. med. Assoc. **81 I**, 113 (1923).

TERRY, M. C., E. W. HOLLINGSWORTH and VICENTE EUGENIO: Elliptical human erythrocytes. Report of two cases. Arch. of Path. **13**, 193 (1932).

VISCHER, A.: Untersuchungen über Ovalozytose. Z. klin. Med. **135**, 123 (1938).

Die hämolytische Konstitution (Konstitutioneller hämolytischer Ikterus). (Hämolytische Anämie, Kugelzellenkrankheit.)

ACUÑA, M.: Sceletal roentgen changes in congenital hemolytic jaundice. Prensa méd. argent. **24**, 1878 (1937). — Bull. Soc. méd. Hôp. Paris, 3. Dez. **1937**, No 33. — ADLER, A.: Erworbener hämolytischer Ikterus. Münch. med. Wschr. **1929 I**, 454. — ALDER, A.: Der angeborene hämolytische Ikterus. KRAUS u. BRUGSCHs Handbuch für spezielle Pathologie und Therapie, Bd. XI, S. 375. 1927.

BAMATTER, F.: Recherches anat.-clin. sur l'ictère hémolytique constitutionel familial. Sang **6**, 1 (1932). — BARRETT, A. M.: A special form of erythrozyte possessing increased resistance to hypotonic saline. J. of Path. **46**, 603 (1938). — BATSCHWAROFF, W.: Hämoglobinurie bei Icterus haemolyticus. Dtsch. med. Wschr. **1938 I**, 191. — BAUER, J.: Die konstitutionelle Disposition zu inneren Krankheiten, 3. Aufl. Berlin: Julius Springer 1927. — BAUMGARTEN, P.: Hämolytischer Ikterus bei einem zweieiigen Zwilling und seinem Vater. Diss. München 1925 [1926]. — BAUR-FISCHER-LENZ: Menschliche Erblichkeitslehre und Rassenhygiene, Bd. 1. München: J. F. Lehmann 1936. — BECKMANN u. JÄDERHOLM: Contribution to the knowledge of familial haemolytic icterus in Sweden with particular reference to results of operation. Acta chir. scand. (Stockh.) **69**, 353 (1932). — BEUTLER: Gleichzeitige hämolytische Krisen in einer Familie als erstes Krankheitssymptom bei icterus haemolyticus familiaris. Dtsch. med. Wschr. **1924 I**, 459. — BIELLO, J. A.: Surgery of the spleen: Report of two cases of hemolytic jaundice; treated by splenectomy. U.S. nav. med. Bull. **32**, 449 (1934). — BOCK, H. E.: Neue Möglichkeiten praktischer Anämiediagnostik. Münch. med. Wschr. **1934 II**, 1686. — BOROS, J. v.: Die Sphärocytose als Ausdruck einer pathologischen Funktion der Milz. Bemerkung zur gleichnamigen Arbeit von Dr. HEILMEYER in Bd. 179, S. 292. Dtsch. Arch. klin. Med. **179**, 638 (1937). — BRÄNDLI, S.: Hämolytischer Ikterus (hämolytische Konstitution) und Knochenveränderungen. Schweiz. med. Wschr. **1939 I**, 149. — BRÄUNIG, K.: Hämolytischer Ikterus mit Wachstumsdeformität. Dtsch. Z. Chir. **184**, 322 (1924). — BRULÉ et LE GENDRE: Sur deux cas d'ictère hémolytique. Bull. Soc. méd. Hôp. Paris, 22. Jan. **1909**, 112. — Semaine méd. **1909**, 47. — BRUNSON, C. W.: Hemolytic jaundice: Report of two unusual cases with results following splenectomy. U.S. nav. med. Bull. **32**, 441 (1934).

CADE et CHALIER: Ictère hémolytique et cholémie familiale. Soc. méd. Hôp, Lyon, 10. Nov. 1908. Lyon méd., 29. Nov. **1908 II**, 930. — CAFFEY, J.: The sceletal changes in the chronic hemolytic anemias. (Erythroblastic anemia, Sickle cell anemia, and chronic hemolytic icterus.) Amer. J. Roentgenol. **73**, 293 (1937). — CAMPBELL, J.: Early accounts of acholuric jaundice and the subsequent history of Wilsons patients. Quart. J. Med. **19**, 323 (1926). — CAMPBELL, J. and E. WARNER: Heredity in acholuric jaundice. Quart. J. Med. **19**, 333 (1926). — CANTONI e MILANI: Itteri cronici emolitici acolurici splenomegale. Riforma med. **1911**, No 20—30, 757. — CATHALA, J., DUCAS et ABAZA: Anémie splénique hémolytique et dystrophie cranienne. Syndrome de GÄNSSLEN. Bull. Soc. méd. Hôp. Paris, III. s. **51**, 1655 (1935). — CHAUFFARD et FIESSINGER: Ictère congénital hémolytique avec lésions globulaires. Bull. Soc. méd. Hôp. Paris **24**, 1169 (1907). — COOLEY, TH. B.: Likenessis and contrasts in the hemolytic anemias of childhood. Amer. J. Dis. Childr. **36**, 1257 (1928). — COWEN, S. O.: Familial acholuric jaundice. Ann. Meeting of Brit. med. Assoc. at Melbourne. J. amer. med. Assoc. **105 II**, 1787 (1935). — The treatment of familial acholuric jaundice. Med. J. Austral. **1936 I**, 265. — CURSCHMANN, H.: Über seltene Formen der pluriglandulären Insuffizienz. Z. klin. Med. **87**, 19 (1919).

DAWSON OF PENN: Hemolytic icterus. Brit. med. J. **1931 I**, 921, 963. — DEBRÉ, R., M. LAMY, G. SÉE et ST. SCHRAMEK: La maladie hémolytique. Ann. Méd. **40**, 251 (1936). — La maladie hémolytique familiale. Étude de 25 cas personels. Bull. Soc. méd. Hôp. Paris, 15. Mai **1936**. — DEBRÉ, R., M. LAMY, M. MOZER, G. SÉE et S. KAPLAN: Maladie hémolytique chez deux jumeaux avec des déformations cranio-faciale et linguale. Bull. Soc. méd. Hôp. Paris, 26.Nov. **1937**, H. 32. — DECKER, M.: Untersuchungen einer Familie mit hämolytischer Konstitution. Fol. haemat. (Lpz.) **60**, 231 (1938). — DEDICHEN, H. G.: „Holla-Krankheit". Epidemisches Auftreten von anämischen Krisen bei Icterus haemolyticus. Norsk. Mag. Laegevidensk. **98**, 279 (1937) (norw., franz. Zusammenfassung). — DIAMOND, L. K.: Congenital hemolytic anemia in infancy and childhood. Med. Clin. N. Amer. **21**, 401 (1937). — DOMINICI, G.: Untersuchungen über die klinischen, hämatologischen und biologischen unmittelbaren und Spätwirkungen der Splenektomie in 6 Fällen von konstitutionellem hämolytischen Ikterus. Haematologica (Pavia) **17**, 185 (1936).

EAST, T.: Familial acholuric jaundice without increased fragility of the red cells. Proc. roy. Soc. Med. **25 II**, 962 (1931/32); **26 I**, 365 (1932/33); **27 I**, 643 (1933/34). — ELLIOTT and KANAVEL: Splenectomy for hemolytic icterus. Surg. etc. **21 II**, 21 (1915). — EPPINGER, H.: Allgemeine und spezielle Pathologie des Ikterus. KRAUS-BRUGSCH' Spezielle Pathologie und Therapie, Bd. VI, 2. Hälfte, S. 162. 1923. — Über schwer heilbare Fußgeschwüre beim hämolytischen Ikterus. Klin. Wschr. **1930 I**, 10. — Die Leberkrankheiten. Berlin: Julius Springer 1937. — EPPINGER, H. u. C. RANZI: Die hepato-linealen Erkrankungen. Berlin:

Julius Springer 1920. — EWALD: Zit. nach EPPINGER. — EWIG: Zur Frage der erworbenen hämolytischen Anämien. Dtsch. med. Wschr. **1927 I**, 58.

FALCONER, F. H.: Familial hemolytic icterus associated with endocrine dysfunction. Endocrynology **20**, 174 (1936). — FINLAYSON: Glasgow Hosp. Rep. **1899**, 39. — FLECKSEDER: Ein Fall von erworbenem hämolytischen Ikterus mit Zeichen von lymphatisch-hypoplastischer Konstitutionsanomalie. Wien. Ges. inn. Med. **1910**, Beibl. Nr. 6 — FREUND, M.: Hemolytic jaundice not influenced by splenectomy. Amer. J. Dis. Childr. **43**, 645 (1932). — FREYMANN, G.: Beitrag zur Kenntnis weiterer allgemein pathologischer Beziehungen bei hereditär-hämolytischem Ikterus. Klin. Wschr. **1922 II**, 2229. — FRIEDMAN, L. J.: Osseous changes in hemolytic icterus. Amer. J. Roentgenol. **20**, 440 (1928).

GÄNSSLEN, M.: Über hämolytischen Ikterus. Dtsch. Arch. klin. Med. **140**, 210 (1922). — Der hämolytische Ikterus und die hämolytische Konstitution. Klin. Wschr. **1927 I**, 929. — Die Erbpathologie der hämolytischen Konstitution. Der Erbarzt **1935**, Nr 3, 33. — Die hämolytische Konstitution. Klinische Fortbildung. Neue deutsche Klinik, Bd. 14, Erg.Bd. 4. S. 607. 1936. — GÄNSSLEN, ZIPPERLEN u. SCHÜZ: Die hämolytische Konstitution. Dtsch. Arch. klin. Med. **146**, 1 (1925). — GAISBÖCK: Beiträge zur Klinik hämolytischer Anämien mit herabgesetzter osmotischer Erythrocytenresistenz. Dtsch. Arch. klin. Med. **110**, 413 (1913). — GENDRE, LE: Ictère urobilinique chronique chez un jeune homme de 18 ans. Bull. Soc. méd. Hôp. Paris, III. s. **24**, 457 (1897). — GORTER: Fall von congenitalem hämolytischem Ikterus mit Muskeldystrophie, infantilem Myxödem und Achondroplasie. Nederl. Tijdschr. Geneesk. **1915 II**, 92. — GRIPWALL, E.: Zur Klinik und Pathologie des hereditären hämolytischen Ikterus. Acta med. scand. (Stockh.) Suppl. **96**, 1 (1938). (Lit.!) — GRULEE, C. G.: Zit. nach COOLEY, WITWER and LEE. — GÜNTHER, H.: Die klinische Bedeutung der Größenbestimmung des Erythrocytendurchmessers. Zbl. Path. **43**, 553 (1928). — GUIZETTI: Hämolytischer congenitaler Ikterus. Beitr. path. Anat. **52**, 15 (1912).

HAMPSON, A. C.: Grave familial jaundice of the newly-born. Lancet **1929 I**, 429. — HANSEN u. KLEIN: Symptomatologie und Vererbung des hämolytischen Ikterus. Dtsch. Arch. klin. Med. **176**, 567 (1934). — HARTOG, B. DEN u. P. VAN STEENIS: Ein Fall von erworbenem hämolytischen Ikterus mit Milzexstirpation bei einem javanischen Soldaten. Geneesk. Tijdschr. Nederl.-Indië **66**, 5 (1926). — HATTESEN, H.: Die Familie Röschmann. Ein Beitrag zum erblichen hämolytischen Ikterus. Mitt. Grenzgeb. Med. u. Chir. **37**, 293 (1924). — HAYEM: Sur une variétée particulière d'ictère chronique, ictère infectieux chronique splénomégalique. Presse méd. **1898**, 121. — HEILMEYER, L.: Die Sphärocytose als Ausdruck einer pathologischen Funktion der Milz. Dtsch. Arch. klin. Med. **179**, 292 (1937). — HESCHELES, PIECHOWSKI u. ROSZOK: Hämolytischer Ikterus. Pedjatr. polska **4**, 296 (1924). — HICHENS, P.: Congenital familial jaundice. Brit. J. Childr. Dis. **10**, 327 (1913). — HIRLEMANN, A.: Sur l'ictère hémolitique constitutionel et la splénectomie. Schweiz. med. Wschr. **1933 II**, 1309, 1334. — HIRSCHFELD, H.: Blutkrankheiten und Konstitution. Neue deutsche Klinik, Bd. 13, 3. Erg.-Bd., S. 494. 1935. — HOLLER, G.: Über Icterus haemolyticus. Wien. klin. Wschr. **1937 I**, 300. — HUTCHISON and PANTON: A contribution to the study of congenital familial cholaemia. Quart. J. Med. **1908/09 II**, 432. — HIJMANS VAN DEN BERGH u. SNAPPER: Die Farbstoffe des Blutserums. Dtsch. Arch. klin. Med. **110**, 540 (1913).

JACARELLI, E.: Contributo allo studio dell'ittero emolitico. Policlinico, sez. med. **40**, 632 (1933). — JAGIĆ u. KLIMA: Klinik und Therapie der Blutkrankheiten, 2. Aufl. Berlin u. Wien 1924.

KAZNELSON: Beitrag zur Entstehung des hämolytischen Ikterus. Wien. Arch. inn. Med. **1**, 563 (1920). — Indikationen der Splenektomie. Wien. Arch. inn. Med. **7**, 87 (1924). — KOENEN, O.: Ein Familienstammbaum vom hämolytischen Ikterus. Z. klin. Med. **135**, 115 (1938). — KURU, MASARU: A case of nonsplenogeneous haemolytic jaundice. Mitt. med. Ges. Tokyo **44**, 442 (1930).

LABDENSUN, S.: Ein Fall von familiärem Icterus haemolyticus. Duodecim (Helsingfors) **50**, 735 (1934) (dtsch. Zusammenfassung). — LAUX, F.: Unterschenkelgeschwüre bei hämolytischem Ikterus. Klin. Wschr. **1931 I**, 409. — LEHNDORFF, H.: Hämolytische Anämien. — Die Kugelzellenkrankheit. Med. Klin. **1935 I**, 74. — LEPEL, G.: Zur Frage der Pathogenese des hämolytischen Ikterus. Dtsch. Arch. klin. Med. **180**, 245 (1937). — LESCHKE, E.: Hämolytischer Ikterus und Gicht. Med. Klin. **1922 II**, 896. — LESNÉ, LAUNAY et HUREZ: Maladie hémolytique familiale. Bull. Soc. Pédiatr. Paris **33**, 445 (1935). — LÖWINGER, S.: Das Bild des Knochenmarks bei der konstitutionellen hämolytischen Anämie. Fol. haemat. (Lpz.) **54**, 27 (1935/36).

MACAIGNE et VALERY-RADOT: Forme intermédiaire entre les ictères hémolytiques acquis et les ictères hémolytiques congénitaux. Gaz. Hôp. Paris **1911**, 1219. — MATTHES-CURSCHMANN: Differentialdiagnostik innerer Krankheiten, 7. Aufl. Berlin: Julius Springer 1934. — MAYER, KONR.: Über Splenektomie bei kongenitalem hereditärem hämolytischem Ikterus. Dtsch. Z. Chir. **171 I**, 1 (1922). — MCGIBBON: Hereditary icterus. Brit. med. J. **1913 II**, 124. — MEINERTZ: Der hämolytische Ikterus. Zur Frage des „erworbenen" hämolytischen Ikterus. Med. Klin. **1933 I**, 73, 539. — MEULENGRACHT: Über die Erblichkeitsverhältnisse beim chronischen hereditären hämolytischen Ikterus. Dtsch. Arch. klin. Med. **136**, 33 (1921). — MICHELI, F.: Splenomegalie emolitiche primitive. I. Splenomegalia emolitica costitutionale. Riforma med. **45**, 1413, 1598 (1929). — MINKOWSKI: Über eine hereditäre unter dem Bilde eines chronischen Ikterus, Urobilinurie, Splenomegalie und Nierensiderosis verlaufende Affektion. Verh. dtsch. Kongreß inn. Med. Wiesbaden **1900**, **316**. — MORAWITZ u. DENECKE: Erkrankungen der Milz. BERGMANN-STAEHELINS Handbuch der inneren Medizin, Bd. 4/I. 1926. — MURCHISON: Diseases of the liver, 3rd, 481. Ed. 1885. Zit. nach HUTCHISON u. PANTON.

NAEGELI, O.: Blutkrankheiten und Blutdiagnostik. Berlin: Julius Springer 1931. — NETOUŠEK, M.: Postsplenektomische Hyperglobulie bei hämolytischem Ikterus. Klin. Wschr. **1933 II**, 1529. — NEUBURGER: Die Beziehung der Tuberkulose zum hämolytischen Ikterus und zur perniciösen Anämie. Dtsch. med. Wschr. **1927 I**, 997. — NONNENBRUCH: Chronischer hereditärer hämolytischer Ikterus mit tödlichem Ausgang. Münch. med. Wschr. **1922 II**, 1343. — NOORDENBOS, W.: Over het vorkomen van icterus haemoliticus congenitalis gepaard gaande met mongoloiden habitus, torenschedel en andere skeletveranderingen bij en zesjarig kind. Nederl. Tijdschr. Geneesk. **73**, 1013 (1929).

OETTINGER, M.: Sur un cas d'ictère hémolytique acquis suivi d'autopsie. Bull. Soc. méd. Hôp. Paris, 9. Okt. **1908**, 391. — OULEMONT et BOIDIN: Ictère hémolytique acquis avec hypercholestérinémie. Presse méd. **20 II/I**, 525 (1912).

PASCHKIS, K.: Zur Frage des erworbenen hämolytischen Ikterus. Wien. med. Wschr. **1929 I**, 285. — Über den Icterus haemolyticus. Wien. klin. Wschr. **1930 I**, 166. — Zur Symptomatologie der paroxysmalen Hämoglobinurien. Med. Klin. **1930 I**, 51. — PAXTON, W. T. W.: Four cases of familial acholuric jaundice. Arch. Dis. Childh. **10**, 421 (1935). — POINTON: Familial acholuric jaundice. Proc. roy. Soc. Med., 7. Jan. **1913/14** (51. Sect. Childr. Dis.). — Case of familial jaundice, 20 years observed. Lancet **1923 II**, 935. — PREIDT: Icterus haemolyticus als Unfallsfolge. Münch. med. Wschr. **1931 II**, 1298.

QUADRI, G.: Splenomegalia haemolytica mit interkurrentem acholurischem Ikterus, Virchows Arch. **215**, 151 (1914).

RAVENSWAY, A. C. VAN and A. VAN RAVENSWAY: Hemolytic icterus unimproved by splenectomy with ultimate remission following liver therapy. Report of case. Missouri State med. Assoc. J. **31**, 198 (1934). — RESCH: Beitrag zur Frage des kongenitalen hämolytischen Ikterus. Jb. Kinderheilk. **105**, 301 (1924). — RIETTI, F.: Les ictères hémolytiques avec augmentation de la résistance globulaires. Ann. Méd. **41**, 405 (1937). — ROSENBERG, W.: Lebertherapie des durch Lungentuberkulose komplizierten hämolytischen Ikterus. Med. Klin. **1931 I**, 93. — ROSENOW: Sitzgsber. Klin. Wschr. **1932 I**, 570. — ROSIN, H.: Icterus haemolyticus. Erg. inn. Med. **1920 I**, 448.

SAITO, Y.: Etiology of congenital hemolytic jaundice. J. of orient Med. **23 II**, Nr 3, (1935) (jap., engl. Zusammenfassung). — SALARIS, C.: Ittero emolitico perniciosiforme. Giorn. Clin. med. **18**, 1424 (1937). — SAUERBRUCH, F. u. E. KNAKE: Über Beziehungen zwischen Milz und Hypophysenvorderlappen. Klin. Wschr. **1937 II**, 1268. — SCHERK, G.: Zur Diagnose des hämolytischen Ikterus. Dtsch. med. Wschr. **1931 II**, 1146. — SCHILING, V.: Indikationen und Ergebnisse der Splenektomie als Frühoperation. II. Klin. Wschr. **1932 I**, 682. — Über die hämatologische Aufklärung einer angeblichen Kohlenoxydvergiftung als mehrfach komplizierten Icterus haemolyticus und über die allgemeine Wichtigkeit der Blutuntersuchungen zur Beurteilung von Traumen. Arch. Gewerbepath. **7**, 691 (1937). — SCHITTENHELM: Lehrbuch der inneren Medizin. Berlin: Julius Springer 1934. — SCHLODTMANN: Über die pathologisch verzögerte Rückbildung der Pupillarmembran und ihren Zusammenhang mit anderen Erkrankungen. Klin. Mbl. Augenheilk. **93**, 623 (1934). — SCHRAMECK, ST.: La maladie hémolytique. Monographie. Paris: Amédée Legrand 1937. — SCHÜPBACH, A.: Über den chronischen hereditären hämolytischen Ikterus. Erg. inn. Med. **25**, 821 (1924). — SEAR, H. R.: Osseous changes in chronic hemolytic jaundice. Med. J. Austral. **1928 II**, 531. — SEMAH, FR.: L'ittero emolitico costituzionale. Riv. Clin. pediatr. **35**, 97 (1937 (Lit.). — SHARPE, J. C.: Hemolytic jaundice. Internat. Clin., II. s. **47**, 146 (1937). [Ausführl. Ref. Kongreßzbl. inn. Med. **91**, 492 (1937)]. — SIEGMUND: Zwei Fälle von hämolytischem Ikterus mit polyostotischer Ostitis deformans des Schädelknochens usw. Dem. Med. Ges. Kiel. Klin. Wschr. **1936 I**, 662. — SIMONETTI-GUIZZA, R.: Ittero emolitico costituzionale. Policlinico infant. **1935**. — SMITH, G. O.: Chronic hereditary hemolytic jaundice. J. amer. med. Assoc. **105 II**, 1187 (1935). — STRÜMPELL-SEYFARTH: Lehrbuch der speziellen Pathologie und Therapie der inneren Krankheiten. 31./32. Aufl., Bd. 1/2. Berlin: Julius Springer 1934.

TALLERMANN, K. H.: Acholuric familial jaundice in the third (? fourth) generation of manifestation of the disease. Proc. roy. Soc. Med. **30**, 1073 (1937) (Sect. Dis. Childr.). — TANDLER: Lehrbuch von TANDLER, Bd. 1. Leipzig: F. C. W. Vogel 1926. — THOMPSON, W. P.: Hemolytic jaundice. J. amer. med. Assoc. **107 II**, 1776 (1936). — TILESTON and GRIFFIN: Chronic family jaundice. Amer. J. med. Sci., N. s. **139**, 847 (1910).

VAUGHAN, J. M.: The Anemias. London 1936. — VERSCHUER, O. Frhr. v.: Erbpathologie, 2. Aufl. Dresden u. Leipzig: Theodor Steinkopff 1934. — VIGNOLO, U. e F. SEMAH: Sopra un caso di ittero emolitico costituzionale. Riv. Clin. pediatr. **35**, 385 (1937). — VOGT, E. and K. DIAMOND: Congenital anemias, roentgenologically considered. Amer. J. Roentgenol. **23**, 625 (1930).

WADE, R. B. and J. STEIGRAD: Cases of chronic hemolytic jaundice. (Changes in the osseous system.) Med. J. Austral. **15 II**, 530 (1928). — WEBER, OSK.: Über den Eisengehalt von Kindermilzen bei familiärem hämolytischem Ikterus und bei lymphatischer Leukämie. Mschr. Kinderheilk. **23**, 484 (1922). — WEBER, P. F. and DORNER: Vier Fälle von kongenitalem acholurischem (sog. hämolytischem) Ikterus in einer Familie. Fol. haemat. (Lpz.) **9**, 518 (1910). — WEERDT, W. DE: L'aspect de la moelle osseuse dans l'ictère hemolytique. Sang **12**, 738 (1938). — WILSON: Some cases showing hereditary enlargement of the spleen. Trans. clin. Soc. Lond. **23**, 162 (1890). — WILSON and STANLEY: A sequal to some cases showing hereditary enlargement of the spleen. Trans. clin. Soc. Lond. **26**, 163 (1893). — WISE, W. D.: Hemolytic jaundice. Report of 5 splenectomies in one family. Amer. J. Surg., N. s. **20**, 722 (1933). — WITTRIN: Hämolytischer Ikterus nach Milztrauma. Inaug.-Diss. Königsberg 1926.

YANG, C. S.: Congenital hemolytic jaundice. Report of a case in a Chinese girl. Nat. med. J. China **15**, 795 (1929).

ZAPPA, P.: Alcune considerazioni sopra un caso di ittero emolitico congenito prima e dopo la splenectomia. Atti Congr. Pediatr. ital. **1828**, 616. — ZIMMERMANN, O.: Zur Klinik des hämolytischen Ikterus. Wien. klin. Wschr. **1932 II**, 958.

Die Sichelzellenanämie.

ALDEN, H. S.: Sickle-cell anemia, report of two cases from Ohio, illustrating its hemolytic nature. Amer. J. med. Sci. **173**, 168 (1927). — ANDERSON, H. B.: Sickle-cell anemia. Report of an active case. Amer. J. med. Sci. **171**, 641 (1926). — ANDERSON, W. W. and L. R. WARE: Sickle-cell Anemia. J. amer. med. Assoc. **99 I**, 902 (1932). — ARCHIBALD, R. G.: Case of sickle-cell anemia in the Sudan. Trans. roy. Soc. trop. Med. Lond. **19**, 389 (1926). — ARENA, J. M.: Vascular accident and hemiphlegia in a patient with sickle-cell anemia. Amer. J. Dis. Childr. **49**, 722 (1935).

BAILY, H.: Sickle-cell anemia. Brit. med. J. **2**, 554 (1926). — BELL, A. J., R. H. KOTTE, A. G. MITCHELL, TH. B. COOLEY and P. LEE: Sickle-cell anemia. Amer. J. Dis. Childr. **34**, 923 (1927). — BRANDAU, G. M.: Incidence of the sickle cell trait in industrial workers. Amer. J. med. Sci. **180**, 813 (1930). — BROWNE, Z. EARL: Sickle-cell anemia. Med. Clin. N. Amer. **9**, 1191 (1926).

CAFFEY, J.: The skeletal changes in the chronic hemolytic anemias (erythroblastic anemia, sicle-cell anemia and chronic hemolytic icterus). Amer. J. Roentgenol. **37**, 293 (1937). — CARDOZO, W. W.: Immunologic studies of sickle-cell anemia. Arch. int. Med. **60**, 623 (1937). — CARNETT, J. B.: Surg. Clin. N. Amer. **10**, 1309, 1319, 1325, 1329 (1930). — CASTANA, V.: I gigantociti e le anemie semilunari. Pediatria **33**, 431 (1925). — CHING, R. E. and L. W. DIGGS: Splenectomy in sicle cell anemia. Arch. int. Med. **51**, 100 (1933). — COMBY, J.: Anémie à cellules falciformes. Arch. Méd. Enf. **31**, 489 (1928). — COOKE, J. V. and J. KELLER MACK: Sickle-cell anemia in a white American family. J. of Pediatr. **5**, 601 (1934). — COOKE and MEYER: Severe anemia with remarkable elongated and sickle-shaped red blood cells and chronic legg ulcer. Arch. int. Med. **16**, 644 (1915). — COOLEY, TH. B. and J. BRENNEMANN: Practice of Pediatrics, Inc. III, Kap. 16. p. 37. Hagerstown, Md.: W. F. Prioor Co. 1936. — COOLEY, TH. B. and P. LEE: The sickle cell phenomen. Amer. J. Dis. Childr. **37**, 334 (1926). — Sickle cell anemia in a Greek family. Amer. J. Dis. Childr. **38**, 103 (1929). — COOLEY, TH. B., E. R. WITWER and P. LEE: Anemia in children with splenomegaly and peculiar changes in the bones, report of cases. Amer. J. Dis. Childr. **34**, 347 (1927). — CORRIGAN, J. C. and J. W. SCHILLER: Sickle-cell anemia. Report of 8 cases; one with autopsy. New England J. Med. **210**, 410 (1934).

DALE, G. C.: Sickle cell anemia. South med. a. Surg. **99**, 14 (1937). — DIGGS, L. W.: Sickle-cell phenomenon. I. The rate of sickling in moist preparations. J. Labor. a. clin. Med. **17**, 1913 (1932). — The blood picture in sickle-cell anemia. South. med. J. **25**, 615 (1932). — Negativs results in the treatment of sickle-cell anemia. Amer. J. med. Sci. **187**, 521 (1934). — Siderosis of the spleen in sickle-cell anemia. J. amer. med. Assoc. **104 I**, 538 (1935). — DIGGS, L. W., C. F. AHMANN and J. BIBB: The incidence and significance of sickle cell treat. Ann. int. Med. **7**, 769 (1933). — DIGGS, L. W. and R. E. CHING: Pathology of sickle-cell anemia. South med. J. **27**, 839 (1934). — DIGGS, L. W., H. N. PULLIAM and J. C. KING: The bone changes in sickle-cell anemia. South med. J. **30**, 249 (1937). — DOLGOPOL, V. B. and R. H. STITT: Sickle-cell phenomenon in tuberculosis patients. J. amer. med. Assoc. **92 II**, 1795 (1929). — DREYFOOS, M.: Sickle-cell anemia. Arch. of Pediatr. **43**, 436 (1926).

EMMEL, V. E.: A study of the erythrocyts in a case of severe anemia with elongated and sickle-shaped red blood corpuscles. Arch. int. Med. **20**, 586 (1917).

FRADKIN, W. Z. and L. S. SCHWARTZ: Sickle-cell anemia. J. Labor. a. clin. Med. **15**, 519 (1930).

GRAHAM, G. S.: A case of sickle-cell anemia with necropsy. Arch. int. Med. **34**, 778 (1924). — GRAHAM, G. S. and S. H. MCCARTY: Notes on sickle-cell anemia. J. Labor. a. clin. Med. **12**, 536 (1927). — GRINNAN, A. G.: Roentgenologic bone changes in sickle-cell and erythroblastic anemia. Report of 9 cases. Amer. J. Roentgenol. **34**, 297 (1935).

HADEN, R. L. and F. D. EAVANS: Sickle-cell anemia in the white race. Improvement in two cases following splenectomy. Arch. int. Med. **60**, 133 (1937). — HAHN, E. V.: SICKLE-cell (depranocytic) anemia. Amer. J. med. Sci. **175**, 206 (1928). — HAHN, E. V. and E. B. GILLEPSIE: Sickle-cell anemia. Report of a case greatly improved by splenectomy. Experimental study of sickle-cell formation. Arch. int. Med. **39**, 233 (1927). — HAMILTON, J. F.: A case of sickle-cell anemia. U. St. Vet. Bur. Med. Bull. **2**, 497 (1926). — HAMMAN, L.: Sickle cell anemia: Clinico-pathological conference; case of severe anemia- and cardiac manifestation. South. med. J. **26**, 665 (1933). — HARDEN, A. S. jr.: Sickle-cell anemia. Changes in the wessels and in the bones. Amer. J. Dis. Childr. **54**, 1045 (1937). — HARGROVE, M. D. and W. R. MATHEWS: A fatal case of sickle cell anemia with autopsy findings. J. Labor. a. clin. Med. **19**, 126 (1933). — HEILBRUNN N.: Sickle cell anemia with autopsy. Arch. of Path. **16**, 153 (1933). — HEIN, G. E., R. L. MCCALLA and G. W. THORNE: Sickle cell anemia. Amer. J. med. Sci. **173**, 763 (1927). — HERRICK, J. B.: Peculiar elongated and sickle shaped red blood corpuscles in a case of severe anemia. Arch. int. Med. **6**, 517 (1910). — HUCK, J. G.: Sickle-cell anemia. Bull. Hopkins Hosp. **34**, 335 (1923).

JAFFE, H. R.: Die Sichelzellenanämie. Virchows Arch. **265**, 452 (1927). — JAMISON, S. C.: Sickle-cell anemia. Case report. South. med. J. **18**, 795 (1925). — JOHNSON, F. B. and E. W. TOWNSEND: Sickle cell anemia. South. med. a. Surg. **99**, 377 (1937). — JOSEPHS, H. W.: Sickle cell anemia. Bull. Hopkins Hosp. **40**, 77 (1927). — Clinical aspects of sickle cell anemia. Bull. Hopkins Hosp. **43**, 397 (1928).

KILLINGSWORTH, W. P. and S. A. WALLACE: Sicklemia in Southwest. South. med. J. **29**, 941 (1936).

LANDON, J. F. and V. LYMAN: Sickle-cell anemia with case report of splenectomy. Amer. J. med. Sci. **178**, 223 (1929). — LANDON, J. F. and H. A. PATTERSON: An evaluation of splenectomy in the treatment of sickle-cell anemia. Late results of two cases. J. of Pediatr. **7**, 472 (1935). — LASH, A. F.: Sickle-cell anemia in pregnancy. Amer. J. Obstetr. **27**, 79 (1934). — LAWRENCE, J. S.: Elliptical and sickle-shaped erythrocytes in the circulating blood of white persons. J. clin. Invest. **5**, 31 (1927). — LEIVY, F. E. and T. G. SCHNABEL: Abdominal crises in sickle-cell anemia. Amer. J. med. Sci. **183**, 381 (1932). — LEVY, J.: The origin and the fate of sickle-shaped red blood cells. Arch. of Path. **7**, 820 (1929). — LE WALD, L. T.: Roentgen evidence of osseous manifestations in sickle-cell (depranocytic) anemia and in Mediterranean (erythroblastic) anemia. Radiology **18**, 792 (1932). — LEWIS, A. W. jr.: Sickle-cell anemia with pregnancy. Amer. J. Obstetr. **33**, 667 (1937).

MARIE, P. L.: L'anémie à hématies falciformes. Presse méd. **33**, 678 (1925). — MASON, V. R.: Sickle-cell anemia. J. amer. med. Assoc. **79 II**, 1318 (1922). — MILLIKEN: Case of active sickle-cell anemia. Med. Rec. a. Ann. **22**, 49 (1928). — MIYAMOTO, K. and J. H. KORB: Meniscocytosis (latent sickle cell anemia), its incidence in St. Louis. South. med. J. **20**, 912 (1927). — MOORE, S. H.: Bone changes in sickle-cell anemia: Similiar changes observed in sculls of ancient Mayen Indians. Missouri State med. Assoc. J. (Fulton) **26**, 533 (1929). — Sickle-cell anemia. Further observations on sickle-cell anemia. A case of splenic atrophy with calcium and iron incrustations (nodular splenic atrophy). Missouri State med. Assoc. J. (Fulton) **26**, 561 (1929). — MOSER, A. and W. SHAW: Sickle cell anemia in northern negro. J. amer. med. Assoc. **84 I**, 507 (1925). — MULHERIN and HOUSEAL: Sickle cell anemia. Trans. Sect. Pediatr. amer. med. Assoc. **1924**, 77.

O'ROKE, E. C.: Sickle cell anemia in deer. Proc. Soc. exper. Biol. a. Med. **34**, 738 (1936).

POLLOCK, H. L. and W. DAMESHEK: Elongation of the red blood cells in a jewish family. Amer. J. med. Sci. **188**, 822 (1934).

RICH, A. R.: Sickle-cell anemia; the splenic lesion. Bull. Hopkins Hosp. **43**, 398 (1928). — ROSENFELD, S. and B. PINCUS: The occurence of sicklemia in the white race. Amer. J. med. Sci. **184**, 674 (1932). — RYERSON, C. S. and K. L. TERPLAN: Sicle cell anemia. Two unusual cases with autopsy. Fol. haemat. (Lpz.) **53**, 353 (1935).

SCRIVER, J. B. and T. R. WAUGLI: Studies on a case of sickle-cell anemia. Canad. med. Assoc. J. **23**, 375 (1930). — SIGHTS, W. P. and S. D. SIMON: J. of Med. **12**, 177 (1931). Zit. nach COOKE u. MACK. KELLER. — SMITH, jr. and J. HOLMES: Sickle cell anemia. Med. Clin. N. Amer. **11**, 1171 (1928). — STEINBERG, B.: Sickle-cell anemia. Arch. of Path. **9**, 876 (1930). — STEINFIELD, E. and J. V. KLAUDER: Sickle-cell anemia. Med. Clin. N. Amer. **10**, 1561 (1927). — STEWART, W. B.: Sickle-cell anemia; report of a case with splenectomy.

Amer. J. Dis. Childr. **34**, 72 (1927). — SYDENSTRICKER, N. P.: Further observations on sickle-cell anemia. J. amer. med. Assoc. **83 I**, 12 (1924). — Sickle-cell anemia. Med. Clin. N. Amer. **12**, 1451 (1929). — Sickle-cell anemia. Oxford Loose Leaf Med. **2**, 849 (1930). — SYDENSTRICKER, N. P., W. A. MULHERIN and R. W. HOUSEAL: Sickle-cell anemia: Report of two cases in children with necropsy in one case. Amer. J. Dis. Childr. **26**, 132 (1923).

VAUBEL, E.: Die Sichelzellenanämie. Erg. inn. Med. **52**, 504 (1937).

WALLACE, S. A. and W. P. KINGSWORTH: Sicklemia in the Mexican race. Amer. J. Dis. Childr. **50**, 1208 (1935). — WASHBURN, R. E.: Peculiar elongated and sickle-shaped red blood corpuscles in a case of severe anemia. Virginia Med. Semi-Month. **15**, 490 (1911). — WOLLSTEIN, M. and K. V. KREIDEL: Sickle-cell anemia. Amer. J. Dis. Childr. **36**, 998 (1928).

YATER, W. M. and M. MOLLARI: The pathology of sickle-cell anemia. Report of a case with death during an abdominal crisis. J. amer. Assoc. **96 II**, 1671 (1931).

Die Erythroblastenanämien.

COOLEYsche Anämie — Mediterrane Anämie.

ACUÑA, M.: Résultats éloignés de la splénectomie dans l'anémie érythroblastique. Bull. Soc. Pédiatr. Paris **35**, 632, 647 (1937). — ACUÑA, M. y P. WINOCUR: The alimentary anaemias of infancy. Arch. lat.-amer. Pediatr. **22**, 61 (1928). — ARAVANTINOS, A. u. G. DELIJANNIS: Über das Auftreten der Erythroblastenanämie bei Erwachsenen. Klin. Wschr. **1936 II**, 1792. — ARIES: Erythroblastic anemia in infancy. Amer. J. Dis. Childr. **45**, 1369 (1933). — AUDÉOUD: Trois cas d'anémie infantile grave. Arch. Méd. Enf. **38**, 288 (1935). — AURICCHIO, L.: Su alcune sindromi di anemia con splenomegalia a carattere familiare nell'infanzia. Pediatr. Riv. **36**, 1023 (1928).

BASERGA: Contributo allo studio della patogenesi dell'anemia di JAKSCH-LUZET. Arch. ital. Pediatr. **1**, 419 (1933). — BATY, J. M.: Anemia in infants and children. New England J. Med. **203**, 319 (1930). — BATY, J. M., K. D. BLACKFAN and K. L. DIAMOND: Blood studies in infants and children. I. Erythroblastic anemia. Clinical and pathological study. Amer. J. Dis. Childr. **43**, 667, 1221 (1932). — BETERVIDE et BIANCHI: L'anémie de v. JACKSCH-LUZET. (Hémo-histioblastose erythroleucémique erythropoiétique.) Arch. Méd. Enf. **28**, 144 (1925). — BIASI, DE: Anemia di COOLEY o anemia eritroblastica familiare dell'infanzia. Scritti med. in onore R. Jemma I, 353 (1934). — BLONDEL-CHIGHIN: L'anémie infantile érythroblastique. Type COOLEY. Thèse de Lyon (Bosc et Kiou) **1936**. — BORZELL, F. F.: Erythroblastic anemia. (COOLEY's syndrome.) Amer. J. Roentgenol. **30**, 657 (1933). — BRADFORD, W. L. and J. DYE: Observations on the morphology of the erythrocytes in Mediterranean disease-Thalassemia. J. of Pediatr. **9 II**, 312 (1936). — BYWATERS, E. G. L.: The Cooley Syndrom in an English child. Arch. Dis. Childh. **13**, 173 (1938).

CACCIAPUOTI: Mielosi eritroleucemica infantile o morbo di JAKSCH-COOLEY a tipo familiare. Gazz. Osp. **55**, 808 (1934). — CAFFEY, J.: The sceletal changes in the chronic hemolytic anemias. (Erythroblastic anemia, sickle cell anemia and chronic hemolyti icterus.) Amer. J. Roentgenol. **37**, 293 (1937). — CAMINOPETROS, J.: Erythroblastike Anaimia (griechisch). Anémie erythroblastique (COOLEY) considérée comme particulière des races de la méditerranéennes et un nouveau type d'anémies (Anémie des Géophages). Kliniké (Athen) **24** (1935). — Recherches sur l'anémie érythroblastiques infantile des peuples de la Méditerrannée orientale. Ann. Méd. **43**, 104 (1938). — CAMUS et DREYFUSS: Un cas d'anémie pseudoleucémique infantile. Type v. JAKSCH-LUZET. Sang **8**, 1020 (1934). — CAPPER, A.: The nature of v. JAKSCHs anemia and the effect of splenectomy. Amer. J. med. Sci. **181**, 620 (1931). — CARRAU y ETCHEVERRY: Arch. españ. Pediatr. **5** (1929). Zit. nach CERZA. — CARREDU: Anemia splenica infantile e terapia attinica. Riv. Clin. pediatr. **27**, 1 (1929). — CASTAGNARI: La sindrome radiografica dell' anemia mediterranea o anemia eritroblastica di tipo COOLEY. Boll. Soc. ital. Pediatr. **3**, 513 (1934). — CERZA: Contributo alla conoscensa delle anemie con splenomegalia a carattere familiare nell'infanzia. Pediatria **40 II**, 685 (1932). — CHEVALLIER, COLIN, GORSE et ÉLY: Deux cas de chlorose erythroblastique de la première enfance. Sang **10**, 102 (1936). — CHOREMIS, K. u. G. SPILIOPULOS: Über die Ätiologie und Therapie der COOLEYschen Anämie. Jb. Kinderheilk. **148**, 315 (1937). — CLERICI BAGOZZI, U. e G. DONDI: Contributo anatomico-clinico alla oconscensa dell' „anemia di COOLEY". Arch. ital. Anat. **6**, Suppl., 783 (1935). — COMBY: Thalassanémie ou anémie méditerrannéenne. Arch. Méd. Enf. **37**, 732 (1934). — COOLEY, TH. B.: v. JAKSCH anemia. Amer. J. Dis. Childr. **33**, 786 (1927). — Likenesses and contrasts in the hemolytic anemias of childhood. Amer. J. Dis. Childr. **36**, 1257 (1928). — Erythroblastic anemia. Scritti med. in onore R. Jemma **1**, 317 (1934). — Nature of the constitutional hemolytic anemias. Amer. J. Dis. Childr. **52**, 491 (1936). — COOLEY, TH. B. and P. LEE: A series of cases of anemia with splenomegaly and peculiar bone changes. Trans. amer. pediatr. Soc. **37**, 29 (1925). — Erythroblastic anemia: additional comments. Amer. J. Dis. Childr. **43**, 705 (1932). — COOLEY, TH. B., E. R. WITWER and P. LEE: Anemia in children with splenomegaly and peculiar changes in the bones. Amer. J. Dis.

Childr. **34**, 347 (1927). — CRAWFORD, R. and R. WILLIAMSON: Erythroblastic anemia of childhood. Amer. J. Dis. Childr. **46**, 565 (1933).

DALLA VOLTA, A.: Contributo alla malattia di JAKSCH-LUZET. Mielosi eritroleucemica splenomegalica infantile. Haematologica (Pavia) **12**, 339 (1931). — Splenomegalia emolitica famigliare eritremica (sindrome di COOLEY). Arch. Pat. e Clin. med. **15**, 34 (1935). — Sindrome di COOLEY in adulto. Haematologica (Pavia) **16 II**, 1 (1935). — DESSYLLA: Contributo alla malattia di JAKSCH-LUZET. Mielosi eritroleucemica splenomegalica infantile. Haematologica (Pavia) **12**, 339 (1931). — DONDI, G.: Anemia splenomegalica emolitica con eritroblastosi, tipo COOLEY. Osp. magg. **13**, Nr 12 (1934). — Sindromi emolitiche nell'infanzia. Osp. magg. **1937**. (Monogr., Lit.).

D'ESPINE, A. et JEANNERET: Anémie pseudo-leucémique infantile chez deux jummeaux rachitiques. Arch. Méd. Enf. **10**, 641 (1907).

FANCONI, G.: Présentation de deux cas d'anémie COOLEY. Soc. Suisse Pédiatr. 1935. — Über konstitutionell bedingte Anämien. Schweiz. med. Wschr. **1936 I**, 772. — Die Erythroblastosen und primären Anämien. Kinderärztl. Prax. **7**, 425 (1936). — FEINGOLD, B. F. and T. I. CASE: Roentgenologic scull changes in the anemias of childhood. Amer. J. Roentgenol. **29**, 194 (1933). — FERRI: Considerazioni su quattro casi di anemia di JAKSCH-LUZET. Haematologica (Pavia) **15**, 217 (1934). — FLAX, A. et WALDSTEIN fils, M.: Contribution à l'étude des erythroblastoses concernant un cas d'érythroblastose familial. Arch. méd. Enf. **41**, 346 (1938). — FORNARA, P. e G. DONDI: Contributo alla conescenza delle anemie splenomegaliche nell'infanzia. I. Boll. Soc. ital. Pediatr. **4**, 42 (1935). — FOWLER: Auftreten von Anaemia pseudoleucaemica in derselben Familie und bei Zwillingen. Brit. med. J., 6. Sept. **1912**. Zit. nach D'ESPINE et JEANNERET. — FRIES, DUHAN and SHAIR: Erythroblastic anemia. J. of Pediatr. **2**, 487 (1933). — FRONTALI: Il fattore emolitico nell'anemia splenica infantile. Atti Soc. med.-chir. Padove **13**, 21 (1935).

GANDOLFO: Reperti di autopsia e note istopatologiche in un caso di cosidetta anemia splenica infantile. Riv. Clin. pediatr. **25**, 462 (1927). — GRINNAN, A. G.: Roentgenologic bone changes in sickle-cell and erythroblastic anemia. Amer. J. Roentgenol. **34**, 297 (1935). — GUGLIELMO, DI: Le malattie del sangue e degli organi emopoietici. Tratato ital. Med. internat. Milano **4** (1931).

HALBERTSMA, TJ.: En geval van anaemie bij tweelingen, waarbij het eenekind behandeld werd met bloedtransfusie, het andere met geneesmiddelen. Nederl. Tijdschr. Geneesk. **65 II** B, 1837 (1921). — HAYEM, G.: Du sang et de ses altérations anatomiques. Paris: G. Masson 1889. — HIRSCHFELD, H.: Über Anaemia pseudoleucaemica infantum. KRAUS-BRUGSCH' Handbuch der speziellen Pathologie und Therapie, Bd. 8. 1920. — HITZROT, J. M.: Unclassified type of splenomegaly in children. Ann. Surg. 88 **II**, 361 (1928). — HUTCHISON, R.: Some disorders of the blood and bloodforming organs in early life. Lancet **1904 I**, 1253, 1323.

JAKSCH, R. v.: Über Leukämie und Leukocytose im Kindesalter. Wien. klin. Wschr. **1889 I**, 435, 456. — Über Diagnose und Therapie der Erkrankungen des Blutes. Prag. med. Wschr. **1890 I**, 389, 403.

KARSHNER, R. G.: Roentgen studies of the bones in certain diseases of the blood and hematopoietic system. Amer. J. Roentgenol. **20**, 433 (1928). — KATO and DOWNEY: The hematology of erythroblastic anemia (Typ COOLEY). Fol. haemat. (Lpz.) **50**, 55 (1933). — KLEINSCHMIDT, H.: Aplastische (aregeneratorische) hämolytische Anämie im Kindesalter. Jb. Kinderheilk. **81**, 1 (1915). — Über alimentäre Anämie und ihre Stellung unter den Anämien des Kindesalters. Jb. Kinderheilk. **83**, 97, 221 (1916). — KOCH, L. A. and B. SHAPIRO: Erythroblastic anemia. Review of cases reported showing roentgenographic changes in bones and 5 additional cases. Amer. J. Dis. Childr. **44**, 318 (1932).

LEHNDORFF, H.: Die Erythroblastosen im Kindesalter. Z. Kinderheilk. **56**, 423 (1934). — Familiäre und hereditäre Anämien. Wien. klin. Wschr. **1935 I**, 748. — Die Erythroblastenkrankheiten. Schweiz. med. Wschr. **1935 I**, 333. — Die Erythroblastenanämie. Erg. inn. Med. **50**, 568 (1936). — Zum Problem der Anaemia pseudoleucaemica infantum. Wien. med. Wschr. **1936 II**, 793. — LEONE, A. ed E. LUGAS: Sulla anemia eritroblastica con osteoporosi. (Sindrome di COOLEY.) Clin. pediatr. **18**, 463 (1936). — LE WALD, L. T.: Roentgen evidence of osseous manifestations in sickle cell anemia and in Mediterranean (erythroblastic) anemia. Radiology **18**, 792 (1932). — LUDBROOK, S. L.: Familial splenic anemia. Arch. Dis. Childr. **6**, 239 (1931). — LUZET, CH.: Études sur les anémies de la première enfance et sur l'anémie infantile pseudoleucémique. Thèse de Paris **1891**, No 113.

MACCANTI: Contributo alla conoscensa dell'anemia splenica infantile a tipo famigliare. Riv. Clin. pediatr. **26**, 620 (1928) (ital. u. franz. Lit.). — MANDEVILLE, F. B.: Roentgen-ray findings in erythroblastic anemia. Radiology **15**, 72 (1930). — MARCIALIS: Considerazioni cliniche ed ematologiche su qualche casi di anemia pseudoleucemica infantum. Clin. pediatr. **15**, 508 (1933). — MARQUARD, E.: Über Anaemia pseudoleucaemica infantum (v. JAKSCH-HAYEM) bei Zwillingen. Arch. Kinderheilk. **72**, 251 (1922). — MILIO: Mielosi eritroleucemice tipo familiare. Rinasc. med. 7, 445 (1930). — MITROPOULES: Sur les cas d'anémie grave d'enfance. Kliniké (Athen) 1933, 704. Zit. nach BLONDEL-CHIGHIN. — MONTCRIEFF and WHITBY: COOLEY's anemia. Lancet 1934 II, 648. — MUKHERJI, M.: COOLEY's Anemia. Indian. J. Pediatr. 5, 1 (1938).

NICOTRA, R.: Relievi radiologici in un caso di sindromi di COOLEY in adulte. Boll. Soc. med.-chir. Catania 6, 293 (1938). — NOTO-CAMPANELLA: Sopra un caso di anemia eritroblastica o morbo di COOLEY in lattante. Boll. Soc. ital. Pediatr. 3, 420 (1934). — NUSBAUM, A.: Anemia of infancy and childhood. Arch. of Pediatr. 48, 578 (1931).

ORGLER, A.: Beobachtungen an Zwillingen. Mschr. Kinderheilk. 9, 170 (1910). — ORTOLANI, M.: Über die sogenannte COOLEYsche Erkrankung. Mschr. Kinderheilk. 71, H. 3/4, 174 (1937). — The hemo-osteopathy of COOLEY. Lattante 7, 549 (1936).

PACHE, H. D.: Die Erythroblastose der Neugeborenen als Familienkrankheit. Z. Kinderheilk. 59, 73 (1937) (Lit.). — PANOFF, A.: Beitrag zur COOLEY-Anämie. Mschr. Kinder. heilk. 73, 184 (1938). — PARADISO: Contributo allo studio dell'eritroblastosi leucemica. Lattante 8 (1930). — Su alcuni casi d'anemia con eritroblastosi ed alterazioni scheletriche a base prevalentemente osteoporotica. Pediatr. Medico prat. 9, 519 (1934). — PARKER: Erythroblastic anemia. New England J. Med. 208, 1147 (1933). — PARMELEE: Anemia with peculiar bone-changes in the scull. Amer. J. Dis. Childr. 39, 1364 (1930). — PARSONS and HAWSKLEY: Anaemia in infancy and childhood. V. The haemolytic (erythronoclastic) anaemias of later infancy and childhood. Arch. Dis. Cildh. 8, 184 (1933). — PARSONS, G. P. and W. C. SMALLWOOD: The anemias of infancy and child hood. Practitioner 134, 298 (1935). — PÉHU, M.: Altérations osseuses et maladies sanguines dans l'enfance. Schweiz. med. Wschr. 1936, 1007. — PÉHU, M., L. NOVÉ JOSSERAND et R. NOËL: Anémie type COOLEY observé à Lyon, chez deux soeurs nées de parents sardes. Rev. franç. Pédiatr. 11, 390 (1935). — PÉHU, M. et R. NOËL: Les érythroblastoses infantiles à type familial ou racial. Bull. Acad. Méd. Paris 113, 269 (1935). — Quelques remarques sur l'anémie erythroblastique type COOLEY. Mschr. Kinderheilk. 68, 203 (1937). — PINCHERLE: Presentazione di due casi di sindrome tipo COOLEY. Boll. Sci. med. 12, 106 (1934). — PONTONI, L.: Eritremia cronica familiare, tipo COOLEY. Quadri morbosi conclamati e frusti. Haematologica (Pavia) 18, 377 (1937). — Aspects cliniques et pathogéniques de l'érythrémie chronique familiale, type COOLEY. Rev. belge Sci. méd. 10, 216 (1938).

RAVENNA, F. e C. CANELLA: Una forma nuova di grave anemia infantile associata ad osteoporosi diffusa. Policlinico, sez. prat. 41, 807 (1934). — ROBIN: Leuko-erythroblastic anemia with account of four cases. Guy's Hosp. Rep. 85, 163 (1935). — RUDDER, B. DE u. F. WESENER: Ein Beitrag zur Kenntnis der kindlichen Anämien. Z. Kinderheilk. 41, 478 (1926).

SANTILLANA, A.: Contribution à l'étude de l'anémie de V. JAKSCH-LUZET de forme familiale type COOLEY. Arch. méd. Enf. Paris 41, 356 (1938). — SANTORO: La roentgenterapia dell'anemia pseudo-leucemia dei bambini. L'Actinoter. 10, 147 (1935). — SCHMIDT, M. B.: Theoretische Grundlagen der Anämien im Kindesalter. Mschr. Kinderheilk. 68, 110 (1937). — SPILIOPULOS, G.: Welcher Natur sind die bei der COOLEYschen Anämie auftretenden Knochenveränderungen. Jb. Kinderheilk. 148, 329 (1937) (griech. Lit.). — SPYROPOULOS, M. S.: Contribution à l'étude de l'anémie pseudoleucémique des enfants. Arch. Méd. Enf. 39, 73 (1936). — Anémie erythroblastique maligne primitive chez un jumeau de 9 mois. Bull. Soc. Pédiatr. 34, 245 (1936). — STILLMANN, R. G.: A study of V. JAKSCH anemia. Amer. J. med. Sci. 153, 218 (1917). — STRANSKY, E.: Beiträge zur klinischen Hämatologie im Kindesalter und Säuglingsalter. Z. Kinderheilk. 51, 111, 239 (1931).

TALAMO, L.: Su di un nuovo segno riscontrato a carico del cranio nei casi di eritremia cronica tipo COOLEY. Boll. Soc. med.-chir. Catania 6, 86 (1938).

VALDÉS, J. M. y P. DEPETRIS: Familiäre Anemia splenica. Erythroblastenanämie. Arch. argent. Pédiatr. 6, 504 (1935). — VASILE: Contributo clinico alla conoscenza dell'anemia pseudoleucaemica di JAKSCH-HAYEM. Pediatria 38, 997 (1931). — Malattia di JAKSCH-LUZET a forma eritremica. Pediatria 41, 1412 (1933). — VELASCO BLANCO, COPELLO y ETCHEGARAY: Anémie erythroblastique de COOLEY. Arch. amer. Med. (span.) 8 (1932). — VOGEL: Erythroblastic or Mediterranean anemia. med. Soc. Jersey New 32, 185 (1935). — VOGT, E. C. and K. L. DIAMOND: Congenital anemias roentgenologically considered. Amer. J. Roentgenol. 23, 623 (1930).

WHIPPLE, G. H. and W. L. BRADFORD: Racial or familial anemia of children, associated with fundamental disturbances of bone and pigment metabolism (COOLEY-V. JAKSCH). Amer. J. Dis. Childr. 44, 336 (1932). — Mediterranean disease — Thalassemia. (Erythroblastic anemia of COOLEY.) J. of Pediatr. 9 II, 279 (1936). — WHITCHER, B. R.: Erythroblastemia of infants. (V. JAKSCH disease.) Amer. J. med. Sci. 179, 236 (1930). — WOLLSTEIN, M. and K. V. KREIDEL: Familial hemolytic anemia of childhood — V. JAKSCH: Amer. J. Dis. Childr. 39, 115 (1930).

Fetale Blutkrankheiten.

Abbott, K. H. and F. F. Abbott: Idiopathic anemia of the new-born. Amer. J. Dis. Childr. **49**, 725 (1935).

Baar-Stransky: Die klinische Hämatologie des Kindesalters. Wien: Franz Deutike 1928. — Bauer: Anämie bei einem eineiigen Zwilling. (Vorläufiger Sitzungsbericht.) Mschr. Kinderheilk. **70**, 156 (1937). — Latente und manifeste Anämie bei eineiigen Zwillingen. Dtsch. med. Wschr. **1937 I**, 776. — Bernheim-Karrer: Über Icterus gravis beim Neugeborenen. Z. Kinderheilk. **58**, 105 (1937). — Bernheim-Karrer u. Grob: Zur Prophylaxe des Icterus neonatorum gravis. Z. Kinderheilk. **50**, 672 (1931). — Blechmann, G. et P. P. Lévy: Rev. méd.-chir. Mal Foie etc. **10**, 433 (1935). Zit. nach Ylppö. — Bonar and Smith: Anemia in the new-born. Amer. J. Dis. Childr. **45**, 594 (1933). — Brandenberg: Anämie bei Neugeborenen. Nord. med. Tidskr. **1936**, 1919. — Brown, Morrison and Meyer: Anemia of the new-born without erythroblastosis. Amer. J. Dis. Childr. **48**, 335 (1934).

Creveld, van et Heybroek: Anémie de la mère et de l'enfant. Rev. franç. Pédiatr. **11**, 365 (1935).

Diamond, Baty and Blakfan: Erythroblastosis fetalis. J. of Pediatr. **1**, 269 (1932).

Eichelbaum, H. R.: Über die Erythroblastose (Hydrops congenitus) der Neugeborenen und ihre Beziehung zum Icterus neonatorum. Arch. Gynäk. **119**, 149 (1923).

Fanconi, G.: Die primären Anämien und Erythroblastosen im Kindesalter. Mschr. Kinderheilk. **68**, 129 (1937).

Gelston and Sappington: Primary anemia in the newborn. Amer. J. Dis. Childr. **39**, 807 (1930). — Gierke, E. v.: Über fetale Erythro-Leukoblastose. Virchows Arch. **275**, 330 (1929). — Über fetale Blutkrankheiten. Klin. Wschr. **1931 II**, 2295. — Guglielmo, di: Le eritremie. Haematologica (Palermo) **17**, Fasc. VI (1936).

Hilgenberg, F.: Beitrag zur Frage des familiären, habituellen Icterus gravis neonatorum. Mschr. Geburtsh. **70**, 261 (1925). — Hoffmann, W. u. M. Hausmann: Icterus neonatorum gravis, Folgezustände und Pathogenese. Mschr. Kinderheilk. **33**, 193 (1926). — Honecker, L.: Die erbbiologische und praktische Bedeutung der fetalen Blutkrankheiten. Arch. Gynäk. **157**, 604 (1934). — Hotz: Über schwere Anämie bei Neugeborenen. Schweiz. med. Wschr. **1934 II**, 1047. — Huenekens: Anemia of the newborn. J. of Pediatr. **9**, 427 (1936).

Kleinschmidt: Icterus neonatorum gravis. Klin. Wschr. **1930 II**, 1951.

Lamy: Les anémies des nourissons. Rev. méd.-soc. Enf. **4**, 1 (1936). — Lange, C. de: Angeborener Ikterus bei normal gebildeten Gallenwegen. Jb. Kinderheilk. **114**, 15 (1926). — Icterus familiaris gravior und Hydrops foetalis cum Erythro-leukoblastosi. Acta pediatr. (Stockh.) **13** (1932). — Weiterer Beitrag zur Kenntnis des Icterus familiaris gravior. Jb. Kinderheilk. **142**, 253 (1934). — Kernikterus (Orth-Schmorl) mit und ohne Erythroblastose. Jb. Kinderheilk. **145**, 273 (1935). — Lange, C. de u. Arntzenius: Über Icterus familiaris gravis. Nederl. Tijdschr. Geneesk. **1928**, 5276. — Icterus familiaris gravior und Hydrops congenitum univers. foet. Jb. Kinderheilk. **124**, 1 (1929). — Lehndorff, H.: Anaemia neonatorum. Erg. inn. Med. **52**, 611 (1937) (Lit.). — Lelong, M.: Les hémopathies congénitales avec erythroblastose. Paris méd. **1937 II**, 59.

Macklin: Erythroblastosis foetalis. A study of its mode of inheritance. Amer. J. Dis. Childr. **53**, 1245 (1937). — McNiel: Primary anemia in the new-born. Edinburgh med. J. **37**, 175 (1930). — Mannheimer: Case of anemia in the newborn. Acta paediatr. (Stockh.) **52**, 52 (1932). — Marchand: Anscheinend familiäre Erkrankung der blutbildenden Organe. Münch. med. Wschr. **1907 I**, 636.

Obrador, A. R. y E. P. Martinez: Blutstudien bei drei Fällen von eineiigen Zwillingen (span.). An. med. int. **3**, 597 (1934). — Opitz: Erkrankungen des Blutes und der blutbereitenden Organe. Pfaundler-Schlossmanns Handbuch der Kinderheilkunde, Bd. 1. 1931.

Pache, H. D.: Die Erythroblastose der Neugeborenen als Familienkrankheit. Z. Kinderheilk. **59**, 73 (1937). — Pasachoff and Wilson: Congenital anemia of the new-born. Necropsy and review of the literature. Amer. J. Dis. Childr. **42**, 111 (1931). — Association of universal edema of the fetus and congenital anemia of the newborn. Amer. J. Dis. Childr. **49**, 411 (1935). — Congenital anemia of the newborn. Amer. J. Obstetr. **29**, 415 (1936). — Péhu et Noël: Sur les anémies du nouveau-né. Sang **11**, 445 (1937). — Péhu, M., R. Noël and A. Brochier: Recent cases of grave familial icterus of the newborn. Rev. franç. Pédiatr. **13**, 565 (1938). — Pritchard and Smith: Case of severe anemia in the newborn infant. Arch. Dis. Childh. **6**, 325 (1931).

Ross, S. G. and T. R. Waugh: Certain types of icterus gravis. Amer. J. Dis. Childr. **51**, 1059 (1936).

Salomonson, L.: Über fetale Erythro-Leukoblastose. Z. Kinderheilk. **51**, 181 (1931). — Erythroblastosis neonatorum temporaria. Acta pediatr. (Stockh.) **18**, 357 (1936). — Saxl, O.: Icterus gravis und kongenitale Anämie. Jb. Kinderheilk. **148**, 271 (1937). — Schleussing:

Beitrag zu den sogenannten Anämien der Neugeborenen. Verh. dtsch. path. Ges. **21**, 371 (1926). — SCHULZ, H.: Knochensystemstudien bei Hydrops foetus universalis. Mschr. Geburtsh. **96**, 36 (1933). — SEGAR and STÖFFLER: Anemia of the new-born in three successive siblings. J. of Pediatr. **1**, 485 (1932). — SORRENTINO: Un caso di mielosi eritoleucemia a tipo megaloblastico in un lattante. Pediatria **38**, 441 (1930). — STRANSKY, E.: Beiträge zur klinischen Hämatologie im Säuglingsalter. Z. Kinderheilk. **39** (1925). — Über die primäre Anämie der Neugeborenen. Z. Kinderheilk. **51**, 229 (1931).

THOENES, F.: Über Icterus neonatorum gravis. Mschr. Kinderheilk. **65**, 225 (1936). — THURLOW, M. M.: Erythroblastosis foetalis. A study of its mode of inheritance. Amer. J. Dis. Childr. **53**, H. 5 (1937).

VELDHUYSEN: Over congenitale Anaemieën. Mschr. Kindergeneesk. **4**, 197 (1935). — VOGT, E.: Vitamin C und Fortpflanzung. Jkurse ärztl. Fortbildg **27**, 1 (1936). — VOLHARD, E.: Über die hämatogene Hyperbilirubinämie und den hämato-hepatogenen Ikterus der Neugeborenen. Erg. inn. Med. **37**, 465 (1930).

WINTROBE and SHUMACKER: Comparison of hematopoiesis in the fetus and during recovery from pernicious anemia; together with a consideration of the relationship of fetal hematopoiesis to macrocytic anemia of pregnancy and anemia in infants. J. clin. Invest. **14**, 837 (1935).

YAGUDA, A.: Erythroblastosis in the newborn and in early childhood. Amer. J. clin. Path. **5**, 266 (1935). — YLPPÖ, A.: Zum Entstehungsmechanismus der Blutungen bei Frühgeburten und Neugeborenen. Z. Kinderheilk. **38**, 32 (1924). — Pathologie der Frühgeburt und des Neugeborenen. Mschr. Kinderheilk. **65**, 174 (1936). — Über die Pathologie und Mortalität der Frühgeburten und Neugeborenen (Übersichtsref.). Mschr. Kinderheilk. **69**, 407 (1937).

Konstitutionelle familiäre perniziosaartige Kinderanämie (FANCONI).

FANCONI, G.: Familiäre infantile perniciosaartige Anämie. (Perniziöses Blutbild und Konstitution.) Jb. Kinderheilk. **117**, 257 (1927).

LEEUWEN, H. C. VAN: Ein Fall von „konstitutioneller infantiler perniciosaähnlicher Anämie" (FANCONI). Fol. haemat. (Lpz.) **49**, 434 (1933).

UEHLINGER, E.: Konstitutionelle infantile (perniciosaartige) Anämie. Klin. Wschr. **1929 II**, 1501.

WEIL, P. ÉMILE: Myélose aplasique infantile familiale avec malformations et troubles endocrines. Contribution à l'étude du syndrome de FANCONI, Sang **12**, 369 (1938).

Perniziöse Anämie.

ASKANAZI, W.: Die pathologische Anatomie bei Anämien. Vortr. internat. Kongreß geogr. Path. Stockholm 1937.

BARTLETT, J. C.: Family pernicious anemia with report of cases. J. amer. med. Assoc. **60**, 176 (1913). — BECART, A.: Maladie de BIERMER (anémie pernicieuse, Addison anemia). Rev. Méd. **1936**, 313. — BECKER, G.: Über die Behandlung der Botriocephalusanämie mit Leber und mit Leberpräparaten und mit Magenpräparat. Acta med. scand. (Stockh.) **75**, 227 (1931). — BEEBE, R. T. and G. E. LEWIS: The maintenance dose of potent material in pernicious anemia. Amer. J. med. Sci. **181**, 796 (1931), — BINSWANGER, M.: Zur Kenntnis der BIERMERschen Anämie. (Auf Grund von 230 Fällen.) Z. klin. Med. **105**, 249 (1927). — BIRKELAND, I. W.: „Botriocephalus anemia", Diphyllobothrium latum and pernicious anemia. Medicine **1932**, 1. — BORGBJOERG, A. u. M. C. LOTTRUP: Blutuntersuchungen bei der Achylie, speziell mit Rücksicht auf die perniziöse Anämie. Acta med. scand. (Stockh.) **72**, 535 (1929). — BOROS, J. v.: Über Größe, Volumen und Form der menschlichen Erythrocyten und deren Zusammenhang. Wien. Arch. inn. Med. **14**, 219 (1927). — BOROWANSKÁ-FELKLOWÁ: Familiäres Bild der perniziösen Anämie. Čas. lék. česk. **1928**, H. 24. — BRAMWELL, B.: Anemia and some of the diseases of the blood-forming organs and the ductless glands. Edinburgh and London 1899, p. 56. — BREMER, F. W.: Zentralnervensystem und perniziöse Anämie. Erg. inn. Med. **41**, 150 (1931). — Über die Pathogenese der perniziösen Anämie. Klin. Wschr. **1932 II**, 1657. — Spezielle Erbpathologie: Perniziöse Anämie. Erbarzt **1**, 17 (1934). — BROWN, M. R.: The pathology of the gastro-intestinal tract in pernicious anemia and subacute combined degeneration of the spinal cord. New England J. Med. **210 I**, 473 (1934).

CABOT, R. C.: Pernicious anemia in a system of medicine. OSLER and MCCRAE: Modern Medicine, Ed. 1, Vol. 4, p. 612. 1908. — CACCINI, M. V.: Trois cas d'anémia pernicieuse essentielle dans une même famille. Ref. Semaine méd. **1900**, 345. — CARR, J. G.: Pernicious anemia. A study of one hundred and forty-eight cases. Amer. J. med. Sci. **160**, 737 (1920). — CASTLE, W. B.: Observations on the etiological relationship of achylia gastrica to pernicious anemia. Amer. J. med. Sci. **178**, 748 (1929). — The etiology of pernicious and related macrocytic anemias. Science (N. Y.) **82**, 159 (1935). — CASTLE, W. B. and T. H. HAM: Observations on the etiological relationship of achylia gastrica to pernicious anemia. J. amer. med.

Assoc. **107**, 1456 (1936). — CHEVALLIER, P., FR. MONTIER etc.: Bull. Soc. méd. Hôp. Paris III. s. **50**, 1606 (1934). — CONNER, H. M.: Hereditary aspect of achlorhydria in pernicious anemia. J. amer. med. Assoc. **94**, 606 (1930). — Coexistence of pernicious anemia and lesions of the gastrointestinal tract. Ann. int. Med. **7**, 89 (1933). — CURSCHMANN, H.: Die Spinalerkrankung als frühzeitiges Symptom der perniziösen Anämie. Med. Klin. **1920 II**, 969.

DAVIDSON, L. S. P.: L'anémie pernicieuse. Recherches expérimentales et cliniques. Sang **3**, 277 (1929). — DECASTELLO, A.: Über familiäre perniziöse Anämie. Wien. klin. Wschr. **1923 I**, 258. — DORST, S. E.: Familial pernicious anemia. A discussion of an unusual group of cases with a consideration of achlorhydria as the dominant etiologic factor. Amer. J. med. Sci. **172**, 173 (1926). — DROOGLEEVER, A. B.: Inheritance of harelip and cleft palata in man. Genetica ('s Gravenhage) **17**, 349 (1935). — DUBLIN, L. I. and A. J. LOTKA: Twenty-five years of health progress. p. 533. New York: Metropolitan Life Insurance Co. 1937.

EASON, J.: An inquiry regarding the age and sex incidence of pernicious anemia. Edinburgh med. J. **25**, 389 (1920). — ELLIOTT, CH. A. and A. B. KANAVEL: Splenectomy for hemolytic icterus. Surg. etc. **21 II**, 21 (1915).

FABER, K.: Achylia gastrica mit Anämie. Med. Klin. **1909 II**, 1310. — FABER, K. and H. C. GRAM: The association of achylia and anemia of different types in three members of the same family and the behaviour the colour index in pernicious anemia. Arch. int. Med. **34**, 827 (1924). — FABER, K. u. A. NYFELDT: Anämie und Intestinaltractus. Erg. Med. **11**, 273 (1928). — FILO, E.: Über die Schwangerschaftsperniciosa. Fol. haemat. (Lpz.) **44** (1931) 446. — FRANK, H.: Erblichkeit der Anaemia perniciosa und Beobachtung an eineiigen Zwillingen. Dtsch. Arch. klin. Med. **175**, 96 (1933). — FRIEDLANDER, R. D.: The racial factor in pernicious anemia: A study of 500 cases. Amer. J. med. Sci. **187**, 634 (1934).

GÄNSSLEN, M.: Der derzeitige Stand unserer Kenntnis von der perniziösen Anämie und ihrer Behandlung. Med. Welt **1932 II**, 1633 (Lit.). — GIFFIN, H. Z. and J. P. BOWLER: Diseases which may be associated with pernicious anemia. Minnesota Med. **6**, 13 (1923). — GILBERT et E. WEIL: L'anémie pernicieuse familiale. Semaine méd. **1910**, 574. — GILFORT, H.: ADDISON's anaemia. Lancet **1923 I**, 64. Zit. nach CONNER. — GRAM, K. C. v: Die Ätiologie und Pathogenese der perniziösen Anämie. Ugeskr. Laeg. (dän.) **88**, 79 (1926). — Further observations on a family showing many cases of pernicious anemia. Acta med. scand. (Stockh.) **1929**, 106. — A study of development of pernicious anemia. Fol. haemat. (Lpz.) **39**, 461 (1930). — GRANADY, J. T. W.: Pernicious anemia in Negro with report of four cases. J. Nat. Med. Amer. **29**, 9 (1937). — GÜNTHER, H.: Die klinische Bedeutung der Ellipsenform der Erythrocyten. Dtsch. Arch. klin. Med. **162**, 215 (1928). — GULLAND and GOODALL: The blood: A guide to its examination and to the diagnosis and treatment of its diseases. 3rd Ed. p. 126. 1925 (Monogr.). — GUTZEIT, K.: Die Gastroenteritis und ihre Folgeerscheinungen. Münch. med. Wschr. **1932 II**, 1591, 1830.

HANGARTER, W. u. H. WOLBERGS: Erbliche Disposition bei perniziöser Anämie. Erbarzt **1936**, H. 12, 177. — HANSEN, O.: The decrease in mortality from pernicious anaemia in Norway. Acta med. scand (Stockh.) Suppl. **90**, 436 (1938). — HARING, W.: Magenpolypen und perniziös-anämisches Syndrom. Fortschr. Röntgenstr. **45**, 521 (1932). — HEATH, C. W.: The interrelation of pernicious anemia and idopathic hypochromic anemia. The study of a family in which both conditions occured singly and combined. Amer. J. med. Sci. **185** (1933). — HEUDORFER: Untersuchungen über die Konzentration des Blutserums bei Anämien und Blutkrankheiten. Z. klin. Med. **79**, 103 (1914). — HOFF, F.: Beobachtungen bei perniziöser Anämie. Dtsch. Arch. klin. Med. **155**, 235 (1927). — Blutpathologie und Magensekretion sowie ihre erbpathologischen Beziehungen. Münch. med. Wschr. **1935 I**, 531, 580. — HOFF, F. u. H. SAUERSTEIN: Botriocephalusanämie. Klin. Wschr. **1936 I**, 131. — HORSTERS, H. u. W. KROHN: Über Vererbung und Erbgebundenheit der Blutgruppen bei Anaemia gravis. Dtsch. Arch. klin. Med. **173**, 271 (1932). — HURST, A. F.: Guy's Hosp. Rep. **76**, 287 (1926). Zit. nach WILKINSON u. BROCKBANK. — The pathogenesis, prophylaxis and treatment of pernicious anemia. Brit. med. J. **1927**, 676. — Guy's Hosp. Rep. **80**, 244 (1930).

JEDLICKA u. BERANEK: Das neutrophile Blutbild bei der perniziösen Anämie. Fol. haemat. (Lpz.) **34 I**, 210 (1927). — JOHANNESSOHN: Perniziöse Anämie bei 2 Brüdern. Dtsch. med. Wschr. **1925 II**, 1953. — JUNG, F. A. R.: Die Häufigkeit und Erblichkeit von Magen-Darmbefunden in Familien. Arch. Verdgskrkh. 8, 86 (1902).

KASSNER: Zur Frage des Vorkommens von Ulcus und Krebs bei perniziöser Anämie. Vortr. internat. Kongreß geogr. Path. Stockholm 1937. — KAUFMANN, O. u. K. THIESSEN: Zur Erbbiologie der perniziösen Anämie. Z. klin. Med. **136**, 474 (1939). — KLEIN, A.: Zur Ätiologie der sekundären perniziösen Anämie. Wien. klin. Wschr. **1891 I**, 721. — KUHN, A.: Über das familiäre und konstitutionelle Moment in der Ätiologie der Anaemia perniciosa. Inaug.-Diss. München 1934.

LENHARTZ, H.: Diagnostische und therapeutische Erwägungen bei der perniziösen Anämie. Münch. med. Wschr. **1930 I**, 669. — LEVINE, S. A. and W. S. LADD: Pernicious anemia. A clinical study of 150 consecutive cases with special reference to gastric anacidity. Bull. Hopkins Hosp. **33**, 254 (1921). — LICHTENSTEIN, K.: Über die Disposition zur perniziösen Anämie. Krkh.forsch. **6**, 195 (1928). — LIEPELT, A.: Über familiäre Spinalerkrankung bei familiärer BIERMERscher Anämie. Dtsch. Z. Nervenheilk. **90**, 201 (1926).

MACLACHLAN and KLINE: The occurence of anemia in four generations. Amer. J. med. Sci. **172**, 533 (1926). — MARTIUS, FR.: Achylia gastrica und perniziöse Anämie. Med. Klin. **1916 I**, 481. — MATTHES, M.: Über die HUNTERsche Glossitis bei perniziöser Anämie. Verh. dtsch. Kongreß inn. Med. **30**, 290 (1913). — McGOWAN, I. P.: Pernicious anemia. Some considerations in regard to its nature and pathogenesis. Edinburgh med. J. **42**, 293 (1935). — MEULENGRACHT, E.: Fünf Fälle von perniziöser Anämie in einem Geschlecht. Fol. haemat. (Lpz.) **28**, 217 (1923). — Die Bedeutung und Anwendung des Erblichkeitslehre bei der Erkennung von Krankheitsursachen. Ugeskr. Laeg. (dän.) **86**, 1 (1924). — The hereditary factor in pernicious anemia. Amer. J. med. Sci. **169**, 177 (1925). — Erblichkeit und perniziöse Anämie. Fol. haemat. (Lpz.) **32**, 300 (1926). — Pernicious anemia in intestinal stricture. Acta med. scand. (Stockh.) **72**, 231 (1929). — MEULENGRACHT, E. and S. J. HARTFALL: ADDISON's (pernicious) anemia and GRAVE's disease. Guy's Hosp. Rep. **84**, 25 (1934). — MEYER: Die Bedeutung früherer Erkrankungen für das Entstehen der perniziösen Anämie und das Schicksal der Kranken mit perniziöser Anämie. Diss. Frankfurt a. M. 1937. — MICHELI, F.: Achilia gastrica e anemie. Arch. ital. Mal. Appar. diger. **3**, 528 (1935). — MONTGOMERY, E. W.: Studies in pernicious anemia. I. The outstanding clinical problem and the geographical distribution in Western Canada. Canad. med. Assoc. J. **16 I**, 244 (1926). — MORRIS and FALCONER: Familial blood discrasias. Arch. int. Med. **34**, 757 (1924). — MOSCHEOWITZ, E.: The relation of achlorhydria to pernicious anemia. Arch. int. Med. **48**, 171 (1931). — MURPHY, W. P.: Pernicious anemia. Med. Clin. N. Amer. **1**, 333 (1937). — MURPHY, W. P. and J. HOWARD: An analysis of the complications occuring in a series of patients with pernicious anemia. Rev. Gastroenterol. (Boston) **3**, 98 (1936). — MUSTELIN, O.: Erblichkeit und perniziöse Anämie. Acta med. scand. (Stockh.) **56**, 411 (1922).

NAEGELI, O.: Ist die perniziöse BIERMERsche Anämie eine konstitutionelle Krankheit? Fol. haemat. (Lpz.) **34**, 1 (1927). — Über perniziöse Anämie. Neuere Auffassungen und therapeutische Beobachtungen. Jkurse ärztl. Fortbildg **19**, 19 (1928). — Wesen und Begriffsfassung der perniziösen Anämie. Rev. belge Sci. méd. **3**, 524 (1931). — Über die Entstehung und Behandlung der Anämien. Wien. klin. Wschr. **1935 I**, 225. — Die Beziehungen des Magen-Darmkanals zur Blutbildung und zur Entstehung von Anämien. Helvet. med. Acta **3**, 581 (1936). — Die Anämien und ihre geographische Verbreitung. Internat. Kongreß geogr. Pathol. Stockholm 1937. (Vortr. STAEHELIN.) — NEUBURGER, J.: Über das familiäre und konstitutionelle Moment in der Ätiologie der Anaemia perniciosa. Dtsch. med. Wschr. **1925 II**, 1557. — Das konstitutionelle Moment der perniziösen Anämie. Morbus Biermer und Carcinom. Med. Klin. **1927 I**, 173. — NONNE: Sitzgber. Ärztl. Ver. Hamburg. Münch. med. Wschr. **1896 I**, 329. — Über Rückenmarksuntersuchungen bei letaler Anämie; Vergleichung derselben mit den Rückenmarksveränderungen bei Sepsis und im Senium (Sitzgsber.) Dtsch. med. Wschr. **1899 I**, 228.

OESTREICH, C.: Über die Häufung der Fälle von Anaemia perniciosa, ihre Ursachen und einige prinzipielle Gesichtspunkte. Krkh.forsch. **2**, 389 (1926). — OLIVER, TH. A. and J. F. WILKINSON: Quart. J. Med. **1933 II**, 431.

PANTON, P. N., M. A. G. JONES and G. RIDDOCH: Lancet **1924 I**, 529. — PASCHKIS, K.: Zur Erbbiologie der Blutkrankheiten. II. Mittl. Die Anaemia perniciosa. Wien. Arch. inn. Med. **28**, 125 (1936). — PATEK, A. J.: Family pernicious anemia. J. amer. med. Assoc. **12**, 1315 (1911).

QUECKENSTEDT, J.: Die perniciöse Anämie. Dtsch. med. Wschr. **1913 II**, 1143.

RIDDER, O.: Achylia gastrica und familiäres Vorkommen von Blutkrankheiten, insbesondere Anaemia perniciosa. Münch. med. Wschr. **1936 I**, 138. — RILEY: Bull. Battle Greek san. a. hosp. Clin. **18**, 195 (1922). Zit. nach CONNER. — ROTH, O.: Zur Kenntnis der perniziösen Anämie. Z. klin. Med. **79**, 266 (1914).

SCHAUMANN, O.: Botriocephalus Anaemie. Berlin 1894. Monographie. — Welche Rolle spielt das konstitutionelle Moment in der Pathogenese der Botriocephalusanämie? Dtsch. med. Wschr. **1910 II**, 1218. — Über das familiäre Auftreten von perniziöser Anämie. Finska Läk.sällsk. Hdl. **60**, 526 (1918). — Perniziöse Anämie und innere Konstitution. Z. angew. Anat. **6**, 258 (1920). — SCHAUMANN, O. u. F. SALTZMANN: In SCHITTENHELM: Die Krankheiten des Blutes und der blutbildenden Organe, Bd. II. 1925. — SCHEIDEL, H.: Über das Vorkommen, die Ätiologie, die Symptomatologie und den Verlauf der perniziösen Anämie. Münch. med. Wschr. **1933 I**, 302. — SCHILLING, V.: Die Zunahme der perniziösen Anämie. Med. Klin. **1927 I**, 426. — SCHNEIDER, J. P. and J. B. CAREY: The clinical significance of primary achlorhydria. J. amer. med. Assoc. **91 II**, 1763 (1928). — SCHROLL: „Pseudo-Sprue". Ugeskr. Laeg. (dän.) **88**, 276 (1926). Zit. nach CONNER. — SCHULTEN, H.:

Über die essentielle hypochrome Anämie (achylische Chloranämie) und ihre Beziehungen zur perniziösen Anämie. Münch. med. Wschr. **1932 I**, 665. — Zur Klinik der essentiellen hypochromen Anämie. Münch. med. Wschr. **1935 I**, 697. — Sinkler and Eshner: Three cases of essentiell anemia in one family. Amer. J. med. Sci. **112**, 287 (1896). — Strandell, B.: Perniciosus anemia. A study of 117 cases. Acta med. scand. (Stockh.) **48**, Suppl. 5 (1931). — Akute Mikromyelocytenleukämie und perniziöse Anämie in derselben Familie. Acta med. scand. (Stockh.) **87**, 557 (1936). — Perniziöse Anämie und Krebs. Vortr. internat. Kongreß geogr. Path. Stockholm 1937. — Strandell, B. and R. Lemming: Pernicious anemia and myelocytic leucemie in two brothers. Acta med. scand. (Stockh.) **75**, 21 (1931). — Strauss, H.: Achylia gastrica und Anaemia perniciosa. Arch. Verdgskrkh. **43**, 450 (1928). — Stub, O.: The death-rate of pernicious anemia in Norway. Acta med. scand. (Stockh.) Suppl. **59**, 162 (1934).

Tempka, T.: Das Problem der Biermerschen perniziösen Anämie als klinische Einheit. Wien. med. Wschr. **1935 I**, 85, 116, 148. — Thiele, W.: Perniziöse Anämie und Magencarcinom unter besonderer Berücksichtigung ihres familiären Auftretens. Klin. Wschr. **1936 I**, 921. — Tscherning, R.: Biermersche Anämie bei 3 Geschwistern. Dtsch. med. Wschr. **1922 II**, 1545. — Biermersche Anämie bei 3 Geschwistern. Dtsch. med. Wschr. **1926 II**, 707.

Ungley, C. C. and M. M. Suzman: Subacute combined degeneration of the cord: Symptomatology and effects of the liver therapy. Brain **52**, 271 (1929).

Valdos, Ch. et E. Bondarenko: Étiologie et pathogénie de l'anémie de Biermer. Sang **8**, 369 (1934). — Vanzant, Fr. R., W. C. Alvarez, G. B. Eusterman, H. S. Dunn and J. Berkson: The normal range of gastric acidity from youth to old age. Arch. int. Med. **49**, 345 (1932). — Vedder, A.: Zur Pathogenese der perniziösen Anämie. (Addison-Biermersche Krankheit.) Erg. inn. Med. **38**, 272 (1930).

Waugh, Th. R.: Pernicious anemia in an individual with familial hemolytic jaundice. Fol. haemat. (Lpz.) **53**, 291 (1935). — Weil, E. P.: Die Konstitution bei perniziöser Anämie und aplastischen Knochenmarkskrankheiten. Vortr. internat. Kongreß geogr. Path. Stockholm 1937. — Le terrain morbide dans le Biermer et les états d'aplasie médullaire. Sang **11**, 783 (1937). — Weinberg, F.: Achylia und perniziöse Anämie. Dtsch. Arch. klin. Med. **126**, 447 (1918). — Der Blutbefund bei der konstitutionellen Achylia gastrica. Z. angew. Anat. **6**, 289 (1920). — Weitz, W.: Über Erblichkeit bei essentieller hypochromer Anämie. Erbarzt **1934**, 103. — Perniziöse Anämie. Die Vererbung innerer Krankheiten, S. 87. Stuttgart: Ferdinand Enke 1936. — Werner, M.: Über die Erblichkeit der perniziösen Anämie auf Grund von klinischen Untersuchungen in 57 Sippen. Verh. dtsch. Ges. inn. Med. **50**, 303 (1938). — Wilkinson and Brockbank: The importance of familial achlorhydria in the aetiology of pernicious anemia. Quart. J. Med. **24**, 219 (1931). — Willson, R. N.: The spinal cord in pernicious anemia with the report of an interesting case of family involvement. J. amer. med. Assoc. **59**, 767 (1912). — Willson, R. N. and F. A. Evans: An analysis of the clinical histories of patients with pernicious anemia in the Johns Hopkins Hosp. from 1918—1922 inclusive. Bull. Hopkins Hosp. **35**, 38 (1924). — Winternitz, L.: Su i fattori eriditari nella genesi delle malattie del sangue con particolare riguardo all'anemia perniciosa. Haematologica (Pavia) **13 I**, 169 (1932). — Wintrobe and Beebe: Idiopathic hypochromic anemia. Medicine **12**, 187 (1933). — Witts, L. J.: Simple achlorhydric anemia. Guy's Hosp. Rep. **80**, 253 (1930).

Zadek, J.: Frühstadium kryptogenetischer perniziöser Anämie. Berl. klin. Wschr. **1921 II**, 1213. — Laboratoriumsbefunde bei perniziöser Anämie. Z. klin. Med. **103**, 646 (1926).

Chlorose.

Adamson, J. D. and F. H. Smith: Chronic chlorosis. Canad. med. Assoc. J. **24**, 793 (1931). — Alder, A.: Über Spätformen der Chlorose. Fol. haemat. (Lpz.) **52**, 384 (1934). — Allbutt, T. C.: A system of Medicine, 2nd Ed., Vol. V, p. 681. London: Macmillan & Co. 1909. — Arneth, J.: Parallel laufende Magensaft- und Blutuntersuchungen bei der Chlorose. Dtsch. med. Wschr. **1906 I**, 666. — Aubertin, M. Ch. et M. Monquin: Chloro-anémies. Nouveau traité méd. **9**, 3 (1927).

Beckert, W.: Ein Beitrag zum Vorkommen der Chlorose beim männlichen Geschlecht. Münch. med. Wschr. **1938 I**, 823. — Beutler, A.: Zur Kenntnis der innersekretorischen Zusammenhänge bei Chlorose. Fol. haemat. (Lpz.) **29**, 121 (1923). — Bloomfield, A. L.: Relation between hypochromic anemia and chlorosis. Arch. int. Med. **50**, 328 (1932). — Brugsch, Th.: Chlorose. Lehrbuch der inneren Medizin, Bd. I, S. 796. 1930. — Bürger, M.: Die sekundäre Anämie, Chlorose. Handbuch der Krankheiten des Blutes und der blutbildenden Organe, Bd. II, S. 1. Berlin: Julius Springer 1925.

Campbell. J. M. H.: Chlorosis: A study of the Guy's Hospital cases during the last 30 yaers. Guy's Hosp. Rep. **73**, 247 (1923). — Chevalier, Colin, Gorse et Ély: Deux cas de Chlorose érythroblastique de la première enfance. Sang **10**, 102 (1936).

DAVIDSON, L. S. P., H. W. FULLERTON and R. M. CAMPBELL: Nutritional iron-deficiency anemia. Brit. med. J. **1935 II**, 195.

FABER, K.: Achylia gastrica mit Anämie. Med. Klin. **1909 II**, 1310. — FILO, E.: Čas. lék. česk. **1932**, Nr 16. Zit. nach BECKERT.

GRAWITZ: Klinische Pathologie des Blutes, 1911. Zit. nach BECKERT.

HEILMEYER, L.: Über die Pathogenese der echten Chlorose. Dtsch. Arch. klin. Med. **182**, 150 (1938). — HOESSLIN, H. v.: Zur Abnahme der Chlorose. Münch. med. Wschr. **1926 I**, 853. — HOFFMANN, A.: Das Seltenerwerden der Chlorose. Münch. med. Wschr. **1925 II**, 1630.

IMMERMANN, H.: Chlorose. Bleichsucht. In v. ZIEMSSEN: Handbuch der speziellen Pathologie und Therapie, S. 131, 523. Leipzig: F. C. W. Vogel 1875.

JAGIĆ, N. v.: Zur Pathogenese und Symptomatologie der Chlorose. Med. Klin. **1915 I**, 69.

KOTTMANN, K.: Über innere Sekretion und Autolyse. Bl. Schweiz. Ärzte **40**, 1129 (1910).

LAACHE, S.: Krankheiten des Blutes. W. EBSTEIN u. I. SCHWALBE: Handbuch der praktischen Medizin, Bd. II, S. 21. 1900.

MCCANN, W. S. and J. DYE: Chlorotic anemia with achlorhydria, splenomegaly and small corpuscular diameters. Ann. int. Med. **4**, 918 (1931). — MORAWITZ, P.: Pathologie und Therapie der Chlorose und sekundäre Anämien. Münch. med. Wschr. **1922 I**, 937. — MORAWITZ, P. u. G. DENECKE: Blut und Blutkrankheiten. MOHR u. STAEHELINS Handbuch der inneren Medizin, Bd. 4/I, S. 139. 1926. — MORRIS, L. M. and E. H. FALCONER: Familial blood dyscrasias. Arch. int. Med. **34**, 757 (1924).

NAEGELI, O.: Über die Konstitutionslehre in ihrer Anwendung auf das Problem der Chlorose. Dtsch. med. Wschr. **1918 II**, 841. — Über den Antagonismus von Chlorose und Osteomalazie als Hypogenitalismus und Hypergenitalismus. Münch. med. Wschr. **1918 I**, 609. — Über die Entstehung und Behandlung der Anämien. Wien. klin. Wschr. **1935 I**, 225. — Blutkrankheiten und Blutdiagnostik, 5. Aufl., S. 306. — NOORDEN, K. v.: Die Bleichsucht. H. NOTHNAGELS Spezielle Pathologie und Therapie, Bd. VIII, S. 1. 1909 (Lit.).

OLEF, J.: Chlorosis. Ann. int. Med. **10**, 1654 (1937). — OERUM, H. P. T.: Quantitative Blutuntersuchungen. Dtsch. Arch. klin. Med. **93**, 356 (1908).

PATEK, J. jr. and C. W. HEATH: Chlorosis. J. amer. med. Assoc. **106**, 1463 (1936). — PAULSEN, J.: Beobachtungen an eineiigen Zwillingen. Arch. Rassenbiol. **17**, 165 (1925/26). — POLLITZER, H.: Typen der Regeneration und Degeneration des Blutes bei Anämien. Z. klin. Med. **75**, 367 (1912).

ROSENBACH: Die Entstehung und hygienische Behandlung der Bleichsucht. Leipzig: C. G. Naumann 1892.

SCHAUMANN, O.: Die abnehmende Chlorosefrequenz und ihre etwaigen Ursachen. Acta med. scand. (Stockh.) **3**, Suppl., 246 (1921). — SCHMITT, A.: Über Störungen der inneren Sekretion bei Chlorose. Münch. med. Wschr. **1914 I**, 1333. — SEILER, F.: Über „larvierte Chlorose". Korresp.bl. Schweiz. Ärzte **39**, 601 (1909). — STIEDA: Chlorose und Entwicklungsstörungen. Z. Geburtsh. **32**, 60 (1895). — STOCKMAN, R.: A summary of 63 cases of chlorosis. Edinburgh med. J. **45 I**, 413 (1895).

TZANCK, A. et A. DREYFUSS: Essai de classement des anémies. Sang **11**, 794 (1937).

WILLEBRAND, E. A. v.: Der Gesundheitszustand bei Personen, die früher an Chlorose gelitten haben. Acta med. scand. **3**, Suppl. 257 (1921). — WITTS, L. J.: Late chlorosis. Guy's Hosp. Rep. **81**, 205 (1931).

ZANDER: Zur Lehre von der Ätiologie, Pathogenie und Therapie der Chlorose. Virchows Arch. **84**, 177 (1881).

Essentielle hypochrome Anämie. (Achylische Chloranämie.)

ALLEN and MCCULLAGH: Simple achlorhydric anemia in children. Ulster med. J. (Belfast) Jan. **1932**. — ALTSCHULLER, G.: Sur la pathogénie de l'anémie hypochrome chronique, dite achilique. Acta med. scand. (Stockh.) **70**, 119 (1929).

BARROW, W. H.: The hereditary and familial factor in hypochromic anemia with achlorhydria. Ann. int. Med. **7**, 1135 (1934). — BODE, O. B. u. G. KRUMM: Die einfache achlorhydrische Anämie. Fol. haemat. (Lpz.) **46**, 226 (1932). — BODE, O. B. u. W. WEISSWANGE: Die einfache achlorhydrische Anämie. Dtsch. med. Wschr. **1932 II**, 1995. — BODE, O. B. u. H. HEYRODT: Die primäre hypochrome Anämie. Münch. med. Wschr. **1938 II**, 1306. — BRUGSCH: Lehrbuch der inneren Medizin, 3. Aufl. 1936. — BRUMM, P.: Achylische Chloranämie. Zbl. inn. Med. **57**, 257 (1936). — BUCHEM, F. P. S. VAN: Chloranämie mit Achylia gastrica. Nederl. Tijdschr. Geneesk. **1931 II**, 4408.

CHAUDRE, L.: L'anémie hypochrome chronique, dite idiopathique. Thèse de Strasbourg **1934**. — CHEVALLIER, P., ALAJOUANINE et W. STEWART: Syndrome neuro-anémique révélateur d'une anémie hypochrome achylique. Sang. **8**, 1005 (1934). — CHEVALLIER, P. et Z. ÉLY: La moelle osseuse dans l'anémie hypochrome achylique. Sang. **8**, 1012 (1934). — CHEVALLIER, P., Z. ÉLY et A. FIEHRER: Anémie hypochrome cryptogénétique de l'âge adulte (chlorose tardive d'Hayem). Sang 8, 365 (1934). — CHEVALLIER, P., FOUBERT et W. STEWART: Modifications des os chez une malade atteinte d'anémie hypochrome achylique avec syndrome neuro-anémique. Sang 8, 1008 (1934). — CORDA, D.: Anemia ipocromica achilica in bambina di sei anni. (Osservazioni cliniche e considerazioni patogenetiche.) Riv. Clin. pediatr. **23**, 704 (1935).

FABER, K.: Anämische Zustände bei der Achylia gastrica. Klin. Wschr. **1913 I**, 958. — Gastritis und Anämie. Münch. med. Wschr. **1932 I**, 164. — FABER, K. and H. C. GRAM: The association of achylia and anemia of different types in three members of the same family, and the behaviour of the colour index in pernicious anemia. Arch. int. Med. **34**, 658 (1924). — FORSGREN, E.: Über die Hypochylia und Achylia gastrica, ihre Behandlung und Komplikationen. Hygiea **99**, 705 (1937).

GOUNELLE, H. et L. CHAUDRE: L'anémie hypochrome chronique idiopathique. Sang 8, 1068 (1934). — GRAM, H. C.: A study of develoment of pernicious anemia. Fol. haemat. (Lpz.) **39**, 461 (1930). — GUIMARÃES, G.: Kindliche hypochrome Anämie vom Chlorosetyp, hartnäckig auf anti-anämische Therapie. Arch. Pediatr. (port.) **7**, 381 (1935). Ref. Zbl. Kinderheilk. **31**, 326 (1936).

FARTFALL, ST. J.: Some observations on achlorhydria and anemia. Brit. med. J. **1934**, Nr 3812, 136. — HOFF, X.: Blutpathologie und Magensekretion sowie ihre erbpathologischen Beziehungen. Münch. med. Wschr. **1935 I**, 531.

JAGIĆ u. KLIMA: Klinik und Therapie der Blutkrankheiten, 2. Aufl. 1934. — JENSEN, K.: Über essentielle hypochrome Anämie. Dtsch. med. Wschr. **1935 II**, 1550.

KAPP, H.: Zur Klinik und Pathogenese der essentiellen hypochromen Anämie. Helvet. med. Acta **1935 II**, 490. — KAZNELSON, P., F. REINMANN u. P. WEINER: Achylische Chloranämie. Klin. Wschr. **1929 I**, 1071.

LEHNHARTZ, H.: Diagnostische und therapeutische Erwägungen bei perniciöser Anämie. Münch. med. Wschr. **1930 I**, 669. — LUNDHOLM: Über die Erblichkeitsverhältnisse bei Anaemia hypochromica. essentialis (achylic et non achylic). Internat. Kongreß Stockholm 1937. — Über den Erbgang bei Anaemia hypochromica essentialis (achylia et non achylia). Acta med. scand. (Stockh.) Suppl. **89**, 157 (1938).

MASSOBRIO, E. e R. GIACCHERO: Contributo alla conoscenza dell'anemia ipocromica essenziale. Arch. Sci. med. **60**, 291 (1935). — MCCANN, W. S. and J. DYE: Chlorotic anemia with achlorhydria, splenomegaly and small corpuscular diameter. Ann. int. Med. **4 II**, 918 (1930/31). — MEULENGRACHT, E.: Simple achylic anemia. Acta med. scand. (Stockh.) 78, 387 (1932). — MICHELI: Arch. ital. Mal. Appar. diger. **3**, 528 (1935). — MILLS, E. S.: Idiopathic hypochromemia. Amer. J. med. Sci. **182**, 554 (1931).

NAEGELI, O.: Über die Entstehung und Behandlung der Anämien. Wien. klin. Wschr. **1935 I**, 225. — NOLEN, W.: Chlorosis chronica tarda cum achylia gastrica. (Ein Beitrag zur Kenntnis der Chlorose.) Geneesk. Bl. (holl.) **42**, 325 (1925).

PARSONS, L. G.: Remarks on the deficiency anemias of childhood. Brit. med. J. **1933 I**, 631.

RIDDER, O.: Achylia gastrica und familiäres Vorkommen von Bluterkrankungen, insbesondere Anaemia perniciosa. Münch. med. Wschr. **1936 I**, 138. — ROSEGGER, H.: Die achylische Chloranämie (KAZNELSON). Med. Welt **10 II**, 1499 (1936).

SCHEID, W.: Psychische Störungen im Verlauf der essentiellen hypochromen Anämie. Z. Neur. **157**, 304 (1937). — SCHINZ, F.: Achylische Chloranämie (KAZNELSON). Fol. haemat. (Lpz.) **54**, 33 (1935). — SCHULTEN, H.: Über die essentielle hypochrome Anämie (achylische Chloranämie) und ihre Beziehungen zur perniziösen Anämie. Münch. med. Wschr. **1932 I**, 665. — Über die essentielle hypochrome Anämie und verwandte Krankheitsbilder. Erg. inn. Med. **46**, 236 (1934). — Zur Klinik der essentiellen hypochromen Anämie. Münch. med. Wschr. **1935 I**, 697. — Über die essentielle (primäre) hypochrome Anämie. Münch. med. Wschr. **1938 II**, 1599. — SCHUR, M.: Über Eisenmangelanämien. Wien. Arch. inn. Med. **25**, 321 (1934). — SINGER, K.: Achylie und Anämie. Zur Kenntnis ihrer Beziehungen. Klin. Wschr. **1932 II**, 1459.

THIELE, W. u. H. KÜHL: Über die essentielle hypochrome Anämie, I. u. II. Klin. Wschr. **1938 II**, 1137, 1191.

WATKINS, C. H.: A classification of chronic idiopathic secondary anemia. J. amer. med. Assoc. **93 II**, 1365 (1929). — WEITZ, W.: Über Erblichkeit bei essentieller hypochromer Anämie. Erbarzt **1934**, 103. — WINTROBE and BEEBE: Idiopathic hypochromic anemia. Medicine **12**, 187 (1933). — WITTS, L. J.: Simple achlorhydric anemia. Guy's Hosp. Rep. **80**, 253 (1930).

Polycythaemia vera.

AMBARD et FIESSINGER: Cyanose congenitale avec polyglobulie vraie. Arch. Méd. expér. et Anat. path., I. s. **19**, 164 (1907). — ANDERS, J. M.: Chronic polycythaemia and cyanosis with enlarged spleen. Amer. J. med. Sci. **133**, 829 (1907). — AUBERTIN, CH. et M. MONQUIN: Les polyglobulies. Nouveau traité méd. **9**, 193 (1927).

BARÁTH u. FÜLÖP: Über den pathogenetischen Zusammenhang von perniziöser Anämie und Polycythaemia vera. Klin. Wschr. **1935 II**, 1077. — BAUER, J.: Die konstitutionelle Disposition zu inneren Krankheiten, S. 202. Berlin: Julius Springer 1927. — BERNSTEIN, J.: Three cases of Polycythaemia rubra. W. Lond. med. J. **19**, 207 (1914). — BLUMENTHAL, R.: Sur l'origine myélogène de la polycythémie vraie. Arch. Méd. expér. et Anat. path. **1907**, No 5, 697. — BÖTTNER, A.: Der jetzige Stand der Lehre der Polycythaemia vera. Fortschr. Med. **38/39**, 460 (1921). — BROCKBANK, W.: Neurologic aspects of Polycythemia vera. Amer. J. med. Sci. **178**, 209 (1929). — BROCKMANN, H.: Untersuchungen über die Erblichkeit der Polycythaemia vera rubra. Z. menschl. Vererbgslehre **20**, 380 (1937). — BROWN, G. E. and H. Z. GIFFIN: Studies of capillaries and blood volume in Polycythemia vera. Amer. J. med. Sci. **166**, 489 (1923). — Peripheral arterial disease in Polycythemia vera. Arch. int. Med. **46**, 705 (1930).

CANCIULESCU et R. HIRSCH: Deux cas d'erythrémie familiale. Bull. Soc. méd. Hôp. Bucarest **12**, 163 (1930). — CASSIRER u. BAMBERGER: Ein Fall von Polycythämie und Zwangsvorstellungsneurose. Dtsch. med. Wschr. **1907 II**, 1444. — CASTEX: Prensa méd. argent. Zit. nach MUSSIO-FOURNIER et LUSSICH SIRI. — CHRISTIAN, H. A.: The nervous symptoms of Polycythaemia vera. Amer. J. med. Sci. **154**, 547 (1917). — Clinical similarities between patients with pernicious anemia and polycythaemia. Med. Clin. N. Amer. **8**, 1403 (1925). — CROSETTI, L.: Policitemia vera ed affezioni degenerative del sistema nervoso. Arch. Sci. med. **53**, 96 (1929). — CURSCHMANN, H.: Polycythaemia rubra und Kriegsdienst. Med. Klin. **1917 I**, 35. — Über konstitutionelle und familiäre Hyperglobulie. Med. Klin. **1923 I**, 133. — Über familiäre und konstitutionelle und familiäre Polycythaemia rubra. Acta med. scand. (Stockh.) **57**, 228 (1923).

DETRE, L.: Ein in Panmyelophthisis übergegangener Fall von Polycythaemia rubra. Med. Klin. **1926 II**, 1297. — DOLL, H. u. K. ROTHSCHILD: Familiäres Auftreten von Polycythaemia rubra in Verbindung mit Chorea progressiva hereditaria Huntington. Klin. Wschr. **1922 II**, 2580. — DROOGLEEVER, A. B.: Subheritance of harelip and cleft palate in man. Genetica (s'-Gravenhage) **17**, 349 (1935). — DU BOIS, M.: Über das Zusammenwirken von Milz, Schilddrüse und Knochenmark. Biochem. Z. **82**, 141 (1917).

ENGELBACH, W. and O. H. BROWN: Polycythaemia. J. amer. med. Assoc. **47**, 1265 (1906). — ENGELKING, E.: Über familiäre Polycythämie und die dabei beobachteten Augenveränderungen. Mbl. Augenheilk. **64**, 645 (1920). — Über Polycythämie als vererbbare Störung der inneren Sekretion. Dtsch. med. Wschr. **1920 II**, 1140. — ERGGELET, H.: Frühfall von Polycythaemia rubra mit Nephritis und normalem Augenbefund. Berl. klin. Wschr. **1916 II**, 947. — ESCUDERO, P.: Trab. Clin. Escudero **1926**. Zit. nach MUSSIO-FOURNIER et LUSSICH SIRI.

FALTA, W. u. F. R. KAHN: Klinische Studien über Tetanie mit besonderer Berücksichtigung des vegetativen Nervensystems. Z. klin. Med. **74**, 108 (1912). — FLEISCHHACKER, H. u. R. KLIMA: Über Anämien nach Magen- und Darmoperationen. Z. klin. Med. **129**, 227 (1935).

GAISBÖCK, F.: Die praktische Bedeutung der Blutdruckmessung. Verh. dtsch. Kongreß inn. Med. **1904**, 97. — Die Bedeutung der Blutdruckmessung für die Praxis. Dtsch. Arch. klin. Med. **83**, 363 (1905). — Die Polycythämie. Erg. inn. Med. **21**, 204 (1922) (reichl. Lit.). — GÜNTHER, H.: Über die Beziehung endokriner Organe zur Entstehung der Polyglobulie und über klinische Typen hormonal bedingter Polyglobulie. Endokrinol. **4**, 96 (1929). — GUGGENHEIMER, H.: Über Eunuchoide. Dtsch. Arch. klin. Med. **107**, 518 (1912). — GUILLAIN, G., P. LECHELLE et R. GARCIN: La polyglobulie de certains syndromes hypophysaires et hypophyso-tubériens. C. r. Soc. biol. Paris **106 I**, 515 (1931). — GUTZEIT, K.: Zur Pathologie und Genese der Polycythaemia rubra. Dtsch. Arch. klin. Med. **141**, 30 (1922).

HALBERTSMA, T.: Polycythemia in childhood. Amer. J. Dis. Childr. **46**, 1356 (1933). — HALIR, O. V.: Zur Kasuistik der Erythrocytosen. Wien. Arch. inn. Med. **13**, 407 (1927). — HALSE, TH.: Ein Fall von Polycythaemia megalosplenica mit Milzexstirpation. Acta med. scand (Stockh.) Suppl. **50**, 242 (1932). — HARROP, G. A.: Polycythemia. Medicine **7**, 291 (1928) (reichl. Lit.). — HAUN, R. G.: Polycythaemia with enlarged spleen without cyanosis in a girl aged 18. Proc. roy. Soc. Med., 4. Febr. **1908 I**. — HEDENIUS: Beitrag zur Kenntnis der Polycythämie. Ref. Fol. haemat. (Lpz.) **15 II**, 203 (1914). — HERRNHEISER, G.: Polycythaemia rubra vera. Dtsch. Arch. klin. Med. **130**, 315 (1919). — HERZ, O.: Polycythaemia idiopathica. Z. Kinderheilk. **40**, 151 (1926). — HERZOG, F.: Die Behandlung der Polycythämie mit an tierischem Eiweiß sehr armer Diät. Dtsch. med. Wschr. **1936 I**, 960; **1936 II**, 2012. — HIRSCHFELD, H.: Zur Frage der Beziehungen zwischen Erythrämie und Leukämie. Fol. haemat. (Lpz.) **26 I** (1921). — Blutkrankheiten und Konstitution. Neue deutsche Klinik, Bd. 13. Erg.-Bd. 3, S. 494. 1935. — HITZENBERGER, K.: Die Rolle des Magens in der Blutbildung. Klin. Wschr. **1934 II**, 1345. — Pathogenese der Polycythaemia vera. Z. klin. Med. **129**, 778 (1936). — HOEGLER, F.: Ein Beitrag zur Symptomatologie, Pathogenese und Radiumtherapie der Erythrämie. Wien. Arch. inn. Med. **4**, 65 (1922). — HOFF, F.: Blutpathologie und Magensekretion sowie ihre erbpathologischen Beziehungen. Münch. med.

Wschr. **1935 I**, 531, 580. — HOLLAENDER, L.: Symptomatologie und Therapie der Polycythämie. Wien. Arch. inn. Med. **10**, 283 (1925). — HOTTINGER, A.: Beiträge zur Kenntnis der kindlichen Polycythämie. Z. Kinderheilk. **44**, 61 (1927). — HUTCHISON and MILLER: A case of splenomegalic polycythaemia with report of postmortem examination. Lancet **1906 I**, 744.

JEDWABNIK: Drei Fälle von Polycythaemia rubra splenomegalica. Inaug.-Diss. Berlin 1913. — JÜRGENS, R. u. K. BACH: Thrombosebereitschaft bei Polycythaemia vera. Dtsch. Arch. klin. Med. **176**, 626 (1934).

KLEMPERER, G. u. P. FLEISCHMANN: Polycythämie. Neue deutsche Klinik, Bd. 9, S. 100. 1932. — KOMOCKI, W.: Über die Zahl der roten Blutkörperchen bei gesunden erwachsenen Menschen. Virchows Arch. **253**, 386 (1924). — KRETSCHMER, M.: Über familiäre, idiopathische Polycythämie im Kindesalter. Z. Kinderheilk. **40**, 225 (1926).

LANGHOUT, J.: Polycythaemia rubra. Nederl. Tijdschr. Geneesk. **1917 I**, 294. — LECHELLE, P., D. DOUADY et JOSEPH: Syndrome adiposo-génital, diabète sucré, exophthalmie bilaterale et hémiparalysie droite des nerfs de l'étage antérieur du crâne dus à un méningiome ou à un sarcome partiellement calcifié. Erythrose cutannée avec polyglobulie. Bull. Soc. méd. Hôp. Paris **44**, 1131 (1928). — LEE, R. J.: A case of Polycythemia vera or erythremia. Med. Clin. N. Amer. **21**, 369 (1937). — LINCK, R.: Gibt es ein familiäres Auftreten der Polycythaemia rubra vera? Ziel u. Weg (ZNS. Ärztebund) **6**, 270 (1936). — LÖWY, J.: Über Polycythaemia rubra. Med. Klin. **1912 II**, 1464. — LOMMEL, F.: Über Polycythämie. Dtsch. Arch. klin. Med. **92**, 83 (1908). — LUCAS, W. S.: Erythremia or polycythemia with chronic cyanosis and splenomegaly. Arch. int. Med. **10**, 597 (1912). — LÜDIN, M.: Ein Beitrag zur Kenntnis der Symptomatologie und Therapie der primären Polycythämie. Z. klin. Med. **84**, 460 (1917). — LUTEMBACHER, R.: L'érythrémie: Contribution à l'étude de la polyglobulie myélogène primitive et chronique, et plus particulièrement de sa forme splénomégalique (maladie de VAQUEZ). Paris: Steinheil 1912.

MARSH, H. E.: Report of 15 cases of erythremia. Med. Clin. N. Amer. **3**, 141 (1919). — MENTZINGEN, A. Frfr. v.: Über einen ungewöhnlichen Fall von Polycythämie und dessen erbbiologische Strukturanalyse. Ein Beitrag zur erblichen Systemminderwertigkeit des Blutbildungsapparates. Klin. Wschr. **1934 I**, 585. — MICHAELIDES, F.: Über einen Fall von Polycythaemia vera und Achylia gastrica. Wien. klin. Wschr. **1932 II**, 1250. — MINOT, G. R. and T. E. BUCKMAN: Erythremia (Polycythemia rubra vera). Amer. J. med. Sci. **166**, 469 (1923). — MOEVES, C.: Über Polycythaemia rubra. Dtsch .Arch. klin. Med. **111**, 281 (1913). — MOSSE: Die Polyglobulien. KRAUS-BRUGSCH' Handbuch der speziellen Pathologie und Therapie, Bd. 8. 1920. — MÜLLER, E.: Über psychische Störungen bei Polycythämie. Fol. haemat. (Lpz.) **9 I**, 233 (1910). — MUSSIO-FOURNIER, J. C. et J. J. LUSSICH SIRI: Forme congénitale de la polycythémie idiopathique familiale. Bull. Soc. méd. Hôp. Paris III. s. **49**, 121 (1933).

NAEGELI, O.: Polyglobulien und Polycythämien. Jkurse ärzt. Fortbildg **25**, 50 (1934). — NEMENOW, M. u. A. JUGENBERG: Röntgendiagnostik und -therapie der Hypophysentumoren. Ref. Endokrinol. **3**, 214 (1928). — NICHAMIN, S. B.: Ein Fall von Erythrämie. Ref. Fol. haemat. (Lpz.) **6**, 301 (1908). — NOLLI, B. ed O. BENAROIO: Il morbo di VAQUEZ. Haematologica (Pavia) **17**, 645 (1936). — NORDENSON, N. G.: Primäre Polycythämien und myeloide Leukämien. Hygiea (Stockh.) **98**, 161 (1936).

OERTING, H. and J. F. BRIGGS: The influence of gastric lavage on familial and nonfamilial erythremia. J. amer. med. Assoc. **104 I**, 250 (1935). — ORLOWSKI, W.: Contribution à l'étude de la „polycythemia rubra". Progrès méd. **10**, 117 (1912). — OSLER, W.: Chronic cyanosis with polycythaemia and enlarged spleen: A new clinical entity. Amer. J. med. Sci. **76** (Aug. 1903). — A clinicle lecture of erythraemia. Lancet **1908 I**, 143. — OTTO, H.: Vorkommen und Ursache der Erythrocytose. Med. Klin. **1935 II**, 1635. — OWEN, T.: A case of polycythemia vera with special reference to the familial features and treatment with phenylhydracine. Bull. Hopkins Hosp. **35**, 258 (1924).

PARKINSON, J.: Erythremia with an account of 6 cases. Lancet **1912 II**, 1425. — PICK, E. u. P. KAZNELSON: Über eine eigenartige Dermatose bei Polycythaemia rubra. Dermat. Wschr. **1925 I**, 159. — POLLACK, L. J.: A case of chorea and erythremia. J. amer. med. Assoc. **78**, 724 (1922).

RECKZEH, P.: Klinische und experimentelle Beiträge zur Kenntnis des Krankheitsbildes der Polycythämie mit Milztumor und Cyanose. Z. klin. Med. **57**, 215 (1905). — RENCKI, R.: Weitere Beobachtungen über Polycythaemia rubra myelopathica. Ref. Fol. haemat. (Lpz.) **6**, 293 (1908). — REZNIKOFF, P., N. CH. FOOT and J. M. BETHEA: Etiologic and pathologic factors in polycythemia vera. Amer. J. med. Sci. **189**, 753 (1935). — ROMBACH, K. F.: Morbus Addisonii mit Polycythämie und Milztumor. Nederl. Tijdschr. Geneesk. **1907 I**, 425.

SABRAZÈS, J., L. MURATET et J. PAJAND: Extrait des Procès verbaux de la Soc. Linnéenne de Bordeaux 1907. Zit. nach ZADEK. — SCHMIDT, R.: Über die „konstitutionelle" Achylie. Med. Klin. **1912 I**, 595. — SCHNEIDER, N.: Ein Beitrag zur Frage der Polycythämie. Wien. klin. Wschr. **1907 I**, 413, 824. — SCHNETZ, H.: Polycythaemia vera mit

Ausgang in Agranulocytcse und Thrcmbcarteriitis pulmcnalis. Fol. haemat. (Lpz.) **57**, 110 (1937). — SCHUR, M.: Vortrag in der Gesellschaft für innere Medizin in Wien. Wien. med. Wschr. **1932 I**, 766. — SENATOR, H.: Über Erythrocytosis megalosplenica. Z. klin. Med. **60**, 357 (1906). — Polycythämie und Plethora. Berlin: August Hirschwald 1911 (Monogr.). — SEYDERHELM, R.: Klinische Abhandlungen über Blutkrankheiten. IV. Diagnose und Therapie der Polyglobulien. Dtsch. med. Wschr. **1925 I**, 389. — SIGNORELLI, E.: Su due casi familiare d'iperglobulia con splenomegalia e cianosi. Haematologica (Pavia) **4**, 437 (1924). — SINGER, K.: Physiologie und Pathologie des Antiperniciosa-Prinzips. Erg. inn. Med. **47**, 421 (1934). — SPODARO, A. and CL. E. FORKNER: Benign familial polycythemia. Arch. int. Med. **52**, 593 (1933). — STOYE, W.: Konstitutionelle Fettsucht mit Riesenwuchs und Polyglobulie. Z. Kinderheilk. **37**, 119 (1924).

TANCRÉ, E.: Zur Polycythaemia rubra. Dtsch. Arch. klin. Med. **123**, 435 (1917). — TUCHFELD, F.: Ulcus duodeni und Polyglobulie. Zur Frage: Magenfunktion und rotes Blutbild. Med. Klin. **1931 I**, 130. — TÜRK: Beiträge zur Kenntnis des Symptomenbildes: Polycythämie mit Milztumor und „Zyanose". Wien. klin. Wschr. **1904 I**, 153, 189. — TYRELL, E. J.: Polycythaemia vera complicated with hyperthyroidism. Brit. med. J. **11**, 596 (1919).

UMBER: Zwei Fälle von Polycythämie mit Milztumor. Berl. klin. Wschr. **1911 II**, 1616. — UMNEY, W. F.: Notes on a fatal case of splenomegalic polycythaemia. Lancet **1909 I**, 1243.

VAQUEZ: Cyanose accompagnée d'hyperglobulie excessive et persistante. Semaine méd. **1892**, 195.

WAKASUGI, K.: Zur Pathogenese der Polycythämie. Dtsch. med. Wschr. **1912 II**, 2217. — WARD, G. R.: Some cases of polycythaemia. Proc. roy. Soc. Med. **6 II**, 55 (1912/13) (med. Sect.). — WEBER, P. F.: Polycythaemia rubra. London: Lewis & Co. 1921 (Monogr.). — The constitutional and familial factor in primary and secondary polycythaemia rubra. Med. Presse **124**, 128 (1927). — WEBER, P. F. and WATSON: Chronic polycythaemia with enlarged spleen, probably a disease of the bone marrow. Brit. med. J. **1904 I**, 729. — WEIL, E. et R. STIEFFEL: Deux cas de pléthore polyglobulique familiale. Bull. Soc. méd. Hôp. Paris III. s. **50**, 1248 (1926). — WEINTRAUD, W.: Polyglobulie und Milztumor. Z. klin. Med. **55**, 91 (1904). — WERTHER: Pruriginöses Ekzem (Sitzgber.). Zbl. Hautkrkh. **14**, 295 (1924). — WIELAND, E.: Über Polycythaemia idiopathica beim Kinde. Z. Kinderheilk. **38**, 647 (1924). — Weitere Untersuchungen über Polycythaemia vera im Kindesalter. Z. Kinderheilk. **53**, 703 (1932). — Polycythaemia vera idiopathica. Schweiz. med. Wschr. **1933 I**, 178. — WINTERFELD, H. K. V.: Über die Kombination der Polycythaemia rubra mit leukämischer Myelose. Z. klin. Med. **100**, 498 (1924).

ZADEK, J.: Erythromelalgie bei Polycythaemia vera. Berl. klin. Wschr. **1918 II**, 1193. — Die Polycythämien. Erg. Med. **10**, 355 (1927) (Lit.). — ZIEGLER, K.: Beitrag zur Lehre von der Polycythämie und ihrer Pathogenese. Z. exper. Med. **42**, 119 (1924). — ZONDEK, H.: Der Einfluß kleiner Thyreodinmengen auf das rote Blutbild. Dtsch. med. Wschr. **1922 II**, 1033. — ZYPKIN: Über die Pathogenese der Erythrämie. Virchows Arch. **239**, 153 (1922).

Konstitutionelle familiäre Leukopenie.

BALDRIDGE, C. W. and R. J. NEEDLES: Idiopathic neutropenia. Amer. J. med. Sci. **181**, 533 (1931). — BICKEL, L.: Über Beziehungen zwischen akuter aplastischer Anämie, aleukämischer Lymphadenose und Agranulozytose. Wien. klin. Wschr. **1929 II**, 1186.

DOAN, CH. A.: The neutropenic state. J. amer. med. Assoc. **99**, 1, 194 (1932). — DOXIADES, TH.: Über chronische symptomenarme Agranulozytose. Klin. Wschr. **1932 I**, 419.

GÄNSSLEN, M.: Regionäre Verschiedenheiten des weißen Blutbildes. Dtsch. med. Wschr. **1937 I**, 505.

HART, V. R.: Combined LUDWIG's angina, agranulocytic angina and septicemia. The Laryngoscope **37**, 357 (1927). — Further observations on agranulocytic angina. The Laryngoscope **37**, 798 (1927).

RICHTER, H.: Über familiäre Lymphozytose. Arch. Ohrenheilk. **138**, 172 (1934). — ROBERTS, S. R. and R. R. KRACKE: Agranulocytosis. Ann. int. Med. **5**, 40 (1931/32).

STRASSER, U.: Über Leukopenie unter physiologischen und pathologischen Bedingungen. Wien. Arch. klin. Med. **25**, 283 (1934).

Konstitutionelle familiäre Eosinophilie.

ARMAND-DELILLE, P. F., A. F. HURST and V. E. SORAPURE: Familial Eosinophilia. Guy's Hosp. Rep. **80**, 248 (1930). — ARMAND-DELILLE, P. F. et PIERREDON: Bull. Soc. Pédiatr. Paris **25**, 424 (1927).

BASTAI, P.: Dell'eosinofilia costituzionale. Haematologica (Pavia) **4**, 23 (1923).

CATTANEO, L.: Contributo allo studio dell'eosinofilia costituzionale. Haematologica (Pavia) **12**, 263 (1931). — CIRIO, L.: Riforma med. **42**, 219 (1926). Zit. nach ARMAND-DELILLE, HURST and SORAPURE.

DALLA PALMA, M.: Sulla eosinophilia famigliare. Policlinico, sez. med. 38, 605 (1931).

FANTON, E.: Clin. pediatr. 10, 295 (1928). Zit. nach HIRSCHFELD.

GAUGAIN: Un cas d'éosinophilie familiale. Ref. Semaine méd. 29, 329 (1909).

HENSCHEN, C.: Über hochziffrige Eosinophilämien und Neutrophilämien, eosinophile und neutrophile Präleukämien und Leukämien. Dtsch. Z. Chir. 243, 1 (1934).

KLINKERT, D.: Über familiäre (erbliche) Eosinophilie. Berl. klin. Wschr. 1911, 938.

LOTTRUP, M. C.: Hochgradige Eosinophilie und eosinophile Leukämie. Fol. haemat. (Lpz.) 54, 66 (1935) (Lit.).

MEYER, K.: Die klinische Bedeutung der Eosinophilie. Monographie. Berlin 1905.

SCHWARZ, E.: Die Lehre von der allgemeinen und örtlichen Eosinophilie. Erg. Path. 1, 137 (1914) (Lit.). — SMITS, E.: Ein Fall von konstitutioneller Eosinophilie. Münch. med. Wschr. 1927 I, 896. — STÄUBLI, C.: Die klinische Bedeutung der Eosinophilie. Erg. inn. Med. 6, 192 (1910). — STEWART, S.: Familial eosinophilia. Amer. J. med. Sci. 185, 21 (1933). — STHEEMAN, H. A.: Eosinophilie als constitutie-Kenmark. Nederl. Mschr. Verloskde en Vrouwenz. en Kinderz. 2, 239 (1913).

WEISSENRIEDER, M.: Über familiäre Eosinophilie. Erbarzt 1935, 81.

ZORRINO, A. O.: Haematologica (Pavia) 12, 97 (1932).

Familiäre Lymphocytose.

DEUTSCH, V.: Die Bedeutung der Konstitution für die Entstehung der lymphatischen Leukämie. Mschr. Kinderheilk. 51, 280 (1932).

HIRSCHFELD, H.: Blutkrankheiten und Konstitution. Neue deutsche Klinik, Bd. 13, Erg.-Bd. 3, S. 523. 1935.

MORAWITZ, P.: Familiäres Vorkommen von Lymphocytose und Granulopenie. Münch. med. Wschr. 1934 I, 724. — MORAWITZ u. DENECKE: Blut und Blutkrankheiten. BERGMANN u. STAEHELINS Handbuch der inneren Medizin, 2. Aufl., Bd. IV/1, S. 1. 1926.

RICHTER, H.: Über familiäre Lymphocytose. Arch. Ohrenheilk. 138, 172 (1934).

Die PELGER-HUËTsche Kernanomalie der Leukocyten.

ALIEFF, M. u. R. REEKERS: Weitere Beiträge der PELGERschen Kernanomalie. Klin. Wschr. 1936 II, 1522. — ARNETH, J.: Über die qualitativen Blutbefunde bei der „PELGERschen Kernanomalie der Leukocyten". Fol. haemat. (Lpz.) 57, 353 (1937). — Über Blut- und Knochenmarksuntersuchungen bei der PELGERschen Kernanomalie. Dtsch. med. Wschr. 1938 I, 385.

BURGER, G. C. E.: Over familiaire Linksverschuiving der Leukocyten. Nederl. Tijdschr. Geneesk. 76 IV, 5342 (1932).

DIETZEL, K.: Die PELGERsche familiäre Anomalie der Leukocyten unter Mitteilung der ersten in Deutschland beobachteten Familien. Inaug.-Diss. Erlangen 1935.

HADORN, W. u. W. BLUM: Über PELGER-HUËTsche familiäre Kernanomalie der Leukocyten. Helvet. med. Acta 5, 93 (1938). — HARTOG JAGER, E. W. DEN u. V. SCHILLING: PELGER-HUËTsche familiäre Kernanomalie bei einem Eingeborenen aus Java. Med. Welt 1936, 993. — HIRSCHFELD, H.: Die PELGERsche familiäre Kernanomalie. Klin. Fortbildg 1935, 494. — Die PELGERsche familiäre Kernanomalie. Neue deutsche Klinik, Bd. 13, S. 517. 1935. — HUËT, G. J.: Über eine familiäre Anomalie der Leukocyten. Mschr. Kindergeneesk. 1, 173 (1931). — Über eine bisher unbekannte familiäre Anomalie der Leukocyten. Klin. Wschr. 1932 II, 1264.

JORDANS, G. H. W.: Een zelden voorkomende Afwijking in de witte bloedcellen. Nederl. Tijdschr. Geneesk. 76 IV, 5338 (1932).

LEITNER, J. u. J. J. VAN LEEUWEN: Die PELGER-HUËTsche familiäre Kernanomalie der Leukocyten (pseudoregeneratives Blutbild). Klin. Wschr. 1935 I, 17. — LEITNER, ST. J.: Weitere Untersuchungen über die PELGER-HUETsche familiäre Kernanomalie der Leukozyten. Fol. haemat. (Lpz.) 60, 329 (1938). — LUDTMANN, H.: Med. Welt 1938 I, 388.

NAEGELI, O.: Allgemeine Konstitutionslehre, 2. Aufl. Berlin: Julius Springer 1934. — Helvet. med. Acta 1934 I, Nr 1.

ROOS, C. J.: Die familiäre Kernanomalie der Leukocyten von PELGER und HUËT. Nederl. Tijdschr. Geneesk. 1936, 1906.

SCHILLING, V.: Die PELGERsche familiäre Kernanomalie der Leukocyten (Pseudokernverschiebung). Das Blutbild usw., 9. u. 10. Aufl., S. 181. Jena: Gustav Fischer 1933. — Neue Fälle der PELGERschen familiären Kernanomalie der Leukocyten. Dtsch. med. Wschr. 1933 I, 724. — SCHLEIP u. ALDER: Die Leukocyten des menschlichen Blutes. Atlas der Blutkrankheiten, 3. Aufl., S. 32. Berlin u. Wien 1936. — SCHMIDT, R.: Bluterkrankungen und Blutveränderungen in ihren Beziehungen zu Hals-Nasen-Ohrenerkrankungen. Med. Klin. 1934 I, 77. — STAHEL, R.: Über einen Fall von PELGERscher konstitutioneller Zweikernigkeit der Neutrophilen ohne nachweisbaren Erbgang. Inaug.-Diss. Zürich 1936. — Neue Ansichten über Wesen und Bedeutung der PELGERschen Varietät. Schweiz. med.

Wschr. **1937 I**, 308. — STEINBERG, L. D. u. E. N. KANIBOLOZKAJA: Über eine eigenartige hereditäre Anomalie des weißen Blutes. Sovet. Pediatr. **1935**, H. 6, 86. — STODTMEISTER, R.: Neuere Erhebungen zur PELGERschen familiären Kernanomalie. II. Teil. Das Verhalten des Knochenmarks bei der PELGERschen familiären Kernanomalie. Dtsch. Arch. klin. Med. **179**, 159 (1937).

TILESTON, W.: Familial shift to the left of the leukocytes (PELGER's nuclear anomaly of the leukocytes), with report of a case. Ann. int. Med. **11**, 675 (1937). — TISCHENDORF, W.: Zwei weitere Familien mit PELGERscher Kernanomalie. Fol. haemat. (Lpz.) **62**, 254 (1939).

UNDRITZ, E.: Über das Vorkommen einer Familie im Wallis mit „pseudoregenerativem" weißem Blutbild, bedingt durch eine erbliche Kernform- und Strukturvarietät der Leukocyten. I. Mitt. Schweiz. med. Wschr. **1933 I**, 286. — Über das Vorkommen einer Familie im Wallis mit „pseudoregenerativem" weißem Blutbild (PELGERsche Varietät). Folgerungen für die Hämatologie. II. Mitt. Schweiz. med. Wschr. **1934 I**, 10. — Die PELGERsche Varietät nebst Mitteilung über eine bisher nicht beschriebene seltene Form (Teilträger). Fol. haemat. (Lpz.) **56**, 416 (1937). — Blut- und Knochenmarksuntersuchungen. 1. Neue Ergebnisse von Blut- und Knochenmarksuntersuchungen bei Vollträgern und dem Teilträger der PELGER-HUËTschen Varietät. Dtsch. med. Wschr. **1937 II**, 1686. — Blutvarietäten und Vererbung. Verh. dtsch. Ges. inn. Med. **50**, 307 (1938).

ZÜNDEL, W.: Ein Fall von PELGERscher familiärer Kernanomalie. Fol. haemat. (Lpz.) **54**, 1 (1936). — Neuere Erhebungen zur PELGERschen familiären Kernanomalie. I. Teil. Beobachtungen an zwei weiteren Familien mit PELGERscher familiärer Kernanomalie. Dtsch. Arch. klin. Med. **179**, 151 (1937).

Die Leukämien.

ARDASHNIKOV, S. N.: The genetics of leukaemia in man. J. of Hyp. **37**, 286 (1937). — ARNSPERGER, L.: Endemisches Auftreten von myeloider Anämie. Münch. med. Wschr. **1905 I**, 9.

BARRENSCHEEN, H. K.: Zur Frage der akuten Leukämie. Wien. klin. Wschr. **1912 I**, 293. — BATY, J. M. and E. C. VOGT: Bone changes of leukemia in children. Amer. J. Roentgenol. **34**, 310 (1935). — BÉZY, P. et CHATELLIER: Leucémie congénitale. Presse méd. **1930 II**, 1114. — BIE, V.: To Tilfaelde af Leukaemi i samme Husstand. Ugeskr. Laeg. (dän.) **72**, 1607 (1910). — BIERMER: Ein Fall von Leukämie. Virchows Arch. **20**, 552 (1861). — BIRCH-HIRSCHFELD: GERHARDTS Handbuch für Kinderkrankheiten, Bd. III, S. 311. 1878. — BRANDENBERG, F.: Über familiäres Auftreten der chronischen Leukämie. Fortschr. Med. **27**, 1166 (1909). — BRAUN, E.: Gehäuftes familiäres Vorkommen von Pseudoleukämie (malignem Lymphom) und von Sarkom, bei erblicher Belastung mit Tuberkulose. Münch. med. Wschr. **1913 II**, 1912. — BRÜGGER: Familiäres Vorkommen von Leukämie. Münch. med. Wschr. **1927 I**, 683. — BÜNGELER, W.: Angeborene Leukämie. Frankf. Z. Path. **41**, 257 (1931).

CAMERON, J. C.: The influence of leukemia upon pregnancy and labour. Amer. J. med. Sci. **95**, 28 (1888). — CAMPBELL: Einlage in die Diskussion über das Thema: Myelogenous leukemia. Roy. Acad. of Med. in Ireland., Sect. of Med. Lancet **1912 I**, 1473. — CLERC, A.: Affections du sang et de médicine. Paris **9**, 327 (1927). Zit. nach ARDASHNIKOV. — CURSCHMANN, H.: Über den Ausbruch akuter und chronischer Leukämien nach Entfettungskuren. Klin. Wschr. **1927 I**, 245. — Über familiäre Leukämie. Klin. Wschr. **1936 I**, 185. — Über „leukämoide" Reaktion und echte Leukämien bei Spätlues. Dtsch. med. Wschr. **1936 I**, 762.

DAMESHEK, SAVITZ and ARBOR: Chronic lymphatic leukemia in twin brothers. J. amer. med. Assoc. **92**, 1348 (1929). — DECASTELLO, A.: Akute Leukämie und Sepsis. Wien. Arch. klin. Med. **11**, 217 (1925). — DEUTSCH, V.: Die Bedeutung der Konstitution für die Entstehung der lymphatischen Leukämie. Mschr. Kinderheilk. **51**, 280 (1932). — DOCK, G.: The influence of complicating diseases upon leukemia. Amer. J. med. Sci. **127**, 563 (1904).

EHRLICH, J. and S. FORER: Periosteal ossification in myelogenous leukemia. Arch. int. Med. **53**, 938 (1934). — ELLERMANN, V.: Hønse-Leukosen i komparativ-pathologisk Belysning. Festschr. Univ. Kopenhagen, Sept. 1920. — EPPINGER, H.: Diskussion über den Vortrag STERNBERGS. (Über akute myeloische Leukämie.) Wien. klin. Wschr. **1911 II**, 1655. — EVANS, W. H. and R. E. ROBERTS: Splenomedullary leukemia in an Xray worker. Lancet **1928 II**, 748.

GÄNSSLEN, M.: Regionäre Verschiedenheit des normalen weißen Blutbildes. Dtsch. med. Wschr. **1937 I**, 505. — GLOOR, W.: Die Leukämien. Fol. haemat. (Lpz.) **45**, 207 (1931). — GOTTLEBE, P.: Über familiäres Vorkommen von Leukämie. Münch. med. Wschr. **1938 I**, 140.

HALSE, TH.: Ein Fall von Polzyythämia megalosplenica mit Milzexstirpation. Acta med. scand. (Stockh.) Suppl. **50**, 242 (1932). — HANSZEL, F.: Zur Diagnose der akuten lymphoiden Leukämie im Rachen. Wien. klin. Wschr. **1908 I**, 594. — HERING, E. M.: Ein

Beitrag zur chronischen Leukämie unter besonderer Berücksichtigung der Erblichkeit und des Auftretens im höheren Lebensalter. Med. Diss. Leipzig 1935. — Hirschfeld, H.: Pathogenese und Ätiologie der akuten Leukämien: Leukämie und verwandte Zustände. Handbuch der Krankheiten des Blutes und der blutbildenden Organe, Bd. 1, S. 431. 1925. — Hoff, F.: Aussprache zum Diskussionsvortrag Kissling. Verh. dtsch. Ges. inn. Med. **47**, 234 (1935) u. persönl. Mitt. — Hofmeier, R.: Die Bedeutung der Erbanlagen für die Kinderheilkunde. S. 153. Stuttgart: Ferdinand Enke 1938. — Holbøll, S. A.: Untersuchungen über den Grundumsatz bei Patienten mit Leukämie und Lymphogranulomatose. Acta med. scand. (Stockh.) **72**, 326 (1929).

Jewett, Chr.: Notes of leukemia with a report of three cases. Philad. med. J. **17**, 816 (1901).

Kellet, C. E.: Acute myeloid leukaemia in one of identical twins. Arch. Dis. Childh. **12**, 239 (1937).

Laub, R.: Über familiäres Auftreten der Leukämie. Schweiz. med. Wschr. **1939 I**, 71. — Lindbom, O.: Studier över akut leukämi. Disputats Stockholm 1910.

MacDowell, E. C., J. C. Potter and J. Victor: Leukemia studies. Ann. rep. dep. genetics. Carnegie Inst. Washington, year book. **1934/35**, Nr 34. Zit. nach Ardashnikov. — MacDowell and Richter: Studies on mouse leukemia; hereditary susceptibility to inoculated leukemia. Biol. Zbl. **52** (1932). — Mannaberg: Zit. nach Bauer: Die konstitutionelle Disposition zu inneren Krankheiten, S. 211. Berlin: Julius Springer 1921. — McGavran, Ch. W.: Three cases of leukemia in one family. Amer. J. med. Sci. **164**, 545 (1922). — Mohr, W.: Lymphatische Leukämie und Erblichkeit. Dtsch. med. Wschr. **1938 I**, 704. — Morawitz, P.: Erblichkeit und Konstitution bei Leukämien. Münch. med. Wschr. **1933 II**, 1201.

Naegeli, O.: Blutkrankheiten und Diagnostik, 5. Aufl., S. 447. 1931. — Nanta: Les leucémies dans la région toulousaine. Province méd. **7** (Sept. 1912). — Nobel: Sitzungsbericht über zwei Fälle. Wien. klin. Wschr. **1911 II**, 1657.

Obrastzow, W. P.: Zwei Fälle von akuter Leukämie. Dtsch. med. Wschr. **1890 II**, 1150. — Ortner, N.: Beitrag zur Leukämie im Kindesalter. Jb. Kinderheilk., N. F. **32**, 252 (1891).

Patrassi, G.: Leukemia with destructive process in the bones. Beitr. path. Anat. **86**, 643 (1931). — Petri, S.: Familiäres Vorkommen von Leukose. Acta med. scand. (Stockh.) **74**, 532 (1931). — Über familiäres Auftreten der Leukämie. Acta path. scand. (København.) **10**, 330 (1933). — Pinkus, F.: „Die Pseudoleukämie“. Die lymphatische Leukämie. H. Nothnagels Spezielle Pathologie und Therapie, Bd. 8, S. 81. Wien 1901. — Poynton, F. J. and R. C. Lightwood: Lymphatic leukemia with infiltration of periosteum simulating acute rheumatisme. Lancet **1932 I**, 1192.

Querner u. Wohlwill: Über „Panmyelose“. Zbl. inn. Med. **20**, 788 (1932).

Riccitelli, L. ed E. Ragnotti: Sulla leucemia famigliare. Ann. Fac. Med. Perugia **30**, 25 (1927). — Richards, Ch.: Two cases of lymfatic disease in the same family, with roentgen findings. Amer. J. Roentgenol. **8**, 514 (1921). — Rosenhaupt, H.: Kasuistische Beiträge zur Vererbungsfrage bei akuter Leukämie. Kinderarzt **26**, H. 4 (1915). — Rosenow, G.: Die Blutkrankheiten. Berlin: Julius Springer 1925.

Schereschewsky, E.: Über einen Fall von Geschwisterleukämie. Zbl. inn. Med. **47**, 643 (1926). — Schmorl: Diskussion über den Vortrag Sternbergs: Über akute myeloische Leukämie. Zbl. Path. **22**, 906 (1911). — Schumann, C.: Pernicious anemia with diabetes; leukemia in daughter. J. amer. med. Assoc. **85**, 677 (1925). — Senator, H.: Zur Kenntnis der Leukämie und Pseudoleukämie im Kindesalter. Berl. klin. Wschr. **1882 II 533**. — Slye, M.: The relation of hereditary to the occurence of spontaneous leukemia, pseudoleukemia, lymphosarcoma and allied diseases in mice. Amer. J. Canc. **15**, 3, 1361 (1931). — Smith, H. C.: Leukopenic myeloid leukemia associated with arthritis. Amer. J. Dis. Childr. **45**, 123 (1933). — Snjders, E. P.: Over en overentbare leukaemie bij cavia's. Nederl. Tijdschr. Geneesk. **70 II**, 1256 (1926). — Stagelschmidt, Ph.: Zur Klinik der Leukämien. Fol. haemat. (Lpz.) **51**, 50 (1934). — Steiner, F.: Familiäre Leukämie. Münch. med. Wschr. **1933 II**, 1822. — Sternberg: Über die akute myeloische Leukämie. Wien. klin. Wschr. **1911 II**, 1623. — Strandell, B.: Über Mikropromyelocytenleukämie und perniciöse Anämie in derselben Familie. Acta med. scand. (Stockh.) **87**, 557 (1936). — Strandell, B. u. R. Lemming: Pernicious anemia and myelocytic leukemia in two brothers. Acta med. scand. (Stockh.) **75**, 21 (1931).

Trusen, M.: Lymphatic leukemia with spontaneous fractures in bones. Mschr. Kinderheilk. **50**, 45 (1931). — Türk, W.: Diskussion über den Vortrag Sternbergs: Über akute myeloische Leukämie. Wien. klin. Wschr. **1911 II**, 1656.

Vercellotti, G.: Linfoadenosi leucemica famigliare. Clin. med. ital. **57**, 437 (1926).

Vollenweider, P.: Diss. Zürich 1914. Zit. nach Brandenberg.

Ward, G. R.: Secondary or symptomatic leukaemia. Proc. roy. Soc. Med., VII **2**, Med. Sect., 126 (1913/14). — Weisz, J.: Diskussion über den Vortrag Sternbergs Über akute myeloische Leukämie. Wien. klin. Wschr. **1911 II**, 1656. — WEITZ, W.: Die Bedeutung der Erblichkeit für die Ätiologie. In BRUGSCH: Erg. Med. **5**, 468 (1924). — Die Vererbung innerer Krankheiten. Stuttgart: Ferdinand Enke 1936. — WILLI, H.: Die Leukosen im Kindesalter. Abh. Kinderheilk. **43** (1936). — WOLFF, E.: Agranulocytose und Myeloblastenleukämie als Reaktionsformen auf denselben Infekt bei zwei Geschwistern. Fol. haemat. (Lpz.) **44**, 38 (1931). — WÜLLENWEBER, G.: Über familiäre Leukämie. Dtsch. med. Wschr. **1937 I**, 488.

Hämophilie.

AMAGASA: Zit. nach FONIO. Erg. inn. Med. **51** (1936). — AURICCHIO: L'emophilia nell'infanzia. Pediatria **60** (1923).

BARINSTEIN: Zur Pathologie der Hämophilie und Thrombopenie. Arch. klin. Chir. **147**, 749 (1929). — BARLARO, P. M.: Los sindromes hemorragicos. Diagnostico y tratamiento. Prensa méd. argent. **20**, 180 (1933). — BAUER, H. u. J. MELLER: Zur Frage der weiblichen Hämophilie. Z. klin. Med. **130**, 889 (1936). — Weibliche Hämophilie und Thrombopenie. Med. Klin. **1937 I**, 268. — Über weibliche Hämophilie. Wien. klin. Wschr. **1937 I**, 495. — BAUER, K. H.: Zur Vererbungs- und Konstitutionspathologie der Hämophilie. Dtsch. Z. Chir. **176**, 109 (1922). — Über die Erbbiologie der Hämophilie und deren Bedeutung für unsere Vorstellungen von der Natur der Gene. Z. Abstammgslehre **30**, 314 (1923). — BAUER, K. H. u. E. WEHEFRITZ: Gibt es eine Hämophilie beim Weibe? Arch. Gynäk. **121**, 462 (1924). — BAUM, E.: Die Hämophilie als Erbkrankheit. Med. Welt **8**, 1168 (1934). — BAUR, FISCHER, LENZ: Menschliche Erblichkeitslehre, Bd. I, S. 441. München: F. Lehmann 1927. — BENDIEN, W. M. and S. VAN CREVELD: Investigations on hemophilia. J. Dis. Childr. **54**, H. 4 (1937). — BERNUTH, F. v.: Über das Verhalten von Capillaren, insbesondere bei der Hämophilie. Arch. Kinderheilk. **76**, 54 (1925). — BIRCH, C. L.: Hemophilia and the female sex hormone. J. amer. med. Assoc. **97**, 244 (1931). — Homophilia. J. amer. med. Assoc. **99**, 1566 (1932). — Hemophilia: Clinical and genetic aspects. Illinois med. a. dent. Monographs (Urbana: Univ. of Illinois). **1937**. — BOGGS, R.: Spontaneous hemophilia. Report of six cases in brothers. Amer. J. med. Sci. **188**, 811 (1934). — BONIS, P.: History of hemophilic family. Gyógyászat **75** (1935). Zit. nach GÜNDER. — BUCURA: Über Hämophilie beim Weibe. Wien: Alfred Hölder 1920. — BULLOCH and FILDES: Haemophilia treatury of human inheritance, Parts V a. VI. London 1911.

CADY and SCHRADER: J. Labor. a. clin. Med. **9**, 618 (1924). — CHELIUS, v.: Beobachtung einer Bluterfamilie. Heidelberg. klin. Ann. **3**, 344 (1827). — CHEVALIER, P. et R. GOLDBERG: Les hémophilies. L'hémophilie essentielle ou familiale. Hypo-hémophilie constitutionelle. Rev. Méd. **48**, 126 (1931). — CRANDALL, N. F.: Hemophilia in the negro. Amer. J. med. Sci. **192**, 745 (1936). — CZYBORRA, A.: Über Hämophilie bei Frauen. Mschr. Geburtsh. **37**, 487 (1913).

DAGUERRE: Gac. méd. Asturiana **1929**. Zit. nach SCHLOESSMANN. — DAVIDSON, E. C. and J. McQUARRIA: A study of the blood, the clinical course and the heredity in three cases. Bull. Hopkins Hosp. **36**, 343 (1925). — DELMAS: Hémophilie héréditaire remontant a la 4me génération. Mém. et Bull. Soc. méd. et chir. Hôp. Bordeaux **3**, 336 (1868). — DIAS, A.: Hämophilie und Theorie der inneren Sekretion. Ref. Z.org. Chir. **16**, 331 (1922). — DOMARUS, A. v.: Zur Kenntnis der Hämophilie. Klin. Wschr. **1931 I**, 446. — DUNN, T. D.: Haemophilia. Amer. J. med. Sci. **85**, 68 (1883).

ELÓSEGUI y LLOPIS: Vitamine und Hämophilie. Archivos Cardiol **1926**, No 8. — ETLINGER, v.: Zur Kasuistik der Hämophilie im Kindesalter. Jb. Kinderheilk. **54**, 24 (1901).

FALEWITSCH, J.: Beitrag zur Kasuistik der Hämophilie. Diss. Basel 1912. — FEISSLY, R.: Beiträge zum Wesen und zur Therapie der Hämophilie. Jb. Kinderheilk. **110**, 297 (1925). — FEISSLY, R. u. A. FRIED: Die Blutplättchen des hämophilen Blutes. Klin. Wschr. **1924 I**, 831. — FISCHER, M.: Zur Kenntnis der Hämophilie. Inaug.-Diss. München 1889. — Hämophilie und Blutsverwandtschaft. Z. Konstit.lehre **16**, 502 (1932). — Die Bluterkrankheit. Dienst am Leben **1933**, H. 12/13. — Bluterkrankheit und Verwandtenehen. Öff. Gesdh.dienst, Ausg. B. I, **1935/36**, 265. — Der Begriff der erblichen Belastung am Beispiel der Bluterkrankheit. Öff. Gesdh.dienst, Ausg. B. I, 504 **1935/36**. — Die Verbreitung der Bluterkrankheit. Volk u. Rasse **1**, 14 (1936). — Die Bluterkrankheit als Erbleiden. Forschgn u. Fortschr. **12**, 383 (1936). — Erbbiologie und Eugenik der Bluterkrankheit. Ärztl. Sachverst.-Ztg. **42**, 185 (1936). — FONIO, A.: Bericht über einen neuen hämophilen Stammbaum im Kanton Graubünden, Verh. schweiz. naturforsch. Ges. **1932**, 424. — Der neue hämophile Stammbaum Pool-Pool aus Soglio, Bergell (Graubünden). Z. klin. Med. **125**, 129 (1933). — Über das Vorkommen einer latenten hämophilen Erbanlage bei klinisch nicht hämophilen Söhnen einer Bluterfamilie nebst weiteren gerinnungsbiologischen Untersuchungen. Z. klin. Med. **126**, 424 (1934). — Die Hämophilie. Erg. inn. Med. **51**, 443 (1936). — Der gegenwärtige Stand der Hämophiliefrage (I). Med. Welt **12**, Nr 15, 513 (1938). — FONIO, A. u. A. TILLMANN: Die Bluterkrankheit im Kanton Bern. Arch. Klaus-Stiftg **12**, 497 (1937). — FORDYCE, W.: Fragmenta chirurg. et medica. London 1784. Zit. nach SCHLOESSMANN. —

FORESTI, C. B.: Hemofilia familiar. An. Fac. Med. Montevideo **16**, 424 (1931). — FOULIS, M. A. and J. W. CRAWFORD: Female „bleeders". Brit. med. J. **1934 II**, 594, Nr 3847. — FRIEDBERG, S.: Über Nachforschungen von Blutungserscheinungen bei Frauen, die heterozygot für das Gen der Hämophilie sind. Med.-biol. Z. (russ.) **6**, 423 (1930). — FUJII, O.: Studien über Hämophilie. I. Mitt. Mitt. med. Ges. Tokyo **47**, 206 (1933). — Studien über die Hämophilie. I. Mitt. Jap. J. med. Sci., Trans. VIII. Int. Med. etc. **4**, 71 (1936).

GOÑALONS, G. P.: El tratamiento de la hemophilia por la opoterapia ovarica. Prensa méd. argent. **20 II**, 2306 (1933). — GOULD: Family of bleeders. Boston med. J. **1857**, 56. — GOVAERTS, P. et A. GRATIA: Contribution à l'étude de l'hémophilie. Rev. belge Sci. méd. **3**, 689 (1931). — GRAHAM: A case of hemophilia. Austral. med. Gaz. (Sidney) **6** (1886). — GRANDIDIER: Die Hämophilie oder die Bluterkrankheit nach eigenem und fremden Beobachtungen monographisch bearbeitet. Leipzig 1855 (Monogr.). — Die Hämophilie. Leipzig 1877 (Monogr.) Lit. bis 1877). — GRAW: Die Hämophilie im modernen Kriege und ihre Bedeutung für die Frage der Kriegsverwendungsfähigkeit. Diss. Berlin 1917. — GÜNDER, R.: Gerinnungsprüfungen in einer großen, bisher nicht beschriebenen Blutersippe. Arch. Rassenbiol. **32**, 10 (1938) (Lit.). — GÜNTHER, H.: Über Lähmungen bei Hämophilie. Mschr. Psychiatr. **91**, 33 (1935). — GUN, W. T. I.: Haemophilia in the royal caste. Eugenics Rev. **29**, 245 (1938).

HANHART: Über die Bedeutung der Erforschung von Inzuchtgebieten an Hand von Ergebnissen bei Sippen mit hereditärer Ataxie usw. Schweiz. med. Wschr. **1924 II**. — HAY: Account of remarcable haemorrhagic disposition existing in many individuals of the same family. New England J. Med. a. Surg. (Boston) **1813**. — HIRSCHFELD, H.: Blutkrankheiten und Konstitution. Neue deutsche Klinik, Bd. 13, Erg.-Bd. **3**, S. **533**. 1935. — HOESSLI: Geschichte und Stammbaum der Bluter von Tenna. Diss. Basel 1885. — HOESSLY-HAERLE, T.: Der Stammbaum der Bluter von Tenna. Arch. Klaus-Stiftg **1931**. — HOPE: A case of hemophilia. Austral. med. Gaz. (Sidney) **7** (1887).

JONES, H. W. and L. M. TOCATINS: The treatment of Hemophilia. J. amer. med. Assoc. **103 II**, 1671 (1934). — JUST, G.: Multiple Allelie und menschliche Erblehre. Erg. Biol. **12**, 311 (1935).

KAHN, M.: Hipp joint changes in hemophilia. Radiology **22**, 286 (1934). — KEHRER, F. A.: Die Hämophilie beim weiblichen Geschlechte. Arch. Gynäk. **10**, 201 (1876). — KIMM, H. T. and C. M. VAN ALLEN: Hemophilia: Prevention and treatment of fleeding with ovarian extract. J. amer. med. Assoc. **99 I**, 991 (1932). — KLINGER, R.: Studien über Hämophilie. Z. klin. Med. **85**, 335 (1918). — KLUG, W. J.: Über die Kirchheimer Bluterfamilien (Mampel). Dtsch. Z. Chir. **199**, 145 (1926). — KUBÁNYI, A.: Blutgruppenuntersuchungen in einer hämophilen Familie. Klin. Wschr. **1926 I**, 321. — Blutgruppenuntersuchung an der hämophilen Familie Mampel zu Heidelberg. Klin. Wschr. **1927 II**, 1517. — Hämophile Familien in Ungarn. Ref. Klin. Wschr. **1931 II**, 1973. — KUGELMASS: Clinical control of chronic hemorrhagic states in childhood. J. amer. med. Assoc. **102 I**, 204, 287 (1934).

LACEY, M. DE: Haemophilia in a twin. Lancet **1931 II**, 1074. — LANG, E.: Die Hämophilie im Kanton Bern, in geographischer, erbbiologischer und gerinnungsbiologischer Hinsicht. Diss. Bern 1936. — LANGE: Die geographische Verbreitung der Bluterkrankheit. Med. Z. Ver. Heilk. Preußen (Berlin) **1847**. — LEAK, W. N.: Female „bleeders". Brit. med. J. **1934 II**, Nr 3849, 700. — LECLERC, F. et J. CHALIER: Hémophilie familiale. Essai d'autosérothérapie. Lyon méd. **119**, 589 (1912). — LEGG, W.: A treatise on haemophilia etc. London 1872. — LEHNDORFF, H.: Blutungskrankheiten. Bücher ärztl. Prax. **42**, 1 (1934). — LENZ, F.: Die Frage des Erbgangs der Bluterkrankheit und ihr Experimentum crucis. Z. Chir. **182**, 284 (1923). — LEVIT, S. G. and N. N. MALKORA: A new mutation in man: Haemophilia. J. Hered. **1930**, 73. — LIEVEN, F.: Über Hämophilie bei Frauen. Zbl. Gynäk. **43 I**, 428 (1919). — LITTEN: Die Hämophilie. Die Deutsche Klinik am Eingang des 20. Jahrhunderts, Bd. 3, S. 420. 1903. — Hämophilie. NOTHNAGELS Spezielle Pathologie und Therapie, Bd. 8, S. 310. 1909. — LLOPIS, F.: Hämophilie und ihre Behandlung. Leipzig: Johann Ambrosius Barth 1929. — LÖFGREN, S.: Über Konduktorenbestimmung und Blutgruppenverteilung bei Hämophilie. Klin. Wschr. **1937 II**, 1782. — Die Genese der Hämophilie und das Auftreten der Hämophilie beim Weibe. Nord. med. Tidskr. **1937**, 1373. — LOSSEN, H.: Die Bluterfamilie Mampel aus Kirchheim bei Heidelberg. Dtsch. Z. Chir. **7**, 358 (1877). — Die Bluterfamilie Mampel in Kirchheim bei Heidelberg. Dtsch. Z. Chir. **76**, 1 (1905). — LOSSEN, W.: Über Vererbung und familiäre Merkmale, speziell den Vererbungsmodus der Bluterkrankheit und Versuch seiner Erklärung. Dtsch. Z. Chir. **128**, 182 (1914).

MACKLIN, M.: Heredity in hemophilia. Amer. J. med. Sci. **175**, 218 (1928). — MAGNUS, G.: Über den Vorgang der Blutstillung. Arch. klin. Chir. **125**, 612 (1923). — MANTEUFFEL, Z. v.: Bemerkungen zur Blutstillung bei Hämophilie. Dtsch. med. Wschr. **1893 I**, 665. — MECKEL: Über ungewöhnliche Neigung zu Blutungen. Dtsch. Arch. Physiol. **2**, 138 (1816). — MEUMANN: Weibliche Hämophilie. Sitzgs-Bericht. Zbl. Gynäk. **46 I**, 590 (1922). — MONTANUS: Fall von sporadischer Hämophilie. Schweiz. med. Wschr. **1921 I**, 289. — MONTELEONE, R.: Osservazioni cliniche e richerche in una famiglia di emofilici. Policlinico, sez. pratico. **33**, 361 (1926). — MORAWITZ, P.: Hämophilieprobleme. Ther. Gegenw. **71**, 1 (1930). — MORAWITZ, P. u. G. DENECKE: Die Hämophilie. MOHR-STAEHELIN: Handbuch der inneren Medizin, Bd. IV/1, S. 265. 1926. — MORAWITZ, P. u. H. LOSSEN: Über Hämophilie. Arch. klin. Med. **94**, 110 (1908). — MORRIS: Notes on a case of hemophilia. S. africa. med. Rec. **4**, 300 (1906). — MUIR, J.: Heredity in haemophilia in South Africa. J. med. Assoc. S. Africa **2**, 509 (1928).

NAEGELI, O.: Allgemeine Konstitutionslehre. Berlin: Julius Springer 1927. — Hämophilie, Bluterkrankheit. Blutkrankheiten und Blutdiagnostik, 5. Aufl. Berlin: Julius Springer 1931. — NASSE: Von einer erblichen Neigung zu tödlichen Blutungen. Horns Arch. **1820**, 385. — NEUFFER: Über Milzbestrahlung bei Hämophilie. Münch. med. Wschr. **1921 I**, 40. — NEUMANN, H.: Über Pituglandol bei einem Falle von Hämophilie. Med. Klin. **1923 I**, 115. — NISSÉ, B. S.: The evidence of transmission of haemophilia through the male with a new pedigree. Ann. of Eugen. **2**, 25 (1927).

OPITZ, H.: Über Hämophilie. Erg. inn. Med. **29**, 628 (1926) (Lit.). — Die Blutkrankheit. Med. Welt **1933 I**, 833. — OPITZ, H. u. H. ZWEIG: Die Hämophilie kein örtliches Gerinnungsproblem, sondern eine universellere konstitutionelle Frage. Jb. Kinderheilk. **107**, 155 (1924). — ORELL, H.: Über die Vererbung der Bluterkrankheit. Wien. klin. Wschr. **1935 I**, 853. — OTTO, J. C.: An account of an haemorrhagic disposition existing in certain families. The med. Repository. NewYork 1803.

PACHMANN, D. J.: Hemophilia in negroes. Three cases and two genealogic charts. J. of Pediatr. **10**, 809 (1937). — PAZ, B.: Complicaciones de origin apendicular en un emofilico. Prensa méd. argent. Zit. nach FONIO. — PFENNINGER, H.: Der Stammbaum der Bluter vom Wald mit besonderer Berücksichtigung der Blutgruppenzugehörigkeit. Arch. Klaus-Stiftg. **9**, 49 (1934). — PLATE: Ein Versuch zur Erklärung der gynephoren Vererbung. Arch. Rassenbiol. **1911**. — PŘEROVSKY: Hämophilie bei Frauen. Bratislav. lék. Listy. **11**, H. 1—4 (1931). Ref. Zbl. inn. Med. **63**, 168 (1932). — PRIEST, W. M.: Epidural haemorrhage due to haemophilia causing compressing of the spinal cord. Lancet **1935 II**, 1289.

RADOVICI et JAGNOW: Le traitement de l'hémophilie par la peptone Witte. Une famille hémophilique. Paris méd. **1921**, 167. — REIMOLD, W., TH. STÖBER u. K. KLINKE: Beobachtungen und Studien an einem Falle atypischer Hämophilie. Jb. Kinderheilk. **114**, 79 (1926). — RIEBOLD, G.: Erklärung der Vererbungsgesetze der Hämophilie auf Grund der MENDELschen Regeln. Med. Klin. **1913 I**, 240. — RIDDELL, W. J. B.: Haemophilia and colour blindness occuring in the same family. Brit. J. Ophthalm. **21**, 113 (1937). — ROSIN, H.: Hämophilie nebst Einleitung über die Blutgerinnung. KRAUS-BRUGSCH' Spezielle Pathologie und Therapie innerer Krankheiten, Bd. 8, S. 871. 1920 (Lit.). — ROTHSCHILD: Über das Alter der Hämophilie. Inaug.-Diss. München 1882. — RUTHERFURD, W. J.: A pedigree of haemophilia. Brit. J. Childr. Dis. **29**, 276 (1932).

SCHELBLE, H.: Zur Anämie im frühen Kindesalter. Jb. Kinderheilk. **68**, 410 (1908). — SCHLOESSMANN, H.: Neue Forschungsergebnisse über Hämophilie. Arch. klin. Chir. **133**, 686 (1924). — Die Hämophilie in Württemberg, genealogische, erbbiologische und klinische Untersuchungen an 24 Bluterfamilien. Arch. Rassenbiol. **16**, H. 1—4 (1924). — Die Geschichte der Hämophilie. Klin. Wschr. **1928 II**, 1577. — Die Hämophilie. Neue deutsche Chirurgie. Stuttgart: Ferdinand Enke 47. 1930 (Monogr.). — Die Hämophilie in ihrer Bedeutung als Erbkrankheit. Arch. klin. Chir. **183**, 101, 371 (1935). — SCHÖNLEIN: Allgemeine und spezielle Pathologie und Therapie, Teil 3. St. Gallen 1839. — SCHRÖDER, C. H.: Beitrag zur Vererbung und Behandlung der Hämophilie. Münch. med. Wschr. **1935 II**, 1281. — SCHÜLKE, H.: Über Hämophilie bei Frauen. Inaug.-Diss. Bonn 1931. — SCHULTZ, W.: Zur Kenntnis der Hämophilie bei männlichen und weiblichen Verwandten. Fol. haemat. (Lpz.) **42**, 310 (1930). — SCOLARI, E.: Su due famiglie emofilliche. Boll. Soc. ital. Pediatr. **3**, 335 (1934). — SEDDONS, H. J.: Brain **53**, 306 (1930). Zit. nach GÜNTHER. — SEYFARTH, C.: Demonstration von 2 Fällen echter familiärer Hämophilie. Klin. Wschr. **1929 II**, 1430. — SHIH, H. E.: VOLKMANN's contracture with report of case. Nat. med. J. China **17**, 315 (1931). Zit. nach FONIO. — SHINSHI: On the knowledge of haemophilia and a report on a case with internal haemorrhages. Sey-i-kwai med. J. Tokio. Zit. nach BULLOCH u. FILDES. — SIEMENS, H. W.: Gibt es eine Hämophilie beim Weibe? Arch. Gynäk. **124**, 375 (1925). — SIMMEL, H.: Zur Kenntnis der Hämophilie. Klin. Wschr. **1931 I**, 789. — SIRKS, M. J.: Haemophilia as a proof for mutation in man. Genetica ('s-Gravenhage) **19**, 417 (1937). — SOLIS-COHEN, L. and S. LEVINE: Bone and joint changes in haemophilia. Amer. J. Roentgenol. **31**, 487 (1934). — SOMMERLAD: Die Geschichte der Hämophilie. Inaug.-Diss. Leipzig 1927. — SPIEGELBERG, R. u. H. H. FLEISCHER: Darf einem Bluter geraten werden Kinder zu bekommen? Erbarzt **2**, 47 (1935). — STAHEL: Die Hämophilie im Wald. Inaug.-Diss. Zürich 1880. — STEINER, W. R.: Haemophilia in the negro. Bull. Hopkins Hosp. **11**, 44 (1900). — STEMPEL, W.: Die Hämophilie. Sammelreferat der Arbeiten von 1889—1899. Zbl. Grenzgeb. Med. u. Chir. **3**, 721, 753, 785, 817 (1900). — STETSON, R. P., C. E. FORKNER, W. B. CHEW and M. L. RICH: Negative effect of prolonged administration of ovarian substances in hemophilia. J. amer. med. Assoc. **102**, 1122 (1934). — STUBER, B. u. K. LANG: Über das Wesen der Hämophilie. Z. klin. Med. **108**, 423 (1928). — STUDT, H.: Die Bluter von Calmbach. Arch. Rassenbiol. **31**, 214 (1937).

TARTTER, E.: Über Hämophilie. Med. Diss. Heidelberg 1930. — TRAUM, E., G. SCHAAF u. H. LINDEN: Beitrag zur Frage der Konduktorenbestimmung in hämophilen Familien. Klin. Wschr. **1931 I**, 111.

VERSCHUER, Frhr. v.: Bluterkrankheit. Erbarzt **2**, 32, 48 (1935). — Die Eheberatung bei inneren Krankheiten. Erbarzt **3**, 81 (1936). — VICKERAY: Boston med. J. **1897**, Nr 10. Zit. nach OPITZ. — VIELI: Observations sur les Bluters ou hommes saignants. J. Méd. et Chir. prat. (Paris) **17**, 340 (1846).

WACHSMUTH: Die Bluterkrankheit. Z. dtsch. Chir.-Ver. **1849**. — WAEBER, P.: Ein Fall von Hämophilie bei einem Neugeborenen. Gynäk. Rdsch. **6**, 207 (1912). — WARDE, M.: Haemophilia in the female. Brit. med. J. **1923 II**, 599. — WEIL, E. P.: De l'hémophilie au point de vue clinique et hématologique. Semaine méd. **1906**, 538. — WEINBERG, W.: Zur Hämophilie. Arch. Rassenbiol. **10**, 339 (1913). — Weitere Fälle von Hämophilie in Württemberg. Arch. Rassenbiol. **17**, 319 (1925/26). — WILSON, E. B.: Haemophilia. Practicioner **1905**, 829. — The sex Chromosoms. Arch. mikrosk. Anat., Abt. II, **77**, 249 (1911). Zit. nach BAUER. — WINOGRODOW: Zur Pathologie der Hämophilie. Ukraini skij. med. Vistn. **1924**, Nr 1. Ref. Zbl. ges. Chir. **33**, 660 (1926). — WITTKOWER, E.: Ein Beitrag zur Hämophilie. Klin. Wschr. **1926 II**, 2167. — WÖHLISCH, E.: Die Hämophilie. SCHITTENHELMs Handbuch der Krankheiten des Blutes und der blutbildenden Organe, Bd. 2, S. 567. 1925. — WRIGHT: Haemophilia. ALLBUTT and ROLLESTONs System of medicine, Vol. V, p. 918. 1909.

Benigne essentielle Thrombopenie. Erbliche Thrombopathie.

ARDASHNIKOV, S. N.: A hereditary case of a peculiar hemorrhagic diathesis. J. Hered. **29**, 14 (1938). — ASCHNER, B.: Zur Erbbiologie der Blutkrankheiten. Die hämorrhagischen Diathesen. Z. klin. Med. **127**, 415 (1934).

BAILEY, F. R. and K. R. MCALPIN: Familial purpura. Amer. J. med. Sci. **190**, 263, 501 (1935). — BECKS, H.: Zur Nosologie der hämorrhagischen Diathesen. Acta med. scand. (Stockh.) **62**, 474 (1925). — BLACHER, L.: Recherches sur la pathogénie de la thrombopénie essentielle de WERLHOF. Sang **12**, 26 (1938). — BUCKMAN, TH. E.: Atypical pathologic hemorrhage in early life. Amer. J. med. Sci. **175**, 307 (1928).

CATEL, W.: Differentialdiagnose der hereditären hämorrhagischen Thrombasthenie. Kinderärztl. Prax. **5**, 394 (1934). — Differentialdiagnose der hämorrhagischen Diathesen. Mschr. Kinderheilk. **68**, 181 (1937). — CATHALA, J. et P. DUCAS: Purpura chronique héréditaire. Hémophilo-hémogénie. Splénectomie. Bull. Soc. méd. Hôp. Paris, III. s. **51**, 1994 (1935). — CONITZER, E. H.: Syndrome of GLANZMANN's essential thrombo-asthenia in a child. Riv. Clin. pediatr. **35**, 41 (1937). — COUSIN, M.: Ann. Méd. et Chir. Enf. **17**, 633 (1913). Zit. nach MORRIS u. FALCONER. — CURSCHMANN, H.: Über familiäres Nasenbluten als Ausdruck einer „Pseudohämophilie." Klin. Wschr. **1930 I**, 677. — Über atypische familiäre und sporadische monosymptomatische Bluterdiathesen. Zbl. inn. Med. **40**, 785 (1930).

DAVIDSON, L.: Congenital thrombopenia. Amer. J. Dis. Childr. **54**, H. 6 (1937). — DILTHEY, CH.: Zur Differentialdiagnose der Thrombopenie. Jb. Kinderheilk. **147**, 277 (1936).

FARBER, J. E.: A familial hemorrhagic condition simulating hemophilia and purpura hemorrhagica. Amer. J. med. Sci. **188**, 815 (1934). — FLEISCHHACKER u. WALTERSKIRCHEN: Zur Genese der Thrombopenien. Fol. haemat. (Lpz.) **58**, 164 (1937). — FONIO, A.: Blutstatus und Gerinnung bei einem Fall von infantiler hereditärer Thrombasthenie nach GLANZMANN. Mitt. Grenzgeb. Med. u. Chir. **42**, 166 (1930/32). — FOWLER, W. M.: Hereditary pseudohemophilia. Amer. J. med. Sci. **193**, 191 (1937). — FRANK, E.: Die essentielle Thrombopenie. Berl. klin. Wschr. **1915 I**, 454, 490. — Über hämorrhagische und pseudohämophile Diathese. Erg. Med. **3**, 171 (1922). — Die hämorrhagischen Diathesen. SCHITTENHELMs Handbuch der Krankheiten des Blutes und der blutbildenden Organe, Bd. II, S. 289. 1926.

GLANZMANN, E.: Beiträge zur Kenntnis der Purpura im Kindesalter. Jb. Kinderheilk. **83**, 271, 379 (1916). — Hereditäre hämorrhagische Thrombasthenie. Jb. Kinderheilk. **88**, 1, 113 (1918). — GRIFFIN, H. Z.: Unusual types of hemorrhagical disease. Amer. J. med. Sci. **175**, 44 (1928). — GRUNKE, W.: Hämorrhagische Diathese und Blutstillung. Zbl. inn. Med. **43**, 865 (1935).

HANDLEY, R. S. and A. M. NUSSBRECHER: Hereditary pseudo-haemophilia. Quart. J. Med. **4**, 165 (1935). — HAVLÁSCH, L.: Dělžoní krvácení při thrombopenických pupurách. Bratislav. lėk Listry **17**, 32 (1937). — HAYEM: Du Purpura. Presse méd. **1895 I**, 233. — HESS, A. F.: The blood and the blood vessels in hemophilia and other hemorrhagic diseases.

Arch. int. Med. **17**, 203 (1916). — HOLLER u. N. FEUERLICHT: Ein kasuistischer Beitrag zum Krankheitsbild der chronischen essentiellen Thrombopenie. Wien. med. Wschr. **1935 I**, 652.

JÜRGENS, R.: Beitrag zur Pathologie und Klinik der Blutungsbereitschaft. Z. klin. Med. **123**, 649 (1933). — Über erbliche Thrombopathien. Verh. dtsch. Ges. inn. Med. **46**, 104 (1934). — Die erblichen Thrombopathien. Erg. inn. Med. **53**, 795 (1937). — Die klinische Abgrenzung verschiedener Blutungstypen nebst Hinweisen zur Erkennung der Thrombosebereitschaft. Dtsch. med. Wschr. **1938 I**, 629.

KRISTIANSEN, K.: WERLHOFsche Krankheit und Milzhypoplasie. Norsk. Mag. Laegevidensk. **96**, 1060 (1935) (engl. Zusammenfassung). — KRÖMECKE, F.: Zur Frage der hereditären hämorrhagischen Diathese (Thrombasthenie). Dtsch. med. Wschr. **1922 II**, 1102. — KUGELMASS, N.: The management of hemorrhagic problems in infancy and childhood. J. amer. med. Assoc. **99 I**, 895 (1932).

LESCHKE, E.: Klinik und Pathogenese der thrombopenischen Purpura (WERLHOFsche Krankheit). Dtsch. med. Wschr. **1925 II**, 1352. — LEVIT, S. G. and N. N. MALKOVA: A new mutation in man: hemophilia-a. J. Hered. **21** 73 (1930). — LINDSEY, A. W.: Pseudo-Hemophilia. Eugenics News **19**, 145 (1934). — LITTLE, W. D. and W. W. AYRES: Hemorrhagic disease. J. amer. med. Assoc. **91**, 1251 (1928).

MINOT, R. G.: A familial hemorrhagic condition associated with prolongation of the bleeding time. Amer. J. med. Sci. **175**, 301 (1928). — MORAWITZ, P.: Die hämorrhagischen Diathesen. Jkurse ärztl. Fortbildg **3**, 9 (1919) (Lit.). — MORAWITZ, P. u. R. JÜRGENS: Gibt es eine Thrombasthenie? Münch. med. Wschr. **1930 II**, 2001.

NAEGELI, O.: Hämorrhagische Diathese. Jkurse ärztl. Fortbildg **21**, H. III, 10 (1930). — Die Bedeutung der Mutation für den Menschen. Klin. Wschr. **1934 II**, 1849. — Zit. nach JÜRGENS: Erg. inn. Med. **53**, (1937). — NAGY, G.: Über das Problem des hämorrhagischen Syndroms und seine konstitutionellen Beziehungen. Dtsch. med. Wschr. **1928 I**, 740. — NIEMI, T.: Ein Fall von hereditärer hämorrhagischer Thrombasthenie. Duodecim (Helsingfors) **51**, 651 (1935) (deutsche Zusammenfassung).

RISAK, E.: Konstitution und hämorrhagische Diathesen. Wien. klin. Wschr. **1934 II**, 1192. — Die Fibrinopenie. Z. klin. Med. **128**, 605 (1935). — ROSENFELD, A. S.: Idiopathic purpura with unusual features. Arch. int. Med. **27**, 465 (1921). — ROSENTHAL, N.: The blood picture in purpura. J. Labor. a. clin. Med. **13**, 303 (1928). — ROSLING, E.: Über hereditäre hämorrhagische Diathesen. Acta med. scand. (Stockh.) **72**, 104 (1929). — ROSEGGER, H.: Die hämorrhagischen Diathesen. Zbl. inn. Med. **59 II**, 721 (1938). — ROTHMAN, P. E. and N. K. NIXON: Familial purpura hemorrhagica without thrombopenia: Hereditary hemorrhagic thrombasthenia. J. amer. med. Assoc. **93**, 15 (1929).

SANDFORD, H. N., E. J. LESLIE and M. M. CRANE: Congenital thrombocytopenia. Amer. J. Dis. Childr. **51**, 1114 (1936). — SCHMIDT, M. B.: Über die hämorrhagischen Diathesen. Verh. 25. Tagg. dtsch. path. Ges. **1930**, 10. — SCHULTZ, W.: Die Purpuraerkrankungen. Erg. inn. Med. **16**, 32 (1918). — Aplasien mit besonderer Berücksichtigung der hämorrhagischen Diathesen. Med. Welt **1938**, 113.

WALTNER, K.: Ein Fall von angeborenen manifesten Symptomen des Morbus Werlhofii. Jb. Kinderheilk. **106**, 307 (1924). — WEEKS, E.: Familial bleeding. Report of two cases. Amer. J. Dis. Childr. **47**, 1318 (1934). — WILLEBRAND, E. A. v.: Hereditäre Pseudohämophilie. Helsingfors. Finska Läk.sällsk. Hdl. **68**, 87 (1926). — Über hereditäre Pseudohämophilie. Acta med. scand. (Stockh.) **76**, 521 (1931). — WILLEBRAND, E. A. v. u. R. JÜRGENS: Über eine neue Bluterkrankheit, die konstitutionelle Thrombopathie. Klin. Wschr. **1933 I**, 414. — Über ein neues vererbbares Blutungsübel. Die konstitutionelle Thrombopathie. Dtsch. Arch. klin. Med. **175**, 453 (1933). — WINTROBE, M. M., E. M. HANRAHAN jr. and C. B. THOMAS: Purpura haemorrhagica. J. amer. med. Assoc. **109 II**, 1170 (1937). — WISKOTT, A.: Familiärer angeborener Morbus Werlhofii? Mschr. Kinderheilk. **68**, 212 (1936). — WITTS, J. L. and E. T. CONYBEARE: Case of familial essential thrombocytopenia in a boy of 7 years. Ref. Fol. haemat. (Lpz.) **52**, 81 (1934). — WITTS, L. J.: The haemorrhagic states. Brit. med. J. **1937**. — WUHRMANN, F.: Neue Untersuchungen zur Pathologie und Therapie der Blutgerinnungsstörungen. Dtsch. Arch. klin. Med. **179**, 533 (1937).

ZANDE, F. VAN DER: Die hereditäre hämorrhagische Thrombasthenie (GLANZMANN). Ref. Zbl. Kinderheilk. **14**, 461 (1923).

Aregeneratorische Knochenmarkserkrankungen
Agranulocytose, Panmyelophthise.

AARNE, E.: Granulosytopeniasta. Duodecim (Helsingfors) **50**, 584 (1934). — ALBACHT: Aussprache. Verh. dtsch. Ges. inn. Med. **47**, 240 (1935). — AUBERTIN, CH., BLANCSTEIN et P. LEHMANN: Deux cas d'agranulocytose chez des syphilitiques traités par l'acétylarsan et le bismuth. Bull. Soc. méd. Hôp. Paris **45**, 678 (1929). — AUBERTIN, CH. et ROBERT-LEVY: Sur un cas d'agranulocytose pure. Bull. Soc. méd. Hôp. Paris **44**, 456 (1928).

Bantz, R.: Beitrag zur Frage der „Agranulocytosis". Münch. med. Wschr. **1925 II**, 1200. — Barberi, S.: Über die sogenannte Agranulocytose oder Granulocytopenie im Kindesalter. Pediatr. Riv. **41**, 392 (1933). — Benard, M. u. K. E. Rothschuh: Zur Frage der Häufigkeit der Amidopyrin-Agranulocytose. Med. Welt **1937**, 76. — Bickel, L.: Über Beziehungen zwischen akuter aplastischer Anämie, akuter aleukämischer Lymphadenose und Agranulocytose. Wien klin. Wschr. **1929 II**, 1186. — Bock, H. E.: Pathogenese der Agranulocytose und anderer leukopenischer Zustände. Zbl. inn. Med. **1935**, 282, 321. — Bock, H. E. u. K. Wiede: Über Agranulocytose, Aleukie, Amyelhämie und andere Hämocytotoxikosen. Fol. haemat. (Lpz.) **42**, 7 (1930). — Borchardt, L.: Übergang von Agranulocytose in Myeloblastenleukämie. Med. Klin. **1930 I**, 341. — Brogsitter, Ad. u. H. v. Kress: Über die „Agranulocytose"-Krankheit. Virchows Arch. **276**, 768 (1930).

Chalier, J., J.-F. Martin et H. Naussac: Sur l'agranulocytose. Sang **6**, 962 (1932). — Christof, N.: Agranulocytose im Säuglingsalter. Wien. klin. Wschr. **1929 I**, 335.

Dameshek, W. and A. Colmes: Die Wirkung von Arzneien bezüglich der Erzeugung von Agranulocytose mit besonderer Berücksichtigung der Überempfindlichkeit gegenüber Amidopyrin. J. clin. Invest. **15**, 85 (1936). — Darling, R., F. Parker jr. and H. Jackson jr.: The pathological changes in the bone marrow in agranulocytosis. Amer. J. Path. **12**, 1 (1936). — Disselmeyer, H. u. O. Zorn: Agranulocytose und Pyramidonüberempfindlichkeit. Münch. med. Wschr. **1937 I**, 247. — Doxiades, Th.: Über chronische symptomenarme Agranulocytose. Klin. Wschr. **1932 I**, 419.

Fassreiner, S.: Hämorrhagische Aleukie auf konstitutioneller Grundlage (konstitutionell-aplastische Anämie nach Ullrich). Z. Kinderheilk. **55**, 395 (1933). — Frank, E.: A. Schittenhelms Handbuch der Krankheiten des Blutes und der blutbildenden Organe, Bd. II, S. 390. Berlin: Julius Springer 1925. — Franke, O.: Über rezidivierende Agranulocytose. Fol. haemat. (Lpz.) **40**, 419 (1930). — Friedemann, U.: Über Angina agranulocytotica. Med. Klin. **1923 II**, 1357.

Ganser, R.: Zwei Fälle von Agranulocytose bei Kindern. Frankf. Z. Path. **44**, 329 (1932). — Goetz: Inaug.-Diss. Hamburg 1935.

Hartwich, A.: Das Krankheitsbild der Agranulocytose. Erg. inn. Med. **41**, 202 (1931). — Helly, K.: Aplastische Leukopenie. Arch. Sci. med. **50**, 429 (1929). — Henschen, C. u. A. Jetzler: Aleukämische Myelose unter dem Bilde der Panmyelophthise. Z. klin. Med. **128**, 343 (1935). — Herlemann, A.: Zur Ätiologie der Agranulocytose. Fol. haemat. (Lpz.) **55**, 386 (1936). — Heuper, W. C.: Agranulocytosis (Schultz) and the agranulocytic symptom complex. Arch. int. Med. **42**, 893 (1928). — Hirschfeld, H.: Blutkrankheiten und Konstitution. Neue deutsche Klinik, Bd. 13. Erg.-Bd. 3, S. 494. 1935. — Hoff, F.: Diskussionsbemerkung auf dem Kongreß der Deutschen Gesellschaft für innere Medizin, 1935. Zbl. inn. Med. **1935**, 509. — Huber, H.: Stammbaumuntersuchungen bei Panmyelophthisekranken. Klin. Wschr. **1939 II**, 1145.

Kirberg: Inaug.-Diss. Köln 1938. — Kissling, K.: Granulocythopenie und Gelenkrheumatismus. Med. Welt, **1935**, 1535. — Kommerell, B.: Ein Beitrag zur Klinik der Agranulocytose. Med. Klin. **1929 II**, 1816. — Kracke, R. R. and F. P. Karker: The etiology of granulopenia (agranulocytosis) with particular reference to the drugs containing the benzene ring. J. Labor. a. clin. Med. **19**, 799 (1934). — Küpper, A.: Zur Nosologie und Statistik der Agranulocytose. Klin. Wschr. **1935 II**, 1684.

Laubry, Ch., G. Marchal et H. Dany: Un cas de leucémie aiguë à forme leucopénique et à évolution ondulante. Bull. Soc. méd. Hôp. Paris, III. s. **49**, 1273 (1933). — Letulle, R.: Les agranulocytoses. Presse méd. **44 II**, 2066 (1936). — Leuchtenberger, R.: Beitrag zur Frage der Agranulocytose. Fol. haemat. (Lpz.) **39**, 63 (1929). — Lovisato, L.: Über einen Fall von reiner Agranulocytose. Haematologica (Pavia) **16**, 637 (1935).

Matthes, H. G.: Beitrag zu Ätiologie und Verlauf der Panmyelophthise. Dtsch. Arch. klin. Med. **180**, 68 (1937). — Mazzoleni, L. e L. Sansone: Agranulocytose und neutropenische Syndrome. Ätiologisch-pathogenetische Bedeutung und kasuistischer Beitrag. Haematologica (Pavia) **18**, 509 (1937).

Naegeli, O.: Geographisch-medizinische Erforschung der Anämien. Fol. haemat. (Lpz.) **58**, 320 (1937). — Nipperdey, W.: Zur Frage der Agranulocytose. Dtsch. med. Wschr. **1930 II**, 1997.

Oliveira, G. de: Über Panmyelose. Virchows Arch. **292**, 203 (1934). — Osato, Sh., T. Hashimoto u. T. Takigawa: Über die aplastische Anämie oder Panmyelophthise. Fol. haemat. (Lpz.) **53**, 42 (1934).

Plum, P.: Clinical and experimental in agranulocytosis. Kopenhagen a. London: H. R. Lewis & Co. 1937.

Raynaud, R., Ch. Imbert et J. R. d'Eshongues: Facteur constitutionnel familial dans la pathogénie des syndromes agranulocytaires. Sang **12**, 327 (1938). — Raynaud, R. Ch. J. et J. R. d'Eshongues: Facteur constitutionel familial dans la pathogénie des syndromes agranulocytaires. Sang **12**, 327 (1938). — Reye, E.: Zur Frage der Agranulocytose. Med. Klin. **1929 I**, 257. — Roberts, St. and R. Kracke: Agranulocytosis. Its classifications. Cases and comments illustrating the granulopenie trend from 8000 blood counts in the South. Ann. int. Med. **5**, 40 (1931). — ROCH, M. et S. JENDT: Agranulocytose récidivante. Bull. Soc. méd. Hôp. Paris, III. s. **53**, 988 (1937). — ROHR, K.: Aktuelle Agranulocytoseprobleme. Münch. med. Wschr. **1935 I**. 460. — ROSENTHAL, N.: Hematological aspects of agranulocytosis and other diseases accompanied by extreme leukopenia. Amer. J. Path. **1**, 7 (1931). Ref. Kongreßzbl. inn. Med. **61**, 642 (1931).

SABRAZÈS, J. et R. SARIC: Angines lympho-monocytaires. Agranulocytoses. Leucémies leucopéniques, S. l. Paris: Masson & Cie. 1935. Ref. Kongreßzbl. inn. Med. **82**, 125 (1935). — SCHATTENBERG, H. J.: Present day conception of agranulocytic angina. New Orleans med. J. **90**, 38 (1937). — SCHILLING, V.: Versuche mit Pyramidon, Luminal und ähnlichen Mitteln zur Nachprüfung der Agranulocytosefrage. Med. Welt **1935**, 1808. — SCHRETZMAYR, A.: Über Panmyelophthise. Med. Klin. **1935 I**, 417. — SCHULTZ, W.: Neuere Erfahrungen über Agranulocytose. Münch. med. Wschr. **1928 II**, 1667. — Über Agranulocytose. Ther. Gegenw. **72**, 481 (1931). — Aplasien mit besonderer Berücksichtigung der hämorrhagischen Diathese. Med. Welt **1938 I**, 113. — SEILER, J.: Zur Frage der reaktiven Blutkrankheiten. Dtsch. Arch. klin. Med. **177**, 170 (1935). — STAEHELIN, R.: Aussprache. Verh. dtsch. Ges. inn. Med. **47**, 236 (1935). — Über Granulacytose und Panmyelophthise. Münch. med. Wschr. **1938 II**, 1419. — STEALY, CH.: Chronic granulocytopenia of five years' duration with recurrent acute attacks. Amer. J. med. Sci. **189**, 633 (1935). — STEIN, J.: Über die Frage der Granulocytopenie. Schweiz. med. Wschr. **1935 I**, 353.

THUMS, R.: Über Aleukia haemorrhagica (FRANK). Z. klin. Med. **116**, 697 (1931).

VESLOT, J. et G.-A. PATEY: Les syndromes agranulocytaires de l'enfant. Bull. méd. **1935**, 450. — VIDEBECK, H.: Agranulocytose et amidopyrine. Ann. d'Otolaryng. **1936**, Nr 4, 386. — VRIES, jr. S. J. DE: Rezidivierendes agranulocytäres Syndrom. Nederl. Tijdschr. Geneesk. **1933**, **4443**.

WEILL, J., L. LEBOURG et FRÉCHIN: Purpura hémorragique avec anémie et granulocytopénie. Bull. Soc. méd Hôp. Paris, III. s. **51**, 1540 (1935). — WEINDEL, R. u. C. ENGEL: Zur Symptomatologie der Panmyelophthise. Med. Klin. **1935 II**, 1235. — WITTS, L. J.: Prophylaxis and treatment of agranulocytosis. Brit. med. J. **1**, 1061 (1936). — WOLF, H. J. u. W. AURIN: Chronische Agranulocytose mit akuten Schüben. Med. Welt **8**, 1, 368 (1934). — WOLFF, E.: Agranulocytose und Myeloblastenleukämie als Reaktionsform auf denselben Infekt bei 2 Geschwistern. Fol. haemat. (Lpz.) **44**, 38 (1931).

ZETTERQVIST, A.: Zur Frage der Agranulocytosen. Acta med. scand. (Stockh.) **67**, 172 (1927). — ZINNINGER, P.: Granulocytopenia. J. amer. med. Assoc. **102**, 518 (1934). — ZONTSCHEFF, W. F.: Zur Ursache der Granulocytopenie (Agranulocytose). Dtsch. med. Wschr. **1935 II**, 1552.

Speicherungskrankheiten.

ABRIKOSSOFF, A. u. H. HERZENBERG: Zur Frage der angeborenen Lipoidfarbstoffwechselanämien. Virchows Arch. **274**, 146 (1929). — AGHION, H.: La maladie de GAUCHER dans l'enfance (forme cardio-rénale). Diss. Paris 1934. — ANDERSON, J. P.: Hereditary GAUCHER's disease. J. amer. med. Assoc. **101 I**, 979 (1933). — APERT, E.: La maladie de GAUCHER. Les diverses varietés et particulièrement ses varietés précoces. Bull. méd. **1927**, No 1. — ATKINSON, F. R. B.: GAUCHER's disease in children. Brit. J. Childr. Dis. **35**, 1 (1938).

BARCHASCH, P. A. u. B. J. GURIN: Klinik und intravitale Erkennung des Morbus Gaucher. Fol. haemat. (Lpz.) **45**, 1 (1931). — BAUMANN, ESSER u. WIELAND: Neuere Untersuchungen über Klinik und Pathologie der NIEMANN-PICKschen Krankheit. Schweiz. med. Wschr. **1936 I**, 6. — BAUMANN, TH.: Zur Klinik und Pathogenese der NIEMANN-PICKschen Krankheit. Klin. Wschr. **1935 II**, 1743. — BAUMANN, TH., E. KLENK u. S. SCHEIDEGGER: Die NIEMANN-PICKsche Krankheit. Eine klinische, chemische und histopathologische Studie. Erg. Path. **30**, 183 (1936). — BIELSCHOWSKY, M.: Amaurotische Idiotie und lipoidzellige Splenohepato-megalie. Jb. Psychiatr. **36** (1928). — Über amaurotische Idiotie. Psychiatr. Bl. (holl.) **1936**, Nr 5. — BLOEM, TH. F., J. GROEN and C. POSTMA: GAUCHER's disease. Quart. J. Med., N. s. **5**, 517 (1936). — BOGAERT, VAN L.: Bull. Acad. Méd. Belg. **14**, **323** (1934). — BRILL, N. E., F. S. MANDLEBAUM and E. LIBMAN: Primary splenomegaly of the GAUCHER type: a report on the second of four cases occuring in a single generation of one family. Amer. J. med. Sci. **137**, 849 (1909). — BROUWER, R.: The spleen, the liver and the brain. Proc. roy. Soc. Med., Sect. Neur. **29**, 27 (1936). — BÜRGER, M.: Die Klinik der Lipoidosen. Neue deutsche Klinik, Bd. 12, Erg.-Bd. 2, S. 583. 1934. — BYCHOWSKY, Z.: Zur Kasuistik der heredofamiliären Splenomegalie. Wien. klin. Wschr. **1911 II**, 1519.

COLLIER, W.: Case of enlarged spleen in a child aged 6. Trans. path. Soc. Lond. **46**, 148 (1894/95). — CORCAN, P., CH. OBERLING et G. DIENST: Rev. franç. Pédiatr. **3**, 789 (1927). Zit. nach BROUWER. — CUSHING, E. H. and A. P. STOUT: GAUCHER's disease with report of a case showing bone disintegration and joint involvement. Arch. Surg. **12**, 539 (1926).

DAVISON, CH. and SH. A. JACOBSON: Generalized lipoidosis in a case of amaurotic idiocy. Amer. J. Dis. Childr. **52**, 345 (1936). — DIENST, G.: Über einen Fall von lipoidzelliger Splenohepatomegalie. Jb. Kinderheilk. **123**, 181 (1929). — DRUSS, J. G.: Pathologic changes in the ear in NIEMANN-PICK's disease. Arch. of Otolaryng. **15**, 592 (1932). — DUBINSKAJA, B. u. A. MELNIKOWA-RASWEDENKOWA: Morbus Gaucher in der U.d.S.S.R. Virchows Arch. **276**, 587 (1930).

EPPINGER, H.: Der Morbus Gaucher. Die NIEMANN-PICKsche Krankheit. Die Leberkrankheiten, S. 402. Wien: Julius Springer 1937.

FEIERTAG, J.: Zur chronischen familiären Splenomegalie. „Typ GAUCHER." Petersburg. med. Z. **38**, 298 (1913). — FISCHER, A. W.: Zur Pathologie und Chirurgie der GAUCHERschen Krankheit. Bruns' Beitr. **141**, 290 (1927) (Lit.). — Das Röntgenbild der Knochen, besonders des Femur, in der Diagnose des Morbus Gaucher. Fortschr. Röntgenstr. **37**, 158 (1928). — FLEISCHHACKER, H. u. R. KLIMA: Die diagnostische Bedeutung der Sternalpunktion bei Morbus Gaucher und bei Knochenmarksmetastasen. Münch. med. Wschr. **1936 II**, 2051. — FREUDENBERG, E.: Klinische Beobachtungen und Untersuchungen an einem Zwillingspaar mit NIEMANN-PICKscher Krankheit. Z. Kinderheilk. **59**, 313 (1937).

GAUCHER, E.: De l'épithélioma primitif de la rate. Hypertrophie idiopathique de la rate sans leucémie. Thèse de Paris **1882**. — GRAZIADEI: Splenomegalia familiare tipo GAUCHER. Riv. crit. Clin. med. **1910**, No 29. Zit. nach GUGLIELMO. — GUGLIELMO, G. DI: La cellula di GAUCHER nell sangue periferico. Haematologica (Pavia) **12**, 615 (1931) (Lit.).

HAMBURGER, R.: Lipoidzellige Splenohepatomegalie (Typus NIEMANN-PICK) in Verbindung mit amaurotischer Idiotie bei einem 14 Monate alten Mädchen. Jb. Kinderheilk. **116**, 41 (1927). — HARVIER, P. et LEBÉE: Splénomégaly chronique familial type GAUCHER. Bull. Soc. méd. Hôp. Paris **1923 I**, 87. — HASSIN, G. B.: NIEMANN-PICK's disease. Arch. of Neur. **24**, 61 (1930). — HERZENBERG, H.: Die Skeletform der NIEMANN-PICKschen Krankheit. Virchows Arch. **269**, 614 (1928). — HÖRA, J.: Ein Fall von NIEMANN-PICKscher Erkrankung mit besonderer Beteiligung des Rückenmarks. Beitr. path. Anat. **99**, 16 (1937). — HOFFMANN, S. J. and M. J. MAKLER: GAUCHER's disease. A review of the literature and report of a case diagnosed from section of an inguinal lymph gland. Amer. J. Dis. Childr. **38**, 775 (1929). — HOLLOS, L. J.: Über Morbus Gaucher. Orvosképzés (ung.), APPONYI-Sonderh. **24**, 132 (1934). Ref. Kongreßzbl. inn. Med. **79**, 459 (1935). — HORSLEY, J. S., J. P. BAKER and F. L. APPERLY: GAUCHER's disease of late onset with kidney involvement and huge spleen. Amer. J. med. Sci. **190**, 511 (1935).

JUNGHAGEN, S.: Röntgenologische Skeletveränderungen bei Morbus Gaucher. Acta radiol. (Stockh.) **5**, 506 (1926.)

KARSHNER, R. G.: Roentgen studies of the bones in certain diseases of the blood and hematopoietic system. Amer. J. Roentgenol. **20**, 433 (1928). — KLERCKER, AF: Beitrag zum Morbus Gaucher, besonders in klinischer Hinsicht. Acta pediatr. (Stockh.) **6** (1927). — KNOX, M. A. and G. W. RAMSEY: NIEMANN-PICK's disease. (Essentiel lipoid histiocytosis.) Ann. int. Med. **6**, 218 (1932). — KNOX, M. A., R. WAHL and H. C. SCHMEISSER: GAUCHER's disease. A report of two cases in infants. Bull. Hopkins Hosp. **27**, 1 (1916). Zit. nach BROUWER. — KRAMER, B.: Lipoid-cell splenohepatomegaly, NIEMANN-PICK type. Med. Clin. N. Amer. **2**, 905 (1928). — KRAUS, FR.: Ein Fall von Splenomegalie. Berl. klin. Wschr. **1913 II**, 1420. — KRYSZEK u. FAJWLEWICZ: Morbus Gaucher. Polska Gaz. lek. 8, 657 (1936). — KUFS, H.: Sind die familiär-amaurotische Idiotie (TAY-SACHS) und die Splenohepatomegalie (NIEMANN-PICK) in ihrer Pathogenese identisch? Arch. f. Psychiatr. **91**, 101 (1930). — KVEIM, A.: Drei Fälle von Morbus Gaucher. Norsk. Mag. Laegevidensk. **96**, 696 (1935).

LANGE, C. DE: Nederl. Tijdschr. Geneesk. **75**, 2037 (1931). — Über die GAUCHERsche Erkrankung. Rev. belge Sci. med. **1931**, 2037. — LEITER, A.: Zur Frage der familiären Splenomegalie. Inaug.-Diss. Freiburg i. Br. 1911. — LESNÉ, E., R. CLÉMENT et P. GUILLAIN: Maladie de GAUCHER améliorée par splénectomie. Arch. Méd. Enf. **37**, 129 (1934). — LETTERER: Die Untersuchung eines weiteren Falles von NIEMANN-PICKscher Krankheit mit TAY-SACHSscher Idiotie in erbbiologischer, morphologischer und chemischer Hinsicht. Zbl. Path. **66**, 253 (1937).

MARINESCO, G.: Arch. roum. Path. expér. **5**, 411 (1932). Zit. nach BROUWER. — MEYER, R.: A proposito di un nuovo caso di malattia di GAUCHER nel lattante. Pediatr. Riv. **45**, 434 (1937). — MONCRIEFF, A.: The infantile type of GAUCHER's disease. Arch. Dis. Childh. **5**, 265 (1930). — MÜHSAM, R.: Familiärer Morbus Gaucher. Dtsch. med. Wschr. **1928 I**, 551. — MÜLLER, H.: Über die sogenannten primären Lipoidosen. Z. Kinderheilk. **59**, 476 (1938).

NIEMANN, A.: Ein unbekanntes Krankheitsbild. Jb. Kinderheilk. **79**, 1 (1914).

OBERLING, C. et P. WORINGER: La maladie de GAUCHER chez le nourrison. Rev. franç. Pédiatr. **3**, 475 (1927).

PACK, G. T. and S. M. SIVERSTONE: GAUCHER's disease. Amer. J. Surg. N. s. 41, 77 (1938). — PICK, L.: Morbus Gaucher und die ihm ähnlichen Erkrankungen. Erg. inn. Med. 29, 519 (1926) (Lit.). — Über die lipoidzellige Spleno-hepatomegalia Typus NIEMANN-PICK, Med. Klin. 1927 II, 1483. — PICK, L. u. M. BIELSCHOWSKY: Über lipoidzellige Splenomegalie (Typus NIEMANN-PICK) mit amaurotischer Idiotie. Klin. Wschr. 1927 II, 1631. — PONCHER. G. H.: Lipoid histiocytosis (NIEMANN-PICK's disease). Amer. J. Dis. Childr. 42, 77 (1931). — POSTMA, C.: Huidaandoening bij splenomegalie. Nederl. Tijdschr. Geneesk. 70 II, 1590 (1926). — POUNDERS, C. M.: The lipoid degenerative diseases. J. of Pediatr. 2, 216 (1933).

REISS and CATO: GAUCHER's disease. A clinical study of special reference to the roentgenography of bones. Amer. J. Dis. Childr. 43, 365 (1932) (Lit.). — RETTIG, P.: Über Splenomegalie „Typ GAUCHER". Berl. klin. Wschr. 1909 II, 2047.

SACHS, B.: Amaurotic family idiocy and general lipoid degeneration. Arch. of Neur. 21 (1929). — SANTEE, H. E.: GAUCHER's disease with report of two cases in brothers. Ann. Surg. 86, 707 (1927). — SÁNTHA, K. v.: Über das Verhältnis zwischen TAY-SACHS und NIEMANN-PICK mit besonderer Berücksichtigung des biochemischen Mechanismus der beiden Prozesse. Arch. f. Psychiatr. 101, 593 (1933). — SCHAFERSTEIN, S. J.: Die NIEMANN-PICKsche Krankheit. Acta pediatr. (Stockh.) 10, 523 (1931). — SCHAFFER, K.: Sind die familiär-amaurotische Idiotie (TAY-SACHS) und die Splenohepatomegalie (NIEMANN-PICK) in ihrer Pathogenese identisch? Arch. f. Psychiatr. 89, 814 (1930). — SCHEIDEGGER, S.: Das gegenseitige Verhalten der NIEMANN-PICKschen Krankheit und der amaurotischen Idiotie. Schweiz. med. Wschr. 1938 I, 274. — SCHITTENHELM, A.: Klinik des retikulo-endothelialen Systems. Die Krankheiten des Blutes und der blutbildenden Organe. Bd. II, S. 557. 1925 (Lit.). — SCHLAGENHAUFER: Über meist familiär vorkommende histologisch charakteristische Splenomegalien (Typus GAUCHER). Virchows Arch. 187, 520 (1907). — SPACKMAN and MACKIE: Indian Gaz. 60, 69 (1925). Zit. nach HOFFMANN u. MAKLER. — SPIELMEYER, W.: Störungen des Lipoidstoffwechsels bei Erbkrankheiten des Nervensystems. (Am Beispiel der familiären amaurotischen Idiotie.) Klin. Wschr. 1933 II, 1273. — STENBERG, S.: Psychosis and blood lipoids. Stockholm 1929. — STENGEL, F.: Der Morbus Gaucher und das Gesetz zur Verhütung erbkranken Nachwuchses. Ziel u. Weg (Z.N.S. Ärztebund) 7, 14 (1937). — STRANSKY: Jb. Kinderheilk. 126 (1930).

ULLRICH, O.: Splenektomiefolgen bei Morbus Gaucher. Zbl. Kinderheilk. 55, 1 (1933).

WAGNER, R.: Die Speicherkrankheiten (Thesaurismosen). Erg. inn. Med. 53, 586 (1937) (Lit.). — WARREN, L. F.: GAUCHER's disease. Warthin Ann. 1927. — Geo. Wahr. Ann. Arbor. 1927, 535. — WASCOWITZ, B.: NIEMANN-PICK's disease (essential lipoid histiocytosis). Amer. J. Dis. Childr. 42, 356 (1931). — WEIL, E. P. et P. CHEVALIER: La maladie de GAUCHER. Paris méd. 16 (1926). — WEIL, E. P., P. ISCH-WALL, S. PERLÈS et ASCHKENAZY: Trois cas de maladie de GAUCHER familiale. Bull. Soc. méd. Hôp. Paris III. s. 54, 601 (1938). — WELT, S., N. A. ROSENTHAL and B. S. OPPENHEIMER: GAUCHER's splenomegaly with especial reference to skeletal changes. J. amer. med. Assoc. 92, 637 (1929). — WELTMANN u. DEUTICKE: Untersuchungen an 2 Fällen von Splenomegalie Typ GAUCHER. Wien. klin. Wschr. 1927 II, 937. — WINTER, SH. J.: Lipoid histiocytosis (NIEMANN-PICK). Amer. J. Dis. Childr. 43, 1150 (1932). — WORINGER, P.: Cinquième enfant atteint de maladie de GAUCHER dans une même famille. Soc. Pédiatr. 20. März 1934. Ref. Sang 8, 973 (1934). — WORTH, H. M.: A case of GAUCHER's disease. Brit. J. Radiol. 9, 753 (1936).

ZADEK, I.: Morbus Gaucher. Med. Klin. 1924 I, 78.

Familiäre Cholämie. — Familiäre konstitutionelle Hyperbilirubinämie.

EPPINGER, H.: Die Leberkrankheiten. Wien: Julius Springer 1937.

GILBERT, A.: Acholurischer Ikterus simplex. Wien. med. Ztg 58, 383, 395, 407, 419, 429, 437 (1913). — GILBERT, A. et P. LEREBOULLET: Les ictères acholuriques simplex. Gaz. Méd. et Chir. 90, 1096 (1900). — Sur la teneur en bilirubine du sérum sanguin dans la Cholémie simple familiale. C. r. Soc. Biol. Paris 57, 937, 971 (1905). — GILBERT, LEREBOULLET et HERSCHER: Les trois cholémies congénitales. Bull. Soc. méd. Hôp. Paris, 15. Nov. 1907, 1203.

HIJMANS V. D. BERGH, A. A.: Der Gallenfarbstoff im Blut. Leyden 1928. — HIJMANS V. D. BERGH, A. A. u. J. SNAPPER: Untersuchungen über den Ikterus. Berl. klin. Wschr. 1914 I, 1109, 1180.

LEPEHNE, G.: Die Erkrankungen der Leber und Gallenwege. München: J. F. Lehmann 1930.

MERTENS, E.: Farbstoffe des Serums. HIRSCHFELD u. HITTMAIRs Handbuch der allgemeinen Hämatologie, Bd. II/2, S. 932. 1934 (Lit.).

SCHIJVESCHUURDER, W.: Über familiären Ikterus. Geneesk. Tijdschr. Nederl.-Indië 1938, 1411. — SCHRUMPF, A.: Ein Fall von familiärer Cholämie. Z. klin. Med. 127, 609 (1935).

TECON, R. M.: Les hyperbilirubinémies héréditaires. Arch. des Mal. Appar. digest. 28, 567 (1938).

Weil, É. P. et L. Pollet: Le sol hématique. Sang. 1, 307 (1927). — Weltmann, O. u. F. Jost: Adsorption des Bilirubins an das Eiweiß, ihre Bestimmung und klinische Wertung. Dtsch. Arch. klin. Med. **161**, 203 (1928). — Eine Verbesserung der quantitativen Bilirubinbestimmung. Med. Klin. **1928 II**, 1125. — Widal, Abrami et Brulé: Pluralité d'origine des ictères hémolytiques. Bull. Soc. méd. Hôp. Paris **1907**, H. 34, 1354. — Witt Stetten, de: The surgical value of the estimation of the bile pigmentation (Icterus index) of the blood serum. Ann. Surg. **76**, 191 (1922).

Paroxysmale Hämoglobinurie.

Burmeister, J.: Über paroxysmale Hämoglobinurie und Syphilis; zugleich ein Beitrag zum Problem der Erkältungskrankheiten. Z. klin. Med. **92**, 19 (1921 (Lit.).

Cattaneo, L.: Emoglobinuria parossistica a frigore. Giorn. ital Dermat. **72**, 1159 (1931). — Chvostek: Über das Wesen der paroxysmalen Hämoglobinurie. Leipzig u. Wien: Franz Deuticke 1894.

Donath u. Landsteiner: Über Kältehämoglobinurie. Erg. Hyg. **7**, 206 (1925).

Herringham, W. P.: Paroxysmal Haematuria. St. Barth. Hosp. Rep. **22**, 133 (1887).

Jamada: Über paroxysmale Hämoglobinurie. Mitt. med. Ges. Tokyo **23**, H. 23 (1909). — Jehle, L.: Beitrag zur sogenannten „Marschhämoglobinurie". Wien. klin. Wschr. **1913 I**, 325. — Jones, C. M. and B. B. Jones: A study of hemoglobin metabolism in paroxysmal hemoglobinuria. Arch. int. Med. **29**, 669 (1929). — Joseph: Über akutes umschriebenes Ödem der Haut und paroxysmale Hämoglobinurie. Arch. f. Dermat. **21**, Erg.-H. (1889).

Kashida: Zit. nach Matsua. — Kumagai, T. u. M. Namba: Weitere Beiträge zur Kenntnis der paroxysmalen Hämoglobinurie. Dtsch. Arch. klin. Med. **156**, 257 (1927).

Lichtwitz: Klinische Chemie, 2. Aufl. Berlin: Julius Springer 1930.

Mackenzie, G. M.: Paroxysmal hemoglobinuria. A review. Medicine **8**, 159 (1929). — Matsua, J.: Über die klinischen und serologischen Untersuchungen der paroxysmalen Hämoglobinurie, zugleich ein Beitrag zur Kenntnis der Isolysine. Dtsch. Arch. klin. Med. **107**, 335 (1912). — Mertens, E.: Farbstoffe des Serums. Hirschfeld u. Hittmairs Handbuch der allgemeinen Hämatologie, Bd. II/2, S. 923. 1934. — Meyer, E.: Die paroxysmale Hämoglobinurie. Kraus u. Brugsch' Handbuch der speziellen Pathologie und Therapie, Bd. 8, S. 921. 1920. — Die Hämoglobinurien. Bethe-Bergmanns Handbuch der normalen und pathologischen Physiologie, Bd. VI/1, S. 586. 1928. — Morawitz, P. u. G. Denecke: Blut und Blutkrankheiten. Bergmann u. Staehelins Handbuch der inneren Medizin, 2. Aufl., Bd. IV/1, S. 273. 1926. — Murri: Zit. nach Donath u. Landsteiner.

Porges u. Strisower: Marschhämoglobinurie. Wien. klin. Wschr. **1913 I**, 193.

Salén, E. B.: Beitrag zur Kenntnis über Verlauf und Prognose der Kältehämoglobinurie. Acta med. scand. (Stockh.) **75**, 612 (1931). — Saundby: Case of continued haemoglobinuria apparently hereditary. Med. Tim. a. Gaz. **1880**. — Schellong, F.: Die paroxysmalen Hämoglobinurien. Schittenhelm: Die Krankheiten des Blutes und der blutbildenden Organe, Bd. II, S. 595. 1925. — Stempel, W.: Die Hämoglobinurie. Zbl. Grenzgeb. Med. u. Chir. **5**, 177, 267 (1902).

Trumpp. J.: Zwei Fälle von paroxysmaler Hämoglobinurie bei Geschwistern. Münch. med. Wschr. **1897 I**, 472.

Witts, L. J.: The paroxysmal haemoglobinurias. Lancet **1936 II**, 115.

Porphyrie.

Anderson, McCall: Hydroa aestivale in two brothers, complicated with the presence of haematoporphyrin in the urine. Brit. J. Dermat. **10**, 1 (1898). — Arzt, L. u. W. Hausmann: Zur Kenntnis der Hydroa. Strahlenther. **11**, 444 (1920). — Ashby, H. T.: Congenital porphyrinuria. Quart. J. Med. **19**, 375 (1925/26).

Barker, L. F. and W. L. Estes: Family haematoporphyrinuria and its association with chronic gastroduodenal dilatation, peculiar fits and acute polyneuritis. J. amer. med. Assoc. **59 II**, 718 (1912). — Bejul, A. and J. Gelman: Ein Fall akuter essentieller Hämatoporphyrie (Koproporphyrie), welche mit stürmischer Hämolyse und spastischem Ileus einherging. Münch. med. Wschr. **1929 I**, 745. — Berckel, G. J. J. van: Porphyrien und Porphyrin. Übersicht und gleichtzeitige Mitteilung von 2 neuen Fällen akuter idiopathischer Porphyrie. Geneesk. Bl. (holl.) **25**, 1 (1926). — Beronius, H.: Heredofamiljära fall av p.-sjukdom. Nord. med. Tidskr. **10**, 1344 (1935). Zit. nach Waldenström. — Bettmann: Hydroa vacciniforme. Rieckes Lehrbuch, S. 202. 1918. — Hydroa vacciniformis. (Demonstration.) Med. Klin. **1921 I**, 641. — Bexelius, G.: Ein Fall von akuter Porphyrinurie mit teilweise sonderbarem Verlauf. Sv. Läkartidn. **1936**, 1811. — Borst, M. u. H. Königsdörfer: Untersuchungen über Porphyrie. Leipzig: S. Hirzel 1929. — Brugsch, J.: Die sekundären Störungen des Porphyrinstoffwechsels. Erg. inn. Med. **51**, 86 (1936).

Carrié, C.: Die Porphyrine, ihr Nachweis, ihre Physiologie und Klinik. Leipzig: Georg Thieme 1936.

DRIGALSKY, W. v.: Über akute Porphyrie und Hämoglobinurie. Klin. Wschr. **1937 II**, 1779.

EHRMANN, S.: Versuche über Lichtwirkung bei Hydroa aestivale. Arch. f. Dermat. **77**, **163** (1905). — ENGEL u. WALLQUIST: Hereditär porphyrinsjukdom. Nord. med. Tidskr. **10**, 1521 (1935). Zit. nach WALDENSTRÖM.

GAGEY, C. L.: Cas d'hémoglobinurie au cours d'un Xeroderma pigment. Thèse de Paris **1896**. Zit. nach VANNOTTI. — GARROD, A. E.: Inborn errors of metabolism. London **1923**. — Congenital porphyrinuria. Quart. J. Med. **29**, 475 (1936). — GRAY, A. M. H.: Congenital porphyrinuria. Quart J. Med **19**, 381 (1925/26). — GRIFFITH, G. M.: Hydroa aestivale. Proc. roy. Soc. Med. **29 II**, 1638 (1936). — GROSMANN: Hydroa vacciniformis familiaris Bazin. Ref. Zbl. Dermat. **12**, 306 (1909). — GÜNTHER, H.: Die Hämatoporphyrie. Dtsch. Arch. klin. Med. **105**, 88 (1912). — Haematoporphyria congenita. SCHITTENHELMS Handbuch der Krankheiten des Blutes und der blutbildenden Organe, Bd. II, S. 656. 1925. — Porphyrie (Haematoporphyrie). Neue deutsche Klinik, Bd. 14, Erg.-Bd. 4, S. 256. 1937.

HENSCHEN, C.: Über hochziffrige Eosinophilämien und Neutrophilämien, eosinophile und neutrophile Präleukämien und Leukämien. Dtsch. Z. Chir. **243**, 1 (1934). — HIJMANS v. D. BERGH u. W. GROTEPASS: Ein bemerkenswerter Fall von Porphyrie. Wien. klin. Wschr. **1937 I**, 830. — HOESCH, K. u. C. CARRIÉ: Beobachtungen bei der Porphyrie. Z. klin. Med. **129**, 214 (1935). — HOFMANN: Über die Vererbung der Hydroa vacciniforme. Dermat. Z. **53**, 301 (1928).

KLEE: Demonstration eines Falles von kongenitaler Porphyrie. Münch. med. Wschr. **1923 II**, 1376. — KREN: Hydroa aestivalis. Zbl. Hautkrkh. **44**, 505 (1933). — Zur Porphyria congenita. Wien. klin. Wschr. **1937 II**, 1533.

LEWITUS: Augenaffektion bei Hydroa aestivalis vacciniformis. Zbl. Ophthalm. **2**, 104 (1914). — LICHTWITZ, L.: Krankheiten des Stoffwechsels und Krankheiten als Folge der Ernährung. Lehrbuch der inneren Medizin, herausgeg. von v. BERGMANN u. Mitarb., Bd. II, S. 93. 1934. — LÜTHY: Porphyrie und Polyneuritis. Schweiz. med. Wschr. **1933 II**, 1140.

MACKEY, L. and A. E. GARROD: A further contribution to the study of congenital porphyrinuria (haematoporphyria congenita). Quart. J. Med. **19**, 357 (1925/26). — MAUGERI, S.: Porfirinuria familiare e porfiria idiopathica. Osservazioni cliniche e considerazioni pathogenetiche. Riforma med. **1936**, 919. — MICHELI u. DOMINICI: Über zwei Fälle familiärer Porphyrie mit letalem Ausgang. Dtsch. Arch. klin. Med. **171**, 154 (1931).

NAEGELI-(Bern)-VANOTTI: Papulo-vesiculo-bullöse Lichtdermatose bei kongenitaler Porphyrie. Schweiz. med. Wschr. **1938 I**, 706.

PELLEGRINI, M.: Fattore emolitico ed epatico nella genesi della porfirinuria. Fisiol. e Med. **5**, 795 (1934).

RADAËLI: Contributo alla conoscenza dell'hydroa vacciniformis di Bazin. Giorn. ital. Mal. vener. e pelle **46**, 93 (1911). — RICCITELLI, L.: Porfirine e porfirie. Bologna: Licinia Capelli-editore. 1937. — ROBITSCHEK, W.: Über Haematoporphyria congenita. Z. klin. Med. **101**, 540 (1925). — ROTH, E.: Über zwei besondere Fälle von chronischer Porphyrie. Dtsch. Arch. klin. Med. **178**, 185 (1935). — ROTHMANN, PH.: Haematoporphyrinuria. Amer. J. Dis. Childr. **32**, 219 (1926).

SATO, A. and H. TAKAHASHI: A new form of congenital hematoporphyria: Oligochromemia Porphyrinuria (Megalosplenica congenita). Amer. J. Dis. Childr. **32**, 325 (1926). — SCHMIDT-LA BAUME, F.: Ein besonders exzessiver Fall von Hydroa vacciniforme. Arch. f. Dermat. **153**, 368 (1927). — SIEMENS, H. W.: Studien über Vererbung von Hautkrankheiten. II. Hydroa vacciniforme. Arch. f. Dermat. **140**, 314 (1922).

TOYAMA, J.: The further course of the congenital porphyrinuric anemia previously reported. Jap. J. of Dermat. **23**, Nr 5, 440 (1923). — TURNER, W. J.: Studies on Porphyria. Arch. int. Med. **61**, 762 (1938).

VANNOTTI, A.: Klinik und Pathogenese der Porphyrien. Erg. inn. Med. **49**, 337 (1935). — Porphyrine und Porphyrinkrankheiten. Berlin: Julius Springer 1937. — VOLLMER, E.: Hereditäre Syphilis und Hämatoporphyrinurie. Arch. f. Dermat. **65**, 221 (1903).

WALDENSTRÖM, J.: Studien über Porphyrie. Acta med. scand. (Stockh.) **87**, Suppl., 1 (1937) (Lit.). — WHITE: Hydroa vacciniforme? J. cutan. a. vener. Dis. **16**, 5 (1898).